Handbuch der Balneologie und medizinischen Klimatologie

Springer
Berlin
Heidelberg
New York
Barcelona
Budapest
Hongkong
London
Mailand
Paris
Santa Clara
Singapur
Tokio

Chr. Gutenbrunner G. Hildebrandt (Hrsg.)

Handbuch der Balneologie und medizinischen Klimatologie

Begründet von W. Amelung und G. Hildebrandt

Mit Beiträgen von
W. Amelung † H. Baatz † S. Borelli K. Bucher
H. U. Cegla J. Dietrich G. Gundermann
Chr. Gutenbrunner B. Hartmann Chr. Heckmann
G. Hildebrandt G. Jendritzky W. H. Krause
G. Laschewski G. Rieger K. L. Schmidt
W. Schmidt-Kessen F. Schultz E. G. Schultze
H. Staiger E. Vocks E. A. Zysno

Mit 287, überwiegend farbigen Abbildungen
und 120 Tabellen

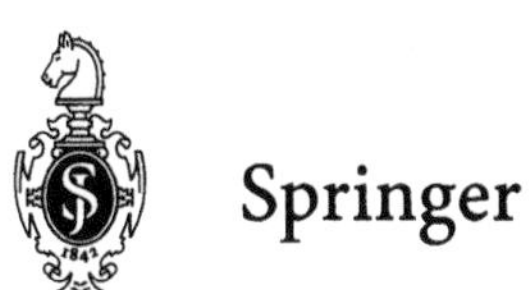

Springer

Prof. Dr. med. Christoph Gutenbrunner
Institut für Balneologie und Medizinische Klimatologie
Klinik für Physikalische Medizin und Rehabilitation
Medizinische Hochschule Hannover
Carl-Neuberg-Str. 1, 30625 Hannover

Prof. Dr. med. Gunther Hildebrandt
Institut für Arbeitsphysiologie und Rehabilitationsforschung
Philipps-Universität Marburg
Robert-Koch-Straße 7a, 35037 Marburg

Dieses Werk basiert auf: Amelung W, Hildebrandt G (1985) Balneologie und medizinische Klimatologie, Bd 1–3. Springer-Verlag, Berlin Heidelberg New York Tokyo

---

ISBN-13: 978-3-642-80049-8 e-ISBN-13: 978-3-642-80048-1
DOI: 10.1007/978-3-642-80048-1

Die Deutsche Bibliothek – CIP-Einheitsaufnahme
Handbuch der Balneologie und medizinischen Klimatologie / Hrsg.: Christoph Gutenbrunner u. Gunther Hildebrandt. – Berlin; Heidelberg; New York; Barcelona; Budapest; Hongkong; London; Mailand; Paris; Santa Clara; Singapur; Tokio: Springer, 1998

Softcover reprint of the hardcover 1st edition 1998

Umschlaggestaltung: de'blik, Berlin
Herstellung: PRO EDIT GmbH, Heidelberg
Zeichnungen: G. Hippmann, Nürnberg
Datenkonvertierung: K+V Fotosatz GmbH, Beerfelden

SPIN 10477524 19/3133-5 4 3 2 1 0 – Gedruckt auf säurefreiem Papier

Vorwort

Seit dem Erscheinen der 1985/86 von W. Amelung und G. Hildebrandt herausgegebenen 3bändigen *Balneologie und medizinischen Klimatologie* haben sich die Bedingungen für eine Zusammenstellung dieses Fachgebietes weiter problematisch entwickelt. So werden in der Diskussion um den Sinn von Kuren Sachargumente häufig nicht gewertet. Entscheidende Wirkungsmöglichkeiten der ortsgebundenen Kurmittel werden negiert, da es, wie behauptet wird, an einer wissenschaftlichen Fundierung ihrer Anwendung mangele. Wissenschaftliche Zeitschriften mit balneologischen und klimatologischen Themen werden in den offiziellen Literaturlisten nicht geführt. So ist die Verordnung der ortsgebundenen Kurmittelanwendungen weiter rückläufig und nicht mehr die dominierende Behandlungsform am Kurort. Darüber hinaus wurden dramatische sozialrechtliche Änderungen vorgenommen, die die Existenz der Kurortmedizin in Frage stellen. So ist es zum gegenwärtigen Zeitpunkt in besonderem Maße berechtigt und notwendig, den vorhandenen Wissensstand als Handbuch zusammenzutragen und zugleich weiterführende Gesichtspunkte herauszustellen.

Kurortmedizin ist Prävention, Krankenbehandlung und Rehabilitation am Kurort, bei der viele Faktoren zur Wirkung kommen. Sie erfordert ein komplexes Vorgehen, das eine Erweiterung der Bäder- und Klimatherapie notwendig macht und auch den physikalisch-therapeutischen Maßnahmen im engeren Sinne, der Psychotherapie, der Gesundheitserziehung, den sozialmedizinischen Aspekten und anderem einen größeren Platz einräumen muß. Heilquellen und Heilklima, die ortsgebundenen Kurmittel der Bäder- und Klimaheilkunde, müssen aber nach wie vor als tragende Grundlage der Kurortbehandlung angesehen werden.

In den Lehrbüchern anderer therapeutischer Disziplinen werden die betreffenden Heilmittel zwar in ihrer Zusammensetzung dargestellt, ihre Herkunft, Entwicklung und Herstellung aber außer Betracht gelassen. Dies ist bei den Heilmitteln der Balneologie und medizinischen Klimatologie nicht möglich, und zwar nicht nur wegen ihrer besonderen Eigenarten, sondern vor allem wegen ihrer Bedeutung im Hinblick auf die natürlichen Umweltbeziehungen des Organismus. So haben wir auch in dieses Handbuch eine Darstellung der geologischen, hydrologischen und meteorologischen Grundlagen wie auch der Quellen- und Bädertechnik mit aufgenommen.

Dagegen schien es nicht mehr berechtigt, die Beschreibung der kurörtlichen Heilmittel an den Anfang zu stellen. Angesichts der Fülle von Mißverständnissen, Ablehnung und wissenschaftlicher Kritik, die der Kurortmedizin entgegengebracht werden, gehört unseres Erachtens an den Anfang eine eingehendere Darstellung der physiologischen Grundlagen dieses therapeutischen Gebietes, das sich in vieler Hinsicht grundsätzlich von anderen unterscheidet. Im Rahmen der Darstellung einer solchen *therapeutischen Physiologie* werden schon in den ersten Kapiteln des Buches Probleme offen zur Diskussion gestellt, die heute noch nicht befriedigend gelöst sind und darum die wissenschaftlichen Grundlagen des Faches trotz der großen empirischen Tradition als lückenhaft erscheinen lassen. Gleichwohl haben die neueren Entwicklungen, wie sie auch in den Richtlinien zur Kurortbehandlung des Deutschen, Europäischen und Internationalen Bäderverbandes ihren Niederschlag gefunden haben, das Selbstverständnis der Kurortmedizin gefördert und die Schwerpunkte ihrer Wertung verschoben.

Jedes therapeutische Fach der Medizin hat nicht allein den Forderungen des Augenblicks zu genügen, sondern trägt zugleich auch eine Verantwortung für das Denken über Krankheit, Heilung und Gesundheit in der Medizin schlechthin. Die Abwertung ganzer therapeutischer Bereiche ist zumeist nicht eine Konsequenz aus erfolgsstatistischen Analysen, sie kann auch Folge einer entsprechenden Vereinseitigung des medizinisch-therapeutischen Denkens sein.

Der heutige Medizinstudent wird leider noch völlig unzureichend vorbereitet für das Verständnis therapeutischer Maßnahmen, die das natürliche Reaktions- und Regulationsvermögen zur Heilung nutzen. Die dafür notwendigen physiologischen Grundlagen werden ihm weitgehend vorenthalten, zumindest aber nicht in geschlossener Form und im Hinblick auf ihre therapeutische Bedeutung dargestellt. Dadurch kann bereits die erste Begegnung mit diesem, schon durch seine Tradition vorbelastet erscheinenden Fachgebiet zu einer Quelle von Mißverständnissen und Fehleinschätzungen werden.

Immerhin ist die „Physikalische Medizin", die heute auch die Spezialdisziplin der Bäder und Klimatherapie einschließt, in den Prüfungsordnungen und in der Approbationsordnung für Ärzte verankert. Auch die Weiterbildungsordnung für den neu eingeführten „Facharzt für physikalische und rehabilitative Medizin" enthält die wesentlichen Grundlagen der Balneologie und medizi-

nischen Klimatologie. Darüber hinaus eröffnet sie die Möglichkeit zum Erwerb der Zusatzbezeichnungen „Balneologie und medizinische Klimatologie“ und „Physikalische Therapie“. Daher müssen diese Gebiete in einer Form angeboten werden, die hinsichtlich der wissenschaftlichen Grundlagen möglichst lückenlos an Bekanntes anschließt, im Sinne einer Erweiterung und Vertiefung aber so weit führt, daß die therapeutischen Wirkungsmöglichkeiten und die für ihre Handhabung notwendigen Regeln rational abgeleitet werden können. Nur auf diesem Wege kann erreicht werden, daß der Arzt künftig ebenso selbstverständlich in den Kategorien der Kurortbehandlung denken und handeln wird wie in denen der übrigen klinischen Medizin. Die hierzu notwendige systematische Gliederung in Physiologische Grundlagen der Therapie sowie Beschreibung, Anwendungstechnik, spezielle Wirkungen und klinische Anwendung der balneologischen Heilmittel macht es allerdings unvermeidbar, daß gewisse Überschneidungen und Wiederholungen auftreten.
Möge das Handbuch dazu beitragen, die heute vorherrschenden Fehleinschätzungen der Bäder- und Klimaheilkunde und ihrer therapeutischen Möglichkeiten abzubauen und damit letzten Endes dem Patienten zu nützen.
Als Herausgeber sind wir allen Fachkollegen, die durch wissenschaftliche Beiträge an diesem Werk mitgearbeitet haben, zu besonderem Dank verpflichtet. Für die Herstellung der Abbildungsvorlagen, die Mithilfe bei der Anfertigung der Literatur- und Sachverzeichnisse sowie für die umfangreichen Schreibarbeiten danken wir Frau Dipl.-Chem. Gisela Gundermann, Frau Kirsten Hielscher, Frau Dipl.-Psych. Bente Laux, Frau Doris Lemke, Herrn Thomas Link, Frau Marianne Payer und Frau Carmen Treyse. Nicht zuletzt schulden wir dem Springer-Verlag großen Dank für das geduldige Interesse, manches Entgegenkommen und die angenehme Zusammenarbeit.

Hannover/Marburg, im Sommer 1997 *Christoph Gutenbrunner*
Gunther Hildebrandt

Inhaltsverzeichnis

Autorenverzeichnis

Amelung, W., Prof. Dr. med. (†)
Facharzt für Innere Medizin,
Hugo-Amelung-Str. 2, 61462 Königstein

Baatz, H., Doz. Dr. med. habil. (†)
Berliner Str. 25, 31812 Bad Pyrmont

Borelli, S., Prof. Dr. Dr. med.
Dermatologische Klinik und Poliklinik
der TU München,
Biedersteiner Straße 29, 80802 München

Cegla, H. U., Prof. Dr. med.
Hufeland-Klinik,
Taunusallee, 56130 Bad Ems

Dietrich, J., Dr. med.
Gynäkologische Abteilung
an der Kurklinik Ludwigsbad,
Ignaz-Günther-Str. 5, 83043 Bad Aibling

Gundermann, Gisela, Dipl.-Chem.
Institut für Rehabilitationsmedizin
und Balneologie,
Langemarckstr. 2, 34537 Bad Wildungen

Gutenbrunner, Chr., Prof. Dr. med.
Institut für Balneologie und Medizinische
Klimatologie, Klinik für Physikalische
Medizin und Rehabiliation,
Medizinische Hochschule Hannover,
Carl-Neuberg-Str. 1, 30625 Hannover

Hartmann, B., Priv.-Doz. Dr. med.
Institut für angewandte Physiologie,
Außenstelle Bad Krozingen,
Herbert-Hellmann-Allee 13 a,
79189 Bad Krozingen

Heckmann, Chr., Priv.-Doz. Dr. med.
Bergweg 19, 58313 Herdecke

Hildebrandt, G., Prof. Dr. med.
Institut für Arbeitsphysiologie
und Rehabilitationsforschung
der Philipps-Universität Marburg,
Robert-Koch-Str. 7 a, 35037 Marburg/Lahn

Jendritzky, G., Dipl.-Meteorol. Dr. rer. nat.
Deutscher Wetterdienst,
Geschäftsfeld Medizin-Meteorologie,
Stefan-Meier-Straße 4, 79104 Freiburg

Krause, W. H., Prof. Dr. med.
Klinik Hainerberg,
Altenhainer Straße 1, 61462 Königstein

Laschewski, Gudrun,
Dipl.-Meteorol. Dr. rer. nat.
Deutscher Wetterdienst,
Geschäftsfeld Medizin-Metorologie,
Stefan-Meier-Str. 4, 79104 Freiburg

Rieger, G., Prim. Dr. med.
Augenabteilung des Paracelsus-Instituts,
Postfach, A-4540 Bad Hall

Schmidt, K. L., Prof. Dr. med.
Klinik für Rheumatologie,
Physikalische Medizin und Balneologie,
Ludwigstraße 37–39, 61231 Bad Nauheim

Schmidt-Kessen, W., Prof. Dr. med.
Weiherhofstraße 15, 79104 Freiburg

Schultz, E., Dipl.-Meteorol. Dr. rer. nat.
Deutscher Wetterdienst,
Geschäftsfeld Medizin-Meteorologie,
Stefan-Meier-Str. 4, 79104 Freiburg

Schultze, E.-G., Dr. med.
Rebbelstieg 15, 25938 Wyk auf Föhr

Staiger, H., Dipl.-Meteorol.
Deutscher Wetterdienst,
Geschäftsfeld Medizin-Meteorologie, Stefan-Meier-Str. 4, 79104 Freiburg

Vocks, Elisabeth, Priv.-Doz. Dr. med.
Dermatologische Klinik und Poliklinik der TU München,
Biedersteiner Straße 29, 80802 München

Zysno, E. A., Prof. Dr. med.
Hamsunstraße 47, 30655 Hannover

Einführung

G. Hildebrandt und Chr. Gutenbrunner

Die besondere Stellung der Bäder- und Klimaheilkunde in der Medizin wird schon an wenigen charakteristischen Merkmalen deutlich:

- Die angewendeten therapeutischen Mittel gehören größtenteils der natürlichen Umwelt an und werden möglichst unverändert aus ihr entnommen (ortsgebundene Heilmittel). Mit vielen der Wirkfaktoren setzt sich auch der gesunde Mensch ständig auseinander (elementare Reize). Dieses äußerliche Merkmal ist häufig Anlaß, die Bäder- und Klimabehandlung den naturgemäßen Heilweisen zuzuordnen (Naturheilkunde) und dadurch dem Bereich der naturwissenschaftlich fundierten Medizin in verhängnisvoller Weise zu entfremden. Wichtiger ist die Folgerung, daß dieses therapeutische Fachgebiet eine gründliche Kenntnis der natürlichen Umweltfaktoren und ihrer Wirkungen auf den menschlichen Organismus voraussetzen muß (Umweltphysiologie), wobei auch psychosoziale und ökologische Umweltbeziehungen einzuschließen sind.
- Bäder- und Klimabehandlung werden von alters her in Form einer Kurbehandlung durchgeführt, d. h. als eine in der Regel mit Ortswechsel verbundene und in einem spezifischen Kurortmilieu stattfindende Serien- bzw. Langzeitbehandlung. Da neben den speziellen Heilanwendungen stets komplexe Milieufaktoren mitwirken, ergeben sich besondere Schwierigkeiten für die Wirkungsanalyse. Die kontinuierliche oder regelmäßig wiederholte Auseinandersetzung des Patienten mit den Kurfaktoren läßt vermuten, daß natürliche reaktive Anpassungsleistungen des Organismus (Adaptationen) mit entsprechendem Zeitbedarf wesentliche Bestandteile des Wirkungsmechanismus der Kurbehandlungen sind.
- Die unmittelbaren Primärwirkungen (Immediatwirkungen) der speziellen Heilanwendungen sind in der Regel nicht identisch mit den Heilwirkungen der gesamten Kurbehandlung, sondern können ihnen sogar qualitativ widersprechen. Zum Beispiel können trotz der unmittelbar senkenden Wirkung des einzelnen Kohlensäurebades auf Herzfrequenz und Blutdruck beide Größen im Laufe einer kurmäßigen CO_2-Bäder-Behandlung ansteigen, Kaltreize, die unmittelbar blutdrucksteigernd wirken, können mit Erfolg in der Kurbehandlung der arteriellen Hypertonie angewendet werden, und Trinkkuren mit Heilwässern, die unmittelbar die Magensekretion steigern, können hypersekretorische Funktionsstörungen beseitigen. Hier gelten ähnliche Bedingungen wie beim körperlichen Training, wo ermüdende Belastungen bei regelmäßiger Wiederholung auch nicht zu gesteigerter

Müdigkeit, sondern zur Steigerung der Leistungsfähigkeit führen. Der Heilerfolg der Kuren besteht weder in der iterativen Unterhaltung von Primärwirkungen, wie das bei der pharmakologischen Behandlung meist der Fall ist, noch wird er additiv aus ihnen aufgebaut. Vielmehr unterliegen auch die Primärwirkungen der Heilanwendungen im Laufe der Kur sekundären Modifikationen mit Änderungen der Reaktions- und Kompensationsleistungen des Organismus.

- Die Indikationsverzeichnisse zur Bäder- und Klimabehandlung umfassen zwar nach organdiagnostischen Gesichtspunkten eine Vielfalt, die anderen therapeutischen Verfahren nicht nachsteht, doch betreffen sie fast ausschließlich chronische Stadien oder Zustände, bei denen Fehlregulationen sowie funktionelle oder konstitutionelle Schwächen im Vordergrund stehen. Akut verlaufende Krankheiten, insbesondere entzündliche, sind durchweg Gegenindikationen. Dem Verlust an Selbstheilungstendenz und zeitlicher Dynamik, der für chronische Krankheiten und Funktionsstörungen kennzeichnend ist, kann offenbar durch die Reaktionsprozesse der Kurbehandlung mit ihrer eigenständigen Dynamik am ehesten entgegengewirkt werden.
- Bemerkenswert ist schließlich, daß die Indikationen der Bäder- und Klimatherapie auch an ein und demselben Kurort sowie für ein bestimmtes Kurmittel durchaus heterogen sein können. Oft haben sie im Laufe der Geschichte mehrfach gewechselt, wofür es bis in die jüngste Zeit Beispiele gibt. Dies weist auf eine starke unspezifische Komponente im Sinne einer Allgemeinbehandlung hin, deren Heilerfolge auch dort, wo sie spezielle Krankheitsbilder betreffen, überwiegend auf dem Boden einer allgemeinen Verbesserung der Funktionsleistungen des Organismus zustande kommen. Es schließt aber keineswegs aus, daß auch spezifische Wirkungskomponenten mit bestimmten Angriffspunkten beteiligt sind und eine strenger abgegrenzte Indikationsstellung begründen.
- Die praktische und wissenschaftliche Bedeutung der Bäder- und Klimaheilkunde weist große geographische Unterschiede auf, die keineswegs allein durch die örtlich verfügbaren natürlichen Heilfaktoren bedingt sind. Sie entsprechen vielmehr oft beträchtlichen Differenzen hinsichtlich Verständnis und Wertung der zugrundeliegenden Wirkprinzipien. Während in manchen Staaten ein straff organisiertes Kurwesen mit jährlich mehreren Millionen von Kurbehandlungen besteht, dominiert in anderen die Auffassung, es handle sich bei der Bäder- und Klimabehandlung um eine paramedizinische Spielerei. Die Verhältnisse in der Bundesrepublik Deutschland sind insbesondere durch eine Diskrepanz zwischen der großen praktischen Bedeutung der Kurbehandlungen und geringem wissenschaftlichen Stellenwert dieses therapeutischen Fachgebietes gekennzeichnet (Schmidt-Kessen 1971).

Vorwiegend unter dem Gesichtspunkt gemeinsamer Wirkungsprinzipien wird die Bäder- und Klimaheilkunde zusammen mit den verschiedenen Verfahren der physikalischen Therapie (Thermo-, Hydro-, Mechano-, Elektrotherapie

u. a.) dem umfassenderen Bereich der „Physikalischen Medizin“ oder „Physiotherapie“ zugeordnet. Dieses Gebiet wird in zahlreichen Ländern innerhalb und außerhalb Europas als Spezialfach der Heilkunde anerkannt und von Fachärzten vertreten. In der Bundesrepublik Deutschland können außer der Facharztqualifikation „Facharzt für physikalische und rehabilitative Medizin“ auch die Zusatzbezeichnungen „Badearzt“ und „Physikalische Therapie“ erworben werden. Die Ausbildungsordnung für Ärzte bezieht neuerdings im Rahmen der Lehre im Fach Naturheilkunde auch das Stoffgebiet der Bäder- und Klimaheilkunde ein.

Nach Art der verwendeten Mittel läßt sich das Gebiet der Balneologie und medizinischen Klimatologie leicht in zwei Teilbereiche trennen: Balneologie (Bäderheilkunde) und medizinische Klimatologie (Klimaheilkunde). Beide basieren aber so wesentlich auf gemeinsamen therapeutischen Prinzipien und Wirkungsmechanismen, daß zu ihrem Verständnis von einer gemeinsamen Darstellung der in Betracht kommenden physiologischen Grundlagen ausgegangen werden kann. Unter diesen Gesichtspunkten können auch weitere in der Kurortbehandlung übliche therapeutische Methoden in die Betrachtung eingeschlossen werden (z. B. Kneipp-Therapie).

Kapitel 1: **Therapeutische Physiologie**

G. Hildebrandt

1 Wirkprinzipien der Therapie

Um die Wirkungsmöglichkeiten der Bäder- und Klimabehandlung richtig einschätzen zu können, ist eine allgemeinere Vorüberlegung darüber nützlich, welche Möglichkeiten des therapeutischen Zugriffs überhaupt für den Arzt bestehen. Wenn man die Vielfalt der Maßnahmen, Eingriffe und Mittel zunächst ausschließlich unter dem Gesichtspunkt prüft, welche Rolle der Organismus selbst beim Zustandekommen ihrer Wirkungen spielt oder spielen soll, so lassen sich in Anlehnung an Hoff (1957, 1969) zwei Grundprinzipien der Therapie einander gegenüberstellen (Tabelle 1.1). In deren Bereich können dann jeweils mehrere Wirkprinzipien unterschieden werden (vgl. Halhuber 1959; Grote 1961; Ritter 1961; Jungmann 1971 a; Hildebrandt 1977 a, 1985 a).

Tabelle 1.1. Wirkprinzipien der Therapie. (Mod. nach Hildebrandt 1985 a)

„Künstliche Therapie" Direkte Wirkungen Primärwirkungen Pathogenetisch orientiert	„Natürliche Therapie" Indirekte Wirkungen Sekundärwirkungen Hygiogenetisch orientiert
Ausschaltung „Amputation" Antibiotische Therapie u. a.	**Schonung** Entlastung Entstörung Abstinenz u. a.
Lenkung Funktionskorrektur Pharmakologische Gegensteuerung Künstliche Normalisierung u. a.	**Übung** Regularisierung Selbstordnung Adaptive Normalisierung Ökonomisierung Unspezifische Resistenzsteigerung u. a.
Ersatz Substitution Prothetik Funktions- und Organersatz Passive Immunisierung u. a.	**Kräftigung** Training Spezifische Anpassung Spezifische Immunreaktionen u. a.

Bei den Maßnahmen der *künstlichen Therapie* ist dem Organismus im Prinzip eine passive Rolle zugewiesen. Sie zielen schon von außen her primär und unmittelbar auf die Beseitigung der krankhaften Veränderungen oder der ihnen zugeschriebenen Ursachen, sei es:

- durch operative und chemische *Ausschaltung*,
- durch pharmakologische *Lenkung* und Gegensteuerung zur Norm oder schließlich
- durch künstlichen *Ersatz* mangelnder Körperwirkstoffe oder ausgefallener Funktionen und Organe.

Alle diese Maßnahmen sind möglichst spezifisch, gezielt und reizarm, obwohl praktisch immer unbeabsichtigte Nebenwirkungen in Kauf genommen werden müssen. Die Wirkungsdauer der künstlichen Therapie ist – abgesehen von den zeitlosen Resultaten der Ausschaltung – zunächst nur auf die Anwesenheit der Wirkstoffe und Kunsthilfen begrenzt. Darüber hinaus andauernde Heilungsvorgänge sind nur durch eine sekundäre Beteiligung körpereigener Fähigkeiten denkbar, die aber bereits andere Wirkprinzipien voraussetzen (Hoff 1969).

Die Maßnahmen der *natürlichen Therapie* zielen demgegenüber auf eine aktive Beteiligung und Nutzung der natürlichen Fähigkeiten des Organismus zu Regulation und Anpassung, zu Regeneration und Abwehr pathogener Noxen. Diese endogenen Fähigkeiten werden aber erst indirekt, d. h. als Reaktion auf entsprechende Reizbelastungen, ausgelöst (Reaktionstherapie; v. Neergard 1939). Solche therapeutisch nutzbaren Reaktionen können sehr spezifisch sein (z. B. spezifische Immunreaktionen), mit den Mitteln der Physikalischen Medizin, Balneo- und Klimatherapie werden aber meist umfassendere Kompensations- und Ordnungsleistungen aktiviert.

Im einzelnen lassen sich im Bereich der natürlichen Therapie wiederum drei verschiedene Wirkprinzipien nutzen, die in gewisser Entsprechung zu denen der künstlichen Therapie stehen (vgl. Tabelle 1.1):

- Die *Schonung* (Erholungsförderung), die den Organismus oder bestimmte Funktionen durch Ruhigstellung, Isolierung oder Abstinenz entlastet, wodurch Erholungs- und Selbstheilungsprozesse begünstigt und entstört sowie übersteigerte Reaktionen gedämpft werden können. Vom physiologischen Standpunkt kann man solche Effekte z. T. unter dem Begriff der Deadaptation zusammenfassen (vgl. S. 79).
- Die *Übung* (Regularisierung), die im Gegensatz zur pharmakologischen Funktionskorrektur durch regelmäßig wiederholte Beanspruchung der Regulationen zu einer Intensivierung der Selbstordnungsleistungen des Organismus führt. Sie bewirkt über die Wiedereinregulierung vegetativer Gleichgewichte durch gesteigerte Koordination und Ökonomie der Funktionsabläufe eine Normalisierung der Funktionen und eine Reparation der Gewebetrophik (Regulationstherapie im Sinne von Hoff 1957, 1969; Grote 1954, 1961).
- Die *Kräftigung* („Training"), d. h. die Steigerung von Funktionskapazität und Organleistungen, die im Gegensatz zur passiven Substitution das Er-

gebnis von spezifischen trophisch-plastischen Anpassungsprozessen des Organismus darstellt. Diese werden durch systematisch gesteigerte Funktionsbeanspruchungen ausgelöst (Adaptationstherapie; vgl. Schmidt-Kessen 1960a, 1962; Jordan 1971; Hildebrandt 1976a).

Die Maßnahmen der künstlichen Therapie richten sich direkt gegen die manifesten krankhaften Veränderungen und sind im Prinzip *pathogenetisch* orientiert (vgl. Tabelle 1.1). Die Maßnahmen der natürlichen Therapie sind dagegen mit dem Ziel der Anregung und Förderung endogener Eigenleistungen vorwiegend *hygiogenetisch* (Grote 1961) ausgerichtet, d. h. sie zielen auf diejenigen Fähigkeiten und Potenzen, die schon normalerweise Bestand und Gesundheit des Organismus ermöglichen. Die grundsätzlichen Unterschiede zwischen diesen Wirkprinzipien sind früheren Ärztegenerationen offenbar viel selbstverständlicher bewußt gewesen (vgl. Virchow 1854) als dem heutigen Mediziner, der auch in seiner Ausbildung kaum auf sie hingewiesen wird (vgl. Rothschuh 1981).

Selbstverständlich sind beide Prinzipien der Therapie für die Krankenbehandlung bedeutsam, haben aber in der praktischen Nutzung ihre besonderen Schwerpunkte. Im Hinblick auf die Beurteilung therapeutischer Wirkungen und die Führung des Patienten ist ihre Unterscheidung besonders wichtig, weil die Wirkungen künstlicher Heilanwendungen bis zu einem gewissen Grade schon im akuten Versuch gemessen werden können. Dagegen können Eignung und Wirksamkeit aller Anwendungen und Verfahren, die auf körpereigene Reaktionen und Entwicklungsprozesse rechnen, nur durch eine fortlaufende Kontrolle der ausgelösten reaktiven Vorgänge im Organismus beurteilt werden.

Die Unterscheidung der genannten Wirkprinzipien läßt sich bis zu einem gewissen Grade in allen therapeutischen Fachgebieten einschließlich der Psychotherapie durchführen. Die einzelnen Fachgebiete nutzen aber die Wirkprinzipien mit unterschiedlichem Gewicht. In der Praxis stützt sich die Therapie meist auf verschiedene Wirkprinzipien zugleich oder in zeitlicher Abfolge.

In der Bäder- und Klimabehandlung liegt der Schwerpunkt auf den Wirkprinzipien der natürlichen Therapie, während andere Wirkweisen nur eine untergeordnete Rolle spielen. Nur wenn man den Bereich der sog. naturgemäßen Heilverfahren (Naturheilkunde etc.) nach diesem Kriterium abgrenzt, ist es berechtigt, die Bäder- und Klimaheilkunde dazu zu zählen. Das Verständnis ihrer therapeutischen Wirkungen erfordert daher die Kenntnis der physiologischen Anpassungsleistungen, insbesondere gegenüber den natürlichen Umweltfaktoren (Adaptationsphysiologie, Umweltphysiologie).

Die zum Verständnis erforderlichen physiologischen Grundlagen der Regulations-, Kompensations- und Abwehrvorgänge werden im Hinblick auf ihre therapeutische Nutzung in der Regel nicht in geschlossener Form dargestellt (vgl. Lüderitz 1972). Die Fortschritte der naturwissenschaftlichen Forschung in der Medizin sind lange Zeit ganz überwiegend den Grundlagen der künstlichen Therapie zugute gekommen. Erst die neueren Entwicklungen in der

Erforschung der vegetativen Regulationen, der physiologischen Adaptationen sowie der biologischen Zeitstrukturen haben das Selbstverständnis der natürlichen Therapie und ihre Stellung im Gesamtbereich der Medizin gefestigt (Hess 1948; Selye 1953; Hoff 1957; Hildebrandt 1962 a; Schmidt-Kessen 1962; Hildebrandt u. Hensel 1982; u. a.).

2 Reize

2.1 Allgemeine Vorbemerkungen

Zur Auslösung körpereigener Reaktionen als therapeutischem Prinzip kommen als Reize alle Veränderungen der äußeren und inneren Lebensbedingungen in Betracht, die bei zeitlich begrenzter Einwirkung eine Erregung hervorrufen (vgl. Bethe 1952; Kukowka 1963).

Zu unterscheiden sind Reize, die nur durch Vermittlung spezifisch empfindlicher Strukturen (Rezeptoren) wirken (z. B. Licht- und Schallreize), und solche, die als „allgemeine Protoplasmareize" (Bethe 1952) auch unmittelbar die lebende Substanz affizieren können (z. B. chemische, osmotische, thermische Reize). Gleichwohl verfügt der Körper auch für die meisten Reizqualitäten der 2. Gruppe über spezifische Rezeptoren. Diese Gruppierung deckt sich in großen Zügen auch mit der Unterscheidung von Fern- und Nah- bzw. Kontaktreizen. Zur therapeutischen Reizung werden ganz überwiegend Reize der 2. Gruppe verwendet.

Manche Umweltfaktoren setzen sich ganz oder teilweise als ständig anwesende Milieufaktoren ins Innere des Organismus fort und können bei Veränderungen Reizwirkungen entfalten (z. B. atmosphärischer Druck, Gaspartialdrucke der Luft). Andere Faktoren wirken dadurch als Reiz, daß sie im Körper die Bildung und Freisetzung chemischer Substanzen auslösen, die in der Regel nur kurze Zeit wirksam sind und den Charakter von Reizstoffen haben (Stimulone; Bethe 1952): Histamin, Serotonin, Bradykinin, Prostaglandine, Adrenalin, Azetylcholin u. a.

Die durch die Reize ausgelösten Erregungen werden nach Transformation zu Impulsmustern zum Zentralnervensystem geleitet. Ihre zentrale Integration (Informationsverarbeitung) kann zu drei verschiedenen Wirkungen führen (vgl. Jung 1972):

- zur bewußten Wahrnehmung, wozu die Sinnesmeldungen im Zusammenhang mit gespeicherten Vorerfahrungen verarbeitet werden,
- zu vegetativen Reaktionen, die Bestandteil homöostatischer Regulationen sind und mit affektiv-pathischen Erlebnissen verschiedener Tönung einhergehen (vgl. Buytendijk 1967), und
- zu motorischen Reaktionen, die von den völlig unbewußten einfachen Reflexen bis zu den komplizierten Verhaltensreaktionen reichen, die wiederum emotional getönt sein können (vgl. dazu Abb. 1.1, S. 9).

Welche Form der genannten Reizantworten im Vordergrund steht, hängt in erster Linie von der Modalität bzw. Qualität des auslösenden Reizes, darüber hinaus aber auch von anderen Reizparametern ab.

2.2 Modalität und Qualität therapeutischer Reize

In Abb. 1.1 sind die verschiedenen Modalbezirke der Sinnesreize in ihrer Beziehung zu den drei primär betroffenen Reaktionssystemen dargestellt, wobei deren Anteil an der Reizantwort an den Abschnitten der horizontalen Schnittlinien abgeschätzt werden kann (vgl. Jung 1972).

So dringen die höheren sensorischen Qualitäten aus Auge und Ohr am besten zur Wahrnehmung vor. Aber auch Geruch und Geschmack sowie die Hautsinne haben als Teil des exterozeptorischen Systems (Sherrington 1906) noch mehr oder weniger ausgeprägte Merkmale eines epikritischen, objektivierenden Sinneserlebnisses (Head 1920). Demgegenüber werden die sog. propriozeptorischen Informationen (aus Muskeln, Sehnen, Gelenkkapseln und Labyrinth) vornehmlich unbewußt reflektorisch zu motorischen Reaktionen verarbeitet. Aber auch hier werden diese Merkmale in der Reihe der in Abb. 1.1 gewählten Anordnung der Modalbezirke mit zunehmender Entfernung vom unteren Extrem abgeschwächt. So kann z. B. bei mechanischen und thermischen Hautreizen sowohl die motorische Reaktion als auch die Wahrnehmung im Vordergrund stehen.

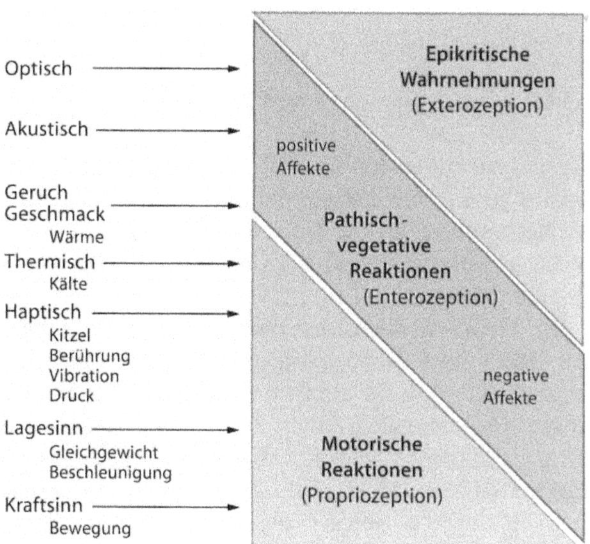

Abb. 1.1. Schematische Übersicht über die Reizmodalitäten und die Beteiligung der reaktiven Systeme an den Reizerfolgen

Darüber hinaus enthalten aber alle Sinnesmodalitäten einen unterschiedlich starken Anteil an affektiv-emotionalen Erlebnisqualitäten, die in erster Linie Ausdruck der vom Reiz zugleich ausgelösten vegetativen Reaktionen sind (enterozeptorischer Anteil). In Verbindung mit den motorischen Antworten überwiegen dabei negative Affektqualitäten (Spannung, Abwehr etc.), während der affektive Anteil der objektbezogenen Wahrnehmungen mehr positive Qualitäten (Zuwendung, Entspannung etc.) zu den Sinneserlebnissen beisteuert (vgl. Ebbecke 1948, 1959). Besonders bei den Hautsinnen ist der affektive (protopathische) Anteil, der eigentümlich gefühlsbetonte, diffus ausstrahlende Empfindungen vermittelt, gegenüber dem fein differenzierenden epikritischen Erkennen mit exakter Ortsbestimmung abzugrenzen (Head 1920; vgl. Cabanac 1979).

Wenn man vom Schmerz absieht, sind es in Abb. 1.1 die im mittleren Bereich der Reihe aufgeführten Modalbezirke, von denen die stärkste Beteiligung pathisch-vegetativer Reaktionen ausgelöst werden kann. Die adäquaten Reize sind hier chemischer, thermischer und mechanischer Natur.

Die in der Bäder- und Klimaheilkunde verwendeten therapeutischen Reize gehören ganz überwiegend diesem mittleren Bereich der Modalbezirke an. Schon die Tatsache, daß der größte Teil der Heilanwendungen die Körperoberflächen (Haut und Schleimhäute) betrifft, läßt diese Zuordnung erkennen. Dies bedeutet, daß die Bäder- und Klimabehandlung in erster Linie auf die Auslösung vegetativer Reaktionen zielt, die von pathisch-affektiven Empfindungen begleitet werden. Die oft auffällige affektive Tönung des therapeutischen Erlebnisses bei diesen Behandlungsformen begründet also nicht den Verdacht, daß ihre Erfolge überwiegend psychogener Natur seien. Die pathischen Erlebniskomponenten des sog. Allgemeinbefindens sind aber als Indikatoren therapeutischer Reaktionen besonders wichtig (vgl. S. 130ff.).

2.3 Einfluß von Reizstärke und Reizdauer

Bei gleicher Intensität eines Reizes ist die Größe der Reizfläche, bei gleicher Reizfläche darüber hinaus die Dichte bzw. Anzahl der betroffenen Rezeptoren bestimmend für die Intensität der Reaktion. Somit ist auch die therapeutische Reizstärke sowohl eine Frage der Reizflächengröße als auch der Topographie des Reizortes.

Die Empfindlichkeit der Haut für therapeutische Reize wird auch wesentlich durch ihre Schutzvorrichtungen (z. B. Hornschwiele) mitbestimmt. Im allgemeinen sind die akralen Hautbezirke schon infolge der Rezeptorverteilung mehr dem epikritischen Wahrnehmen zugeordnet, während die Annäherung des Reizortes an den Körperstamm die protopathische Komponente verstärkt. Dem entspricht auch die Anordnung der bekleideten Körperoberflächen, so daß das Ablegen der Bekleidung die therapeutische Angriffsfläche für vegetativ wirksame Reize besonders vergrößert.

In den therapeutisch relevanten Modalbereichen ist das Verhältnis von epikritischem Reaktionsanteil und vegetativen Reizwirkungen mit ihren pathischen Komponenten auch von der Reizintensität abhängig. So geht z. B. im mechanischen Erlebnisbezirk der Haut die Berührungsempfindung bei Steigerung des auf eine Fläche ausgeübten Druckes kontinuierlich in eine Druckempfindung über, die bei weiterer Steigerung in ein Schmerzerlebnis einmündet. Nach der anderen Seite hin führt die Abschwächung des mechanischen Reizes zur stark affektiv betonten Kitzelempfindung, die gleichfalls mit ausgeprägten vegetativen Reaktionen einhergehen kann (vgl. Ebbecke 1944, 1959; Hensel 1966). Dabei spielt auch die Zeitgestalt der Reizung eine besondere Rolle, da v. a. diskontinuierliche, rhythmische Reizfolgen bzw. Intensitätsschwankungen je nach der Frequenz die protopathische Erlebniskomponente steigern können (Hensel 1966).

Auch im thermischen Erlebnisbezirk mit seinen polaren Qualitäten Wärme und Kälte lassen sich Übergänge zu intensiven protopathischen Erlebnissen darstellen. Abgesehen von den Extremen des Kälte- und Hitzeschmerzes gehen die mit dem „Frieren" und der „Schwüle" verbundenen regulativen Vorgänge (Muskelzittern, Vasokonstriktion und Kontraktion der Mm. arrectores pilorum bzw. Vasodilatation, Schweißausbruch etc.) mit betont affektiven Erlebnissen einher („Heiz"- und „Entwärmungsaffekte"; Ebbecke 1948).

Im übrigen können alle Sinnesqualitäten bei Überschreitung einer bestimmten Reizintensität als Ausdruck beginnender Schädigung des Gewebestoffwechsels in den sog. nozizeptiven Erlebnisbezirk übergehen (Literaturübersicht bei Auersperg 1963; Hensel 1966). Dem entspricht auch der besondere Umfang der vegetativen Begleitreaktionen (z. B. Schmerzkollaps). Auf der anderen Seite sollen die Schmerzrezeptoren bereits unterhalb der Wahrnehmungsschwelle Schutz- und Abwehrfunktionen ausüben (Rein 1939), indem sie reflektorisch auf die trophische Regulation des Gewebestoffwechsels und die lokale Durchblutung einwirken.

Während die Beziehungen zwischen Reizstärke und epikritischer Sinnesreaktion einschließlich einiger neurophysiologischer Korrelate systematisch untersucht sind (u. a. Weber-Fechner-Gesetz, Stevens-Potenzformel; Literaturübersicht bei Hensel 1966; Jung 1972), stehen entsprechende Untersuchungen für die protopathischen Komponenten und die mit ihnen verbundenen somatischen Vorgänge noch größtenteils aus. Es bestehen deutliche Wechselwirkungen zwischen den beiden Erlebnis- bzw. Reaktionsbereichen. So gelingt es bekanntlich, eine Schmerzempfindung durch sensorische Ablenkung zu vermindern (vgl. Pöllmann u. Hildebrandt 1973), wie andererseits nachgewiesen ist, daß vegetative Reaktionen die Sinneswahrnehmung verändern können („Alliaesthesie"; Cabanac 1979).

Die Stärke eines Reizes kann im Hinblick auf seine Wirkungen nur dann beurteilt werden, wenn man den Zeitfaktor berücksichtigt. Auch bei objektiv gleichbleibender Reizintensität geht in der Regel das Ausmaß der ausgelösten Erregungsvorgänge wie auch der Sinnesempfindung im Laufe der Zeit mehr oder weniger schnell zurück (Adaptation). Hinsichtlich Zeitverhalten und zugrundeliegender Mechanismen lassen sich allerdings sehr verschiedene Formen von Adaptation unterscheiden (vgl. S. 46ff.).

Auch für die verschiedenen Reizmodalitäten sind die adaptiven Eigenschaften sehr unterschiedlich ausgeprägt. Besonders schnelle Adaptation zeigen z. B. Berührungs- und Druckempfindungen, während die propriozeptorischen Sehnen- und Muskelspindelafferenzen für längere Zeit das getreueste Abbild des Dehnungsreizes vermitteln (vgl. Jung 1972).

Die adaptiven Eigenschaften der Sinneskanäle können einerseits dazu dienen, die auf Kontrasterfassung gegründete Wahrnehmungsfunktion durch schnelle „Bereichseinstellung" (Ranke 1956) zu verbessern, wozu der maximale Empfindlichkeitsbereich jeweils dem Reizpegel entsprechend verschoben wird. Andererseits kann die Adaptation bei sprungförmigem Reizbeginn auch als Ausdruck einer initial überschießenden Empfindlichkeit interpretiert werden (Differentialquotientenempfindlichkeit, vgl. S. 21), wodurch der Warnungscharakter exterozeptorischer Erregungen besonders hervorgehoben wird (vgl. Hensel 1966).

Infolge unterschiedlicher adaptiver Eigenschaften exterozeptorisch-epikritischer und enterozeptorisch-pathischer Reizeffekte kann es bei längerer Reizeinwirkung zu charakteristischen Dissoziationen beider Komponenten kommen. So kann z. B. eine Kaltempfindung an der Haut innerhalb von Minuten durch Adaptation weitgehend verschwinden, während sich zugleich das durch denselben Kaltreiz hervorgerufene Gefühl des Frierens steigert. Ein solches Verhalten ist wiederum besonders für diejenigen Reizmodalitäten charakteristisch, die durch einen starken pathisch-vegetativen Reaktionsanteil für eine therapeutische Reizanwendung in Betracht kommen. Bei objektiv gleichbleibender Reizstärke treten hier mit zunehmender Reizdauer trotz Abklingens der epikritischen Empfindungen die somatischen Reizwirkungen in den Vordergrund.

Die therapeutische Verwendung von Reizen verlangt auch eine strenge Dosierung der Reizdauer. Allerdings sind gerade im Bereich der therapeutisch nutzbaren Reizqualitäten unsere Kenntnisse über die Bedeutung des Zeitfaktors bei der Reizdosierung noch unzureichend. Dies gilt insbesondere auch im Hinblick auf die Bedeutung der Reizintervalle bei wiederholter Anwendung.

3 Afferente Systeme

Um angemessen reagieren zu können, benötigt der Organismus nicht nur Informationen über seine Umwelt (Exterozeption), sondern auch über seine inneren Verhältnisse (Enterozeption, Propriozeption). Informationen über die Außenwelt sind in erster Linie dazu geeignet, Gefährdungen und zu erwartende Störungen des inneren Milieus anzukündigen (Warnreize), Grad und Umfang der bereits eingetretenen Störungen können dagegen nur durch Informationen aus dem Körperinneren beurteilt werden.

Diese Informationen sind nicht nur entsprechend der einwirkenden Reizintensität abgestuft, sondern v. a. auch durch die topographische Anordnung.

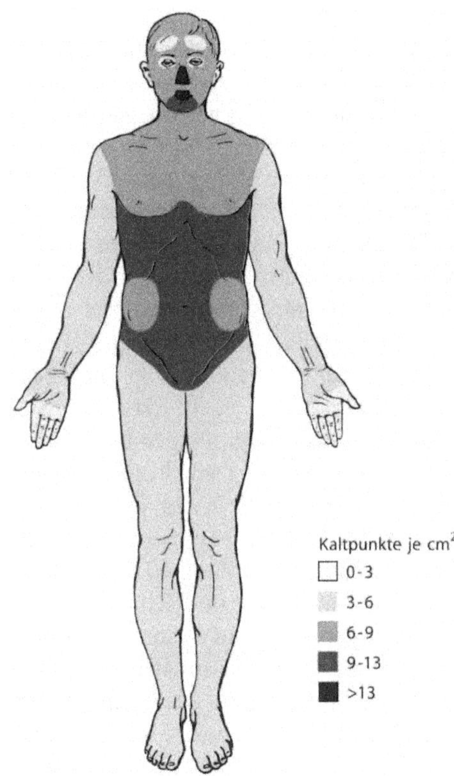

Abb. 1.2. Topographische Verteilung der Kaltpunktdichte auf der Körperoberfläche. (Nach Aschoff u. Wever 1958)

Tabelle 1.2. Beispiele für die topographisch abgestufte Anordnung der Rezeptorfelder im Organismus. Integument – Gewebe/Eingeweide – Verteilungs- und Koordinationssysteme – integrierte zentrale Überwachung

Thermorezeptoren	Chemorezeptoren	Osmorezeptoren	Mechanorezeptoren
Hypothalamus	Hirnventrikel	Hypothalamus (Carotis interna)	Innenohr Vestibularorgane
Mittelhirn Medulla oblongata	Medulläre Zentren	?	Lunge, Herz, Kreislauf (Volumen, Druck)
Rückenmark	Glomusorgane in Lunge und Kreislauf		
Viszeral	Gewebe (Muskel)	Leber	Bewegungsapparat (Muskel, Sehnen, Gelenke)
Schleimhäute	Schleimhäute (Geschmack, Geruch)	?	Schleimhäute
Haut			Haut

An der Hautoberfläche führt z. B. die unterschiedliche Dichte der Rezeptoren dazu, daß der Warneffekt eines Kaltreizes am Körperstamm wesentlich größer ist als an den Extremitäten (Abb. 1.2). Ebenso bedeutsam ist die räumliche Anordnung der Enterorezeptoren für die Beurteilung des manifesten Störungsumfanges. Hier findet sich eine Art von Tiefenstaffelung, die es ermöglicht, in mehreren Stufen entweder lokale Gewebepartien, größere Funktionssysteme oder den Gesamtorganismus zu überwachen (Tabelle 1.2).

Die exterozeptorischen Warnmeldungen von der Körperoberfläche haben häufig einen recht komplexen oder gar unspezifischen Charakter und werden vom Organismus vorwiegend zur allgemeinen Steigerung der Abwehr- und Reaktionsbereitschaft verarbeitet (unspezifisches Aktivierungssystem; vgl. S. 23). Darüber hinaus werden sie aber auch in den spezifisch angesprochenen Regelsystemen nach Art einer Störgrößenaufschaltung für die Bemessung des Reaktionsumfanges berücksichtigt. Die enterozeptorischen Meldungen werden über afferente Verbindungen, die bereits nach ihrem Ortswert abgestuft sind, verschiedenen Organisationsstufen des autonomen Systems zugeführt und tragen auf diese Weise dazu bei, den Regulationsaufwand auf den notwendigen Umfang zu beschränken.

Die in der Bäder- und Klimaheilkunde bevorzugt verwendeten Reize treffen im Organismus auf besonders vielfältig abgestufte Rezeptorsysteme. Thermisch, mechanisch, chemisch und osmotisch empfindliche Strukturen finden sich nicht nur in Haut und Schleimhäuten, sondern auch in den Geweben, an den großen Transport- und Verteilungssystemen (Atmung, Kreislauf, Verdauungstrakt) sowie als zentrale Fühlerinstanzen im Kopfbereich und in den regelnden Zentren des Gehirns selbst (vgl. Tabelle 1.2, S. 13) (vgl. Simon 1974; Werner 1980).

Die ausgeprägte Tiefenstaffelung der Rezeptorsysteme läßt die vielfältigen Möglichkeiten einer Abstufung therapeutischer Reaktionen im vegetativ-autonomen Bereich erkennen, die allein durch die mehr oder weniger große „Tiefenwirkung" von Warn- und Störreizen gegeben sind.

Den Beziehungen der Modalbereiche zu den 3 Reaktionssystemen entsprechend werden die afferenten Erregungen schwerpunktmäßig unterschiedlichen Regionen des Zentralnervensystems zugeleitet. Die der bewußten Wahrnehmung dienenden exterozeptorischen Afferenzen erreichen über thalamische Stationen die Großhirnrinde. Die propriozeptorischen Informationsleitungen enden v. a. im Rauten- und Kleinhirnbereich als dem Zentrum der unbewußten Sensomotorik. Die enterozeptorischen Afferenzen schließlich erreichen vornehmlich die vegetativen Zentren in Hypothalamus, Mittel- und Rautenhirn. Die der afferenten Leitung dienenden Neuronenketten zeigen aber auch in Struktur und Gliederung charakterische Unterschiede zwischen den 3 Systemen, die zugleich Grundlage für deren wechselseitige Beeinflussung auf verschiedenen Organisationsebenen sind.

Die zur epikritischen Wahrnehmung vordringenden Informationen werden dem Zentralnervensystem in markhaltigen, schnell leitenden Neuronenketten zugeführt, die durch das Überwiegen von Konvergenzschaltungen die Tendenz zu einer möglichst spezifischen und isolierten Erregungsleitung erkennen lassen. Schon im Rezeptorfeld wird durch spezielle Mechanismen zur sog. lateralen Hemmung die abgrenzende und kontrastverschärfende Funktionsweise dieses Empfangssystems deutlich (vgl. v. Bekesy 1970; Jung 1972; Kornhuber 1972). Direkte Anschlüsse an efferente Systeme sind wenig entwickelt, soweit sie nicht dem Wahrnehmungsprozeß selbst dienen (z. B. Bereichseinstellung).

Die propriozeptorischen Afferenzen werden zwar auch mit größtmöglicher Geschwindigkeit in dicken markreichen Nervenfasern zentralwärts geleitet, doch erfolgt die erste Anschaltung an das efferente motorische System bereits auf der untersten segmentalen Organisationsstufe (monosynaptischer Reflex). Dadurch zeigt dieses System - im Gegensatz zur Spezialisierung des exterozeptorischen Systems auf afferente Leistungen - eine besondere Betonung der efferenten Leistungen. Zugleich bietet es schon frühzeitig Möglichkeiten zur Anschaltung und Mitreaktion anderer Systeme. Nach elektrophysiologischen Reizversuchen bleiben die autonomen Mitreaktionen aber meist segmental begrenzt.

Die von den weniger differenzierten Rezeptoren des protopathischen Systems der Körperoberfläche sowie aus dem enterozeptorischen System einlaufenden Informationen werden dagegen in markärmeren, dünneren und weniger schnell leitenden Nervenfasern zentralwärts geführt. Für diese ist eine besonders starke Ausbildung kollateraler Verbindungen zum vegetativ-autonomen System kennzeichnend. Direkte Messungen der sympathischen Aktivität bei afferenter Nervenreizung haben ergeben, daß die autonome Mitreaktion um so weniger auf das betreffende Spinalsegment beschränkt bleibt, je dünner die gereizten Fasern sind. Bei C-Faser-Reizung (Schmerz, Temperatur etc.) kommt es stets zu supraspinaler Generalisation der sympathischen Miterregung (Literaturübersicht bei Koizumi u. Brooks 1972).

Die sich hier für das afferente System der pathisch-vegetativen Reaktionen anzeigende besondere Tendenz zu Divergenz und Irradiation ist auch schon an der Beteiligung des peripheren vegetativen Nervensystems abzulesen. Insbesondere thermische, mechanische, chemische und osmotische Reize erregen außer den spezifischen Rezeptoren des zerebrospinalen Systems offenbar auch direkt sympathische Fasern und lösen dadurch über axonale und ganglionäre Reflexe lokale Mitreaktionen aus. Die netzförmigen Strukturen des peripheren autonomen Systems, die kutaneoviszeralen und viszerokutanen Verknüpfungen unterstreichen die Irradiationstendenz der Erregungsleitung in diesem Empfangssystem (vgl. Gross 1959, 1961).

Die Tendenz zu Irradiation und Generalisation der afferenten Erregungsausbreitung kommt insbesondere auch im humoralen Transport von Erregungsstoffen (Transmittern und Stimulonen) zum Ausdruck, die als Reizfolge in den Geweben entstehen bzw. aus Reservoiren freigesetzt werden (Histamin, Bradykinin, Serotonin, Prostaglandine, Substanz P, Azetylcholin, Adrenalin bzw. Noradrenalin etc.). Ihre Abbaugeschwindigkeiten und damit Umfang und Dauer der Fernwirkungen sind sehr unterschiedlich.

Sämtliche Afferenzen werden durch Kollateralen dem unspezifischen Aktivierungssystem der Formatio reticularis, speziell des Hirnstamms, zugeschaltet. Der dadurch mögliche generalisierende Erregungseffekt ist aber wiederum besonders ausgeprägt für afferente Impulse aus denjenigen Modalbezirken, die therapeutisch bevorzugt genutzt werden (vgl. Müller-Limmroth 1973, 1986).

4 Vegetatives Reaktionsvermögen

4.1 Funktionelle Struktur des autonomen Systems

Wie die motorischen Reaktionen (vgl. Rohen 1971) können auch die Reizantworten des vegetativ-autonomen Systems nach Umfang, Komplexität und Spezifität verschieden sein. Auch hier liegt ein hierarchisch abgestuftes Organisationsprinzip zugrunde, bei dem die reflektorischen Mechanismen der niederen Stufen jeweils in die höheren Stufen integriert und deren höheren Funktionszielen zugeordnet werden. So kommt eine zunehmende Komplexität der Reaktionen zustande, die stets noch Bestandteile niederer Organisationsstufen in sich enthält. Durch Einschränkung der Freiheitsgrade der jeweils niederen Ebenen wird eine Optimierung der Funktionen erreicht. Zugleich nimmt die Adaptationsfähigkeit des Systems an die Umweltbedingungen von Stufe zu Stufe zu (vgl. Jänig 1976). Prinzipieller Aufbau und funktionelles Verhalten des autonomen Systems sollen hier nur so weit geschildert werden, daß die therapeutischen Effekte und Möglichkeiten verständlich wer-

Tabelle 1.3. Schema der hierarchischen Organisation des autonomen Systems

Morphologische Substrate	Integrationsstufe	Autonome Funktionskreise
Neokortex	Adjustierung an aktuelle Umweltsituationen, intellektuelle Lernprozesse (zentrale Autonomie)	Vegetative Mitinnervation, bedingte Reflexe, „Streß"-Effekte
Mesokortex (äußerer Ring des limbischen Systems)	Vegetative Lernprozesse und Verhaltensregulation	Adaptive Modifikation autonomer Reaktionen und Verhaltensmuster
Allokortex (innerer Ring des limbischen Systems)	Artspezifische Trieb- und Verhaltenssteuerungen	Reproduktion, Regeneration, Alimentation
Hypothalamus, Formatio reticularis in Mittel- und Rautenhirn	Vegetative Gleichgewichte (Homöodynamik)	Temperatur, Stoffwechsel, Wasser-, Elektrolyt-, Säure-Basen-Haushalt, Schlaf-Wach-Rhythmik
Medulla oblongata	Systemreflexe (Tonische Reflexsteuerungen)	Atmung, Herz und Kreislauf u.a.
Rückenmark	Spinale autonome Reflexe	Schutzreflexe, Blutverteilung, u.a. Kutaneoviszerale Wechselbeziehungen
Intramurales Nervensystem	Periphere Autonomie	Axonreflexe, lokal-chemische Regulationen

den. Hinsichtlich näherer Einzelheiten und Belege muß auf die Darstellungen in der einschlägigen Literatur verwiesen werden (Müller 1931; Hess 1948; Ingram 1960; Wachholder 1961; Monnier 1967; Koizumi u. Brooks 1972; Jänig 1976; u. a.).

In Tabelle 1.3 sind die Organisationsstufen bzw. Integrationsebenen des autonomen Systems mit ihren Funktionskreisen in ihrer hierarchischen Gliederung zusammengestellt (vgl. Rohen 1971; s. auch Ingram 1960; Jänig 1976). Die stufenweise zunehmende Komplexität als wichtiges Organisationsprinzip des autonomen Systems, der auch die differenzierte Zeitstruktur der spontanen und reaktiven Vorgänge entspricht (vgl. dazu S. 29ff.), geht aus der Folge der Funktionskreise hervor.

Auf der untersten Stufe der *peripheren Autonomie* sind zunächst nur lokale Reaktionen möglich, die überwiegend trophisch-nutritive Funktionen erfüllen (z. B. Axonreflexe). Die funktionelle Bedeutung dieser Mechanismen ist trotz der Überlagerung durch höhere nervale und humorale Steuerungen sehr groß. Dies belegt z. B. die Prävalenz der lokal-chemischen Durchblutungsregelung gegenüber allen anderen Steuerungsfaktoren der Gefäßweite (vgl. Rein 1941; Golenhofen 1962). Die starke Beteiligung chemischer Wirkstoffe (Gewebehormone etc.) an den afferenten wie efferenten Vorgängen der autonomen Peripherie weist zugleich auf die Möglichkeit von Fernwirkungen im Organismus hin, v. a. durch den Übertritt solcher Stoffe in die Blutbahn.

Die *spino-segmentale* Integrationsstufe umfaßt zahlreiche autonome Reflexmechanismen (z. B. für Vasomotorik, Schweißsekretion, Pilomotorik etc.). Die Reaktionen schließen zwar bereits konsensuelle Beteiligungen sowie intersegmentale und kutaneoviszerale bzw. somatoviszerale Koordinationen mit ein, doch funktionieren diese spinalen Mechanismen außerhalb des Einflusses höherer Regionen mehr für den lokalen und augenblicklichen Bedarf. Sie sind noch nicht in der Lage, selbständig im Sinne der vegetativen Homöostase des Gesamtorganismus zu wirken. Projektionen der spinalen Reflexkreise lassen sich aber auch bis zum zerebralen Kortex nachweisen (vgl. Ingram 1960).

Die auf der *medullären* Integrationsstufe organisierten Reaktionen bzw. Reaktionsmuster betreffen bereits ganze Funktionssysteme, insbesondere Atmung und Kreislauf. Die entsprechenden „Zentren" sind sämtlich dem neuronalen Netzwerk der hier stark entwickelten Formatio reticularis eingebettet und stehen darum in engen Wechselwirkungen (vgl. Koepchen et al. 1981; Raschke 1981). Die von diesem Bereich ausgehenden Efferenzen sind einerseits für die „Spannungsregelung" in Kreislauf und Atmungssystem verantwortlich, zum anderen sind sie für den Gesamttonus im autonomen Nervensystem von dominierender Bedeutung („Generator des neurogenen Tonus", Jänig 1976). Auch die Beziehung zur Tonussteuerung im motorischen System ist hier sehr eng:

- Die wichtigsten Afferenzen kommen aus dem Kreislauf (Pressorezeptoren) und dem Atmungssystem, aber auch die kollateralen Zuflüsse aus thermischen und mechanischen Afferenzen von der Körperoberfläche beeinflussen den Gesamttonus.

- Die Reflexmuster umfassen bereits verschiedene Mechanismen, die koordiniert als Stellgrößen im Regelkreis zur Aufrechterhaltung der „Betriebsspannung" dienen (z. B. Herzfrequenz- und Gefäßtonussteuerung). Aktivitätssteigerung auf dieser Organisationsstufe erzeugt weitgehend generalisierte Effekte im Sinne einer Bereitstellungsreaktion, an der auch hormonale Efferenzen (Adrenalinausschüttung aus der Nebenniere) beteiligt werden. Sie aktivieren auch die motorische und psychische Leistungsbereitschaft (Vigilanzsteigerung). Die im Hirnstamm repräsentierten Funktionskreise zeichnen sich durch ausgeprägte rhythmogene Eigenschaften aus. Sie haben zudem ausgedehnte rückgekoppelte Verbindungen mit höheren Ebenen (z. B. Hypothalamus) bis hin zum Kortex.

Die nächste Integrationsstufe umfaßt die *autonomen Strukturen von Rautenhirn, Mittelhirn und Hypothalamus*, die wiederum in das ausgedehnte Netzwerk der Formatio reticularis eingebettet sind. Diese Stufe stellt einerseits eine zentrale Instanz des gesamten autonomen Systems dar, läßt andererseits aber auch deutliche Merkmale einer Übergangsstufe zwischen den unteren einfacher strukturierten Reflexkreisen und solchen autonomen Reaktionsmustern erkennen, die bereits die Komplexität von Verhaltensregulationen haben und in den noch höheren Stufen weiter ausgebildet werden. Dabei lassen sich Areale unterscheiden, deren Reizung entweder mehr leistungsbetonte, spannungssteigernde autonome Muster (Ergotropie) auslöst, und solche, die auf Entspannung, Ruhe, Erholung und Befriedigung (Komfortgefühl) zielen (trophotrop-endophylaktische Muster). Letztere sind vorwiegend in den rostralen Abschnitten des Hypothalamus angeordnet (vgl. Hess 1948; Koizumi u. Brooks 1972). Die vielfältigen Wechselwirkungen zwischen diesen beiden polaren Funktionstendenzen und die Repräsentation zentraler Schaltstellen für die Regulation aller Teilbereiche des „internen Milieus" kennzeichnen die Bedeutung dieser Integrationsstufe für die Aufrechterhaltung vegetativer Gleichgewichte. Diese Funktion der Homöostase ist nach neueren Erkenntnissen aufs engste verknüpft mit der Fähigkeit einer permanenten zeitlichen Gliederung, die dazu führt, daß die gegensätzlichen Tendenzen der autonomen Funktionen in rhythmischem Wechsel dominieren (Homöodynamik, vgl. Hildebrandt 1979a, 1990b). Dies geschieht zudem im zeitlichen Einklang mit den regelmäßig wechselnden geophysikalischen Umweltverhältnissen (vgl. S. 29ff.).

Die anatomischen Voraussetzungen für die zentrale Mittlerfunktion dieser Integrationsstufe des autonomen Systems sind einerseits durch die besonders umfangreichen und vielseitigen nervalen Verbindungen in aszendierender und deszendierender Richtung sowie durch den engen Zusammenhang mit der Formatio reticularis gegeben. Andererseits liegen im Hypothalamus bzw. Zwischenhirn die zentralen Schaltstellen der meisten hormonalen Regelkreise. Die Regelzentren unterstehen hormonalen Rückkoppelungen und sprechen vorwiegend auf blutchemische Veränderungen an (vgl. Ingram 1960). Sie stellen besonders für die tiefengestaffelten Rezeptorsysteme der Enterozeption oberste Fühlerinstanzen dar (z. B. für thermische und osmotische

Reize). Die hormonalen Efferenzen der Hypophyse werden über die Bildung hypothalamischer Releasing- und Hemmfaktoren neurohormonal über den Hypophysenvorderlappen gesteuert.

Wenn man den unbewußt-reflektorischen Charakter der autonomen Reaktionen in den Vordergrund stellt, erscheint es berechtigt, die Stufe der vegetativen Gleichgewichtsregelungen als höchste Instanz des autonomen Systems anzusehen (vgl. Hess 1948; Hoff 1957; u. a.). Erst in neuerer Zeit wird stärker beachtet, daß die Verhaltensregelungen, die die Ausbildung noch komplexerer Reaktionsmuster voraussetzen, von übergeordneter Bedeutung sind. Ihre Auslösung erfolgt in erster Linie über pathisch-affektive Erlebnisse, das Behaglichkeitsgefühl (Komfortgefühl) kann daher als „Sollwert" solcher höheren Regelkreise angesehen werden. Auch beim Menschen sorgt der Einsatz von efferenten Verhaltensmustern von großer funktioneller wie zeitlicher Kompliziertheit dafür, daß die niedrigeren autonomen Reflexe und Regelungen auf ein Minimum reduziert werden, v. a. zur Einhaltung betont trophotroper Bedingungen (vgl. Cabanac et al. 1976; Hildebrandt et al. 1981). Natürlich wirken auch die Efferenzen dieser höheren Integrationsstufen nur durch Modifikation bzw. Optimierung der auf den niederen Stufen vorgebildeten Reflexmuster.

Der folgenden Integrationsstufe des *limbischen Systems* (phylogenetisch älterer „innerer Ring": Allokortex), das in enger Interaktion mit den hypothalamischen Strukturen steht, lassen sich vielfältige (Re-) Aktionsmuster der Trieb- und Verhaltenssteuerung zuordnen. Als deren Ziele können die Sicherung des Lebensbestandes durch Nahrungsaufnahme, Wachstum und Reproduktion charakterisiert werden. Diese Muster werden vorzugsweise über kortikale Zuflüsse oder von solchen Afferenzen ausgelöst, die mit pathischen Erlebnissen verbunden sind und den Charakter der sog. Gemeingefühle haben (Hunger, Appetenz etc.). Die efferenten Vorgänge werden von mehr oder weniger bewußten Motivationen begleitet, ein Zeichen dafür, daß von dieser Stufe der Organisation Wechselwirkungen mit den noch höheren Ebenen bestehen.

Auffallend ist die phasisch-periodische Zeitstruktur der hier gesteuerten Vorgänge. So zeigt die Nahrungsaufnahme eine deutliche rhythmische Gliederung (Morath 1974). Auch das (regeneratorische) Gewebewachstum ist periodisch geordnet (vgl. S. 39), und die Sexualfunktionen zeigen eine ausgeprägte rhythmische Gliederung.

Auf den höheren Organisationsstufen dominieren zunehmend inhibitorische Effekte bei der Ausbildung der Reaktionsmuster. So wird auf der nächsthöheren Integrationsstufe, die anatomisch möglicherweise den *mesokortikalen Anteilen des limbischen Systems* (äußerer Ring) zugeordnet ist, die trophotrope Tendenz der Reaktionen durch Einbeziehung von Lernprozessen des autonomen Systems nochmals gesteigert. Dadurch gewinnen die Reaktionsmuster an Ökonomie. Eine Trennung von vegetativen, motorischen und psychischen Anteilen ist dabei kaum noch möglich; autonomes und somatisches Lernen geschehen gemeinsam (vgl. Koizumi u. Brooks 1972). Vermutlich bestehen die engsten Beziehungen zu den sog. funktionellen Adaptationen, während die Vorgänge der Habituation und Toleranzsteigerung in näherer Verbindung zur kortikalen Dynamik der bedingten Reflexe stehen (vgl. Glaser 1968) und die trophisch-plastischen Adaptationen stärkere Verwandtschaft zu den Funktionszielen der niederen Integrationsebene haben (vgl. dazu S. 47 ff.).

Die höchste Integrationsstufe der autonomen Kontrolle umfaßt *neokortikale Mechanismen*. Die Hirnrinde ist einerseits verantwortlich für generalisierte Antworten und Bereitstellungsreaktionen, die im Sinne einer vegetativen Mitinnervation bei motorischen und psychischen Vorgängen kortikal gesteuert werden. Die Einbeziehung kortikaler Kontrollfunktionen dient andererseits der Feinabstimmung des vegetativen Nervensystems auf aktuelle Umweltsituationen (Jänig 1976). Die kortikale Dynamik kann die autonomen Funktionen bis in den Bereich der peripheren Gewebe beeinflussen (bedingte Reflexmechanismen) (vgl. Bykow 1954). Auch die über das autogene Training und andere Verfahren möglichen Eingriffe in die autonomen Regelsysteme machen diese Zusammenhänge deutlich.

Die kortikalen Verhaltensreaktionen stellen in erster Linie bewußt kontrollierte somatisch-motorische Aktionen dar, deren vegetative Begleitreaktionen vollständig integriert sind. Diese können aber dann stärker hervortreten, wenn die motorischen Aktionen gehemmt bzw. unterdrückt werden. Sie können dann den Charakter generalisierter Streßreaktionen annehmen (z. B. Restraint-Effekt). Inwieweit die Dissoziation sonst einheitlich somatisch-autonomer Reaktionsmuster durch kortikale Hemmwirkungen auch beim Zustandekommen therapeutischer Effekte eine Rolle spielt, ist noch nicht untersucht, obwohl das Tolerieren subjektiv unangenehmer Reizwirkungen gerade in der Reaktionstherapie nicht selten vorkommt.

Der hierarchische Aufbau des autonomen Systems ist zwar in seinen Grundzügen erkennbar, die nähere Abgrenzung der einzelnen Integrationsstufen ist aber wegen der komplizierten Wechselwirkungen nicht überall hinreichend geklärt. Bei zentripetalen wie zentrifugalen Informationsflüssen werden häufig eine oder mehrere Stufen übersprungen. Alle Organisationsebenen erhalten aber direkt oder indirekt afferente Informationen aus dem Körperinneren und aus der Umwelt (vgl. Jänig 1976).

4.2 Eigenschaften autonomer Funktionskreise

Die durch Reize auslösbaren Reaktionen sind zwar auf den verschiedenen Integrationsstufen von unterschiedlicher Qualität und Komplexität, die zugrundeliegenden Wirkungsgefüge lassen sich aber unter den Gesichtspunkten der Kybernetik auf das gemeinsame Organisationsprinzip des Regelkreises zurückführen (Literaturübersichten bei Wagner 1954; Mittelstaedt 1956, 1961; Dickmeier 1964; Drischel 1973; Rensing 1973; Zwiener 1976; Sinz 1978, 1980; u. a.). In solchen Regelkreisen wirken die von Störeinflüssen bewirkten Zustandsänderungen der sog. Regelstrecke durch afferente Rückkoppelung in der Weise auf die steuernden Instanzen zurück, daß der Sollzustand durch

Gegensteuerung wieder hergestellt wird. Regelkreise sind damit die Grundlage der Homöostase des Organismus, in dem sie die von Reizen gesetzten Störungen kompensieren.

Bei den höheren Organismen ist eine Funktionsanalyse der Regelsysteme dadurch erschwert, daß innerhalb der hierarchischen Struktur des autonomen Systems die Regelkreise der verschiedenen Integrationsstufen miteinander „vermascht" sind, d. h. Teile eines Regelkreises zugleich Teilstücke eines anderen sein können. Auf den höheren Organisationsebenen nimmt nicht nur die Komplexität der Wirkungsgefüge zu, vielmehr wirken die höheren Integrationsstufen maßgebend auf die Regelkreise der niederen Stufen ein, indem sie deren Sollwerte bestimmen oder verstellen. Diese sog. Führungsgrößenaufschaltung geschieht zudem häufig in Form spontanrhythmischer oder induzierter periodischer Schwankungen.

Die rückgekoppelte Kreisstruktur der Regeleinrichtungen macht alle Funktionskreise im Prinzip schwingungsfähig (Drischel 1973; Rensing 1973), so daß sie sowohl spontane Rhythmizität als auch periodische Antworten zeigen können. Solche Oszillationen sind aber nicht nur als Abfallprodukte der homöostatischen Regelung zu betrachten (vgl. Hildebrandt 1961, 1967 a), sie erweisen sich vielmehr als eigenes Ordnungssystem (vgl. rhythmische Funktionsordnung, S. 29 ff.), das in einem umfassenden Zusammenhang steht und bei entsprechendem dynamischem Verhalten des Regelkreises als dissipatives System (vgl. Sinz 1978, 1980) der Stabilität der oszillierenden Funktionen dient.

Das Wirkungsgefüge der Funktionskreise kann nervaler und humoraler Natur sein. Ein Teil der höher organisierten Regelungsvorgänge kann auch das Kommunikationssystem Organismus-Umwelt mit einbeziehen (z. B. Verhaltensregelungen). Im Hinblick auf den hierarchischen Stufenbau des autonomen Systems steht eine differenzierte Systematik im Sinne einer „Evolution der Regelkreise" noch aus, so daß hier nur einige Gesichtspunkte angeführt werden, die eine grobe Zuordnung bestimmter Strukturmerkmale, Mechanismen und dynamischen Verhaltensweisen zu den Integrationsebenen des autonomen Systems erlauben.

In Abb. 1.3 sind einige polare Eigenschaften der autonomen Regelkreise einander so gegenübergestellt, daß die oberen den höchsten Integrationsstufen, die unteren den niedersten zugeordnet sind und zwischen den beiden Extremen im mittleren Bereich alle möglichen Übergänge denkbar sind.

Auf den niederen Integrationsstufen stellen die Regelkreise vorwiegend einfachere Reflexkreise dar, die ausschließlich nervale Steuerkörper enthalten und daher kurze Zeitkonstanten und eine hohe Ansprechgeschwindigkeit haben. Infolge differentialquotientenempfindlicher Fühler oder Stellglieder kommt es zu initial überschießenden Reaktionen, so daß diese Funktionskreise häufig Warnfunktionen haben, d. h. zukunftsorientiert arbeiten. Dieses dynamische Verhalten der Regler wird als Differential-Proportional-Regelung (DP-Regler) bezeichnet (vgl. Keidel 1973; Zimmermann 1976).

Die komplexen Funktionskreise der höheren Integrationsstufen enthalten dagegen vorwiegend neurosekretorisch-hormonale Steuerungen, die lange

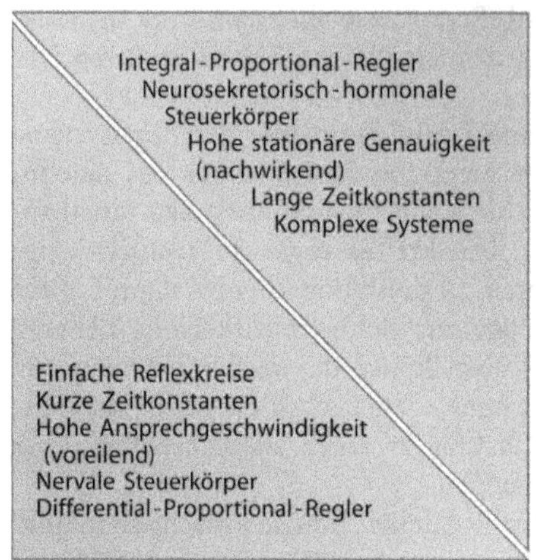

Abb. 1.3. Schematische Gegenüberstellung polarer Eigenschaften der Regelkreise in bezug auf den hierarchischen Aufbau des autonomen Systems

Wirkungslatenzen haben und außerdem durch Induktion von Stoffwechsel- und Wachstumsprozessen in den peripheren Geweben große Zeitkonstanten einschließen. Solche Langzeitwirkungen mit Beteiligung von Entwicklungsprozessen verleihen dem Regelsystem die Dynamik eines Integral-Proportional-Reglers (IP-Regler), dessen Reaktionen auf einen längerfristigen Kompensationsbedarf abgestimmt werden und einen größeren Erfahrungsbereich der Vergangenheit berücksichtigen können. Solche Regler zeichnen sich durch besonders hohe stationäre Genauigkeit aus.

Die hier aufgeführten Eigenschaften des Zeitverhaltens entsprechen wegen der Schwingungsfähigkeit der Regelkreise unterschiedlichen Eigenfrequenzen, so daß der hierarchischen Anordnung der Funktionskreise ein ganzes Spektrum rhythmisch-oszillierender Funktionen zugeordnet ist, deren Periodendauer mit den höheren Integrationsstufen zunimmt (vgl. S. 29 ff. und Abb. 1.5).

Schon aufgrund der unterschiedlichen Wirkungslatenzen und Wirkungsdauern lassen sich die humoralen bzw. hormonalen Wirkstoffe des Organismus den verschiedenen Integrationsstufen des autonomen Systems zuordnen. Dabei ergäbe sich eine Stufenfolge von den synaptischen Überträgerstoffen und lokal wirkenden Gewebehormonen über die von den inkretorischen Drüsen und anderen Geweben in die Blutbahn abgegebenen Hormone bis zu den neurosekretorischen Mechanismen des Großhirns. Wahrscheinlich ist die Wirkstoffspeicherung im Zentralnervensystem mit ihren generellen Einflüssen auf das autonome System dem Wirkungsgefüge der höchsten Integrationsstufen zugeordnet.

Eine Nutzung von bestimmten Reaktions- und Regulationsmechanismen zur Therapie setzt eine differenzierte Kenntnis des Wirkungsgefüges der betroffenen Funktionskreise voraus. Auch ist es nur dadurch möglich, den Reaktionsablauf an den zugehörigen humoralen Indikatoren zu kontrollieren.

4.3 Unspezifische Mitaktivierung

Das autonome System reagiert auf Erregungen einerseits mit vorgebildeten spezifischen Reflexmustern. Diese sind in erster Linie auf die Reizqualität abgestimmt. Ihre Komplexität nimmt mit der Höhe der antwortenden Integrationsstufe zu (vgl. S. 16). Andererseits führen alle afferenten Erregungen infolge der Tendenz zu irradiierender Erregungsausbreitung und Generalisation auch zu einer mehr oder weniger ausgebreiteten unspezifischen Aktivierung des sympathikoadrenalen Systems (Cannon 1928; Selye 1953; v. Skramlik 1956). Diese intensiviert die ergotrop gerichteten Funktionen des Organismus (Hess 1948) und fördert die Funktionen des sensomotorischen Systems (Steigerung von Muskeltonus und Reflexerregbarkeit) sowie die psychischen Abläufe (Steigerung von Vigilanz und Antrieb).

Die unspezifische Mitaktivierung kann in ihrem Umfang den Integrationsstufen des vegetativen Systems entsprechend abgestuft werden. Dafür sind in erster Linie Reizstärke und Reizdauer maßgebend, weniger die Reizqualität (vgl. Weisbach 1956).

Die peripheren Gewebe, insbesondere Haut und Schleimhäute, verfügen bereits über einen autonomen Mechanismus der unspezifischen Mitaktivierung, wobei u. a. dem Histamin und der Gruppe der Prostaglandine große Bedeutung im Sinne lokaler Alarmstoffe der zellulären Abwehr zukommt. So führt z. B. jede Freisetzung von Histamin durch ein lokales Reizereignis über Axonreflexe zu einer verstärkten Histaminmobilisierung (Verstärkerwirkung) und entsprechender Sensibilisierung der Gewebe (Schnitzer 1956).

Die zentralen Abschnitte des unspezifischen Aktivierungssystems werden über Kollateralen erregt. Das Ausmaß der aufsteigenden Miterregung ist dabei verschieden. So haben die schnell geleiteten Afferenzen aus der Muskulatur Aktivierungseffekte, die vorwiegend auf das betroffene Spinalsegment begrenzt bleiben. C-Faser-Afferenzen für Kalt- und Schmerzempfindung führen dagegen stets zu supraspinalen bzw. supramedullären Mitreaktionen. Offenbar ist der pathische Empfindungsgehalt mit dem Grad der unspezifischen Mitaktivierung korreliert. Besonders starken tonisierenden Einfluß haben bekanntlich die pressorezeptorischen Afferenzen des Hirnstamms.

Die Formatio reticularis des Stammhirns erhält von allen Sinnesafferenzen kollaterale Erregungen, ihre aktivierende Funktion geht sowohl auf die höheren vegetativen Zentren als auch auf den Kortex über. Durch Stimulierung des kortikalen Aktivitätsniveaus hat die Formatio reticularis des Stammhirns entscheidenden Einfluß auf die Bewußtseinslage (Vigilanz) (vgl. Müller-Limmroth 1971, 1986). Außer der aufsteigenden Aktivierung des Systems ist auch absteigend eine generalisierte Aktivierung über psychische Vorgänge möglich (psychischer Streß).

Vor allem unter dem Gesichtspunkt ihres Zeitverhaltens lassen sich am System der unspezifischen Mitaktivierung zwei Anteile unterscheiden: ein nervaler Anteil, der im wesentlichen durch Änderungen des Aktivitätsniveaus der Formatio reticularis repräsentiert wird, und ein hormonaler Anteil, dessen generalisierende Effekte in erster Linie durch die inkretorische Funktion des Nebennierenmarks vermittelt werden.

- Die Aktivierungseffekte des *nervalen Anteils* dienen einer kurzfristig verfügbaren und abstufbaren Steigerung von Leistung und Reagibilität des sensomotorischen und autonomen Systems sowie der psychischen Funktionen, die als Verstärkerwirkung charakterisiert werden kann. Da die Aktivierung des nervalen Anteils schon durch kurze periphere Störreize auslösbar ist, bevor effektive Störungen der inneren Gleichgewichte eingetreten sind, kommt diesem Anteil insbesondere eine „Warnfunktion" zu (vgl. Störgrößenaufschaltung der Regeltechnik).
- Der *hormonale Anteil* der unspezifischen Mitaktivierung ist zwar schon bis zu einem gewissen Grade an den nervalen Tonusschwankungen des sympathischen Systems beteiligt, doch müssen die Reizbelastungen je nach Qualität eine bestimmte Schwelle an Stärke und besonders an Dauer überschreiten, bevor der hormonale Anteil als weitere Stufe der Verstärkung und Generalisation der unspezifischen Mitaktivierung einbezogen wird. Die hormonal vermittelten ergotropen Effekte betreffen auch den Gewebestoffwechsel und ermöglichen durch die Mobilisierung sonst autonom geschützter Reserven eine längerfristige Leistungssteigerung („Notfallsfunktion"; Cannon 1928). Die Bedeutung des hormonalen Systems bei der sympathikoadrenalen Mitaktivierung ist experimentell sehr anschaulich belegt (Abb. 1.4).

Die Ausschüttung der Katecholamine aus dem Nebennierenmark wird nerval gesteuert, die Wirkstoffe benötigen aber zumindest die Kreislaufzeit, bis sie

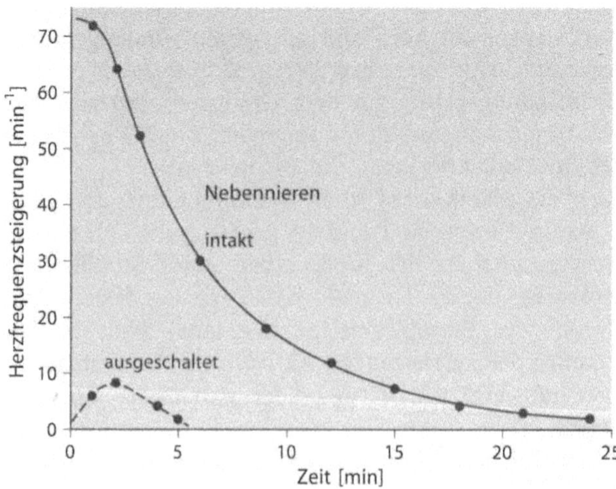

Abb. 1.4. Langanhaltende Herzbeschleunigung einer Katze nach Aufregung durch einen bellenden Hund während 1 min bei intakten Nebennieren im Vergleich zur Reaktion bei ausgeschalteten Nebennieren und doppelter Expositionsdauer. (Nach Cannon 1939)

im Gewebe wirksam werden können. Bei geringer und gewohnter Beanspruchung des Organismus ist der Anteil an Noradrenalin, das vorwiegend tonisierende, aber keine zentralen und Stoffwechselwirkungen hat, relativ hoch, während bei der Notfallsreaktion der Anteil an Adrenalin erheblich zunimmt (Klimmer u. Rutenfranz 1983; u. a.). Die Wirkungsschwerpunkte des Adrenalins liegen gegenüber dem Noradrenalin besonders in der Stoffwechselsteigerung, der Glykogenmobilisierung, der Blutumverteilung zugunsten stoffwechselaktiver Gewebe sowie auch im Zentralnervensystem, wo Adrenalin als Adaptationshormon längerfristige Reaktionsfolgen auszulösen vermag (sog. allgemeines Adaptationssyndrom; vgl. S. 39).

Die Auslösung der hormonalen Generalisation ist in der Regel ein Zeichen dafür, daß die Beanspruchung des Organismus qualitativ, quantitativ bzw. hinsichtlich der Dauer über das gewohnte Maß hinausgegangen ist, daß Schädigungen oder Verletzungen ihn bedrohen (Blutverlust, Gewebedefekte, O_2-Mangel u. a.) oder daß pathogene Noxen wirksam sind, denen mit der Aktivierung der immunologischen Abwehr begegnet werden muß. Bei einer solchen Aktivierung des sympathikoadrenalen Systems wirken nicht nur nervale Afferenzen mit, sondern auch humorale Wirkstoffe, die in den gefährdeten bzw. geschädigten Geweben freigesetzt werden (z. B. Histamin, Heparin, Serotonin) und dort bereits Auslöser einer lokal-autonomen unspezifischen Mitaktivierung sind. Schließlich kann das gesamte System auch über psychische Belastungen aktiviert werden (psychischer Streß; psychoneuroimmunologische Reaktionen; vgl. Levi 1972; Hartmann 1990).

Auch die hormonalen Mechanismen der unspezifischen Mitaktivierung können insgesamt im Sinne eines Verstärkereffektes angesehen werden, der zu überschießenden Abwehr- und Bereitstellungsreaktionen führt. Diese können allerdings auch nicht auf Dauer durchgehalten werden, sondern erfordern die Ablösung durch gleichfalls überschießende Erholungs- und Regenerationseffekte.

4.4 Reziprok-alternierende Funktionsweise

Wichtigste Voraussetzung für die nach überschießender Aktivierung erforderlichen Kompensationsvorgänge ist die ausgeprägte Fähigkeit des Organismus, die Auslenkungen seines Aktivitätsniveaus in bestimmten Zeitmustern phasisch-periodisch zu formen. Schon die bei experimenteller Reizung afferenter autonomer Fasern im Spinalbereich auslösbaren segmental begrenzten Aktivierungsreaktionen werden von einer Hemmphase abgelöst, die einige Millisekunden andauert. Sehr viel deutlicher ist die „silent period" der supraspinalen Mitreaktionen, die 0,5–1,0 s lang ist und bei kontinuierlichem Erregungseinstrom zu einer entsprechenden periodischen Gliederung des Efferenzmusters der betroffenen Reflexzentren führt (vgl. Koizumi u. Brooks 1972). Auch die bekannten reziproken Hemmwirkungen zwischen Inspirations- und Exspirationszentren, die beide in die Formatio reticularis eingebettet sind, weisen auf die Fähigkeit zu zeitlicher Gliederung des Aktivierungsniveaus hin.

Abgesehen von Ermüdung oder Erschöpfung kann man sich als Grundlage dieser Fähigkeit vorstellen, daß das System auf jeder Integrationsstufe über eine Sättigungsgrenze verfügt und bei Übersteuerung „abschaltet", so daß mit dem gleichen Reiz dann entgegengesetzte Effekte ausgelöst werden können (Müller-Limmroth 1973, 1980; Rensing 1973). Darüber hinaus sind an den nachfolgenden Hemmphasen auch Rückkoppelungen aus den angeschalteten Funktionskreisen beteiligt, die in Abhängigkeit vom Zeitbedarf der efferenten Wirkungen mit entsprechenden Verzögerungen zurückwirken.

Je nach den Abklingeigenschaften (Dämpfung) solcher Reaktionen sind alle Übergänge von einer einmaligen Phasenumschaltung bis zu einer fortdauernden Periodik oder gar sich aufschwingenden Dekompensation des Systems möglich (vgl. S. 71).

Aktivitätsniveau und Aktivierbarkeit der Formatio reticularis werden v. a. durch Hemmwirkungen vermindert, die überwiegend von sog. Suppressorfeldern der Großhirnrinde ausgehen und bis ins Rückenmark weitervermittelt werden. Solche bei länger anhaltenden oder kurzfristig wiederholten Reizen auftretenden Hemmwirkungen lassen sich am Beispiel der Cold-pressure-Reaktion des Blutdrucks (Hines u. Brown 1932) leicht nachweisen (vgl. Abb. 1.19, S. 55). Diese entwickeln sich innerhalb von Minuten und halten etwa 10 min an. Bei Verlängerung der Reizintervalle über diesen Zeitraum hinaus bleibt diese sog. Habituation (Glaser 1968; Strempel u. Hildebrandt 1977) aus oder geht sogar in eine Sensibilisierung des Reaktionssystems über (vgl. Abb. 1.31, S. 74; Strempel u. Tändler 1977).

Die reziprok-alternierende Funktionsweise schließt auch den hormonalen Anteil des unspezifischen Aktivierungssystems ein. So löst jede Katecholaminausschüttung eine cholinerge Gegenregulation aus (vgl. Levi 1972; Klimmer u. Rutenfranz 1983). Die durch Adrenalin bewirkten ergotropen Effekte im Gewebestoffwechsel werden gehemmt, indem Adrenalin zugleich im Zwischenhirn-Hypophysen-System eine ACTH-Ausschüttung veranlaßt. Diese führt zu vermehrter Produktion von Glukokortikoiden, welche ihrerseits die trophohistiotropen Tendenzen im Gewebe verstärken und es vor ergotroper Schädigung schützen (vgl. allgemeines Adaptationssyndrom; Selye 1953). Die unter diesen hormonalen Wirkungen sehr viel längere Dauer der Hemm- bzw. Schonphasen bildet die Voraussetzung für überschießende Erholungs- und Reparationsvorgänge, die schließlich auch Wachstumsphasen miteinbeziehen können.

4.5 Unspezifische phasische Reaktionsmodelle

Die prinzipielle Bedeutung der reziprok-alternierenden Funktionsweise des autonomen Systems ist auch daraus zu ersehen, daß von verschiedenen Forschern rein empirisch unspezifische Reaktionsmodelle entwickelt wurden, die in ihrer phasischen Struktur übereinstimmen, obwohl die zugrundeliegenden

Tabelle 1.4. Gegenüberstellung verschiedener phasischer Modelle der unspezifischen Reaktion. (Mod. nach Weisbach 1956)

Reaktionsmodell	Reizbelastung	1. Phase (tropho-histiotrop)	2. Phase (ergotrop)	3. Phase (tropho-histiotrop)
Vegetativer Dreitakt (Siedeck 1951 a, 1955)	Schwache, kurzdauernde Reize (auch physiologische Reize)	Bereitstellung	Reaktion	Erholung
Vegetative Gesamtumschaltung (Hoff 1930, 1957)	Stärkere, länger dauernde Reize (besonders Infekte)	Flüchtige negative Vorschwankung	Kampfphase	Heilphase
Allgemeines Adaptationssyndrom (Selye 1953, 1974)	Starke, langfristig einwirkende Reize und Schädigungen	Schock, Alarmreaktion	Kontraschock, Widerstandsphase	Adaptation oder Erschöpfung

Beobachtungen aus verschiedenen Funktionsbereichen stammen. In Tabelle 1.4 sind drei der bekanntesten Modellkonzeptionen einander gegenübergestellt. Die Möglichkeit einer periodischen Fortsetzung des Reaktionsablaufs ist dabei noch nicht berücksichtigt.

Bemerkenswert ist, daß nach den praktischen und experimentellen Beobachtungen der verschiedenen Autoren der Reaktionsablauf nicht mit einer ergotropen Verstärkerphase beginnt, dieser vielmehr noch in mehr oder weniger deutlicher Ausprägung eine kürzere trophotrop gerichtete Hemmphase (negative Vorschwankung) vorausgeht.

Das Modell der *vegetativen Gesamtumschaltung* (Hoff 1930, 1957) ist empirisch insbesondere von Reaktionsabläufen abgeleitet worden, die z. B. durch physikalische Reizbelastungen oder Injektion pyrogener Stoffe ausgelöst wurden, wobei die Phasendauern die Größenordnung eines Tages erreichen. Für die Phasensteuerung wurde in erster Linie ein wechselndes Überwiegen des nervalen Sympathikus- und Parasympathikustonus verantwortlich gemacht.

Das Konzept des *allgemeinen Adaptationssyndroms* (Selye 1953, 1974) ist demgegenüber primär an längeren, vorwiegend hormonal gesteuerten Reaktionsabläufen entwickelt worden. Dabei fällt wegen ihrer längeren Dauer auch die initiale Hemmphase stärker ins Gewicht (Schockphase, Alarmphase), während Hoff (1957) die erste Phase seines Reaktionsmodells (negative Vorschwankung) als oft wenig ausgeprägt und dosisabhängig beschrieb (vgl. Abb. 1.28, S. 69).

Das Modell des *vegetativen Dreitaktes* (Siedeck 1951 a, 1955) betont gleichfalls den dreiphasischen Reaktionsablauf mit der initialen Hemmphase, obwohl es aufgrund von Beobachtungen nach Anwendung schwacher kurzdauernder Reize entwickelt wurde (vgl. Hammerl u. Pichler 1961), wobei die Phasendauern im Bereich von Stunden lagen (Häusler u. Zach 1954).

Die Bedeutung nervaler und humoraler Steuerungsmechanismen der unspezifischen Reaktion wird von den verschiedenen Autoren recht unterschiedlich eingeschätzt und teilweise kontrovers diskutiert (vgl. Hoff 1957; Selye 1953). Dies läßt sich heute zwanglos dadurch erklären, daß den Modellbildungen Beobachtungen von Reaktionsabläufen zugrundelagen, die jeweils von unterschiedlichen Integrationsstufen gesteuert wurden, d. h. Unterschiede hinsichtlich Komplexität und Phasendauer bzw. Periodendauer der Reaktion aufwiesen (vgl. S. 32 ff.). Dem entspricht auch die Tatsache, daß sich trotz der

Tabelle 1.5. Zeitbedarf der (hygiogenetischen) Erholungs-, Heilungs- und Anpassungsprozesse. (Mod. nach Hildebrandt 1983)

Hygiogenetischer Prozeß	Zeitbedarf
Trophisch-plastische Adaptation Spezifische Anpassungen	Monate
Funktionelle Adaptation Normalisierung, vegetative Äquilibrierung, Selbstheilung	Wochen
Überschießende Erholung Überkompensation nach Überschreitung des Anpassungsbereiches	Tage
Zentral koordinierte Erholung Schlaferholung, Entmüdung	Nacht
Stoffwechselerholung Abbau der Ermüdungsprodukte, Auffüllung der Energiespeicher	Stunden
Lokale Gewebserholung Abtragung der Sauerstoffschuld	Minuten
Membranerholung Wiederaufladung der elektro-chemischen Gradienten	Sekunden/ Millisekunden

Tabelle 1.6. Übersicht über die ergophasischen und trophophasischen Funktionstendenzen der reaktiven Perioden auf den verschiedenen Integrationsstufen des autonomen Systems. Es ist zu erkennen, daß die reaktiven Antworten der niederen Integrationsebenen die ergophasischen Tendenzen betonen, während die Reaktionen der höheren Integrationsstufen mehr die trophophasischen Funktionstendenzen verwirklichen (Überkompensation)

Periodendauer der Reaktionen	Phasentendenzen	
	Ergophase	Trophophase
Monate Submultiple des Jahresrhythmus	Involution Hypoplasie	Wachstum Hyperplasie
Wochen, Tage Submultiple des Monatsrhythmus	Hypotrophie Hyperergie	Hypertrophie Hypoergie
Stunden Submultiple des Tagesrhythmus	Leistung (Ermüdung)	Erholung (Entmüdung)
Minuten Bereich des koordinierten Frequenzwechsels	Anspannung (Hypertonie)	Entspannung (Hypotonie)
Sekunden Bereich des kontinuierlichen Frequenzwechsels	Erregung (Bahnung)	Hemmung

prinzipiellen Üereinstimmung der Reaktionsmodelle beim Vergleich einzelner Funktionsgrößen Widersprüche in der Phasenzuordnung ihres Verhaltens zeigen (z. B. Blutzucker, Leukozytose u. a.). Bestimmte Funktionen können offenbar von den verschiedenen Integrationsstufen in qualitativ unterschiedlicher Weise gesteuert werden. Hinzu kommt, daß mit zunehmender Phasendauer bei ergotroper Funktionsrichtung Erschöpfungsphänomene, bei trophotroper Funktionsrichtung überschießende Erholungsvorgänge auftreten. So wird z. B. die Reaktionszeit im Rahmen kurzer ergotroper Phasen verkürzt, im Laufe langfristig gesteigerter ergotroper Tendenz dagegen verlängert (ergotrope Erschöpfung). Zur näheren Differenzierung muß v. a. die zeitliche Gliederung der Reaktionsabläufe nach Phasen- bzw. Periodendauer herangezogen werden, weil diese maßgebend mit der hierarchischen Struktur des autonomen Systems korrespondiert (vgl. S. 32 ff.).

5 Rhythmische Funktionsordnung

5.1 Spontanrhythmische Funktionen

Die vegetativ-autonomen Funktionskreise werden nicht nur nach Reizbelastung und Störung des Ruhegleichgewichtes tätig, sondern sind großenteils bereits spontan in Form selbsterregter rhythmischer Schwankungen ständig aktiv. Die dabei mehr oder weniger streng eingehaltenen Periodendauern verteilen sich über ein breites Spektrum, das von Bruchteilen einer Sekunde bis zur Größenordnung von Jahren reicht (Hildebrandt 1958, 1967 b; Aschoff 1959; Halberg 1969; Rensing 1973; u. a.). Das Spektrum der rhythmischen Funktionen des Menschen (Abb. 1.5) ist, der Struktur des autonomen Systems entsprechend, hierarchisch gegliedert. Die rhythmischen Vorgänge werden mit zunehmender Periodendauer immer umfassender und integrieren immer mehr Teilfunktionen zu gemeinsamen rhythmischen Aktionen. Ein Vergleich des Periodenspektrums mit den vegetativen Integrationsstufen (vgl. Tabelle 1.3, S. 16) läßt die prinzipielle Übereinstimmung erkennen. Dem zunehmenden Zeitbedarf für die Antworten der höheren Integrationsstufen entspricht eine längerwellige Spontanrhythmik. Lediglich die nervalen Aktionsrhythmen, die als Informationsträger dienen, erscheinen als eine besondere Funktionsebene im Spektrum.

Neben seiner hierarchischen Struktur weist das Spektrum der rhythmischen Funktionen noch besondere Ordnungsmerkmale auf. So korrespondiert die Periodendauer der langwelligen Rhythmen mit geophysikalischen bzw. kosmischen Zeitordnungen. Biologischer Jahres- und Tagesrhythmus sind zwar spontan-endogene Rhythmen, die bei Umweltisolierung des Organismus mit nur geringer Frequenzabweichung fortbestehen (sog. zirkannuale bzw. zirkadiane Rhythmik), sie werden aber normalerweise durch periodische Zeitgeberreize der Umwelt synchronisiert. Dieser Zusammenhang stellt einen bedeutsamen Mechanismus der Umweltanpassung des Organismus dar.

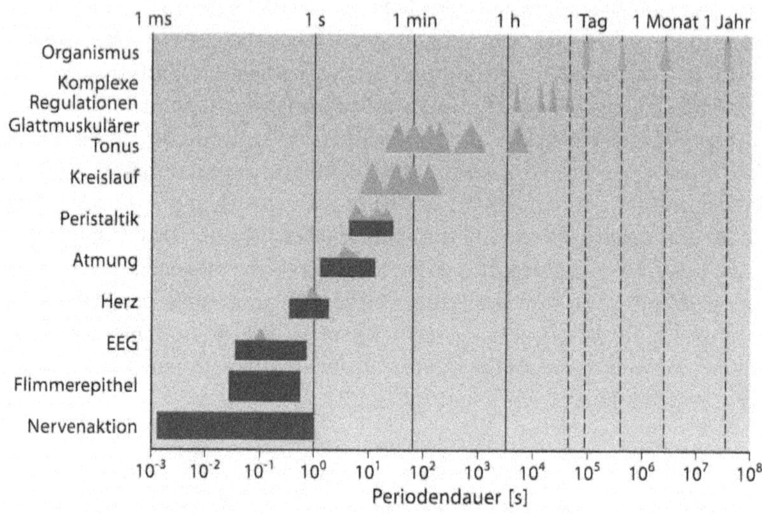

Abb. 1.5. Spektrum der Periodendauern rhythmischer Funktionen beim Menschen. *Horizontal schraffierte Felder:* Bereich der Frequenzmodulation bei Funktionsbeanspruchung. *Vertikal schraffierte Dreiecke:* statistische Frequenzvariabilität in Ruhe. (Nach Hildebrandt 1967 b)

Beim Monatsrhythmus, dem Menstruationszyklus der Frau, für den auch beim Mann Äquivalente gleicher Periodendauer nachweisbar sind, ist eine solche Synchronisation mit der Lunarperiodik im Gegensatz zu ähnlichen Vorgängen im Tierreich nicht sicher belegt (Literaturübersicht bei Hildebrandt 1981).

Dem Bereich der umweltsynchronisierten Ordnung langwelliger Rhythmen steht bei den kürzerwelligen ein anderes Ordnungsprinzip gegenüber, das auf einer wechselseitigen inneren Abstimmung der rhythmischen Vorgänge beruht. Bei dieser Koordination lassen sich Frequenz- und Phasenabstimmungen nachweisen. So stehen z. B. bei den Rhythmen von Atmung und Kreislauf alle Vorzugsfrequenzen bzw. Frequenznormen zueinander bevorzugt in einfachen ganzzahligen Frequenzproportionen (Abb. 1.6). Analoge Befunde liegen auch für die glattmuskulären Rhythmen des Intestinaltraktes vor (Literaturübersicht s. Golenhofen 1970 b, 1987). Phasenkoppelungen sind v. a. im mittleren Frequenzbereich des Spektrums nachgewiesen, z. B. zwischen Herzschlag, Atemrhythmus, Blutdruckrhythmus (10-s-Rhythmus) und 1-min-Rhythmus der glatten Muskulatur und peripheren Durchblutung (Literaturübersicht bei Hildebrandt 1967 b; Raschke 1981) (Beispiel s. Abb. 1.7).

Die Synchronisation aller Teilfunktionen bei den langwelligen umweltsynchronen Rhythmen kann als strengste Ausprägung einer Frequenz- und Phasenkoordination angesehen werden, so daß insgesamt auch der zeitliche Ordnungsgrad im Spektrum mit steigender Periodendauer zunimmt. Demgegenüber führt die Leistungsbeanspruchung rhythmischer Funktionen im hochfrequenten Bereich des Spektrums zu Frequenzauslenkungen und Desynchro-

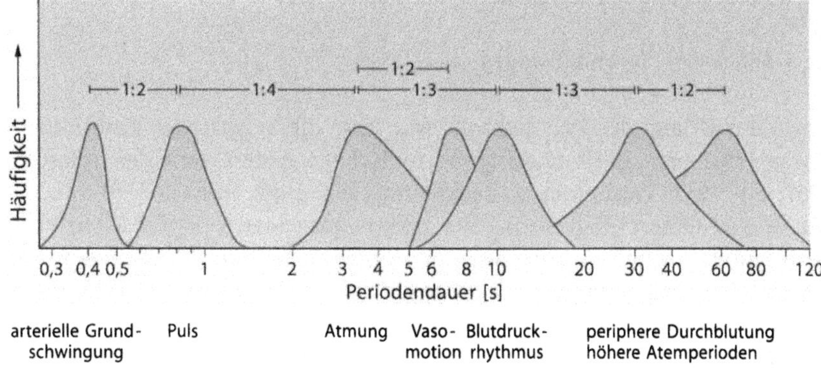

Abb. 1.6. Häufigkeitsverteilung der Periodendauern verschiedener Atmungs- und Kreislaufrhythmen bei größeren Personengruppen. (Nach Hildebrandt 1994)

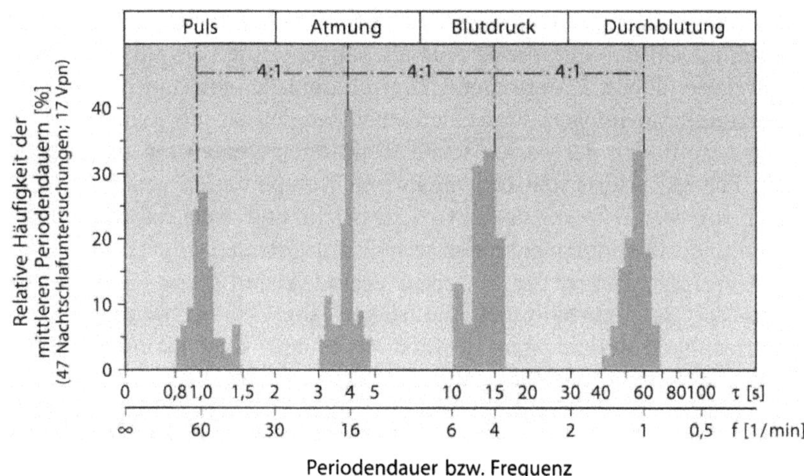

Abb. 1.7. Häufigkeitsverteilung der spektralanalytisch im Schlafverlauf der Momentanherzfrequenz aufgedeckten Vorzugsfrequenzen von Herz-, Atem-, Blutdruck- und Minutenrhythmus. (Nach Raschke et al. 1977)

nisation. Die Koordinationen von Frequenz und Phase der Rhythmen dienen der Funktionsökonomie. Sie finden sich daher verstärkt unter allen trophotropen Bedingungen, z. B. in Ruhe gegenüber Arbeit, im Liegen gegenüber Stehen, bei Trainierten und v. a. während des Nachtschlafes (Literaturübersichten bei Hildebrandt 1961, 1967 b, 1980 a).

5.2 Reaktive Perioden (Zeitstruktur der Reaktionen)

5.2.1 Allgemeine Vorbemerkungen

Obwohl seit längerer Zeit bekannt war, daß die vegetativen Reaktionen des Organismus prinzipiell phasisch-periodisch gegliedert verlaufen (Hoff 1930, 1957; Ott 1952; Wacholder u. Beckmann 1952, 1953; Siedeck 1951 a, b, 1955) wurde eine nähere Abgrenzung der reaktiv ausgelösten periodischen Vorgänge (reaktive Perioden) gegenüber den Spontanrhythmen erst in den letzten Jahrzehnten vorgenommen (Literaturübersicht bei Hildebrandt 1987b). Dabei konnten folgende charakteristische Eigenschaften der reaktiven Perioden, die in allen Größenordnungen der Periodendauer zu beobachten sind, herausgestellt werden:

- Reaktive Perioden treten nur nach Reizbelastung auf, während die Spontanrhythmen nur im unbelasteten und voll adaptierten Zustand des Organismus die Funktionsordnung bestimmen.
- Die Phasenlage der reaktiven Perioden wird durch den Reizzeitpunkt bestimmt, weil der auslösende Reiz als Zeitgeber die Periodik synchronisiert. Interindividuelle Unterschiede der Phasenlage sind auch bei gleichem Reizzeitpunkt infolge unterschiedlicher Reagibilität möglich.
- Die Amplituden der periodischen Reaktionen werden mit dem Fortschreiten der regulatorischen bzw. adaptiven Kompensation gedämpft. Sie klingen aus, wenn funktionelles Gleichgewicht und volle Adaptation erreicht sind und die Spontanrhythmen wieder hervortreten.
- Die Periodendauern der reaktiven Perioden sind nicht identisch mit denen der Spontanrhythmen. Sie stehen aber vorzugsweise in einfachen ganzzahligen Beziehungen zu ihnen (Frequenz- bzw. Periodenmultiplikation) und nehmen mit dem Zeitbedarf der reaktiven Prozesse zu.

Die periodische Zeitstruktur der Reaktionen steht demnach in einem engen Zusammenhang mit den Spontanrhythmen und der gesamten rhythmischen Funktionsordnung des Organismus.

Im kurzwelligen Bereich führen reaktive Funktionsbelastungen bekanntlich zu kontinuierlichen Frequenzmodulationen, z. B. bei der Informationsrhythmik des Nervensystems, bei Herzschlag- und Atemrhythmus, oder zur Desynchronisation, wie im Elektroenzephalogramm. Nur unter Ruhebedingungen können spontan bestimmte Vorzugsfrequenzen bzw. Frequenznormen eingehalten werden.

Im mittleren Frequenzbereich führen reaktive Belastungen nicht mehr zu kontinuierlichen, sondern zu sprunghaften Frequenzänderungen der rhythmischen Funktionen, wobei besonders im glattmuskulären System zahlreiche präformierte Frequenzbanden benutzt werden. Alle diese Vorzugsfrequenzen stehen aber untereinander in einfachen ganzzahligen Frequenzproportionen, so daß auch die Reaktionen in ihrer zeitlichen Gliederung mit den Spontanrhythmen koordiniert bleiben. So steht z. B. die Arbeitsperistaltik des gefüllten Magens mit einer Periodendauer von 20–22 s im Verhältnis 3:1 zum 1-

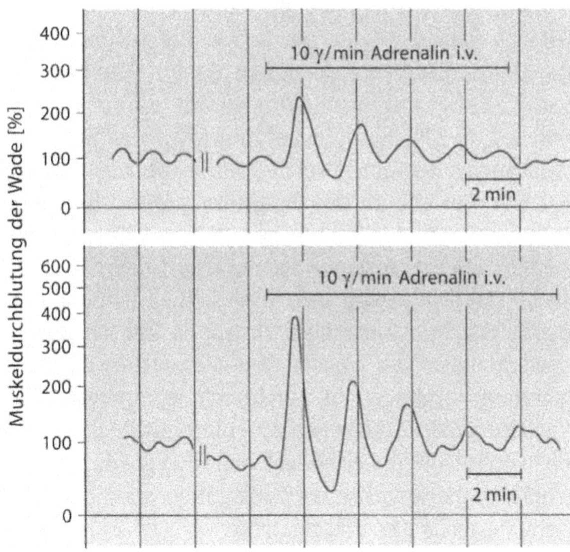

Abb. 1.8. Zwei Beispiele für den reaktiv-periodischen Verlauf der Muskeldurchblutung vor, während und nach intravenöser Dauerinfusion von Adrenalin. Fortlaufende Registrierung der Muskeldurchblutung bei gesunden Versuchspersonen mit dem Fluvographen nach Hensel. Eichung in Prozent der mittleren Ruhedurchblutung. (Nach Golenhofen 1962)

min-Grundrhythmus der glatten Fundusmuskulatur (vgl. Golenhofen 1987) und zugleich im Verhältnis 4:1 zur Kontraktionsrhythmik des Duodenums (Davenport 1971). Bei den periodischen Reaktionen der Muskelgefäße auf den Reiz einer vorübergehenden Durchblutungssperre oder einer kontinuierlichen Adrenalininfusion (Abb. 1.8) geht der spontane 1-min-Rhythmus der Muskeldurchblutung in eine Periodik über, die im Laufe der Zeit gedämpft abklinkt und deren Periodendauer das Doppelte des Spontanrhythmus beträgt (Golenhofen 1962).

Im langwelligen Bereich des Spektrums, wo v. a. Tages- und Jahresrhythmus durch ihre Synchronisation mit Umweltrhythmen in ihrer Frequenz streng fixiert sind, wird besonders deutlich, daß die periodische Zeitstruktur der Reaktionen nicht identisch mit der der Spontanrhythmen ist (Hildebrandt 1962 b). Wie das Schema der Abb. 1.13 (S. 45) zeigt, spielen sich die periodischen Reaktionen jeweils im Bereich zwischen den Spontanrhythmen ab und erweisen sich als ganzzahlig-harmonisch koordinierte Submultiple des jeweils höheren Spontanrhythmus. So werden bei physiologischen wie pathologischen Reaktionen im Bereich der mehrstündigen reaktiven Perioden v. a. 12-, 8-, 6- oder 4stündige (sog. ultradiane Perioden) bevorzugt. Von den Submultiplen des Monatsrhythmus sind es v. a. etwa 7tägige, 9- bis 10tägige oder 14- wie auch 21tägige Periodendauern, und von den Submultiplen des Jahresrhythmus werden am häufigsten 6monatige, 4monatige und 6wöchige Periodendauern beobachtet (vgl. Hildebrandt 1987b).

Auch bei den Reaktionen nehmen Umfang und Komplexität der Vorgänge mit der Periodendauer zu. Schon die Submultiplen des Tagesrhythmus, d. h. die mehrstündigen Reaktionen haben den Charakter von unspezifischen vegetativen Gesamtumschaltungen im Sinne von Hoff (1930, 1957) (vgl. Tabelle 1.4, S. 27). Bei den Submultiplen des Monats- und Jahresrhythmus sind zunehmend hormonal vermittelte trophisch-plastische Langzeitreaktionen peripherer Gewebe an den Funktionskreisen beteiligt und bedingen die längere Periodendauer der Reaktionen. Deren Charakter zeigt jeweils Verwandtschaft zu dem übergeordneten Spontanrhythmus, so daß sich auch die Reaktionen als hierarchisch gegliedert erweisen. Entscheidend ist dabei v. a. die zunehmende Dauer der trophohistiotropen Phasen des periodischen Ablaufs. Kurze Phasendauern der vegetativen Gesamtumschaltung lassen nur funktionelle Erholungsvorgänge zu, während kompensatorische und regeneratorische Wachstumsprozesse sowie morphologisch fixierte Adaptationen einen größeren trophotropen Zeitbedarf haben (vgl. dazu Tabelle 1.5, S. 28). Für die Beurteilung therapeutischer Reaktionen sind die reaktiven Perioden des Langwellenbereichs am wichtigsten.

5.2.2 Submultiple Perioden des Tagesrhythmus (ultradiane Perioden)

Die Untersuchung von Tagesgängen der verschiedensten Funktionsgrößen ergibt, daß der 24-h-Rhythmus meist von kürzeren Perioden überlagert wird, die sich bei näherer Analyse bevorzugt als Submultiple darstellen (Menzel et al. 1952; Hildebrandt 1962 a, 1992; Menzel 1962, 1987). In der Regel haben diese am Vormittag die größte Amplitude, um im Laufe des Nachmittags oder der folgenden Nacht abzuklingen (Beispiele s. Abb. 1.9). Dadurch erweisen sie sich als reaktive Perioden, die im Zusammenhang mit der morgendlichen Aktivierung, z. B. schon durch den Lichteinfall auf die Netzhaut, angestoßen werden (Hildebrandt u. Lowes 1972). Charakteristisch ist, daß ihre Periodendauer sowohl interindividuell als auch intraindividuell in verschiedenen Systemen unterschiedlich sein kann.

Besonders stark ausgeprägt sind submultiple Überlagerungen des Tagesrhythmus bei ungewohnter, inadäquater oder pathologischer Belastung des Organismus, wobei die Amplitude des 24-h-Rhythmus u. U. ganz in den Hintergrund treten kann (Menzel 1987). So überwiegt beispielsweise bei schlafgestörten Patienten eine 12stündige Periodik im Tagesgang vegetativer Funktionsgrößen (Menzel 1955). Auch bei Wechselschichtarbeitern kann das Erholungsdefizit an dem Hervortreten einer 12stündigen Perodik nachgewiesen werden (Hildebrandt et al. 1974). In den Ausscheidungsrhythmen der Niere treten kürzerwellige Überlagerungen um so mehr in den Vordergrund, je stärker die Organleistung eingeschränkt ist (Menzel et al. 1952).

Im Rahmen längerwelliger Anpassungsprozesse ist das Auftreten ultradianer Perioden im Tagesgang v. a. während der ergotropen Phasen des Reaktionsablaufes nachgewiesen, so z. B. nach Zeitzonensprüngen und experimentellem Zeitgeberausschluß (Schäfer et al. 1967), nach intermittierenden Un-

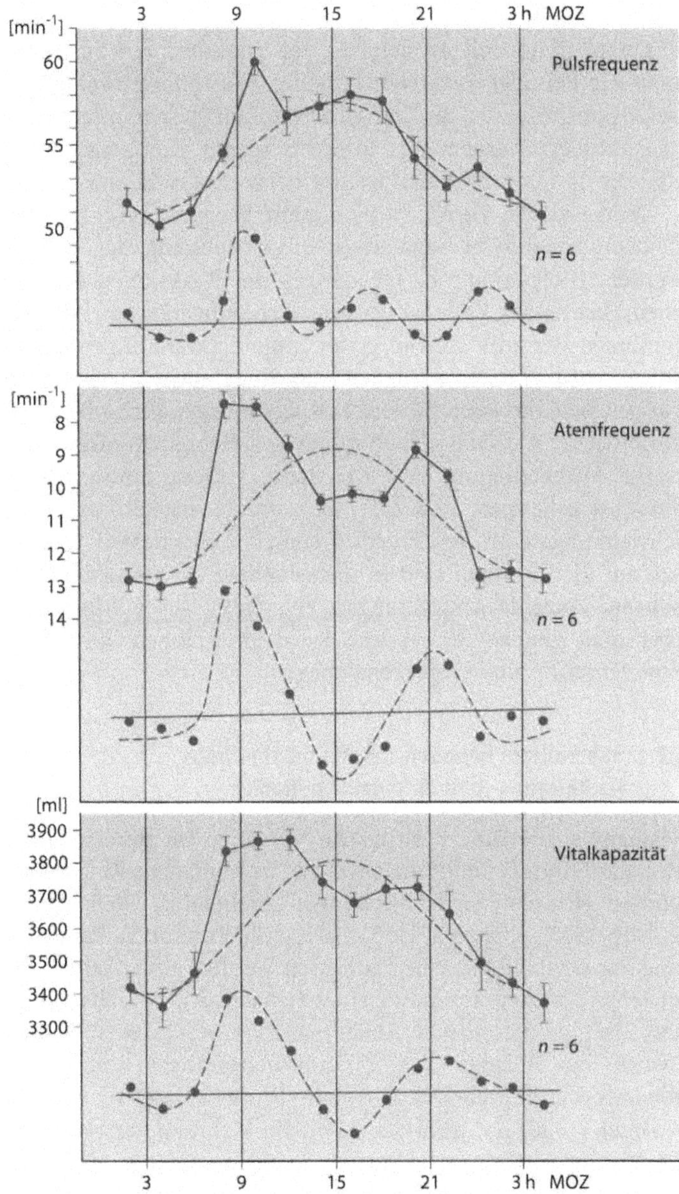

Abb. 1.9. Mittlere Tagesgänge von Pulsfrequenz, Atemfrequenz und Vitalkapazität in einer Gruppe von gesunden Versuchspersonen unter strengen Ruhebedingungen an 6 aufeinanderfolgenden Tagen. Konstruktion der ultradianen reaktiv-periodischen Überlagerung aus den Abweichungen von einer sinusförmigen 24-h-Schwingung (*gestrichelte Linien*). Die *Klammern* bezeichnen den Bereich des mittleren Fehlers der Mittelwerte. *MOZ* = mittl. Ortszeit (Nach Hildebrandt 1986 a)

terdruckbelastungen (Heckmann 1981, 1982) sowie nach operativen Eingriffen (Pöllmann u. Hildebrandt 1982).

Offenbar handelt es sich bei den submultiplen Perioden des Tagesrhythmus wie bei allen reaktiven Perioden um unterschwellig bereitliegende Kompensationsprozesse, die bei Überschreiten bestimmter Beanspruchungsgrenzen aktiviert werden, mit fortschreitender Kompensation gedämpft werden und die Spontanrhythmen wieder hervortreten lassen.

Die reaktiven Perioden in diesem Frequenzbereich müssen demnach als Zeichen besonderer regulativer Beanspruchung des Organismus angesehen werden. Die periodische Gliederung der Reaktionen dient der Sicherstellung wiederkehrender Entlastungs- und Erholungsphasen. Als Triebkraft dieser ultradianen Periodik sind in erster Linie Schwankungen des nerval-autonomen Tonus anzunehmen, an denen allerdings auch hormonale Aktivitätsschwankungen beteiligt sind. So löst z. B. die morgendliche Belichtungsreaktion eine periodische Aktivität des Hypophysen-Nebennierenrinden-Systems aus. Die starke Mitbeteiligung von Kreislauf, Atmung und anderen Systemen läßt überdies erkennen, daß hier umfassende vegetativ-nervöse Gleichgewichtsschwankungen im Vordergrund stehen (Hildebrandt u. Lowes 1972). In bezug auf die Therapie sind es insbesondere die immediaten (Primär-)Reaktionen auf einzelne Anwendungen, die durch submultiple Perioden des Tagesrhythmus gegliedert werden. Sie kennzeichnen die primäre funktionelle Kompensation und Gegenregulation.

5.2.3 Submultiple Perioden des Monatsrhythmus (Zirkaseptan- und Zirkadekanperiodik)

Passager auftretende periodische Vorgänge im Bereich der Submutiplen des Monatsrhythmus sind zunächst v. a. in klinischen Verlaufsstudien beobachtet worden (Cramer 1959; Menninger-Lerchenthal 1960; Reimann 1963, 1974; Richter 1965; Supprian 1973, 1975; Hildebrandt u. Bandt-Reges 1992; Weckenmann et al. 1993). Am häufigsten werden etwa 7tägige Perioden beobachtet (sog. Zirkaseptanperioden), aber auch deren Vielfache, also etwa 14-, 21- und 28tägige periodische Abläufe werden beschrieben. Daneben können auch etwa 9- bis 10tägige (sog. Zirkadekanperioden) und 18- bis 20tägige Perioden als Submultiple des Monatsrhythmus auftreten.

Dérer (1956) hat wohl als erster die Meinung vertreten, daß diese von ihm als Makroperioden bezeichneten Reaktionsabläufe eine umfassende, zentral koordinierte Kompensationsleistung des Organismus darstellen, die nicht nur von pathogenen Noxen, sondern auch von andersartigen Reizen ausgelöst werden kann, wenn Reizstärke oder Reizdauer eine bestimmte Schwelle überschreiten (vgl. Halberg et al. 1985, 1986). Das besondere Hervortreten sol-

→

Abb. 1.10. Beispiele für die zirkaseptane reaktive Periodik im Verlauf verschiedener Funktionsgrößen während adaptiver Prozesse unterschiedlicher Art. Zusammenstellung von Ergebnissen der Literatur. (Mod. nach Hildebrandt 1982 b; nähere Einzelheiten s. Text)

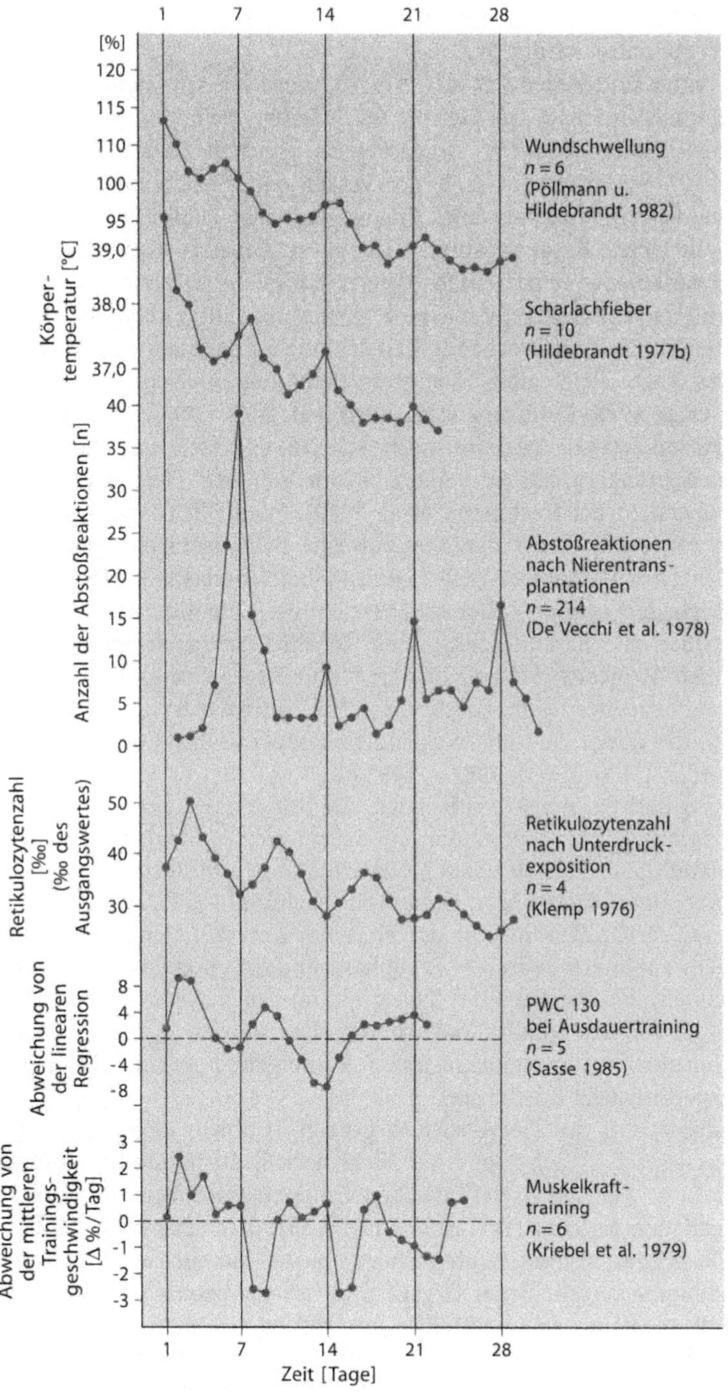
1
7
14
21
28
[%]
120
115
110
100
95
Körper-
temperatur [°C]
39,0
38,0
37,0
Wundschwellung
n = 6
(Pöllmann u.
Hildebrandt 1982)
Scharlachfieber
n = 10
(Hildebrandt 1977b)
Anzahl der Abstoßreaktionen [n]
40
35
30
25
20
15
10
5
0
Abstoßreaktionen
nach Nierentrans-
plantationen
n = 214
(De Vecchi et al. 1978)
Retikulozytenzahl
[‰]
(‰ des
Ausgangswertes)
50
40
30
Retikulozytenzahl
nach Unterdruck-
exposition
n = 4
(Klemp 1976)
Abweichung von
der linearen
Regression
8
4
0
-4
-8
PWC 130
bei Ausdauertraining
n = 5
(Sasse 1985)
Abweichung von
der mittleren
Trainings-
geschwindigkeit
[Δ %/Tag]
3
2
1
0
-1
-2
-3
Muskelkraft-
training
n = 6
(Kriebel et al. 1979)
Zeit [Tage]

cher reaktiver Perioden während der Bäder- und Klimakurbehandlung spricht dafür, daß sie auch gerade durch iterative und chronische Reizbelastungen ausgelöst werden (vgl. S. 70 ff.).

Charakter und Bedeutung der zirkaseptanperiodisch gegliederten Reaktionen lassen sich heute weitgehend erschließen, nachdem zahlreiche weitere Vorgänge bekannt geworden sind, die der gleichen Zeitstruktur unterliegen (Abb. 1.10). So erweist sich z. B. der Verlauf der Wundheilung nach Maßgabe der Gewebeschwellung als etwa 7tägig gegliedert (Pöllmann u. Hildebrandt 1982). Die zweite Kurve in Abb. 1.10 zeigt am mittleren Fieberverlauf unkompliziert verlaufener Scharlachfälle die für zahlreiche immunologische Reaktionen typische zirkaseptanperiodische Gliederung mit gedämpft abklingenden Amplituden. Eine entsprechende Zeitstruktur ist auch bei den Abstoßungsreaktionen nach Herz- und Nierentransplantationen festgestellt worden (De Vecchi et al. 1978; Kawahara et al. 1980; vgl. Abb. 1.10, S. 37). Weiter ist für die erythropoietische Reaktion nach Aderlaß und Sauerstoffmangelbelastung ein zirkaseptanperiodischer Verlauf bei Mensch und Tier nachgewiesen (Literaturübersicht bei Heckmann et al. 1979). Schließlich liegen neuere Erfahrungen vor, nach denen der Kraftzuwachs beim isometrischen Muskeltraining aus atrophischer Ausgangslage und bei Überlastung zirkaseptanperiodisch gegliedert verläuft (Literaturübersicht bei Gutenbrunner 1990 c).

Faßt man alle Befunde zusammen, so sind es v. a. die therapeutisch bedeutsamen Vorgänge der Selbstheilung und Regeneration, der Infektionsabwehr und adaptiven Kompensation bis zur Normalisierung der Funktionsleistungen, die durch eine überwiegend zirkaseptane Reaktionsperiodik gegliedert werden (Hildebrandt 1982 a, 1982 b).

Der vegetativen Symptomatik nach, die bisher fast aussschließlich bei den etwa 7tägigen reaktiven Perioden untersucht wurde, handelt es sich auch bei den submultiplen Perioden des Monatsrhythmus um unspezifische Vorgänge nach Art einer vegetativen Gesamtumschaltung (Hoff 1930, 1957, 1969). Schon aus der Größenordnung der Phasendauern läßt sich aber ableiten, daß diese Schwankungen zwischen Ergophase und Trophophase im Gegensatz zu den submultiplen Perioden des Tagesrhythmus nicht primär von Schwankungen des nerval-autonomen Tonus unterhalten werden können, sondern daß dabei hormonale Funktionskreise im Vordergrund stehen. Dafür sprechen auch experimentelle Ergebnisse.

So wurde z. B. in Tierversuchen gezeigt (Hübner 1967, 1969), daß das kompensatorische Wachstum einer Niere nach Exstirpation der anderen Niere über lange Zeit hin in periodischen Zellteilungsschüben von etwa 7 Tagen Periodendauer verläuft (vgl. Abb. 1.11, S. 39). Der unspezifische Charakter dieser Reaktionsperiodik zeigte sich daran, daß sie auch nach experimenteller Schädigung verschiedener Organe und Gewebe beobachtet werden konnte, und zwar nicht nur in unmittelbar betroffenen Geweben. Der erste Häufigkeitsgipfel von Zellen in DNS-Synthesephase lag stets 2 Tage nach dem Reizzeitpunkt (Hübner 1969). Doppelseitige Adrenalektomie (Abb. 1.11) oder Hypophysektomie zerstörten die reaktive Zirkaseptanperiodik. Es muß daher angenommen werden, daß periodische Reaktionen dieser Größenordnung

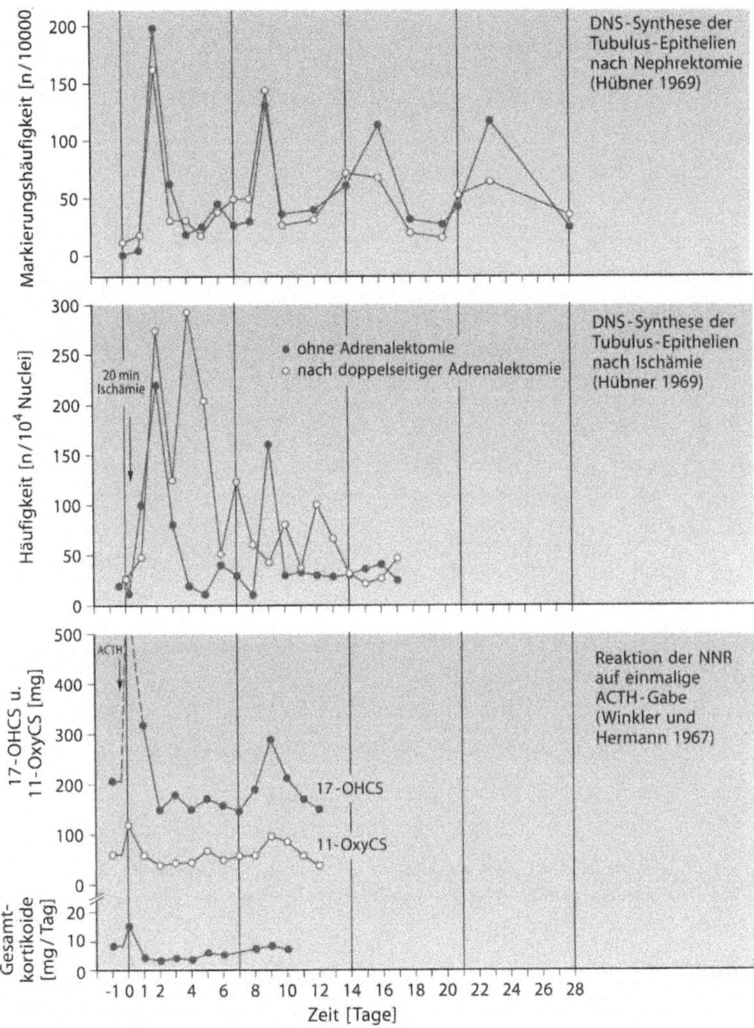

Abb. 1.11. *Oben:* Häufigkeitsverlauf von in der DNS-Phase befindlichen Tubulusepithelzellen der nach unilateraler Nephrektomie verbliebenen Niere bei Ratten (nach Hübner 1969). *Mitte:* Häufigkeitsverlauf von in der DNS-Phase befindlichen Tubulusepithelzellen nach experimenteller Schädigung der Niere durch temporäre Ischämie bei Ratten mit und ohne Adrenalektomie (nach Hübner 1969). *Unten:* Veränderungen der Nebennierenrindenhormonausscheidung nach einmaliger ACTH-Gabe beim Menschen. (Nach Winkler u. Herrmann 1967)

unter Beteiligung des Zwischenhirn-Hypophysen-Nebennierenrindensystems angetrieben werden und in enger Beziehung zu den Vorgängen des allgemeinen Adaptationssyndroms (Selye 1953; vgl. Tabelle 1.4, S. 27) stehen.

Tatsächlich weist dieses System Zeitkonstanten der in Betracht kommenden Größenordnung auf. So führt z. B. eine stoßförmige Aktivierung durch einmalige ACTH-Gabe bei Tier und Mensch nicht nur zu sofortiger Funk-

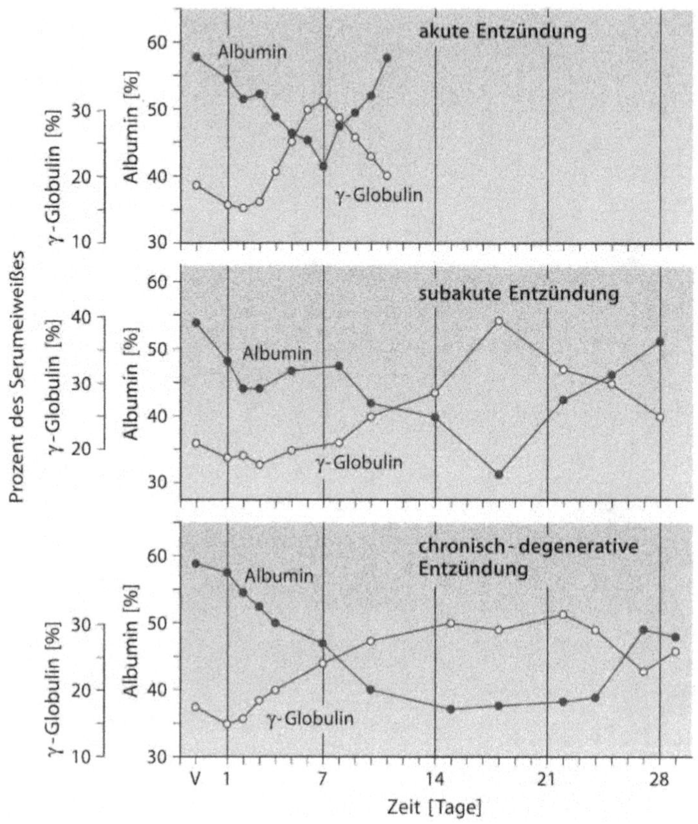

Abb. 1.12. Beispiele für den Verlauf von Albumin- und Gammaglobulingehalt im Serum bei akuter, subakuter und chronisch-degenerativer Verlaufsform entzündlicher Erkrankungen. (Nach Perger 1958)

tionssteigerung der Nebennierenrinde, sondern ohne weiteren Eingriff nach etwa 9 Tagen zu einer weiteren Aktivitätswelle, die den periodischen Charakter der Reaktion eines im Prinzip schwingungsfähigen Systems anzeigt (Abb. 1.11) (Winkler u. Herrmann 1967).

Auffälligerweise betreffen periodische Vorgänge dieser Größenordnung auch das Gewebehormon Histamin, das in vieler Hinsicht als Gegenspieler bzw. Aktivator der Nebennierenrinde, speziell der Glukokortikoide, angesehen werden muß, v. a. auch im Hinblick auf den phasischen Ablauf des allgemeinen Adaptationssyndroms nach Selye (1953) (Schnitzer 1956; Kühnau 1962 a).

Die große Bedeutung, die dem Histamin als Vertreter einer größeren Stoffgruppe im Rahmen der Gewebeabwehr zukommt, macht es verständlich, daß auch im Verlauf entzündlicher Prozesse sowie bei der sog. Sensibilisierung periodische Erscheinungen von gleicher Größenordnung beobachtet werden.

Umfangreiche Untersuchungen von Perger (1958) haben gezeigt, daß die Zirkaseptanperiodik dem normalen Heilungsverlauf entspricht, während bei chronischem Verlauf andere Zeitmuster auftreten (Abb. 1.12). In allen Fällen bleibt aber eine gesetzmäßige Zuordnung der Abwehrprozesse zu den Phasen des Reaktionsablaufs erhalten. So sind Phasen mit Abfall der Eosinophilenzahl und entsprechend erhöhter Aktivität der Nebennierenrinde stets mit Steigerung der *unspezifischen* Resistenz (Zunahme des Properdintiters, des Magnesiumspiegels und der α-Globulin-Fraktion im Serum) verbunden. Die Gegenphasen, für die eine entscheidende Prägung durch die Aktivierung von Gewebehormonen nach Art des Histamins angenommen werden kann, gehen dagegen mit einer Steigerung der *spezifischen* Immunabwehr einher (Zunahme der γ-Globuline, Abnahme der Albuminfraktion). Auf die große Bedeutung, die dem Histamin bei der Einleitung balneotherapeutisch auslösbarer Sekundärreaktionen zugemessen wird, sei hier schon hingewiesen (Literaturübersicht bei Kühnau 1962 a; Hildebrandt 1959 a, b) (vgl. S. 102).

Insgesamt ist die Vorstellung berechtigt, daß die reaktiven Perioden im Bereich der Submultiplen des Monatsrhythmus eine Integrationsstufe betreffen, die überwiegend hormonale Funktionskreise zusammenfaßt. Dabei spielen – ähnlich wie beim übergeordneten Monatsrhythmus – sowohl die zentralen hormonalen Steuerungen des Zwischenhirn-Hypophysen-Nebennierenrinden-Systems als auch die hormonalen Gewebeantworten der Peripherie eine Rolle (vgl. auch Jordan 1972; Agishi u. Hildebrandt 1989). Es bestehen enge Beziehungen zu den Vorgängen des allgemeinen Adaptationssyndroms. Möglicherweise ist die Eigenfrequenz der zentralen und peripheren Anteile nicht identisch (vgl. Hildebrandt u. Witzenrath 1969), indem die Periodendauer des zentralen Systems nach Anstoß näher an 10 Tagen liegt, die des peripheren Systems näher an 7 Tagen (vgl. dazu Supprian 1973, 1975). Je nach dem Dominieren des einen oder anderen Anteils als Schrittmacher der reaktiven Periodik könnte die resultierende Periodendauer unterschiedlich sein. Entsprechende jahresrhythmische Schwankungen der Zirkaseptanperiodik wurden beobachtet (Hildebrandt u. Frank 1974). Die Bedingungen, unter denen Periodenverdoppelungen auftreten können (Baier et al. 1974; Weckenmann et al. 1993), sind bisher nicht näher untersucht.

Die naheliegende Frage, welche Beziehungen zwischen der zirkaseptanen Reaktionsperiodik und dem äußeren Wochenrhythmus bestehen, kann heute klar beantwortet werden: Das Auftreten reaktiver Perioden von zirkaseptaner Periodendauer ist unabhängig von den Wochentagen, die Phasenlage wird vielmehr ausschließlich vom Reizzeitpunkt bestimmt (Literaturübersicht bei Hildebrandt 1980 b). Unter Zeitgeberausschluß, z. B. beim Aufenthalt in Höhlen, weicht die Spontanperiodendauer zirkaseptaner Rhythmen eindeutig von 7 Tagen ab und erweist damit ihre endogene Entstehung (Halberg et al. 1974; Hildebrandt u. Bandt-Reges 1992). Zirkaseptane Perioden können aber auch vom äußeren Wochenrhythmus ausgelöst und synchronisiert werden, ihre Amplitude ist dann aber in der Regel wesentlich kleiner als die von reaktiven Perioden, die durch therapeutische Reizbelastungen ausgelöst werden (Hildebrandt et al. 1980).

5.2.4 Submultiple Perioden des Jahresrhythmus

Erst in jüngerer Zeit ist beachtet worden, daß auch der biologische Jahresrhythmus häufig von kürzeren Perioden mitgestaltet wird, die bevorzugt in einfachen ganzzahligen Frequenzverhältnissen stehen (Hildebrandt 1962 a, 1965 b; Klinker 1968, 1971; Baier 1972; Klinker und Zenker 1972). Am häufigsten sind hier Perioden von 6, 4 und 3 Monaten sowie etwa 6 Wochen beschrieben worden. Klinker (1969) hat solche überlagerten Perioden als jahreszeitliche Anpassungsreaktionen gedeutet. Da die Amplituden meist während der sog. Übergangsjahreszeiten und hier besonders in der 1. Jahreshälfte größer sind und in den folgenden Monaten abklingen, ist anzunehmen, daß solche reaktiven Perioden vorwiegend im Frühjahr ausgelöst werden. Hier kommt insbesondere die steile Zunahme von Licht- und Ultravioletteinstrahlung (sog. Winter-Frühjahrs-Relation; de Rudder 1952) als Zeitgeberreiz in Betracht (vgl. Randall 1970).

Darüber hinaus sind submultiple Perioden des Jahresrhythmus auch bereits in zeitlicher Zuordnung zum Behandlungs- oder Krankheitsbeginn bei chronisch Kranken beobachtet worden. So hat z. B. Kihn (1962, 1963) etwa 6wöchige periodische Schwankungen des Puls-Atem-Quotienten registriert, deren Phasenlage überwiegend auf den Behandlungsbeginn bezogen werden konnte. Perger (1957, 1958, 1979) fand, daß die Immunreaktionen, die bei akuten Entzündungsverläufen eine zirkaseptanperiodische Gliederung aufweisen, bei chronisch-degenerativen Verlaufsformen eine sehr viel längere Phasendauer haben, die vermutlich Bestandteil einer etwa 6wöchigen Periodik ist (vgl. Abb. 1.12, S. 40). Schließlich sind im Nachkurverlauf auch Schwankungen von etwa 9 Monaten Periodendauer festgestellt worden (Baier u. Rompel-Pürckhauer 1980).

In Tierversuchen sind für verschiedene Funktionen enge Korrelationen zwischen submultiplen Schwankungen des Jahresrhythmus und entsprechenden Schwankungen der Sonnenscheindauer beschrieben, z. B. für Schilddrüsenaktivität, Körpergewicht, Nahrungsaufnahme, Adrenalinsekretion und Glukokortikoidausscheidung wie auch für Verhaltensparameter (Literaturübersicht bei Randall 1970; Klinker u. Zenker 1972). Diese weisen auf besondere Beziehungen der steuernden Integrationsstufe zu biologischen Lichtwirkungen sowie auf die Beteiligung von Stoffwechsel- und Wachstumsvorgängen hin. Für die Phasensteuerung dieser langwelligen Reaktionen kommen Hormone des Zwischenhirn-Hypophysen-Systems, der Schilddrüse und Nebennierenrinde sowie der Gonaden, möglicherweise auch der Epiphyse in Betracht; daneben ist auch mit peripheren Gewebewirkstoffen zu rechnen, z. B. den von der Ultraviolettstrahlung abhängigen Sterinen der Haut.

Obwohl die submultiplen Perioden des Jahresrhythmus beim Menschen noch wenig erforscht sind, darf angenommen werden, daß periodische Vorgänge dieser Größenordnung eine vorwiegend adaptive Bedeutung haben, und zwar im Sinne langfristiger morphologischer Anpassungen (vgl. Winterschlafbereitschaft, Brunftzyklus, Pelzwachstum der Tiere), bei denen die steuernden inkretorischen Drüsen Involutions- und Wachstumsphasen durchlaufen (z. B. Schilddrüse, Gonaden). Im Vordergrund stehen dabei belichtungsabhängige und thermisch induzierte Reaktionen. Aber auch andere trophisch-plastische Adaptationen gehören mit ihrer längerwelligen Zeitstruktur in die Größenordnung der Submultiplen des Jahresrhythmus. So erreicht beim isometrischen Muskelkrafttraining die durch die kurze Trainingsperiode ausgelöste Muskelhyperplasie erst nach etwa 6 Wochen ihr Maximum und geht nach insgesamt 12 Wochen auf den Ausgangswert zurück (Rieck et al. 1977; vgl. Gutenbrunner 1990 c). Beim längerdauernden Krafttraining finden sich im Maximalkraftverlauf längerwellige Perioden, die bisher nicht näher analysiert wurden (Hettinger 1972).

Die in der Regel mehrwöchige Reizbelastung während einer Kurbehandlung läßt erwarten, daß periodische Reaktionen von adaptiver Funktion auch das Reaktionsmuster des Kurverlaufs mitbestimmen. Schon die alte Erfahrung, daß der endgültige Kurerfolg u. U. erst Monate nach der Kur eintreten kann (vgl. S. 151 ff.), zeigt, daß die ausgelösten Reaktionen auch den Zeitbedarf von Submultiplen des Jahresrhythmus haben können.

5.3 Hygiogenetische und therapeutische Bedeutung der Reaktionen

Es hat sich gezeigt, daß die chronobiologische Analyse der Reaktionen zu einer Systematik führt, die der hierarchischen Struktur des autonomen Systems entspricht. Die mit der Periodendauer der Reaktionen zunehmende Komplexität geht auch mit einer stufenweisen Wandlung der funktionellen Bedeutung der Phasen des Reaktionsablaufs einher. Dabei ist im Hinblick auf die hygiogenetische und therapeutische Bedeutung die Funktion der trophohistiotropen Phasen (Trophophasen nach Reinberg 1979) von besonderem Interesse, weil sich in ihnen die zu Erholung, Regeneration und Adaptation führenden Prozesse vollziehen müssen. Die besondere therapeutische Bedeutung einer ausgiebigen und lang anhaltenden trophohistiotropen Einstellung des vegetativen Systems ist gerade in der Bäder- und Klimaheilkunde seit langem betont worden (Literaturübersicht bei Amelung u. Evers 1962).

Zunächst ist zu beachten, daß die verschiedenen hygiogenetischen Reaktionen, die dem Organismus zur Verfügung stehen, je nach ihrer Zielsetzung und Komplexität einen recht unterschiedlichen Zeitbedarf haben. Tabelle 1.5 (S. 28) läßt erkennen, wie die zunächst einfachen Erholungsprozesse mit zunehmender Zeitdauer und wachsendem Umfang eine Tendenz zur Überkompensation und damit schließlich zur Anpassung (Adaptation) an veränderte Beanspruchungsniveaus gewinnen. Diese Tendenz tritt zunächst nur im Funktionellen in Erscheinung, manifestiert sich aber zuletzt in spezifischen trophisch-plastischen Adaptationsprozessen. Der hierarchischen Struktur der Reaktionssysteme entspricht demnach auch eine Hierarchie der hygiogenetischen Prozesse und ihre Zuordnung zu den Integrationsstufen des autonomen Systems (vgl. dazu Tabelle 1.3, S. 16). Entscheidend für die höheren Organisationsstufen der überkompensierenden Erholungsvorgänge ist sicherlich nicht allein der größere Zeitbedarf, der mit einer längeren Phasendauer der periodischen Reaktionen ermöglicht wird, sondern auch die größere Amplitude, d. h. Intensität, der trophohistiotropen Einstellung des Organismus.

Aus diesen Gegebenheiten ist klar abzulesen, daß alle Therapieformen, die adaptive Reaktionsmechanismen zur Änderung der Reaktionslage und Besserung von Krankheiten nutzen wollen, mit ihren therapeutischen Reizbelastungen die höheren Integrationsstufen des autonomen Systems ansprechen und dem hygiogenetischen Prozeß einen kurmäßigen Zeitraum einräumen müssen. Es ist sicher kein Zufall, daß gerade die Regeln der Bäder- und Klimakurbehandlung von jeher diesen Voraussetzungen gerecht wurden.

Bis zu welchem Ausmaß die hygiogenetischen Funktionen in Anspruch genommen werden, hängt von Art und Umfang der jeweils vorangegangenen Beanspruchung des Organismus während der Ergophasen ab. Charakter und Zielsetzung der Erholungsprozesse werden daher nicht allein von den jeweils möglichen Vorgängen während der Trophophasen des periodischen Reaktionsablaufs bestimmt.

In Tabelle 1.6 wird versucht, für die verschiedenen Frequenzbereiche der reaktiven Perioden die dominierenden Funktionstendenzen der Ergo- und Trophophase zu kennzeichnen. Auch dabei wird die Bedeutung des Zeitfaktors für die richtige hierarchische Einordnung verschiedener funktioneller Modalitäten deutlich. Mit zunehmender Phasen- bzw. Periodendauer gehen die zugrundeliegenden Prozesse infolge stärkerer Ausschöpfung der autonom geschützten Reserven von den nur funktionellen Modifikationen zu den trophisch-plastischen Veränderungen über. Das im periodischen Wechsel von Ergophase und Trophophase eingestellte neue Gleichgewicht ist jeweils auf den die Reaktion auslösenden Beanspruchungsgrad abgestimmt. Die Dämpfungsmechanismen der Reaktionsperiodik hängen von den Fortschritten der Überkompensation während der Trophophasen ab (vgl. S. 69f.). Nur in diesem Sinne kann der Erzeugung einer verstärkten Trophotropie ein therapeutischer Wert zugemessen werden.

Auch den spontan-rhythmischen Wechseln zwischen Ergophase und Trophophase kommt in den verschiedenen Frequenzbereichen des Rhythmusspektrums eine hygiogenetische bzw. Erholungsfunktion zu. Diese reicht aber nur aus, um die gewohnten Beanspruchungen des Organismus zu kompensieren. So ist z. B. die Trophophase der Nachterholung ausreichend zum ständigen Ausgleich der Tagesbelastung, solange diese nicht das individuelle Adaptationsniveau überschreitet.

Das sprunghafte Auftreten der reaktiven Perioden mit abweichender Periodendauer unter ungewohnten Belastungen erhöht die Kompensationsfähigkeit des Organismus in zweierlei Hinsicht (Abb. 1.13; Hildebrandt 1982 b):

- Vom Standpunkt des langsameren, in der Hierarchie übergeordneten Spontanrhythmus stellt sich die Induktion einer höher frequenten Reaktionsperiodik als *Frequenzmultiplikation* dar. Diese nutzt das Prinzip der Intervallbelastung mit schnelleren Wechseln von Leistung (Ergophase) und Erholung (Trophophase), was nach den Erfahrungen mit dem Intervalltraining (vgl. Müller u. Karrasch 1955) zu einer effektiveren Nutzung der vor-

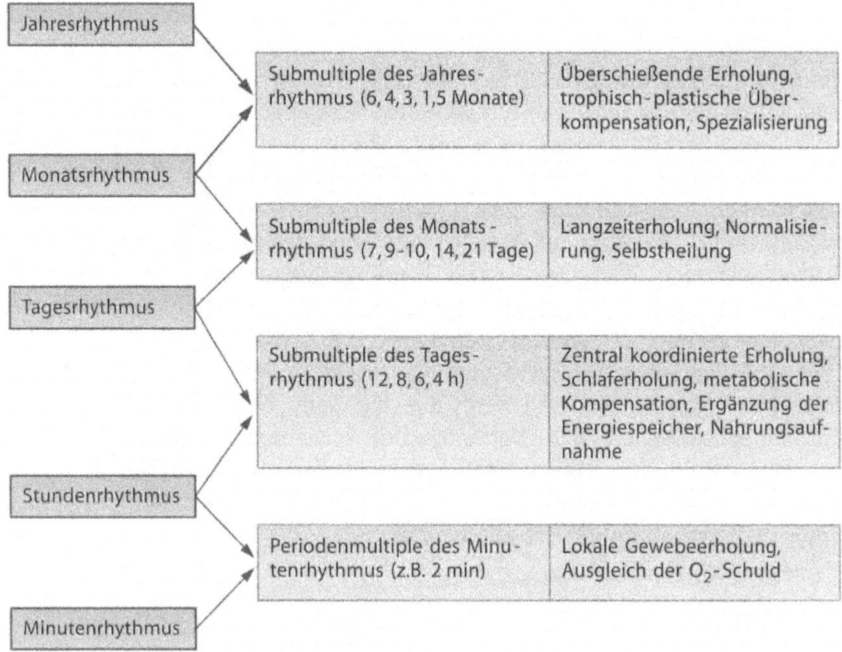

Abb. 1.13. Die Stellung der reaktiven Perioden zwischen den biologischen Spontanrhythmen und ihre hygiogenetische bzw. adaptive Funktion in den verschiedenen Abschnitten des Rhythmusspektrums. (Mod. nach Hildebrandt 1982 b)

handenen Leistungskapazität führt. Die Ursache liegt darin, daß die Erholungsprozesse mit längerer Dauer an Intensität abnehmen, so daß nach dem Prinzip der „lohnenden Pause" (Lehmann 1962; Rohmert u. Rutenfranz 1983) die Gesamtleistung erhöht wird. Dieser Mechanismus kommt in erster Linie den ergophasischen Funktionszielen zugute.

- Vom Standpunkt des schnelleren, in der Hierarchie tiefer stehenden Spontanrhythmus (vgl. Abb. 1.5, S. 30) stellt das Auftreten einer längerwelligen reaktiven Periodik eine *Periodenmultiplikation* dar, wodurch Dauer, Umfang und Intensität (Amplitude) von Ergo- und Trophophase erhöht und Funktionsziele der höheren Integrationsstufe ins Spiel gebracht werden. Dies ist die Voraussetzung für die Entwicklung gesteigerter Kompensation und Adaptation und betrifft in erster Linie die hygiogenetischen Prozesse der Trophophase.

Da die bevorzugten Periodendauern der periodischen Reaktionen in einfachen ganzzahligen Verhältnissen mit den Spontanrhythmen koordiniert sind, erweisen sie sich als Glieder der umfassenden rhythmischen Funktionsordnung des Organismus. Diese Koordination erleichtert zugleich die Rückkehr zur normalen rhythmischen Spontanaktivität des autonomen Systems nach erfolgreicher Kompensation der Reizbelastung (Hildebrandt 1987b; Schuh 1979).

Für die therapeutischen Wirkungen der Bäder- und Klimakurbehandlungen sind die submultiplen reaktiven Perioden des Monatsrhythmus von dominierender Bedeutung (vgl. S. 91ff.). Die periodischen Reaktionen dieser Größenordnung dienen in erster Linie den Vorgängen der Regeneration und Restitution, der Infektionsabwehr und -überwindung sowie den Selbstheilungs- und Selbstordnungsprozessen. Die Trophophasen der Zirkaseptanperiodik ermöglichen allerdings auch synchronisierte Zellwachstums- und Zellteilungsschübe, die aber im Rahmen der noch relativ kurzen trophotropen Phasendauer nicht über regenerative Vorgänge hinausführen, sondern in der Regel vorwiegend der „Gewebeverjüngung" (vgl. Pirlet 1969, 1996) und „Langzeiterholung" (Schmidt-Kessen 1960a, 1962) dienen.

In allen Bereichen des Spektrums der reaktiven Perioden ist eine Verstärkung der hygiogenetischen Potenz nur auf dem Wege über eine adaptive Überkompensation möglich. Daher kommt den adaptiven Mechanismen für das Verständnis der Reaktionstherapie und ihrer Wirkungsmöglichkeiten eine entscheidende Bedeutung zu. Sie sollen daher im folgenden einer eingehenderen Betrachtung unterzogen werden.

6 Physiologische Adaptation

6.1 Allgemeine Vorbemerkungen

Wirken Reize für längere Zeit kontinuierlich ein oder werden sie wiederholt, so zeigen die Reaktionen des Organismus bestimmte Modifikationen. Diese führen in der Regel über eine Steigerung von Reaktionsökonomie und Kompensationsleistungen zu einer erhöhten Widerstandsfähigkeit gegenüber dem auslösenden Reiz, z. T. aber auch gegenüber anderen Reizbelastungen, und verbessern dadurch die Überlebens- und Reproduktionschancen des Organismus. Ein solcher Modifikationsprozeß, der unter dem Gesichtspunkt der Homöostase einer „Regulation höherer Ordnung" (Golenhofen 1966) entspricht, wird allgemein als *Adaptation* (Anpassung) bezeichnet. Dieser Begriff umfaßt eine Reihe von Spezialformen adaptiver Vorgänge, deren Bezeichnungen oft synonym gebraucht werden, z. B. Gewöhnung, Habituation, Übung, Training, Abhärtung, Akklimatisation, Immunisierung, Resistenzsteigerung.

Reize, die hinsichtlich Qualität, Intensität und zeitlicher Eigenschaften geeignet sind, Adaptation hervorzurufen, werden als Stressoren, besser als Adaptogene (Brück 1969) bezeichnet. Die ausgelösten Modifikationen, gleichgültig ob sie funktioneller oder morphologischer Natur sind, werden Adaptate genannt (Adolph 1956).

Physiologische Adaptation ist im Prinzip nicht auf phänotypische Modifikationen beschränkt (vgl. Tabelle 1.5, S. 28), sie umfaßt auch genetische Anpassungsprozesse von sehr hohem Zeitbedarf (Prosser 1958). Diesen wird aber, ebenso wie den schnell verlaufenden Adaptationsvorgängen an den nervalen Rezeptoren, die der Bereichseinstellung der Sinnesorgane dienen (vgl. S. 12), im Rahmen der physiologischen Adaptation meist eine Sonderstellung zugewiesen. Dies ist v. a. auch im Hinblick auf die therapeutischen Belange berechtigt.

Endet die Einwirkung eines adaptogenen Reizes, so bilden sich die Adaptate ganz oder teilweise zurück. Eine solche Deadaptation ist allerdings nicht nur als passiver Vorgang anzusehen, sondern kann auch als ein neu ausgelöster Adaptationsprozeß an die erneut veränderten Umwelt- oder Inweltbedingungen aufgefaßt werden. In diesem Sinne stellen Adaptation und Deadaptation gleichwertige Änderungen des Adaptationsniveaus dar (Adolph 1964).

Störungen der physiologischen Adaptation, insbesondere solche, die durch Überforderung der Adaptationskapazität des Organismus hervorgerufen werden (Adaptationskrankheiten; Selye 1953), können als Dysadaptation bezeichnet werden. Ungenügende Entwicklung oder Ausbleiben der spezifischen Adaptatbildung ist in erster Linie auf eine übersteigerte unspezifische Mitaktivierung mit Störung der reziprok-alternierenden Funktionsweise des autonomen Systems zu beziehen („systemic stress", Selye 1953; vgl. dazu S. 70 f).

Besonders zu beachten ist, daß Adaptationsvorgänge nicht allein die Reaktionen des Organismus gegenüber von außen kommenden Reizen betreffen müssen, sie können vielmehr auch an der inneren Abstimmung und Wechselwirkung zwischen verschiedenen Systemen und Organfunktionen beteiligt sein. Auch in diesem Sinne können Krankheiten als Störung oder Verlust an Adaptation aufgefaßt werden (Grote 1961). Eine klare Trennung zwischen äußerer und innerer Adaptation ist aber schon deshalb nicht überall möglich, weil manche Umweltbedingungen sich ins Innere des Organismus fortsetzen und über innere Rezeptoren kontrolliert werden (vgl. dazu S. 8).

6.2 Adaptate

Die im Adaptationsprozeß auftretenden Modifikationen unterscheiden sich zunächst durch ihren mehr funktionellen oder trophisch-plastischen Charakter. Darüber hinaus bestehen erhebliche Unterschiede hinsichtlich des Zeitbedarfs ihrer Entwicklung (vgl. Tabelle 1.5, S. 28), was allein schon durch die Latenz der verschiedenen nervalen oder hormonalen Auslösemechanismen (Mediatoren) bedingt sein kann. Weiter haben die Adaptate einen mehr oder weniger hohen Grad an Spezifität im Hinblick auf ihren modifizierenden Einfluß bei der Beantwortung des adaptogenen Reizes. Schließlich aber unterscheiden sich die Adaptate in bezug auf den Wirkungsmodus, mit dem sie den Organismus befähigen, eine länger anhaltende oder wiederkehrende Reizbelastung zunehmend besser zu bewältigen: Steigerung der Toleranz und Funktionsökonomie, der Funktionskapazität oder Ausbildung von Schutzeinrichtungen (z. B. Isoliergewebe, spezifische Immunität) (vgl. Abb. 1.18, S. 54).

Tabelle 1.7. Systematische Ordnung der adaptiven Modifikationen

Adaptationsmodus	Funktionelle Bedeutung
Kortikal-autonome Adaptation	Lernen, Begriffsbildung, Herstellung technischer Hilfsmittel (Werkzeugadaptation), Verhaltensanpassung, Ausbildung bedingter Reflexe
Plastische Adaptation	Bildung und Wachstum spezifischer Leistungs- und Schutzgewebe (z. B. Knochenhyperplasie, Pelzwachstum der Tiere, braunes Fettgewebe, Steigerung der Erythropoiese, Lichtschwielenbildung der Haut)
Trophische Adaptation	Steigerung von Energiereserven, Versorgungs- und Sekretionskapazität (z. B. Glykogendepots, Muskelhypertrophie, Vaskularisation)
Funktionelle Adaptation	Ökonomisierung, Normalisierung, Steigerung von Regelgüte und zeitlicher Koordination (z. B. sog. Abhärtung, Umweltsynchronisation, Spreizung des Regelbereichs)
Habituation	Dämpfung der Formatio reticularis, Sollwertverstellungen (z. B. Habituation der Cold-pressure-Reaktion, Reduzierung der Kreislauf- und Atmungsantriebe bei Körperarbeit und psychischer Belastung)
Nervale Hemmung	Einschränkung des afferenten Erregungseinstroms, Hemmung der spinalen Irradiation (z. B. laterale Hemmung, Kontrastbildung, prä- und postsynaptische Hemmungen, Rezeptoradaptation)
Lokal-autonome Gewebeadaptationen	Steigerung der Gewebetoleranz, zelluläre Adaptationen, periphere Schutzmechanismen (z. B. Senkung der kritischen Sauerstoffschwelle, Myoglobineinlagerung)

Tabelle 1.7 gibt eine schematische Übersicht über diese Eigenschaften der Adaptate. Dabei ist zu berücksichtigen, daß zwischen den einzelnen Ebenen keine scharfen Grenzen gezogen werden können. Überdies lassen sich in der Regel auch bei nur einem adaptogenen Reiz nebeneinander mehrere Adaptate beobachten, wenn auch in unterschiedlichem Grade ihrer Entwicklung (sog. Adaptatmuster; Adolph 1964).

Vergleicht man die Reihenfolge der aufgeführten Adaptattypen mit der funktionellen Gliederung des autonomen Systems (vgl. Tabelle 1.3, S. 16) und mit den reaktiven Äußerungen seiner verschiedenen Integrationsstufen (S. 16 ff.), so wird deutlich, daß sich auch die adaptiven Modifikationen jeweils bestimmten Integrationsstufen des autonomen Systems zuordnen lassen. Sie stellen dabei jeweils die trophohistiotrop gerichteten Reaktionsphasen (Trophophasen) dar bzw. entwickeln sich in diesen. Infolge des periodischen Wechsels von Ergo- und Trophophasen im physiologischen Reaktionsablauf enthält und durchläuft daher jede Reaktion gesetzmäßig Phasen von adaptiver Wirkung. Bei anhaltender Reizbelastung ist die Dämpfung der autonomen Reaktionen auf die phasenabhängig zunehmende Wirksamkeit von adaptiven Modifikationen (Überkompensation) zurückzuführen. Adaptation ist demnach integrierender Bestandteil jeder physiologischen Reaktion.

Über die adaptiven Funktionen im Rahmen der verschiedenen Integrationsstufen hinaus hat jedes Gewebe bzw. jede Zelle im Sinne einer (peripheren) *lokalen Autonomie* noch adaptive Potenzen, die sich in erster Linie in einer Steigerung der Gewebetoleranz, z. B. gegenüber Sauerstoffmangel und Kälte, äußern und damit zu lokalen Modifikationen führen können (Barbashowa 1964; Adolph 1972; Prosser 1982). Der Anteil dieser lokal-autonomen Adaptate an den zentral gesteuerten Anpassungsvorgängen ist schwer abzugrenzen. Besonders enge Beziehungen bestehen sicherlich zu den hormonal vermittelten Steuerungen der trophisch-plastischen Modifikationen, zumal diese gleichfalls lokal begrenzt bzw. in Abhängigkeit vom lokalen Bedarf ausgebildet werden können.

Auch auf der Stufe der *kortikalen Autonomie* verfügt der Organismus über die Fähigkeit zur Adaptatbildung. Hier handelt es sich um Vorgänge, die über bedingte Reflexbildung und Lernmechanismen zu neuen Verhaltensmustern und schließlich zur technischen Anpassung (Werkzeugadaptation) führen. Sie lassen sich unter dem Begriff der Verhaltensadaptation zusammenfassen. Dabei ist zu betonen, daß gerade für den Menschen diese Formen der Adaptatbildung zu den wirksamsten Anpassungsmechanismen überhaupt gehören (vgl. dazu Hildebrandt 1965 a, 1986 a).

6.3 Adaptationskinetik

Der unterschiedliche Zeitbedarf für die Ausbildung der verschiedenen Adaptate, der schon durch die mehr oder weniger große Wirkungslatenz ihrer nervalen und hormonalen Mediatoren bedingt ist, führt zu einer charakteristischen Zeitfolge ihres Auftretens (Adaptatsequenz) (Abb. 1.14). Dabei können jeweils die später ausgebildeten Adaptate die früheren gewissermaßen ablösen, so daß zunächst an der Kompensation beteiligte Funktionen wieder ihrer normalen Ausgangslage zustreben. Abbildung 1.15 zeigt eine Adaptatsequenz am Beispiel der Adaptation an Sauerstoffmangel (vgl. Gutenbrunner 1982). Entsprechende Sequenzen sind auch bei der Adaptation an Kälte, Hitze sowie beim Muskeltraining beschrieben worden (Literaturübersicht bei Hildebrandt 1967 c; vgl. auch Roskamm et al. 1966; Hollmann 1970; Jungmann 1971 b).

Der Gesamtverlauf eines Adaptationsprozesses, wie er am Rückgang der homöostatischen Störung oder am Zuwachs der Kompensationsleistung abgelesen werden kann (vgl. Abb. 1.14, S. 50), hat in der Regel exponentielle Form, d. h. er schreitet anfangs steil, dann immer langsamer fort. Dieser Fortschritt ist aber nicht stetig, sondern weist mehr oder weniger ausgeprägte periodische Schwankungen auf. Diese sind auf die reaktive Periodik der vegetativen Gesamtumschaltungen (vgl. S. 27) zurückzuführen, deren trophotrope Phasen jeweils Entwicklungsschübe der adaptiven Modifikationen einleiten und steuern (Hildebrandt 1967 c). Zunehmende Stabilität und Spezi-

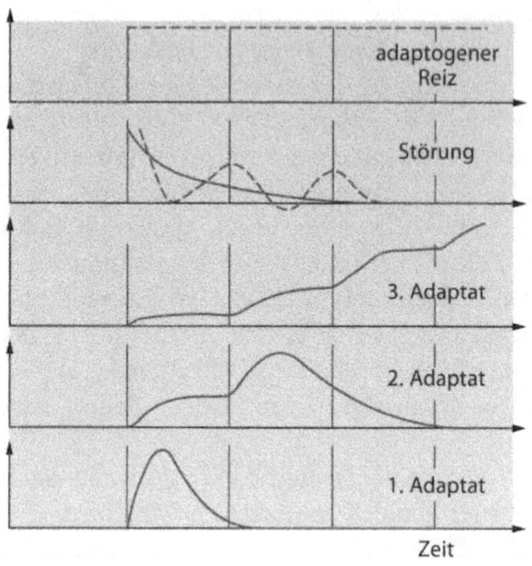

Abb. 1.14. Schema eines Adaptationsprozesses mit Ausbildung verschiedener Adaptate von unterschiedlichem Zeitbedarf zur Kompensation der Störung (Adaptatsequenz)

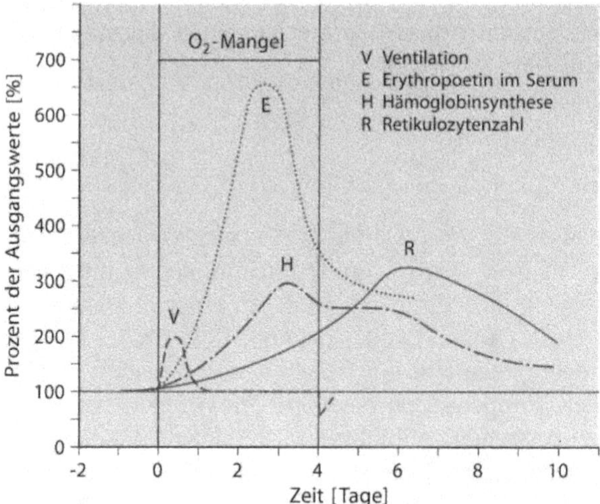

Abb. 1.15. Adaptatsequenz beim Menschen, ausgelöst durch O_2-Mangelatmung ($pO_2=85$ mmHg) über 4 Tage. *V* Ventilation, *E* Erythropoetin im Serum, *H* Hämoglobinsynthese, *R* Retikulozytenzahl. (Nach Daten von Siri et al. 1966; aus Adolph 1972)

fität der späteren Adaptate führen zu einem gedämpften Ausklingen der reaktiven Periodik des Adaptationsprozesses.

Bei der Deadaptation nach Aussetzen einer adaptogenen Reizbelastung bilden sich die verschiedenen Adaptate wiederum mit unterschiedlicher zeitlicher Charakteristik zurück. Im Durchschnitt scheint die Rückbildung mehr Zeit zu beanspruchen als die Ausbildung eines Adaptats, es ist aber möglich, daß bei Beginn der Deadaptation die betreffenden Adaptate das Ende ihrer

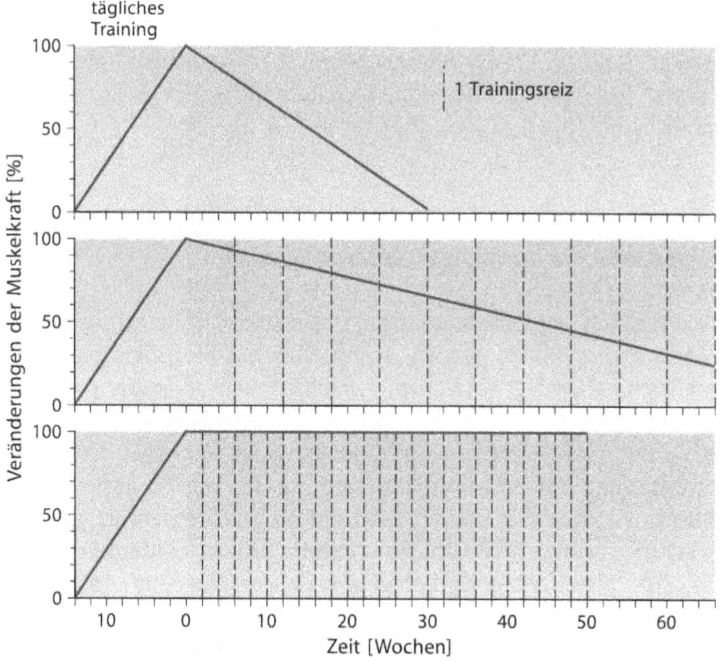

Abb. 1.16. Das Verhalten der Muskelkraft nach Trainingsende bei Applikation seltenerer Trainingsreize mit unterschiedlichen Intervallen. (Nach Hettinger 1983)

Entwicklung noch nicht erreicht haben. So führt z. B. ein über nur 7 Tage ausgeübtes Muskelkrafttraining erst nach weiteren 35 Tagen zum Maximum der Muskelkraft, und das Maximum der Retikulozytenzahl kann bei einem nur einwöchigen Höhenaufenthalt noch längere Zeit nach der Rückkehr ins Tal auftreten (vgl. Abb. 2.16, S. 115). Obwohl angenommen werden darf, daß die späteren und spezifischeren Modifikationen stabiler sind und sich langsamer zurückbilden, weist die Literatur keine durchgehenden Beziehungen zwischen Bildungs- und Rückbildungsgeschwindigkeit der Adaptate aus (Adolph 1956). Beim Muskelkrafttraining soll allerdings ein schnellerer Aufbau der Muskelkraft nach Trainingsabbruch zu schnellerem Kraftverlust führen als ein langsamer Aufbau (Hettinger 1983). Möglicherweise gibt es auch Adaptate, z. B. das Sportherz, die keinerlei Rückbildungstendenz im Rahmen der Deadaptation haben.

Die näheren Bedingungen, unter denen bei geringerer Dosierung oder intermittierender Unterbrechung des adaptogenen Reizes eine Deadaptation ganz oder teilweise verhindert werden kann, sind speziell beim Menschen nur für das isometrische Krafttraining hinreichend bekannt (Hettinger 1983) (Abb. 1.16). In Tierversuchen, in denen eine vollständige Deadaptation abgewartet wurde, zeigte die Ausbildung der Adaptate bei erneuter Adaptation (sog. Readaptation) keine Beschleunigung (Adolph 1964). Nach allgemeiner

Erfahrung verlaufen aber bestimmte Adaptationsprozesse beim Menschen (z. B. Akklimatisation) bei Wiederholung schneller, so daß angenommen werden muß, daß auch bei anscheinend vollständiger Deadaptation gedächtnishafte Residuen der Adaptate erhalten bleiben (vgl. Jungmann 1962; Hildebrandt et al. 1973).

6.4 Spezifität der Adaptate, Kreuzadaptationen

Ein Vergleich von Adaptatmustern, die unter Einwirkung verschiedener Adaptogene ausgebildet werden, ergibt, daß die Modifikationen teilweise streng spezifisch, teilweise aber auch verschiedenen Mustern gemeinsam sind. So fanden sich z. B. in Tierversuchen mit Kälte- bzw. O_2-Mangel-Belastung Zunahmen von Nebennieren- und Herzgewicht in beiden Gruppen gemeinsam, während die anderen Modifikationen nur in einer Gruppe oder gar in gegensinniger Richtung auftraten. Eine solche konkurrierend gegensinnige Beanspruchung bestimmter Funktionssysteme macht es dem Organismus unmöglich, sich gleichzeitig an beliebig viele verschiedene Adaptogene spezifisch anzupassen; vielmehr wird die Ausbildung spezifischer Adaptate die Widerstandsfähigkeit gegenüber anderen Reizen u. U. herabsetzen. Eine solche negative Kreuzadaptation ist im Tierversuch v. a. zwischen Kälte- und Höhenbelastung zu beobachten (Adolph 1956, 1964).

Umgekehrt ist bei einer gleichsinnigen Modifikation von Funktionssystemen unter der Einwirkung verschiedener adaptogener Reize eine wechselseitige Förderung der Adaptationen zu erwarten (positive Kreuzadaptation). Die oft als Beispiel angeführte positive Wechselbeziehung von Ausdauertraining, Sauerstoffmangel und Höhenexposition ist allerdings nur scheinbar Ausdruck einer solchen positiven Kreuzadaptation, da letzten Endes allen drei Belastungen ein gemeinsamer adaptogener Reiz zugrundeliegt. Dagegen dürften bei der Förderung der körperlichen Leistungsfähigkeit durch klimatische Expositionen positive Kreuzeffekte von Bedeutung sein (vgl. Schuh 1995).

Schließlich besteht auch die dritte Möglichkeit, daß bei der Adaptation an zwei verschiedene Adaptogene keine sich gegenseitig berührenden oder gar ausschließenden Modifikationen in Anspruch genommen werden müssen. Solche Mehrfachadaptationen dürften allerdings nur in begrenztem Umfange möglich sein. Immerhin konnte z. B. gezeigt werden, daß auch beim Menschen eine gleichzeitige Adaptation an intermittierende Kälte- und Hitzebelastungen möglich ist (Brück 1969).

Im Prinzip zielt jeder Adaptationsprozeß letzten Endes auf Spezialisierung (Brück 1969; vgl. Hildebrandt 1965 a, 1967 c). Die Spezifität der Adaptate nimmt allerdings erst im Laufe ihrer Sequenz zu, so daß v. a. in den frühen Stadien des Adaptationsprozesses, in denen noch funktionelle Modifikationen im Vordergrund stehen, Effekte im Sinne einer positiven Kreuzadaptation bzw. einer universellen Resistenzsteigerung erwartet werden können (sog. unspezifische Abhärtung; vgl. Franke 1973).

So erzeugten z. B. intermittierende Kälteexpositionen (–20° C) von nur 10 min Dauer bei Tieren im Laufe von 2 Tagen zugleich Steigerungen der Kälteresistenz wie auch der Hypoxieresistenz, ohne daß Zeichen spezifischer Adaptatbildung vorhanden waren (Le Blanc et al. 1967; Le Blanc 1969), die eine solche Kombination ausschließen würden. Wahrscheinlich beruht diese unspezifische Resistenzsteigerung größtenteils auf einer verminderten Aktivierbarkeit des sympathikoadrenalen Systems (Brück 1969; 1972), zumal die Noradrenalinausscheidung in den Versuchen signifikant zurückging. Auch bei der Verhinderung der Streßulkusbildung durch positive Kreuzadaptation spielt die Verminderung von Adrenalinausschüttung und Histaminfreisetzung eine entscheidende Rolle (Lorenz et al. 1975).

Für die Entscheidung, ob spezifische oder nur unspezifische Modifikationen ausgelöst werden, sind die zeitlichen Parameter des adaptogenen Reizes von besonderer Bedeutung (vgl. dazu die Beispiele der Abb. 1.17). So verhindert die Verkürzung der Reizzeit unter einen kritischen Schwellenwert die Ausbildung spezifischer Adaptate, auch wenn die Reizintensität gesteigert wird (Brück 1969). Der Schwellenwert der Expositionszeit, an dem der Umschlag von den unspezifischen zu den spezifischen Modifikationen erfolgt, ist allerdings von der Qualität des Adaptogens abhängig. Er ist z. B. bei der Käl-

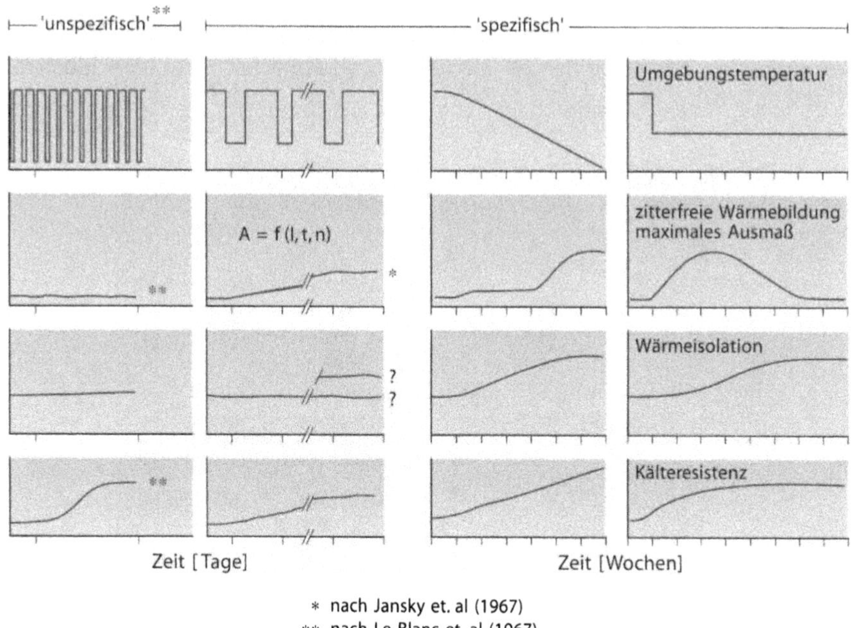

Abb. 1.17. Beispiele für den Einfluß verschiedener Parameter des adaptogenen Reizes (Intensität, Dauer und Häufigkeit) auf die Ausbildung unspezifischer und spezifischer Adaptate bei der Kälteadaptation von Kleintieren, die über die Fähigkeit zur Ausbildung einer zitterfreien Wärmebildung verfügen. (Mod. nach Brück 1969)

teadaptation wesentlich länger als bei der Adaptation an Sauerstoffmangel und wird beim isometrischen Krafttraining der Muskulatur extrem kurz, wo bereits eine maximale Muskelkontraktion von wenigen Sekunden Dauer eine spezifische Hyperplasiereaktion auslöst (Müller u. Hettinger 1953, 1956; vgl. dazu Rieck et al. 1977). Insgesamt scheinen Reize um so schneller spezifische Adaptate auszulösen, je direkter sie das interne Milieu des Organismus stören und zentralere Rezeptorfelder erregen (Hildebrandt 1967 c). Oberflächlich angreifende Reize, wie z. B. Kaltreize, eignen sich demgegenüber eher zur Erzeugung unspezifischer Resistenzsteigerungen (Abhärtung).

Überdies bestehen in dieser Hinsicht komplizierte Wechselbeziehungen zwischen Reizdauer, Reizintensität sowie Zeitabstand und Häufigkeit der Reizexpositionen (Literaturübersicht bei Hildebrandt 1967 c). So setzt z. B. bei kontinuierlicher Exposition mit sprunghaftem Reizbeginn die Ausbildung spezifischer Adaptate schneller ein als bei anschwellender Reizstärke (vgl. Abb. 1.17, S. 53). Überschreitung einer kritischen Reizintensität führt zum „systemic stress“ und verhindert dadurch die Entwicklung spezifischer Adaptate. Auch diese Befunde weisen auf die besondere Rolle des sympathikoadrenalen Systems der unspezifischen Mitaktivierung bei der Einleitung adaptiver Reaktionen hin.

6.5 Toleranzsteigerung und Kapazitätssteigerung

Die Zusammenfassung aller im Adaptationsprozeß auftretenden Modifikationen unter dem Begriff „Adaptat“ berücksichtigt zunächst nicht, daß hinsicht-

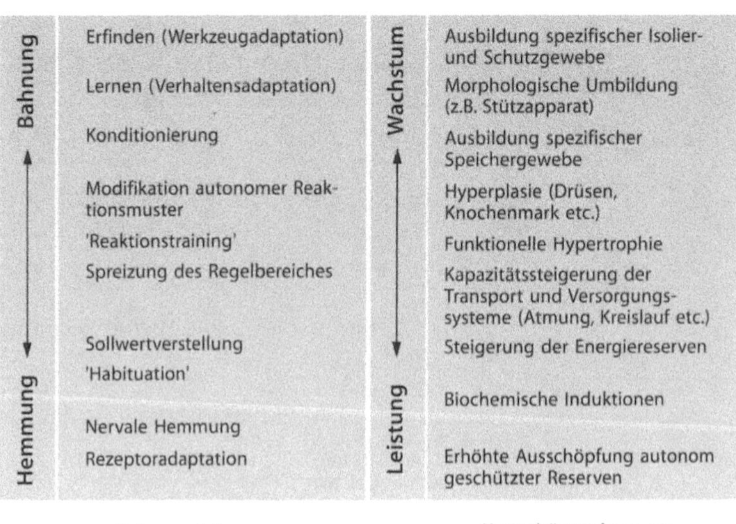

Abb. 1.18. Einteilung der adaptiven Modifikationen nach dem Grundprinzip ihrer Wirksamkeit

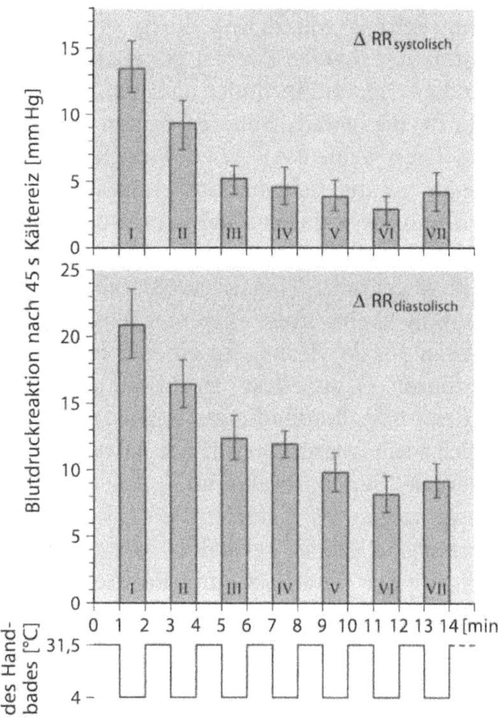

Abb. 1.19. Habituationsverlauf der systolischen (*oben*) und diastolischen (*unten*) Blutdruckreaktion von 25 gesunden Versuchspersonen bei intermittierender Eintauchung einer Hand in 4 °C über je 1 min. Während der Pausen von 1 min Dauer wurde die Hand in Wasser von 31,5 °C eingetaucht. (Nach Untersuchungen von Strempel 1975)

lich des Wirkungsmodus 2 Grundtypen von Adaptaten unterschieden werden können (Abb. 1.18), die sich beide nochmals in 2 Teilgruppen auftrennen lassen (vgl. dazu Prosser 1982):

Der *1. Grundtyp* umfaßt Modifikationen, die in erster Linie auf eine Einschränkung und Unterdrückung der Erregungsprozesse zielen. Sie betreffen den afferenten Schenkel der Funktionskreise und gründen sich vornehmlich auf nervale Mechanismen. In der Literatur wird diese Gruppe adaptiver Prozesse häufig mit „Habituation" (Glaser 1968) oder „Gewöhnung" bezeichnet (Beispiel s. Abb. 1.19). Es ergibt sich aber, daß an den Vorgängen der afferenten Erregungshemmung oder Reizunterdrückung eine ganze Stufenfolge verschiedener Prozesse beteiligt sein kann, die diesem Ziel in unterschiedlicher Weise dienen. Sie sollen hier als *toleranzsteigernde Adaptate* zusammengefaßt werden (vgl. dazu Christophersen 1973), weil sie letzten Endes dem Organismus eine Verminderung seines autonom-gegenregulatorischen Aufwandes ermöglichen.

Über die Fähigkeit der peripheren Rezeptoren hinaus, ihre Empfindlichkeit im Sinne einer adaptiven Bereichseinstellung zu verändern (vgl. S. 12), verfügt das Zentralnervensystem auf allen Integrationsstufen über spezielle Einrichtungen zur Hemmung afferenter Impulsströme, von den prä- und postsynaptisch eingreifenden Hemmungsneuronen (Renshaw 1941; Eccles

1971) über die supraspinalen bis zu den hoch organisierten kortikalen Hemmzentren, von denen durch efferente Verbindungen die hemmenden Neurone der tieferen Ebenen gesteuert werden. Speziell die Form der präsynaptischen Hemmung findet sich auf allen Stufen des Zentralnervensystems, wodurch die jeweils höheren Stufen vor einer Erregungsüberflutung durch die tieferen Gebiete geschützt werden. Die Bedeutung der afferenten Hemmsysteme für die Informationsverarbeitung ist vorerst überwiegend in bezug auf die Sinneswahrnehmung untersucht (v. Bekesy 1970), ihre Mitwirkung bei der Adaptation autonomer Reaktionen ist bisher jedoch noch unzureichend abgegrenzt (Glaser 1968). Grundsätzlich muß aber jeder adaptive Empfindlichkeitsverlust afferenter Systeme über die Verminderung der unspezifischen Mitaktivierung zu einer Toleranzsteigerung der autonomen Regulation führen. Hemmeffekte treten hauptsächlich im Bereich mittlerer und großer Reiz- bzw. Empfindungsstärken auf, während sich im niederen Intensitätbereich mehr summative Effekte nachweisen lassen (v. Bekesy 1970).

Nervale Hemmprozesse sind, wie die Veränderungen der EEG-Vertexpotentiale zeigen (Fruhstorfer 1971), innerhalb von Sekunden verfügbar und entsprechend schnell reversibel. Die von Glaser (1968) und Mitarbeitern am Rückgang der Blutdruck- und Pulsfrequenzreaktion auf peripheren Kältereiz untersuchte Habituation tritt innerhalb von Minuten ein und zeigt in ihrem Verlauf periodische Schwankungen von mehreren Minuten Periodendauer (vgl. Abb. 1.31, S. 74). Nach Ausschaltungsversuchen sind hemmende Strukturen im Frontalhirn für die Aktivitätsminderung der Formatio reticularis verantwortlich (Griffin 1963). In systematischen Längsschnittuntersuchungen ließ sich von dieser, gleichfalls innerhalb von Minuten reversiblen schnellen Habituation ein langsamerer Abbauprozeß der Cold-pressure-Reaktion trennen (Strempel u. Hildebrandt 1974, 1977). Dieser folgt einer langwelligen Periodik und ist wesentlich stabiler sowie abhängig von der vegetativen Ausgangslage. Er wurde dem Bereich der „funktionellen Adaptation" zugerechnet. Die im Laufe von hydrotherapeutischen Kurbehandlungen beobachtete Verminderung konstriktorischer Gefäßreaktionen an der Gaumen- und Rachenschleimhaut nach Kaltreiz (Franke 1973) dürfte zur gleichen Kategorie gehören.

Die erregungs- und erregbarkeitsmindernden Mechanismen beeinflussen auch die autonomen Regelzentren. Sie verändern deren Antwortcharakteristik und führen zu Verschiebungen von Soll- und Schwellenwerten für den Einsatz der Kompensationsleistungen (Brück et al. 1970). Diese Form von toleranzsteigernden Adaptaten ist beim Menschen hauptsächlich für die Kälteadaptation untersucht, kommt aber auch für andere Adaptogene, z. B. O_2-Mangel, in Betracht (Literaturübersicht bei Brück 1973). So wird z. B. von bestimmten im Freien lebenden ethnischen Gruppen während des Nachtschlafs und bei Kältebelastung ein beträchtlich größerer Abfall der Körperkern- und Hauttemperaturen ohne Einsatz von Stoffwechselsteigerung toleriert (Hammel et al. 1959; Lange-Andersen 1970). Beim zivilisierten Menschen führt intermittierende Kältebelastung im Laufe von wenigen Tagen bis Wochen zur Verminderung von Kältezittern, Energieumsatz sowie Kern- und Hauttemperaturen (Davis 1961; Le Blanc 1969; Gärtner 1970). Dabei ist auch eine Verschiebung der Zitterschwellentemperatur nach unten nachweisbar (Brück 1972; vgl. auch Hong 1973). Die zeitliche Charakteristik all dieser Vorgänge ist besonders auch im Hinblick auf periodische Komponenten noch unzureichend erforscht. Unmittelbar nach einem auskühlenden kalten Bad sind bereits vorübergehende Schwellenverschiebungen der Temperturregulation beim Menschen festzustellen (Pirlet 1962a). Im Tierreich kommen wesentlich stärkere toleranzsteigernde Sollwertverstellungen vor, z. B. beim Kamel, wo die Tagesamplitude der Kerntemperatur unter Hitzebelastung auf mehr als 6°C ausgeweitet werden kann, oder schließlich im Extrem beim Winterschläfer.

Während bei den bisher genannten Modifikationen hemmende Einflüsse auf das System der unspezifischen Mitaktivierung eine dominierende Rolle spielen, kommen bei einer anderen Teilgruppe toleranzsteigernder Adaptate spezifisch bahnende Vorgänge in Betracht. Sie bestehen in der Ausbildung veränderter und neuer Reaktionsmuster durch Übung, Konditionierung und höhere Lernvorgänge, die zu Verhaltensänderungen führen. Dazu zählen zunächst die schnell verfügbare Zentralisation des Muskelzitterns unter Kältebelastung (Golenhofen 1970a) oder die Verlagerung des Schwitzens auf die peripheren Körperoberflächen bei der Adaptation an feuchte Hitze (Höfler 1966, 1968) (Abb. 1.20).

In weit stärkerem Maße kommen diese Mechanismen aber der adaptiven Umformung und Ausbildung sensomotorischer Reaktionsmuster zugute, die nunmehr dem Ziel einer Erregungseinschränkung durch Reizvermeidung dienen und somit nur noch in bestimmter Hinsicht zu den toleranzsteigernden Vorgängen gezählt werden können. Die Prozesse der Verhaltensadaptation betreffen auf einer niederen Stufe relativ schnell verfügbare protektive Verhaltensweisen, erreichen ihre wirksamste Ausprägung aber erst in Form der

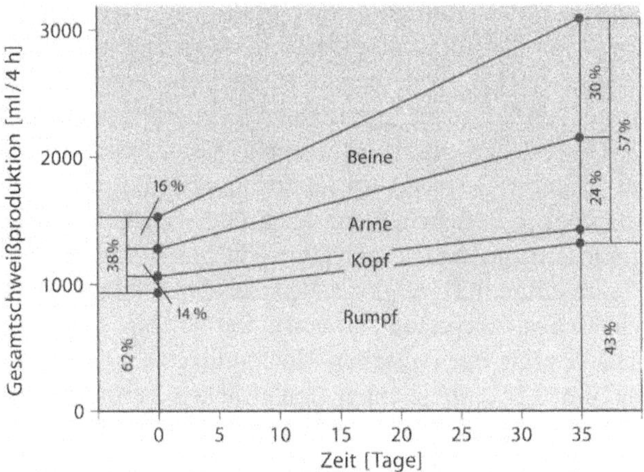

Abb. 1.20. Veränderungen der Gesamtschweißproduktion und der prozentualen Anteile verschiedener Körperregionen als Ausdruck einer Umbildung des topographischen Schwitzmusters im Laufe einer 35tägigen Anpassung an feuchte Hitze. (Nach Höfler 1968)

„Werkzeugadaptation", die beim Menschen dominierende Bedeutung für die besondere Breite seines Anpassungsbereiches hat. Sie ist das Ergebnis einer langen zivilisationstechnischen Entwicklung.

Die *2. Hauptgruppe von Adaptaten* umfaßt die Modifikationen der stofflich-organischen Leistungen, die Änderungen von Stoffwechsel, Energiehaushalt, trophischem Zustand der Gewebe und Wachstumsprozesse voraussetzen. Sie steigern die Fähigkeit des Organismus, die durch adaptogene Reize hervorgerufenen Störungen des inneren Milieus auszugleichen, oder begegnen ihnen durch die Ausbildung spezifischer Isolier- und Schutzgewebe. Man kann sie unter dem Begriff der *kapazitätssteigernden Adaptate* zusammenfassen, die gewissermaßen am efferenten Schenkel der autonomen Reaktionen ansetzen. Ihre Entwicklung wird überwiegend hormonal induziert und hat insgesamt einen höheren Zeitbedarf als die der toleranzsteigernden Vorgänge, doch kommen auch Überschneidungen vor. Wahrscheinlich sind für jeden Typ von Kapazitätssteigerung bestimmte Hormone bzw. bestimmte Steuersubstanzen verantwortlich (vgl. Adolph 1964; 1972).

Im Prinzip sind alle Gewebe befähigt, erhöhte Inanspruchnahme ihrer Leistungen mit einer Steigerung ihrer funktionellen Kapazität zu beantworten. Diese ist mit einer Steigerung des trophischen Zustandes oder mit Wachstumsprozessen verbunden. Zu beachten ist, daß diese Adaptate physiologische Vorgänge im Sinne einer Überkompensation darstellen und daher nicht während der Funktionsbelastung selbst ausgebildet werden können. Schon dieses zeitliche Ausschlußverhältnis von Funktionsleistung und Regeneration bzw. Wachstum (vgl. Hübner 1969) zwingt den Organismus zur phasisch-periodischen Gliederung adaptiver Reaktionen.

Am besten untersucht sind kapazitätssteigernde Adaptate für den Menschen am Beispiel der Muskelhypertrophie und -hyperplasie beim isometrischen Krafttraining (Literaturübersicht bei Hensel u. Hildebrandt 1964 b; Hettinger 1983; Gutenbrunner 1990 c). Hier tritt einerseits die strenge Beziehung von Leistungsfähigkeit und trophisch-plastischem Zustand besonders deutlich hervor. Andererseits ist auch die hormonale Steuerung mit Transferwirkungen auf nicht unmittelbar trainierte Muskelpartien erwiesen (Christ et al. 1980; Rosemann 1982; Sorge 1982). Aber auch über Kapazitätssteigerungen anderer Gewebe und Funktionssysteme unter Einwirkung verschiedener Adaptogene bestehen, wenn auch überwiegend aus Tierversuchen, umfangreiche Erfahrungen (Literaturübersicht bei Dill et al. 1964).

Abbildung 1.21 zeigt als Beispiel den Verlauf von Energieumsatz und verschiedenen Körpertemperaturen bei jungen Männern, die 6 Wochen leicht bekleidet im norwegischen Hochland gelebt und die Nächte bei Temperaturen um +3° C in leichten Schlafsäcken verbracht hatten (Scholander 1958; Scholander et al. 1958). Der Stoffwechsel ist bei dem hier beobachteten Typ der Adaptation unter Rückgang des Kältezitterns deutlich erhöht und ermöglicht ein subjektiv angenehmeres höheres Hauttemperaturniveau. Während Kleintiere und menschliche Neugeborene durch Ausbildung von braunem Fettgewebe über eine beträchtliche Fähigkeit zur zitterfreien Wärmebildung

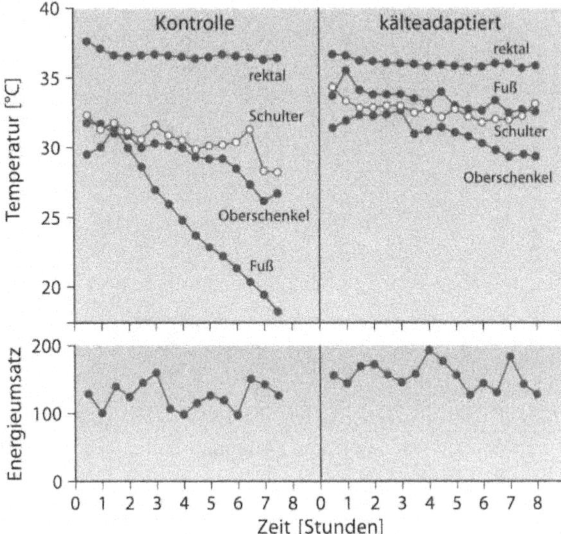

Abb. 1.21. Verhalten von Energieumsatz, Rektaltemperatur und verschiedenen Hauttemperaturen während einer nächtlichen Kälteexposition (Beginn jeweils 23.00 Uhr) vor und nach einer 6wöchigen Kälteadaptation von gesunden männlichen Versuchspersonen. (Nach Scholander et al. 1958)

verfügen, ist noch nicht hinreichend geklärt, in welchem Umfang diese Möglichkeit beim erwachsenen zivilisierten Menschen besteht.

Von großem Ausmaß ist die Kapazitätssteigerung der evaporativen Wärmeabgabe bei der Hitzeakklimatisation des Menschen. Sie beruht nicht nur auf einer Schweißsekretionssteigerung bei gleichzeitiger Konzentrationsabnahme des Sekrets, sondern auch auf einer Zunahme der Zahl aktiver Schweißdrüsen. Bemerkenswert ist, daß gleichzeitig die Schwellentemperatur für den Einsatz des Schwitzens erniedrigt wird, d. h. eine Empfindlichkeitssteigerung des Systems eintritt (Literaturübersicht bei Brück 1973). Diese Veränderungen sind bereits nach wenigen Wochen voll ausgeprägt, der Zeitverlauf ist aber, auch im Hinblick auf periodische Komponenten, noch nicht hinreichend untersucht (Abb. 1.22). Neuere Befunde haben gezeigt, daß z. B. die Erniedrigung der Schwitzschwelle im Laufe einer Langzeitakklimatisation in den Tropen in eine Erhöhung übergeht (Raynaud et al. 1982).

Vielfältig sind die kapazitätssteigernden Modifikationen bei der Adaptation an allgemeinen und lokalen Sauerstoffmangel (Höhe bzw. muskuläre Ausdauerleistungen). Neben Änderungen im Gewebestoffwechsel (z. B. Steigerung der glykolytischen Kapazität) und Hypertrophie- bzw. Hyperplasieprozessen (z. B. Zunahme der aktiven Blutmenge, Herzhypertrophie) kommen hier auch adaptive Vorgänge in Betracht, die überwiegend plastische Kapazitätssteigerungen mit einbeziehen (z. B. vermehrte Vaskularisation der peripheren Gewebe, Steigerung der Erythropoiese).

Auch bei den adaptiven Veränderungen der inkretorischen Drüsen spielen echte plastische Kapazitätsänderungen eine Rolle. So erreicht z. B. die Schilddrüse unter Kältebelastung nach ca. 6 Wochen ein Maximum an Hyperplasie (Literaturübersicht bei Brück 1973).

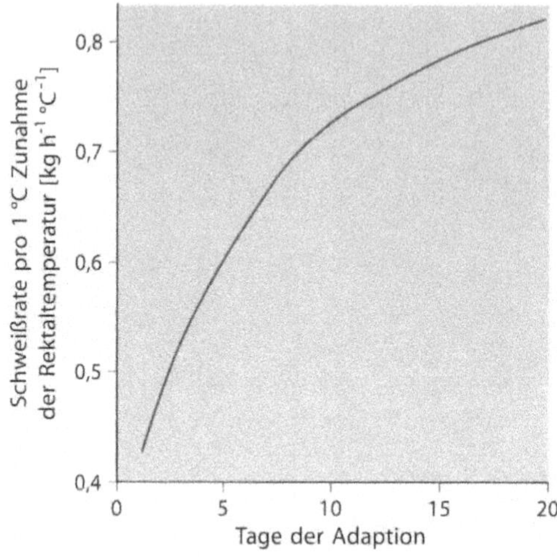

Abb. 1.22. Mittlerer Verlauf der Schweißbildungsrate pro 1 °C Rektaltemperaturerhöhung bei konstanter Arbeitsbelastung während der Hitzeakklimatisation (37 °C Lufttemperatur; 78% relative Feuchte). (Nach Ladell 1951)

Darüber hinaus gibt es trophisch-plastische Modifikationen, die nur unter einem bestimmten Gesichtspunkt zu den kapazitätssteigernden Adaptaten gerechnet werden können (vgl. Abb. 1.18, S. 54). Dabei handelt es sich um die Ausbildung von sehr spezifisch wirksamen Schutz-, Isolier- und Speichergeweben. Sie stellen gewissermaßen einen fixierten Anteil an Kompensationskapazität gegenüber dem Adaptogen dar und können dadurch funktionelle Kapazität ersetzen und einsparen. Man könnte hier von einer sekundären Toleranzsteigerung sprechen.

Diese Form von Adaptaten spielt im Tierreich eine wesentlich größere Rolle (z. B. gesteigertes Pelzwachstum), v. a. im Rahmen genetisch fixierter Anpassungen. Immerhin sind auch beim Menschen phänotypische Modifikationen plastischer Art nachweisbar, z. B. bei der Adaptation des Knochensystems an mechanische Belastungen (Literaturübersicht bei Gray 1964) oder bei der Ausbildung einer epidermalen Hornschwiele nach UV-Bestrahlung, die im Laufe von Wochen zur völligen UV-Immunität führt. Bei Bewohnern der Arktis ist die subkutane Fettschicht auch in Relation zum Körpergewicht dicker. In gewissem Sinne kann auch die gesteigerte Erythropoiese unter O_2-Mangel hier angeführt werden.

Der Zeitbedarf plastischer Modifikationen ist naturgemäß mit zunehmender Spezifität größer als bei den trophisch-funktionellen Kapazitätsänderungen. Die Entwicklungsschübe erfolgen wie beim regeneratorischen Wachstum während der trophohistiotropen Phasen der vegetativen Gesamtumschaltungen, die eine dafür hinreichende Periodendauer erreichen müssen (vgl. Hübner 1969).

6.6 Adaptive Reaktionen des Immunsystems

Adaptive Modifikationen bildet der Organismus nicht nur gegenüber den physikalisch-chemischen Reizen der Umwelt und Inwelt aus, vielmehr haben auch die Abwehrvorgänge gegenüber belebten Noxen und den von ihnen gebildeten Schadstoffen den Charakter adaptiver Reaktionen mit mehr oder weniger spezifischen Adaptaten (vgl. Peter 1971, 1990). Auch das immunologische Adaptationsniveau, das den jeweiligen Gleichgewichtszustand zwischen Wirtsorganismus und seinen potentiell pathogenen Parasiten kennzeichnet, wird sowohl durch toleranzsteigernde Mechanismen als auch durch kapazitätssteigernde Adaptate bestimmt.

Den toleranzsteigernden Adaptaten entsprechen die Faktoren der sog. *unspezifischen Resistenz.* Zu diesen gehören verschiedene humorale Substrate mit einer gewissen Differenzierung ihrer Wirkungsschwerpunkte (Lysozyme, Komplementsystem, Interferon, Properdinsystem, Opsonine etc), darüber hinaus aber auch die unspezifischen zellulären Abwehrmechanismen, die entsprechend ihrem unterschiedlichen Zeitbedarf in einer mehrstufigen Abfolge eingesetzt werden können. Kennzeichnend für die Mechanismen der unspezifischen Resistenz ist vom Standpunkt der physiologischen Adaptation neben der weitgehenden Unspezifität ihrer Wirkungen die schnelle Verfügbarkeit, die alle toleranzsteigernden Adaptate befähigt, in der 1. Phase der adaptiven Reaktion die kompensatorischen Leistungen des Organismus zu entlasten.

Die spezifische erworbene Immunität entspricht dagegen den *kapazitätssteigernden Adaptaten.* Auch die spezifischen Immunantworten sind mehrstufig geordnet, von der Produktion zirkulierender Antikörper, deren verschiedene Fraktionen mit unterschiedlicher Latenz auftreten, zur Entwicklung der spezifischen zellvermittelten Immunität und zur Ausbildung des immunologischen Gedächtnisses. Dabei setzt bereits die Auslösung der Antikörperproduktion eine gewisse Generalisation der Antigene, d. h. deren Eintritt in die Blutbahn, voraus.

Sehr ausgeprägt ist bei den adaptiven Reaktionen des Immunsystems die zeitliche Sequenz der an Spezifität zunehmenden Adaptate, wobei nicht nur die Reaktionsphasen der unspezifischen Resistenz den spezifischen Immunreaktionen vorangehen, sondern auch innerhalb der spezifischen Antworten die späteren Adaptate an Spezifität gewinnen (Abb. 1.23). Die zeitliche Gliederung der adaptiven Immunreaktionen ist die Grundlage für die charakteristischen Verlaufsbilder der Infektionskrankheiten. Die periodische Reaktionsstruktur ist neuerdings auch an den zirkaseptanperiodischen Häufigkeitsschwankungen von Abstoßungsreaktionen nach Organtransplantationen deutlich geworden (vgl. dazu Abb. 1.10, S. 37).

An zahlreichen weiteren Merkmalen tritt der adaptive Charakter der Immunantworten des Organismus zutage. So lassen sich z. B. über die Unspezifität der primären Resistenz hinaus auch bei den Antikörpern positive Kreuzeffekte feststellen, die vorwiegend auf einer geringeren Spezifität der früh gebildeten Antikörperfraktionen beruhen. Dies gilt v. a. auch für die sog. normalen Antikörper. Charakteristisch ist weiter, daß als Ergebnis einer immu-

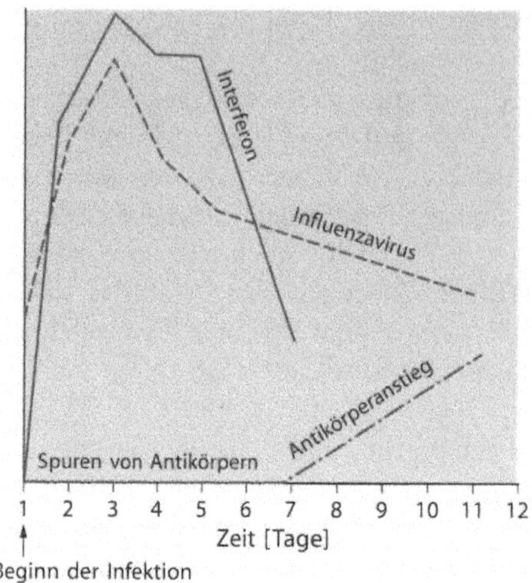

Abb. 1.23. Sequentielles Produktionsmuster von Interferon und Antikörpern als Antwort auf eine Influenzavirusinfektion der Lungen von Mäusen. (Nach Isaacs 1961; aus Humphrey u. White 1971)

nologischen Reaktion in jedem Falle eine Änderung der Reaktivität des Organismus gegenüber dem spezifischen adaptogenen Reiz, d. h. hier gegenüber dem Antigen (Immunogen), eintritt. Das zellgebundene immunologische Gedächtnis, das bei wiederholter Antigenexposition u. a. eine verstärkte Antikörperbildung mit verkürzter Latenzzeit und gesteigerter Spezifität ermöglicht, kann als das heute am besten untersuchte Beispiel einer adaptiven Gedächtnisprägung gelten.

Die Gesichtspunkte der physiologischen Adaptation im Bereich der Immunreaktionen können hier nicht bis ins einzelne verfolgt werden. Entscheidend ist vielmehr, daß auch die Immunreaktionen den phasischen Steuerungen der unspezifischen vegetativen Gesamtumschaltungen unterliegen (Hoff 1957) und dadurch enge Wechselbeziehungen zu anderen adaptiven Reaktionen bestehen. So kann z. B. durch Auslösung einer unspezifischen Reaktion eine früher erworbene spezifische Immunität gesteigert werden (sog. unspezifische anamnestische Reaktion) (Literaturübersicht bei Peter 1971). Solche Zusammenhänge machen verständlich, warum gerade im Rahmen einer adaptiven Reaktionstherapie Änderungen im Bereich der immunologischen Leistungen des Organismus erwartet werden können. Die hormonale Kontrolle der Immunreaktionen ist allerdings im einzelnen noch nicht hinreichend aufgeklärt (vgl. Hartmann 1990); ihr muß schon wegen der relativ großen Zeitkonstanten gegenüber den vegetativ-nervalen Einflüssen die dominierende Bedeutung zugemessen werden (Engelhardt 1957).

6.7 Lernprozesse und Verhaltensadaptation

Die Systematik adaptiver Modifikationen (vgl. Tabelle 1.7, S. 48) schließt auch die kortikal-autonomen Lernprozesse in den Bereich physiologischer Adaptationen ein (vgl. Hensel u. Hildebrandt 1964 a). Ihre adaptive Bedeutung reicht von der Ausbildung bedingter Reflexe, die eine tiefgreifende Beeinflussung der autonomen Regulationen bis in die peripheren Gewebe hinein ermöglichen (vgl. Bykow 1954) und enge Beziehungen zum autogenen Training haben (Literaturübersicht bei Mensen 1978), über die Veränderung bestehender Verhaltensweisen bis zur Bildung neuer Verhaltensweisen einschließlich der Erfindung technischer Hilfsmittel.

Vom physiologischen Mechanismus her besteht Lernen im Erwerb neuer Reaktionen, in der qualitativen Änderung einer bestehenden Reaktionsweise oder in der Hemmung oder Bahnung einer Reaktionsweise durch einen neuen Reiz. Die Bildung eines bedingten Reflexes (Konditionierung) besteht dagegen in der Übertragung einer vorhandenen Reaktionsweise auf einen neuen Reiz. Gegenüber den toleranzsteigernden Adaptaten, die überwiegend durch Hemmung neuronaler Verbindungen wirksam werden, handelt es sich bei allen Lernprozessen in erster Linie um die Bildung neuer neuronaler Wirkkreise.

Vor allem im osteuropäischen Bereich ist der Beeinflussung der kortikalen und subkortikalen Dynamik nach Art adaptiver Reaktionen bei der Wirkungsweise von Bäder- und Klimakuren ein besonderer Stellenwert zugeschrieben worden (Literaturübersicht bei Lachmann 1955; Jordan 1980). Das wachsende Verständnis für den adaptiven Charakter therapeutisch nutzbarer Reaktionen sowie die zunehmende Anerkennung der Notwendigkeit von Verhaltensänderungen und Lernprozessen im Rahmen des Therapieplans haben aber ein allgemeineres Interesse für die Möglichkeiten gezielterer Handhabung adaptiver Lernprozesse geweckt. Die Psychophysiologie dieser Vorgänge ist freilich unzureichend entwickelt, v. a. auch im Hinblick auf die Wechselbeziehungen zwischen Lernvorgängen und anderen adaptiven Reaktionen (vgl. Mensen 1978; Zeising et al. 1979).

Wie das Beispiel eines experimentell leicht kontrollierbaren sensomotorischen Lernvorganges zeigt (Abb. 1.24), verläuft der Lernerfolg in der für adaptive Prozesse typischen exponentiellen Form, indem er zunächst steil, dann immer flacher ansteigt. Dies gilt sowohl für das kurzzeitige Lernen innerhalb von Minuten als auch für den Erfolgszuwachs bei täglich wiederholtem sensomotorischem Lernen (Rieck 1975).

Abbildung 1.24 belegt zugleich die hochgradige Stabilität des Lernerfolges. Schon nach fünf 1minütigen Übungsläufen ist der Übungserfolg 14 Tage später unvermindert erhalten. Hier bestehen offenbar erhebliche Unterschiede zu den kurzzeitigen organischen Lernprozessen wie z. B. der Habituation des Cold-pressure-Testes, die schon nach Minuten verloren gehen kann (vgl. Abb. 1.31, S. 74).

Trotz der unterschiedlichen Stabilität bestehen offenbar engere Beziehungen zwischen Lernvorgängen und anderen Adaptationsprozessen hinsichtlich ihrer Abhängigkeit von der vegetativen Ausganglage. Dies haben insbesondere Untersuchungen über die tagesrhythmischen Einflüsse auf den Lernerfolg bei kurzzeitigem sensomotorischem Lernen und bei der Kältehabituation ergeben. Wie Abb. 1.25 a, b zeigt, durchlaufen beide Prozesse gemeinsam am

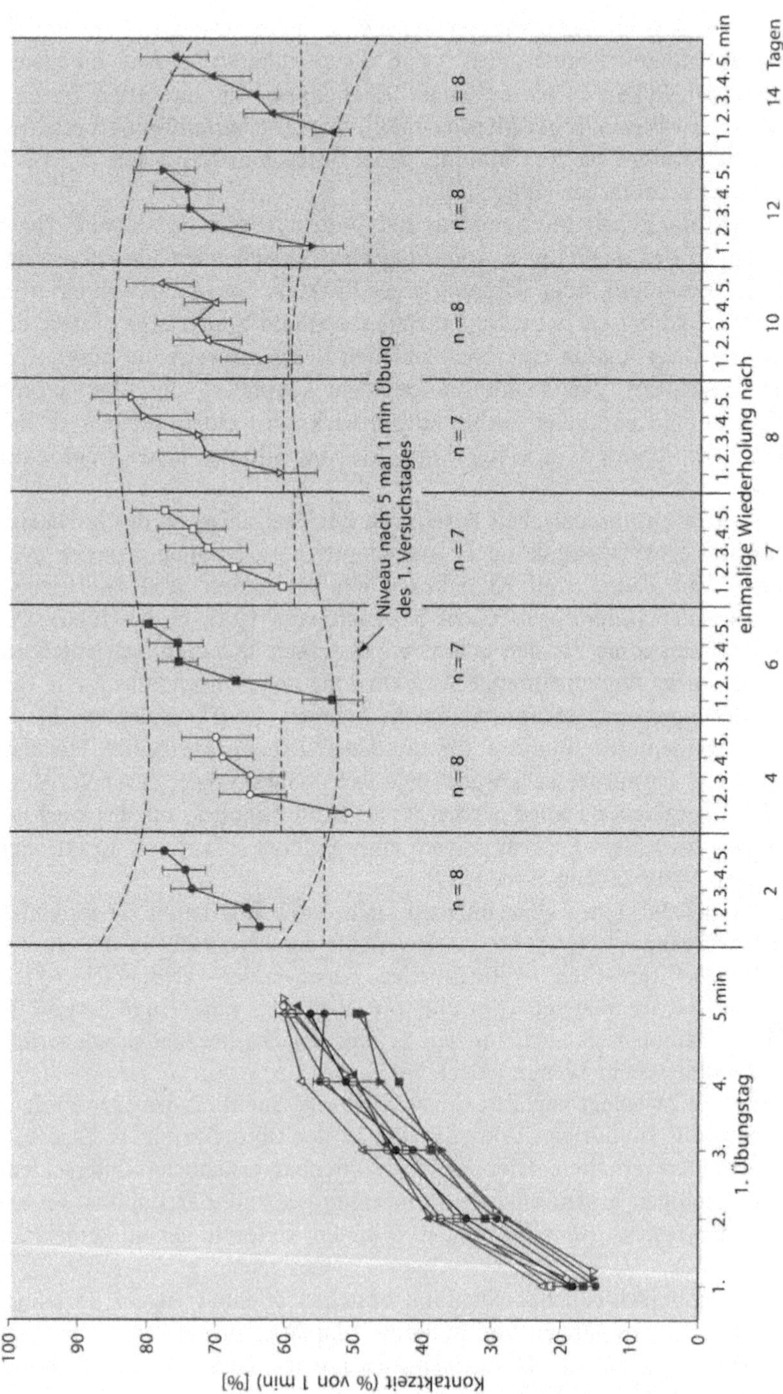
Kontaktzeit (% von 1 min) [%]
1. Übungstag
einmalige Wiederholung nach
Tagen
Niveau nach 5 mal 1 min Übung des 1. Versuchstages
n = 8
n = 7

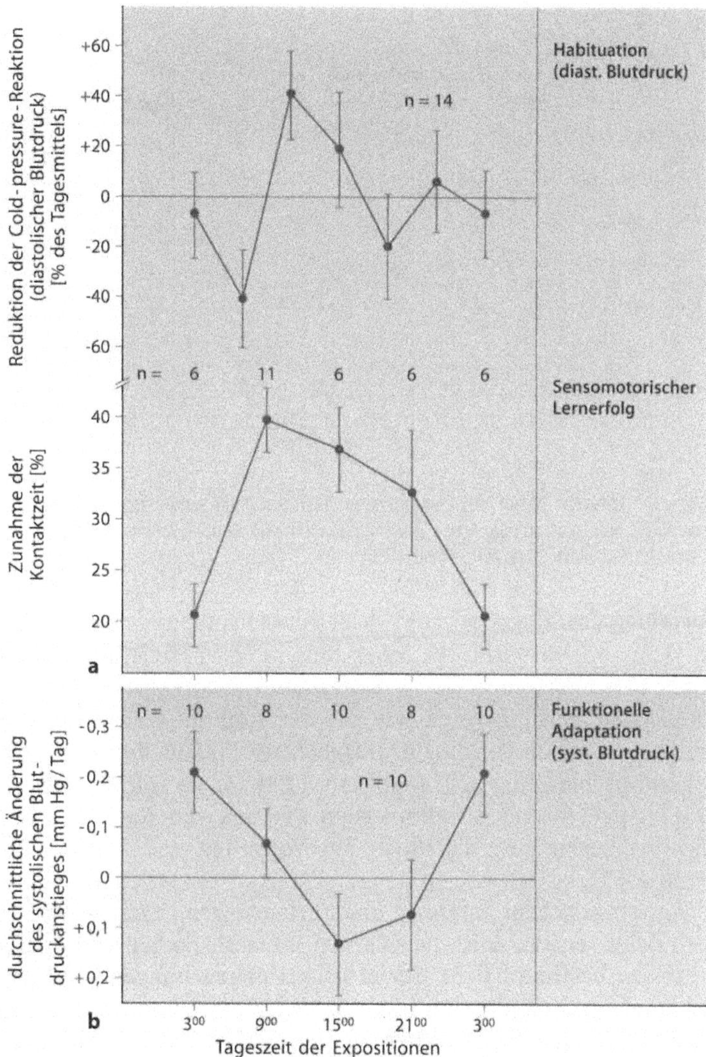

Abb. 1.25. **a** *Obere Kurve:* mittlerer Tagesgang der Habituation der Cold-pressure-Reaktion im Laufe von sieben 1minütigen Expositionen (Eintauchen einer Hand in Wasser von 4° C), gemessen an der Reduktion der diastolischen Blutdruckreaktion. *Untere Kurve:* mittlerer Lernerfolg von 4 Gruppen gesunder Versuchspersonen, die zu 4 verschiedenen Tageszeiten mit je fünf 1minütigen Übungs-läufen am „rotary pursuit apparatus" trainiert wurden. (Nach Hildebrandt u. Stempel 1977 a). **b** Mittlerer Tagesgang der Steilheit der sog. funktionellen Adaptation der systolischen Blutdruckreaktion beim Cold-pressure-Test im Laufe von 21 aufeinander folgenden Tagen. (Nach Daten von Strempel; aus Hildebrandt 1980 b)

Abb. 1.24. Verlauf des Lernerfolgs, gemessen an der elektrischen Kontaktzeit, beim Rotary-pursuit-Test bei jeweils 1minütigen Übungsläufen mit dazwischenliegenden 1minütigen Pausen. Verlauf bei 5 Übungsminuten an einem einzelnen Tag mit Nachkontrolle in verschiedenen Abständen bei jeweils verschiedenen Versuchspersonen. (Nach Daten von Rieck 1975)

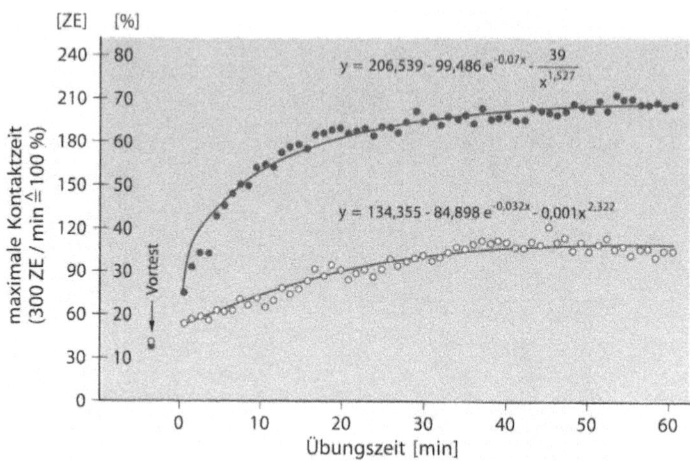

Abb. 1.26. Mittlerer Verlauf des Lernprozesses einer einfachen sensomotorischen Fertigkeit („rotary pursuit apparatus") bei 1mal 60 min Arbeit ohne Pausen (*) und 60 min Arbeit mit Pausen (1 min Arbeit, 1 min Pause; *). (Nach Rutenfranz u. Iskander 1966)

Vormittag das Tagesoptimum ihres Fortschritts, und zwar zu dem Zeitpunkt, an dem die unspezifische sympathische Mitaktivierung ihr Maximum erreicht (Bestehorn et al. 1977; Hildebrandt u. Strempel 1977b, 1993). Bei längerfristigen Lernprozessen wie bei der funktionellen Adaptation der Cold-pressure-Reaktion wurde ein umgekehrter Einfluß der Tageszeit auf den Adaptationserfolg festgestellt (vgl. Abb. 1.25b, S. 65; Hildebrandt 1980 a; Folkard 1981). Auch die tagesrhythmischen Maxima von Kurzzeit- und Langzeitgedächtnis liegen unterschiedlich am Vormittag und Nachmittag (Folkard u. Monk 1985).

Von praktischem Interesse sind Erfahrungen, nach denen der Lernerfolg auch beim sensomotorischen Lernen im wesentlichen von den rein mentalen Prozessen bestimmt wird. So ist nach Untersuchungen von Ulich (1967 a, b) der Lernfortschritt durch bloßes Vorstellen eines komplizierten Bewegungsablaufs mindestens ebenso groß wie bei aktivem Üben dieser Bewegung, wohingegen beim bloßen Beobachten (observatives Üben) der Lernerfolg geringer als beim mentalen Üben bleibt (Fetz 1974).

Während bei organischen Adaptationsprozessen eine kontinuierliche Reizexposition gegenüber der intermittierenden stets größere Anpassungsfortschritte auslöst (vgl. Hildebrandt 1967 c), hat beim Lernen das Pausenintervall eine nachweislich fördernde Wirkung auf den Lernprozeß. Wie Abb. 1.26 zeigt, ist der Lernerfolg z. B. wesentlich größer, wenn beim sensomotorischen Üben die Übungszeit durch zahlreiche Pausen unterbrochen wird (Rutenfranz u. Iskander 1966). Pausenlängen bis zu 72 h sollen noch einen positiven Einfluß auf den Lernerfolg haben. Eine systematische Prüfung des Intervallproblems bei den verschiedenartigen Adaptationsprozessen steht aber noch aus (vgl. S. 73 f). Grundsätzlich scheint zu gelten, daß toleranzsteigernde Adaptate (vgl. dazu Abb. 1.18, S. 54) durch Reizintervalle gefördert werden.

7 Adaptation und Regulation

7.1 Allgemeine Voraussetzungen

Den gesunden leistungsfähigen Organismus kennzeichnet ein ausgewogenes Gleichgewicht zwischen der Verfügbarkeit nerval aktivierbarer, schnell wirksamer Toleranzmechanismen und der Leistungsfähigkeit seiner hormonal gesteuerten vegetativen Funktionen (vgl. Hildebrandt 1985 a). Eine hinreichende „Gelassenheit" ist die wichtigste Voraussetzung für die Ökonomie des regulatorischen Einsatzes und vermeidet voreilig überschießende Reaktionen. Die Eutrophie der Organe und Gewebe ist dagegen Voraussetzung zureichender und ausdauernder Kompensationsleistungen. Abweichungen vom normalen Gleichgewicht beider Fähigkeiten kennzeichnen zunächst die Spielbreite konstitutioneller Varianten, bis sie die Grenze zum Pathologischen überschreiten. Reaktionstypen sind somit letzten Endes Adaptationstypen (vgl. dazu S. 162 ff.).

Das Gleichgewicht zwischen Toleranzfähigkeit und Kompensationskapazität ist aber auch vom Adaptationsniveau abhängig. Je besser adaptiert ein Organismus an eine adaptogene Reizbelastung ist, um so mehr treten die toleranzsteigernden Hemmungsmechanismen im Verein mit den reizdämpfenden Schutzmechanismen in den Vordergrund. Umgekehrt werden bei niedrigem Adaptationsniveau die langfristigen Kompensationsleistungen besonders leicht aktiviert. Die adaptiven Voraussetzungen werden zudem von den vegetativen Gleichgewichtsschwankungen, z. B. im Tages- und Jahresrhythmus, beeinflußt (vgl. S. 168 ff.; Hildebrandt 1980 b).

Die beiden Bereiche, in denen die komplementären Adaptationsmechanismen wirksam werden, haben ihre gemeinsame Grenze an der Schwelle, an der der nervale Anteil der unspezifischen Mitaktivierung, der noch stufenweise begrenzt werden kann, in den generalisiert hormonalen Anteil übergeht, d. h. zur Auslösung der Notfallreaktion (Cannon 1928) führt. Die sympathikoadrenale Generalisation schließt autonom geschützte Reserven auf und ermöglicht dadurch überhöhte Kompensationsleistungen, die notwendigerweise kapazitätssteigernde Modifikationen im Sinne der adaptiven Überkompensation induzieren.

7.2 Struktur adaptiver Reaktionen (Reaktionsmodell)

Adaptive Prozesse sind Reaktionen auf Reizbelastungen, die nach Intensität, Qualität oder Dauer das gewohnte Maß überschreiten und nicht mehr dem individuellen Adaptationsniveau entsprechen. Sie können nicht mit den Mitteln der unteren Integrationsstufen (vgl. Tabelle 1.3, S. 16) bewältigt werden und erfordern daher zu ihrem Ausgleich die Einschaltung höherer Organisationsebenen mit umfassenderen Reaktionsmöglichkeiten. Ihr Eingreifen führt nicht nur zur Wiederherstellung des homöostatischen Gleichgewichtes, sondern modifiziert entsprechend der hierarchischen Struktur des autonomen

Systems auch die Eigenschaften der niederen Regelkreise. Durch die relative Stabilität der ausgebildeten Modifikationen wird sichergestellt, daß eine Wiederholung der Reizbelastung innerhalb einer gewissen Zeit durch die neu formierte Tätigkeit der unteren Integrationsebenen allein bewältigt werden kann, d. h. keine erneute Adaptation erforderlich macht (Delegationsprinzip der Adaptation; vgl. Hildebrandt 1965 a; 1985 a).

Die phasisch-periodische Gliederung der adaptiven Reaktionen (reaktive Periodik; vgl. S. 32 ff.) stellt sicher, daß nicht nur schnell verfügbare toleranzsteigernde Mechanismen zum Zuge kommen, sondern auch kapazitätssteigernde Vorgänge ausgelöst werden. Eine solche phasisch-periodische Verlaufsstruktur adaptiver Reaktionen ist in allen Größenordnungen nachweisbar, v. a. im Bereich der zirkaseptanperiodisch gegliederten Reaktionen, die für die Kurortbehandlung und generell für die Reaktionstherapie von vorrangiger Bedeutung sind (Hildebrandt 1977 b, 1982 b).

In Abb. 1.27 ist das phasisch-periodische Verhalten verschiedener Parameter im Laufe von adaptiven Prozessen mit zirkaseptanperiodischer Gliederung schematisch dargestellt, und zwar so, daß deutlich wird, welche adaptiven Mechanismen den beiden Phasenrichtungen von Ergo- und Trophophase

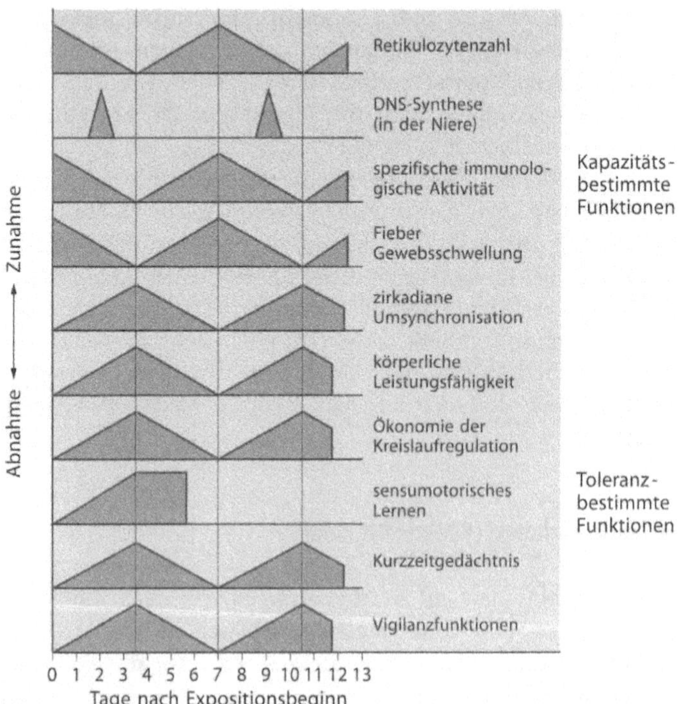

Abb. 1.27. Schematische Zuordnung verschiedener phasischer Funktionsänderungen zum Ablauf der adaptiven zirkaseptanen Periodik. Nach Ergebnissen der Literatur zusammengestellt. Einzelheiten s. Text. (Mod. nach Hildebrandt 1982 b)

der vegetativen Gesamtumschaltungen zugeordnet sind. Im oberen Teil sind die mehr kapazitätssteigernden Adaptate, im unteren Teil die mehr toleranzsteigernden Vorgänge bzw. deren Indikatoren angeordnet. Dabei ergibt sich, daß während der 1. Halbwelle der 7tägigen Periode ein Anstieg der toleranzbestimmten Parameter bei gleichzeitigem Rückgang der kapazitätsabhängigen Kompensationsleistungen erfolgt. Die hier zunehmende Trophotropie des vegetativen Systems hemmt durch toleranzsteigernde Mechanismen die reaktiven Belastungen im Sinne einer Refraktärphase und schafft damit zugleich die Voraussetzungen für eine Kapazitätssteigerung der Kompensationsleistungen in der folgenden Ergophase. In dieser gehen dann die Hemmungsmechanismen zurück zugunsten einer allgemeinen Aktivierung, die autonom geschützte Reserven aufschließt. Im Sinne des gegenseitigen Ausschlusses von Wachstum bzw. Regeneration und Leistung erfolgen auch die Zellteilungsschübe des kompensatorischen Wachstums unter dem Schutz der trophotropen Halbwellen.

Die periodische Gliederung der adaptiven Reaktion beruht demnach auf fortgesetzten vegetativen Umschaltungen zwischen Ergophasen und Trophophasen. Eine solche reaktive Periodik zeigt eine entscheidende Mitbeteiligung des Systems der unspezifischen Mitaktivierung und seiner reziprok-alternierenden Funktionsweise an. Diese ist zugleich als die eigentliche Triebkraft des Adaptationsprozesses zu betrachten (vgl. Hildebrandt 1982 b). Am Niveauverlauf der unspezifischen Aktivierung kann daher die Struktur der adaptiven Reaktion am übersichtlichsten dargestellt werden.

Wie Abb. 1.28 veranschaulicht, ist die Vorbedingung für die Auslösung einer adaptiven Reaktion in jedem Falle das Überschreiten der individuellen Kapazitätsgrenzen des Regelbereiches, das zur Auslösung einer sympathikoadrenalen generalisierten Mitreaktion führt (Alarmreaktion). Die für den Zustand vollständiger Anpassung maßgebende Spontanrhythmik, z. B. die Ta-

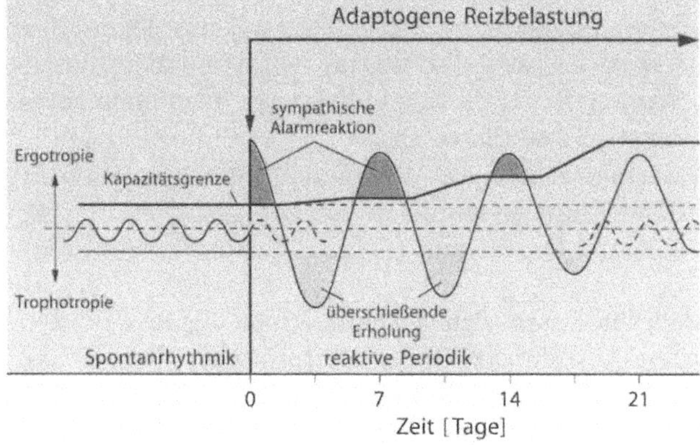

Abb. 1.28. Schematische Darstellung der Auslösung einer reaktiven Periodik durch einen adaptogenen Reiz (*rechte Bildhälfte*) aus dem Zustand einer vollständigen Adaptation mit ausschließlich spontaner Rhythmizität (*linke Bildhälfte*). Nähere Einzelheiten s. Text. (Nach Hildebrandt 1982 b)

gesrhythmik, wird nun überformt durch eine längerwellige Periodik mit wesentlich größerer Amplitude. Dadurch werden höhere ergophasische Kompensationsleistungen ermöglicht (Einsatz autonom geschützter Reserven), zugleich aber auch überschießende Erholungsvorgänge im Laufe der nachfolgenden Trophophasen, die wiederum die Voraussetzung für eine Erhöhung der Kompensationskapazität schaffen. Die Periodik setzt sich so lange fort, bis die ergotropen Phasen die mit jeder Welle angehobene Kapazitätsgrenze nicht mehr überschreiten und keine sympathikoadrenale Alarmreaktion mehr auslösen.

Diese Phasenfolge mit einer ersten trophotropen, durch toleranzsteigernde Mechanismen ermöglichten Refraktärphase, in der die adaptive Steigerung der Kompensationsleistungen für die nachfolgende ergotrope Phase vorbereitet wird, die wiederum erst in der folgenden ergotropen Phase zum Einsatz kommen, dürfte im Prinzip für alle periodischen Reaktionen zutreffen. Der Umfang der adaptiven Vorgänge ist von der jeweils führenden Periodendauer abhängig (Hildebrandt 1977 b, 1982 b). Die Zeitstruktur therapeutisch ausgelöster Reaktionen läßt daher Schlüsse auf die Natur der angesprochenen adaptiven Mechanismen zu (vgl. dazu Abb. 1.13, S. 45).

7.3 Einfluß der Reizparameter

7.3.1 Reizstärke

Der Einfluß der Reizstärke auf die Gestaltung der autonomen Reaktionen ergibt sich aus der hierarchischen Organisation des antwortenden Systems. Die bekannte empirisch begründete Arndt-Schulzsche Regel, nach der „schwache Reize die Lebenstätigkeit anfachen, mittlere Reize sie fördern, stärkere sie hemmen, stärkste sie aufheben“ (Hoff 1957), muß im Hinblick auf die adaptiven Komponenten der Reaktionen in Abhängigkeit von der Reizstärke sicher neu formuliert werden:

- Schwache Reize, an die der Organismus adaptiert ist, verhindern ein Absinken des normalen allgemeinen Adaptationsniveaus.
- Stärkere Reize, die das individuelle Adaptationsniveau überschreiten, lösen adaptive Reaktionen aus.
- Stärkste Reize, die die individuelle Adaptationskapazität überschreiten, führen zum „systemic stress“, zur adaptiven Erschöpfung und zur Schädigung des Organismus (z. B. Adaptationskrankheiten).

Zweifellos lassen sich auch innerhalb dieser drei Reizstärkenbereiche noch weitere Abstufungen treffen. Wichtiger ist aber, zu beachten, daß die Bewertung der objektiven physikalisch-chemischen Reizintensität allein keineswegs ausreicht, um die reaktiven Folgen im Organismus abzuschätzen. Deren Umfang hängt v. a. von der effektiven Größe der homöostatischen Störung, und zwar sowohl von deren Ausdehnung wie Amplitude ab (Abb. 1.29). Diese werden aber von einer ganzen Reihe weiterer Eigenschaften der Reizbela-

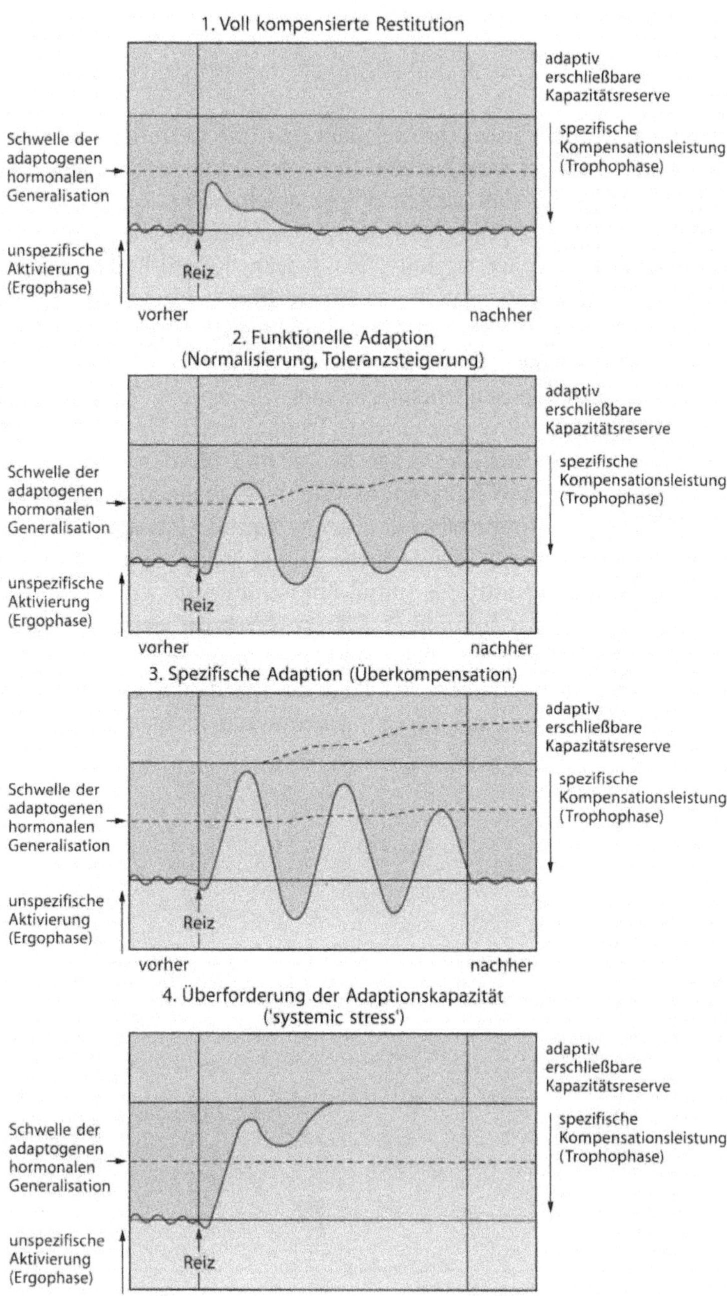

Abb. 1.29. Beispiele unterschiedlicher Reaktionsdynamik bei unterschiedlichen Reizintensitäten. (Nach Hildebrandt 1985 a)

stung mitbestimmt, von denen die zeitliche Dauer sicherlich die größte Bedeutung hat.

7.3.2 Reizdauer

Bezüglich des Einflusses der Reizdauer auf die Gestaltung der autonomen Reaktionen sind zwei verschiedene Gesichtspunkte zu berücksichtigen: zum einen die Tatsache, daß auch bei gleichbleibender Reizstärke effektive Erregung und Mitaktivierung mit der Zeit anwachsen können. So können sich bei zunächst peripher angreifenden Reizen die störenden Auswirkungen bei ungenügender Kompensation ins Innere hinein fortsetzen und durch die Erregung tieferer bzw. zentraler Rezeptorfelder Umfang und Stärke der unspezifischen Aktivierung mit der Zeit anwachsen lassen.

Diesen Verhältnissen entspricht nun die andere Tatsache, daß alle erregungsdämpfenden Prozesse in den Trophophasen des Reaktionsablaufs vom Organismus nicht beliebig lange ausgedehnt werden können. Sie sind vielmehr an die für jede Integrationsstufe vorgegebenen Zeitkonstanten der angeschalteten Funktionskreise, d. h. an bestimmte Phasendauern gebunden.

Kurze peripher angreifende Reize, zumal wenn sie durch differentiell empfindliche Erregungsprozesse initial überschießende Afferenzströme hervorrufen, lassen sich vom autonomen System durch die hemmenden und toleranzsteigernden Mechanismen der 1. Reaktionsphase leichter auf die niederen Integrationsstufen begrenzen. Bei längerer Reizdauer, die zu tatsächlicher Gefährdung führt, wird die Erregungshemmung nicht mehr sinnvoll oder gar gefährlich.

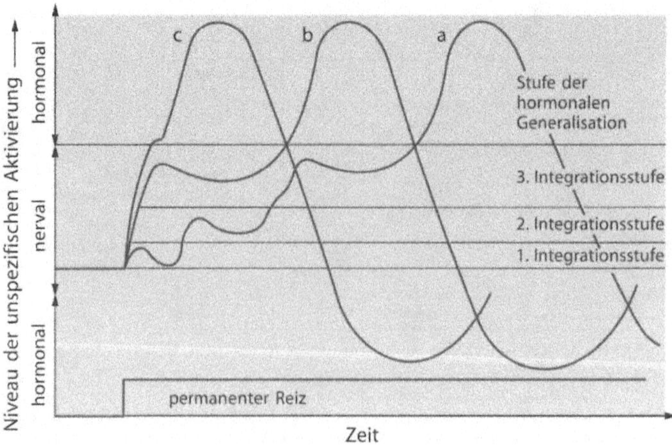

Abb. 1.30. Schematische Darstellung der Auslösung adaptiver Reaktionen bei permanenter Reizeinwirkung mit geringer (**a**), mittlerer (**b**) und hoher (**c**) Reizstärke. Die Kurven stellen den Verlauf der Stärke der unspezifischen Aktivierung dar (vgl. dazu Abb. 1.28, S. 69)

Permanente Reize, die eine hinreichende Stärke haben, führen demnach infolge der zeitlich begrenzten Wirksamkeit toleranzsteigernder Adaptate früher oder später zu umfassenderen vegetativen Reaktionen mit Ausbildung kapazitätssteigernder Adaptate (Abb. 1.30 a–c). Auf jeder Organisationsstufe kann dieser aufsteigende Prozeß allerdings vorübergehend bis zur Erschöpfung der auf dieser Ebene ausgelösten Kompensationsleistungen aufgehalten werden. Dadurch entsteht die charakteristische Sequenz der Adaptate im fortschreitenden Adaptationsprozeß.

Erst wenn Periodendauer und Amplitude der adaptiven Reaktion so groß sind, daß hinreichende Steigerungen der Kompensationskapazität während der Trophophasen aufgebaut werden können, kann der aufsteigende Ausweitungsprozeß angehalten werden und die Reaktion auf der erreichten Stufe in Form der periodisch fortgesetzten vegetativen Umschaltungen mit konstanter Periodendauer abklingen.

Permanente Reizbelastungen, wie etwa Klima- und Milieuwechsel (vgl. S. 65 ff.), dürften demnach besonders geeignet sein, adaptive Reaktionen auf hohen Integrationsstufen hervorzurufen, während kurzdauernde Reize (z. B. der Hydrotherapie) durch die adaptiven Toleranzsteigerungen der frühen Reaktionsabschnitte eher auf die unteren Integrationsstufen des autonomen Systems begrenzt werden können.

7.3.3 Reizintervall

Die im Reaktionsablauf eintretenden Schwankungen des unspezifischen Aktivierungsniveaus gehen auch mit Änderungen der Erregbarkeit des autonomen Systems gegenüber weiteren Reizen einher. Die Bereitschaft zu erneuter Reaktion kann dabei nicht nur von der absoluten Höhe des Niveaus, sondern auch differentiell von der Steilheit seiner Änderungen abhängig sein (Hildebrandt 1957; Hildebrandt u. Lowes 1972; Strempel 1975; Bestehorn 1980; u. a.).

Bei jeder Reaktion ist daher mit der nachfolgenden Rückkehr des unspezifischen Aktivierungsniveaus auf die Ausgangslage bzw. darunter eine vorübergehende Erregbarkeitsminderung im Sinne einer relativen Refraktärphase verbunden. Bei periodischem Verlauf kann das Aktivierungsniveau auch wieder ansteigen. So wird es verständlich, daß Reizwiederholungen in unterschiedlichen Abständen einmal zu verminderten Reizantworten, ein anderes Mal zu gesteigerten Reaktionsamplituden führen, wie dies z. B. bei serieller Auslösung der Cold-pressure-Reaktion nachgewiesen werden konnte (Strempel u. Tändler 1977) (Abb. 1.31). Prinzipiell gleiche Beobachtungen wurden auch bei längerwelligen Reaktionsabläufen gemacht (Hoff 1957).

Auch für die zirkaseptane Reaktionsperiodik im Verlauf von Bäder- und Klimakuren liegen bereits praktische Erfahrungen in dieser Hinsicht vor (vgl. S. 91 ff.). Hinreichend systematische Untersuchungen des Intervallproblems stehen aber noch aus. Diese wären dringend erforderlich, um der verbreiteten Ansicht des „Viel hilft viel“ bzw. „Öfter hilft mehr“ eine rationale therapeutische Zeitordnung entgegenzustellen (vgl. Hildebrandt 1980 b).

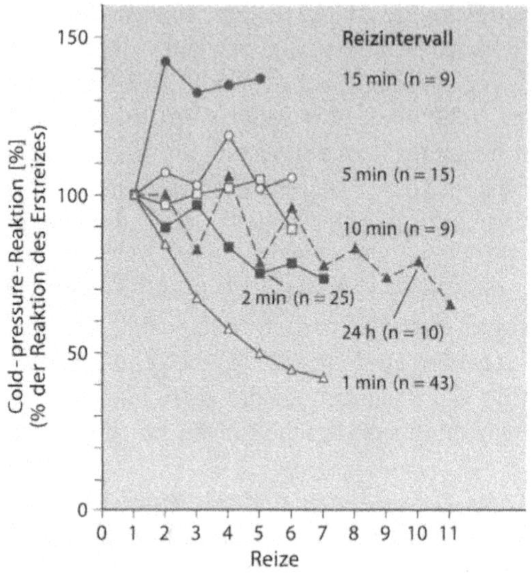

Abb. 1.31. Mittlerer Habituationsverlauf der diastolischen Cold-pressure-Reaktion bei Applikation von kalten Handbädern (4 °C, 1 min Dauer) in unterschiedlichen Zeitintervallen. Bei 15-min-Intervallen tritt eine Sensibilisierung ein, bei 24-h-Intervallen wird die Reduktion der Blutdrucksteigerungen nicht durch Habituation, sondern durch einen längerfristigen Mechanismus hervorgerufen. (Nach Strempel u. Tändler 1977)

Grundsätzliche Unterschiede scheinen hinsichtlich der Ausbildung toleranz- und kapazitätssteigernder Adaptate zu bestehen. So benötigen kapazitätssteigernde Adaptate eine möglichst gleichmäßig anhaltende Reizbelastung. Werden Dauerbelastungen intermittierend unterbrochen, so ist eine größere Gesamtexpositionszeit erforderlich, um denselben spezifischen Adaptationserfolg zu erreichen (vgl. Adolph 1964; Brück 1969). Sehr kurze Expositionszeiten bei Intervallbelastung erbringen überhaupt keine spezifischen Anpassungen mehr, sondern führen nur noch zu unspezifischen toleranzsteigernden Vorgängen, die vornehmlich die nerval-afferenten Prozesse betreffen (vgl. dazu Abb. 1.17, S. 53).

Die umfangreichen tierexperimentellen Erfahrungen der Literatur über die Bedeutung des Zeitfaktors für die adaptiven Modifikationen (Literaturübersicht bei Hildebrandt 1967c; vgl. auch Abb. 1.17, S. 53) sind für therapeutische Zwecke nicht unmittelbar übertragbar, weil bei intermittierenden Reizbelastungen die Reizdauern meist weit über denen liegen, die bei der therapeutischen Nutzung adaptiver Reaktionen in Betracht kommen.

7.3.4 Reizqualität

Im Prinzip kommt allen Reizen, die den Organismus affizieren können, auch die Fähigkeit zu, adaptive Modifikationen auszulösen. Dabei bestehen allerdings Unterschiede in der Fähigkeit der Reizmodalitäten, pathisch-autonome bzw. unspezifisch aktivierende Mitreaktionen auszulösen (vgl. S. 9f), die ja die Triebkraft der adaptiven Reaktionen darstellen.

Eine wichtige Besonderheit der therapeutisch genutzten Reizmodalitäten besteht sicherlich darin, daß das ihnen entsprechende Adaptationsniveau beim zivilisierten Menschen durchweg sehr niedrig ist (z. B. thermische Verweichlichung, Bewegungsarmut). Daher können auch begrenzte therapeutische Reizexpositionen bereits adaptive Prozesse auslösen. Speziell im Rahmen der Balneotherapie wird der Organismus darüber hinaus oft chemischen Reizqualitäten exponiert, die für ihn absolut neuartig sind (z. B. Mineralbäder) (vgl. dazu Kap. 5.31, S. 265 ff.).

7.4 Individuelle Einflüsse auf das adaptive Verhalten (Adaptationstypologie)

Erfahrungsgemäß treten auch bei gleicher adaptogener Reizbelastung erhebliche interindividuelle Unterschiede im adaptiven Verhalten auf. Diese sind einerseits durch die individuelle Vorgeschichte, d. h. durch das bestehende Adaptationsniveau bedingt. Andererseits muß aber auch mit stärker konstitutionell verankerten Unterschieden der autonomen Reaktionsdynamik gerechnet werden.

Eine wichtige Dimension von Adaptationstypen ist die mehr oder weniger ausgeprägte Neigung zur hormonalen Generalisation der unspezifischen Aktivierungsreaktion als Vorbedingung zur Einleitung längerfristiger adaptiver Prozesse. Maßgebend dafür ist die individuelle Verfügbarkeit von toleranzsteigernden Adaptaten, die erregungsdämpfend bzw. reizabschwächend wirken (vgl. Abb. 1.18, S. 54). Diese Unterschiede der unspezifischen Reagibilität sind wohl am ehesten mit dem Begriffspaar Sympathikotonie und Parasympathikotonie zur Deckung zu bringen.

Unter permanenter Reizbelastung, wie z. B. bei der Kurbehandlung, wäre von dieser unterschiedlichen Empfindlichkeit und Neigung zur Generalisation ein Einfluß auf die zeitliche Latenz der 1. Reaktionsphase bis zum Beginn der ergotropen Auslenkung im Ablauf des adaptiven Prozesses zu erwarten, d. h. eine Beeinflussung der Phasenlage der adaptiven Reaktion (vgl. auch Reaktionstypenlehre; Hildebrandt 1980 b).

Auch in einer anderen Hinsicht sind individuelle Unterschiede des adaptiven Reagierens zu erwarten. Diese betreffen die Qualität bzw. mehr oder minder starke Betonung der ergophasischen und trophophasischen Abschnitte. Bei stärkerer ergotroper Neigung wird eine Tendenz zu mehr aktiver Bewältigung der adaptogenen Reizbelastung durch autonome Kompensationsleistungen und Verhaltensantriebe im Vordergrund stehen. Bei mehr trophotroper Einstellung wird dagegen die Ausnutzung der passiven toleranzsteigernden und kapazitiven Schutzmechanismen dominieren. Eine Betonung der ergotropen Kompensationsmechanismen läßt wegen der stärkeren Ausnutzung und schnelleren Erschöpfung eine zeitliche Verkürzung der Ergophasen erwarten, woraus insgesamt eine kürzere Periodendauer der generalisierten Reaktion resultieren müßte. Umgekehrt muß die sparsamere Nutzung der ergotropen Mechanismen durch den stärkeren Einsatz von toleranzsteigernden Adaptaten zu längeren Ergophasen mit entsprechender Änderung der Gesamtperiodendauer führen.

Tatsächlich liegen gerade für diese Dimension einer Adaptationstypologie bereits umfangreiche Erfahrungen vor. So überwiegt im Verlauf von Bäder-

und Klimakurbehandlungen bei ergotroper Einstellung der Patienten eine etwa 7tägige Reaktionsperiodik, während bei trophotrop eingestellten Patienten eine längere Periodendauer von etwa 9–10 Tagen im Vordergrund steht (vgl. S. 162ff.). Auch die jahresrhythmischen Spontanschwankungen zwischen einer mehr ergo- und trophotropen Einstellung des Organismus gehen mit einer entsprechenden Verschiebung der dominierenden Periodendauern im Kurverlauf der Funktionsgrößen einher (vgl. S. 176ff.). Naturgemäß sind die individuellen adaptiven Eigenschaften auch vom Lebensalter abhängig, auch geschlechtsspezifische Unterschiede sind zu erwarten.

8 Die therapeutische Nutzung adaptiver Reaktionen

8.1 Allgemeine Vorbemerkungen

Die allgemeine Erfahrung lehrt, daß der Organismus nicht nur die Fähigkeit zu adaptiven Reaktionen hat, sondern adaptive Prozesse auch zu seiner gesunden Existenz ständig benötigt (vgl. Prosser 1964, 1982; Peter 1971). Gesundheit ist u. a. dadurch gekennzeichnet, daß gegenüber den alltäglichen Reizerlebnissen ein bestimmtes Adaptationsniveau aufrechterhalten wird, woran mehr oder weniger alle Adaptatqualitäten beteiligt sind (vgl. z. B. den Begriff der „Abhärtung"; Brück 1969).

Diese Vorstellungen werden auch durch tierexperimentelle Erfahrungen gestützt. Schon der Vergleich des reaktiven Verhaltens von Versuchstieren, die unter natürlichen Bedingungen im Freien gehalten oder im Laboratorium aufgezogen werden, ergibt, daß ein adaptiv beanspruchter Organismus allgemein widerstandfähiger ist, wobei insbesondere die Erregbarkeit des sympathikoadrenalen Systems geringer ist (Literaturübersicht bei Brück 1969; Peter 1971). Weiter konnte gezeigt werden, daß intermittierende Reizbelastung auch die Resistenz gegenüber schädigenden Noxen einschließlich ionisierender Strahlen erhöht (Ordy et al. 1967), die biologischen Alterungsvorgänge hemmt und zu einer Verlängerung der Lebensdauer führen kann. Zahlreiche weitere Erfahrungen, insbesondere auch hinsichtlich einer Beeinflussung der Infektionsresistenz durch verschiedenartige adaptogene Reizbelastungen, zeigen, daß jede adaptive Reaktion einen Beitrag zu einem allgemeinen Adaptationsniveau des Organismus liefert, das seine Leistungs- und Widerstandsfähigkeit bestimmt.

Auf der anderen Seite besteht kein Zweifel daran, daß adaptive Prozesse letzten Endes immer auf Spezifität und Spezialisierung zielen, indem sie den Organismus gegenüber einem bestimmten adaptogenen Reiz widerstandsfähiger machen. Hoch spezifische Adaptate bedeuten einseitige Fähigkeiten und können im Sinne negativer Kreuzeffekte zu verminderter Leistungs- und Widerstandsfähigkeit gegenüber anderen Reizbelastungen führen. So kommen z. B. die für ein Dauerleistungstraining typischen Adaptate der Fähigkeit zu Muskelkraftleistungen nicht zugute, während die durch Krafttraining erzielte

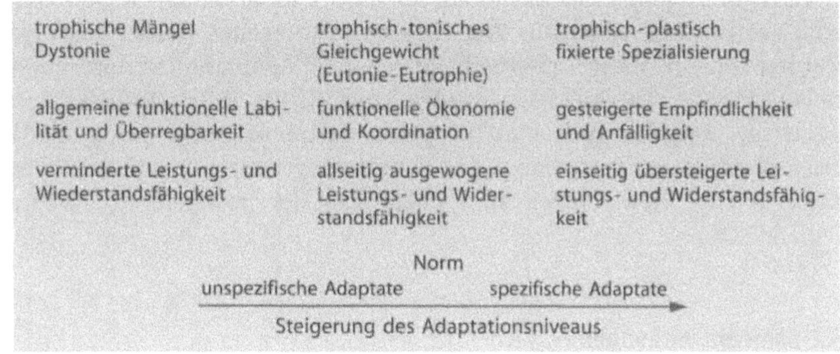

Abb. 1.32. Schematische Übersicht über die mit einer Verschiebung des Adaptationsniveaus verbundenen Veränderungen. Einzelheiten s. Text

Muskelhypertrophie die Dauerleistungsfähigkeit herabsetzt. Hinzukommt, daß spezialisierte Systeme allgemein als anfälliger gelten müssen (vgl. Hildebrandt 1965 a; Brück 1969).

Vom Standpunkt der physiologischen Adaptation ist Gesundheit demnach durch eine gewisse mittlere, runde Ausgewogenheit des Adaptationsniveaus gekennzeichnet, die einerseits die Folgen eines Mangels an adaptogenen Reizen und andererseits hochgradige Spezialisierungen auf einzelne adaptogene Höchstbelastungen vermeidet (Abb. 1.32).

Da die Spezifität der Adaptate erst im zeitlichen Verlauf des Adaptationsprozesses zunimmt (vgl. S. 50), ergeben sich für die therapeutische Handhabung adaptogener Reize wichtige allgemeinere Grundsätze (vgl. Hildebrandt 1985 a). Dabei kommt dem Zeitfaktor und speziell dem zeitlich begrenzten Einsatz der Reize eine entscheidende Bedeutung zu. Das Ziel der Therapie wird in der Regel in einer Hebung des allgemeinen Adaptationsniveaus sowie einer Deadaptation zu hochgradig spezialisierter Adaptate und adaptiver Fehlleistungen (Dysadaptation) bestehen, um die gekennzeichnete mittlere Ausgewogenheit wiederherzustellen. Diese ist zugleich Norm und funktionelles Optimum (vgl. Hildebrandt 1960 b, 1961), so daß die Vorgänge der Normalisierung dabei besonders beachtet werden müssen (vgl. S. 119 ff.). In bezug auf den trophischen Zustand der Skelettmuskulatur konnte neuerdings nachgewiesen werden, daß der Organismus im Bereich der Norm (Eutrophie) gegenüber Veränderungen des Adaptationsniveaus besonders resistent ist (Christ et al. 1980).

Natürlich zeigt sich dieses therapeutische Ziel auf den verschiedenen Funktionsebenen und in den verschiedenen Systemen in unterschiedlicher Form. So gilt es z. B. im Bereich der immunologischen Leistungen des Organismus, zugleich die allgemeine unspezifische Resistenz zu steigern und die Überempfindlichkeit hoch spezialisierter Adaptate (z. B. bei Allergosen) abzubauen. Die gezielte Entwicklung spezifischer Adaptate kann demgegenüber nur in besonderen Fällen, z. B. bei isolierten Leistungsausfällen einzelner Funktionen und Organe, therapeutisches Ziel einer Adaptationsbehandlung sein.

Auch in diesem Zusammenhang sei noch einmal darauf hingewiesen, daß adaptive Prozesse nicht nur von äußeren adaptogenen Reizen hervorgerufen werden können. Wenn Krankheit allgemein als Adaptationsverlust bzw. Adaptationsstörung charakterisiert werden kann (Grote 1961), schließt die therapeutische Aufgabe auch eine adaptive Harmonisierung durch die innere wechselseitige Beanspruchung der Funktionssysteme mit ein. Hier bestehen zugleich enge Beziehungen zum Phänomen der positiven Kreuzadaptation (vgl. S. 52ff.).

8.2 Immediatwirkungen

Immediateffekte wurden früher häufig nach Art pharmakodynamischer Wirkungen allein zur Erklärung der therapeutischen Erfolge der Bäder- und Klimabehandlung herangezogen. Durch die modernen Anschauungen über das adaptive Verhalten der Regulationssysteme bei iterativer und chronischer Reizbelastung haben solche Vorstellungen allerdings stark an Bedeutung verloren. So wurde z. B. die blutdrucksenkende Wirkung der CO_2-Bäderkur bei arteriellem Hochdruck unmittelbar aus der im CO_2-Bad selbst eintretenden Blutdrucksenkung abgeleitet, die im wesentlichen durch chemische Direktwirkung auf die Kreislaufperipherie hervorgerufen wird. Dabei wurde nicht berücksichtigt, daß einerseits schon kurz nach dem Bad der Blutdruck über das Ausgangsniveau hinaus erhöht sein kann und zum anderen die blutdrucksenkende Wirkung der folgenden Bäder modifiziert wird. Immerhin fehlt es auch heute noch nicht an Versuchen, den Erfolg einer iterativen Reizbelastung als Summation der kurzzeitigen Immediatwirkungen jeder einzelnen therapeutischen Applikation zu verstehen, ohne die Gesetzmäßigkeiten adaptiver Modifikationen in Betracht zu ziehen. Dadurch werden die quasipharmakodynamischen Effekte der Bäder- und Klimatherapie immer noch überwertet (vgl. Hildebrandt 1980 c, d).

Trotzdem können Immediatwirkungen therapeutisch sinnvolle Effekte haben. Dies gilt v. a. für die vorübergehenden Steigerungen der Gewebedurchblutung, wie sie entweder direkt, z. B. durch lokale Gewebeerwärmung und lokal-chemische Reizwirkungen, oder indirekt über konsensuelle Reflexmechanismen erzielt werden können. Auch sekretionssteigernde, sekretolytische, chemisch-osmotische Effekte, mechanische Spülwirkungen und dergleichen können bereits primär durch Immediatreaktionen, d. h. ohne Mitwirkung adaptiver Modifikationen (Sekundärwirkungen) therapeutische Bedeutung haben.

Bei den meist kurzen Anwendungszeiten ist die Dauer der Immediatwirkungen in der Regel nur begrenzt, es sind aber positive Folgewirkungen möglich, z. B. durch die vorübergehende Verbesserung der lokalen Stoffwechselverhältnisse, die geeignet sein kann, einen Circulus vitiosus (z. B. die sog. Schmerzspirale) zu durchbrechen, oder durch Entlastung anderer Fehlregulationen. Möglicherweise kommt der vorübergehenden Steigerung der Sauerstoffversorgung in diesem Zusammenhang eine besondere Bedeutung zu.

8.3 Spezifische Adaptate

Wenn man davon ausgeht, daß die Spezialisierung der Leistungssteigerungen erst im späteren Verlauf adaptiver Prozesse zunimmt, daß die Kurbehandlung mit ortsgebundenen Reizen immer nur einen zeitlich recht begrenzten Abschnitt darstellt, und daß die adaptogene Reizkonstellation der Kur stets sehr komplexer Natur ist, so ist zu erwarten, daß die Ausbildung hochspezifischer Adaptate nur in sehr begrenztem Umfange sinnvoll genutzt werden kann. Sie kommt in erster Linie dort in Betracht, wo isolierte Unterfunktions- und Schwächezustände von Organen vorliegen (z. B. bei der Rehabilitation). Wesentliche Überschreitungen der normalen Funktionskapazität (vgl. dazu Abb. 1.32, S. 77) erscheinen als Behandlungsziel allerdings sinnlos, wenn nicht zugleich eine fortdauernde erhöhte Beanspruchung nach Abschluß der Kurbehandlung gewährleistet werden kann (vgl. Baier u. Rompel-Pürckhauer 1980). Häufig stellt aber die erreichte Steigerung der Leistungsfähigkeit im täglichen Leben die Voraussetzung dafür her, daß die adaptiv gesteigerte Funktionskapazität auch genutzt wird und dadurch erhalten bleibt bzw. weiterentwickelt wird. Bei der therapeutischen Ausbildung spezifischer Adaptate wird es in der Regel auf eine trophisch-plastische Fixierung des Ergebnisses ankommen, so daß u. U. recht langfristige adaptogene Reizbelastungen erforderlich werden können.

Unter diesen Gesichtspunkten kommt eine therapeutische Nutzung spezifischer Adaptate z. B. in folgenden Fällen in Betracht: Muskelkrafttraining bei pathologischer Muskelschwäche, wie etwa in der Verletzungsnachbehandlung, oder Ausdauertraining bei gleichzeitiger Hebung der Bewegungsfreude und Sicherstellung entsprechend gesteigerter Beanspruchung nach der Kur. Im Rahmen der üblichen Kurbehandlungsdauer ist kaum zu befürchten, daß die gezielte Auslösung spezifischer Adaptate bereits die günstigen Allgemeinwirkungen der funktionellen Adaptationstherapie gefährdet und zur Anfälligkeit durch Spezialisierung führt.

8.4 Therapeutische Nutzung von Deadaptationen

Der Entzug eines adaptogenen Reizes ist in der Praxis meist mit der gleichzeitigen Applikation neuer oder veränderter Reizbelastungen verbunden, so daß es schwierig ist, die isolierte (spezifische) Deadaptation als Folge des Reizentzuges zu kontrollieren. Die Wechselwirkung adaptiver und deadaptiver Prozesse im selben Organismus ist bisher nicht hinreichend erforscht. Experimentelle Ergebnisse belegen, daß die Kinetik der Adaptatrückbildung in der Regel eine andere ist als die der Ausbildung (Adolph 1964).

Es ist eine wichtige Frage, inwieweit sich eine therapeutische Deadaptation so gestalten läßt, daß gleichzeitig mit der Rückbildung spezifischer Adaptate unspezifische Mechanismen verstärkt werden und an ihre Stelle treten. Insbesondere im Bereich der immunologischen Adaptationen ist dieses Prinzip der Desensibilisierung von Bedeutung. Es muß aber geprüft werden, ob sich dieses Prinzip der spezifischen Deadaptation unter dem Schutz einer wachsenden unspezifischen Resistenz verallgemeinern läßt. Dies würde bedeuten, daß man Schonung als therapeutisches Prinzip immer nur partiell und gezielt einsetzen und zugleich andersartige, möglichst breite adaptogene Reizbelastungen zur Ausbildung toleranzsteigernder Mechanismen verordnen sollte. Es ist auffallend, daß ein solches Vorgehen bei der Kurbehandlung mit ihrer typischen Konstellation von Reiz- und Schonfaktoren mit kontinuierlicher und intermittierender Applikation bereits verwirklicht wird (vgl. dazu Abb. 2.1, S. 85).

Von besonderer Bedeutung ist der therapeutische Einsatz von Deadaptationen durch gezielte Schonung in Fällen, wo vorhergehende Reizbelastungen zu Störungen des Adaptationsprozesses, zu fixierten Dysadaptationen und zu Adaptationskrankheiten geführt haben (vgl. dazu Jungmann 1969a). Auch hier fehlen experimentelle Grundlagen, um entscheiden zu können, ob die Rückbildung von Dysadaptationen durch gleichzeitige Auslösung neuer adaptiver Prozesse gefördert oder erschwert wird.

Im übrigen ist die Einleitung deadaptiver Vorgänge stets ein besonders verantwortungsvoller Vorgang. Dafür sprechen z. B. die umfassenden Folgen, die von einer so einfach erscheinenden adaptationstherapeutischen Maßnahme wie der Bettruhe ausgehen können (Literaturübersicht bei Jungmann 1969a). Nach 3wöchiger Bettruhe vermindert sich die zirkulierende Blutmenge um 10%, die Blutplasmamenge sogar um 15%, während das Herzvolumen um 17% abnimmt (Taylor et al. 1945, 1949); hinzu kommen die bereits nach wenigen Tagen einsetzenden beträchtlichen Kalziumverluste aus den Knochen. Bei Ruhigstellung der Skelettmuskulatur beträgt die wöchentliche Maximalkraftreduktion im Durchschnitt 15% (Literaturübersicht bei Hettinger 1972; Gutenbrunner 1990c).

Die Schonfaktoren des Kurortes (z. B. Luftreinheit, Lärmarmut, Fehlen von Zeitdruck und arbeitsplatzspezifischen Belastungen) werden zumeist nur im Sinne einer entlastenden Ausschaltung von Störgrößen gewertet. Der Gesichtspunkt, daß ihre zeitweilige Eliminierung deadaptive Vorgänge nach sich zieht, die bei der Rückkehr ins alte Milieu erneut umgekehrt werden und u. U. eine Readaptation unter ungünstigeren Voraussetzungen erfordern, wird bisher weniger beachtet. Insbesondere bei Nacht- und Schichtarbeitern ist diese Problematik nicht zu übersehen, zumal festgestellt wurde, daß der Kurverlauf hier Besonderheiten aufweist (Baier 1975). Es ist anzunehmen, daß auch in der Auseinandersetzung des Organismus mit den zahlreichen toxischen und pathogenen Faktoren des Lebens in der Industriegesellschaft adaptive Toleranzsteigerungen eine wichtige Rolle spielen, deren nur vorübergehende Deadaptation von zweifelhaftem Wert sein kann (vgl. Hildebrandt u. Hensel 1982). Dies gilt im Prinzip auch für den vorübergehenden Entzug von Genußgiften, wie er häufig im Rahmen der Kurortbehandlung angestrebt wird (vgl. Kleinert 1974; Hammer 1989). Als Grundregel muß jedenfalls gelten, daß therapeutische Deadaptationen nach Möglichkeit mit einer dauerhaften Ausschaltung der spezifischen adaptogenen Belastungen verbunden werden sollten.

8.5 Unspezifische funktionelle Adaptation und positive Kreuzadaptation

Bei der therapeutischen Nutzung adaptiver Prozesse kommt dem Bereich der funktionellen, noch wenig spezifischen Adaptate sowie den trophischen Modifikationen die vorrangige Bedeutung zu (vgl. dazu Tabelle 1.7, S. 48). Dies besagt einerseits, daß die adaptogenen Reizbelastungen so gestaltet werden müssen, daß die adaptiven Reaktionen noch vorwiegend im funktionell-trophischen Stadium bleiben, und andererseits, daß infolge der dabei noch häufigen positiven Kreuzeffekte den therapeutischen Reizbelastungen ein erheblicher unspezifischer Wirkungsanteil zukommt.

Die durch unspezifische Adaptate erzielbare Leistungs- und Resistenzsteigerung beruht in erster Linie auf einer Verbesserung und Ökonomisierung der autonomen Regulationen. Grundlage dafür ist eine Verminderung der Erregbarkeit des sympathikoadrenalen Systems. Eine solche Absenkung des unspezifischen Aktivierungsniveaus, die den Schwellenabstand zur hormonalen Generalisation vergrößert (vgl. Abb. 1.28, S. 69), ist als unspezifische Folge systematischer Reizbelastungen in Tierversuchen mehrfach belegt (Literaturübersicht bei Brück 1969; Peter 1971). Auch in fortgeschrittenen Adaptationsstadien, z. B. unter Kältebelastung, kann die Abschwächung der unspezifischen Mitaktivierung noch eine dominierende Rolle spielen (Pfleiderer 1964; vgl. auch Hartley et al. 1972 a, b).

Untersuchungen von Hauss et al. (1968) haben gezeigt, daß auch die unspezifische Mesenchymreaktion, die ein allgemeines pathogenetisches Prinzip darstellt und durch verschiedene Belastungen ausgelöst wird, durch unterschiedliche adaptogene Reizbelastungen gedämpft werden kann. Hier dürfte sich ein weiterer grundlegender Aspekt der unspezifischen Adaptationen als therapeutisches Instrument eröffnen. Auch die Streßulkusbildung kann nach neueren tierexperimentellen Erfahrungen durch unspezifische adaptogene Reizbelastungen verhindert werden (Lorenz et al. 1975).

Die adaptiven Veränderungen auf zellulärer Ebene bieten gleichfalls die Möglichkeit positiver Kreuzeffekte bzw. unspezifischer Resistenzsteigerungen. So fand Barbashowa (1964), daß Gewebe von an Sauerstoffmangel adaptierten Tieren nicht nur gegenüber Faktoren, die den oxidativen Stoffwechsel hemmen, resistenter sind, sondern auch gegenüber einer ganzen Reihe weiterer Faktoren. Eine solche unspezifische Steigerung der Zellresistenz soll auf erhöhter Resistenz der Proteinstrukturen sowie auf einer Verbesserung der Regulationsleistungen beruhen, wobei adaptive Enzyminduktionen eine wesentliche Rolle spielen. Auch nach Kälte- und Hitzeadaptation wurden unspezifische Resistenzzunahmen des Gewebes nachgewiesen (Literaturübersicht bei Barbashowa 1964; Peter 1971).

Angesichts der großen Bedeutung, die eine allgemeine Steigerung der Regulationsleistungen sowohl für die adäquate Beantwortung äußerer Reizbelastungen als auch für die Neuordnung des inneren Milieus haben muß, ist die Auslösung einer adaptiven unspezifischen Toleranzsteigerung (im Sinne der „Abhärtung") auch besonders für präventive Zwecke empfohlen worden (Brück 1969; Franke 1973).

Naturgemäß zeigt sich eine Verbesserung der Regulationen auch in einer strengeren Einstellung der Funktionsgrößen auf den Normalbereich (Normalisierung; vgl. S. 119ff.) sowie einer verbesserten Koordination an.

Von den zahlreichen positiven Kreuzadaptationen, wie sie heute v. a. für therapeutisches körperliches Training und thermische Reizbelastungen nachgewiesen sind, interessieren die Mitreaktionen des Immunsystems und die Beeinflussung der gesamten Abwehrlage des Organismus in besonderem Maße. So wurden z. B. im Tierversuch nach Adaptation an Kälte und Sauerstoffmangel sowie nach körperlichem Training Steigerungen der Infektresistenz beobachtet (Literaturübersichten bei Brück 1969; Peter 1971; vgl. Scheibe 1994).

Von großer praktischer Bedeutung ist die adaptive Beeinflussung hyperergischer und allergischer Reaktionsweisen. Schon die Tatsache, daß eine Aktivierung der Nebennierenrindenfunktion Bestandteil jeder generalisierten adaptiven Reaktion ist (vgl. Sayers 1950), läßt unspezifische desensibilisierende Effekte erwarten. Weitere Kreuzeffekte können über die Mediatoren der Immunreaktionen oder durch Resistenzsteigerungen auf Gewebe- und Zellebene zustandekommen. Die experimentell mögliche Unterdrückung spezifischer Immunantworten durch Überwärmung und Hypoxie dürfte allerdings auch auf Immediatwirkungen zurückzuführen sein (Literaturübersichten bei Peter 1971; Schmidt 1975; Bühring 1990).

Es liegen zahlreiche Belege dafür vor, daß die adaptogene Reizkonstellation bei Bäder- und Klimakuren im Prinzip geeignet ist, unspezifische und im Sinne positiver Kreuzeffekte wirksame Verbesserungen von Resistenz, Leistungsfähigkeit und Reaktivität der körpereigenen Abwehr hervorzurufen. Allerdings handelt es sich dabei überwiegend um schon ältere Untersuchungen, bei denen Veränderungen von Phagozytosefähigkeit, Opsonin- und Antikörpertiter, Properdingehalt, Histamingehalt, Komplementgehalt u. a. bei Mineral- und Peloidbädern, Trinkkuren sowie bei See- und Gebirgsklimakuren nachgewiesen wurden (Literaturübersichten bei Pfannenstiel 1953; Jungmann 1962; Peter 1971; vgl. auch Gilsdorf et al. 1990).

Das häufig genannte Beispiel einer positiven therapeutischen Kreuzadaptation, wonach Liegekuren im Seeklima zu einer Steigerung von Muskelkraft und Muskeltrophik führen („training en repos") (vgl. Haeberlin u. Goeters 1954; Jungmann 1962), erfährt durch neuere experimentelle Erfahrungen über die trophische Funktion der vegetativen Muskelinnervation eine interessante Beleuchtung (Mendez et al. 1970) und muß nicht etwa auf unbemerkt vermehrte Spannungsreize zurückgeführt werden (vgl. Rosemann 1982; Sorge 1982).

Von Bedeutung ist schließlich die Frage, inwieweit therapeutisch eingeleitete funktionell-adaptive Prozesse auch die spezifische Adaptationsfähigkeit steigern können. Nach Ansicht von Brück (1969) kann bereits ein Organismus, dessen überschießende Erregbarkeit des vegetativ-hormonalen Systems durch unspezifische Adaptation gedämpft wurde, als „geübt in Anpassung" angesehen werden. Seine Fähigkeit auch zu spezifischer Anpassung sei dadurch erhöht, daß die Gefahr blockierender Effekte auf die spezifische Adaptatbildung durch „systemic stress" geringer sei. Demnach muß der Wert einer Adaptationstherapie nicht nur an der Steigerung des Adaptationsniveaus, sondern auch an der Zunahme der Adaptationskapazität beurteilt werden (vgl. Hildebrandt 1976a).

9 Spezifität und Unspezifität therapeutischer Reaktionen

In der Literatur wird die Auslösung spezifischer und unspezifischer Wirkungen häufig auf die Anwendung sog. spezifischer und unspezifischer Reize zurückgeführt. Letzten Endes bestimmen aber weder die qualitativen noch die quantitativen Eigenschaften der Reize Spezifität oder Unspezifität, vielmehr entscheidet darüber erst die Charakteristik der Reaktionen.

Die Analyse der Reaktionsstruktur hat ergeben, daß jede Reaktion der Tendenz nach spezifische und unspezifische Anteile enthält. Die Entscheidung darüber, ob eine therapeutische Reaktion als spezifisch oder unspezifisch angesehen werden kann, ist daher nur in dem Sinne möglich, inwieweit die spezifischen oder unspezifischen Reaktionsanteile überwiegen und die Dynamik der Reaktion bestimmen.

Der *unspezifische Anteil* einer Reaktion entspricht jeweils der Antwort des Systems der unspezifischen Aktivierung, des sympathikoadrenalen Systems. Diese ist abhängig vom Umfang der reizbedingten Störung und maßgebend für die Dimensionierung der Kompensationsleistungen der Regeleinrichtungen, indem die Aktivierung diejenige Stufe der Generalisation erreicht, die für die Einschaltung der jeweils erforderlichen Organisationsebene des autonomen Systems geeigent ist. Zugleich steigert sie die Empfindlichkeit der kompensierenden Funktionskreise. Der unspezifische Reaktionsanteil stellt somit die eigentliche Triebkraft der Reaktionen dar und gestaltet die Reaktionsdynamik, indem er die Größenordnung der aktivierten Kompensationsleistungen bestimmt. Die reziprok-alternierende Funktionsweise des unspezifischen Aktivierungssystems stellt dabei sicher, daß jeder Phase mit irradiierender Expansion der unspezifischen Aktivierung eine Phase mit überwiegender spezifischer Kompensation und entsprechender Eindämmung der Erregung folgt. Die Phasendauer (Periodendauer) dieses Alternierens wird davon bestimmt, auf welcher Stufe der hierarchischen Organisation des autonomen Systems und mit welchen Zeitkonstanten der reagierenden Funktionskreise die Kompensation gelingt.

Der *spezifische Anteil* einer Reaktion entspricht der Kompensationsleistung der Regeleinrichtungen, gleichgültig auf welcher Stufe der autonomen Organisation diese gesteuert wird. Der spezifische Anteil kann also sowohl akut gegenregulatorischen Charakter haben als auch adaptive Modifikationen umfassen, wobei allerdings der Zeitbedarf und damit die Phasendauer charakteristische Unterschiede aufweisen (vgl. S. 52ff.). Der spezifische Reaktionsanteil wirkt demnach infolge seiner Kompensationsleistungen eindämmend auf den Störungsumfang und daher dämpfend auf den unspezifischen Reaktionsanteil. Die unspezifische Aktivierung wirkt dieser Tendenz aber entgegen, indem sie die spezifisch reagierenden Systeme ausweitet und zu umfassenderen Mitreaktionen einzuschalten versucht.

Im alternierenden Wechselspiel zwischen unspezifischen und spezifischen Reaktionsanteilen überwiegt zu Beginn der Reaktion jeweils der unspezifische Anteil, er wird aber im Laufe der zunehmenden Kompensationsleistungen fortschreitend zurückgedrängt, bis die Reaktion gedämpft abgeklungen ist. Je nach der Leistungsfähigkeit bzw. Leistungssteigerung der spezifisch kompensierenden Systeme kommen daher bei einer bestimmten Störungsgröße Reaktionsverläufe von unterschiedlicher Dynamik vor. Dabei kommt die Spezifität der Reaktion im Dämpfungsgrad zum Ausdruck (vgl. dazu Hildebrandt 1985 a).

Pharmakodynamische Wirkungen können in dem Sinne spezifisch genannt werden, als sie eine unspezifische Mitaktivierung nach Möglichkeit vermeiden und unmittelbare Eingriffe in die spezifischen Funktionskreise darstellen, wo sie verstellend wirken. Die meist unvermeidbare unspezifische Mitaktivierung wird dabei als Nebenwirkung deklariert (vgl. Königer 1929).

Therapeutische Verfahren, die in erster Linie auf adaptive Modifikationen zielen und diese therapeutisch nutzen wollen, müssen daher zumindest initial einen hohen unspezifischen Reaktionsanteil erreichen. Dabei sind allerdings nicht extrem hohe Reizstärken erforderlich, um adaptive Antworten der höheren Integrationsstufen des autonomen Systems auszulösen, vielmehr sind dazu eher die für Kurbehandlungen charakteristischen Reizserien und kontinuierlichen Reizbelastungen geeignet (vgl. dazu S. 85 ff.).

Kapitel 2: **Die Kur – Kurverlauf, Kureffekt und Kurerfolg**

G. Hildebrandt und Chr. Gutenbrunner

1 Reizanordnung

Die während einer Kurbehandlung mit balneologischen und klimatischen Mitteln auf den Patienten einwirkenden Reize sind so vielfältig, daß eine vollständige Analyse kaum möglich ist. Außer den Klima- und Milieureizen im weitesten Sinne, den verschiedenen Therapieanwendungen selbst, der diätetischen Umstellung und der zeitlich neugeordneten Lebensweise (Tageslauf, Kurregime) kommen auch verschiedene psychosoziale Faktoren in Betracht, unter denen das Arzt-Patient-Verhältnis und die Beziehungen zum Pflege- und Behandlungspersonal, bis hin zur kontrollierten Psychotherapie, eine wichtige Rolle spielen. Dabei ist die effektive Intensität aller Reizeinwirkungen in erster Linie vom Kontrast zur gewohnten Ausgangssituation abhängig und muß daher mehr individuell als generell beurteilt werden.

Immerhin lassen sich zumindest nach dem zeitlichen Modus ihrer Einwirkung verschiedene Faktorenkomplexe abgrenzen, die für die Reizkonstellation am Kurort typisch sind (Abb. 2.1): So verändern sich zahlreiche Umweltfaktoren mit dem Übergang des Patienten zum Kurort sprunghaft auf ein höheres Reizniveau. Dazu gehören v. a. die unentrinnbaren Klimafaktoren, die auch in geschlossene Räume hineinwirken (z. B. Luftdruck, Dampfdruck; vgl.

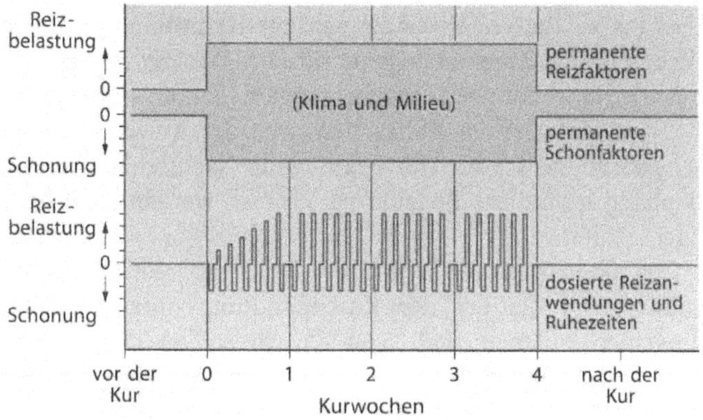

Abb. 2.1. Schema der Reizanordnung bei Bäder- und Klimakuren. Erläuterungen s. Text. (Nach Hildebrandt 1975

S. 498 ff.), ebenso aber alle Milieufaktoren einschließlich der ungewohnten Tagesordnung, die die neue Umgebung des Patienten am Kurort kennzeichnen. In Abb. 2.1 sind diese Faktoren, die während des ganzen Kurverlaufs kontinuierlich wirksam sind, in der obersten Kurve zusammengefaßt. Sie springt mit Kurbeginn auf ein erhöhtes Niveau und nach Kurende auf das gewohnte Ausgangsniveau zurück. Dabei sind freilich die Übergangssituationen der Kurvorbereitung, Anreise und Abreise sowie die Schonungszeit, die nach der Kur verordnet werden kann, nicht berücksichtigt.

Andererseits enthält die permanent veränderte Umwelt des Kurpatienten auch Schonfaktoren, die im Sinne einer Entlastung von gewohnten Umgebungsreizen wirken. Die zweite Kurve der Abb. 2.1 symbolisiert diese durch das sprunghaft erniedrigte Belastungsniveau, das nach Kurende wieder auf den Ausgangspegel zurücksteigt. Dazu gehören z. B. klimatische und milieubedingte Schonfaktoren wie Luftreinheit, Fehlen von Schwüle, Lärm und unphysiologischer Lichtfülle, verbesserte Ruhebedingungen, Entlastung von der Arbeitsplatzsituation, von familiären und weiteren ökologischen Belastungen, Entstörung der Tagesrhythmik (z. B. beim Nachtarbeiter) und vieles andere mehr.

Manche der permanent einwirkenden Reiz- und Schonfaktoren können im Sinne einer Milieu- oder Basisbehandlung auch therapeutisch gestaltet und dosiert werden. Schon dadurch unterscheidet sich ein ärztlich überwachtes Kurmilieu von dem eines bloßen Erholungsaufenthaltes, wobei Auswahl des Kurortes und Unterbringungsform keineswegs allein entscheidend sind (vgl. Breithaupt et al. 1982).

Zu den kontinuierlich wirkenden Basisbedingungen des Kurortes kommen nun noch die gezielteren Reizanwendungen der Kurmittel, die im Gegensatz dazu immer diskontinuierlich-iterativen Charakter haben und in der Regel strenger dosiert werden (vgl. Abb. 2.1, unterste Kurve). Die einzelnen Anwendungen können dabei von sehr unterschiedlicher Dauer sein, von mehrstündigen Expositionen (z. B. Liegekur, trainierende Wanderungen) über verschiedene balneotherapeutische Applikationen (Bäder, Packungen, Inhalationen) bis zu Kaltreizanwendungen der Hydrotherapie im Minutenbereich. Sie werden in der Regel ansteigend dosiert. Wichtig ist, daß zwischen den einzelnen Reizanwendungen immer längere Schon- und Ruhezeiten liegen. Die meist obligatorischen Ruhezeiten nach der Anwendung, die Mittagsruhe und der geordnete, schon früh beginnende Nachtschlaf haben in diesem Zusammenhang besondere Bedeutung. Vielfach werden auch behandlungsfreie Tage eingeschaltet.

Charakter und zeitliche Anordnung der Reizbelastung erlauben bereits Schlüsse auf die bei der Kurbehandlung nutzbaren therapeutischen Wirkungsmechanismen (vgl. S. 46 ff.). So stellen die permanent einwirkenden Reiz- und Schonfaktoren am Kurort einen Wirkungskomplex dar, dessen Einzelfaktoren sowohl durch ihre qualitativen als auch quantitativen Eigenschaften Anpassungsreaktionen des Organismus auslösen, und zwar sowohl in positiver Richtung (Adaptation) als auch in negativer (Deadaptation). Dabei sind Wechselwirkungen zwischen den verschiedenen Anpassungsvorgängen zu erwarten (Kreuzadaptationen) (vgl. S. 52ff.). Bei der zunehmenden zivilisatorischen Reizbelastung des Menschen stellen heute wahrscheinlich die entlastenden Schonfaktoren des Kurortmilieus die wichtigeren dar, indem sie Fehlanpassungen (Dysadaptationen) zur Rückbildung veranlassen können. Im Hinblick auf diese permanent wirkenden Basisbedingungen der Kurortbehandlung ist die Kur sehr treffend als eine „Therapie am umgetopften Kranken" charakterisiert worden (Jordan 1971).

Die einzelnen Kurmittelanwendungen stellen in der Regel stärkere Reize dar, so daß sich schon aus diesem Grunde eine kontinuierliche Anwendung verbietet. Ihre unmittelbaren (Immediat-) Wirkungen dauern aber durchweg kürzer an als die Effekte von pharmakologischen Einzelgaben. Vor allem aber werden die Kurmittelanwendungen nicht in solchen Abständen wiederholt, wie sie zur kontinuierlichen Unterhaltung ihrer Immediatwirkungen erforderlich wären. Vielmehr werden Intervalle freigelassen, in denen durch Schonung sichergestellt wird, daß der Organismus Gelegenheit findet, seine eigenen Reaktionen zu entfalten und zu kompensieren. Die Intervalle dienen also den autonomen Leistungen des behandelten Organismus. Eine Verkürzung der Schonphasen führt daher keineswegs automatisch zu schnelleren und größeren Behandlungserfolgen (vgl. Jungmann 1969a). Zugleich steigern die Reizpausen durch Kontrasteffekte den Reizcharakter der Anwendungen.

Die Kurbehandlung steht demnach in einem prinzipiellen Gegensatz zu den Verfahren der medikamentösen Therapie, die eine möglichst kontinuierliche Wirkung anstrebt (vgl. S. 5ff.). Das Ziel der Kuren ist nicht die Fixierung oder Summierung immediater Behandlungseffekte. Diese sind vielmehr häufig dem angestrebten therapeutischen Ziel entgegengerichtet, etwa so, wie beim körperlichen Training durch wiederholte Ermüdung nicht eine summative Steigerung der Ermüdung, sondern eine Verminderung der Ermüdbarkeit, d. h. Leistungssteigerung erreicht werden soll (Jungmann 1985). Es werden demnach langfristige reaktive Umstellungen des Organismus ausgelöst, die, dem Wirkungsmechanismus der Adaptation entsprechend, zu einer Modifikation der Reizantworten führen (vgl. S. 16ff.).

Wenn auch die Kurbehandlung von Außenstehenden häufig noch als verwässerte medikamentöse Therapie oder als bloße Erholungszeit („Kurlaub") abgetan wird, besteht in Fachkreisen auch international weitgehende Übereinstimmung darüber, daß die adaptiven Reaktionen, die durch alle Formen der Kurbehandlung ausgelöst werden können, das entscheidende therapeutische Prinzip darstellen (Bajusz 1955; Schmidt-Kessen 1960a, 1962; Jungmann 1962, 1971b, 1985; Lungu et al. 1966; Jordan 1971, 1972, 1980; Danilow u. Zarfis 1972; Hildebrandt 1975, 1985a; Lühr 1977; Baier 1978; Tsuji 1981; Agishi u. Hildebrandt 1989; u. a.). Es muß aber besonders betont werden, daß sich diese Auffassung nicht allein auf die heute besonders forcierte Bewegungstherapie am Kurort bezieht, sondern für alle Kurformen gilt.

2 Reaktionsmuster des Kurverlaufs

2.1 Allgemeine Vorbemerkungen

Analyse und Verständnis der Wirkung von Kurbehandlungen sind in der Vergangenheit besonders dadurch erschwert worden, daß die zeitliche Ordnung der reaktiven Vorgänge nicht hinreichend berücksichtigt wurde. Dadurch wurde zwar ein kaum noch überschaubares Material an Einzelbefunden angesammelt, deren Zuordnung zu einem prozeßhaften Zusammenhang aber oft unbefriedigend blieb. In einem phasisch gegliederten Ablauf wird die Veränderung einer Meßgröße wesentlich vom Untersuchungszeitpunkt bestimmt. Bei unterschiedlicher Reaktionsform erlauben auch zu gleichen Zeitpunkten vorgenommene Kontrollen keinen sachgemäßen Vergleich. Nur systematische Längsschnittkontrollen mit genügend dichter Beobachtungsfolge können zu einem adäquaten Einblick in die ausgelösten therapeutischen Reaktionen führen (Hildebrandt 1960b, 1975; Lungu et al. 1966; Jordan 1971, 1983; u. a.). Dies gilt auch für die Untersuchung einzelner therapeutischer Anwendungen, da auch die Immediatwirkungen zu verschiedenen Zeitpunkten der Kurbehandlung nur unter Berücksichtigung des gesamten Reaktionsmusters vergleichbar sind (vgl. Amelung u. Best 1959; Hentschel 1960; Stalling 1960; Jungmann 1962; u. a.).

2.2 Reaktionen auf therapeutische Einzelreize

Seit den Beobachtungen von Stahl (1923), Hoff (1930) u. a. ist bekannt, daß die einzelne balneotherapeutische Reizanwendung oder klimatische Exposition vom Organismus mit einer phasischen Reaktion beantwortet wird, deren Ablauf von Schwankungen des nerval-autonomen Tonus bestimmt wird. Auch die Beteiligung von entsprechenden Funktionsschwankungen im hormonalen System ist gut gesichert, wenn auch hier stärkere Abhängigkeiten von Reizstärke und -qualität bestehen.

Zumeist werden diese unspezifischen Reaktionen nach dem Muster des „vegetativen Dreitaktes“ (Siedeck 1951 a, b) oder der „vegetativen Gesamtumschaltung“ (Hoff 1931, 1957) beschrieben (vgl. dazu Tabelle 1.4, S. 27): Auf eine mehr oder weniger ausgeprägte trophotrope bzw. vagotone Vorschwankung folgt eine ausgeprägte ergotrope (sympathikotone) Phase, die dann erneut in eine trophotrope Phase umschlägt. Der weitere Verlauf solcher im Prinzip periodisch fortgesetzten Reaktionen ist nur in wenigen Fällen untersucht worden (vgl. Hildebrandt 1975, 1979b). Die in Abb. 2.2 zusammengestellten Reaktionsbeispiele nach therapeutischen Einzelanwendungen lassen Periodendauern im Bereich von Stunden erwarten (ultradiane Perioden), wobei nach den Erfahrungen mit ähnlichen Reizbelastungen die submultiplen Perioden des Tagesrhythmus bevorzugt werden (4-, 6-, 8- und 12stündige Perioden) (vgl. Hildebrandt 1993).

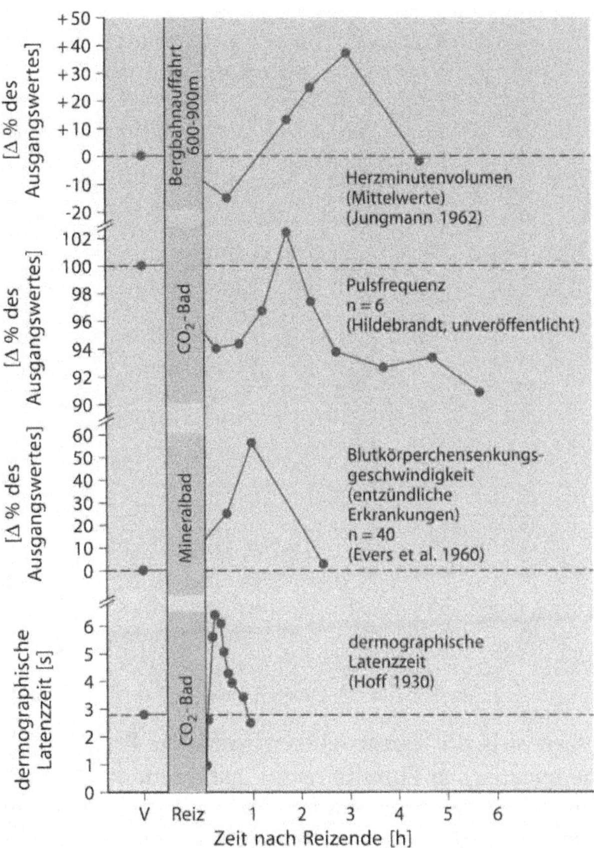

Abb. 2.2. Beispiele für das phasisch-periodische Reagieren des autonomen Systems nach verschiedenen klimatischen und balneologischen Reizen. Nach Ergebnissen von Jungmann (1962), Hildebrandt (unveröffentlicht), Evers et al. (1960) sowie Hoff (1930)

Für eine sichere Beurteilung des Reaktionsablaufs nach Einzelapplikationen ist es strenggenommen erforderlich, die betroffenen Funktionsgrößen im Vergleich zu einem Leerversuch im gesamten Tagesgang zu verfolgen, da der spontane Tagesrhythmus ohnehin von reaktiven ultradianen Perioden überlagert sein kann (vgl. S. 34 ff.). Abbildung 2.3 gibt ein Beispiel für eine solche Untersuchung und läßt erkennen, daß es sich bei der Reaktion auf ein CO_2-Bad tatsächlich nur um Periodendauern im Bereich von Stunden handelt und die Dämpfung der Reaktion so stark ist, daß während der Nacht keine sicheren Unterschiede zwischen Behandlungs- und Ruhetagen mehr bestehen.

Im Prinzip ist es möglich, daß ein therapeutischer Einzelreiz außer der mehrstündigen Reaktionsperiodik zugleich auch längere Perioden anstößt und damit ein komplexeres Reaktionsmuster auslöst, insbesondere bei Überschreitung bestimmter Reizstärken und Reizdauern und entsprechend größerem Reaktionsumfang. Unter den Bedingungen der Kurortbehandlung

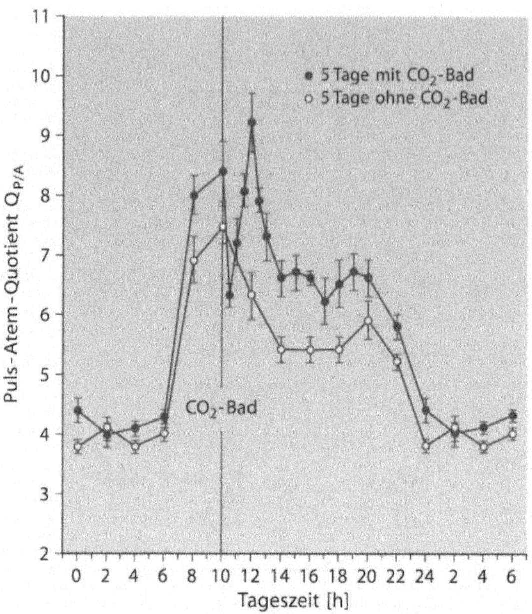

Abb. 2.3. Mittlerer Tagesgang des Puls-Atem-Quotienten einer gesunden Versuchsperson unter gleichmäßigen Ruhebedingungen an je 5 Tagen mit und ohne Applikation eines thermoindifferenten CO_2-Bades. Die *Klammern* bezeichnen den Bereich des mittleren Fehlers der Mittelwerte. (Nach Hildebrandt 1975)

lassen sich die längerwelligen reaktiven Perioden allerdings schwer auf die therapeutischen Einzelreize zurückführen, da die hier immer zugleich einwirkenden permanenten Klima- und Milieureize (vgl. Abb. 2.1, S. 85) allein ein solches Reaktionsmuster hervorrufen. Nach neueren experimentellen Untersuchungen ist es aber sicher, daß wiederholte Einzelreize allein außer den ultradianen Perioden eine langwellige Reaktionsperiodik auslösen können (Hildebrandt u. Strempel 1977a; Heckmann et al. 1980; Gutenbrunner u. Hildebrandt 1994).

Die Reaktion des autonomen Systems auf therapeutische Einzelreize ist in starkem Maße von der individuellen Reaktionslage abhängig (Sato 1958; Evers et al. 1960; Kihn 1961; Strempel u. Hildebrandt 1977; Hildebrandt et al. 1977 a; u. a.). Hinreichend systematische Kenntnisse für alle in Betracht kommenden Reizanwendungen sind aber bisher nicht erarbeitet worden. Die individuelle Reaktionslage unterliegt nämlich einerseits spontanrhythmischen Schwankungen verschiedener Größenordnung (vgl. S. 168 ff.) und ist andererseits von Art und Stadium einer Erkrankung abhängig. Darüber hinaus erfährt sie im Kurverlauf charakteristische Veränderungen, die zu Modifikationen in der Beantwortung therapeutischer Einzelreize führen. Diese werden im wesentlichen vom langwelligen Reaktionsmuster des Kurverlaufs bestimmt. Auch die subjektiven Begleiterscheinungen der Immediatreaktionen, z. B. die sog. Bekömmlichkeit der therapeutischen Anwendungen, unterliegen der charakteristischen Zeitstruktur der reaktiven Umstellungen im Kurverlauf (Hildebrandt u. Gehlken 1961; vgl. S. 131 ff.).

Neben der Auslösung unspezifischer Allgemeinreaktionen haben die therapeutischen Reize der Bäder- und Klimaheilkunde unterschiedlich stark ausgeprägte physikalisch-chemische Direktwirkungen. Diese werden in unter Kap. 5 (S. 241 ff.) näher dargestellt.

Therapeutisch bedeutsam ist es, daß auch die lokalen Direktwirkungen der Anwendungen die Wirkungsvoraussetzungen für die vegetativen Gesamtumschaltungen verändern und dadurch Wirkungsschwerpunkte der Reaktionstherapie setzen können. Stahl (1923, 1947) hatte in diesem Sinne schon zeigen können, daß die durch einen unspezifischen Reiz ausgelösten vegetativen Gesamtumschaltungen an nicht direkt betroffenen, aber durch vorhergehende Reizbelastung anderer Art reaktiv veränderten Hautpartien besonders große Reaktionsamplituden verursachen. Die betonte Mitreaktion vorgeschädigter Gewebe (Herdreaktionen) auch nach einzelnen therapeutischen Reizapplikationen ist klinisch geläufig (vgl. S. 107 ff.).

2.3 Reaktive Perioden des Kurverlaufs

Eine zeitliche Gliederung der reaktiven Umstellungen im Kurverlauf ist sowohl im subjektiven Erleben des Patienten als auch an objektiven klinischen Erscheinungen so auffällig, daß sie schon den Badeärzten früherer Jahrhunderte geläufig und vielfach auch Ausgangspunkt einer Prognostik des Kurerfolges war (vgl. Kukowka 1972; Hildebrandt 1975; u. a.). In neuerer Zeit ist mehrfach versucht worden, die phasische Gliederung des Kurverlaufs unter verschiedenen Gesichtspunkten zu mehr oder weniger schematischen Einteilungen zusammenzufassen (Bajusz 1955; Lühr 1959; Jordan 1964; Hillebrandt 1967; Hittmair 1971 a; u. a.). Als Beispiel ist in Tabelle 2.1 (S. 97) die von Jordan (1972) vorgeschlagene Einteilung wiedergegeben, die zunächst in vorwiegend methodologisch-didaktischer Absicht aufgestellt wurde.

Alle Versuche dieser Art hatten die Möglichkeit, daß dem Reaktionsmuster des Kurverlaufs periodische Strukturen zugrunde liegen, nicht hinreichend berücksichtigt. Zudem werden Periodendauer, Amplitudenverhalten und Phasenlage der reaktiven Perioden in starkem Maße von der individuellen Reaktionslage bestimmt. Das durchschnittliche Verhalten größerer Kollektive kann daher nur Interferenzbildern entsprechen, in denen, je nach dem Krankengut, einzelne periodische Strukturen mehr oder weniger dominieren.

Bisher wurden im wesentlichen 2 *Haupttypen von Reaktionsmustern* im Kurverlauf abgegrenzt. Das erste Muster ist charakterisiert durch das Dominieren einer etwa 7tägigen Periodik (Zirkaseptanperiodik) und die frühe zeitliche Lage des Reaktionsmaximums (frühreaktives Muster), das zweite durch das Überwiegen längerer reaktiver Perioden von etwa 10 Tagen Periodendauer (Zirkadekanperiodik) und aufschwingender Amplitude, so daß das Reaktionsmaximum erst in der 2. Hälfte der 4wöchigen Kur erreicht wird (spätreaktives Muster). Somit kommen für den Kurverlauf reaktiv-periodische Zeitstrukturen in Betracht, wie sie auch bei anderen adaptiven Reaktionen abgegrenzt wurden (s. auch S. 32 ff.; vgl. Trageser u. Weckenmann 1987).

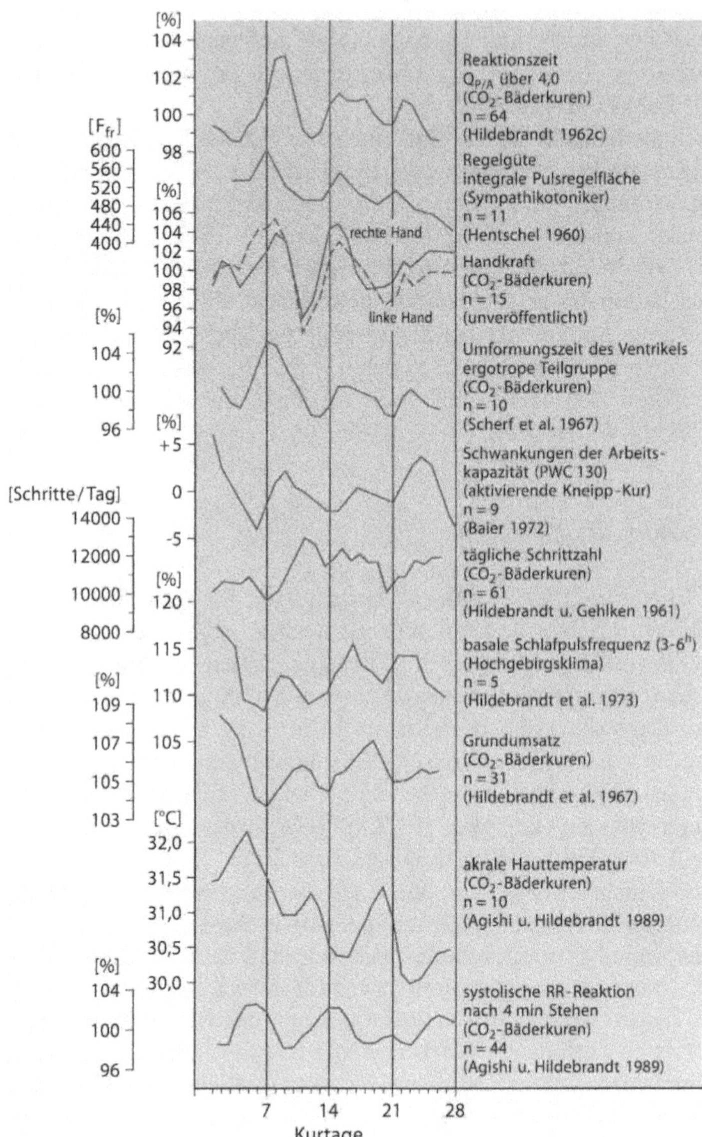

Abb. 2.4. Beispiele für Zirkaseptanperioden im Verlauf verschiedener Funktionsgrößen bei unterschiedlichen Kurbehandlungen . (Mod. nach Hildebrandt 1975, Literaturangaben s. dort)

Das *frühreaktive Muster* läßt sich mit großer Regelmäßigkeit im Kurverlauf der verschiedensten Funktionsgrößen nachweisen, und zwar auch im mittleren Verhalten von nicht weiter differenzierten Patientengruppen (Magyarosy 1971). Abbildung 2.4 gibt eine Zusammenstellung verschiedener Befunde, die an unterschiedlichen Kurorten erhoben wurden. Bei den Patienten handelte es sich überwiegend um funktionelle Herz- und Kreislauferkrankungen. Einige Beispiele betreffen ausgewählte Teilgruppen mit ergotroper Ausgangslage, für die die zirkaseptane Reaktionsperiodik besonders charakteristisch ist. Die etwa 7tägige periodische Gliederung ist in allen Beispielen der Abbildung dominant. Die maximale ergotrop gerichtete Reaktionsamplitude liegt meist im Bereich des 7. Kurtages, die folgenden Auslenkungen im Bereich des 14. und 21. Kurtages sind z. T. stark gedämpft. Dem entspricht auch die zeitliche Anordnung der sog. Kurkrisen (vgl. dazu Abb. 2.14, S. 110). Gelegentlich findet sich die maximale Reaktionsamplitude auch bei der 2. oder 3. Auslenkung, ohne daß bisher geklärt ist, welchen Einfluß z. B. die therapeutische Reizanordnung darauf hat. Auch bei der Untersuchung sehr großer Kollektive hat sich die Zirkaseptanperiodik als Submultiple des Monatsrhythmus im Reaktionsmuster des Kurverlaufs als dominant erwiesen (Magyarosy 1971; Hildebrandt u. Frank 1974; Hildebrandt et al. 1992; vgl. auch Dirnagl et al. 1974).

Die charakteristische Periodendauer und der große Umfang der beteiligten Funktionen weisen dieses Reaktionsmuster des Kurverlaufs als Ausdruck einer unspezifischen vegetativen Gesamtumschaltung mit dem Ziel einer funktionellen Adaptation aus (vgl. S. 36 ff.). Die in Mittelwertkurven verschiedener Kollektive zu findende Übereinstimmung der Phasenlage läßt vermuten, daß diese reaktive Periodik in der Regel bereits zu Kurbeginn, d. h. durch den Klima- und Milieuwechsel, angestoßen wird (Hildebrandt u. Gehlken 1961; Hildebrandt 1962 a, 1968 a). Vergleichsuntersuchungen am selben Kurort ergaben, daß die zirkaseptane Reaktionsperiodik nicht bei unbehandelten einheimischen Vergleichspersonen auftritt (Abb. 2.5). Die bei diesen nachweisbare synchronisierte Wochenrhythmik der kontrollierten Parameter war von wesentlich kleinerer Amplitude als die zirkaseptane Reaktionsperiodik der Kurpatienten, die nachweislich mit dem Kurbeginn und nicht mit dem äußeren Wochenrhythmus synchronisiert war (Hildebrandt et al. 1982; Hildebrandt u. Geyer 1984) (Abb. 2.6). Weitere Befunde, die die oft geäußerte Vermutung widerlegen, die Zirkaseptanperiodik des Kurverlaufs sei lediglich eine Folge des Wochenrhythmus mit seinen Schwankungen der Behandlungsintensität, sind auch von anderen Autoren erhoben worden (Pontoppidan 1967; Hildebrandt u. Frank 1974; Hentschel 1977; Brüning u. Hildebrandt 1980; vgl. auch Dirnagl et al. 1974). Es liegen Befunde dafür vor, daß die Ausprägung der zirkaseptanperiodischen Reaktionsmuster mit zunehmendem Lebensalter abnimmt, was der Altersentwicklung der vegetativen Reaktionslage im Sinne einer abnehmenden Ergotropie entspricht (Hildebrandt et al. 1980). Darüber hinaus nehmen Häufigkeit und Ausprägung frühreaktiver Muster im Kurverlauf mit der anwachsenden ergotropen Einstellung in der aufsteigenden Hälfte des biologischen Jahres zu (vgl. S. 176 ff.).

Das *spätreaktive Muster* des Kurverlaufs ist bisher wesentlich seltener in systematischen Längsschnittuntersuchungen dargestellt worden, obwohl zahlreiche klinische Erfahrungen über Kurverläufe vorliegen, bei denen das Reaktionsmaximum erst in der 2. Kurhälfte, meist am Ende der 3. Kurwoche, erreicht wird (vgl. Scholtz 1951; Inama 1956; Kukowka 1956, 1972; Jungmann

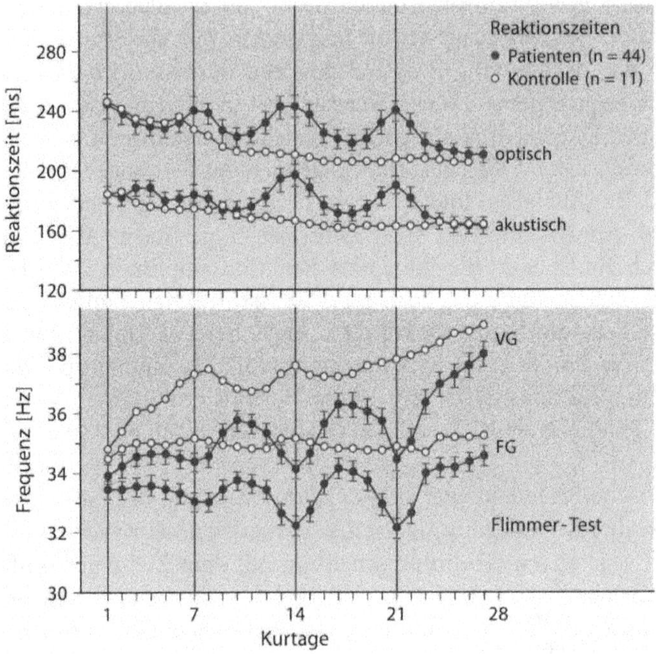

Abb. 2.5. Mittlerer Verlauf der optischen und akustischen Reaktionszeit sowie der Flimmer-(*FG*) und Verschmelzungsgrenze (*VG*) im Flimmertest von 44 Kurpatienten während 4wöchiger Kurbehandlung sowie einer unbehandelten Kontrollgruppe einheimischer Probanden. Die *Klammern* bezeichnen den Bereich des mittleren Fehlers der Mittelwerte. (Nach Geyer 1980)

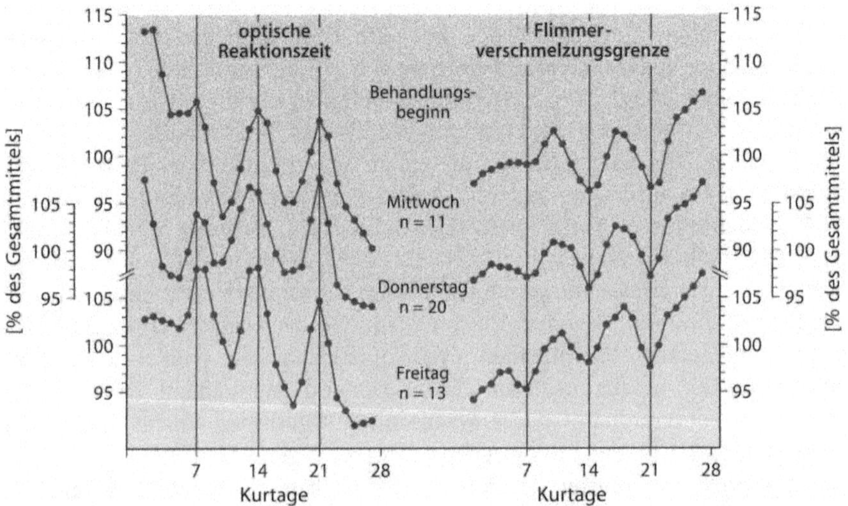

Abb. 2.6. Mittlerer Kurverlauf der optischen Reaktionszeit sowie der Flimmerverschmelzungsgrenze in 3 Teilgruppen von Kurpatienten, die ihre Kur an verschiedenen Wochentagen begannen. (Nach Hildebrandt u. Geyer 1984)

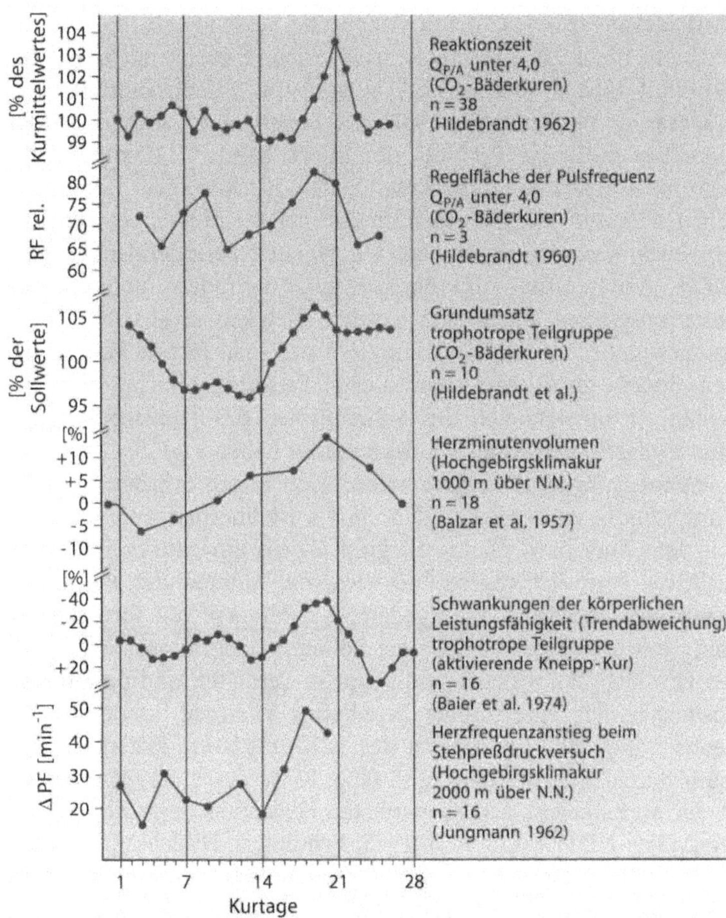

Abb. 2.7. Beispiele für den mittleren Kurverlauf verschiedener Funktionsgrößen im spätreaktiven Muster. Ergebnisse von Untersuchungen bei verschiedenen Kurformen. (Nach Hildebrandt 1977b; Literaturangaben s. dort)

1961, 1962; Magyarosy 1971; u. a.). In Abb. 2.7 sind einige Beispiele für Mittelwertverläufe verschiedener Funktionsgrößen vom spätreaktiven Typ zusammengestellt. Entsprechende Kurverläufe des subjektiven Befindens enthält Abb. 2.15 (S. 111). Das spätreaktive Verlaufsmuster tritt in erster Linie bei trophotropen Reaktionslagen auf, während für ergotrope Ausgangslagen der frühreaktive Verlaufstyp charakteristisch ist. Andererseits scheint das spätreaktive Muster mit dem späten Reaktionsmaximum auch bei bestimmten Kurformen, z. B. bei Hochgebirgsklimakuren, zu dominieren (vgl. Jungmann 1962).

Die periodische Struktur dieses Reaktionsmusters ist noch nicht hinreichend geklärt. Vieles spricht dafür, daß es sich um eine gleichfalls zu Kurbeginn angestoßene Periodik von etwa 9–10 Tagen Periodendauer handelt (Zirkadekanperiodik), deren Amplitude aufschwingt, so daß das Maximum im Bereich des 20. Kurtages erreicht wird (Hildebrandt u. Gehlken 1961; Hildebrandt 1962c, 1968a; Baier et al. 1974; Hildebrandt u. Frank 1974; vgl. Trageser u. Weckenmann 1987). Es besteht aber auch die Möglichkeit, daß eine etwa 6wöchige Periodik dominiert, deren 1. Maximum die krisenhafte ergotrope Auslenkung im Bereich des 20. Kurtages herbeiführt. Bei klinischen Langzeitbeobachtungen an chronisch Kranken wurden häufig langwellige Reaktionsperioden mit etwa 6 Wochen Periodendauer beobachtet (Kihn 1963). Andererseits sind auch 5tägige Perioden im Kurverlauf einzelner Funktionsgrößen abgegrenzt worden (Gehlken et al. 1961; Hüdepohl 1985). Es kann daher vermutet werden, daß das spätreaktive Verlaufsmuster von einem System ganzzahlig koordinierter Perioden geformt wird, die engere Beziehungen zum Bereich der Submultiplen des Jahresrhythmus und zu trophisch-plastischen Adaptationsprozessen haben (vgl. S. 42ff.).

Wenn man die umfangreicheren Erfahrungen mit der zirkaseptanen Reaktionsperiodik einbezieht (vgl. S. 36ff.), ist überhaupt damit zu rechnen, daß mit dem Kur- bzw. Therapiebeginn jeweils ein ganzes System verschiedener reaktiver Perioden angestoßen wird, die miteinander koordiniert sind und mehr oder weniger schnell gedämpft abklingen. Mit fortdauernder Reizbelastung bestimmen dann aber die höheren Integrationsebenen mit den längeren Perioden das reaktive und adaptive Verhalten und dominieren im Reaktionsmuster. Für eine initiale Beteiligung kürzerer Perioden spricht z. B. die Beobachtung, daß im Bereich des 3. Kurtages ein kritisches Reaktionsmaximum durchlaufen werden kann (sog. Krise des 3. Tages), das sich u. a. auch in der Sterblichkeit der Kurpatienten abzeichnet (vgl. Abb. 2.14, S. 110; Hittmair 1960; Hildebrandt et al. 1975; Brüning u. Hildebrandt 1980).

Die Beteiligung sehr langer Perioden (Submultiple des Jahresrhythmus) am Reaktionsmuster des Kurverlaufs ist sehr wenig untersucht. Immerhin wurden erste Anhaltspunkte dafür erbracht, daß außer den genannten 6wöchigen Perioden auch z. B. 9monatige Periodendauern in Betracht kommen (Jungmann 1962; Baier u. Rompel-Pürckhauer 1980). Das Problem der Reaktionsmuster des Kurverlaufs umfaßt somit auch den Zeitbereich der Rückkehrreaktionen, der sog. Spätreaktionen, wie sie z. B. nach Radonkuren beschrieben wurden (Haus u. Inama 1965), sowie die Frage nach der Zeitstruktur des Kurerfolges (vgl. S. 154f).

Die Unterscheidung von 2 Grundtypen eines früh- und spätreaktiven Musters im Kurverlauf führt über den Versuch hinaus, alle Erscheinungen des Kurverlaufs in ein einziges Schema zu pressen (vgl. Tabelle 2.1), wie es durch eine Interferenz von 2 grundverschiedenen Antwortmustern zustandekommen kann. Hildebrandt u. Gehlken (1961) hatten bereits darauf hingewiesen, daß durch Zusammenfassung einer 7tägigen und 10tägigen Reaktionsperiodik ein zweigipfeliger Kurverlauf entsteht, dessen Maxima im Bereich des 8.–10. und 20. Kurtages liegen. Es gibt bisher keine Anhalte dafür, daß gleitende Übergänge zwischen den beiden Reaktionsmustern möglich wären; vielmehr ist eher ein Ausschlußverhältnis anzunehmen. Die endgültige Klä-

Tabelle 2.1. Schema der Phasen des Kurverlaufs. (Nach Jordan 1964, 1972)

1. Kureinstimmung	Psychophysische Kurvorbereitung des Kuranwärters in der Heimat
2. Kureintrittsreaktion	Übergangsphase von der Heimat in den Kurort, Diagnostik und sonstige Einordnung in die Kur. Ende etwa am 3. oder 4. Kurtag
3. Akklimatisationsphase	Anpassung an Milieu und Therapiereiz mit einem reaktiv-kritischen Höhepunkt am 8.–12. Kurtag
4. Kurbelastungsreaktion	Eigentliche „Kurreaktion" mit einem Höhepunkt am 18.–22. Kurtag
5. Kurendreaktion	Praktisch der Kureffekt
6. Reklimatisationsreaktion	Phase nach Abbruch der Kurtortbehandlung, „Deadaptation"

rung dieser Fragen setzt aber Periodenanalysen im individuellen Kurverlauf voraus, auch um zu klären, in welchem Maße z. B. die Phasenlage der dominierenden Reaktionsperiodik interindividuell variieren kann (vgl. S. 162 ff.).

Die Abgrenzbarkeit zweier verschiedener Reaktionsmuster mit unterschiedlichen periodischen Komponenten macht es wahrscheinlich, daß therapeutisch nutzbare Reaktionen von zwei verschiedenen Integrationsebenen gesteuert werden können. Dies wiederum läßt erwarten, daß die einzelnen Funktionen in quantitativ und qualitativ unterschiedlicher Weise in die periodischen Gesamtumschaltungen einbezogen werden. Für die subjektiven Begleiterscheinungen der Reaktionsmaxima sind bereits qualitative Unterschiede in Abhängigkeit von der zeitlichen Lage im Kurverlauf beobachtet worden (Gehlken et al. 1961; Hildebrandt u. Gehlken 1961; Jungmann 1962; u. a.). Systematische Untersuchungen über die Phasenbeziehungen verschiedener Funktionen im Ablauf der beiden Reaktionsmuster (sog. Phasenkarten) stehen aber noch aus. Es ist auch noch nicht auszuschließen, daß die beiden Reaktionsmuster des Kurverlaufs sich bevorzugt in bestimmten Funktionsbereichen ausprägen und dann möglicherweise intraindividuell gleichzeitig auftreten können.

2.4 Hormonale Reaktionsmuster

Die Größenordnung der reaktiven Perioden, die das Reaktionsmuster des Kurverlaufs gestalten, und die Zeitkonstanten, die dabei in Betracht kommen, lassen erwarten, daß die zugrundeliegenden vegetativen Umschaltungen überwiegend hormonal gesteuert werden (vgl. S. 36 ff.). Hormonbestimmungen im Sinne von Kurlängsschnittuntersuchungen sind allerdings bisher nur selten durchgeführt worden (Agishi u. Hildebrandt 1989). Dies trifft v. a. für mehrgleisige Hormonuntersuchungen zu, die geeignet wären, den funktionellen Synergismus und Antagonismus von Phasenleithormonen im periodischen Reaktionsablauf darzustellen. Hormonale Steuerungen erfolgen in der Regel durch komplexe Hormonmuster und nicht durch einzelne Hormone. Ebenso wie z. B. die Zusammensetzung der Katecholamine unter körperlicher und psychischer Belastung hinsichtlich des Anteils von Adrenalin und Noradrenalin unterschiedlich ist (Agishi u. Hildebrandt 1989; vgl. Rutenfranz 1981), muß auch damit gerechnet werden, daß z. B. die Hormonfraktionen der Nebennierenrinde veränderlich sind und daher nicht unbedingt mit einem Indikatorhormon allein beurteilt werden können (Lungu et al. 1966).

In Übereinstimmung mit der Vorstellung, daß die Immediatreaktionen nach einzelnen Kurmittelanwendungen überwiegend mit Schwankungen des vegetativ-nervösen Tonus einhergehen, sind die daran beteiligten hormonalen Begleitreaktionen nur kurzdauernd, meist gering ausgeprägt und nicht regelmäßig nachweisbar. Dies betrifft insbesondere die Hormone der Nebennierenrinde (Hiller 1954; Hokari 1959; Wiedemann 1959; Lungu et al. 1966; u. a.), deren Veränderungen zudem nicht immer gegen die Effekte der physiologischen morgendlichen Aktivierungsreaktion abgegrenzt wurden. Bei systematischer Kontrolle erweist sich die Immediatreaktion, z. B. auf ein CO_2-Bad, als mehrphasisch, wobei sich der Reaktionsablauf in Abhängigkeit vom Reaktionsmuster des Kurverlaufs von Bad zu Bad ändert (Balaz u. Balazowa 1964; Balaz et al. 1965 a). Bei Peloidanwendungen mit stärkerer Hyperthermie, insbesondere aber bei Kaltreizbelastungen scheinen die Sofortreaktionen des Hypophysen-Nebennierenrinden-Systems am stärksten zu sein (Göbel et al. 1965; Menger u. Dölp 1968 a, b; Kröling et al. 1980; Schmidt 1987; Bühring 1990). Auch bei Heilwasserzufuhr sind hormonale Immediateffekte beobachtet worden (Knopf 1972; Gutenbrunner u. Schreiber 1987).

Im Zusammenhang mit den chemischen und thermischen Badereizen haben die in den peripheren Geweben freigesetzten Hormone (Azetylcholin, Histamin u. a.) seit langem eine Bedeutung für die Erklärung von Immediatwirkungen (Literaturübersicht bei Kühnau 1962 a), wobei die hormonalen Effekte von der Art des Kurmittelreizes abhängig sind. Während z. B. bei hohen, gewebeschädigenden Reizintensitäten Steigerungen des Plasmahistaminspiegels gefunden wurden, haben Untersuchungen in heißen und kalten Bädern sowie im Solebad keine sicheren Anhalte für eine Histaminfreisetzung ergeben (Literaturübersicht bei Schmidt-Kessen u. Backhaus 1965).

Die Kurreaktion bzw. Kurkrise stellt als markantes Ereignis des Kurverlaufs einen Bestandteil des Reaktionsmusters dar, so daß hier das Verhalten der hormonalen Funktionen bereits wesentlich umfassendere Aufschlüsse gestattet. Dabei muß allerdings zeitlich zwischen dem ansteigenden und absteigenden Schenkel der Kurreaktion differenziert werden, da beide offenbar unter verschiedenen hormonalen Steuerungseinflüssen stehen und ja auch im objektiven und subjektiven Bild nicht unbeträchtliche Unterschiede aufweisen (vgl. S. 107 ff.).

Besonders im frühreaktiven Verlaufsmuster entwickelt sich die Kurkrise unter Steigerung des sympathikoton-ergotropen Antriebs. Bei Bäderkuren mit verschiedenen Kurmitteln fand sich die Katecholaminausscheidung im Harn entsprechend gesteigert (Danilow u. Zarfis 1972; vgl. dazu Agishi u. Hildebrandt 1989). Von Bedeutung für die Entwicklung der Kurreaktion scheint auch die Zunahme des Plasmahistaminspiegels zu sein, der bei japanischen Bäderkuren bis zum 7. Kurtag ansteigt, bei Schwefelbäderkuren am

5.–8. Kurtag ein Maximum erreicht (Schmidt-Kessen u. Backhaus 1965). Insgesamt sind aber die Kenntnisse über die hormonale Konstellation der ergotropen Phasen des zirkaseptanen Reaktionsmusters im Kurverlauf noch zu spärlich.

Von den trophotrop wirkenden Hormonen, die für die Phasensteuerung der Zirkaseptanperiodik in Betracht kommen, haben die Kortikosteroide die größte Beachtung gefunden, was angesichts der Beziehungen zum allgemeinen Adaptationssyndrom durchaus adäquat erscheint (vgl. S. 23 ff.). Die Änderungen der hormonalen Aktivität der Nebennierenrinde zeigen während der Badereaktion eine deutliche Beziehung zur Schwere der Reaktion, d. h. zur Amplitude der Reaktionsperiodik: Weniger intensiv badende Patienten zeigten Anstiege der 17-Ketosteroid-Ausscheidung mit stärkerem Abfall der Eosinophilenzahl, fortgeschrittene Badereaktionen durch übermäßiges Baden gingen dagegen mit einer Verminderung der 17-Ketosteroid-Ausscheidung einher (Fellinger et al. 1953; Hiller 1954; Sugiyama 1961). Danilow u. Zarfis (1972) sahen in der Verminderung der Steroidausscheidung, die zur Bildung einer krisenhaften Exazerbation führt, schon ein Zeichen der Desorganisation der neurohumoralen Regulation infolge Reizüberlastung. Es ist allerdings offen, inwieweit eine Erschöpfung der Kompensationsleistungen auf der Ebene der zirkaseptanen Reaktionsperiodik in längeren Zeiträumen kompensiert werden kann.

In der Regel werden zum Zeitpunkt der Kurreaktion Abfälle der Kortisolausscheidung gefunden (vgl. Abb. 2.8, S. 100). Anstiege der Kortikoide im Rahmen der Kurreaktion erfolgen offenbar erst nach dem Maximum der ergotropen Reaktion (vgl. Abb. 2.13, S. 109). Bei der japanischen Badekur liegt das Maximum der 17-Ketosteroid-Ausscheidung nach vorhergehendem Abfall beim Menschen und im Tierversuch zwischen dem 7. und 10. Badetag (Sato 1959; vgl. Hokari 1959; Schmidt-Kessen u. Scheffel 1963; Hüdepohl 1985). Dieses Verhalten ist verständlich, wenn man berücksichtigt, daß die ergotropen Mediatorstoffe zu einer verstärkten kortikotropen Aktivität des Zwischenhirn-Hypophysen-Systems führen und dadurch selbst die trophotropen Kompensationsprozesse mit auslösen. Im einzelnen sind die Phasenbeziehungen der hormonalen Steuerungen im Ablauf der Badereaktion allerdings noch nicht ausreichend differenziert, zumal auch interindividuelle Unterschiede der reaktiven Periodendauer beobachtet wurden (vgl. dazu Brilmayer et al. 1962; Agishi u. Hildebrandt 1989).

Provokationstests zeigten, daß die Badereaktion zu einer relativen Erschöpfung der Nebennierenrinde führt (Balaz et al. 1965 a). Dabei muß aber berücksichtigt werden, daß in den trophotropen Phasen des Reaktionsablaufs die Sensibilität der peripheren Gewebe für Kortikoide sowie deren Utilisation gesteigert sein kann (Fellinger et al. 1953; Balaz u. Balazowa 1964; vgl. auch Bühring et al. 1983).

Was den Gesamtkurverlauf betrifft, so hat die aus der klinischen Anwendung der Kortikosteroide abgeleitete Hoffnung, den Heilerfolg der Bäder- und Klimabehandlung im Sinne einer „endogenen Kortisontherapie" (Hiller 1954) zu erklären, zu zahllosen Vergleichsmessungen zu Kurbeginn und Kur-

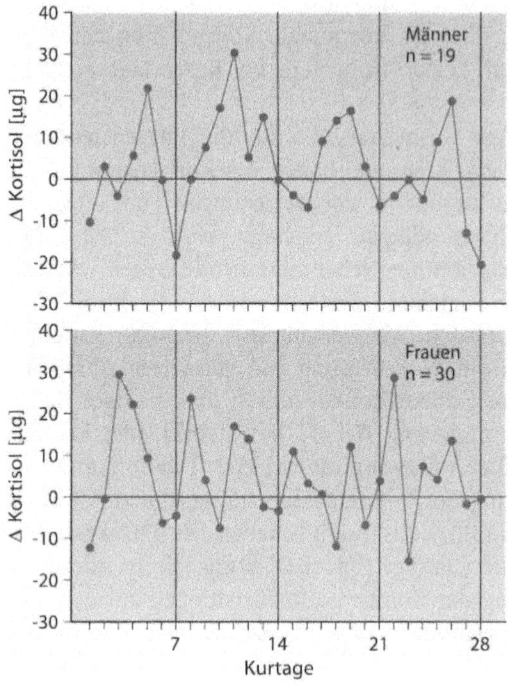

Abb. 2.8. Trendbereinigte mittlere Kurverläufe der Kortisolausscheidung im Nachtharn bei Männern mit Periodendauern von 6–8 Tagen und bei Frauen mit Periodendauern von 3–5 Tagen während 28tägiger Kneipp-Kurbehandlung. (Nach Hüdepohl 1985)

ende geführt und dabei die Möglichkeit eines gegliederten Reaktionsmusters außer Betracht gelassen. Tatsächlich ließen sich vielfach Steigerungen der Kortikoidausscheidung oder entsprechende Veränderungen der Eosinophilenzahl, der Uropepsinausscheidung oder ein Absinken der Histaminreagibiltät nachweisen, z. T. sogar in Korrelation zum klinischen Kurerfolg (Fellinger 1954; Hiller 1954; Haus u. Inama 1957; Fischer u. Böhme 1958; Kolesar 1960; Podogrodzki 1961; Borelli u. Chlebarov 1966; Chlebarov 1967; Eigelsreiter et al. 1968; Katelhön 1971; u. a.). Teilweise fanden sich aber auch entgegengesetzte Resultate.

Systematische Längsschnittkontrollen mit dichter Beobachtungsfolge zeigten dann auch, daß es sich bei den Veränderungen der Nebennierenrindenaktivität keineswegs um einseitig gerichtete und stetig fortschreitende Vorgänge handelte, sondern um kompliziertere phasisch-periodische Muster, wie sie der erwarteten Bedeutung dieser Hormone im Rahmen der Steuerung der Reaktionsperiodik entsprechen, und zwar sowohl bei Klimakuren als auch bei Bäder- und Kneipp-Kuren (Hildebrandt 1955 b; Ojiro 1959; Jungmann 1962; Schmidt-Kessen u. Scheffel 1963; Lungu et al. 1966; Dölp 1968; Menger u. Dölp 1968 a; Freyschmidt 1970; Beringer 1974; Hildebrandt 1975; Hüdepohl 1985; u. a.) (Beispiele s. Abb. 2.8).

Darüber hinaus konnte nachgewiesen werden, daß Bäder- und Klimakuren die durch Provokationstests meßbare funktionelle Kapazität (Funktionsreserve) der Nebennierenrinde steigern können (Balaz u. Balazowa 1964; Balaz et

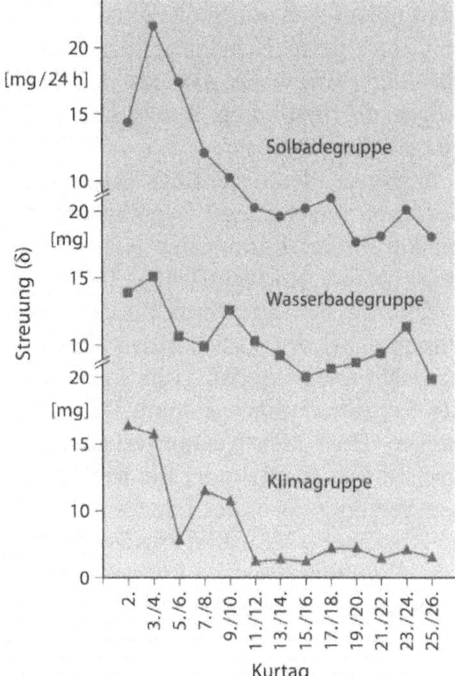

Abb. 2.9. Mittlerer Streuungsverlauf der α-Ketol-Steroid-Ausscheidung in 3 Patientengruppen mit unterschiedlichen Formen der Kurbehandlung in einem Mittelgebirgskurort. Die Streuungsabnahme war nur in der Teilgruppe, die mit Leitungswasserbädern behandelt wurde, nicht statistisch zu sichern. (Nach Schmidt-Kessen u. Scheffel 1963)

al. 1965a), ein Befund, der v. a. im Hinblick auf die Bedeutung der Nebennierenrindenfunktion für die allgemeine Adaptationskapazität von Interesse ist. Bei der in anderen Systemen nachgewiesenen engen Beziehung zwischen Funktionsoptimum und Ruhenorm (vgl. S. 121f) ist es kaum verwunderlich, daß die Prüfung von Funktionsänderungen der Nebennierenrinde im Kurverlauf bei größeren Kollektiven den Befund einer Normalisierung mit Konzentration der Meßwerte um eine normale Mittelage erbracht hat (Abb. 2.9), und zwar gleichfalls bei Bäder- wie Klimakuren sowie auch bei der Trinkkurbehandlung chronischer Verdauungskrankheiten (Accart u. Mauvernay 1961; Schmidt-Kessen u. Scheffel 1963).

Die Einordnung anderer Hormone, wie z. B. der Östrogene, deren synergistische Wirkung zu den Glukokortikoiden auf peripheres Gewebe und Entzündungsgeschehen seit langem bekannt ist (vgl. Heilmeyer 1956), in das hormonale Reaktionsmuster des Kurverlaufs muß noch weiter erforscht werden (vgl. Hiller 1954; Günther et al. 1975, 1979b). Auch die Untersuchung weiterer Hormongruppen (z. B. Thyroxin, Wachstumshormon etc.; vgl. S. 679f.), steht für den Kurverlauf noch aus.

Obwohl somit eine adäquate Analyse der hormonalen Reaktionsmuster im Kurverlauf noch ganz in den Anfängen steht, kann heute bereits, insbesondere im Hinblick auf die Nebennierenrindenfunktion, mit großer Sicherheit die Vorstellung abgelehnt werden, daß der therapeutische Mechanismus von Bäder- und Klimakuren in einer langdauernden Steigerung der Hormonproduktion über die Norm hinaus bestehen könnte. Die negativen Einflüsse einer kontinuierlichen Kortikoidzufuhr und die neueren günstigeren Erfahrungen mit einer periodisch intermittierenden Kortikoidbehandlung legen vielmehr die Auffassung nahe, daß das therapeutische Ziel im Erreichen einer ausgewogenen, rhythmisch schwankenden Normallage der hormonalen Steuerungsfunktionen liegt.

Inwieweit der neuerdings gefundene Einfluß von Spurenmetallen auf die Sekretion verschiedener hypothalamischer Releasing-Hormone neue Gesichtspunkte für die hormonalen Reaktionen bei Trinkkuren bringen wird, bleibt noch abzuwarten (vgl. Henkin 1975).

Die mit den adaptiven Umstellungen verbundene Anregung hormonaler Prozesse, bei der auch positive Kreuzeffekte (vgl. S. 52 ff.) beteiligt sein können, läßt erwarten, daß es im Laufe der Kurbehandlung auch zu Änderungen der Sexualfunktionen kommt. Dafür sprechen z. B. auch die häufigen Erfahrungen über Menstruationsverschiebungen durch Kurbeginn oder Klimawechsel (vgl. S. 184) oder die nach Übergang ins Hochgebirgsklima gefundenen Veränderungen der Druckempfindlichkeit der weiblichen Brust (Sommer u. Wiesinger 1948). Systematische Untersuchungen über das Verhalten der Sexualhormonspiegel im Kurverlauf liegen bisher nur in ersten Anfängen vor (Günther et al. 1975, 1979 b), so daß eine Einordnung solcher Umstellungen in die reaktive Dynamik des Kurprozesses noch nicht möglich ist. Auf die psychosozialen Auswirkungen und Begleiterscheinungen der seit Jahrhunderten bekannten „Jungbrunnenwirkung" der Kurbehandlung, die von jeher einen Ansatzpunkt der öffentlichen Kritik des Kurwesens darstellt, wird an anderer Stelle eingegangen (vgl. S. 133 f).

Auch die ersten systematischen Kurlängsschnittkontrollen des Plasmahistamingehaltes (Schmidt-Kessen u. Backhaus 1965) deuten mit Anzeichen für einen phasisch periodischen Verlauf auf den Charakter des Histamins als eines Phasenleithormons im Reaktionsmuster des Kurverlaufs hin. Im Gesamtkurverlauf wurden überwiegend Abnahmen der Histaminempfindlichkeit beobachtet, die meist auf einen antagonistischen Anstieg der NNR-Hormone bezogen werden (Fellinger 1954; Podogrodzki 1961; Borelli u. Chlebarov 1966; Chlebarov 1967; Katelhön 1971; u. a.). Es scheint sich dabei aber meist um Fälle mit erhöhter Ausgangslage zu handeln, so daß auch hier Änderungen im Sinne eines Normalisierungsprozesses angenommen werden dürfen (vgl. Borelli u. Chlebarov 1966; Gutenbrunner u. Geis 1986).

2.5 Kureinstimmung, Kureintrittsreaktion

Wie das Schema der Tabelle 2.1 (S. 85) zeigte, gehören zum Reaktionsmuster einer Kurbehandlung auch diejenigen Vorgänge, die im Rahmen der psychophysischen Einstellung und Vorbereitung auf den bevorstehenden Kuraufenthalt ausgelöst werden. Dieser ist ja in der Regel mit einem größeren Ortswechsel, stets aber mit einem einschneidenden Milieuwechsel verbunden. Diese Reaktionen hängen nicht allein von Umfang, Qualität und Dauer der mit der Kurvorbereitung verbundenen Belastungen ab, sondern sicherlich auch von der individuellen Reaktionsweise, die wiederum durch Vorerfahrungen und weitere Individualfaktoren mitgeprägt wird (z. B. Kurerfahrung, Reiseerfahrung, Hilfsbedürftigkeit, Familienverhältnisse, Arbeitsplatzsicherheit). Es unterliegt keinem Zweifel, daß Gesamtsituation und Reaktionslage des Patienten zu Kurbeginn von seinen Reaktionen auf die Kurvorbereitung sowie von den mitgebrachten Vorstellungen und Erwartungen mitbestimmt werden (vgl. Hittmair 1959; Jordan 1972).

Systematische Tagebuchuntersuchungen während der Kurvorbereitung am Heimatort und des anschließenden Kurverlaufs haben im Durchschnitt großer Patientengruppen Zunahmen von Schlafstörungen, innerer Unruhe und anderen Allgemeinbeschwerden ergeben, v. a. während der letzten Woche vor Kurbeginn in deutlicher Beziehung zu den anwachsenden Reisevorbereitun-

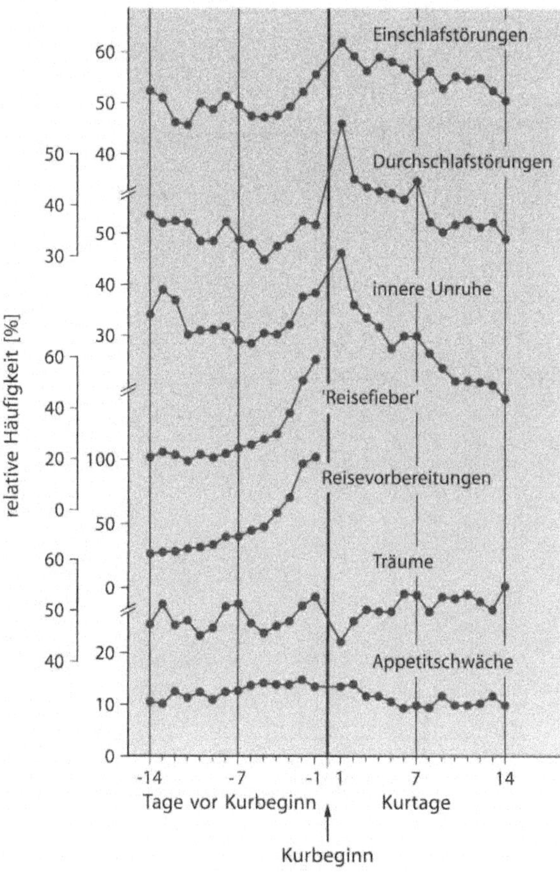

Abb. 2.10. Häufigkeitsverlauf verschiedener Symptome von 400 Patienten, die mittels täglicher Tagebuchbefragungen über jeweils 14 Tage vor und nach Beginn einer Kurbehandlung untersucht wurden. (Nach Daten von Kison 1983)

gen (Abb. 2.10) (Witkowski 1981; Kison 1983). Die Steigerung der Allgemeinstörungen hält bis zum 1. Kurtag an, um danach schnell rückläufig zu werden und in das Reaktionsmuster des Kurverlaufs überzugehen.

Auch tägliche Blutdruckkontrollen durch Selbstmessungen der Patienten, die am Kurort mit den eigenen Meßgeräten fortgesetzt wurden, gaben Einblick in die vegetative Situation vor Kurbeginn (Witkowski 1981). Im Gegensatz zu den subjektiven Beschwerden wurden aber keine signifikanten

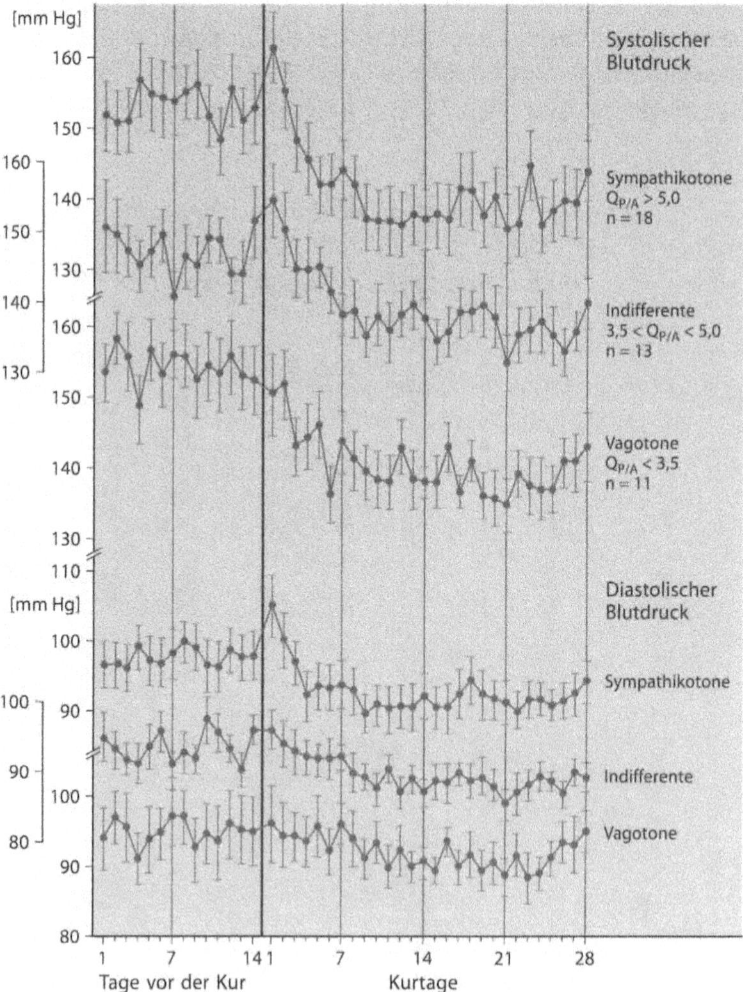

Abb. 2.11. Mittlere Verläufe der systolischen und diastolischen Blutdruckwerte von Hypertonikern vor und während der Badekurbehandlung in Teilgruppen mit unterschiedlicher vegetativer Reaktionslage nach Maßgabe des Puls-Atem-Quotienten. Ergebnisse von Selbstmessungen, die stets mit denselben Meßapparaten durchgeführt wurden. Die *Klammern* bezeichnen den Bereich des mittleren Fehlers der Mittelwerte. (Nach Witkowski 1981)

Änderungen des systolischen oder diastolischen Blutdrucks gefunden, und auch die Variabilität der Blutdruckwerte wurde nicht wesentlich durch die Kurerwartung beeinflußt (Abb. 2.11) (vgl. auch Hildebrandt et al. 1973; Martzog 1982). Im Gegensatz dazu wurde während der letzten 14 Tage vor einem stationären Krankenhausaufenthalt mit der Zunahme der Befindensstörungen auch eine Steigerung der Pulsfrequenz gefunden (Siegrist et al. 1979).

Zweifellos kommt der Kurvorbereitung durch den behandelnden Arzt mit Aufklärung und Belehrung über Sinn und Zweck der Kurbehandlung und das vom Patienten erwartete Verhalten eine wichtige Rolle zu. Sie setzt aber entsprechende Kenntnisse des Arztes voraus. Anteil an der Kurvorbereitung haben aber auch die verantwortlichen Organe des Kurortes (Kurverwaltung, Kliniken, Kurärzte u. a.) in Form von Aufklärungsschriften, Kurprospektgestaltung, Kurwerbemaßnahmen etc. Nicht gleichgültig dürfte auch die Frage sein, zu welchem Zeitpunkt vor Kurbeginn der Patient seine Einberufung zur Kur erhält. Es wäre z. B. nicht ohne Interesse, zu untersuchen, wie sich Einberufungen „in letzter Minute“ auf die Kureinstimmung des Patienten auswirken.

Während die Phase der Kurvorbereitung die Reaktionslage des Patienten zu Kurbeginn mitbestimmen kann, muß die sog. Kureintrittsreaktion (vgl. Tabelle 2.1, S. 97) bereits unmittelbar zum Reaktionsmuster des Kurverlaufs gerechnet werden. Hier bilden die Reaktionen auf die Belastung der Anreise zum Kurort, auf die neuen klimatischen Reiz- und Schonfaktoren, auf den Eintritt in das ungewohnte Milieu (Sozialkontakt, Bettwechsel, Zeitregime u. a.) sowie auf die ersten zusätzlichen therapeutischen Reize einen schwer zu übersehenden und noch nicht hinreichend analysierten Komplex. Da aber aus diesem Komplex zugleich der Anstoß der langwelligen reaktiven Perioden des Kurverlaufs erfolgt oder zumindest aufgebaut wird, wäre es von größter Bedeutung, die Valenz der beteiligten Komponenten im einzelnen abschätzen und in gewissem Umfange therapeutisch handhaben zu können (vgl. Jordan 1972).

Die vegetative Belastung durch die Anreise selbst wird sicherlich leicht unterschätzt. Eine kurvenreiche Autobusfahrt löst z. B. ähnlich große vegetative Reaktionen aus wie eine gleich lange Bergbahnauffahrt mit 1200 m Höhengewinn (Hildebrandt et al. 1964). Es gibt Erfahrungen, nach denen Patienten aus verschiedenen Herkunftgebieten Unterschiede in der Kureintrittsreaktion zeigen (vgl. Jordan 1972). Für Flugreisen gelten allerdings besondere Gesichtspunkte, v. a. wenn Zeitzonensprünge mit den Erfordernissen der zirkadianen Umsynchronisation hinzutreten (Hildebrandt 1980a; vgl. dazu S. 34f.).

Beim Übergang ins Hochgebirge (mit 1000 m Höhendifferenz) ist bereits in der 1. Höhennacht die basale Schlafpulsfrequenz (Durchschnitt zwischen 3.00 und 6.00 Uhr) sprunghaft auf das Niveau erhöht, auf dem im weiteren Verlauf die zirkaseptanperiodischen Schwankungen stattfinden (Abb. 2.12). Zugleich ist auch schon die Kortisolausscheidung im Nachtharn erhöht, auch diese verläuft zirkaseptanperiodisch weiter. Die Reaktion auf den Kurbeginn ist aber deutlich von der individuellen Vorgeschichte und der vegetativen

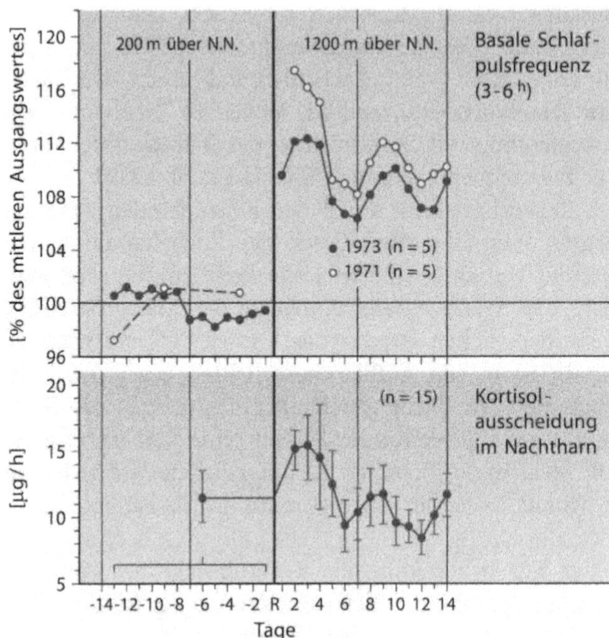

Abb. 2.12. Mittlerer Verlauf der basalen Schlafpulsfrequenz (Durchschnittswerte im Nachtschlaf zwischen 3 und 6 Uhr) von 2 Gruppen mit je 5 gesunden Versuchspersonen sowie der Kortisolausscheidung im Nachtharn (8-h-Sammelperioden) von 15 gesunden Probanden vor und während der ersten 14 Tage eines Wintersportaufenthalts in 1200 m Höhe. (Nach Daten von Hildebrandt et al. 1973, 1974 a; Beringer 1974)

Ausgangslage abhängig. So fallen bei Trainierten und Gebirgserfahrenen Kortisolausscheidung sowie Ruhe- und Arbeitspulsfrequenz bereits am 2. Höhentage wieder ab, während sie bei Neulingen noch bis zum 3. Tage weiter ansteigen können (Beringer 1974).

Auch die Blutdruckveränderungen im Rahmen der Kureintrittsreaktion sind von den Ausgangswerten am Heimatort abhängig (Wagner 1962). Nach neueren Untersuchungen wird aber die initiale Überhöhung der systolischen wie diastolischen Werte in erster Linie von der vegetativen Reaktionslage bestimmt (vgl. Abb. 2.11, S. 104) (Witkowski 1981). Nach klinischer Erfahrung werden ältere Patienten durch den Kureintritt besonders stark belastet, was ihrer allgemein verminderten Anpassungsfähigkeit entspricht (Jordan 1972).

Der Anteil der Milieuumstellung an der Kureintrittsreaktion ist keineswegs gering. Untersuchungen des „Hospitalisierungseffektes" an gesunden Versuchspersonen haben klar gezeigt, daß allein durch die Unterbringung in Sanatorien (ohne Klimawechsel und therapeutische Reizbelastung) vegetative Reaktionen ausgelöst werden, die u. a. auch an Veränderungen der Blutzusammensetzung verfolgt werden können (Hille 1967 a, b; Hille et al. 1968). Allgemein bekannt ist die zu Beginn eines Krankenhausaufenthaltes häufige Überhöhung der Körpertemperatur (Siegrist 1978), besonders bei vegetativ Labilen, sowie die oft beträchtliche Steigerung der Blutdruckwerte (vgl. auch Sprechstundenblutdruck; Günther et al. 1962). Beide Erscheinungen belegen eine ergotrope Initialphase beim Milieuwechsel, die innerhalb weniger Tage abklingt. Auch im Kurverlauf trägt das schnelle Abklingen der initial erhöhten

Blutdruckwerte zu dem besonders steilen Rückgang der Werte während der 1. Kurwoche bei (vgl. Abb. 2.11, S. 104) (Zipp 1956; Ott u. Hentschel 1960; Witkowski 1981; Gutenbrunner u. Ruppel 1992a; vgl. auch Holzrichter 1977).

In unmittelbarem Zusammenhang mit dem Komplex der Kureintrittsreaktion steht die bekannte Krise des 3. Tages, die v. a. durch die Urlaubsforschung bekannt geworden ist (Halhuber 1960a; Hittmair 1960; Webert 1981; u. a.). Sie ist auch bei Entlastungsreaktionen (Freizeit der Wechselschichtarbeiter) nachgewiesen worden, und zwar an einer Steigerung der Fehlleistungshäufigkeit (Hildebrandt et al. 1975). Da sich der kritische 3. Tag bei Kurverlaufsuntersuchungen insbesondere auch in einem Sterblichkeitsgipfel abzeichnet (Brüning u. Hildebrandt 1980; vgl. Abb. 2.14, S. 110), ist in diesem Zeitraum mit einer beträchtlichen reaktiven Belastung und Gefährdung zu rechnen. Es dürfte sich dabei um eine zu Kurbeginn mitangestoßene Submultiple der Zirkaseptanperiodik handeln, die schneller gedämpft wird. Hierfür spricht, daß ihre Ausprägung von der individuellen vegetativen Reaktionslage abhängig ist (Webert 1981).

2.6 Kurreaktion und Kurkrise

Charakteristisch für alle Formen der Kurbehandlung ist die Tatsache, daß der therapeutische Effekt keine kontinuierlichen Fortschritte macht, sondern in der Regel von einer oder mehreren Phasen unterbrochen wird, in denen sich der Zustand des Patienten subjektiv wie objektiv vorübergehend verschlechtert. Diese sog. Kurreaktionen, die sich zur Kurkrise zuspitzen können, sind schon von alters her unter den verschiedensten Bezeichnungen bekannt (Badekrise, Brunnenkoller, Thermalkrise, Akklimatisationskrise, Leiden u. a.) und mit den reaktiven Umstellungen des behandelten Organismus in Zusammenhang gebracht worden. Erst die systematischen Kurlängsschnittuntersuchungen der letzten Jahrzehnte haben es aber möglich gemacht, die Kurreaktion als Bestandteil des Reaktionsmusters im Kurverlauf zu identifizieren und damit in größere Zusammenhänge einzuordnen (vgl. Hildebrandt 1975, 1978, 1985a).

Die Symptomatik reicht von leichten Störungen des Allgemeinbefindens bis zu schweren klinischen Erscheinungen, die dann zunehmend vom zugrundeliegenden Krankheitsgeschehen mitgeformt werden (Ott 1956a). Von den unspezifischen Allgemeinsymptomen stehen innere Unruhe, erhöhte Reizbarkeit, Stimmungslabilität, Abgeschlagenheit, Appetenzminderung sowie Einschlaf- und Durchschlafstörungen bei bedrückenden Trauminhalten im Vordergrund. Dazu treten die verschiedensten „vegetativen Mißempfindungen", die auf Herz- und Kreislauffunktion, Atmung und Verdauungstrakt sowie auf die Temperaturregulation bezogen werden.

Lokale Erscheinungen der Kurreaktion betreffen einerseits die erkrankten Organe, die im Sinne eines Aufflackerns mit verstärkten Beschwerden reagieren, z. B. rheumatische Muskel- und Gelenkschmerzen und -schwellungen oder Verstärkung von Schleimhautkatarrhen, die mit objektiv feststellbaren

Veränderungen verbunden sind. Darüber hinaus kann es aber auch zur Aktivierung alter ruhender Krankheitsherde kommen (z. B. Zähne, vgl. Abb. 2.14, S. 110, Mandeln, Appendix, Adnexe, Thrombosen etc.). Charakteristisch sind schließlich auch Hautreaktionen, die bei den extrem langen Badezeiten früherer Jahrhunderte in Gestalt des „Badeausschlages" eine große Rolle spielten. Heutzutage treten diese aber meist nur nach stark hautreizenden Bädern auf (Schwefel- und stark säurehaltige Bäder) und können hier verschiedene Formen annehmen (Urtikaria, Dermatitis, polymorphes Ekzem u. a.) (vgl. Tarusawa 1963; Morinaga 1988), bei den in Mitteleuropa üblichen Bäderformen und -dosierungen kommen Hautreaktionen meist nur in mitigierter Form vor (Pruritus, flüchtige Erytheme u. a.).

Von den objektiv nachweisbaren Funktionsänderungen während der Kurreaktion belegen die Leistungsprüfungen eine auch subjektiv spürbare Minderung der Leistungsfähigkeit (vgl. Abb. 2.4; S. 92) mit Abfall der Arbeitskapazität für eine definierte Pulszahl sowie von täglicher Schrittzahl, Vitalkapazität, Flimmerverschmelzungsfrequenz und Merkfähigkeit sowie Reaktionszeitverlängerung. Änderungen der Abwehrlage zeigen sich an Steigerungen von Körpertemperatur, Leukozytenzahl mit Linksverschiebung im weißen Blutbild, Blutkörperchensenkungsgeschwindigkeit mit entsprechender Dysproteinämie und Änderungen des Properdinspiegels sowie am Anstieg des Plasmahistaminspiegels. Positivwerden der Leberfunktionsproben (Takata-Reaktion, Urobilinogen im Harn), passagere Albuminurie sowie Änderungen von Kapillarresistenz und Hyaluronidasegehalt weisen auf Änderungen der Zellpermeabilität hin. Auch zahlreiche Veränderungen im Stoffwechsel, im Wasser- und Elektrolythaushalt sowie in den enzymatischen Regulationen sind nachgewiesen (Literaturübersichten bei Sugiyama 1960, 1961; Kühnau 1962a; Schmidt-Kessen 1962; u. a.; Abb. 2.13, vgl. auch Abb. 2.14, S. 110).

Die Dauer der unkomplizierten Kurreaktion beträgt zwischen 1 und 7 Tagen. Die Angaben über die Häufigkeit des Auftretens schwanken zwischen 2 und 100% aller Patienten. Sie ist abhängig von Art und Dosierung der angewendeten Kurmittel. So führen Schwefel-, Radon- und stark säurehaltige Bäder sowie Thermal- und überwärmende Peloidbäder offenbar zu besonders intensiven Kurreaktionen (Kowarschik 1958). Bei der Kurbehandlung mit heißen Bädern stieg die Häufigkeit von Kurreaktionen von 13% bei täglicher Verabfolgung von 1–2 Bädern auf 97% bei täglich 6 und mehr Bädern (Sugiyama 1960). Zum anderen beeinflussen die bestehenden Krankheitsformen neben der Symptomatologie auch Häufigkeit und Stärke der Kurreaktion. So erleiden z. B. Arthritiskranke häufiger und zugleich früher liegende Kurreaktionen als Patienten mit degenerativen Arthrosen und nichtrheumatischen Erkrankungen (Günther 1967b) (Tabelle 2.2; S. 111). Entscheidend dürfte dabei die unterschiedliche vegetative Reaktionslage der Patienten sein. Schließlich sind die Häufigkeitsangaben über die Kurreaktion aber auch abhängig von der Auswahl der Symptome und ihrer Bewertung durch Patient und Kurarzt (Hildebrandt 1978). Dies gilt weniger für ausgesprochene Kurkrisen als für unkomplizierte und flüchtige Kurreaktionen.

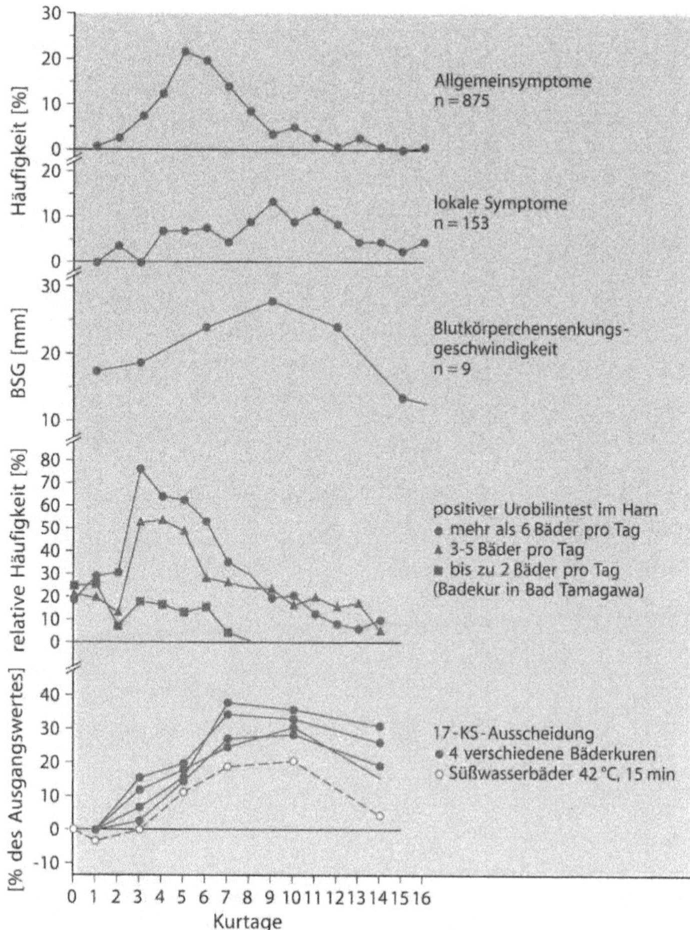

Abb. 2.13. Verlauf subjektiver und objektiver Symptome der Kurreaktion bei Bäderkuren in verschiedenen Kurorten Japans (nach Daten von Sugiyama 1960, 1961). Man beachte die Phasenbeziehungen der verschiedenen Parameter, die auf qualitative Unterschiede zwischen 2 Abschnitten der Kurreaktion hinweisen. Hinsichtlich des unterschiedlichen Verhaltens subjektiver Allgemeinsymptome und lokaler Beschwerden (vgl. auch Hildebrandt u. Gehlken 1961). (Nach Hildebrandt 1978)

Im Hinblick auf das Reaktionsmuster des Kurverlaufs ist der Zeitpunkt des Auftretens der Kurreaktionen von besonderer Bedeutung. In der Literatur wird dieser häufig noch auf die Anzahl der vorher verabfolgten Kuranwendungen bezogen, was sichere Vergleiche unmöglich macht. Bei Zusammenfassung aller Erfahrungen sind Kurreaktionen zwischen dem Ende der 1. und dem Anfang der 4. Kurwoche zu erwarten, bei Kurzkuren können sie auch in die Zeit nach Kurende fallen.

In Abb. 2.14 sind Häufigkeitverläufe verschiedener Indikatoren für Kurreaktionen und Kurkrisen in allen denkbaren Abstufungen zwischen subjekti-

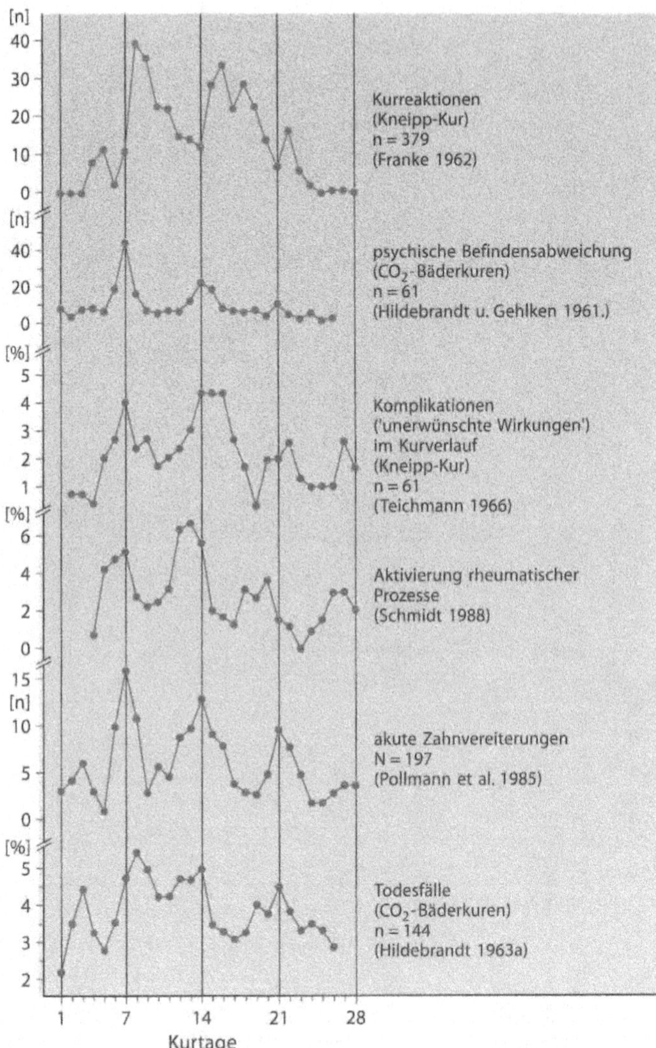

Abb. 2.14. Zeitliche Häufigkeitsverteilung von dirketen und indirekten Kurkrisensymptomen nach den Erfahrungen verschiedener Untersucher bei unterschiedlichen Kurformen. (Nach Hildebrandt 1975)

ven Befindensstörungen und Sterblichkeit der Kurpatienten nach den Erfahrungen verschiedener Untersucher bei unterschiedlichen Kurformen zusammengestellt. Alle Kurven zeigen übereinstimmend Gipfel im Bereich des 7., 14. und 21. Kurtages und folgen damit der Zirkaseptanperiodik der fortgesetzten vegetativen Gesamtumschaltungen im Kurverlauf. Zugleich ist der erste Krisengipfel meist am stärksten ausgeprägt, was dem frühreaktiven Typus des Reaktionsmusters bei dieser Periodendauer entspricht.

Tabelle 2.2. Häufigkeit der Balneoreaktion (Kurreaktion) bei Patienten mit entzündlichen und degenerativen Gelenkerkrankungen sowie solchen mit nicht-rheumatischen Erkrankungen während einer Badekur in Badgastein. (Nach Günther 1967 b)

	Häufigkeit der Balneoreaktion (%)
Entzündlicher Rheumatismus	
mit Aktivität (n = 270)	82,6
ohne Aktivität (n = 354)	53,7
Degenerativer Rheumatismus	
mit erhöhter BSG (n = 284)	71,2
mit normaler BSG (n = 498)	42,1
Nichtrheumatische Erkrankungen (n = 127)	15,7
Poliomyelitis ant. acuta (n = 57)	5,3

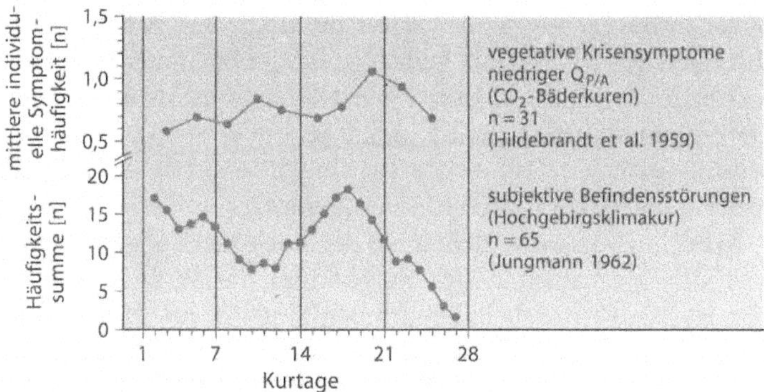

Abb. 2.15. Häufigkeitsverlauf subjektiver Befindensstörungen bei Patienten mit trophotroper Reaktionslage während CO_2-Bäderkuren (*oben*) und bei unausgewählten Patienten während Hochgebirgsklimakuren (*unten*). Der Gipfel der Symptomhäufigkeit ist charakteristisch für das spätreaktive Verlaufsmuster. (Nach Hildebrandt et al. 1959 b; Jungmann 1962)

Klinische Beobachtungen sprachen seit langem dafür, daß es auch eine andere Verteilung der Vorzugstermine für Kurreaktionen gibt, die dem spätreaktiven Muster des Kurverlaufs entspricht. So wurde sowohl für degenerative Krankheitsformen als auch für trophotrope Reaktionslagen eine besondere Häufung gegen Ende der 3. Kurwoche festgestellt (Inama 1956; Kukowka 1956; Günther 1967 b). Ähnliche Erfahrungen gelten für Hochgebirgsklimakuren (Jungmann 1962). Systematische Längsschnittkontrollen von Kurverläufen mit späten Kurkrisenterminen liegen aber nur wenige vor (Abb. 2.15). Im Vergleich mit den Kurven der Abb. 2.7 (S. 95) treten hier alle Einzelheiten des spätreaktiven Verlaufsmusters mit maximaler Reaktionsamplitude gegen Ende der 3. Kurwoche deutlich hervor.

Somit erweisen sich die Kurreaktionen als Bestandteil der Reaktionsperiodik des Kurverlaufs. Sie sind den extremen Auslenkungen und damit zugleich den Umschaltphasen zugeordnet, in denen sich die Tendenz der vegetativen Steuerungen umkehrt (Haus u. Inama 1957; Inama 1959; u. a.).

Es muß mit qualitativen Unterschieden der Symptomatik bei früh- und spätreaktiven Verlaufsmustern gerechnet werden. Klinische Erfahrungen sprechen dafür, daß die Krisen des spätreaktiven Typs im Bereich der 3. Kurwoche durch betont depressive Stimmungslagen charakterisiert sind (sog. Kurmüdigkeit) (vgl. Benczur 1939; Bajusz 1955; Günther 1967 b; u. a.). Spezielle Untersuchungen haben ergeben, daß insbesondere die ergotropen Phasen der zirkaseptanen Reaktionsperiodik mit Störungen der normalen spontanen Tagesrhythmik verbunden sind (Heckmann et al. 1980; Pöllmann u. Hildebrandt 1982).

Ein Vergleich der Vorzugstermine für Kurkrisen mit den beiden Grundmustern des Reaktionsablaufs ergibt, daß die Kurkrisen den ergotropen Extremphasen der Reaktionsperiodik zugeordnet sind. Dem entsprechen auch zahlreiche übereinstimmende Befunde über eine allgemeine Labilisierung der vegetativen Regulationen mit Abfall der Regelgüte und Variabilitätszunahme, wobei insbesondere bei den Kreislauffunktionen Zeichen einer gesteigert ergotropen Einstellung mit verstärkt sympathikotoner Reizbeantwortung hervortreten (Amelung u. Best 1959; Hildebrandt 1959 a; Inama 1959; Stalling 1960; Jungmann 1962; u. a.). Auch der Puls-Atem-Quotient ist offenbar einheitlich gesteigert (vgl. S. 128 ff.). Ott (1956 a) hat die Kurreaktion als „provozierte vegetative Dystonie“ charakterisiert.

Bezeichnenderweise stehen bei der noch nicht abgeschlossenen Diskussion über den Mechanismus der Kurreaktion die Veränderungen des Zwischenhirn-Hypophysen-Nebennierenrinden-Systems im Mittelpunkt. Die Theorie einer adaptiven Erschöpfung im Sinne des allgemeinen Adaptationssyndroms (Selye 1953) konnte angesichts widersprüchlicher Befunde über das Verhalten der Nebennierenrindenhormone während der Kurreaktion nicht aufrechterhalten werden (vgl. Schmidt-Kessen 1962). Vieles spricht aber für eine erhöhte Labilität dieses Systems mit sekundärer vorübergehender Nebennierenrindeninsuffizienz. Ebenso verständlich ist es angesichts der Bedeutung peripherer Komponenten langwelliger Reaktionsperioden, daß auch immunbiologische Phänomene immer wieder zur Erklärung der Kurreaktion herangezogen wurden, und zwar im Sinne phasischer Antigen-Antikörper-Reaktionen (allergischer bzw. anaphylaktischer Schock). Befunde über einen Anstieg der Histaminspiegel legen eine spezielle Mitwirkung dieses Gewebehormons an der Kurkrisensymptomatik nahe (z. B. Hauterscheinungen) (vgl. Hatta 1960).

Als Bestandteil der reaktiven Periodik im Kurverlauf ist die Kurreaktion im Prinzip ein unspezifisches Phänomen. Dem entspricht, daß Kurkrisenäquivalente auch beim Gesunden nach Milieu- und Klimawechsel (vgl. Holzrichter 1977) sowie offenbar auch bei serieller Applikation von reinen Leitungswasserbädern auftreten (Literaturübersicht bei Schmidt-Kessen 1962). Der zugrundeliegende periodische Prozeß der vegetativen Gesamtumschaltung schafft an sich mehrfach während des Kurverlaufs die Voraussetzungen für das Auftreten einer Kurreaktion. Tatsächlich sind multiple Kurreaktionen bei ein und demselben Patienten beobachtet worden. In der Regel erreicht aber die Amplitude der Auslenkungen, den unterschiedlichen Dämpfungsverhältnissen entsprechend, nur einmal ein Maximum mit dominierender Kurreaktion bzw. Kurkrise. Diese quantitative Abhängigkeit von der Reaktionsamplitude entspricht auch gut der Abhängigkeit von Reizstärke und Dosierung der Kuranwendungen. Es muß allerdings auch beachtet werden, daß alle diese Beziehungen gestört sein können, wenn es im Rahmen einer Kurkrise zur Exazerbation eines Krankheitsprozesses kommt, der dann nach eigenen Gesetzmäßigkeiten fortschreiten kann.

Wenn man unter den vorgenannten Gesichtspunkten die Kurreaktion als integrierenden Bestandteil eines therapeutisch erwünschten und notwendigen Reaktionsablaufs ansieht, reduziert sich die in der Literatur hart umstrittene Frage, ob man Kurreaktionen begrüßen, vermeiden oder unterdrücken soll (Literaturübersichten bei Schmidt-Kessen 1962; Tsarfis 1969), auf ein rein quantitatives Problem der zulässigen Amplituden der reaktiven Periodik. Solange die kompensatorischen Fähigkeiten des Organismus ausreichen, um die notwendige Dämpfung des Reaktionsprozesses aufzubauen, darf die Kurreaktion als Indikator eines erwünschten Vorganges angesehen werden. Ist dies aber nicht der Fall, gefährdet die Kurreaktion in ihrer Zuspitzung zur Kurkrise Patient und Behandlungserfolg und muß gedämpft und behandelt werden. Es ist weitgehend eine Frage der Indikatorempfindlichkeit für Kurreaktionen, ob man statistisch einen positiven oder negativen Einfluß der Kurreaktionen auf den Kurerfolg nachweisen kann (vgl. Inama 1956; Kowarschik 1958; Blumencron 1967; Günther 1967 b; u. a.). Kurkrisen als Ausdruck eines „mißglückten Adaptationsversuchs" sind zweifellos von negativem Einfluß.

Soweit nicht einfache Maßnahmen, wie Fasten, Einläufe, Unterbrechung der therapeutischen Reizfolge oder Verminderung ihrer Dosierung, ausreichen (Evers 1971), haben sich zur Minderung oder Unterdrückung der Kurreaktion neben symptombezogenen einerseits zentral dämpfende Medikamente als wirksam erwiesen, andererseits solche, die das Hypophysen-Nebennierenrinden-System betreffen: z. B. ACTH-Gaben, Kortisonpräparate und Vitamin C in hohen Dosen (Literaturübersicht bei Schmidt-Kessen 1962).

Als Bestandteil des Reaktionsmusters im Kurverlauf ist die Kurreaktion eines der praktisch wichtigsten Orientierungskriterien für den Kurarzt. Ausprägung und zeitliche Lage erlauben Schlüsse auf die individuelle Reaktionsdynamik. Da objektive Längsschnittkontrollen geeigneter Parameter in der Regel nicht durchgeführt werden, ist darauf hinzuweisen, daß auch schon mit einfachen Mitteln, z. B. durch Führung eines Kurtagebuchs über die subjektiven Beschwerden, ein hinreichend sicheres Urteil gewonnen werden kann (vgl. Hildebrandt u. Frank 1974; Hildebrandt 1978; Hildebrandt et al. 1992; Muhry et al. 1994). Die verminderte Belastbarkeit des Patienten und das Absinken der Regulationsqualität im Rahmen der Kurreaktionen begründen einen Gefährdungszyklus im Kurverlauf, der im Extrem sogar den Sterblichkeitsverlauf während der Kuren prägt (vgl. Abb. 2.14, S. 110) und dem bei der Überwachung des Patienten und der Dosierung der therapeutischen Belastung Rechnung getragen werden muß. Wichtig ist in diesem Zusammenhang, daß sich der Beginn der Kurkrisen in der Regel mit subjektiven Befindensstörungen ankündigt, die klinisch manifesten Kurzwischenfälle sich aber erst 1–2 Tage später häufen (Riedel et al. 1979).

2.7 Kurschlußeffekt und Rückkehrreaktion

Es gehört zum alten Erfahrungsgut der Kurärzte, daß sich der Zustand des Patienten in den letzten (meist 2–3) Tagen vor Abschluß der Kur subjektiv und objektiv wieder verschlechtert (sog. Kurendreaktion, Kurschlußeffekt). Dabei kommt es zu gesteigert ergotropen Erscheinungen, die im Gegensatz zu den meist schon erreichten trophotrop betonten Kureffekten stehen. Diese Kurschlußeffekte werden meist als psychogen gedeutet, d. h. als Folge der konkreteren Wiedereinstellung auf die Rückkehr ins alte Milieu (Lachmann 1957).

Nach neueren Beobachtungen tritt der Kurschlußeffekt, z. B. bei Kontrolle der körperlichen Leistungsfähigkeit, auch dann mit etwa gleicher Größe und zeitlicher Ausdehnung ein, wenn die Kurdauer von 4 auf 6 Wochen verlängert wird (Baier 1972). Dies könnte einerseits die Vorstellung einer psychogenen Voreinstellungsreaktion stützen. Andererseits ist aber noch nicht hinreichend ausgeschlossen, daß der Kurschlußeffekt in beiden Fällen eine ergotrope Auslenkung im Zuge einer noch nicht abgeklungenen Zirkaseptanperiodik des Kurverlaufs darstellt. Tatsächlich zeigten sich bei der Differenzierung nach früh- und spätreaktiven Verlaufsmustern bei letzteren stärkere Kurschlußeffekte infolge der noch größeren Reaktionsamplitude (Hildebrandt 1972 a). In jedem Falle stellt die Schlußphase des Kurverlaufs einen Zeitraum gesteigerter Labilität und geringerer Belastbarkeit dar, denen u. U. Rechnung getragen werden muß.

Die eigentliche Rückkehr von einem Kuraufenthalt und die Zeit danach müssen unter zwei verschiedenen Gesichtspunkten betrachtet werden, deren gegenseitige Abgrenzung wiederum äußerst schwierig ist.

Zum einen sind Nach- bzw. Weiterwirkungen der Kurbehandlung zu erwarten. Die Betrachtung der Reaktionsmuster ergibt, daß die reaktiven Umstellungen des Organismus nach der üblichen Kurdauer von 4 Wochen keineswegs abgeschlossen sein müssen. Dies gilt insbesondere für den spätreaktiven Verlaufstyp. Es ist daher anzunehmen, daß sich die längerwelligen periodischen Reaktionsprozesse auch über das Kurende hinaus fortsetzen, wenn auch unter entsprechend modifizierten Bedingungen. Tatsächlich liegen Erfahrungen darüber vor, daß bei Kurzkuren (z. B. in Japan) die Kurreaktionen in die Nachkurzeit fallen (Sugiyama 1960, 1961). Bei Höhenaufenthalten zwischen 1 und 4 Wochen Dauer überdauert die Steigerung der Erythropoiese die Rückkehr ins Tal um mindestens 1–2 Wochen, wobei die erythropoietischen Reaktionen weiterhin durch die vegetative Gesamtumschaltung periodisch gegliedert bleiben (Hildebrandt u. Nunhöfer 1977) (Abb. 2.16).

Zum anderen läßt Abb. 2.1 (S. 85) erkennen, daß die Rückkehr vom Kurort an den Heimatort mit einer sprunghaften Veränderung der Reizbelastung verbunden ist. Zum Ausbleiben der therapeutischen Reizanwendungen tritt

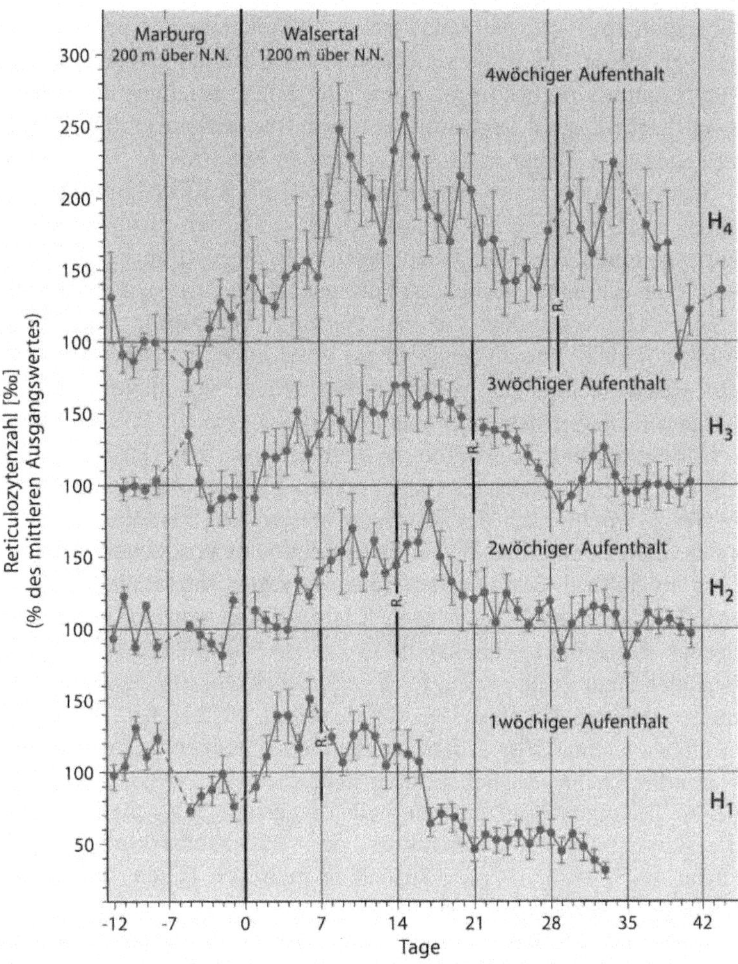

Abb. 2.16. Mittlerer Verlauf der Retikulozytenzahl von je 6 gesunden Versuchspersonen vor, während und nach Wintersportaufenthalt von 1, 2, 3 und 4 Wochen Dauer mit 1000 m Höhendifferenz. (Nach Hildebrandt u. Nunhöfer 1977)

der plötzliche Fortfall sowohl der für Kurortklima und -milieu eigentümlichen Reizfaktoren als auch der Schonfaktoren hinzu. Beide Reizpegelstufen werden durch die während der Kurbehandlung vor sich gegangenen adaptiven und deadaptiven Veränderungen akzentuiert. Wenn man berücksichtigt, daß bei der Vielfalt zivilisationsbedingter Belastungsfaktoren am Heimatort der Übergang in ein entsprechend abgeschirmtes Kurortmilieu heute zunehmend Schonfaktoren enthält (vgl. v. Neergaard 1947), kann die Rückkehr ins alte Reizmilieu u. U. eine erhebliche Belastung des Organismus bedeuten. Dies gilt insbesondere auch für die chronobiologischen Belastungsfaktoren (z. B. Wiederaufnahme von Nacht- und Schichtarbeit). Es ist daher zu erwarten, daß die Rückkehr von der Kurortbehandlung erneut Reaktionen auslöst (Rückkehrreaktion, Reklimatisation, Deadaptation). Ihre Auslösungsbedingungen werden maßgebend von der am Kurende erreichten vegetativen Gesamtsituation mitbestimmt. Über die damit gegebene Interaktion zwischen noch kurbedingten Reaktionsprozessen und aufgepfropfter Rückkehrreaktion bestehen aber bisher keine hinreichenden Kenntnisse.

Untersuchungen von Jungmann (1962) nach Klimakuren grenzten erstmals einen Rückkehreffekt (v. Neergaard 1947) ab, der durch eine Phase mit starker vagotoner Einstellung der vegetativen Regulation bei subjektiver Müdigkeit und erhöhtem Ruhebedürfnis gekennzeichnet war und sich über etwa eine Woche erstreckte. Die naheliegende Vermutung, daß dieser vagotone Rückkehreffekt nur die erste Phase einer auch hier mehrphasisch verlaufenden Reaktion darstellt, konnte durch neuere lückenlose Kontrollen der sog. basalen Schlafpulsfrequenz nach Rückkehr von 4-, 3- und 2wöchigem Wintersportaufenthalt in 1200 m Höhe belegt werden (Hildebrandt et al. 1973, 1974 a) (Abb. 2.17). Nach vorübergehender Senkung dieser Meßgröße traten in der 2. Woche nach der Rückkehr krisenhafte Steigerungen auf, die teilweise das Niveau während des Höhenaufenthaltes erreichten und von einer Häufung subjektiver Beschwerden sowie erhöhter Infektanfälligkeit begleitet waren (Rückkehrkrise). Auch nach Kneipp-Kuren wurden im Verlauf des diastolischen Blutdrucks Anhaltspunkte für eine solche Reaktion gefunden. Über Periodendauer und Dämpfung des Rückkehrreaktionsmusters ist bisher nichts sicheres bekannt (vgl. Hildebrandt 1972 a; vgl. Muhry et al. 1994). Weitere systematische Längsschnittuntersuchungen nach Rückkehr von aktivierender Kneipp-Kurbehandlung haben teilweise massive Abfälle der körperlichen Leistungsfähigkeit innerhalb der ersten 3 Wochen nachgewiesen und die kompliziertere Zeitstruktur des Rückkehrreaktionsmusters bestätigt (Baier 1975, 1976, 1977), während in manchen Fällen keine Rückkehrkrisen beobachtet wurden.

Immerhin ist beim heutigen Stand unserer Kenntnisse die Gewährung einer Schonzeit im Anschluß an die Kurbehandlung gut begründet. Es ist sogar die Frage berechtigt, ob die von den Sozialversicherungsträgern maximal zugestandenen Zeiträume ausreichend sind und ob nicht vielmehr besondere Nachbehandlungsverfahren erforderlich werden können, um ein gedämpftes Abklingen der Rückkehrreaktionen sicherzustellen. Aufgrund neuerer katamnestischer Erhebungen ist immerhin der Verdacht geäußert worden, daß nach Rehabilitationskuren von Herzinfarktkranken Todesfälle zu bestimmten Zeitpunkten nach Kurende im Sinne einer Reaktionsperiodik gehäuft auftreten (Walther 1976). Hinzu kommt, daß die Unfallgefährdung nach Fehlzeiten am Arbeitsplatz ohnehin erhöht ist und durch Krisenphasen des Nachkurverlaufs noch gesteigert werden könnten (vgl. dazu Rest 1981).

Insbesondere bei Hochgebirgsklimakuren ist in diesem Zusammenhang bereits früher empfohlen worden, durch längere Zwischenaufenthalte in mittleren Höhen Kureintritts- und Rückkehrreaktionen zu mildern. Objektive Untersuchungen über die Auswirkungen einer solchen Maßnahme liegen jedoch nicht vor. Bei Kurbehandlungen in Kurorten, die mit Flugreisen und er-

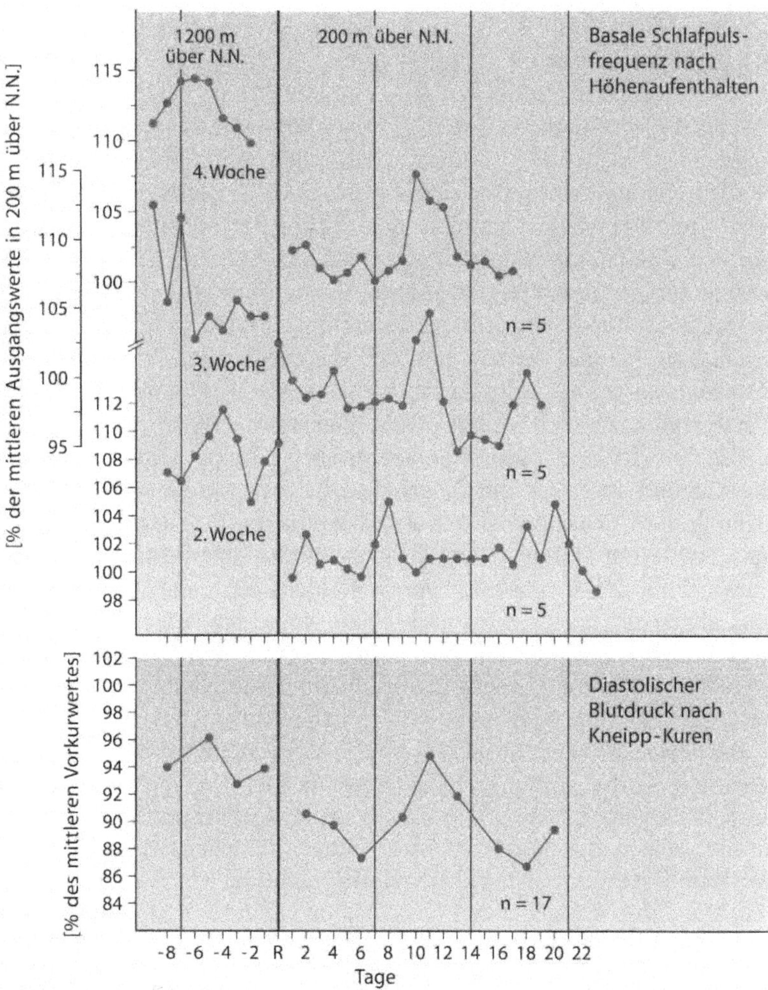

Abb. 2.17. *Oben:* Rückkehrverlauf der basalen Schlafpulsfrequenz (Durchschnitt zwischen 3 und 6 Uhr) von je 5 gesunden Versuchspersonen nach Wintersportaufenthalten in 1200 m Höhe von 4, 3 und 2 Wochen Dauer. Es ist jeweils der Schlafpulsverlauf der letzten Höhenwoche mit eingetragen (nach Untersuchungen von Hildebrandt et al. 1973, 1974 a). *Unten:* Rückkehrverlauf des diastolischen Blutdrucks nach aktivierenden Kneipp-Kuren (nach Daten von Baier u. Rompel-Pürckhauer, unveröffentlicht)

heblichen Zeitzonensprüngen erreicht werden, dürfte ein analog abgestuftes Vorgehen im Hinblick auf die erforderliche Umsynchronisation der Zirkadianrhythmik des Organismus, die ja Bestandteil der Akklimatisation (und Reklimatisation) ist (vgl. Hildebrandt 1962 a), auf jeden Fall empfehlenswert sein.

3 Allgemeine Kureffekte

3.1 Vorbemerkungen

Während die Wirkungen der künstlichen Therapie (vgl. S. 5ff.) an den direkt angezielten, mehr oder weniger spezifischen Funktionsänderungen beurteilt werden können, treten als Folge der reaktiven Anregung von Selbstordnungsleistungen bei allen Verfahren der natürlichen Therapie charakteristische Formen von Funktionsumstellungen auf, die in erster Linie auf eine Verbesserung der Regulationen und Intensivierung normativer Zusammenhänge des Organismus bezogen werden müssen. Ihre Darstellung und weitere Erforschung ist für das Verständnis der therapeutischen Wirkungen und ihrer Kontrolle unbedingt erforderlich, verlangt aber besondere methodische Zugänge (vgl. dazu auch Jordan 1972; Hildebrandt 1986b).

Die Entwicklung dieser therapeutischen Effekte erfolgt bereits während der Kur und unter der therapeutischen Reizbelastung, und zwar in enger Beziehung zum Reaktionsmuster des Kurverlaufs. Ihre Darstellung setzt demnach wiederum systematische Kurlängsschnittuntersuchungen voraus. Da die Entwicklung dieser reaktiven Vorgänge nicht mit dem Ende der Kurbehandlung abgeschlossen ist, wird nach einem Vorschlag von Lühr (1959) zwischen dem Kureffekt, der die bis zum Kurende erreichten Veränderungen umfaßt, und dem Kurerfolg (Langzeitkurerfolg) unterschieden, der erst längere Zeit nach dem Kurende festgestellt werden kann (vgl. S. 151).

Die unspezifischen Kureffekte sind bis zu einem gewissen Grade für jede Form der Kurbehandlung charakteristisch. Der Umfang vegetativer Gesamtumschaltungen läßt erwarten, daß es keine Körperfunktionen gibt, die nicht an den Folgen der adaptiven Umstellungen beteiligt wären. Die Darstellung der Kureffekte muß sich daher auf eine Auswahl von Funktionen beschränken. Die dafür maßgebenden Gesichtspunkte sind v. a. die Zugänglichkeit der Meßgrößen für den Untersucher und die Bedeutung der Funktion für die allgemeine klinische Beurteilung wie auch für die praktische Verlaufskontrolle.

Spezifische Kureffekte, die überwiegend auf einzelne Wirkfaktoren der Bäder- und Klimatherapie bezogen werden müssen, sind in den entsprechenden speziellen Abschnitten dargestellt.

Die folgenden Darlegungen beziehen sich mit wenigen Ausnahmen auf Befunde, die an größeren Gruppen von Patienten erhoben wurden. Diese Tatsache ist überwiegend Ausdruck der heutigen Notwendigkeit, die noch wenig anerkannte Wirksamkeit der Bäder- und Klimakurbehandlung mit statistischen Verfahren zu belegen. Schon die Aufgliederung solcher Gruppen nach Unterschieden der vegetativen Reaktionslage macht deutlich, daß die gruppenstatistische Behandlung therapeutischer Effekte auf diesem Gebiet der Therapie nur unter einschränkenden Voraussetzungen sinnvoll ist. Die Bedeutung von Individualfaktoren ist bei den Verfahren der natürlichen Therapie in der Regel wesentlich größer als bei denen der künstlichen Therapie (vgl. S. 75ff.).

3.2 Normalisierung der Funktionsgrößen in Ruhe

Es gehört zum älteren Erfahrungsgut der Kurärzte, daß sich unter demselben Behandlungsregime abnorm erniedrigte wie erhöhte Funktionsgrößen im Laufe der Kur einem mittleren Normalbereich annähern können (Literaturübersichten bei Haeberlin u. Goeters 1954; Hildebrandt 1960 a; Jordan 1972). Dies gilt insbesondere für hypotone und hypertone Blutdruckstörungen.

Der Tatbestand einer Normalisierung ist an 2 Bedingungen geknüpft: Zum einen muß in der untersuchten Patientengruppe die interindividuelle Variabilität (Streuung, Varianz) im Kurverlauf abnehmen, zum anderen muß nachgewiesen werden, daß der Zielbereich des Konvergenzvorganges tatsächlich der Norm der untersuchten Funktionsgröße entspricht (Hildebrandt 1985 a; Hildebrandt u. Gutenbrunner 1996; vgl. auch Jordan 1970). Zur Veranschaulichung der Problematik sind in allen 4 Teilen der Abb. 2.18 die Kuranfangswerte des systolischen Blutdrucks auf der Abszisse aufgetragen, im linken Bildteil auf den Ordinaten die zugehörigen Kurendwerte, und zwar schematisch für jeweils 5 Einzelfälle. Wenn sich während der Kurbehandlung an den Blutdruckwerten nichts ändert (A), liegen alle Punkte auf einer Regressionsgeraden, die durch den Nullpunkt läuft und eine Steigung von 45° hat (Steigungskoeffizient bei Vernachlässigung der Streuung=1). Würden alle Ausgangslagen des Blutdrucks durch die Kurbehandlung um den gleichen Betrag gesenkt (B), so lägen die Punkte aller Wertepaare auf einer Geraden, die um diesen Betrag gegenüber der Geraden des Beispiels A nach unten parallelverschoben ist. Hier handelt es sich um eine *vom Ausgangswert unabhängige* Reaktion, die natürlich ebenso für eine gleichmäßige Steigerung aller Ausgangswerte zutreffen könnte. Auf die Problematik, daß die Entscheidung über die Ausgangswertabhängigkeit auch davon abhängt, ob die Meßwerte absolut oder relativ aufgetragen werden, soll hier nicht eingegangen werden.

Im Beispiel C des linken Abbildungsteils ist angenommen, daß der blutdrucksenkende Behandlungseffekt in der Weise vom Ausgangswert abhängt, daß er mit höheren Ausgangslagen immer größer wird. Hier handelt es sich also um eine *ausgangswertabhängige* Reaktion im Sinne des sog. Ausgangswertgesetzes (Wilder 1931, 1967). Die Regressionsgerade für die Beziehung zwischen Ausgangs- und Endwerten verläuft dabei mit einer geringeren Steigung als 45°. Sie schneidet die 45°-Achse (gestrichelt) bei 80 mm Hg („crossover point"; Bridger u. Reiser 1959). Der Schnittpunkt bei 80 mm Hg liegt aber eindeutig außerhalb des Normbereichs für den systolischen Blutdruck, so daß es sich hier zwar um eine ausgangswertabhängige, aber nicht um eine normbezogene Reaktion handelt. Trotzdem wird aber in diesem Beispiel eine der Voraussetzungen der Normalisierung erfüllt, indem nämlich die Gruppenstreuung am Kurende kleiner geworden ist. Dies läßt sich leicht ablesen, indem man die Punktreihe auf Abszisse und Ordinate projiziert.

Erst das Beispiel D der Abb. 2.18 (links) erfüllt völlig den Tatbestand der Normalisierung, da hohe Ausgangslagen im Laufe der Behandlung abfallen und niedrige ansteigen, so daß die Streuung vermindert wird. Zugleich liegt der Zielwert dieser Veränderungen (der im Einzelfall keineswegs erreicht

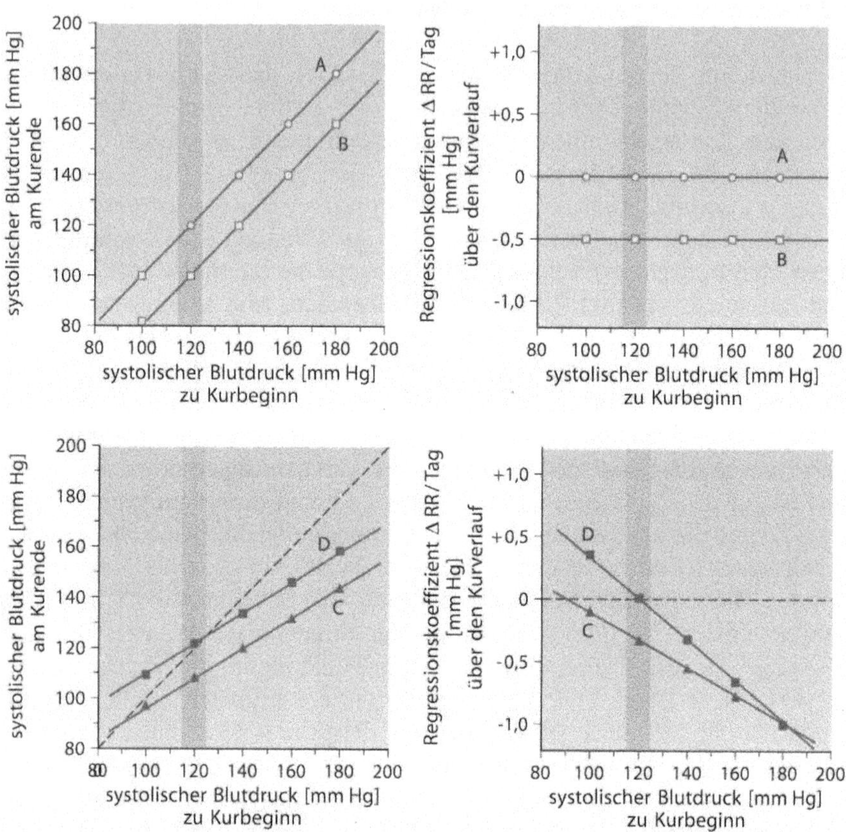

Abb. 2.18. *Links:* schematische Darstellung der Beziehungen zwischen Kuranfangs- und Kurendwerten am Beispiel des systolischen Blutdrucks. Die eingezeichneten Geraden sind Regressionsgeraden. *A* kein Einfluß der Behandlung auf den Blutdruck, *B* ausgangswertunabhängige Senkung des Blutdrucks, *C* ausgangswertabhängige, aber nicht normbezogene Senkung des Blutdrucks im Behandlungsverlauf, *D* Normalisierung des Blutdrucks im Kurverlauf. *Rechts:* schematische Darstellung der Beziehungen zwischen Kuranfangswert und Regressionskoeffizient über den Behandlungsverlauf unter der Annahme, daß Zeitreihen des Blutdrucks erstellt wurden. (Nach Hildebrandt u. Gutenbrunner 1996)

werden muß) hier im Normalbereich des systolischen Blutdrucks (Cross-over point bei 120 mm Hg).

Natürlich müssen bei der statistischen Bewertung solcher Gruppenreaktionen auch die individuelle Variabilität der spontanen und reaktiven Schwankungen sowie die methodische Schwankungsbreite der Meßgröße berücksichtigt werden. Bei der praktischen Untersuchung von Normalisierungsvorgängen aufgrund von Kuranfangs- und -endwerten ordnen sich die Wertepaare in der Regel in Form einer ellipsoiden Punktwolke an. Durch Berücksichtigung des Korrelationskoeffizienten als Maß für die Straffheit der Beziehung läßt sich auf relativ einfachem Wege eine statistische Signifikanzprüfung ausgangswertabhängiger Reaktionen wie der Normalisierung vornehmen (Wagner u. Jordan 1962; Jordan u. Wagner 1964; vgl. auch Jordan 1966, 1972).

Wo systematische Kurlängsschnittkontrollen der Meßwerte zur Verfügung stehen, läßt sich der Tatbestand der Normalisierung auch durch die Korrelation zwischen Ausgangswert und Regression des individuellen Kurverlaufs (Trendkoeffizient) prüfen (Dirnagl u. Drexel 1968; Dirnagl et al. 1974).

Im rechten Teil der Abb. 2.18 sind solche Beziehungen für die Beispiele A bis D des linken Abbildungsteils unter der Annahme von wiederholten Verlaufsmessungen, die eine Regressionsbestimmung über den Kurverlauf erlauben, dargestellt. Die Beispiele C und D im unteren Abbildungsteil zeigen typische negative Korrelationen zwischen Ausgangswert und Trendkoeffizienten, wobei die Kreuzung mit der Nullinie (Cross-over point) nur im Beispiel D im Normbereich liegt und eine echte Normalisierung anzeigt.

Zur Bestimmung des Zielwertes der Normalisierung (Cross-over point) sind auch einfache Darstellungen der beobachteten individuellen Änderungen in Abhängigkeit vom Ausgangswert geeignet, während die Beurteilung der tatsächlich erreichten Konvergenz dabei erheblichen Täuschungsmöglichkeiten unterliegt. Auf eine nähere Diskussion der biometrischen Problematik der Normalisierung sowie des Wilderschen Ausgangswertgesetzes kann hier verzichtet werden (Polak u. Knobloch 1957; Winne 1960; Hord et al. 1964; Jordan u. Wagner 1964; Raas u. Halhuber 1965; Surwillo u. Arenberg 1965; Jordan 1966, 1970, 1972; Dirnagl u. Drexel 1968; Jessel 1968; Pirlet u. Keller 1968; McDonald et al. 1983; Kienle 1995).

Nach den genannten Kriterien sind bei Bäder- und Klimakuren Normalisierungseffekte für zahlreiche Funktionsgrößen nachgewiesen worden (Tabelle 2.3). Wo entsprechende Vor- und Nachuntersuchungen vorliegen, konnte gezeigt werden, daß die kollektive Streuungsabnahme am Kurende nicht nur gegenüber den Kuranfangswerten besteht, die ja bereits während der Kureintrittsreaktion (vgl. S. 102ff.) gemessen werden, sondern auch gegenüber den Ausgangswerten am Heimatort vor Kurbeginn (Balzar et al. 1957; Witkowski 1981).

Besonders kennzeichnend ist, daß der Normalisierungsprozeß nicht kontinuierlich fortschreitet, sondern von den Phasen der reaktiven Periodik des Kurverlaufs abhängig ist. Längsschnittkontrollen der Gruppenvariabilität verschiedener Funktionsgrößen ergaben, daß die Streuungsabnahme jeweils während der ergotropen Auslenkungen bzw. der Kurreaktionen stagniert oder sogar rückläufig wird, während der trophotropen Phasen aber fortschreitet (vgl. Abb. 2.19, S. 124). Bei später Kurreaktion vollzieht sich der größte Anteil der Normalisierung erst in der 4. Kurwoche (vgl. Jordan 1972; vgl. Baier 1971).

Für die Bewertung eines Normalisierungsvorganges ist die nähere Untersuchung der Norm als Zielwert der Normalisierung von besonderer Bedeutung. Hier konnte z. B. durch systematische Prüfungen der Regelgüte von Puls- und Atemfrequenzregulation gezeigt werden, daß die Zielwerte der Normalisierung im Kurverlauf (72 P/min und 18 A/min) jeweils einem regulatorischen Optimum entsprechen (Abb. 2.20, S. 125), während die statistischen Normen („Normal ist, was am häufigsten vorkommt") zwar häufig damit übereinstimmen, ihm aber nicht unbedingt entsprechen müssen (Hilde-

Tabelle 2.3. Beispiele für bei Kuren nachgewiesene adaptive Normalisierungsprozesse

Kreislauf, Atmung und arterieller O_2-Transport	
Blutdruck	Haeberlin u. Goeters (1954), Franke (1954), v. Weckbecker (1955), Lühr (1959), Hildebrandt (1980 d), Gutenbrunner u. Ruppel (1992 a)
Herzfrequenz	Belak (1943), Balzar et al. (1957), Jungmann (1962), Hildebrandt (1958, 1962 a)
Pulsperiodenstreuung	Hildebrandt (1958)
Pulswellengeschwindigkeit, Grundschwingungsdauer, Elastizitätskoeffizient, peripherer Kreislaufwiderstand	Balzar et al. (1957), Lühr (1959), Jungmann (1962)
Vasomotorische Reaktionen der Hautgefäße	Dirnagl (1955), Drexel (1955), v. Weckbecker (1955)
Atemfrequenz	Balzar et al. (1957), Hildebrandt (1958)
Atemperiodenstreuung	Hildebrandt (1958)
Puls-Atem-Quotient	Hildebrandt (1960 a)
Kardiopulmonale Leistungsfähigkeit	Baier u. Rompel-Pürckhauer (1980)
Hämoglobinkonzentration	Klemp (1976), Schrägle (1986)
Arterieller Sauerstoffpartialdruck	Müller u. Gutenbrunner (1986)
Körpergewicht und Stoffwechsel	
Grundumsatz	Pontoppidan (1967)
Körpergewicht	Pfleiderer u. Pfleiderer (1927), Pfleiderer u. Büttner (1940), Balzar et al. (1957), Jungmann (1962), Jordan et al. (1967), Rompel et al. (1977 a, b), Gutenbrunner u. Ruppel (1992 b)
Nüchternblutzucker	Gutenbrunner (1996 a)
Harnsäureausscheidung	Gutenbrunner u. Schultheis (1987)
Thermoregulation	
Körperkerntemperatur	Wagner u. Jordan (1955), Lühr (1959)
Thermischer Komfort	Demuth et al. (1984)
Immunsystem	
Leukozytenzahl	Hildebrandt (1959 b, 1960 a)
Phagozytoseaktivität	Gilsdorf et al. (1990)
Helfer-Suppressor-Verhältnis	Gilsdorf et al. (1990)
Immunglobuline	Peter u. Schaufuss (1988), Gilsdorf et al. (1990)
Komplementfaktoren	Gilsdorf et al. (1990)

Tabelle 2.3 (Fortsetzung)

Magen-Darm-Trakt	
Sekretionsleistung des Magens	Böhm (1950), Vogt u. Amelung (1952), Reichel u. Pola (1952), Di Lollo u. Literati (1953), Schleicher (1968, 1969), Hebel (1982)
Gallenblasenmotorik	Meier (1959 a, b)
Darmmotorik	Schmidt-Kessen (1969 a), Gutenbrunner (1990 a)
Niere und ableitende Harnwege	
Urinvolumen	Gutenbrunner u. Hildebrandt (1987 a)
Uromotorik	Gutenbrunner u. Schwerte (1989)
Hautfunktionen	
Dermographische Latenzzeit	Dirnagl et al. (1974)
Histaminreagibilität	Gutenbrunner u. Geis (1986)

brandt 1960 a; vgl. auch Jordan 1970, 1972). Auch für das Frequenzverhältnis von Herz- und Atemrhythmus (Puls-Atem-Quotient) konnte die Norm 4:1 zugleich als Zielwert der Normalisierung in Kurverläufen wie auch als selbständiges Optimum der Regulationsqualität nachgewiesen werden (Hildebrandt 1960 a). Für die Blutdruckregulation sind entsprechende Zusammenhänge durch die sog. Blutdruckcharakteristik (Koch 1933) schon seit langem bekannt.

Der Begriff der Normalisierung beschreibt daher nicht nur einen formalen Vorgang, sondern bedeutet zugleich, daß mit zunehmender Annäherung der Funktion an die normale Ruhelage die Regulation auf ein Optimum zustrebt. Eine verbesserte Regulation aber fixiert zugleich die Funktion strenger an ihren Normalbereich, so daß damit auch eine Stabilisierung der Ruhelage verbunden ist („Hafteffekt"; Jordan 1972).

Das Eintreten einer Normalisierung im Kurverlauf muß in erster Linie auf adaptive Vorgänge und die mit ihnen verbundene Steigerung der Regulationsleistungen bezogen werden. Bedeutsam ist in diesem Zusammenhang, daß zwischen Trainingszustand bzw. Leistungsfähigkeit einerseits und kollektiver Streuung von Kreislaufparametern andererseits inverse Beziehungen bestehen (Jungmann 1962; vgl. auch Kataoka et al. 1982).

Trotz dieser Zusammenhänge wird die Bedeutung der Normalisierungsvorgänge im Rahmen der Kurbehandlung, wie auch bei anderen seriellen Behandlungen, noch unterbewertet. Es darf nicht übersehen werden, daß die kollektive Streuungsminderung auch durch die einheitlichere Lebensweise der Kurpatienten und eine meist noch recht schematische Durchführung der Kurortbehandlung gefördert werden kann (sog. Homogenisierung; Dirnagl et al. 1974, 1981; Gutenbrunner u. Ruppel 1992 a). Dieser Effekt entspricht theoretisch dem Beispiel C der Abb. 2.18 (S. 120). Die Entscheidung darüber, ob es sich um eine Homogenisierung oder Normalisierung handelt, kann durch

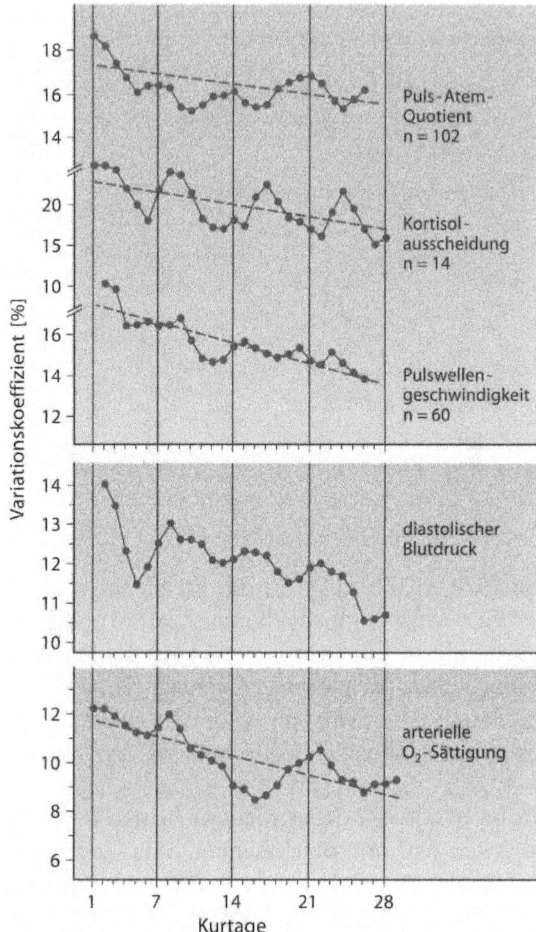

Abb. 2.19. Kurverläufe des Variabilitätskoeffizienten des Puls-Atem-Quotienten (nach Hildebrandt 1962 c), der Kortisolausscheidung im Nachtharn (unveröffentlichte Daten), der Pulswellengeschwindigkeit in der Aorta (nach Goebel 1971), des diastolischen Blutdrucks (nach Gutenbrunner u. Ruppel 1992 a) und der arteriellen O_2-Sättigung (nach Müller u. Gutenbrunner 1986) bei unterschiedlichen Formen der Kurbehandlung

Bestimmung des Zielwertes getroffen werden, der nur bei der Normalisierung dem funktionellen Optimum entspricht (Gutenbrunner u. Ruppel 1992 a; zur Problematik des Normbegriffs vgl. Hildebrandt 1960 a; Jordan 1970, 1972).

3.3 Zunahme der Regelgüte (Regularisierung)

Die mit der Normalisierung verbundene Verbesserung der Regulationsleistungen ist durch Kontrollen im Längsschnitt von Bäder- und Klimakuren auch am einzelnen Probanden direkt nachgewiesen. Untersuchungen der Pulsfrequenz- und Blutdruckrückstellung nach dosierter körperlicher Belastung ergaben eine Verkleinerung der Regelflächen bzw. Verkürzung der Rückkehrzeiten (= Steigerung der Regelgüte) mit entsprechender Optimie-

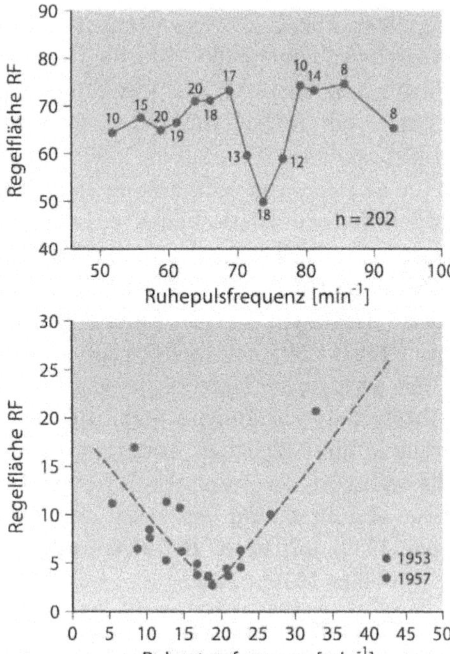

Abb. 2.20. *Oben:* Regelflächen der Pulsfrequenz (Summe der halbminütlich gemessenen Pulsabweichungen vom Ruhewert) während der ersten 5 min nach gleichdosierter Arbeitsbelastung (Stufensteigen. 18 Stufen in 1 min) in Abhängigkeit von der Ruhepulsfrequenz. *Unten:* Regelfächen der Atemfrequenz während der ersten 5 min nach gleichdosierter Arbeitsbelastung (*wie oben*) in Abhängigkeit von der Ruheatemfrequenz (nach Hildebrandt 1960 a). Die Optima der Regulation (Minima der Regelflächen) entsprechen bei beiden Funktionen dem Zielbereich der Normalisierung in Kurverläufen

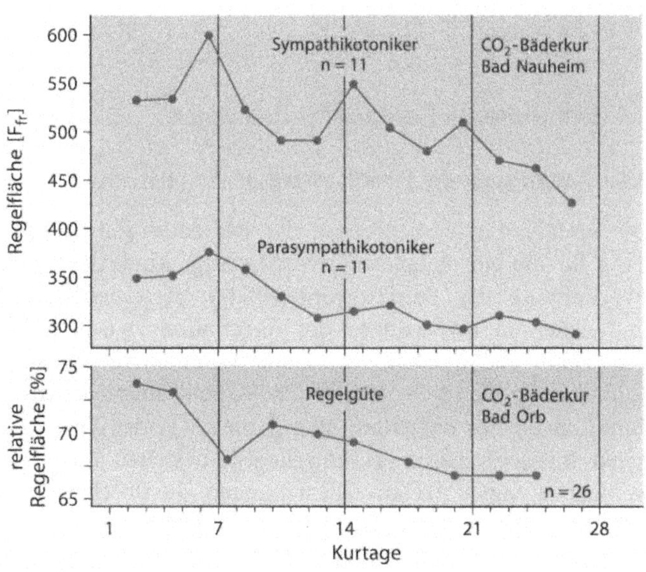

Abb. 2.21. Mittlerer Verlauf der Regelflächen der Pulsfrequenzregulation nach kurzer gleichdosierter Arbeitsbelastung mit Stufensteigen bei Patienten mit unterschiedlicher vegetativer Reaktionslage während CO_2-Bäderkuren in Bad Nauheim (nach Hentschel 1960) sowie bei einer nicht aufgegliederten Patientengruppe während CO_2-Bäderkuren in Bad Orb (nach Daten von Stalling 1960)

rung der Dämpfungsverhältnisse (Hildebrandt 1959a; Hentschel 1960; Stalling 1960; Abb. 2.21). Erwartungsgemäß wurden während der Kurreaktionen jeweils vorübergehende Verschlechterungen mit Labilisierung der Regelvorgänge gefunden. Auch die Trennung verschiedener Reaktionsmuster des Kurverlaufs war mit systematischen Kontrollen der Regulationsqualität möglich (Hildebrandt 1959 b; Stalling 1960).

Im Rahmen von Klimakuren im Hoch- und Mittelgebirge wurden Kenngrößen der orthostatischen Kreislaufregulation sowie Kreislaufreaktionen auf Sauerstoffmangelatmung und UV-Testbestrahlungen als Indikator verwendet, wobei wiederum die Labilisierung der Regulationen im Bereich der Kurreaktionen dargestellt werden konnte (Amelung u. Best 1959; Lotz 1959; Jungmann 1962; Halhuber 1960b; Halhuber et al. 1968).

Mit geringerem Untersuchungsaufwand läßt sich die mit der Regulationsverbesserung verbundene Stabilisierung der Ruhewerte durch Kontrolle der Streuung ihrer täglichen Änderung in Patientengruppen verfolgen, die gleichfalls während der trophohistiotropen Phasen der Reaktionsperiodik schubweise abnimmt und während der Kurreaktionen vorübergehend ansteigt (Lühr 1959; Jordan et al. 1964; Jordan 1966, 1972; Jordan u. Wagner 1969, 1977; Müller 1970; u. a.).

Evers et al. (1960) haben die Veränderungen der Regulationsqualität auch am Ablauf der Reizantwort auf Mineralbäder bei Rheumakranken systematisch verfolgt und neben einer Zunahme der Dämpfung v. a. auch eine Steigerung der phasischen Ordnung des Reaktionsablaufs aufzeigen können. Diese Befunde weisen zugleich auf eine Verbesserung der Koordination komplexer periodischer Vorgänge hin.

3.4 Normalisierung funktioneller Ordnungen

3.4.1 Abstimmung der Funktionsniveaus (Korrelationen)

Die umfassende Verbesserung der Regulationsleistungen, die die Voraussetzung für die Normalisierungsvorgänge im Kurverlauf darstellt, muß auch die Abstimmung der Funktionsintensitäten verschiedener Organe beeinflussen und daher an Änderungen der Korrelation zwischen den Funktionsniveaus quantitativ nachweisbar sein. Dafür kommen theoretisch verschiedene Möglichkeiten in Betracht. Wenn z. B. 2 Funktionen Glieder ein und desselben Funktionskreises darstellen oder gemeinsam der Regulation eines übergeordneten Integrationsniveaus unterliegen, bestehen zwischen ihnen mehr oder weniger strenge korrelative Beziehungen, die durch eine Steigerung der Regulationsleistungen gestrafft werden können. Eine solche Intensivierung der Korrelation wird auch eintreten, wenn Störungen, die eine der beiden beteiligten Funktionen mehr oder weniger isoliert betreffen, ausgeschaltet werden. Aber auch eine Abschwächung oder Aufhebung von Korrelationen zwischen verschiedenen Funktionsintensitäten ist als Folge einer Steigerung von Selbstordnungsleistungen vorstellbar, z. B. wenn 2 Funktionsgrößen, die beim Gesunden weitgehend unabhängig voneinander reguliert werden, durch pathologische Vorgänge voneinander abhängig geworden sind und unter der Therapie durch Normalisierung diese pathologische Korrelation lösen. Da jede Funktion stets in einem komplexen Zusammenhang antagonistisch wirksamer Beziehungen steht, sind im Rahmen von Änderungen der Regulationsqualität sogar Änderungen in der Richtung korrelativer Funktionszusammenhänge möglich.

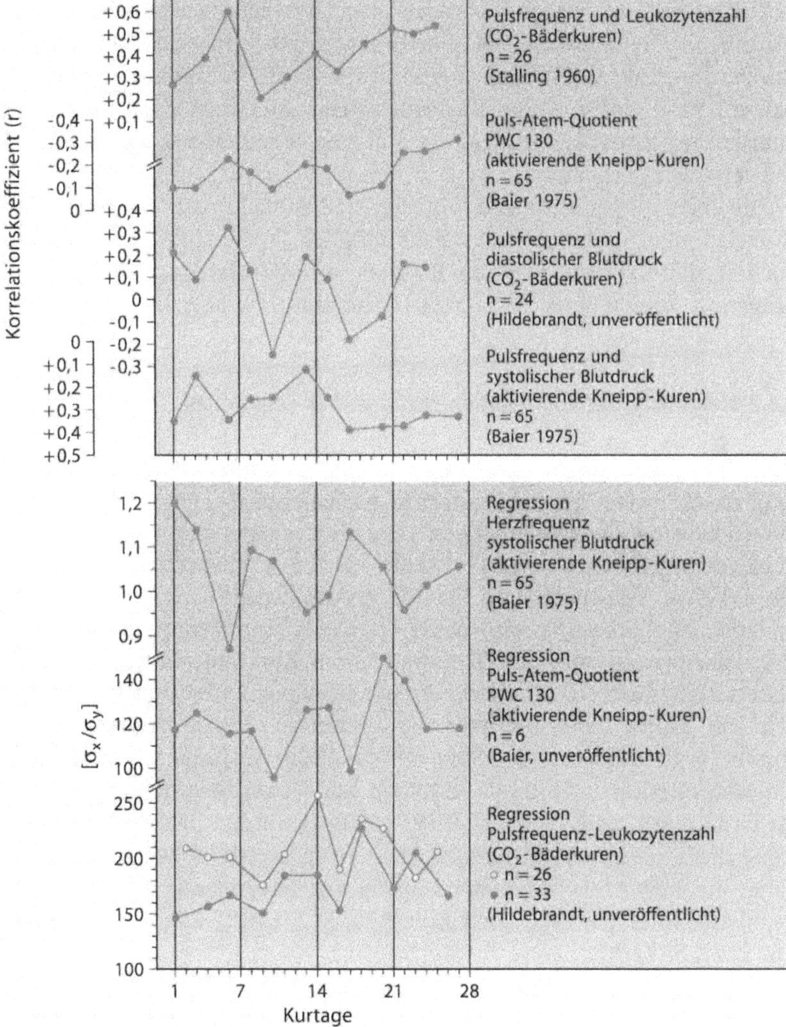

Abb. 2.22. *Oben:* Beispiele für den Verlauf der Korrelationskoeffizienten für die kollektive Beziehung zwischen je 2 Funktionsgrößen bei verschiedenen Formen der Kurbehandlung. Man beachte die unterschiedlichen Vorzeichen der Ordinaten. *Unten:* Beispiele für den Verlauf der mittleren Steilheit der Beziehung zwischen je 2 Funktionsgrößen in Patientengruppen während verschiedener Formen der Kurbehandlung. (Literaturangaben s. Hildebrandt 1985 a)

Obwohl erste Befunde über Schwankungen korrelativer Beziehungen verschiedener Funktionsgrößen im Kurverlauf schon seit längerem vorliegen (Hildebrandt 1962 c), steht eine systematische Bearbeitung dieses Aspektes der Selbstordnungsvorgänge noch aus. In Abb. 2.22 (oben) sind einige Beispiele für das Verhalten der Korrelation zwischen zwei verschiedenen Meßgrößen dargestellt. Sie lassen erkennen, daß die Änderungen der Korrelationen im Kurverlauf erwartungsgemäß dem typischen Reaktionsmuster mit periodischer Gliederung folgen. Untersuchungen von Wendt (1977, 1978) und Demuth (1992) haben die Bedeutung eines solchen Ansatzes unterstrichen.

Neben der Strenge der Korrelationen (Korrelationskoeffizient) wird übrigens auch die Steilheit der Beziehungen zwischen den Funktionsniveaus durch die reaktiven Prozesse des Kurverlaufs beeinflußt. Abbildung 2.22 (unten) zeigt dafür einige Kurvenbeispiele, in denen die mittleren Regressionskoeffizienten Änderungen im Rahmen einer zirkaseptanen Periodik des Kurverlaufs durchmachen.

Die abgebildeten Beispiele beziehen sich zunächst nur auf interindividuelle Korrelationen. Es ist aber durchaus möglich, korrelative Ordnungsmerkmale auch intraindividuell, z. B. im Rahmen von standardisierten Belastungsprüfungen zu kontrollieren (vgl. dazu Hildebrandt 1985 a).

3.4.2 Steigerung der Koordination rhythmischer Funktionen

Die Möglichkeit, regulierende und normalisierende Effekte der Kurbehandlung an Kriterien der rhythmischen Funktionsordnung nachzuweisen, kann am leichtesten im mittelwelligen Bereich des Spektrums der rhythmischen Funktionen genutzt werden (vgl. Abb. 1.5, S. 30). Hier gliedern die Rhythmen die Arbeits-, Transport- und Verteilungsfunktionen verschiedener Funktionssysteme. Ihre Frequenz wird daher einerseits vom Bedarf her gesteuert, ihre Frequenznormen und die Ökonomie ihres Zusammenwirkens werden aber andererseits durch harmonische Frequenzproportionen und Phasenkoppelungen aus einem umfassenderen koordinierten Zusammanhang heraus bestimmt (vgl. Hildebrandt 1969, 1987 b). Die Ausprägung dieser zeitlichen Ordnungsmerkmale kann als Indikator zur Quantifizierung „spontaner innerer Ordnungskräfte“ (v. Holst 1939) gewertet werden. Die systematische Kontrolle therapeutischer Wirkungen im Bereich dieser labilen Zeitstrukturen ist daher ein besonders adäquater Zugang zur Beurteilung der Reaktions- und Regulationstherapie (vgl. dazu Abb. 1.10, S. 37; Abb. 2.4, S. 92; Abb. 2.5 und 2.6, S. 94; S. 91 ff.).

Im Vergleich zur Untersuchung der Frequenzkoordinationen, die insbesondere bei den Rhythmen von Atmung und Kreislauf leicht zugänglich sind (vgl. Raschke 1977, 1981), erfordert die Kontrolle der Phasenkoordination einen größeren Aufwand. Sie ist aber für die Rhythmen des Mittelwellenbereiches immer noch leichter für die Praxis nutzbar zu machen als die Untersuchung der Phasenordnung langwelliger Rhythmen im Kurverlauf (z. B. des zirkadianen Systems; Günther et al. 1971, 1974; Marktl 1995).

Die Bedeutung der Koordination rhythmischer Vorgänge für die Funktionsökonomie und die Verwirklichung trophotroper Funktionsziele ist insbesondere für die Beziehungen zwischen Herzrhythmus, arterieller Grundschwingung und Atemrhythmus nachgewiesen. Die ganzzahlige Frequenzabstimmung zwischen Herzrhythmus und arterieller Grundschwingung spart nach Modellversuchen bis zu 35% myokardialer Energie ein (Millahn 1962; Eckermann 1969). Störungen dieser Koordination gehören offenbar zu den frühesten Symptomen einer Kreislaufregulationsstörung (Gadermann et al. 1961). Bei ganzzahliger Frequenzkoordination von Herz- und Atemrhythmus in Ruhe ist die Regelgüte beider Funktionen bei körperlicher Belastung erhöht (vgl. Abb. 2.20, S. 125), das Hauptoptimum entspricht dem normalen Puls-Atem-Quotienten von 4,0, der auch im Nachtschlaf konzentrisch angestrebt wird (nächtliche Normalisierung) (Literaturübersicht bei Hildebrandt 1967b). Die nächtliche Steigerung der Phasenkoppelung zwischen Herz- und Atemrhythmus wird durch Wecken in 2stündigen Abständen vollständig verhindert (Engel et al. 1969).

Im Laufe von Kurbehandlungen mit balneologischen, klimatischen und anderen physikalischen Reizen kommt es nach zahlreichen, allerdings nicht ausnahmslos übereinstimmenden Erfahrungen zu einer Intensivierung rhythmischer Koordinationen, wobei zugleich die regulatorischen Leistungen zunehmen. Hinsichtlich der Frequenzkoordination können dabei neben der ganzzahligen Norm auch andere ganzzahlige Verhältnisse angestrebt werden. Besonders der Puls-Atem-Quotient hat sich als praktisch brauchbarer Indikator für die therapeutischen Selbstordnungsprozesse während der Kur erwiesen, er strebt am häufigsten den normalen ganzzahligen Wert 4,0 an (Abb. 2.23). Analoge Beobachtungen liegen für den Quotienten aus Herzperiodendauer und arterieller Grundschwingungsdauer vor, der sich außer dem normalen Zielwert 2,0 auch dem ganzzahligen Wert 3,0 annähern kann (Literaturübersicht bei Hildebrandt 1962 a, 1969; Cachovan 1964; Jordan 1972).

Bei fortlaufender Kontrolle der kollektiven Streuungswerte einschließlich der Streuung der täglichen Änderungen zeigte sich, daß auch der Normalisierungsprozeß der rhythmischen Funktionsordnung während der Kurbehandlung in periodischen Schüben verläuft, die den fortgesetzten vegetativen Gesamtumschaltungen entsprechen. Die Kurkrisen gehen jeweils mit wieder zunehmender Variabilität einher (Hildebrandt 1959 b, 1969; Hildebrandt et al. 1959; Jordan u. Wagner 1969; Müller 1970; u. a.; vgl. Abb. 2.19, S. 124). Speziell für den Puls-Atem-Quotienten ist erwiesen, daß eine Normalisierung auch im Einzelfall in positiver Beziehung zum katamnestisch kontrollierten Kurerfolg steht (Hildebrandt 1963 b). Dabei normalisieren sich (über 4) erhöhte Ausgangslagen des Quotienten schneller als erniedrigte.

Insgesamt dürfte die quantitative Beurteilung rhythmisch-koordinativer Leistungen als Methode einer adäquaten funktionellen Regulationsdiagnostik noch ausbaufähig sein (vgl. z. B. Sinz 1978), zumal es sich um einfache, auch in der Praxis anwendbare Untersuchungsverfahren handelt (vgl. auch Raschke 1981).

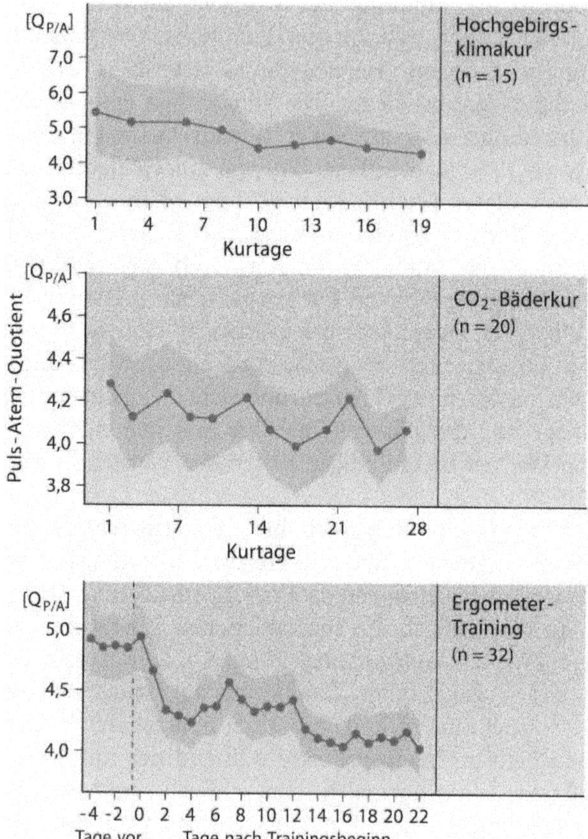

Abb. 2.23. Mittlerer Verlauf und Streuungs- bzw. Fehlerbereich des Puls-Atem-Quotienten von 15 Probanden während Hochgebirgsklimakuren (*oben*; nach Raas u. Halhuber 1965), von 20 Patienten während CO_2-Bäderkuren (*Mitte*; nach Daten von Fechner, unveröffentlicht) und von 32 Probanden während des 3wöchigen Ergometertrainings (*unten*; nach Sasse 1985)

3.5 Verbesserung von Befinden und Leistungsfähigkeit

Patient und Arzt beurteilen die positiven Wirkungen der Kurbehandlung in erster Linie an der Besserung der Beschwerden und des Allgemeinbefindens sowie v. a. an der Zunahme der körperlichen Leistungsfähigkeit, und zwar sowohl der allgemeinen Leistungsfähigkeit als auch der spezieller Körperfunktionen. Auch in diesen Veränderungen äußern sich die Fortschritte der adaptiven Umstellungen und die damit verbundenen Normalisierungs- und Stabilisierungsvorgänge. Diese Umstellungen müssen mit dem Ende der Kurbehandlung keineswegs abgeschlossen sein, so daß der am Kurende erreichte Kureffekt durchaus nicht mit dem Kurerfolg auf längere Sicht identisch zu sein braucht (vgl. S. 151). Auch die systematische Längsschnittkontrolle von Befinden und Leistungsfähigkeit hat in den letzten Jahrzehnten beträchtliche Fortschritte zu verzeichnen und dadurch v. a. den engen Zusammenhang der Veränderungen mit dem Reaktionsmuster des Kurverlaufs erkennbar gemacht.

3.5.1 Psychosomatisches Befinden (Lebensqualität)

Fortlaufende Kurtagebuchuntersuchungen, bei denen die Patienten täglich vorgegebene Fragen nach Befindensstörungen, Stimmung, Verhalten, Schmerzqualität und -intensität, Schlafqualität, körperlichem Beschwerdebild usw. in wenigen subjektiven Skalenstufen zu beantworten haben, eignen sich zur Erfassung psychovegetativer Umstellungen im Kurverlauf. Allerdings ist eine Auftrennung verschiedener Kurverlaufsmuster ohne zusätzliche Untersuchungen nur sehr unsicher möglich. Wie die Beispiele in Abb. 2.24 zeigen, nimmt die Häufigkeit von Befindensstörungen im Kurverlauf in der Regel nach Art einer Exponentialfunktion ab. Insbesondere fällt dabei der steile Rückgang der Beschwerden innerhalb der ersten 5 Kurtage auf, der dem Abbau der Kureintrittsreaktion entspricht (vgl. Webert 1981). Zahlreiche verschiedene Fragebögen sind für Kurtagebuchuntersuchungen angegeben und verwendet worden (Hildebrandt 1959 a; Hentschel 1960; Kihn 1961; Dirnagl et al. 1974; Hildebrandt u. Frank 1974; Baier 1977; Hildebrandt et al. 1992; u. a.). Bei einer Aufgliederung von Kurtagebucherhebungen nach vegetativer Ausgangslage, Alter oder Jahreszeit lassen sich auch die der Reaktionsperiodik zugeordneten langwelligen Befindensschwankungen mit diesen Methoden darstellen (Hildebrandt u. Frank 1974; Wiemann 1981).

Neben der Erfassung allgemeiner psychosomatischer Parameter können Fragebogenverfahren auch auf spezifische krankheitsbezogene Symptome ausgedehnt werden, wodurch deren Bezug zur Dynamik der vegetativen Gesamtumschaltungen geprüft werden kann (Gutenbrunner u. Straubel 1993; Pratzel et al. 1993; Legler et al. 1995).

Nähere Differenzierungen des Befindensbildes setzen systematische Explorationen im Kurlängsschnitt voraus, wodurch v. a. nicht auszuschließende Stereotypien im Antwortmuster bei Fragebogenerhebungen vermieden werden. Über die Unterscheidung früh- und spätreaktiver Verlaufsmuster in Abhängigkeit von der vegetativen Ausgangslage (Stalling 1960; Steinke 1962) hinaus konnte gezeigt werden, daß beim Dominieren einer zirkaseptanen Reaktionsperiodik im Verlauf von CO_2-Bäderkuren die Häufigkeitsmaxima psychischer Befindensabweichungen und Allgemeinstörungen im Bereich des 7., 14. und 21. Kurtages lagen, während die lokal ausformulierten Körperbeschwerden erst nach diesen Gipfeln ihre größte Häufigkeit erreichten (Gehlken et al. 1961; Hildebrandt u. Gehlken 1961). Damit wären in Übereinstimmung mit den Erfahrungen von Sugiyama (1960, 1961; vgl. Abb. 2.13, S. 109) die Allgemeinstörungen mehr dem ergotropen Schenkel, die Lokalbeschwerden dem trophotropen Schenkel der Kurreaktionen zuzuordnen.

Komplexere psychologische Fragetestverfahren (Freiburger Persönlichkeitsinventar FPI, Gießen-Test o. ä.) zur Beurteilung der Persönlichkeitsstruktur eignen sich zwar zur Bestimmung der individuellen Ausgangslage, bis zu einem gewissen Grade auch zu Vergleichsuntersuchungen zwischen Kurbeginn und Kurende (Walter 1980; Franke u. Franke 1993), eine hinreichend kontinuierliche Kurverlaufskontrolle bereitet aber Schwierigkeiten. Besonders im Hinblick auf Sozial- und Antriebsverhalten liegen auch Versuche vor, durch

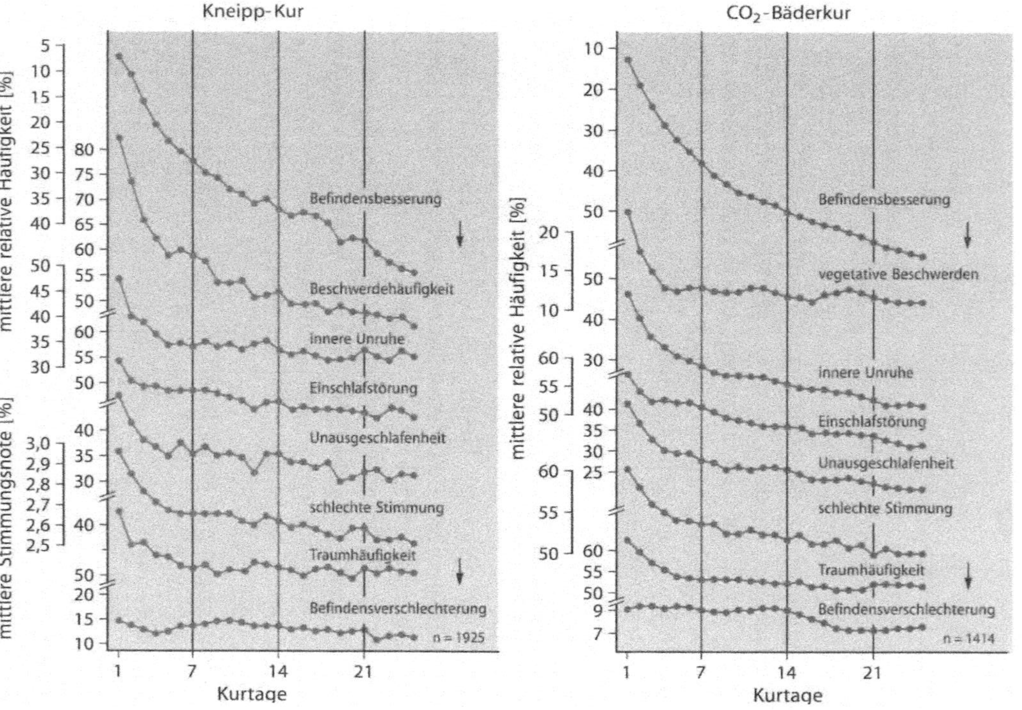

Abb. 2.24. *Links:* Häufigkeitsverläufe von verschiedenen Symptomen der Befindensstörung nach Kurtagebuchuntersuchungen von insgesamt 1925 Patienten während der aktivierenden Kneipp-Kurbehandlung innerhalb eines Jahres. Die Ordinate für die Stimmungsnote gibt die mittlere Stimmungsnote einer 5stufigen Skala an, alle anderen Ordinaten zeigen die relative Symptomhäufigkeit (nach Hildebrandt u. Frank 1974). *Rechts:* Häufigkeitsverläufe von 8 verschiedenen Symptomen der Befindensstörung nach Kurtagebuchuntersuchungen von 1414 Patienten während CO_2-Bäderkuren. Die Kurven sind durch einmalige übergreifende Dreiermitteilungen einmal geglättet (nach Wiemann 1981)

teilnehmende Beobachtung in Patientengruppen Aussagen über die psychosoziale Dynamik des Kurverlaufs zu gewinnen - ein nicht unumstrittenes Verfahren (Literaturübersicht bei Teichmann 1968b).

Zahlreiche Kurlängsschnittuntersuchungen mit objektiven Methoden haben gezeigt, daß sich die Reaktionsdynamik des Kurverlaufs erwartungsgemäß im psychophysischen Gesamt der Persönlichkeit abzeichnet, z. B. bei Messungen der psychomotorischen Aktivität mit Schrittzahlkontrollen (Gehlken et al. 1961; Hildebrandt u. Gehlken 1961), Messungen der Reaktionszeit mit verschiedenen Methoden (Hildebrandt 1960 b, 1962 c; Hildebrandt u. Gehlken 1961; Engel et al. 1963; Geertz et al. 1967; Klingelhöfer 1973; Geyer 1980), Bestimmungen der Flimmerverschmelzungsfrequenz (v. Bracken et al. 1952; Hildebrandt 1955 b; Balzar et al. 1957; Engel et al. 1963; Geyer 1980), Messungen der Nachbilddauer (Günther 1967b), der Merkfähigkeit (Gehlken et al. 1961; Hildebrandt u. Gehlken 1961) sowie Farbwahltests u.v. a.m. (vgl. die Kurvenbeispiele in den Abb. 2.4, S. 92, Abb. 2.5, S. 94 und Abb. 2.6, S. 94).

Naturgemäß spiegeln sich die Schwankungen des Befindens und der Beschwerdenhäufigkeit auch im Häufigkeitsverlauf der benötigten Medikamentgaben (Analgetika, Sedativa u. a.). Liska et al. (1965) haben darüber Erhebungen vorgelegt, die eindeutige Beziehungen zur Reaktionsperiodik im Kurverlauf aufdecken (vgl. Hildebrandt 1985a). Insgesamt stehen heute zahlreiche praktikable Verfahren bereit, die sich auch für die Routineanwendung eignen und damit dem Kurarzt ein Bild der psychosomatischen Reaktionsdynamik des Kurverlaufs als Grundlage für seine Maßnahmen geben können.

Neuerdings sind Verlaufskontrollen psychosomatischer Kenngrößen und insbesondere der Schmerzempfindlichkeit zur Objektivierung des Kurerfolges eingesetzt worden, wobei die Fragebogenmethodik über das Ende der Kurbehandlung hinaus fortgeführt wurde (Pratzel et al. 1993; Muhry et al. 1994). Auch die Kurvorbereitungsphase wurde bereits mit entsprechenden Methoden untersucht (vgl. S. 103).

Über die im Rahmen der reaktiven Vorgänge im Hormonhaushalt eintretenden Änderungen der Sexualfunktion (vgl. S. 102) fehlen bisher verläßliche Erhebungen, obwohl dieser Aspekt der Kuren in der öffentlichen Kritik besonders hoch bewertet wird und eine nähere Untersuchung auch von großem theoretischem Interesse wäre. Nach allgemeiner Erfahrung nehmen Libido und sexuelle Leistungsfähigkeit zu Kurbeginn eher ab und steigern sich erst in späteren Abschnitten der Kurbehandlung, vermutlich gleichfalls in Abhängigkeit von der phasischen Gliederung der adaptiven Umstellungen. Bei teilnehmender psychologischer Beobachtung wurde eine im Kurverlauf zunehmende Besetzung des Erlebens und Verhaltens mit sexuellen Inhalten festgestellt (Schade 1968).

Was die Kritik des Kurwesens in diesem Bereich betrifft, so muß zunächst betont werden, daß die Anregung der Sexualfunktionen grundsätzlich als Zeichen der allgemein positiven Entwicklung der Vitalsphäre durch die Kurbehandlung bewertet werden muß („Jungbrunnenwirkung"). Die damit zusammenhängenden psychosozialen Probleme sind zweifellos ernstzunehmen und in ihren Auswirkungen teilweise durchaus kritikwürdig. Sie werden verschärft durch die besondere Situation des Kurpatienten, der aus den gewohnten Zusammenhängen herausgelöst ist und zahlreichen Gleichbetroffenen in der Sphäre einer gewissen Anonymität begegnet. Die Folgen einer allgemein gesteigerten oder wiedergewonnenen Vitalität sind aber nicht für den Kurort spezifisch. So stellt sich ganz allgemein die Frage, inwieweit die Führung des Kurpatienten und die Gestaltung von Kurort und Kurmilieu dazu beitragen können, die freiwerdenden Energien in sublimiertere Bahnen zu lenken. Schließlich verdanken wir z. B. Goethes Marienbader Elegie gleichfalls der Vitalisierung des alternden Dichters durch eine Badekur.

3.5.2 Körperliche Leistungsfähigkeit

Das Fortschreiten adaptiver Prozesse, die Normalisierung und Verbesserung der regulatorischen Leistungen sowie die Straffung biologischer Zeitstrukturen äußern sich natürlich auch in einer Steigerung der körperlichen Leistungsfähigkeit. Da in dem traditionell für eine Kurbehandlung zur Verfügung stehenden Zeitraum von 4–6 Wochen überwiegend funktionelle Adaptate verfügbar werden (vgl. S. 47 ff.), die der Funktionsökonomie dienen, kommt die erzielbare Leistungssteigerung dem Gesamtorganismus zugute. Dabei kann allerdings die Auswahl der therapeutischen Reize besondere Schwerpunkte setzen (vgl. S. 52 ff.).

In zahlreichen Untersuchungen mit Funktionsprüfungen vor bzw. zu Beginn und am Ende bzw. nach Rückkehr von einer Kurbehandlung sind für die verschiedenen Organe und Systeme Leistungssteigerungen und Funktionsverbesserungen objektiviert worden. Für Erkrankungen des Bewegungsapparates sind spezielle Bewertungsschemata zur Beurteilung des Kureffektes bzw. Kurerfolges entwickelt und eingesetzt worden (Fähndrich 1952; Gutenbrunner u. Straubel 1993; u. a.).

Ein großer Teil der klinisch üblichen Funktionsprüfungen ist mit nicht geringen Belastungen für Patient und Untersucher verbunden und kann daher nicht im Sinne systematischer Kurlängsschnittkontrollen eingesetzt werden. Bestimmte Methoden, wie z. B. die ergometrischen Leistungsmessungen, haben selbst adaptive (Trainings- und Übungs-) Wirkungen, die gegenüber dem eigentlichen Kureffekt abgegrenzt werden müssen. Baier (1972) bestimmte den rein methodischen Trainingseffekt bei 2-täglicher Messung der Arbeitskapazität für 130 Pulse/min mit etwa 8% des Ausgangswertes, wobei der Gesamtzuwachs dieser Meßgröße im 4wöchigen Verlauf einer aktivierenden Kurbehandlung etwa doppelt so groß war.

Die auf trophotropen Umstellungen beruhenden funktionellen Verbesserungen der Kreislaufleistung lassen sich auch bereits unter Ruhebedingungen nachweisen, z. B. an der Steigerung des Schlagvolumens, dem Absinken des peripheren Kreislaufwiderstandes und der Entspannung des arteriellen Systems (Hildebrandt u. Steinke 1962; Jungmann 1962; Herrmann 1973).

Mit den üblichen ergometrischen Verfahren zur Kontrolle der kardiopulmonalen Leistungsfähigkeit (vgl. Halhuber et al. 1958; Kirchhoff 1965; Baier

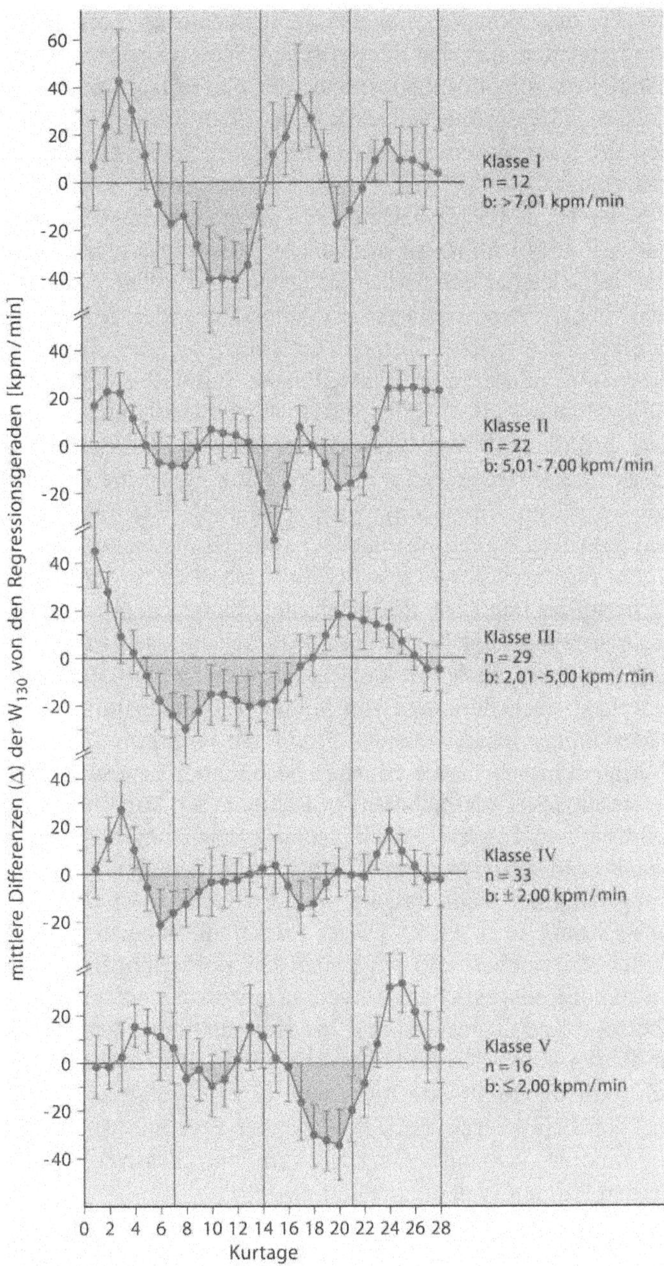

Abb. 2.25. Mittlerer Kurverlauf der Abweichung der Arbeitskapazität für 130 Pulse/min von der individuellen Verlaufsrichtung in 5 Patientengruppen, die nach der Verlaufsrichtung (Regressionskoeffizient) zusammengefaßt sind. Die absoluten Ausgangswerte der Arbeitskapazität nahmen von Klasse I nach Klasse V kontinuierlich und signifikant zu. Die *Klammern* bezeichnen den Bereich des mittleren Fehlers der Mittelwerte. (Nach Baier et al. 1974)

1971; Franz 1982; u. a.) lassen sich nicht nur die trendförmigen Steigerungen der Leistungsfähigkeit bei den verschiedensten Formen der Kurbehandlung sondern auch die charakteristischen Schwankungen der Meßgrößen in Abhängigkeit vom Reaktionsmuster des Kurverlaufs nachweisen (vgl. Schmidt-Kessen 1962; Schöpl-Sedlaczek et al. 1970; Baier et al. 1974; u. a.). Dabei gehen die Kurreaktionen jeweils mit signifikanten Abfällen der Leistungsfähigkeit einher.

Baier et al. (1974) belegten die zu erwartenden Unterschiede der Reaktionsperiodik in Abhängigkeit von der Ausgangslage zu Kurbeginn (Abb. 2.25). Der mit gleicher Methodik nachgewiesene Abfall der Leistungsfähigkeit bei sehr hohen Ausgangslagen mit entsprechender Streuungsabnahme im Gesamtkollektiv macht deutlich, daß auch bei den Leistungsgrößen die Einflüsse normalisierender Umstellungen mitwirken (Ballentin 1974; Friedrich 1974; Hildebrandt 1990 a). Bei Hochgebirgsaufenthalten konnte gezeigt werden, daß die reaktiven Perioden des Kurverlaufs stärker in den basalen Ruhegrößen hervortreten, während die Leistungsparameter stärker den Fortschritt der adaptiven Umstellung widerspiegeln (Hildebrandt et al. 1973). Krankheitsspezifische Einflüsse auf den Kureffekt wurden v. a. mit spiroergometrischen Verfahren herausgestellt (Kaatzsch et al. 1962; Böhlau 1966). Auch der Sauerstoffpartialdruck des arteriellen Blutes, dem besondere Bedeutung für die Beurteilung des Körperzustandes beigemessen wird (Ardenne 1970, 1983) und der daher auch mit künstlichen Sauerstoffinhalationen angehoben wird, unterliegt nach Befunden von Müller u. Gutenbrunner (1986) bei komplexen Bäderkuren normalisierenden Einflüssen (vgl. Abb. 2.19; S. 124).

Angesichts der heute üblichen besonderen Betonung „aktiver" bewegungstherapeutischer Maßnahmen im Rahmen der Kurbehandlung sind neuere Ergebnisse von Interesse, nach denen zusätzliches Ergometertraining während Bäder- und aktivierenden Kneipp-Kuren den Zuwachs an körperlicher Leistungsfähigkeit nicht steigert, sondern vermindert (Ballentin 1974; Friedrich 1974; Strang et al. 1977). Dieser Rückstand entsteht v. a. während der ersten beiden Kurwochen und wird auch bei Kurverlängerung auf 6 Wochen nicht vollständig ausgeglichen. Diesen Erfahrungen entspricht auch, daß die trophotrope Kreislaufumstellung bei trainierender Kurbehandlung nicht größer ist als bei einer CO_2-Bäderkur alten Stils (Herrmann 1973). Hier wird deutlich, daß die Kureffekte nicht eine direkte Folge äußerlich sichtbarer „aktiver" Reizbelastungen sind, sondern das Ergebnis von Qualität und Intensität der inneren Vorgänge, die auch von sog. „passiven" Maßnahmen ausgelöst werden können (vgl. Schnizer et al. 1995).

3.6 Stoffwechsel und Körpergewicht

3.6.1 Stoffwechsel

An den umfassenden vegetativen Gesamtumschaltungen, die Voraussetzung der normalisierenden Wirkung von Bäder- und Klimakuren sind, werden erwartungsgemäß auch die Stoffwechselfunktionen beteiligt. Diese können einerseits durch spezifische Stoffwechselreize ausgelöst werden (z. B. bei Höhenexposition, Heilwassertrinkkuren), andererseits aber auch im Sinne positiver Kreuzadaptationen am reaktiven Umstellungsprozeß beteiligt sein (vgl. dazu S. 52 ff.). Kriterien für diese Beteiligung der Stoffwechselfunktionen sind sowohl die typische periodische Verlaufsgliederung der Parameter als auch deren kollektive Streuungsabnahme im Sinne der Normalisierung.

Zur Beurteilung der basalen Stoffwechselaktivität im Laufe von CO_2-Bäderkuren wurden systematische Kontrollen des Grundumsatzes von Hildebrandt et al. (1967) vorgenommen. Wie die oberste Kurve der Abb. 2.26 zeigt, fand sich im Mittel eine zirkaseptanperiodische Verlaufsgliederung der Grundumsatzwerte mit gleichzeitiger Abnahme der Gruppenvariabilität um 13 %. Sarfy (1943) hatte bereits bei Thermalbadekuren eine Abnahme der Gruppenvariabilität um 23 % beschrieben.

Die zweite Kurve der Abb. 2.26 zeigt den mittleren Verlauf des Nüchternblutzuckers einer Patientengruppe während komplexer CO_2-Bäderkuren unter Einschluß sekundärer Diabetiker nach Daten von Gerhardt (unveröff.). Der Rückgang der Mittelwerte erfolgt wiederum in einer deutlichen zirkaseptanperiodischen Gliederung, wobei die im Mittel überhöhten Ausgangswerte in den Normbereich absinken und zugleich die Gruppenvariabilität auf unter 60 % zurückgeht (vgl. dazu Agishi et al. 1976; Gutenbrunner u. Ruppel 1992 b).

Als weiteres Beispiel für die Stoffwechselbeteiligung am reaktiven Kurprozeß stellt die dritte Kurve der Abb. 2.26 den mittleren Verlauf der Harnsäurekonzentration im Nachtharn einer Patientengruppe bei komplexen Bäder- und Trinkkuren dar. Auch hier tritt eine gewisse periodische Verlaufsstruktur bei insgesamt abnehmenden Werten hervor. Als Zeichen der Normalisierungstendenz nahm auch der Variabilitätskoeffizient signifikant um 52% ab ($p<0{,}01$; Gutenbrunner u. Schultheis 1987). Die zirkaseptanperiodische Struktur in diesem Patientenkollektiv tritt aus der zeitlichen Häufigkeitsverteilung der Konzentrationsmaxima der Harnsäure im Nachtharn im untersten Teil der Abb. 2.26 deutlicher hervor.

Als weitere Kurve sind in Abb. 2.26 die mittleren Verlaufsergebnisse der Triglyzeridblutspiegel bei Thermalbäderkuren von Agishi (1981) dargestellt. Auch an diesem Parameter des Fettstoffwechsels tritt die periodische Verlaufsgliederung hervor (vgl. Agishi u. Hildebrandt 1989). Umfassendere Analysen des Fettstoffwechsels im Kurverlauf mit Prüfung des Normalisierungsprozesses liegen bisher nur in Ansätzen vor.

Obwohl die verfügbaren Daten über die Beteiligung des Stoffwechsels am reaktiven Kurprozeß bisher noch begrenzt sind, zeigen die dargestellten Beispiele deutlich, daß die prozeßhaft-vegetativen Umstellungen im Kurverlauf die verschiedensten Stoffwechselfunktionen einbeziehen. Zu Schwankungen des Körpergewichts bzw. des Wasserhaushaltes s. S. 138 ff. u. 304 ff.. Da für die Steuerung der Stoffwechselfunktionen hormonale Mechanismen von dominierender Bedeutung sind, muß in diesem Zusammenhang auch auf die Darstellung der hormonalen Reaktionsmuster verwiesen werden (vgl. S. 97 ff.).

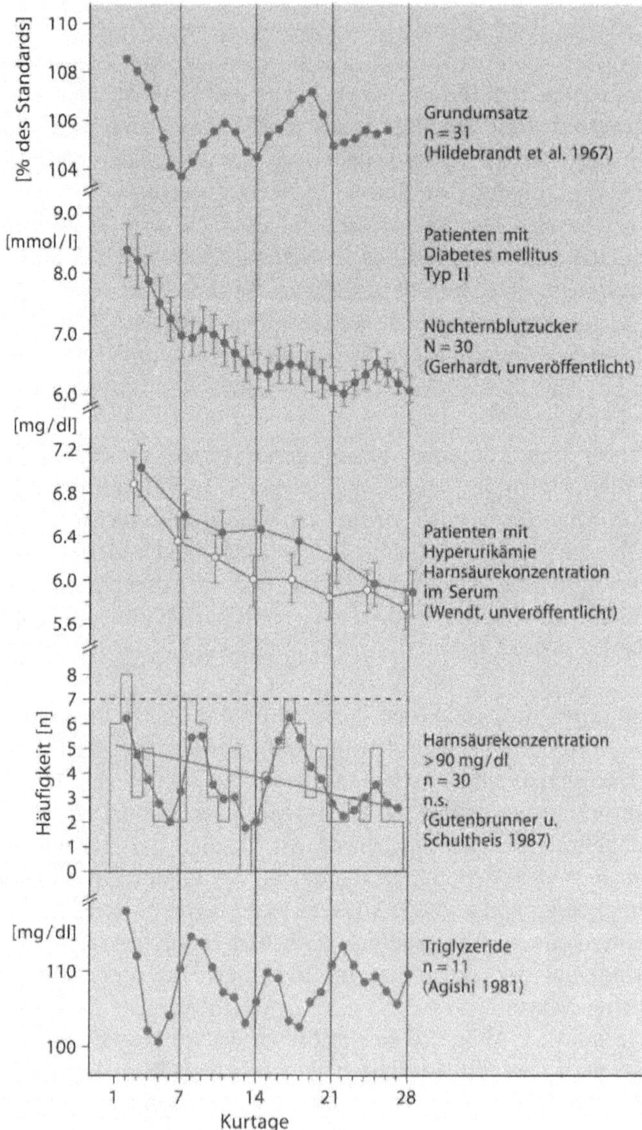

Abb. 2.26. Mittlere Kurverläufe verschiedener Stoffwechselparameter bei unterschiedlichen Kurformen. Zusammenstellung nach Daten der Literatur

3.6.2 Körpergewicht

Die älteren Erfahrungen, nach denen es im Verlauf von Klimakuren im See- und Hochgebirgsklima zu einer Annäherung des Körpergewichts an das individuelle Normgewicht im Sinne einer Normalisierung kommt (Pfleiderer u.

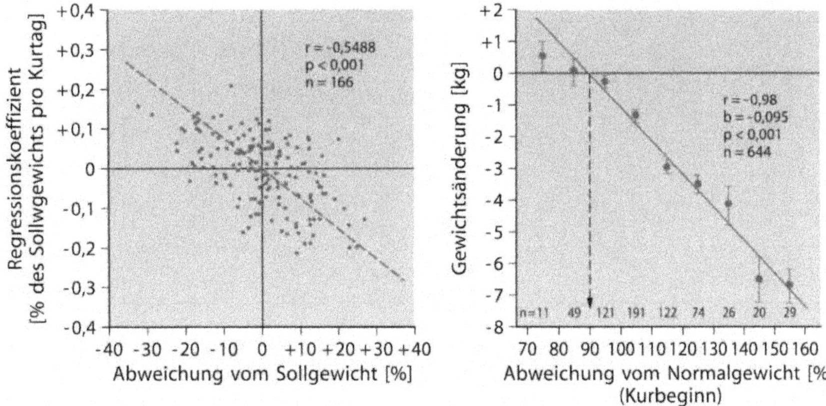

Abb. 2.27. *Links:* Normalisierung des Körpergewichts während 4wöchiger aktivierender Kneipp-Kurbehandlung. Die Abbildung zeigt die Trendkoeffizienten (bei 3mal wöchentlich durchgeführter Gewichtskontrolle) in Abhängigkeit von der Ausgangslage des Körpergewichts (Abweichung vom Sollgewicht nach Broca) zu Kurbeginn (nach Daten von Rompel et al. 1997 b). *Rechts:* Korrelation der mittleren Gewichtsänderung im Kurverlauf mit der Abweichung vom Normalgewicht nach Broca zu Kurbeginn (nach Gutenbrunner u. Ruppel 1992 b)

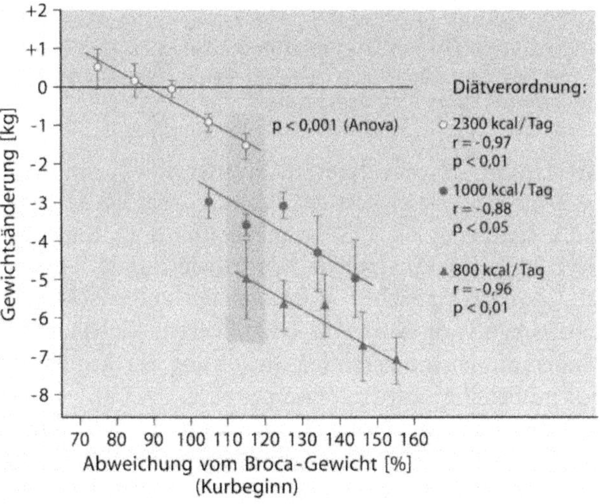

Abb. 2.28. Mittlere Änderungen des Körpergewichts während 4wöchiger komplexer Kurbehandlungen in Abhängigkeit von der Abweichung vom Broca-Gewicht zu Kurbeginn in 3 Patientengruppen mit unterschiedlicher Diätverordnung. Die *Klammern* kennzeichnen die Bereiche der mittleren Fehler der Mittelwerte. Die eingezeichneten Geraden sind Regressionsgeraden. Die Signifikanzangabe in der Bildmitte bezieht sich auf den Vergleich der eingerahmten Gruppenmittelwerte mittels Varianzanalyse. (Nach Gutenbrunner u. Ruppel 1992 b)

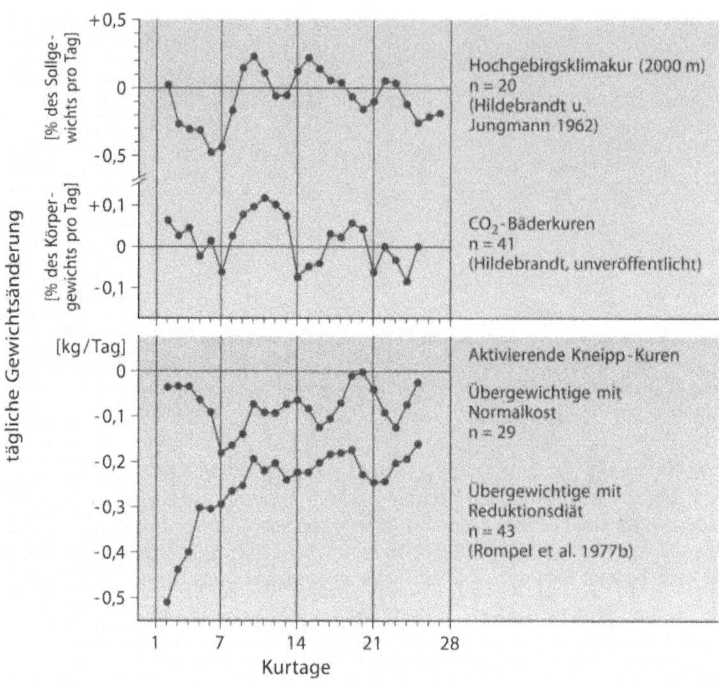

Abb. 2.29. Mittlerer Verlauf der interdiurnen Änderungen des Körpergewichts in Patientengruppen während 4wöchiger Kurbehandlungen mit verschiedenen Kurformen. Die Gewichtskontrollen wurden in mindestens 2tägigen Abständen durchgeführt. Die *Kurven* sind das Ergebnis einer einmaligen übergreifenden Dreiermittlung. (Literaturangaben s. Literaturverzeichnis)

Pfleiderer 1927; Pfleiderer u. Büttner 1940), sind inzwischen mehrfach und auch für andere Kurformen bestätigt worden (Balzar et al. 1957; Jungmann 1962; Jordan et al. 1967; Gutenbrunner u. Ruppel 1992b; u. a.); Abb. 2.27 zeigt Beispiele. Eine solche Normalisierung ist besser verständlich geworden, seit „ponderostatische" Mechanismen aufgedeckt worden sind, die die Verhaltensregulation wirksam beeinflussen (Cabanac et al. 1976). Auch diese können an der umfassenden Steigerung der Regulationsleistungen im Kurverlauf mitbeteiligt werden (Rompel et al. 1977b).

Der häufig angestrebte Gewichtsrückgang bei übergewichtigen Ausgangslagen ist allerdings nur zu einem geringen Teil im Rahmen des Normalisierungsprozesses zu erreichen, zumal bei Adipositas die Mechanismen der Gewichtsregulation gestört sein können. Bei der ausgeprägt negativen Korrelation zwischen Übergewicht und motorischer Aktivität (Stunkard 1959) kommt der gesteigerten Bewegung während der Kurbehandlung sicher eine größere Bedeutung für die Gewichtsreduktion zu. Nicht zu vernachlässigen ist allerdings die konsequent durchgeführte Reduktionsdiät (Rompel 1976; Rompel et al. 1977b; vgl. dazu Abb. 2.28).

Die systematischen Kurlängsschnittuntersuchungen des Körpergewichts haben bei verschiedenen Formen der Kurbehandlung übereinstimmend erge-

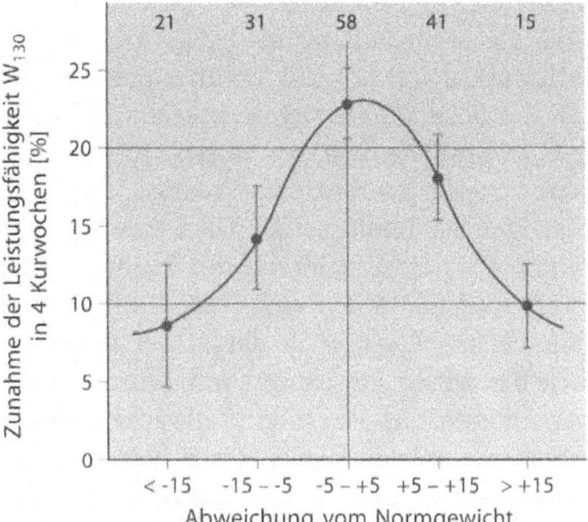

Abb. 2.30. Mittlere prozentuale Zunahme der körperlichen Leistungsfähigkeit (Arbeitskapazität für 130 Pulse/min; sog. W 130) während 4wöchiger aktivierender Kneipp-Kurbehandlung in Abhängigkeit von der Körperfülle (Abweichung vom Normgewicht nach Broca). Die *Klammern* bezeichnen den Bereich des mittleren Fehlers der Mittelwerte. (Nach Rompel et al. 1977 b)

ben, daß den vegetativen Gesamtumschaltungen auch Schwankungen des Körpergewichtes zugeordnet sind, die demzufolge das periodische Reaktionsmuster des Kurverlaufs widerspiegeln. Dabei gehen die ergotropen Phasen jeweils mit Gewichtsverlusten bzw. verminderter Gewichtszunahme einher, während das Körpergewicht während der trophotropen Phasen ansteigt (Abb. 2.29) (Hildebrandt et al. 1967). Natürlich handelt es sich bei den Gewichtsschwankungen zum großen Teil um Schwankungen des Wasserhaushaltes. Dafür spricht auch, daß der erste ergotrope Gewichtssturz im Hochgebirgsklima besonders stark ausgeprägt ist (Hildebrandt u. Jungmann 1962; vgl. auch Beringer 1974). Es bestehen aber auch gegensinnige Beziehungen zwischen den periodischen Gewichtsschwankungen und solchen des Grundumsatzes (Pontoppidan 1967). Wie die Beispiele in Abb. 2.29 zeigen, sind die periodischen Körpergewichtsschwankungen im Kurverlauf auch dann vorhanden, wenn durch strenge Reduktionsdiät beträchtliche Gewichtsverminderungen erzielt werden (Rompel et al. 1977 b).

Von besonderem Interesse sind Erfahrungen, nach denen die Ausgangslage des Körpergewichts in bezug auf den individuellen Sollwert, d. h. die Körperfülle, den Zuwachs an körperlicher Leistungsfähigkeit während der Kurbehandlung in dem Sinne beeinflußt, daß bei normaler Körperfülle maximale Steigerungen erzielt werden (Abb. 2.30) (Rompel et al. 1977 a). Der Leistungszuwachs war auch in Fällen größer, bei denen es gelang, die Körpergewichtsabweichung vom Sollwert während der Behandlungszeit zu vermindern.

3.7 Trophisch-plastische Veränderungen

3.7.1 Trophik der Muskulatur

Die Frage, inwieweit die während der Kurbehandlung erzielte Gewichtszunahme auf „Muskelansatz" zu beziehen ist, hat insbesondere bei Klimakuren im

Kindesalter eine Rolle gespielt (Literaturübersichten bei Pfleiderer u. Büttner 1940; Haeberlin u. Goeters 1954). An den durch Messung von Muskelumfang und Muskelkraft objektivierten Zunahmen sind stets mehrere Faktoren beteiligt: der normale Wachstumsprozeß, der Trainingseffekt vermehrter Muskeltätigkeit (einschließlich der Muskelkraftmessungen!) und die durch klimatische Reize ausgelösten reaktiven Prozesse. Dabei sind auch speziell die trainingsbegünstigenden Einflüsse der Ultraviolettstrahlung (UV) bei dem allgemein erhöhten UV-Genuß während der Kurbehandlung in Rechnung zu stellen (Hettinger u. Seidl 1956; Seidl 1968, 1969; Falkenbach 1995). Die Bedeutung der klimatischen Reaktionen darf dabei nicht zu gering eingeschätzt werden, da auch bei reinen Liegekuren von Knochentuberkulosekranken von verschiedenen Autoren ein Muskelkraftzuwachs objektiviert werden konnte (Literaturübersicht s. Pfleiderer u. Büttner 1940; Schuh 1995) (sog. „training en repos").

Neuere Kurlängsschnittuntersuchungen der maximalen Muskelkraft an Erwachsenen während CO_2-Bäderkuren haben ergeben, daß die Muskelkraft innerhalb von 4 Wochen im Durchschnitt nicht ansteigt, daß vielmehr die maximalen Handkraftwerte beider Seiten synchron der Zirkaseptanperiodik des Kurverlaufsmusters folgen (vgl. Abb. 2.4, S. 92; s. auch Gehlken et al. 1961). Weitere täglich vorgenommene beidseitige Messungen der maximalen Handkraft bei Rekruten vom Beginn der Kasernierung an ergaben auch im Laufe von 6 Wochen keinen Anstieg, dafür aber gleichfalls eine synchrone zirkaseptanperiodische Gliederung der Verlaufskurven (Holzrichter 1977).

Auch wenn man von der Frage absieht, ob die heute allgemein angenommene strenge Beziehung zwischen Muskelkraft und Muskeltrophik (Muskelquerschnitt) (vgl. Hettinger 1972, 1983) auch für solche relativ schnellen Schwankungen im Rahmen vegetativer Gesamtumschaltungen gültig ist, lassen diese neueren Befunde Schlüsse auf die Natur muskeltrophischer Kureffekte zu. Wenn die Muskeltrophik beim Erwachsenen dominierend von der zirkaseptanen Reaktionsperiodik des Kurverlaufs beeinflußt wird, spricht dies dafür, daß sie in erster Linie der Restitution und Normalisierung dient (vgl. S. 67 ff.) (vgl. dazu auch Hildebrandt 1977 c, 1982 b). Der Nachweis eines solchen eutrophischen Prozesses in der Muskulatur ist aber nur durch synchrone Kontrollen von Muskelkraft und -querschnitt im Kurverlauf zu erbringen, wie sie bisher noch nicht vorliegen. Die im Kindesalter gefundenen Anstiege von Muskelmasse und Muskelkraft, die auch durch Stickstoffbilanzuntersuchungen gestützt wurden (Literaturübersicht bei Pfleiderer u. Büttner 1940), wären gleichfalls im Rahmen eines Normalisierungsprozesses als „harmonischer Körperansatz" deutbar.

Neuere Untersuchungen zeigten, daß nach einer experimentell erzeugten Inaktivitätsatrophie der Wiederanstieg der Muskelkraft zur Norm unter zirkaseptanperiodischen Schwankungen erfolgt (Kriebel et al. 1979). Trainingseffekte, die die Muskelkraft über die Norm hinaus steigern, haben einen wesentlich größeren Zeitbedarf und sind zudem weniger stabil als solche, die von unternormalen Ausgangslagen ausgehen (Literaturübersicht bei Hettinger 1972, 1983). Die initiale Latenz der übernormalen Kraftsteigerung beträgt auch bei optimalen Trainingsbedingungen mehrere (bis zu 6) Wochen.

Im Einklang damit steht die Tatsache, daß die adaptive Hypertrophiereaktion des Herzmuskels einen Mindestzeitbedarf von 6 Wochen hat (vgl. Roskamm et al. 1966; Graf 1969; Hollmann 1970; u. a.) und nicht als Ursache für die in Kurverläufen vielfältig objektivierten Verbesserungen der Herzleistung in Betracht kommt (vgl. Hildebrandt u. Steinke 1962; Scherf et al. 1967; Herrmann 1973; u. a.). Auch das Myokard dürfte von eutonisierenden und eutrophischen Effekten betroffen werden, die im Rahmen der allgemeinen Steigerung der Regulationsleistungen zustandekommen (Literaturübersicht bei Hensel u. Hildebrandt 1964a, b).

3.7.2 Haut

Als Hauptangriffsfläche der Bäder- und Klimatherapie nimmt die Haut in besonders intensiver Weise an den reaktiven Vorgängen teil, die zu den Kureffekten führen. Dies zeigt schon das Phänomen des Badeausschlags (und seiner Äquivalente) im Rahmen der Kurreaktion (vgl. S. 107ff.) oder die augenfällige Reaktionsfolge nach Ultraviolettbestrahlung, wie sie fast stets im Rahmen der erhöhten Freiluftexposition während der Kurbehandlung eintritt (vgl. S. 525). Dem Zustand und der Reaktionsweise dieses ausgedehntesten Körperorgans wird daher mit Recht eine besondere Bedeutung als Indikator für Wirksamkeit und Erfolg der Kurbehandlung beigemessen.

Da die Haut ebenso Aufnahmeorgan für Reize, Ausscheidungsorgan wie auch Erfolgsorgan und peripheres Glied der verschiedensten Funktionskreise ist (Kreislauf, Thermoregulation, Wasserhaushalt, Stoffwechsel, Immunabwehr usw.), kommen für eine Beurteilung therapeutischer Allgemeinwirkungen zahlreiche verschiedene Indikatoren in Betracht, von denen aber nur wenige hinreichend systematisch im Kurlängsschnitt verschiedener Kurformen kontrolliert worden sind.

Schon das Verhalten verschiedener funktioneller Parameter (Hautdurchblutung, Dermographismus, elektrische Hautleitfähigkeit u. a.) weist darauf hin, daß das Hautorgan von der Reaktionsdynamik der periodischen vegetativen Umschaltungen betroffen und Gegenstand von Normalisierungsvorgängen im Kurverlauf wird. So ist z. B. die kollektive Streuungsverminderung verschiedener Meßgrößen des Dermographismus (Latenzzeit, Dauer, Intensität) bei Bäder-, Klima- und Kneipp-Kuren an großen Patientengruppen statistisch gesichert worden (Dirnagl et al. 1974; vgl. Froehlich 1959; Menger 1969; Abb. 2.31). In den Veränderungen der elektrischen Hautleitwerte zeigen sich in erster Linie die Phasen der vegetativen Gesamtumschaltungen an. Die Mehrzahl der Untersucher sah während der ergotropen Auslenkungen im Zusammenhang mit den Kurreaktionen eine Zunahme der Leitfähigkeit mit verstärkter Reizbeantwortung (Reichel u. Palme 1953a; Schmidt et al. 1953; Hildebrandt 1959b), während andere über uneinheitliche Befunde berichteten (Günther et al. 1955; Inama 1959). Dabei mögen auch topographische Unterschiede eine Rolle spielen. Veränderungen der Kapillarresistenz spiegeln offenbar sowohl die Kurkrisen (Günther 1967b) als auch die Normalisierungsfortschritte. Die neurovegetative Reagibilität der Haut, wie sie mit elektro-

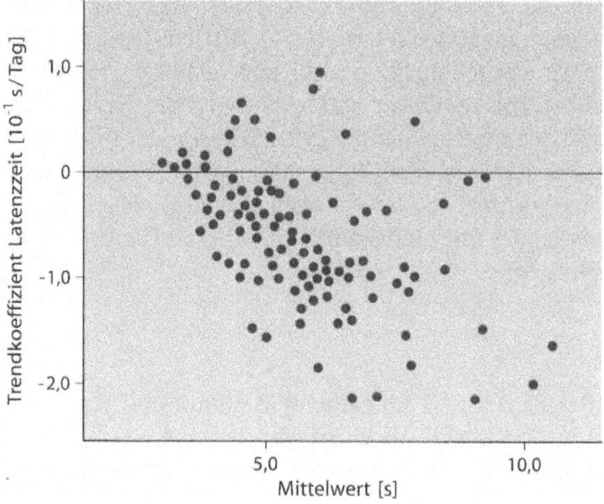

Abb. 2.31. Beispiel für die Normalisierungstendenz der dermographischen Latenzzeit. Für jeden Patienten einer Untersuchungsreihe wurde die durchschnittliche tägliche Änderung dermographischer Latenzzeitmessungen errechnet (Trendkoeffizient) und gegen den Mittelwert während der Kurdauer aufgetragen. (Nach Dirnagl et al. 1974)

phoretischer Applikation verschiedener Wirkstoffe getestet werden kann, sowie die Histaminempfindlichkeit scheinen nach den vorliegenden Befunden bei Bäder- und Klimakuren gleichfalls einer Normalisierung zugänglich zu sein (Podogrodzki 1961; Borelli u. Chlebarov 1966; Chlebarov 1967; u. a.). Inwieweit von den spezifischen Primärwirkungen auf die Immunorgane der Haut (Artmann u. Pratzel 1991) prozeßhafte Langzeitwirkungen ausgelöst werden, ist noch nicht untersucht.

Von den eigentlich trophisch-plastischen Prozessen der Haut haben die Veränderungen des subkutanen Fettpolsters im Zusammenhang mit der Gewichtszunahme bei Kuren im Kindesalter besonderes Interesse gefunden. Hier konnten z. B. im Laufe von Seeklimakuren bei Kindern erhebliche Zunahmen der Hautfaltendicke festgestellt werden, deren Ausmaß von der individuellen Ausgangslage mitbestimmt wurde (Literaturübersichten bei Pfleiderer u. Büttner 1940; Haeberlin u. Goeters 1954). Systematische Längsschnittuntersuchungen bei Erwachsenen und anderen Kurformen fehlen aber, so daß nur in Analogie zum Verhalten des Körpergesamtgewichts auf die Möglichkeit von Normalisierungseffekten geschlossen werden kann (vgl. S. 139).

Nach den experimentellen Ergebnissen von Hübner (1969) nimmt die Epidermis, die einen relativ hohen spontanen Zellumsatz hat, an den zirkaseptanen Zellteilungsperioden auch dann teil, wenn die auslösenden Reize für regeneratorisches oder kompensatorisches Wachstum an anderen Hautregionen und sogar an anderen Organen gesetzt wurden. Plastische Reaktionen der Haut können demnach nicht allein durch direkte Hautreize (z. B. chemische oder photochemische) hervorgerufen werden, die Haut wird vielmehr im

Sinne unspezifischer Mitreaktionen von allen periodisch geordneten Regenerations- und Kompensationsprozessen des Organismus mitbetroffen und daher auch in dieser Hinsicht mit Recht als ein Spiegel des Erholungserfolges betrachtet (vgl. dazu auch Pirlet 1969). Systematische histologische oder histochemische Längsschnittuntersuchungen, die einen solchen „Verjüngungsprozeß" als phasisch geordneten allgemeinen Kureffekt belegen könnten, stehen allerdings noch aus (vgl. Kuwahara 1959). Auch die Beziehung photochemischer Hautreaktionen zur zirkaseptanen Reaktionsperiodik ist noch nicht untersucht worden. Entsprechende Veränderungen des Hautstoffwechsels sind bisher nur unter der Einwirkung chemischer Bäderreize studiert worden (vgl. S. 279 ff.).

3.7.3 Blutbildung

Bei der Beurteilung von Reaktionen des hämatopoietischen Systems muß beachtet werden, daß die Zellzusammensetzung des peripheren Blutes nicht unmittelbar von der Zellproduktion abhängig ist, sondern in erster Linie von der getrennt steuerbaren Zellausschwemmung und anderen funktionellen Vorgängen wie z. B. der wechselnden Zellverteilung.

Obwohl eine Kontrolle des Blutbildes mit dichter Beobachtungsfolge ohne größere Belastung für Patient und Untersucher möglich ist, liegen bisher erstaunlich wenige systematische Längsschnittuntersuchungen bei Bäder- und Klimakuren vor, die zugleich eine Entscheidung darüber erlauben, inwieweit die Blutbildung an Normalisierungsprozessen beteiligt wird und der komplexen Reaktionsdynamik des Kurverlaufs unterliegt. Letzteres ist um so mehr zu erwarten, als Schwankungen des roten und weißen Blutbildes zu den klassischen Symptomen der vegetativen Gesamtumschaltung gerechnet werden müssen (Hoff 1930, 1957).

Rotes Blutbild

Die Steigerung von Hämoglobingehalt und Erythrozytenzahl ist zwar in erster Linie ein spezifisches Adaptat an Sauerstoffmangel, doch liegen schon seit Beginn des Jahrhunderts zahlreiche Erfahrungen darüber vor, daß auch die Kurbehandlung im See- und Mittelgebirgsklima die Blutbildung anregt und das rote Blutbild bei anämischen Patienten der Norm annähert. Als auslösende Faktoren sind dabei v. a. die Ultraviolettstrahlung, der gesteigerte Sauerstoffbedarf durch körperliche Belastung, aber auch die allgemeine klimatische Belastung sowie chemische Badereize angesehen worden (Literaturübersichten bei Pfleiderer u. Büttner 1940; Haeberlin u. Goeters 1954; u. a.). Dauerleistungstraining vermag die Gesamtmenge des Hämoglobins im Zusammenhang mit einer Vermehrung des Blutvolumens zu steigern, die Konzentration ohne zusätzlichen Höhenreiz aber nicht über die Norm hinaus zu erhöhen (vgl. Stegemann 1971).

Neuere Befunde lassen darauf schließen, daß auch die erythropoietische Reaktion im Kurverlauf dem periodischen Reaktionsmuster zugeordnet ist. Dafür spricht einmal der Retikulozytenanstieg während der Badereaktion

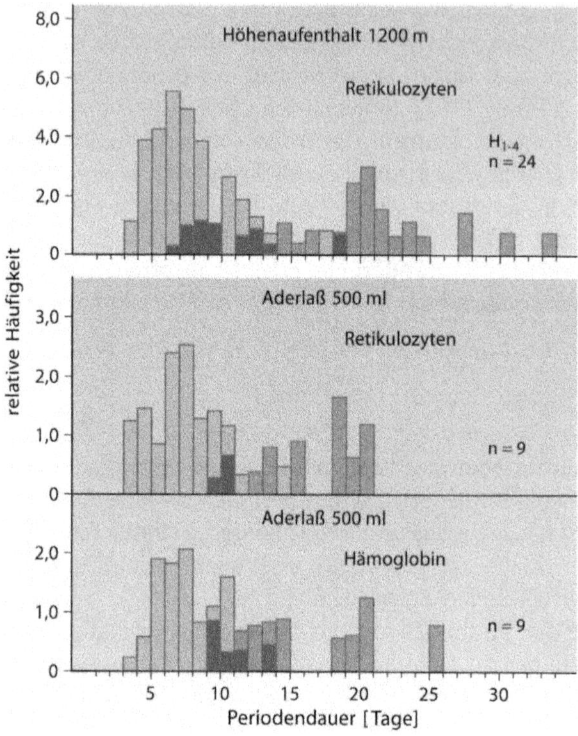

Abb. 2.32. Relative Häufigkeit der Periodendauern in den individuellen Verläufen der Retikulozytenzahl bei Höhenexposition (1200 m) und nach Aderlaß (500 ml) sowie in den individuellen Verläufen des Hämoglobingehaltes nach Aderlaß. Die relativen Häufigkeiten sind auf die Erwartungswahrscheinlichkeit jeder Klasse bezogen. (Nach Nunhöfer 1975)

(Danilov u. Zarfis 1972), zum anderen das Überwiegen zirkaseptanperiodischer Schwankungen im Reaktionsverlauf von Retikulozytenzahl und Hämoglobingehalt nach Aderlaß, Höhenexposition sowie bei Trinkkuren (Abb. 2.32), wozu allerdings, insbesondere bei längerer Höhenexposition, auch zirkavigintane (etwa 20tägige) Perioden hinzutreten (Hildebrandt u. Nunhöfer 1977; Heckmann et al. 1979; Schlacke 1991; vgl. auch Schulte-Wissermann et al. 1969). Bei Tierversuchen mit intermittierender Unterdruckexposition (2500 m) wurden gleichfalls zirkaseptane Reaktionsperioden ausgelöst, wobei keine allgemeine Steigerung der Hämoglobinkonzentration, sondern eine ausgangswertabhängige Normalisierung niedriger Ausgangslagen eintrat (Klemp 1976; Schrägle 1986; vgl. auch Hohmann 1982). Für die Möglichkeit unspezifischer Mitreaktionen des erythropoietischen Systems im Rahmen periodischer vegetativer Umschaltungen sprechen weiter die Beobachtungen bei bloßem Milieuwechsel (Hille et al. 1968; Schulte-Wissermann et al. 1969). Schließlich konnte auch der zu erwartende Einfluß der vegetativen Ausgangslage auf Dynamik und Phasenlage dieser plastischen Reaktionsperiodik nachgewiesen werden (vgl. Tabelle 2.6, S. 165).

Weißes Blutbild

Das weiße Blutbild steht zwar in gesetzmäßiger Abhängigkeit von den Phasen der vegetativen Gesamtumschaltung (vgl. Hoff 1957), doch kann es auch in besonderem Maße von Änderungen des Krankheitsstadiums beeinflußt werden. Veränderungen im Sinne eines allgemeinen Kureffektes können daher, insbesondere bei chronisch entzündlichen Erkrankungen, leicht überdeckt werden. Schließlich ist auch beim weißen Blutbild mit wetterabhängigen Schwankungen zu rechnen (Schulte-Wissermann et al. 1969). Trotzdem ließen sich in systematischen Längsschnittuntersuchungen an Herz-Kreislauf-Kranken während CO_2-Bäderkuren kollektive Streuungsabnahmen im Sinne der Normalisierung nachweisen (Hildebrandt 1959 b, 1960 a). Die zahlreichen und widersprüchlichen Befunde der Literatur über trendförmige Veränderungen der Leukozytenzahl bei verschiedenen Kurformen lassen sich ohne Untersuchung der Ausgangswertbeziehungen nicht beurteilen; sie sind zudem meist nicht mit hinreichender Beobachtungsdichte gewonnen. Bemerkenswert ist, daß bei bloßem Milieuwechsel einer gesunden Probandengruppe ein ebenso starker und anhaltender Leukozytenanstieg ausgelöst werden konnte, wie bei einer Vergleichsgruppe, die sich ca. 800 m höher unter sonst gleichen Bedingungen aufhielt (Schulte-Wissermann et al. 1969).

Untersuchungen des Differentialblutbildes zur Beurteilung allgemeiner Kureffekte wurden überwiegend bei Klimakuren unternommen. Dabei kann eine vorübergehende Neutrozytose zu Kurbeginn und eine im späteren Kurverlauf sich ausbildende Lymphozytose (sog. Akklimatisationslymphozytose; Literaturübersicht bei Vogt u. Amelung 1952) am ehesten als allgemeiner Kureffekt angesprochen und auf die Umstellungen des vegetativen Systems bezogen werden. (Zum Verhalten der Eosinophilen s. S. 97ff. sowie zur weiteren Differenzierung der Lymphozytensubpopulationen und der Reagibilität der immunkomponenten Blutzellen s. S. 148ff.)

Anstieg der Leukozytenzahl und Linksverschiebung (myeloische Tendenz) des weißen Blutbildes mit Erhöhung der Blutsenkungsgeschwindigkeit gehören zu den klassischen Symptomen der Kurreaktion bzw. Kurkrise (vgl. S. 107ff.), sie wurden aber vorwiegend bei der Bäderkurbehandlung chronisch-entzündlicher Erkrankungen dargestellt (Günther 1961; Schmidt 1988; u. a.). Die Tatsache, daß es sich auch dabei zunächst nur um eine phasisch-ergotrope Veränderung im Rahmen der vegetativen Gesamtumschaltungen des langwelligen Reaktionsmusters handelt, ist erst durch die neueren Kurlängsschnittuntersuchungen bei anderen Patientengruppen und anderen Kurformen klargestellt worden. So wurden mehrgipflige Reaktionsmuster der Leukozytenzahl mit Differenzierung früh- und spätreaktiver Verlaufsformen v. a. bei CO_2-Bäderkuren beschrieben und auch in ihrer Zuordnung zum Verhalten anderer vegetativer Funktionsgrößen analysiert (Hildebrandt 1959 a, b, 1960 b; Stalling 1960; Gehlken et al. 1961; vgl. dazu auch Grunow 1941; Peter 1990).

3.8 Änderungen von Resistenz und Immunität

3.8.1 Unspezifische Resistenz, Infektanfälligkeit im Kurverlauf

Angesichts der erheblichen Schwierigkeiten, die zahlreichen Faktoren der unspezifischen Resistenz systematisch im Kurlängsschnitt zu kontrollieren, haben statistische Erhebungen über die Infektanfälligkeit an großen Kollektiven eine besondere Bedeutung zur Kennzeichnung der Reaktionsmuster im Kurverlauf. Die Häufigkeitskurve der auftretenden Infektionen (z. B. Tag des Erkrankungsbeginns) kann als Indikator für die Größe der unspezifischen Resistenz gewertet werden, auch wenn dabei spezielle thermoregulatorische Abhärtungseffekte u. a. mit im Spiel sein können (vgl. Franke 1960; Cordes 1968; Demuth et al. 1984).

Als Beispiel zeigt die von Menger et al. (1971) an Kindern im Seeklima gewonnene Häufigkeitskurve (Abb. 2.33) von einem niedrigen Anfangsniveau nach dem 3. Kurtag einen sehr steilen Anstieg zum absoluten Maximum der Infektzahl im Bereich des 7. Kurtages. Im weiteren Verlauf sinkt die Kurve insgesamt etwa exponentiell wieder ab und zeigt als Trend eine allgemeine Zunahme der Infektresistenz an. Der Kurvenverlauf enthält aber darüber hinaus eine deutliche, von den Autoren nicht bewertete Zirkaseptanperiodik, deren Amplitude als Abweichung gegenüber dem Trend statistisch gesichert werden kann. Ihre Phasenlage entspricht zudem den Erwartungen, indem jeweils in der 1. Hälfte der Kurwochen die Infekthäufigkeit zurückgeht, um in der 2. Wochenhälfte, d. h. während der ergotropen Phasen der Periodik, steil anzusteigen. Damit kann dieses Ergebnis als Bild eines frühreaktiven Verlaufsmusters mit dem Reaktionsmaximum im Bereich des 7. Kurtages angesprochen werden (vgl. auch Riedel 1977).

Auch bei Untersuchungen einer kleineren Probandengruppe im Hochgebirgsklima, bei denen das Auftreten von Infekten von den übrigen Beschwerden getrennt notiert wurde, konnte gezeigt werden, daß die Infekte bevorzugt während der ergotropen Phasen der Reaktionsperiodik auftraten (Hil-

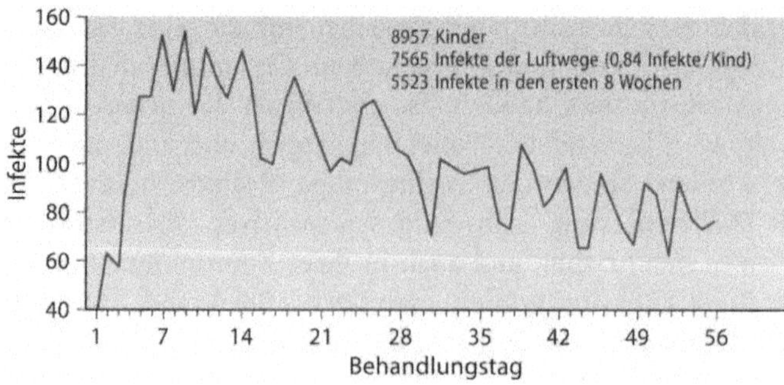

Abb. 2.33. Zeitliche Häufigkeitsverteilung interkurrenter Infekte der Luftwege bei insgesamt 8957 Kindern im Kinderkrankenhaus Seehospiz in Norderney 1959–1964. Die durchschnittliche Infekthäufigkeit betrug 0,84 Infekte pro Kind. (Nach Menger et al. 1971)

debrandt u. Jungmann 1962). Auch die Häufigkeitsverteilung von Harnwegsinfekten während des Kurverlaufs bietet Anhalte für eine solche Zuordnung (Kramer et al. 1990).

Direkte Kontrollen der an der unspezifischen Resistenz beteiligten Faktoren sind im Kurverlauf verständlicherweise überwiegend an Patienten mit chronisch-entzündlichen Erkrankungen vorgenommen worden. Aus diesem Grunde ist hier vorzugsweise mit abnormen oder zumindest spätreaktiven Verlaufsmustern zu rechnen (vgl. S. 95 und S. 167). Die recht aufwendigen Längsschnittuntersuchungen des Komplement-C-Niveaus im Serum chronischer Bronchitispatienten während einer Hochgebirgsklimakur (Abb. 2.34) von Kolesar et al. (1967) ergaben sehr einheitlich ein wellenförmiges Absinken dieses Resistenzfaktors bis zum späten Kurreaktionstermin am Ende der 3. Kurwoche, erst danach einen über weitere 3 Wochen verfolgten Anstieg zum Ausgangsniveau. Die trophotrope Phasenrichtung mit Zunahme der unspezifischen Resistenz kommt hier offenbar erst in der 2. Hälfte einer etwa 6wöchigen Periode in Gang. Kontrollen der Phagozytosefähigkeit der Leukozyten sowie der Bakterizidie des Serums bei solchen Patienten vor Antritt und am Ende der 6wöchigen Kur ergaben daher verständlicherweise keine eindeutigen Veränderungen (Kolesar et al. 1964). Systematische Längsschnittkontrollen verschiedener Parameter der unspezifischen Resistenz (Phagozytoseaktivität, C-reaktives Protein und Properdinspiegel) haben konkrete Anhalte dafür erbracht, daß auch im Bereich der unspezifischen Resistenz im Kurverlauf Normalisierungsprozesse ausgelöst werden (Gilsdorf et al. 1990; Peter 1990). Einfache Mittelwertvergleiche zu Beginn und am Ende der Kurbehandlung sind daher mit erheblicher Unsicherheit behaftet.

Bei fortlaufender Kontrolle der Rachenabstriche auf Staphylo- und Streptokokken bei Kindern während Seeklimakuren fand sich im Bereich der

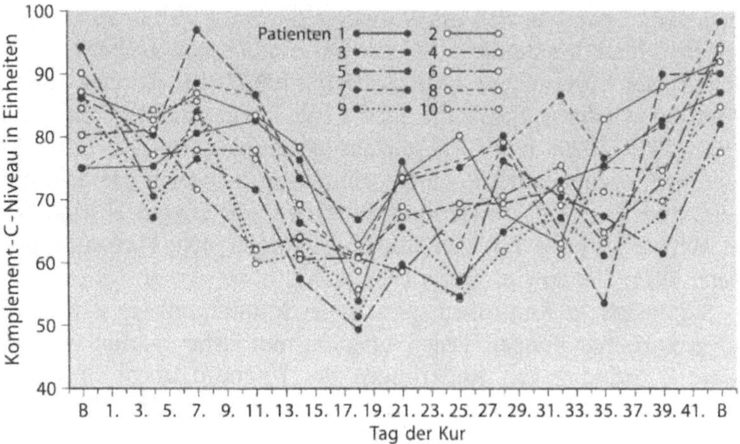

Abb. 2.34. Individuelle Verläufe des Komplement-C-Niveaus bei Patienten mit chronischer Bronchitis während einer 6wöchigen Hochgebirgsklimakur. (Nach Kolesar et al. 1967)

3. Kurwoche ein ausgeprägtes Maximum, das einem Minimum der unspezifischen Resistenz entsprechen könnte (Menger et al. 1971).

Untersuchungen des Properdinspiegels lassen auf ein Absinken während der Kurreaktion schließen (Thürigen u. Evers 1960; Gilsdorf et al. 1990). Zumindest bei der Kurbehandlung mit Schlamm- und Schwefelbädern wird ein Anstieg des Properdinspiegels zum Kurende als Voraussetzung für den Kurerfolg angesehen. Zugleich wurden aber Normalisierungen des Reaktionsablaufs nach dem einzelnen Badereiz nachgewiesen (Evers et al. 1960; vgl. dagegen Reissmann 1970).

Bei Klimakuren wurden Steigerungen der unspezifischen Resistenz auch mit weiteren Indikatoren belegt (Iskrshizkaja et al. 1972), bei Moorbadekuren wurde allerdings gefunden, daß z. B. Anstiege des Properdinspiegels bei Verlängerung der Kurdauer wieder rückläufig werden (Reissmann 1970). Solange solche Befunde keine Zuordnung zum vollständigen Reaktionsmuster des Kurverlaufs zulassen, bleiben sie vieldeutig (vgl. auch Barbashowa 1964; Peter 1971, 1990). Immerhin ist nach Kuren im See- und Hochgebirgsklima sowie nach Kneipp-Kuren eine länger dauernde Steigerung der Infektresistenz zu beobachten (Literaturübersicht bei Peter 1971), und nach Durchführung von Heilverfahren sind die Häufigkeit urologischer Infektionen sowie Frequenz und Dauer von Grippeerkrankungen herabgesetzt (Jordan 1967; Kramer et al. 1990).

3.8.2 Veränderungen der Immunitätslage

Die Aktualisierung chronisch entzündlicher Prozesse sowie die Herdreaktionen im Rahmen der Kurreaktionen bzw. Kurkrisen (vgl. S. 107 ff.) weisen darauf hin, daß die ergotropen Phasen des Reaktionsmusters im Kurverlauf bei abnehmender Resistenz mit einer Steigerung der immunologischen Aktivität einhergehen, während dagegen in den trophohistiotropen Phasen bei geringerer Aktivität Zunahmen der unspezifischen Resistenz beobachtet werden. Dabei kann es sich um Vorgänge im Sinne der unspezifischen anamnestischen Reaktion handeln, bei der bekanntlich eine früher erworbene, inzwischen aber abgesunkene spezifische Immunität im Rahmen einer Allgemeinreaktion wieder aufgefrischt wird (Literaturübersicht s. Bieling 1956; Peter 1971, 1975, 1990; u. a.). An solchen hyperergischen Phasen im Reaktionsablauf der Kurbehandlung dürfte zumindest teilweise das Histamin beteiligt sein, zumal u. a. das histaminsynthetisierende Enzym Histidindekarboxylase in Wechselwirkung mit den Glukokortikoiden steht (Literaturübersichten bei Peter 1971; Danilow u. Zarfis 1972; u. a.).

Systematische Kontrollen spezifischer Immunprozesse während Bäder- und Klimakurbehandlungen liegen offenbar nur sehr spärlich vor, so daß eine klare Zuordnung von Änderungen der Immunitätslage zu den allgemeinen Kureffekten auf anderen Ebenen (Normalisierung etc.) kaum möglich erscheint. Bemerkenswert ist, daß Einzelreize noch keine wesentlichen Schwankungen der spezifischen Immunitätslage einleiten können (Engelhardt 1957; vgl. auch Evers et al. 1960).

Neben der vorübergehenden Aktivierung ist die Dämpfung einer übersteigerten Immunreaktivität im Kurverlauf von besonderer therapeutischer Bedeutung. Bei Schwefel- und Moorbadekuren wurden Senkungen der anfangs erhöhten immunologischen Aktivität an verschiedenen Indikatoren objektiviert (C-reaktives Protein, Antistreptolysin O, Antistreptohyaluronidase) (Scharkova u. Golod 1968; vgl. auch Evers et al. 1960). Bei Asthmakranken wurde eine Verminderung der Tuberkulinempfindlichkeit im Laufe von Badekuren sowie eine Verminderung des T_4-T_8-Quotienten bei Seeklimakuren beschrieben (Podogrodzki 1961; Fischer et al. 1990; vgl. auch Gilsdorf et al. 1990). Solche Veränderungen sind einerseits als Ausdruck eines umfassenden Normalisierungsprozesses im Kurverlauf verständlich. Sie kennzeichnen andererseits eine generelle Schwerpunktverschiebung von der spezifischen Immunabwehr zur unspezifischen Resistenz (vgl. Peter 1975, 1990). Darüber hinaus sind für einzelne Kurformen aber noch spezielle Effekte auf das Immunsystem in Rechnung zu stellen (vgl. S. 281).

4 Kureffekt und Kurerfolg

Die bis zum Kurende eingetretenen subjektiven und objektiven Veränderungen, die den Kureffekt (Lühr 1959) bzw. das Kurergebnis (Menger 1966a) ausmachen, können nicht ohne weiteres mit dem (Langzeit-) Erfolg der Kur gleichgesetzt werden. Zum einen zeigt die Untersuchung der Reaktionsmuster im Kurverlauf (vgl. S. 88ff.), daß die ausgelösten reaktiven Prozesse am Ende einer 4- oder 6wöchigen Behandlung durchaus noch nicht abgeschlossen sein müssen. Dies gilt besonders für die spätreaktiven Verlaufstypen und in Fällen, bei denen es im Rahmen der Kurreaktionen zu einer Aktualisierung chronisch-entzündlicher Prozesse gekommen ist. Die mögliche Beteiligung sehr langwelliger reaktiver Perioden (vgl. S. 42ff.) kann das klinische Bild noch für sehr lange Zeit nach dem Kurende Wandlungen unterwerfen. Zum anderen kann die Fortsetzung dieser reaktiven Vorgänge durch die Rückkehrreaktion (vgl. S. 114) mehr oder weniger kompliziert und gestört werden. Schließlich hängt auch der weitere Verlauf nach der Kur sehr stark vom Verhalten des Patienten und den ihn treffenden besonderen Belastungen ab (Menger 1966a; Schoger 1967; Baier 1976). Dabei ist zu berücksichtigen, daß nur ein geringer Prozentsatz (ca. 15–30%) der Patienten die während der Kur vom Arzt erteilten Ratschläge befolgt (Martin u. Eisenblätter 1961; Daniels 1963; vgl. auch Zipp 1981).

Da – dem Indikationsbereich der Bäder- und Klimakurbehandlung entsprechend – bei chronischen und progredienten Leiden selten mit einer vollständigen Heilung zu rechnen ist, darf der Kurerfolg nicht als stabiler Zustand betrachtet werden, sondern selbst als ein dynamischer Ablauf, der ein Optimum erreicht und dann wieder zurückgeht. Der Unterschied zwischen Kureffekt und Kurerfolg ist damit einerseits vom Zeitabstand der Untersuchung und andererseits von den Individualfaktoren abhängig, die sowohl die

Tabelle 2.4. Kurerfolg 3–6 Monate nach Kurende in Abhängigkeit von dem nach gleicher Methodik ermittelten Kureffekt am Ende der Kur. *I:* Subjektives Befinden von 42 Patienten, Kurerfolg nach 3 Monaten (nach Engel et al. 1963). *II:* Ärztliche Befunderhebungen bei 2021 Patienten, Kurerfolg nach 3–4 Monaten, Bäderkuren (nach Lachmann et al. 1960). *III:* Subjektives Befinden von 239 Patienten, Kurerfolg nach 6 Monaten, aktivierende Kneipp-Kurbehandlung (nach Baier et al. 1975, unveröffentlicht)

Kureffekt (am Kurende)		Kurerfolg nach 3–6 Monaten (%)		
		positiv	indifferent	negativ
Positiv	I: n=23	82,0	13,5	4,5
	II: n=1957	91,6	5,2	3,1
	III: n=178	81,4	14,6	3,9
Indifferent	I: n=12	75,0	16,7	8,3
	II: n=52	50,0	44,2	5,8
	III: n=49	38,8	51,0	10,2
Negativ	I: n=7	42,8	14,3	42,8
	II: n=12	41,6	0,0	58,4
	III: n=12	8,3	66,7	24,9

Reaktionsweise als auch die Qualität und Intensität der Störfaktoren im weiteren Verlauf bestimmen. Besondere Schwierigkeiten der Beurteilung entstehen dadurch, daß der biologische Jahresrhythmus die Beziehungen zwischen Kureffekt und Späterfolg kompliziert (Klinker 1973).

In der Literatur herrscht Übereinstimmung darin, daß der Kurerfolg frühestens 3 Monate nach Kurabschluß beurteilt werden kann. So hatten z. B. bei der Badekurbehandlung Herz-Kreislauf-Kranker 74% der Patienten ohne deutlichen Kureffekt ihre endgültige subjektive Besserung erst in den Wochen nach der Kur bemerkt (Martin u. Eisenblätter 1961), und bei Kindern, die eine Soleklimakur mit mangelhaftem Kureffekt beendet hatten, trat noch in 66,2% der Fälle nach 6 Monaten ein guter Kurerfolg ein (Grüninger 1958) (Tabelle 2.4).

Natürlich sind Untersuchungen des Langzeitkurerfolges methodisch besonders aufwendig, so daß meist auf katamnestische Befragungen der Patienten oder ihrer Hausärzte zurückgegriffen werden muß. Den subjektiven Angaben der Patienten über Kureffekt und Kurerfolg werden aber aus naheliegenden Gründen häufig Vorbehalte entgegengebracht (vgl. Stützle 1960; Schoger 1967; u. a.). Tatsächlich fühlen sich die Patienten häufiger gebessert, als es den objektiven Befunden des Arztes entspricht (Lachmann u. Wagner 1960). Andererseits besteht Kritik an den Entlassungsberichten der Kurärzte, die oft optimistischer sein sollen als die Angaben der Patienten (Weiss 1968).

Vergleichsuntersuchungen zwischen Kureffekt und Kurerfolg nach 36 Monaten, die einerseits aufgrund ärztlicher Urteile und andererseits nach den subjektiven Befindensurteilen der Patienten durchgeführt wurden, haben auch bei verschiedenen Kurformen übereinstimmende Ergebnisse erbracht (Tabelle 2.4) (Lachmann et al. 1960; Engel et al. 1963; Baier 1975; vgl. auch Martin u. Eisenblätter 1961). Danach können Patienten, deren Zustand am

Tabelle 2.5. Der vom Hausarzt 3 Monate nach Abschluß einer CO_2-Bäderkur beurteilte Kurerfolg in Abhängigkeit vom Verhalten des Puls-Atem-Quotienten am Kurende. Besonders gering ist der Langzeitkurerfolg bei Patienten, deren Quotientwert am Kurende unter der Norm lag. (Nach Daten von Schäfer u. Hildebrandt 1954)

Puls-Atem-Quotient am Kurende		Kurerfolg nach 3 Monaten (%)		
		gut	indifferent	schlecht
Normal	(n=115)	85,3	11,3	3,5
Nicht normal	(n=83)	74,7	10,9	14,5
Erniedrigt	(n=40)	62,5	12,5	25,0

Kurende subjektiv oder objektiv gebessert ist, in über 80% der Fälle damit rechnen, daß auch der Langzeitkurerfolg entsprechend günstig ist. Die häufigsten Differenzen zwischen Kureffekt und Kurerfolg bestehen darin, daß sich Befund und Befinden nach der Kur auch dort noch verbessern können, wo zunächst kein positiver Kureffekt feststellbar war, während nachträgliche Verschlechterungen während der ersten Monate nach der Kur auch relativ viel seltener sind.

Die hier gefundenen verhältnismäßig engen Beziehungen zwischen Kureffekt und Kurerfolg bleiben auch bestehen, wenn objektive Beurteilungsmaßstäbe hinzugezogen werden. So korrelierte bei aktivierender Kneipp-Kurbehandlung der objektive Zuwachs an körperlicher Leistungsfähigkeit gut mit dem subjektiven Kurerfolg nach 6 Monaten (Baier 1971). Bei CO_2-Bäderkuren war der vom Hausarzt nach 3 Monaten beurteilte Kurerfolg besser, wenn der Puls-Atem-Quotient am Ende der Kur normalisiert war (Tabelle 2.5) (Schaefer u. Hildebrandt 1954; vgl. auch Engel et al. 1963).

Systematische Längsschnittbeobachtungen des Kurerfolges, bei denen die Kontrollen mit hinreichend dichter Untersuchungsfolge und jeweils mit derselben Methodik vorgenommen wurden wie die Bestimmung des Kureffektes, geben Einblicke in die Dynamik des Nachkurverlaufes. So hat z. B. die Kontrolle verschiedener Bewegungsfunktionen bei Patienten mit Spondylitis ankylosans und progressiv chronischer Polyarthritis nach Radonkuren ergeben, daß die optimale Beweglichkeit bereits am Kurende erreicht ist und dann zunächst steil und später immer langsamer zurückgeht, nach einem Jahr aber noch signifikant größer ist als vor der Kur (Zielke et al. 1973; vgl. auch Legler et al. 1995).

Bei regelmäßiger ergometrischer Langzeitkontrolle der körperlichen Leistungsfähigkeit nach 4wöchiger aktivierender Kneipp-Kurbehandlung konnte eine Steigerung der Leistungsfähigkeit über mindestens 2 Jahre einwandfrei nachgewiesen werden (Baier u. Rompel-Pürckhauer 1980; vgl. auch Baier 1975; Abb. 2.35). Der Anstieg erfolgt dabei im wesentlichen erst nach Ende der Kur, häufig noch durch die Rückkehrreaktion unterbrochen (vgl. S. 114ff.), während die Leistungsfähigkeit zu Kurbeginn im Durchschnitt vorübergehend abfällt und erst während der 2. Kurhälfte das Ausgangsniveau

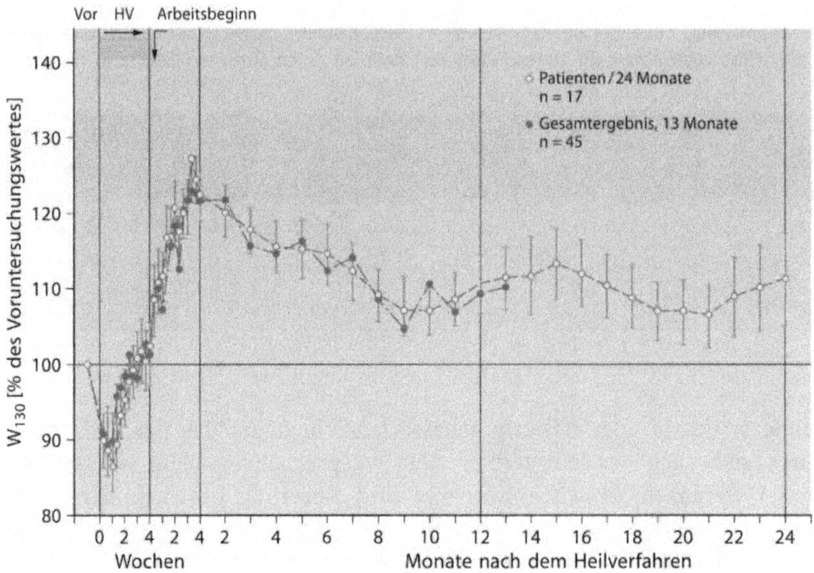

Abb. 2.35. Mittlerer Verlauf der körperlichen Leistungsfähigkeit (W 130 = Arbeitskapazität für 130 Pulse/min auf dem Fahrradergometer) von 45 Patienten vor, während und über 13 Monate nach einem kurörtlichen Heilverfahren (*H. V.*) sowie von einer Teilgruppe von 17 Patienten, die über insgesamt 24 Monate nach dem Heilverfahren kontrolliert werden konnten. Die *Klammern* bezeichnen den mittleren Fehler der Mittelwerte. (Nach Baier u. Rompel-Pürckhauer 1980)

vor Kurantritt wieder erreicht. Dabei sind aber Kurverlauf und Nachkurverlauf mit Dauer und Ausmaß der Leistungssteigerung in starkem Maße von der individuellen Ausgangslage mitbestimmt. Je niedriger diese ist, um so stärker und länger andauernd ist der objektiv meßbare Kurerfolg (Abb. 2.36). Offenbar spielen hier Normalisierungseffekte eine dominierende Rolle (vgl. S. 119 ff.) (Hildebrandt 1990 a).

Von speziellem Interesse ist, daß im Nachkurverlauf der Leistungswerte Anhaltspunkte dafür gewonnen wurden, daß der Langzeitkurerfolg selbst einen periodisch gegliederten Prozeß mit einer Periodendauer von etwa 9 Monaten darstellt (vgl. Abb. 2.35). Vergleichbare Untersuchungen bei anderen Kurformen stehen noch aus. Auch die durch Terrainkuren erzielbaren Kreislaufumstellungen und Regulationsverbesserungen lassen sich im Durchschnitt für mindestens 6–8 Monate objektivieren (Nesswetha u. v. Nathusius 1960). Dinculescu (1970) konnte dagegen an verschiedenen Indikatoren positive Wirkungen der Kurbehandlung bis zu 3 Jahren später feststellen (vgl. auch Niemeyer 1935; Kowarschik 1958; Blumencron 1967). Daten über Medikamenteneinsparungen bei Neurodermitiskranken nach Hochgebirgsklimakuren weisen auch nach 1 Jahr eine hohe Stabilität auf (Borelli et al. 1992).

Nach dem subjektiven Urteil des Patienten hält der Kurerfolg bei verschiedenen Krankheiten des Bewegungsapparates in 80–90 % der Fälle mindestens 6 Monate an, etwa 40 % verspüren die Besserung bis zu 2 Jahren (vgl. Scho-

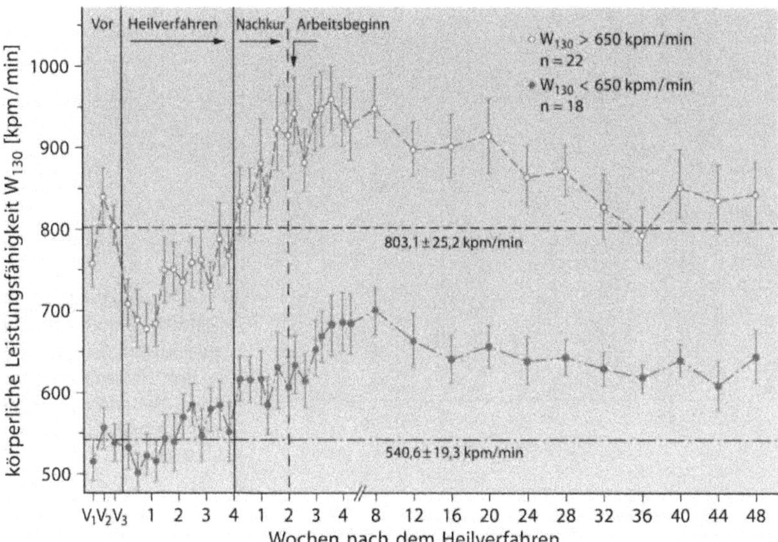

Abb. 2.36. Mittlerer Verlauf der körperlichen Leistungsfähigkeit (W 130) von 2 Teilgruppen von Kurpatienten vor, während und 48 Wochen nach einem kurörtlichen Heilverfahren. Die Teilgruppen unterschieden sich in der Ausgangslage der körperlichen Leistungsfähigkeit vor Kurbeginn, deren Streuungsbereich durch die schraffierten Bänder markiert ist. Die *Klammern* bezeichnen den Bereich des mittleren Fehlers der Mittelwerte. (Nach Baier u. Rompel-Pürckhauer 1980)

ger 1967). Bei Herz- und Kreislaufkranken gaben solche mit schweren Krankheitsformen die längsten Zeiten subjektiver Besserung an (Martin u. Eisenblätter 1961), was auch objektiv belegt werden konnte (Nesswetha u. v. Nathusius 1960). In guter Übereinstimmung mit diesen Erfahrungen stehen die Ergebnisse zahlreicher statistischer Untersuchungen, v. a. der Versicherungsträger, die als Beurteilungsgrundlage für den Kurerfolg die Fehlzeiten am Arbeitsplatz für bestimmte Zeiträume vor und nach dem Heilverfahren verwendeten (Gercke 1965; Wannenwetsch 1965, 1966, 1970, 1971, 1980, 1995; Kulpe 1967; Rest 1981; u. a.). Wie das Beispiel in Abb. 2.37 zeigt, lassen sich bei Vergleichszeiträumen von 2 Jahren Reduktionen der Fehlzeiten von 40–50 % nachweisen. Damit bestätigt sich die Vermutung, daß die Frage, ob und wann ein Patient seine Arbeit wiederaufnimmt, in erster Linie von seinem subjektiven Befinden abhängt (Zipp et al. 1980). Es ist demnach unberechtigt, den zahlreichen positiv ausgefallenen Nachbefragungen über den Kurerfolg beim Patienten selbst oder seinem Hausarzt keine Bedeutung beizumessen, weil man generell unterstellt, daß sich der Patient durch Beschönigung weitere Kuren sichern möchte.

Die Befunde in Abb. 2.37 lassen auch erkennen, daß die Kurerfolgsquote in den höheren Altersklassen abnimmt (Kowarschik 1958). Zugleich wurde eine Tendenz zu späterem Auftreten des Kurerfolges beobachtet (Lachmann et al. 1960; vgl. Muhry et al. 1994), was darauf hinweist, daß das individuelle Reaktionsvermögen auch die Dynamik des Nachkurverlaufs mitgestaltet (vgl.

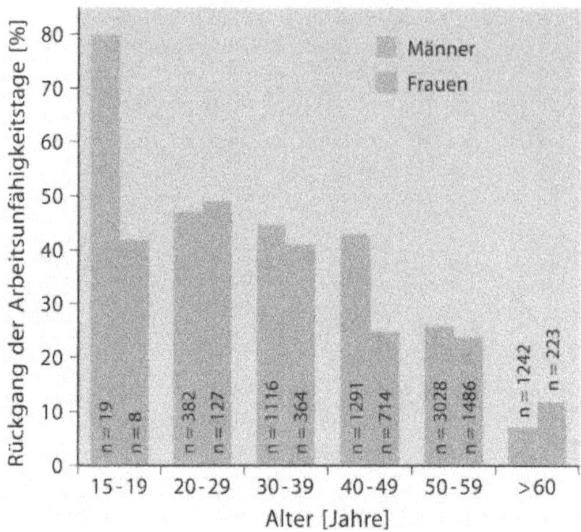

Abb. 2.37. Rückgang der Arbeitsunfähigkeitstage wegen des Heilbehandlungsleidens im Vergleich von 2 Jahren nach dem Heilverfahren gegen 2 Jahre vor dem Heilverfahren, für Männer und Frauen getrennt. (Nach Kulpe 1971; aus Rest 1981)

Nesswetha u. v. Nathusius 1960) (vgl. S. 114 ff.). Dadurch wird verständlich, daß auch das Reaktionsmuster des Kurverlaufs Beziehungen zum Langzeitkurerfolg zeigt, wie z. B. Häufigkeit, zeitliche Lage und Stärke der Kurreaktionen (Inama 1956; Kowarschik 1958; Blumencron 1967; Günther 1976; vgl. auch S. 113). Da das Reaktionsmuster des Kurverlaufs selbst von der individuellen vegetativen Ausgangslage mitbestimmt wird, ist es nicht verwunderlich, daß die katamnestisch kontrollierten Kurerfolge z. B. von der Ausgangslage des Puls-Atem-Quotienten abhängig sind (Schaefer u. Hildebrandt 1954; Hildebrandt 1963 b; u. a.) (vgl. Tabelle 2.5, S. 153).

Insgesamt kann die Frage, inwieweit das Reaktionsmuster des Kurverlaufs nur als ein erster Teil eines umfassenderen Reaktionsprozesses betrachtet werden kann, der die Dynamik des Kurerfolgs mitumfaßt, heute noch nicht endgültig entschieden werden. Es muß aber ein wichtiges Ziel zukünftiger Forschung sein, von der Reaktionsprognostik des Kurverlaufs zu einer Prognostik des Kurerfolgs fortzuschreiten.

In engem Zusammenhang mit dieser Problematik steht auch die Frage der zeitlichen Anordnung von wiederholten Kurbehandlungen. Schon die bisher vorliegenden Befunde über interindividuelle Unterschiede der Kurerfolgsdynamik lassen erkennen, daß generelle Regelungen über die Bemessung der Kurintervalle, wie sie immer wieder auf gesetzlichem Wege versucht werden, medizinisch unsinnig sind.

5 Kurdauer

In den meisten mitteleuropäischen Ländern betrug die Dauer einer Kurbehandlung beim Erwachsenen bisher in der Regel 4 Wochen, im Kindesalter 6 Wochen. In jüngster Zeit mehren sich allerdings die Versuche, mit unterschiedlicher Begründung die Kurdauer auf 3 Wochen zu verringern. Die Sozialversicherungsträger der Bundesrepublik Deutschland setzen diese Zeiträume als Regeldauer an, bieten aber die Möglichkeit einer Kurverlängerung auf Antrag des Kurarztes. In der Privatpraxis scheitern erforderliche Kurverlängerungen häufig aus finanziellen Gründen (Evers 1971). Erhebungen über die Dauer von Badekuren bei Rheumakranken ergaben bei fast 80% der Fälle 4 Wochen, bei 11,5% der Fälle 5 Wochen und weiteren 8,6% 6 Wochen (Schoger 1967); bei aktivierender Kneipp-Kurbehandlung betrugen die entsprechenden Häufigkeiten 83,4%, 4,2% und 12,4% (de la Camp 1980).

In den südeuropäischen Bädern beträgt die Kurdauer gewöhnlich nur 2–3 Wochen, und in Japan ist sie häufig noch kürzer. Dabei besteht ein auffälliges umgekehrtes Verhältnis zwischen Kurdauer und Bäderdosierung (Schmidt-Kessen 1962). Letztere wird z. B. in Japan bis zu 7 Bädern pro Tag gesteigert, während in den mitteleuropäischen Heilbädern nur 3–6 Bäder pro Woche verabfolgt werden. Die Vorstellung, es handle sich bei diesen Unterschieden um ein austauschbares Verhältnis von Behandlungsdauer und -intensität, das jeweils zu ähnlichen Ergebnissen führt, dürfte allerdings den neueren Erkenntnissen über die Zeitstruktur der reaktiven Prozesse nicht angemessen sein (vgl. S. 32 ff.).

Inzwischen ist aus der Differenzierung bestimmter Reaktionsmuster im Kurverlauf mehrfach die Forderung abgeleitet worden, den Schematismus der Regelkurdauer durch biologisch begründete Zeiteinheiten zu ersetzen, damit die sinnvollen adaptiven Vorgänge im Organismus nicht zu früh, d. h. vor einem genügenden Abklingen der Reaktionsamplituden abgebrochen werden (Hittmair 1960; Hildebrandt u. Gehlken 1961; Hildebrandt 1962 a, 1968 a, 1972 a, 1985 a; Jungmann 1962; vgl. auch Benczur 1939). Für Hochgebirgsklimakuren, wo besonders häufig das spätreaktive Verlaufsmuster mit Betonung der Kurreaktion im Bereich des 20. Kurtages beobachtet wird und daher die Normalisierungsfortschritte erst nach diesem Zeitpunkt ihr Maximum erreichen, ist bereits seit langem eine Aufenthaltsdauer von mindestens 4–6 Wochen gefordert worden (Jungmann 1961, 1962; Menger 1966 b; Gutenbrunner 1994).

Bei Bäder- und Kneipp-Kuren, wo früh- und spätreaktive Verlaufsmuster beobachtet werden (vgl. S. 91 ff.), ist eine Regelkurdauer von 4 Wochen nur dem frühreaktiven Verlaufstyp angemessen. Hier erreicht die Reaktionsamplitude bereits in der 1. Kurhälfte ihr Maximum, so daß die Amplitudendämpfung bis zum Kurende schon hinreichend fortgeschritten ist (vgl. Abb. 2.4, S. 92). Patienten mit spätreaktivem Verlaufstyp brechen dagegen bei 4 Wochen Kurdauer die Kur zu einem Zeitpunkt ab, an dem das Maximum der Reaktionsamplituden gerade erst überschritten ist, so daß hier der weitere Reaktionsverlauf durch die zu frühe Wiederbelastung gefährdet werden kann (Literaturübersicht bei Hildebrandt 1972 a). Patienten mit trophotroper Ausgangslage, für die der spätreaktive Verlaufstyp charakteristisch ist (vgl. S. 93 f.), haben im Durchschnitt einen schlechteren Kurerfolg (Schaefer u. Hildebrandt 1954; Hildebrandt 1963 b u. a.). Es ist allerdings noch nicht erwiesen, inwieweit dies auf den – in bezug auf das Reaktionsmuster – zu frü-

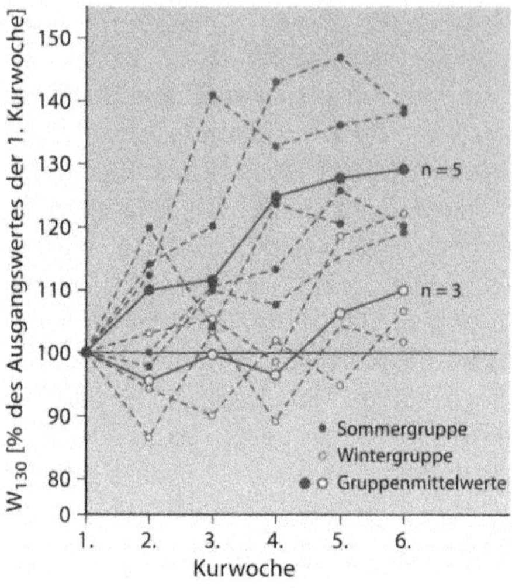

Abb. 2.38. Verlauf der körperlichen Leistungsfähigkeit (Wochenmittelwerte der W 130) bei Kurverlängerung auf 6 Wochen in einer Patientengruppe, die im Winter behandelt wurde, im Vergleich zu einer im Sommer behandelten Gruppe. (Nach Baier 1972)

hen Kurabbruch zurückzuführen ist und bis zu welchem Grade eine nachfolgende Schonungszeit geeignet ist, einen solchen zu kompensieren. Auch die Bedeutung der Rückkehrreaktion ist in diesem Zusammenhang noch nicht erforscht (vgl. S. 114 ff.).

Abgesehen von den verschiedenen indikationsspezifischen Gründen zur Ausweitung eines Kuraufenthaltes ist die Bedeutung einer Kurverlängerung auf 6 Wochen für spätreaktive Verlaufstypen zumindest bei aktivierenden Kneipp-Kuren mit Längsschnittkontrollen der körperlichen Leistungsfähigkeit belegt worden (Baier 1972, 1977). Wie Abb. 2.38 zeigt, nimmt die Leistungsfähigkeit bei der spätreaktiven (Winter-) Gruppe nach mehrwöchigem Stagnieren während der 5. und 6. Kurwoche noch steil zu, während die frühreaktive (Sommer-) Gruppe nach starker Zunahme während der ersten Kurwochen in den Verlängerungswochen keine wesentliche Steigerung mehr bietet. Da die Häufigkeit spätreaktiver Kurverläufe während des biologischen Winters zunimmt (Hildebrandt u. Frank 1974), kommt der Möglichkeit einer Kurverlängerung in dieser Jahreszeit eine besondere Bedeutung zu.

Vor allem im Hinblick auf die Präventivwirkung von Kurbehandlungen sind in letzter Zeit auch in mitteleuropäischen Bädern und Kurorten sog. Kurzkuren von 14 und weniger Tagen Dauer und sogar „Wochenendkuren" propagiert worden. Obwohl dazu noch keine speziellen Untersuchungen vorliegen, muß nochmals betont werden, daß der Faktor Zeit bei der Reaktions- bzw. Adaptationstherapie nicht beliebig durch Behandlungsintensität ersetzt werden kann (vgl. Hildebrandt 1966, 1972 b). Dagegen spricht einmal die Problematik des optimalen Reizintervalls (vgl. S. 73 ff.). Zum anderen wirft das Schema der Reizanordnung während der Kurbehandlung (Abb. 2.1, S. 85) die Frage auf, inwieweit kontinuierliche Reizfaktoren durch intermittierende Reizbelastungen ersetzt werden können, zumal dies für Schonfaktoren ohnehin nicht möglich ist. Ob sog. Kurzkuren bei Ausschluß von Klimawechsel

(z. B. Stadtrandkuren) von hinreichendem therapeutischen Nutzen sind, bedarf noch der Prüfung.

6 Spezifische und unspezifische Wirkungen der Kurortbehandlung

Die Tatsache, daß ein großer Teil der im Kurverlauf zu beobachtenden objektiven und subjektiven Veränderungen unabhängig von der Wahl der Kurmittel in ähnlicher Form auftritt, läßt die Vermutung zu, daß die Bäder- und Klimakurbehandlung generell eine völlig unspezifische Allgemeinbehandlung darstellt, bei der die Art der eingesetzten Kurmittel ohne näheren Bezug zu Art und Lokalisation der krankhaften Veränderungen ist und letztlich auch keine wesentliche Bedeutung für Verlauf und Erfolg der Behandlung hat. Der dominierende Charakter einer unspezifischen Allgemeinbehandlung ist auch von vielen Autoren hervorgehoben worden (v. Neergaard 1935; Ott 1960b; Hillebrand 1967; Mates 1973; u. a.). Ihm entspricht zudem die meist auffällige Breite der Indikationsstellung an den einzelnen Kurorten (vgl. S. 2).

Andererseits werden zweifellos bei manchen Formen der Bäder- und Trinkkurbehandlung spezifisch wirksame Stoffe (z. B. CO_2, Jod, Schwefel, Eisen) in hinreichenden Mengen aufgenommen, um pharmakodynamische Wirkungen auszulösen. Es ist aber umstritten, ob die gewählte Applikationsform in Verbindung mit der Notwendigkeit eines Kuraufenthaltes nicht eine weniger exakt dosierbare und v. a. kostspieligere Form von „verwässerter Pharmakotherapie" darstellt. Dementsprechend wird auch z. B. die substitutive Wirkungsmöglichkeit der Balneotherapie als vernachlässigbar gering eingeschätzt (Lendle 1960; Ott 1960a; vgl. dagegen Gutenbrunner u. Hildebrandt 1994).

Um beiden Gesichtspunkten gerecht zu werden, ist vorgeschlagen worden, zwischen spezifischen Heilkuren, die sich pharmakotherapeutischer Wirkstoffe bedienen, und unspezifischen Heilkuren zu unterscheiden, die auf physikalisch-therapeutischen Reizanwendungen und verhaltenstherapeutischen Maßnahmen basieren (Hittmair 1971 b). Eine solche Trennung kann aber angesichts der Tatsache, daß Heilkuren stets komplexe Reaktionsprozesse auslösen und Reaktionen stets spezifische und unspezifische Anteile enthalten (vgl. S. 52ff.), nicht befriedigen. Ebenso wie anzunehmen ist, daß spezifisch-pharmakologische Wirkungen die mehr unspezifischen Allgemeinreaktionen beeinflussen können, ist auch damit zu rechnen, daß die umfassenden Allgemeinreaktionen pharmakologische und andere spezifische Wirkungen modifizieren. Gerade für letzteres sind verschiedene Beispiele bekannt (Antibiotika, Insulin, Glykoside; vgl. Mates 1973). So wird es für das Verständnis und die Beurteilung der spezifischen und unspezifischen Wirkungskomponenten der Kurortbehandlung im wesentlichen auf eine Klärung der Wechselbeziehungen zwischen beiden ankommen. Die bloße Unterscheidung von Organwirkungen und Allgemeinwirkungen reicht dazu allerdings nicht aus (vgl. Mates 1973), weil die hierarchische Gliederung des autonomen Systems alle Übergänge zwischen spezifischen und unspezifischen Reaktionen ermöglicht.

Wenn man von möglichen pharmakologischen Direktwirkungen absieht, umfaßt die komplexe Reizkonstellation der Kurbehandlung einerseits permanent einwirkende und recht komplexe Reizbelastungen, andererseits mehr gezielte und intermittierend wiederholte Reizanwendungen (vgl. S. 85 f.). Darüber hinaus stellen die verschiedenen Anteile dieses „Reizakkordes" – je nach Ausgangslage und Adaptationsniveau des Organismus – kompensierbare oder erst sekundär kompensierbare Störungen dar. Dies führt dazu, daß im Organismus Reaktionen von unterschiedlicher Qualität und Größenordnung gleichzeitig ablaufen („Reaktionsakkord"). Diese können sich wechselseitig beeinflussen.

Der Vorgang einer Modifikation reaktiver Eigenschaften durch generalisierte „Hintergrundsreaktionen" (Hildebrandt et al. 1980) im Sinne vegetativer Gesamtumschaltungen stellt den wichtigsten Wirkungsmechanismus der Kurbehandlung dar. Er wird häufig als „Umstimmung" (Goldscheider 1922; Königer 1929) bezeichnet (Literaturübersicht bei Schmidt-Kessen 1960 a) und besteht darin, daß die umfassenderen vegetativen Umschaltungen, die zu adaptiven Veränderungen im Organismus führen (vgl. S. 82), die lokal bzw. funktionell begrenzteren Antworten modifizieren („umstimmen"). Sie verschieben dabei die Ausgangslagen für weitere Reaktionen, wenn diese bei serieller Anwendung der Kurmittel wiederholt ausgelöst werden. Da die Hintergrundsreaktionen mit größeren Amplituden und längeren Perioden verlaufen, können die kürzerwelligen Immediatreaktionen sowohl ergophasisch als auch trophophasisch übersteigert werden, so daß abwechselnd überhöhte ergotrope und trophotrope Tendenzen im betroffenen System bzw. Gewebe wirksam werden.

Von den möglichen Folgen dieses Zusammenwirkens sind v. a. die übersteigert ergotropen Effekte klinisch geläufig. So können im Rahmen der Kurreaktionen (vgl. S. 107 ff.) „Herdreaktionen" auftreten, die deutlich machen, daß der modifizierende Einfluß der vegetativen Gesamtumschaltungen schwerpunktmäßig dort akzentuiert wird, wo bereits Störungen des lokalen Gleichgewichtes bestehen bzw. labile Gleichgewichte, die durch ständige adaptive Kompensation unterhalten werden, am ehesten gestört werden können. Solche „Loci minoris resistentiae" sind nicht nur pathogenetisch besonders gefährdet, sondern auch für die heilungsfördernden Einflüsse der Hintergrundsreaktionen besonders empfänglich (vgl. Benczur 1939). Die gesteigert trophotropen Prozesse während der längerwelligen Trophophasen der Hintergrundsreaktion bedingen demgegenüber die hygiogenetischen Schübe des Kurprozesses, indem sie adaptive Überkompensationen ermöglichen (vgl. Kowarschik 1955; Hoff 1957; Ott 1960 b; Hildebrandt 1985 a; u. a.).

Die Verschiebung der vegetativen Reaktionslage in trophotroper Richtung gilt in der Literatur vielfach als entscheidendes Kriterium der heilsamen Wirkung. Wichtiger ist dabei aber, daß diese generelle Steigerung trophotroper Tendenzen überall dort besonders wirksam wird, wo krankhafte Prozesse mit Adaptationsverlust oder Fehladaptation bestehen, oder wo durch Auslösung zusätzlicher lokal-spezifischer Reaktionen die Ansprechbarkeit für die Einwirkungen der generalisierten vegetativen Umschaltungen gesteigert wird.

Die prinzipielle Bedeutung eines solchen Zusammenwirkens begrenzt lokaler oder funktionsspezifischer Reaktionsanteile mit generalisiert-unspezifischen vegetativen Umschaltungen als Wirkungsmechanismus der Kurbehandlung ist vielfach anerkannt und unterschiedlich formuliert worden (vgl. z. B. Benczur 1939; Vogt 1940; Pfannenstiel 1953; Evers 1959; Ott 1960b; Schmidt-Kessen 1960a, 1962; Jungmann 1962; Jordan 1964; Hillebrand 1967; Danilow u. Zarfis 1972; Mates 1973), von den „Regulationsverschiebungen im vegetativen Funktionssystem" (Ott 1960b) bis zur Charakterisierung der Kurortbehandlung als einer „Therapie am umgetopften Kranken" (Jordan 1972). Im Einklang damit stehen auch die Auffassungen, daß es in der Therapie darauf ankommt, „die Krankheit möglichst zu generalisieren, den Kranken möglichst zu individualisieren" (C.W. Hufeland, 1762–1836), oder daß Besserung und Ausheilung chronischer Krankheiten nur auf der Grundlage von Allgemeinreaktionen zustandekommen können (Mates 1973) (vgl. dazu auch den alten Begriff des „Morbus auxiliaris"; Literaturübersicht bei Hoff 1957).

Infolge mangelhafter Kenntnis der Verhältnisse wird die Unspezifität der Hintergrundsreaktionen häufig als Mangel der Kurortbehandlung angesehen, obwohl in der möglichen Beteiligung des Gesamtorganismus durch die Generalisation der Reaktionen gerade die besondere Stärke des Wirkprinzips liegt. Normalisierung und Regularisierung können nur aus dem Gesamtzusammenhang hervorgehen; Gesundheit als Ziel der Therapie ist schließlich umfassend und daher auch unspezifisch (vgl. dazu Hildebrandt 1961, 1987a).

Freilich ist der Begriff der „Umstimmung", der ursprünglich Änderungen der unspezifischen immunologischen Resistenz beschrieb und dann allgemein auf Änderungen der Reagibilität unter dem Einfluß vegetativer Umschaltungen angewandt wurde, mit Recht kritisiert worden (vgl. Schmidt-Kessen 1960a). Er wurde auch jahrzehntelang weder inhaltlich noch experimentell weiterentwickelt. Er kann aber heute unter Einbeziehung moderner Ergebnisse von Adaptationsforschung und Chronobiologie durchaus mit neuen Inhalten gefüllt werden. So muß berücksichtigt werden, daß der umstimmende Einfluß der vegetativen Gesamtumschaltungen periodisch alternierend verläuft und zunächst phasische Umstimmungen verursacht, bis der Entwicklungsprozeß adaptiver Kompensationen ausklingt und zu einem stabileren Umstimmungsergebnis führt, das einem veränderten Adaptationsniveau entspricht (vgl. Abb. 1.28, S. 69).

Die Frage, ob die Kurbehandlung spezifisch oder unspezifisch wirkt, stellt mit Recht keine Streitfrage mehr dar (vgl. Evers 1959). Der Erfolg der Behandlung hängt aber in jedem Falle davon ab, wie weit beide Momente in ihrer Wechselwirkung berücksichtigt werden. Zweifellos ermöglicht es die Vielfalt der verschiedenen Kurmittelreize in der Bäder- und Klimaheilkunde, durch Auswahl, Dosierung und Lokalisation der einzelnen Anwendungen Wirkungsschwerpunkte zu setzen, an denen sich die umstimmenden Selbstordnungsleistungen des Organismus besonders manifestieren. Dies stellt nach wie vor die entscheidende Grundlage für die Berechtigung einer spezifischen Indikationsstellung der verschiedenen Kurmittel dar.

Eine Kurortbehandlung, die auf solche spezifizierenden Möglichkeiten verzichtet und lediglich unspezifische Allgemeinbehandlung sein will, schließt therapeutische Möglichkeiten aus, die über allgemeine Effekte der Langzeiterholung hinausgehen. Die Einführung spezifischer Komponenten in die Kurortbehandlung ist daher in erster Linie eine kurärztliche Aufgabe, die sowohl präventiven als auch kurativen und rehabilitativen Zielsetzungen dienen kann.

7 Reaktionsprognostik des Kurverlaufs

7.1 Individuelle Reaktionsweise (Reaktionstypologie)

Die Beziehungen zwischen Reiz und Reaktion, d. h. die von den Heilmaßnahmen ausgelösten Sofort- und Langzeitwirkungen, werden stets auch durch Individualfaktoren mitbestimmt. Diese faßt man unter dem Begriff der „individuellen Reaktionsweise“ oder der „reaktiven Persönlichkeit“ zusammen. Um bereits vor Beginn einer Behandlung Anhaltspunkte für das zu erwartende reaktive Verhalten zu gewinnen (Reaktionsprognostik), sind zahlreiche Versuche unternommen worden, charakteristische Reaktionsweisen abzugrenzen und zu sog. Reaktionstypen mit bestimmten Merkmalsgruppierungen zusammenzufassen (z. B. Lampert 1943, 1962; Curry 1946, 1951; Straube 1951; Rückheim 1953; Heidelmann 1956; Kunze 1956, 1959; Saller 1960). Schon die aus dem Altertum stammende Temperamentenlehre ist dazu zu zählen. Obwohl die einzelnen Reaktionstypensysteme durchweg von sehr verschiedenen Ausgangspunkten her entwickelt wurden (Kretschmer 1972), bestehen größtenteils auffällige Ähnlichkeiten und Entsprechungen, v. a. hinsichtlich einer polaren Gegenüberstellung von zwei sich gegensätzlich verhaltenden Extremtypen (Rückheim 1953).

Für die primär morphologisch orientierten Konstitutionslehren (z. B. Sheldon 1940; Kretschmer 1955), die anthropometrisch faßbare Körperbaumerkmale als Funktionsniederschläge von Faktoren betrachten, die über lange Zeit eingewirkt haben, konnten zwar mehrfach gewisse Korrelationen zwischen Körperbautyp und individueller Reaktionsweise festgestellt werden (Kretschmer 1955; Hildebrandt u. Ishag-George 1973; Literaturübersicht bei Ishag-George 1973), ein sicherer Einfluß des anthropometrisch ermittelten Habitus auf den Reaktionsverlauf bei Bäderkuren konnte allerdings nicht nachgewiesen werden (Hentschel 1960).

Die primär funktionell ausgerichteten Reaktionstypenlehren gehen von den Reaktionsqualitäten der aktuellen Persönlichkeit, ihrer Reaktionsbereitschaft, Leistungs- und Anpassungsfähigkeit aus und beziehen morphologisch stärker fixierte Merkmale erst sekundär mit ein (Siebeck 1932; Curtius 1954; Wolff 1955; Saller 1960). Die Reaktionstypendiagnose stützt sich dabei einerseits auf anamnestische Angaben über das reaktive Verhalten gegenüber verschiedenen bekannten Noxen und Situationen (z. B. Infektionen, physikalische Reize, psychische Belastungen). Für die Anwendung in der Praxis sind von verschiedenen Autoren standardisierte Testverfahren ausgearbeitet worden (Scheidt 1941; Curry 1946, 1951; Rückheim 1953; Pirlet 1955; Lampert 1959; u. a.). Andererseits wird der Reaktionsverlauf nach definierten Testreizbelastungen zur Bestimmung des Reaktionstyps herangezogen. Art und Zusammenstellung solcher Testreize sind bei den verschiedenen Reaktionstypologien unterschiedlich, doch spielen thermoregulatorische Reaktionen dabei eine auffällig dominierende Rolle (Heidelmann 1956; Kunze 1956; Lampert 1962; u. a.), obwohl diese nachweislich in besonderem Maße wiederum von körperbaulich fixierten Merkmalen (z. B. subkutanes Fettpolster) abhängig sind (Pirlet 1962b; vgl. auch Hildebrandt 1962 c).

Von den Reaktionstypenlehren hat im Bereich der Physikalischen Medizin und speziell der Kurortbehandlung diejenige von Lampert (1943, 1962) das größte Interesse gefunden. Sie stellt einem mikrokinetischen A-Typ einen makrokinetischen B-Typ gegenüber, wobei als dominierendes Kriterium die Reaktionsgeschwindigkeit gewählt wurde und physiologische wie pathologische, somatische wie psychische Reaktionsmerkmale berücksichtigt wurden. Während die objektiven Testreaktionen neben pharmakologischen Reaktionen und vegetativen Reflexantworten wiederum in erster Linie thermisch ausgelöste Gefäßreaktionen verwenden, hat Lampert (1959) für die praktische Reaktionstypenbestimmung gleichfalls einen anamnestischen Fragetest entwickelt. Eine Überprüfung der letzten Fassung (Pirlet 1955) an Kurpatienten und Gesunden ergab allerdings, daß die 20 Testfragen sehr inhomogen sind und der aus ihnen berechnete Indexwert praktisch nur mit der Körperfülle korreliert (Hildebrandt 1962 c; Hildebrandt u. Ishag-George 1973; vgl. auch Pirlet 1956). Die engsten Beziehungen zur vegetativen Tonuslage ergaben sich

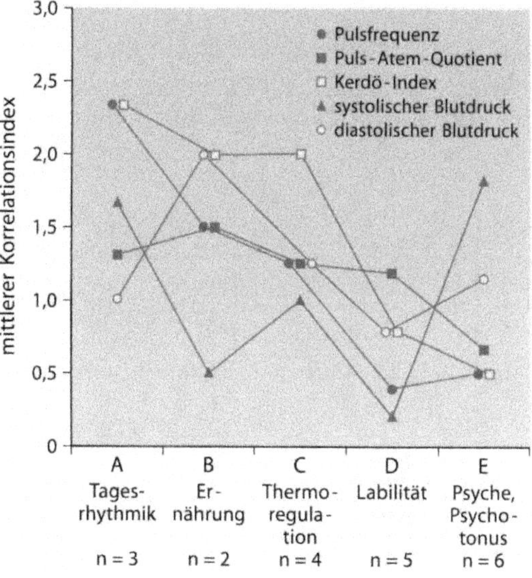

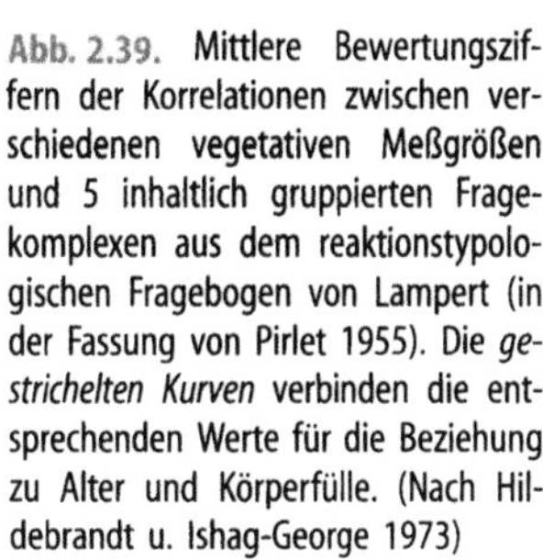
Abb. 2.39. Mittlere Bewertungsziffern der Korrelationen zwischen verschiedenen vegetativen Meßgrößen und 5 inhaltlich gruppierten Fragekomplexen aus dem reaktionstypologischen Fragebogen von Lampert (in der Fassung von Pirlet 1955). Die *gestrichelten Kurven* verbinden die entsprechenden Werte für die Beziehung zu Alter und Körperfülle. (Nach Hildebrandt u. Ishag-George 1973)

für die Fragen, die das tagesrhythmische Verhalten betreffen (z. B. Morgen- oder Abendtyp, Mittagsschlafbedürfnis), während Fragen nach dem thermoregulatorischen Verhalten stärker vom Habitus abhängig waren (Abb. 2.39). Dementsprechend haben praktische Versuche mit diesem Test in der Reaktionsprognostik von Kurverläufen zu sehr widersprechenden Ergebnissen geführt (Scholtz 1951; Weskott 1957, 1960; Hentschel 1960; Meissner 1965).

Die moderne Kurverlaufsforschung hat deutlich gemacht, daß eine Reaktionsprognostik bei Kurbehandlungen nur dann sinnvoll sein kann, wenn sich die Vorhersage der individuellen Reaktionsweise nicht allein auf die Beantwortung einzelner Reize erstreckt, sondern auch auf den Gesamtverlauf der Behandlungsserie und damit auch auf das Kompensations- und Adaptationsvermögen (Hildebrandt 1962 c; Pirlet 1962 b). Zugleich konnte gezeigt werden, daß die individuellen Unterschiede im Kurverlauf fast ausschließlich von der vegetativen Ausgangslage bestimmt werden, nicht dagegen vom Habitustyp (Hentschel 1960). Die Unterschiede betreffen nicht nur die Verlaufsrichtung verschiedener Parameter oder den Kureffekt und Kurerfolg, sondern auch die Dynamik der periodisch fortgesetzten vegetativen Gesamtumschaltungen, ihre Periodendauer, ihr Amplitudenverhalten und ihre Dämpfung (Reaktionsmuster des Kurverlaufs, vgl. S. 91 ff.).

Die umfangreichsten Erfahrungen liegen heute mit der Bestimmung des Quotienten aus Puls- und Atemfrequenz vor (Puls-Atem-Quotient, Hildebrandt 1953, 1960 a; 1962 c), und zwar nicht nur hinsichtlich seines Einflusses auf Langzeitreaktionen, sondern auch seiner Beziehungen zur Dynamik akuter Reaktionen (Abb. 2.40) und zu anderen vegetativen Kenngrößen (Literaturübersicht in Tabelle 2.6). Auch in experimentellen Untersuchungen hat sich der Puls-Atem-Quotient als besonders treffsicher in der Vorhersage der periodisch gegliederten funktionellen Adaptation erwiesen (Hildebrandt u. Nunhöfer 1977; Strempel u. Hildebrandt 1977; Hohmann 1982). Von besonde-

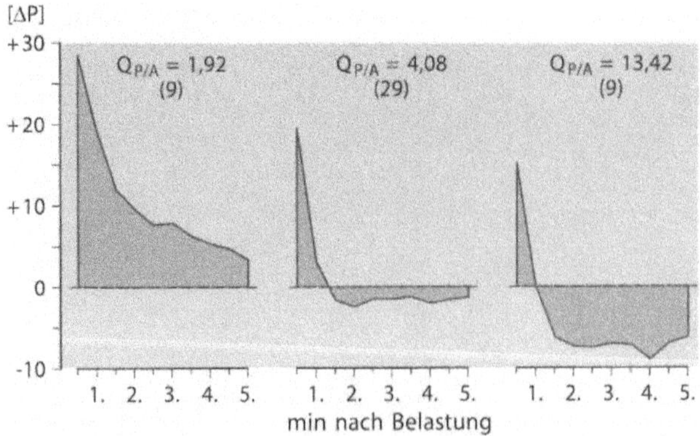

Abb. 2.40. Mittlerer Pulsfrequenzverlauf während der ersten 5 min nach gleichdosierter Arbeitsbelastung durch Stufensteigen; 3 Personengruppen mit unterschiedlichen Ruhewerten des Puls-Atem-Quotienten. *ΔP* Abweichung der Pulsfrequenz vom Ruhewert. Die *eingeklammerten Zahlen* geben die Gruppenhäufigkeit, die *Q-P/A*-Werte die Gruppenmittel des Puls-Atem-Quotienten an. (Nach Schaefer u. Hildebrandt 1954)

Tabelle 2.6. Übersicht über nachgewiesene Beziehungen des Puls-Atem-Quotienten zu anderen vegetativen Kenngrößen und zur individuellen Reaktionsweise bei akuten und Langzeitreaktionen

Korrelationen mit vegetativen Kenngrößen	
Grundumsatz	Hildebrandt (1962 c)
Blutdruck	Hildebrandt (1962 c)
Vegetativer Index nach Kerdö	Goebel (1971), Hildebrandt u. Ishag-George (1973)
Pulswellengeschwindigkeit	Goebel (1971)
Elastizitätskoeffizient E'	Hildebrandt (1962 c)
Elektrischer Hautleitwert	Hildebrandt (1962 c)
Retikulozytenzahl im Blut	Hildebrandt (1962 c)
Psychomotorische Aktivität	Hildebrandt (1962 c)
Persönlichkeitsmerkmale (FPI)	Stich (1985)
Puls-Schritt-Koordination	Dittrich (1982)
Puls-Atem-Phasenkopplung	Storch (1967), Raschke (1981)
Körperliche Leistungsfähigkeit, Trainingszustand	Baier et al. (1974), Dittrich (1982), Schulz (1987)
Periodendauer der frei laufenden zirkadianen Aktivität	Hildebrandt (1967 b)
Phasenlage der Zirkadianrhythmik	Hildebrandt u. Ishag-George (1973), Hildebrandt (1967 c), Schulze (1978), Hildebrandt et al. (1977 a, b, 1985), Klöppel (1980), Bestehorn (1980), Breithaupt et al. (1981), Kant (1981), Giesen (1982), Gutenbrunner (1982), Löffler (1984), Stöhr (1986), Debus-Kloft (1990)
Einfluß auf vegetative Reaktionen	
Pulsfrequenzregulation nach körperlicher Belastung	Hildebrandt (1960 a)
Orthostatische Kreislaufregulation	Weckenmann (1975, 1982), Gutenbrunner (unveröffentlicht)
Ischämische EKG-Reaktion bei psychovegetativer Belastung	Bluttner (1975)
Cold-pressure-Reaktion	Strempel u. Hildebrandt (1977), Kant (1981)
Tagesrhythmik der Kältehabituation	Kant (1981)
Kureintrittreaktion des Blutdrucks	Witkowski (1981)
Vegetative Reaktionen auf Höhenauffahrt	Hildebrandt et al. (1964), Martzog (1982)
Einfluß auf Langzeitreaktionen	
Phasenlage und Verlaufsdynamik der funktionellen Adaptation	Strempel u. Hildebrandt (1977), Webert (1981), v. Harsdorf (1984), Sasse (1985), Trageser (1986), Schipkowski (1990)
Latenzzeit, Verstärkungsgrad und Phasenlage der erythropoietischen Reaktion nach Aderlaß	Hildebrandt u. Nunhöfer (1977)
Früh- und spätreaktive Kurverlaufsmuster	Zideck (1958), Hentschel (1960), Hildebrandt (1960 b, 1962 c, 1968 a, 1975, 1977 a, 1978), Stalling (1960), Engel et al. (1963), Scherf (1968), Goebel (1971), Klingelhöfer (1973), Geyer (1980), Webert (1981), Hohmann (1982), Schrägle (1986), Nacken (1987)
Grad der Höhenakklimatisation	Hildebrandt et al. (1964)
Kureffekt auf die Reaktionszeit	Klingelhöfer (1973)
Kureffekt auf die körperliche Leistungsfähigkeit	Strang et al. (1977)
Kureffekt von Trinkkuren	Hiller (1988)
Langzeitadaptation an Kältereize	Stroh (1981)
Langzeiterfolg bei CO_2-Bäderkuren	Schaefer u. Hildebrandt (1954), Hildebrandt (1963 b)
Verlaufsformen verschiedener Krankheiten	Günther (1967 b), Kihn (1962)

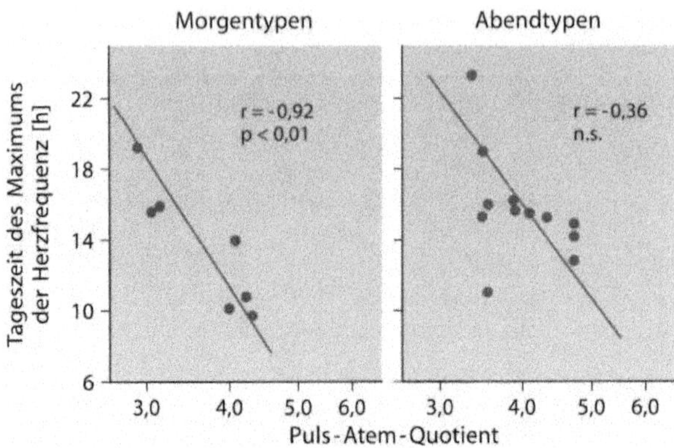

Abb. 2.41. Korrelation zwischen der Tageszeit des Maximums der Herzfrequenz und dem Puls-Atem-Quotienten bei Morgen- (*links*) und Abendtypen (*rechts*). (Nach Hildebrandt et al. 1985)

rem Interesse ist auch die mehrfach nachgewiesene Beziehung des Quotienten zur individuellen Phasenlage der Zirkadianrhythmik (Morgen- und Abendtyp: Hildebrandt 1976 c, 1985 a; Hildebrandt et al. 1977 a, b, 1985; Breithaupt et al. 1981; Kant 1981; Abb. 2.41), deren reaktionsprognostische Bedeutung in mehrfacher Hinsicht als erwiesen gelten kann (vgl. S. 167).

Aber auch die Pulsfrequenz allein und andere Kreislaufparameter, z. B. der Elastizitätskoeffizient E′ der Aorta (Jungmann 1962), haben sich zur Abgrenzung der vegetativen Reaktionslage bewährt. Umstritten ist dagegen die Bedeutung des sog. vegetativen Index (Kerdö 1957, 1966; vgl. Jordan u. Münch 1967).

Ergotrope Ausgangslagen (Puls-Atem-Quotient über 4) neigen zu früher Kurreaktion (ergotropes Reaktionsmaximum) und gedämpftem Ausklingen der reaktiven Perioden während der 4wöchigen Kurbehandlung (frühreaktives Verlaufsmuster, vgl. S. 92 f.); trophotrope Ausgangslagen (Puls-Atem-Quotient unter 4) bilden dagegen erst in der 2. Kurhälfte eine größere Reaktionsamplitude aus (spätreaktives Verlaufsmuster) (Abb. 2.42). Die übliche Kurdauer von 4 Wochen ist daher für sie in der Regel zu kurz, und die Kurergebnisse sind im Durchschnitt schlechter (vgl. S. 156 ff.; Abb. 2.42, S. 167).

Eine entsprechende Differenzierung der Kurverlaufsdynamik in „Frühzünder" und „Spätzünder" hat übrigens auch Lampert (1959) seinen beiden Reaktionstypen B und A zuordnen können. Der dominierende Einfluß der vegetativen Ausgangslage hat sich schließlich auch an den jahresrhythmischen Veränderungen der Kurverlaufscharakteristik nachweisen lassen (Baier 1971, 1972; Goebel 1971; Hildebrandt u. Frank 1974; vgl. Abb. 2.48, S. 180).

Angesichts dieser Erfahrungen ist die Annahme berechtigt, daß der brauchbare gemeinsame Kern aller Reaktionstypensysteme in ihrer mehr oder weniger strengen Zuordnung zur Polarität der vegetativen Reaktionslage zu suchen ist (vgl. dazu Wezler 1939). Je mehr bei der Reaktionstypenbestimmung die vegetative Reaktionslage mitberücksichtigt wird, um so treffsicherer kann die Reaktionsprognose im Hinblick auf den Kurverlauf werden. Es

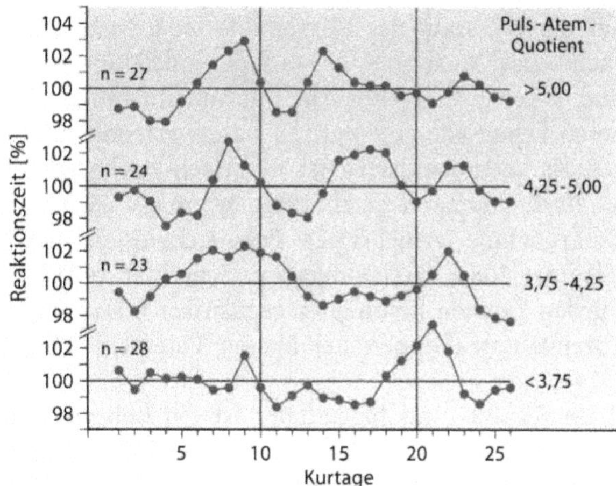

Abb. 2.42. Mittlerer Verlauf der optischen Reaktionszeit in 4 Gruppen mit unterschiedlicher Ausgangslage des Puls-Atem-Quotienten während 4wöchiger CO_2-Bäderkuren; *n* Gruppenhäufigkeit. (Nach Engel et al. 1963)

ist allerdings noch nicht entschieden, inwieweit bestimmte Indikatoren besonders enge Beziehungen zu bestimmten Integrationsebenen des autonomen Systems haben (vgl. Tabelle 1.3, S. 16) (vgl. auch Perger 1956).

Die Bedeutung körperbaulicher Merkmale für die Reaktionsprognostik ergibt sich weniger aus der bei Gesunden nachweisbaren Korrelation zwischen Habitustyp und vegetativer Reaktionsweise als vielmehr auch dadurch, daß speziell die thermische Reizempfindlichkeit durch den Isolationswert des subkutanen Fettpolsters modifiziert wird (Pirlet 1962b).

Bis zu welchem Grade es unter diesen Voraussetzungen möglich ist, aufgrund rein anamnestischer Angaben eine Reaktionsprognose zu stellen, muß noch geprüft werden. Infolge der engen Beziehungen zwischen vegetativer Reaktionslage und Phasenlage sowie Amplitudenverhalten der Zirkadianrhythmik (Literaturübersicht bei Hildebrandt u. Ishag-George 1973; Hildebrandt et al. 1977a) dürften insbesondere Fragen nach tagesrhythmisch bedingten funktionellen Eigenschaften und Verhaltensweisen (z. B. Morgen- und Abendtyp) von diagnostischer Bedeutung sein. Die Ergebnisse subjektiver Einschätzung und objektiver Bestimmung der zirkadianen Phasenlage sind hoch korreliert (Hildebrandt et al. 1977a, b; Hildebrandt 1980a; Breithaupt et al. 1981; Moog 1988). Während die momentane vegetative Ausgangslage stark von spontanrhythmischen Schwankungen modifiziert wird, die dadurch auch das Ergebnis von akuten Testreaktionen beeinflussen müssen, kommt einer mittelfristig angelegten Reaktionstypenbestimmung mit anamnestischen Fragetests, die sich mehr auf mittlere Reaktionsgewohnheiten beziehen, sicher eine eigene Bedeutung für die Reaktionsprognostik zu.

Die im Laufe des Lebens altersbedingt eintretenden Änderungen der vegetativen Reaktionsweise verändern nachweislich die immediaten Antworten auf Kurmittelreize (Jungmann 1965, 1969 b; vgl. auch S. 722 ff.), ihr Einfluß auf die Dynamik des Kurverlaufs ist jedoch noch nicht erschöpfend untersucht. Das Maximum der Adaptationsfähigkeit liegt beim Menschen im 3. und 4. Lebensjahrzehnt. Die mit zunehmend trophotroper Einstellung im höheren Lebensalter theoretisch zu erwartende stärkere Neigung zu spätreaktiven Kurverlaufsmustern ist mehrfach nachgewiesen worden (Hildebrandt et al. 1980; Pöllmann et al. 1985; Wiemann 1981). Ihr entspricht eine Häufigkeitszunahme erniedrigter Puls-Atem-Quotienten im höheren Lebensalter (Siegmar 1982; Weckenmann u. Schreiber 1982). Auch von anderen Autoren wurden Zeichen besonderer regulativer Starre im Kurverlauf sowie verstärkte Kureintrittsreaktionen bei älteren Patienten beobachtet (Jordan 1972; Lühr 1974).

Im Kindes- und Jugendalter ist ein höherer Zeitbedarf zur Stabilisierung der Kureffekte zwar allgemein anerkannt, entsprechende Vergleichsuntersuchungen der Kurverlaufsdynamik in verschiedenen Altersstufen fehlen aber noch (vgl. dazu Schultze 1955; Nitsch u. Grüninger 1962; Menger 1964).

Geschlechtsunterschiede der Reaktionsweise auf therapeutische Reizbelastungen sind zwar beschrieben worden (Jordan 1972; Jungmann 1975; Wiemann 1981; u. a.), es ist aber nicht sicher, ob diese über die Einflüsse der vegetativen Ausgangslage hinausgehen. Besondere Beachtung verdienen allerdings beim weiblichen Geschlecht die durch den Menstruationsrhythmus bedingten Schwankungen der vegetativen Reaktionslage (vgl. S. 181 ff.). Hormonale Kontrazeption scheint jedoch auch die zyklischen vegetativen Umstellungen weitgehend aufzuheben (Böckler 1970).

7.2 Rhythmische Schwankungen der Reagibilität

7.2.1 Allgemeine Vorbemerkungen

Therapieformen, die in erster Linie auf eine Beteiligung körpereigener Leistungen zielen, müssen in besonderem Maße die rhythmischen Spontanschwankungen berücksichtigen, denen alle Körperfunktionen als Teilglieder der biologischen Zeitstruktur in sehr differenzierter Weise unterliegen (vgl. S. 29 ff.).

Therapeutisch bedeutsam ist insbesondere die Tatsache, daß Komplexität und Frequenzstabilität der Rhythmen mit der Periodendauer zunehmen. Im Langwellenbereich des Spektrums (vgl. Abb. 1.5, S. 30) sind schließlich sämtliche Körperfunktionen gemeinsam an den rhythmischen Umstellungen beteiligt. Diese gehen daher auch mit beträchtlichen Schwankungen von Funktionsleistung und Reaktionsfähigkeit einher und verändern damit die inneren Voraussetzungen für Diagnostik und Therapie. Den langwelligen Spontanschwankungen muß darum durch eine sinnvolle Anpassung der therapeutischen Maßnahmen im Sinne einer *therapeutischen Zeitordnung* Rechnung getragen werden (sog. Chronotherapie; Literaturübersichten bei Menzel 1955; Lampert 1961; Hildebrandt 1962 a, 1972 b, 1974 b, 1980 b, 1985 a; Reinberg u.

Halberg 1971; Aschoff 1973; Halberg et al. 1977; Reinberg u. Smolensky 1983; Lemmer 1989).

Beim Tages- und Jahresrhythmus wird die Frequenz bzw. Phasenlage durch Zeitgeberwirkungen der korrespondierenden rhythmischen Umweltänderungen reguliert (ortszeitabhängige Synchronisation). Die dabei eingestellte Phasenzuordnung zielt auf eine optimale Einpassung der Zeitstruktur des Organismus in seine Umweltzeitordnung (adaptive, ökologische Rhythmen). Auch im Hinblick auf diesen Zusammenhang können sich therapeutische Konsequenzen im Sinne der Adaptationstherapie ergeben, mit dem Ziel, Störungen der Umwelteinordnung auszugleichen (*zeitordnende Therapie*; vgl. Hildebrandt 1974 b, 1980 b).

Die Voraussetzungen der Kurortbehandlung werden dadurch besonders kompliziert, daß auch die der Umwelt angehörenden oder ihr entnommenen Heilfaktoren rhythmischen Schwankungen unterliegen, v. a. in der Klimatherapie, wo z. B. Tages- und Jahreszeit für Wahl und Dosierung der Maßnahmen entscheidend sein können. In der Balneotherapie ist zwar auch mit jahreszeitlichen Schwankungen der Kurmittelqualität und -ergiebigkeit zu rechnen (z. B. Schwankungen von Konzentration und Schüttung der Heilquellen: Müller 1955; Schwille 1958), doch ist deren Ausmaß zumeist ohne wesentliche praktische Bedeutung.

Schließlich muß besonders berücksichtigt werden, daß die durch eine systematische Reizbehandlung ausgelösten therapeutischen Reaktionen selbst periodisch gegliedert sind und die biologische Zeitstruktur des Organismus vorübergehend modifizieren können. Auch hier gilt, daß die Komplexität der periodischen Umstellungen mit der Periodendauer zunimmt, so daß u. U. auch die Phasen des Reaktionsmusters im Kurverlauf das praktisch-therapeutische Vorgehen erheblich beeinflussen müssen.

7.2.2 Tagesrhythmus (Zirkadianrhythmus)

Auch beim Gesunden haben nicht alle Körperfunktionen in ihrem tagesrhythmischen Verlauf die gleiche Phasenlage. Sie unterhalten vielmehr ihrer funktionellen Zuordnung entsprechende, kompliziertere Phasenbeziehungen, die sich in Form von sog. Phasenkarten darstellen lassen (Literaturübersichten bei Hildebrandt 1962 a; Menzel 1962; Aschoff 1973; Rensing 1973; Scheving et al. 1974; Scheving 1980; Haus u. Halberg 1980; u. a.). Trotzdem sind alle Teilfunktionen gemeinsamen Phasenzielen zugeordnet, die sich als ergotrop-sympathikotone Leistungseinstellung am Tage (Ergophase) und trophotrop-parasympathikotone Erholungseinstellung während der Nacht (Trophophase) charakterisieren lassen. Obwohl auch hier individuelle Variationen bestehen (z. B. sog. Morgen- und Abendtypen; vgl. S. 166), läßt sich für praktische Zwecke die normale Zeitordnung des biologischen Tages durch die Zeitpunkte 3.00 und 15.00 Uhr Ortszeit bestimmen, an denen sich die Funktionsrichtungen der 24-h-Rhythmik umkehren (vgl. Hildebrandt 1962 a; Hildebrandt et al. 1977 a). Der aktuelle Tagesgang der Funktionen wird allerdings in wechselndem Ausmaß durch die Überlagerung mit kürzerwelligen Perioden (vgl. S. 34ff.) mitgestaltet. Diese stellen bevorzugt Submultiple der 24stündigen Periode dar und werden v. a. durch die Reaktion auf die morgendliche Aktivierung und Belichtung angestoßen. Am häufigsten verursachen sie einen 2gipfeligen Tagesgang mit einer sog. Mittagssenke (Literaturübersicht bei Hildebrandt 1962 a; Hildebrandt et al. 1974 b; Zulley 1995). Nach Auslösung einer zirkaseptanen Reaktionsperiodik, z. B. unter therapeutischer Reizbelastung wie im Kurverlauf, treten Frequenzmultiplikationen der Tagesrhythmik verstärkt während der ergotropen Phasen des Reaktionsmusters (Kurkrisen) hervor (Heckmann 1981; Pöllmann u. Hildebrandt 1982).

Der tagesrhythmische Funktionswandel ist für Diagnostik und Therapie gleichermaßen bedeutsam. Für die Diagnostik müssen nicht allein alle Ruhemeßwerte in Bezug auf die Tageszeit interpretiert werden, sondern insbesondere auch alle Ergebnisse von Funktionsprüfungen, da sich auch reaktive Eigenschaften, Leistungsfähigkeit und regulatorische Qualität tagesrhythmisch ändern. In Abb. 2.43 a und b sind verschiedene praktisch relevante Beispiele zusammengestellt. Dabei ist zu beachten, daß gerade die Schwankungen der reaktiven Eigenschaften in ihrer Phasenlage meist nicht mit den Ruhewerten übereinstimmen. Die häufig zu findende Phasenverschiebung um etwa 90° weist darauf hin, daß sich die Änderungen der Reagibilität nicht nur aus Schwankungen der Ausgangslage ergeben, sondern in dynamischer Weise von deren Phasenrichtung und -steilheit abhängig sind. Dadurch können insbesondere die Morgen- und Abendstunden extrem unterschiedliche Bedingungen für diagnostische wie therapeutische Reizbelastungen bieten. So findet sich z. B. das Maximum der Kaltreizempfindlichkeit vormittags im Bereich von 9.00 Uhr, das Maximum der Warmreizempfindlichkeit abends gegen 21.00 Uhr (vgl. Abb. 2.43 a), jeweils während der steilsten Änderungen im Tagesgang der Körperkerntemperatur (Literaturübersichten bei Hildebrandt 1962 a, 1974 a, 1980 b; Agishi et al. 1976; Cabanac et al. 1976; Agishi u. Hildebrandt 1989).

Durch Berücksichtigung aller dieser Kenntnisse ist es zunächst allerdings nur möglich, das Ausmaß der Immediatreaktionen auf therapeutische Reize mit der Auswahl entsprechender tagesrhythmischer Voraussetzungen zu steuern. Viel wichtiger im Hinblick auf die Kurbehandlungen ist aber die Frage, ob auch die therapeutisch relevanten Sekundärreaktionen als adaptive Langzeitprozesse davon abhängig sind, in welcher Phase der Tagesrhythmik sie ausgelöst und unterhalten werden. Bisher können solche Einflüsse nur an wenigen Beispielen belegt werden. Im einzelnen konnte nachgewiesen werden, daß sowohl die Stärke der Habituation bei kurzfristig wiederholter Belastung mit Kaltreizen (Cold-pressure-Reaktion) als auch die funktionelle Langzeitadaptation bei täglicher Wiederholung der Kaltreize in starkem Maße von der Tageszeit der Expositionen abhängig sind. Dabei liegen die Maxima für die beiden verschiedenen adaptiven Reaktionen auch zu unterschiedlichen Tageszeiten (vgl. dazu Abb. 1.25, S. 65; Literaturübersicht bei Hildebrandt 1980 b). Vergleichende Untersuchungen über den Erfolg eines 4wöchigen dosierten Dauerleistungstrainings zu verschiedenen Tageszeiten haben gleichfalls beträchtliche Unterschiede aufgedeckt (Baier u. Rompel 1977) (Abb. 2.44). Die

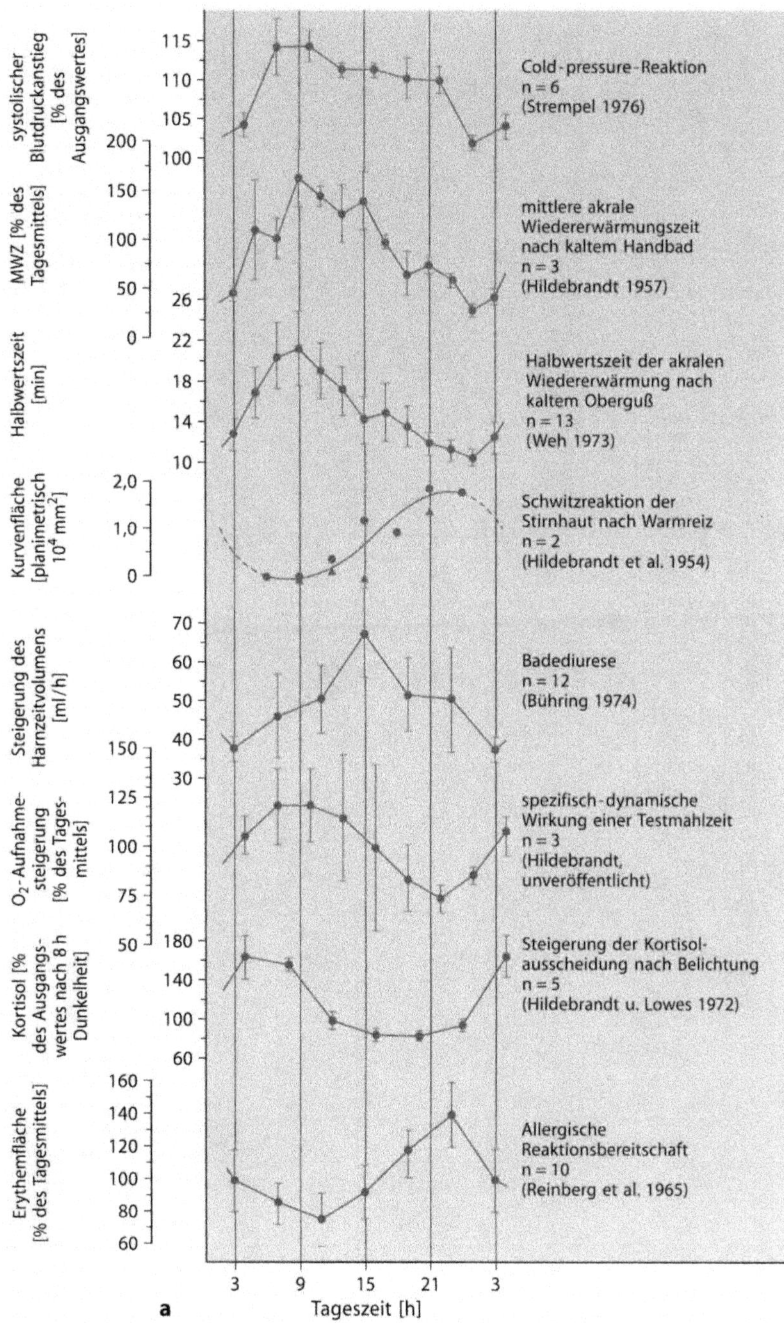

Abb. 2.43. Tagesrhythmische Schwankungen reaktiver Eigenschaften des Menschen. Literatur siehe Hildebrandt 1985 a

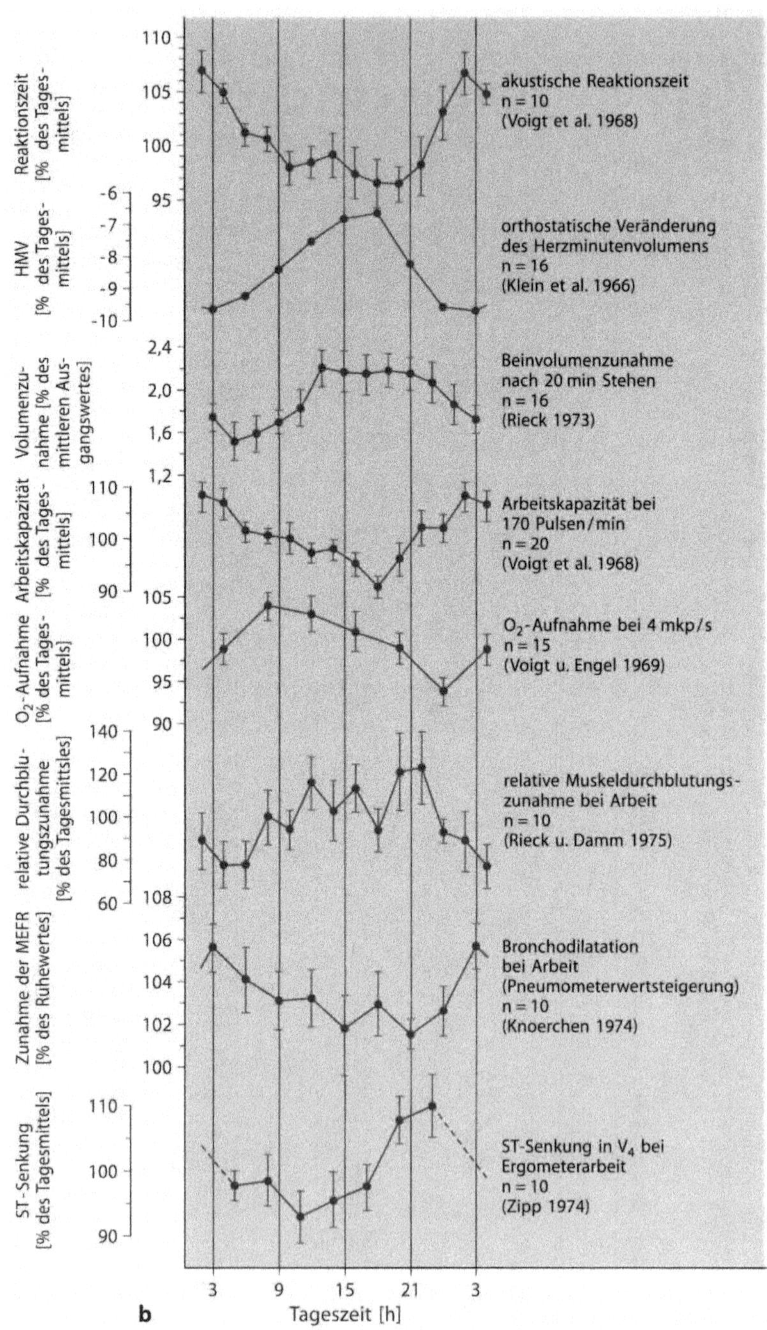
Reaktionszeit [% des Tagesmittels]
HMV [% des Tagesmittels]
Volumenzunahme [% des mittleren Ausgangswertes]
Arbeitskapazität [% des Tagesmittels]
O_2-Aufnahme [% des Tagesmittels]
relative Durchblutungszunahme [% des Tagesmittsles]
Zunahme der MEFR [% des Ruhewertes]
ST-Senkung [% des Tagesmittels]
akustische Reaktionszeit
n = 10
(Voigt et al. 1968)
orthostatische Veränderung des Herzminutenvolumens
n = 16
(Klein et al. 1966)
Beinvolumenzunahme nach 20 min Stehen
n = 16
(Rieck 1973)
Arbeitskapazität bei 170 Pulsen/min
n = 20
(Voigt et al. 1968)
O_2-Aufnahme bei 4 mkp/s
n = 15
(Voigt u. Engel 1969)
relative Muskeldurchblutungszunahme bei Arbeit
n = 10
(Rieck u. Damm 1975)
Bronchodilatation bei Arbeit
(Pneumometerwertsteigerung)
n = 10
(Knoerchen 1974)
ST-Senkung in V_4 bei Ergometerarbeit
n = 10
(Zipp 1974)
3 9 15 21 3
Tageszeit [h]
b

Abb. 2.43 b.

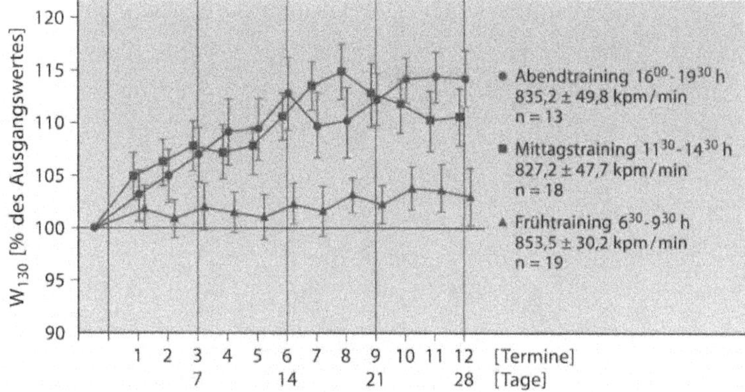

Abb. 2.44. Mittlerer Verlauf der körperlichen Leistungsfähigkeit (W 130) vonf 3 Personengruppen, die bei gleichen raumklimatischen Bedingungen zu 3 verschiedenen Tageszeiten über 4 Wochen auf dem Laufbandergometer trainiert wurden. Am *rechten Bildrand* sind die mittleren Ausgangswerte der körperlichen Leistungsfähigkeit angegeben. Die *Klammern* bezeichnen den Bereich des mittleren Fehlers der Mittelwerte. (Nach Baier u. Rompel 1977)

Anwendung des gleichen adaptogenen Reizes (Sauerstoffmangel) in Form von intermittierenden Unterdruckexpositionen, die Bergbahnauffahrten auf 2000 m entsprachen, zu verschiedenen Tageszeiten ergaben in prinzipieller Übereinstimmung starke Unterschiede in den erythropoietischen Langzeitreaktionen, wobei die Maxima gleichfalls am Mittag und Nachmittag lagen (Abb. 2.45) (Heckmann et al. 1979; Hohmann 1982). Auch für die adaptive Kraftzunahme beim isometrischen Muskelkrafttraining wurde der tagesrhythmische Einfluß mit einem abendlichen Maximum mehrfach nachgewiesen (Literaturübersicht bei Gutenbrunner 1990c). Inwieweit die wiederholt belegte unterschiedliche Entwicklung des Körpergewichts bei Beschränkung der Nahrungsaufnahme auf bestimmte Tageszeiten (Hirsch et al. 1975; Jacobs et al. 1975) ausschließlich auf den Tagesrhythmus der spezifisch-dynamischen Stoffwechselreaktion (vgl. Abb. 2.43a, S. 171) zurückgeführt werden kann, muß noch geklärt werden (vgl. Hildebrandt 1980b). Auch für psychotherapeutische Langzeiteffekte sind Unterschiede in Abhängigkeit von der Tagesrhythmik aufgezeigt worden (Pöllmann u. Hildebrandt 1979; Pöllmann 1981).

Die physiologischen Grundlagen für die zeitliche Einordnung des tagesrhythmischen Funktionswandels in die geophysikalische Umweltrhythmik sind zwar weitgehend aufgeklärt (Literaturübersichten bei Aschoff 1966, 1973; Wever 1979), zur Frage einer therapeutischen Einflußnahme auf die tagesrhythmische Phasenlage und deren krankhafte Störungen liegen bisher aber nur wenige Untersuchungen vor. Speziell in der kurmedizinischen Literatur finden sich von jeher Vorstellungen darüber, daß ein tagesrhythmisch streng geordnetes Behandlungsregime zur Harmonisierung der biologischen Rhythmik beitragen könne (vgl. Vogt 1940).

Der biologische Tagesrhythmus ist ein endogener Spontanrhythmus, der durch äußere periodische Umweltreize (Zeitgeber) synchronisiert wird. Beim

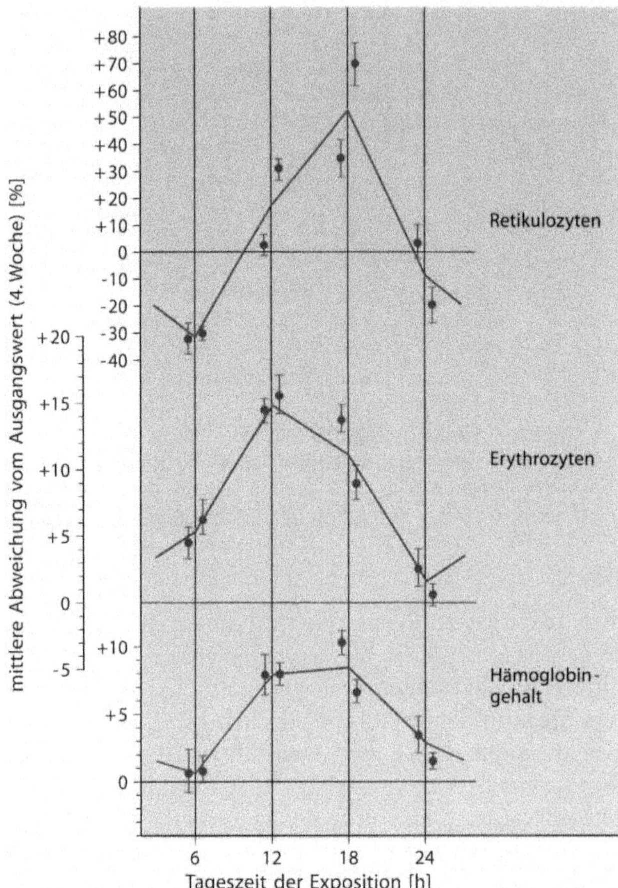

Abb. 2.45. Mittlere Veränderungen von Retikulozytenzahl, Hämoglobingehalt und Erythrozytenzahl in der 4. Woche nach intermittierenden Unterdruckexpositionen (Nennhöhe 2000 m) von je 2 Probanden, die an 6 aufeinanderfolgenden Tagen um 6, 12, 18 oder 24 Uhr über jeweils 2 h durchgeführt wurden. Die *Klammern* bezeichnen den Bereich des mittleren Fehlers der Mittelwerte. (Nach Heckmann et al. 1979)

Fortfall aller äußeren Zeitgeberreize besteht der endogene Rhythmus mit einer von 24 h etwas abweichenden Periodendauer fort (Zirkadianrhythmus). Dabei kann es aber zu Änderungen der Phasenbeziehungen zwischen verschiedenen Funktionssystemen oder gar zu Frequenzdissoziationen kommen (interne Desynchronisation). Dies weist darauf hin, daß das zirkadiane System aus zahlreichen spontan-rhythmischen Teilsystemen besteht, für deren innere Synchronisation die äußeren Zeitgeber mitverantwortlich sind. Während der Licht-Dunkel-Wechsel durchweg dominierender Zeitgeber der Tagesrhythmik ist, können beim Menschen auch andere periodisch einwirkende Reizqualitäten (z. B. Temperatur, Nahrungsreize) wirksame Regulatoren sein. In Versuchen an Vollblinden wurde nachgewiesen, daß ein Komplex von regelmäßigen physikalisch-diätetischen Anwendungen am Morgen synchronisierend auf das zirkadiane System wirkt (Moog et al. 1990; Hildebrandt et al. 1992). Im Prinzip kann aber wohl jeder Reiz eine Zeitgeberwirkung entfalten, wenn er nur zu einer hinreichend umfassenden vegetativen Reaktion führt (vgl. auch Agishi u. Hildebrandt 1989).

Der Versuch einer therapeutischen Regulierung der Tagesrhythmik, z. B. bei Schlafstörungen oder im Sinne der sog. Ordnungstherapie (vgl. Hildebrandt 1974 b, 1980 b), muß daher grundsätzlich von einem umfassenden Tagesregime ausgehen und auch psychosoziale Ordnungsfaktoren beachten. Wichtig ist dabei ein geordneter Licht-Dunkel-Wechsel, was schon aus den erheblichen tagesrhythmischen Empfindlichkeitsschwankungen des Organismus für vegetative Lichtreaktionen hervorgeht (vgl. Abb. 2.43, S. 171) und z. B. im Rahmen der Klimatherapie nutzbar ist (vgl. S. 508 ff.). Überhaupt ist zu berücksichtigen, daß die Zeitgeberwirkung eines Reizes nicht nur von seiner Qualität und Intensität abhängt, sondern auch von der Reaktionsbereitschaft des Organismus, die gleichfalls tagesrhythmischen Veränderungen unterworfen ist. Im synchronisierten Zustand liegt das Empfindlichkeitsmaximum in der Regel im Zeitbereich des Zeitgeberreizes, so daß die Reize die stärkste Zeitgeberwirkung haben, die regelmäßig zur gleichen Tageszeit wiederkehren (vgl. Hildebrandt u. Lowes 1972).

Die bei Kurbehandlungen notwendige strenge Tageseinteilung ist daher im Sinne der zeitordnenden Therapie gut begründet. Dem entsprechen auch die praktischen Erfahrungen bei der Umsynchronisation der biologischen Tagesrhythmik nach schnellen transmeridianen Ortsveränderungen durch Flugreisen. Intensive Teilnahme am neuen Zeitregime fördert die Umsynchronisation (Klein et al. 1970).

Die Frage, inwieweit zeitlich gezielte therapeutische Reize der Bäder- und Klimabehandlung die normale tagesrhythmische Einordnung bzw. eine Umsynchronisation fördern können, ist noch nicht genügend untersucht. Neuerdings konnte bereits eine Zeitgeberwirksamkeit für Unterdruckexpositionen (entsprechend Bergbahnauffahrten auf 2000 m) nachgewiesen werden (Heckmann 1981). Auch der Trinkkur wird eine synchronisierende Zeitgeberwirkung auf die Tagesrhythmik zugeschrieben (vgl. Gutenbrunner u. Hildebrandt 1994). Da das System der unspezifischen Mitaktivierung gegenüber verschiedensten Reizen vormittags im Bereich von 9 Uhr maximal empfindlich ist (Bestehorn et al. 1977; Hildebrandt et al. 1977 a), dürfte der Reizapplikation am frühen Vormittag in regelmäßiger Wiederholung eine besondere Bedeutung für die Regulierung der Tagesrhythmik, insbesondere auch der Schlaf-Wach-Rhythmik, zukommen.

Gezielte Untersuchungen über das Verhalten tagesrhythmischer Funktionen während der Kurbehandlung liegen bisher nur wenige vor (Knapp et al. 1969; Günther et al. 1971, 1974; Marktl 1995). Bei gesunden Probanden, die zum Vergleich auch vor und nach der Kur kontrolliert werden konnten, waren während des Aufenthaltes am Kurort in allen Funktionen signifikante Tagesrhythmen nachweisbar, während diese in der Vor- und Nachperiode in zahlreichen Funktionen fehlten. Bäder hatten keinen zusätzlichen Einfluß. Die Autoren werteten diesen Befund in erster Linie als Folge der geordneteren Lebensweise am Kurort. Die praktische Bedeutung zeitordnender Maßnahmen im Rahmen der Kurbehandlung ist bisher nicht hinreichend systematisch dargestellt.

Es ist durchaus berechtigt, anzunehmen, daß auch ohne wesentliche Ortszeitverschiebung allein der Übergang zu einer ungewohnten Tagesordnung mit Orts-, Klima- und Milieuwechsel zu Vorgängen einer Umsynchronisation der Tagesrhythmik führen kann. Sie dürften Bestandteil jeder Umgewöhnung und Akklimatisation sein (vgl. Hildebrandt 1962 a). Auch bei der Umsynchronisation der Tagesrhythmik lassen sich phasenhafte Verläufe mit wechselnder Umstellungsgeschwindigkeit beobachten, wie sie der reaktiv-periodischen Gliederung adaptiver Prozesse entsprechen (vgl. Haus u. Halberg 1969; Hildebrandt 1974 a). Die Erfahrungen mit aufgezwungenen Zeitverschiebungen (Einführung von Sommer- und Winterzeit) haben gezeigt, daß der Organismus geringfügige Umsynchronisationen innerhalb weniger Tage bewältigt, wobei allerdings auch mit interindividuellen Unterschieden zu rechnen ist. Stärkere Zeitverschiebungen nach Flugreisen und bei Nacht- und Schichtarbeitern haben längere Umstellungszeiten (bis zu 14 Tagen) zur Folge, in denen auch die Belastbarkeit mit therapeutischen Reizen vermindert sein dürfte. Die Störwirkungen der Nacht- und Schichtarbeit (vgl. Menzel 1962; Rutenfranz 1978; Wever 1979; Hildebrandt 1980 b) machen sich jedenfalls in Besonderheiten des Kurverlaufs bemerkbar (Baier 1974).

7.2.3 Jahresrhythmus (Saisonrhythmus)

Während der moderne Ausbau der Kurorte die Bedeutung jahreszeitlicher Schwankungen der äußeren Faktoren (Jahreszeitenklima etc.) vermindert hat, werden bei der ganzjährigen Nutzung der Kurmittel die inneren jahresrhythmischen Umstellungen des Organismus wichtiger. Der biologische Jahresrhythmus umfaßt gleichfalls sämtliche Körperfunktionen, hat den Rang eines rhythmischen Konstitutionswechsels (vgl. dazu Wendt 1974) und verändert daher die inneren Voraussetzungen zur Therapie im Jahreslauf (Literaturübersicht bei Hildebrandt 1962 a, 1965 b, 1972 a). Jahreszeitliche Schwankungen der Anfälligkeit bzw. Abwehrbereitschaft gegenüber den sog. Saisonkrankheiten sind seit langem bekannt (Literaturübersicht bei de Rudder 1952, 1960; Hildebrandt 1965 b, 1976 b; Reinberg u. Smolensky 1983).

Die normale Phasenlage des biologischen Jahresrhythmus ist für die nördliche Erdhalbkugel aus der zeitlichen Lage von Maxima und Minima zahlreicher Körperfunktionen bestimmt worden (Hildebrandt 1962 a). Danach ist die aufsteigende Hälfte des biologischen Jahres von Februar bis August durch eine zunehmend ergotrope, die absteigende Jahreshälfte von August bis Februar durch eine zunehmend trophotrope Einstellung der vegetativen Funktionen gekennzeichnet. Der biologische Jahresrhythmus erzeugt somit Änderungen der vegetativen Ausgangslage, wodurch er Reaktionsbereitschaft und Reizverarbeitung im Kurverlauf maßgeblich beeinflußt (vgl. S. 42).

Abbildung 2.46 gibt eine Zusammenstellung von Jahresgängen verschiedener Funktionsgrößen. Nicht alle Kurven zeigen einen einfachen sinusförmi-

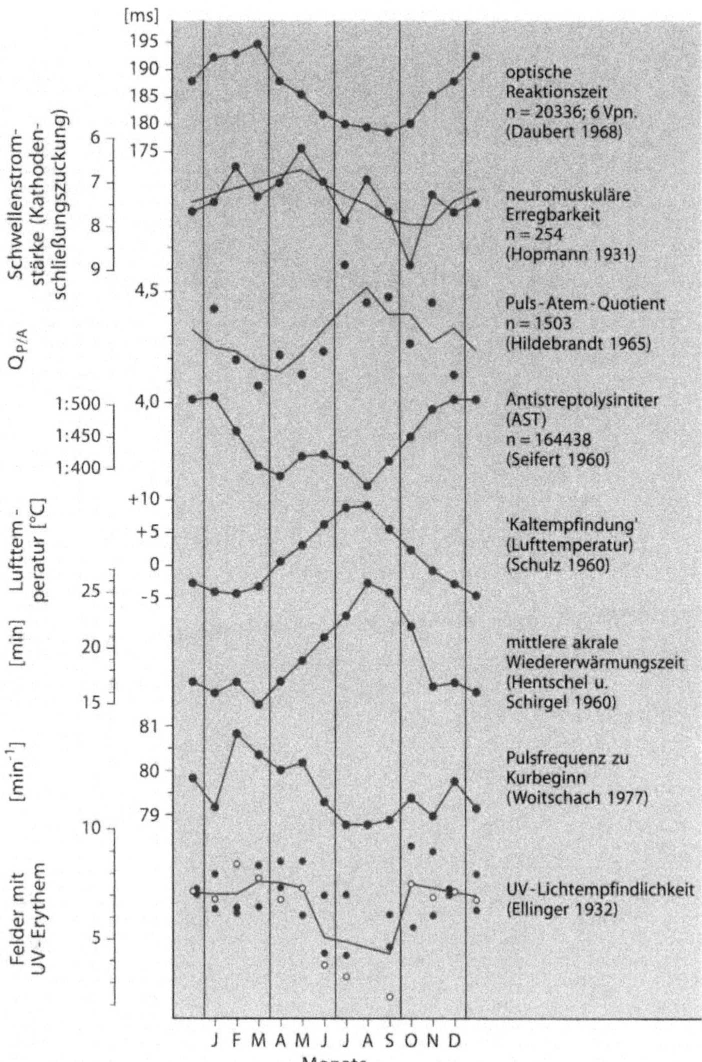

Abb. 2.46. Jahresrhythmische Veränderung verschiedener Funktionsgrößen und reaktiver Eigenschaften des Menschen. Literatur siehe Hildebrandt 1985a

gen Jahresverlauf, es kommen häufig auch Überlagerungen mit kürzeren Perioden vor (Hildebrandt 1965b; Klinker 1968; Weiss u. Klinker 1973). Überdies sind bestimmte Phasen mit erhöhter Reaktionsbereitschaft bekannt, die z. B. bei der im Frühjahr gesteigerten neuromuskulären Erregbarkeit in Zusammenhang mit dem steil anwachsenden Strahlungsgenuß stehen (sog. Winter-Frühjahrs-Relation; de Rudder 1952; vgl. Hopmann 1931).

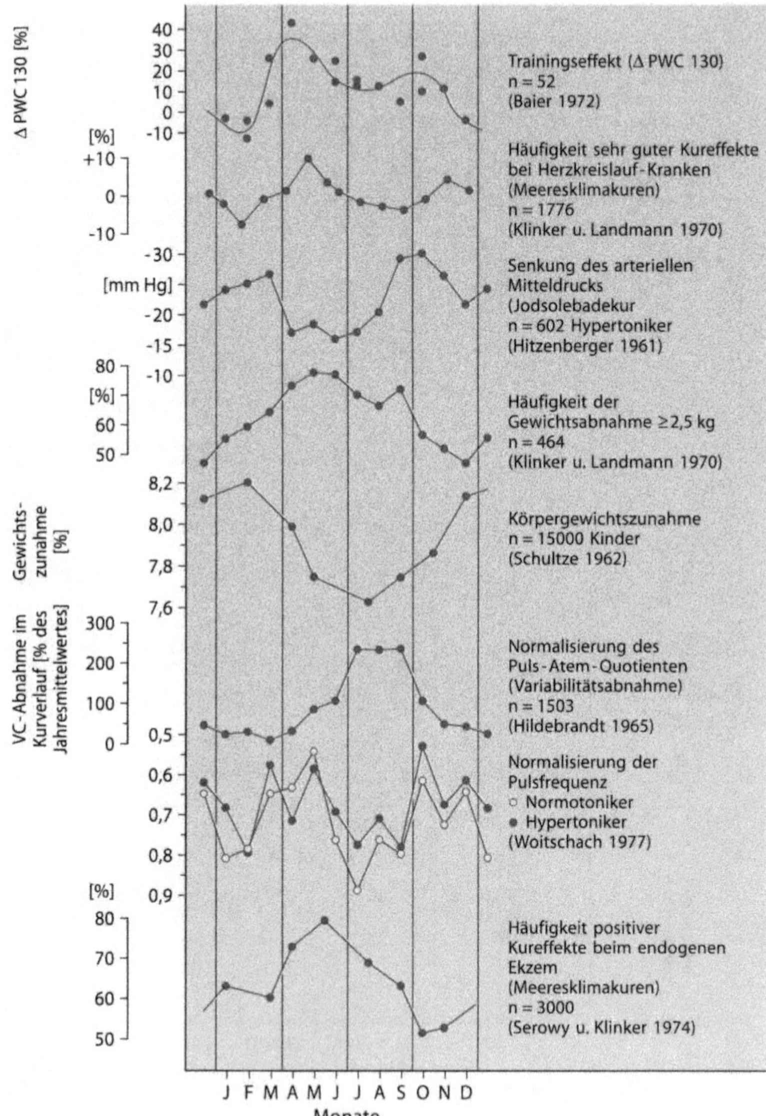

Abb. 2.47. Jahresgänge verschiedener Kureffekte nach Ergebnissen verschiedener Autoren bei unterschiedlichen Kurformen und Patientengruppen. Literaturangaben s. Hildebrandt 1985 a. (Nach Hildebrandt 1980 b)

Von besonderer praktischer Bedeutung für die kurörtliche Behandlung sind die jahresrhythmischen Schwankungen der Anpassungsleistungen des Organismus, von denen bisher speziell die Trainierbarkeit von Muskulatur und Kreislauf näher untersucht wurde (vgl. Abb. 2.47). Danach durchläuft die Trainierbarkeit im Winter ein Minimum, während sich meist zwei Maxima, im späten Frühjahr und Spätherbst, finden (Hettinger u. Müller 1955; Baier

1971). Möglicherweise handelt es sich dabei um Schwankungen der Trainingsgeschwindigkeit, da sich die Unterschiede bei Verlängerung der Behandlungsdauer teilweise ausgleichen (Baier 1972) (vgl. Abb. 2.38, S. 158). Auch den jahresrhythmisch wechselnden Tendenzen zu Änderungen des Körpergewichts kommt nicht geringe praktische Bedeutung zu (Hildebrandt 1986b).

Daß die Kureffekte saisonrhythmischen Schwankungen unterliegen, ist bereits vielfach beobachtet worden (Hildebrandt 1956; Lühr 1959; Nesswetha u. v. Nathusius 1960; Hitzenberger 1961; Schultze 1962; Serowy u. Klinker 1967; Nissen u. Klinker 1968; Klinker u. Landmann 1970; Goebel 1971; Hildebrandt u. Frank 1974; Woitschach 1977; Rechtsprecher 1980; Wiemann 1981; u. a.). In Abb. 2.47 sind einige Befunde zusammengestellt. Die an verschiedenen Orten und bei unterschiedlichen Krankheitsbildern gewonnenen Erfahrungen stimmen allerdings nicht überall befriedigend überein. Speziell beim Vergleich von Kureffekt und Kurerfolg sind sowohl gleichsinnige als auch gegensinnige Jahresschwankungen gefunden worden (Baier 1971, 1972; Klinker 1973; Serowy u. Klinker 1971, 1974; Rest 1981; u. a.).

Einheitlicher sind bisher die Befunde über den jahresrhythmischen Einfluß auf die reaktive Dynamik des Kurverlaufs, der dem Jahresgang der vegetativen Ausgangslage entsprechend am Verlauf verschiedener Funktionsgrößen sowie des subjektiven Befindens dargestellt wurde. Im Laufe der aufsteigenden Jahreshälfte des biologischen Jahres treten zunehmend Zeichen einer ergotropen Reaktionsweise mit früher Kurkrise und im Kurverlauf abklingenden Reaktionsamplituden hervor, während in der absteigenden Jahreshälfte (August bis Februar) spätreaktive Verläufe mit aufschwingenden Reaktionsamplituden dominieren, wie sie für trophotrope Ausgangslagen charakteristisch sind (Abb. 2.48) (Goebel 1971; Hildebrandt u. Frank 1974).

Pathologische Auslenkungen der vegetativen Reaktionslage finden somit im Jahreslauf unterschiedliche Voraussetzungen zur Therapie (vgl. Hildebrandt 1956; Wiemann 1981). Dem jahresrhythmisch schwankenden Zeitbedarf für den therapeutischen Reaktionsablauf muß u. U. durch Kurverlängerungen Rechnung getragen werden. Die in diesem Zusammenhang praktisch wichtige Frage, inwieweit die Stabilität des Kurerfolges – ähnlich wie beim Muskelkrafttraining (Hettinger 1972) – von der Dynamik des Behandlungsverlaufs abhängig ist, muß noch näher untersucht werden. Ziel der jahresrhythmischen Ordnung der Therapie ist jedenfalls nicht eine Beschränkung der Kurortbehandlung auf allgemein „günstige" Jahreszeiten, sondern eine individuelle zeitliche Differenzierung der Indikationsstellung, die zu einer sinnvollen ganzjährigen Nutzung der vorhandenen Einrichtungen führen kann.

Im Gegensatz zu früheren Auffassungen, die im biologischen Jahresrhythmus lediglich das Ergebnis einer fortlaufenden Akklimatisation an die äußeren Jahreszeiten sahen (Pfleiderer u. Büttner 1940; de Rudder 1952), muß nach mehrjährigen Isolationsversuchen und anderen Beobachtungen an Tieren (Gwinner 1968; Pengelly 1974; Pengelly u. Asmundson 1974) heute angenommen werden, daß auch der menschliche Organismus über einen endogenen (zirkannualen) Jahresrhythmus verfügt, der – analog dem Zirkadianrhythmus – durch äußere Zeitgeberwirkungen der geophysikalischen Jahres-

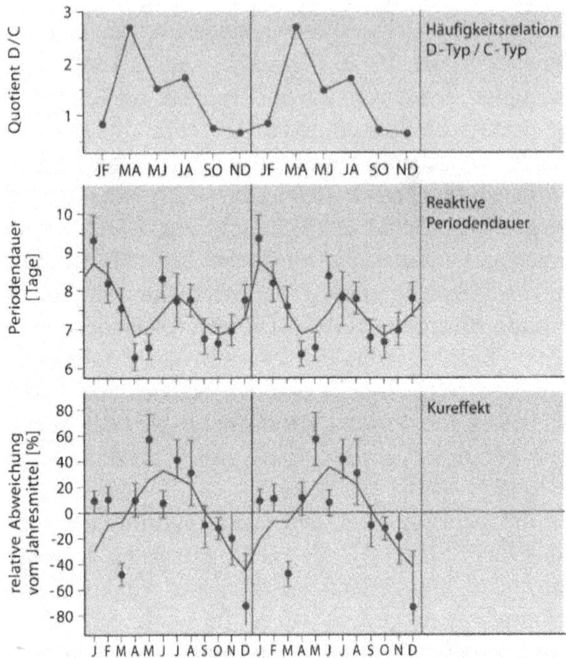

Abb. 2.48. *Oben:* Jahresgang der Häufigkeitsrelation frühreaktiver (D-Typ) und spätreaktiver (C-Typ) Kurverläufe subjektiver Befindensstörungen bei Kurtagebuchuntersuchungen an großen Patientengruppen während aktivierender Kneipp-Kurbehandlung. *Mitte:* Jahresgang der mittleren reaktiven Periodendauer in monatlich zusammengefaßten Häufigkeitsverläufen subjektiver Befindungssymptome. Die *Klammern* bezeichnen den Bereich des mittleren Fehlers der Mittelwerte. Die *unterlegte Kurve* ist das Ergebnis einer einmaligen Glättung durch übergreifende Dreiermittelung. *Unten:* Jahresgang der mittleren monatlichen Abweichung des Kureffektes (subjektive Befindensbesserung) vom Jahresmittelwert. *Klammern* bezeichnen den Bereich des mittleren Fehlers der Mittelwerte. Die *unterlegte Kurve* ist das Ergebnis einer einmaligen Glättung durch übergreifende Dreiermittelung. Zur besseren Übersicht sind alle Kurven zweimal hintereinander aufgetragen. (Nach Hildebrandt u. Frank 1974)

zeitenrhythmik lediglich synchronisiert wird (Literaturübersicht bei Pengelly 1974). Eine solche zeitliche Einpassung des jahresrhythmischen Funktionswandels in die Jahresschwankung der Umweltbedingungen entlastet den Organismus von ständigen reaktiven Anpassungsleistungen (vgl. Hildebrandt 1962 a, 1965 b). Als Zeitgeber des biologischen Jahresrhythmus dürften beim Menschen die Jahresschwankungen der Licht-Dunkel-Periodik sowie der Ultravioletteinstrahlung von überwiegender Bedeutung sein.

Die technisch-zivilisatorische Lebensform exponiert den Menschen allerdings nur noch in sehr eingeschränktem Umfang den wechselnden Jahreszeitenbedingungen und beseitigt u. a. die bei naturnaher Lebensweise bestehenden Voraussetzungen für eine physiologische Winterruhe (vgl. Hildebrandt 1986 b). Es ist daher eine berechtigte Frage, inwieweit auch der biologische Jahresrhythmus eingeebnet werden darf oder ob er im Sinne einer jahresrhythmischen Ordnung der Therapie und durch ein jahreszeitlich abgestimmtes Verhalten intensiviert werden muß. Die kurörtliche Behandlung könnte auch in dieser Hinsicht im Sinne einer allgemeinen Chronohygiene genutzt werden (vgl. Hildebrandt 1962 a, 1965b, 1974 b, 1980 b).

7.2.4 Menstruationsrhythmus

Der Menstruationsrhythmus der geschlechtsreifen Frau geht gleichfalls mit umfassenden Umstellungen der vegetativen Regulation einher, die Leistungsfähigkeit und reaktive Eigenschaften beeinflussen (Beispiele s. Abb. 2.49). Dabei ist die Follikelphase durch eine trophotrop-parasympathische, die Corpus-luteum-Phase durch eine ergotrop-sympathische Reaktionslage bestimmt (Literaturübersichten bei Artner 1954 a, b; Hauser 1960; Hildebrandt 1962 a; Pöllmann et al. 1986). Das komplizierte Zeitmuster der hormonalen Steuerungen des Zyklus weist dabei auf eine Beteiligung höchster Integrationsebenen des autonomen Systems hin (Dyrenfurth et al. 1974; Dyrenfurth 1979). Obwohl im Tierreich zahlreiche lunarperiodische Vorgänge bekannt sind, konnte für den Menstruationsrhythmus des zivilisierten Menschen kein Zusammenhang mit der Lunarperiodik im Sinne einer Synchronisation nachgewiesen werden (Hosemann 1950; vgl. Heckert 1961). Im Gegensatz zu Tages- und Jahresrhythmus handelt es sich hier demnach um einen endogenen Rhythmus, dessen Periodendauer überwiegend von gewebespezifisch determinierten hormonellen Wirkungsphasen bestimmt wird. Die Dauer der Corpus-luteum-Phase ist dabei strenger konstant.

In der Balneotherapie ist während der Menstruationsblutung eine Unterbrechung der Bäderfolge erforderlich (Hosemann 1960a). Die Empfehlung, mit der Bäderkur direkt im Anschluß an eine erfolgte Menstruation zu beginnen, trägt aber v. a. auch der Forderung Rechnung, den Behandlungsbeginn nicht in die ergotrope Zyklushälfte zu legen, um den – insbesondere bei den neurovegetativen Störungen des kleinen Beckens – wünschenswerten Entspannungseffekt zu gewährleisten (Siedentopf 1956; Schnitzler 1959; Baatz 1967a, 1976, 1986; Gruber u. Gruber 1968). Objektive Untersuchungen über den Kureffekt bei Kurbeginn in verschiedenen Zyklusabschnitten scheinen die entsprechenden klinischen Erfahrungen zu bestätigen (Abb. 2.50).

Die zyklusbedingten Kreislaufumstellungen (Brehm 1956) können im Laufe der Corpus-luteum-Phase zu orthostatischer Labilität führen (vgl. dazu Abb. 2.49). Die Schwankungen der thermoregulatorischen Einstellung bedingen eine größere Kaltreizempfindlichkeit in der Follikelphase und geringere Wärmetoleranz in der Corpus-luteum-Phase (zur Horst-Meier u. Heidelmann 1953; Cunningham u. Cabanac 1971). Die erhöhte Wasser- und Natriumretentionsneigung in der prämenstruellen Phase muß bei Trinkkuren beachtet werden. Psychische Leistungsbereitschaft und körperliche Leistungsfähigkeit durchlaufen im Durchschnitt während der Follikelphase ein Optimum, während sich das prämenstruelle Leistungstief im Zusammenhang mit gesteigerter nervöser Erregbarkeit und Stimmungslabilität zum prämenstruellen Syndrom steigern kann. Die Phasenlage dieser Umstellungen ist allerdings von der Periodendauer des Menstruationszyklus abhängig, die eine erhebliche

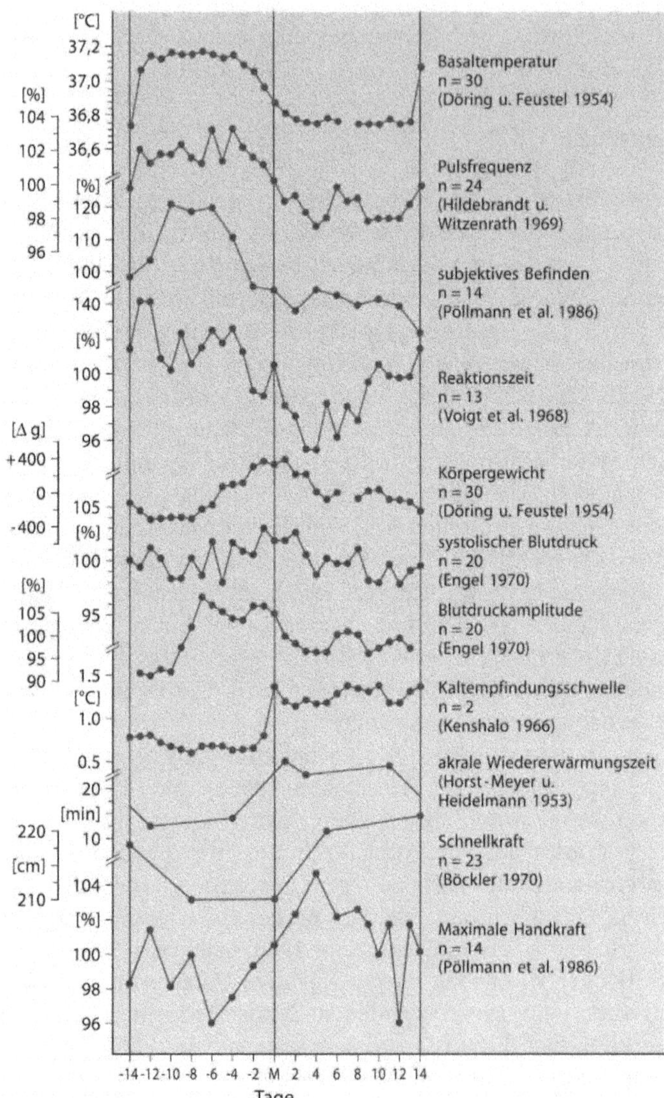

Abb. 2.49. Schwankungen verschiedener Funktionsgrößen im Verlaufe des Menstruationszyklus. Zusammenstellung nach Daten der Literatur. (Nach Hildebrandt 1988. Literaturangaben siehe dort)

normale Variabilität (22–38 Tage) hat und nur im Mittel etwa 28 Tage beträgt (Literaturübersicht bei Hildebrandt u. Witzenrath 1969).

Durch die hormonelle Kontrazeption werden die zyklischen Schwankungen der Leistungsfähigkeit vollständig aufgehoben (Böckler 1970), so daß dabei die Notwendigkeit einer therapeutischen Zeitordnung zur Berücksichtigung des Menstruationsrhythmus in den Hintergrund tritt. Künstliche Men-

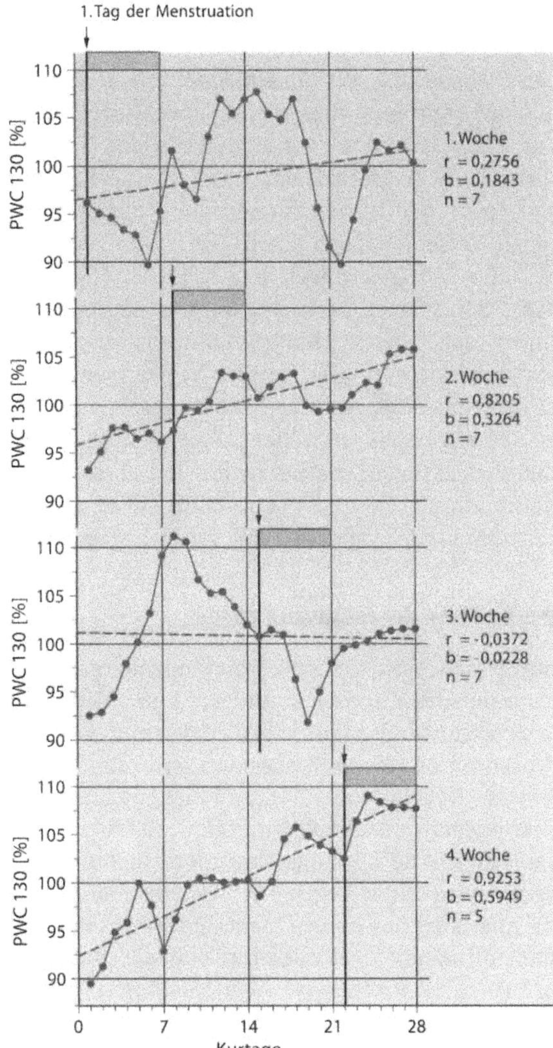

Abb. 2.50. Mittlerer Verlauf der körperlichen Leistungsfähigkeit (Arbeitskapazität für 130 Pulse/min; PWC 130) bei weiblichen Kurpatienten während einer 4wöchigen aktivierenden Kneippkurbehandlung in 4 Gruppen, die nach der Phase des Menstruationszyklus zu Kurbeginn eingeteilt wurden. (Nach Hoffmann 1985)

struationsverschiebungen zur Gewährleistung eines „störungsfreien" Ablaufs von Bäderkuren sind empfohlen worden (Gruber u. Gruber 1968).

Der enge Zusammenhang des Menstruationsrhythmus mit der vegetativen Gesamtsituation macht es verständlich, daß sein Ablauf von äußeren Bedingungen erheblich beeinflußt werden kann (Literaturübersicht bei Dyrenfurth 1979). Dies gilt z. B. für die Wirkungen des Lichts, das im Rahmen ausgedehnter vegetativ-hormonaler Effekte auch die Genitalfunktionen stimulieren kann (Literaturübersicht bei Hollwich 1955; Hollwich u. Dieckhues 1971; Hildebrandt u. Lowes 1972), sowie für verschiedene Milieufaktoren. So ist es erklärlich, daß bei Orts-, Klima- und Milieuwechseln, wie sie mit der kurörtlichen Behandlung verbunden sind, die Regelblutung nur in etwa 1/3 aller Fälle in Rhythmus und Stärke unverändert bleibt (Ortswechselamenorrhöe u. a.; Thies 1936; Canel et al. 1958). Dem Hochgebirge wird dabei die größte Störwirkung zugeschrieben (Hasselmann-Kahler 1940; Prill u. Maar 1971). Aber auch bei Schwefelbadekuren wurden in 87% aller menstruierenden Frauen Verschiebungen (meist Verfrühungen um 2–6 Tage) und Verstärkungen oder Verlängerungen der Regelblutung beobachtet (Gruber u. Gruber 1968). Bei Frauen nach Beginn der Menopause können sogar erneut Blutungen (sog. Überraschungsblutungen) ausgelöst werden, was gleichfalls auf Wechselwirkungen zwischen den vegetativen Gesamtumschaltungen des Genitalzyklus und des reaktiven Kurprozesses hinweist. Bei den sicher bestehenden Beziehungen zwischen Tagesrhythmus und Menstruationsrhythmus scheint es sinnvoll, das Kurregime bei allen Störungen der rhythmischen Genitalfunktionen besonders sorgfältig auf den physiologischen 24-h-Rhythmus abzustimmen (Siedentopf 1959; Baatz 1967a, 1976, 1986).

7.2.5 Einflüsse der reaktiven Perioden

Naturgemäß sind auch die langwelligen reaktiven Perioden, die das Reaktionsmuster des Kurverlaufs prägen, von solcher Komplexität, daß ihre Phasen die Reaktionsweise zu jedem Zeitpunkt der Kurbehandlung entscheidend mitbestimmen. Dieser Tatbestand ist besonders eindringlich an den Symptomen der Kurreaktion im Zusammenhang mit den Extremauslenkungen der Reaktionsperiodik abzulesen (vgl. S. 107ff.).

Systematische Kurlängsschnittuntersuchungen der Reaktionsweise bzw. der Regulationsqualität liegen für verschiedene Funktionssysteme vor. Vor allem sind die Reaktionen des Kreislaufs auf körperliche Belastung, Orthostase, Sauerstoffmangel u. a. mit hinreichender Beobachtungsdichte bei zahlreichen Kurformen kontrolliert worden (Stalling 1960; Jungmann 1962; Hildebrandt et al. 1967; Baier 1971, 1972; u. a.). Dabei hat sich übereinstimmend ergeben, daß die reaktiven Perioden des Kurverlaufs die Reaktionsweise so maßgeblich bestimmen, daß auch die verschiedenen Reaktionsmuster anhand der reaktiven Kriterien differenziert werden können (Stalling 1960; Höwer 1980) (Beispiel s. Abb. 2.51).

Letzten Endes kann sich der durch die Phasen der vegetativen Gesamtumschaltungen bedingte Wechsel von Ausgangslage und Reagibilität zu einem Gefährdungszyklus zuspitzen, dessen praktische Bedeutung im Hinblick auf die therapeutischen Belastungen i. allg. noch unterschätzt wird. Die Tatsache, daß nicht nur die Kurreaktionen und -krisen, sondern auch die Sterblichkeit der Kurpatienten das Reaktionsmuster des Kurverlaufs abbilden (vgl. Abb. 2.14, S. 110; Brüning u. Hildebrandt 1980), dürfte eine hinreichend ernste Sprache sprechen. Daß sich die Reagibilität der Patienten im Kurverlauf ändert und dabei auch die Todesfälle im Zusammenhang mit den früh- und

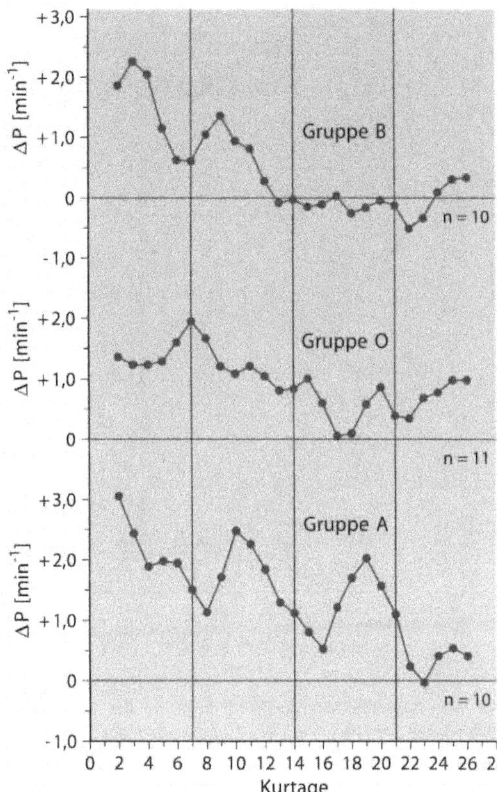

Abb. 2.51. Mittlerer Kurverlauf der Pulsfrequenzänderung während einer regelmäßig durchgeführten Grundumsatzbestimmung (offenes System) bei 3 Patientengruppen mit unterschiedlicher vegetativer Reaktionslage. *Gruppe B:* ergotrope Teilgruppe; *Gruppe 0:* indifferente Teilgruppe; *Gruppe A:* trophotrope Teilgruppe. (Nach Hildebrandt et al. 1967)

spätreaktiven Vorgängen stehen, kann auch dadurch belegt werden, daß sich die tageszeitliche Verteilung der Sterbefälle im Kurverlauf verändert (Abb. 2.52).

Trotz der genannten Erfahrungen liegen über die Modifikation therapeutischer Immediat- wie Langzeiteffekte durch die Phasen der Reaktionsperiodik noch keine hinreichend systematischen Untersuchungen vor. Bei Meeresklimakuren im Kindesalter wurden Veränderungen der Insulinwirkung bei Diabetikern beobachtet (Menger et al. 1971). Die Interaktion zwischen Kurwirkung und Medikamentwirkung im Kurverlauf wurde mit varianzanalytischer Methodik auch für verschiedene Herz- und Kreislaufmittel näher untersucht (Jordan u. Münch 1962, 1964, 1966; Jordan u. Reinhold 1962; Münch u. Jordan 1964). Dabei konnte z. B. herausgestellt werden, daß trophohistiotrope Medikamentwirkungen während entsprechender Phasen des Kurverlaufs verstärkt werden. Die Interaktionen waren teilweise so stark, daß sie bei medikamentöser Zusatztherapie während Kurbehandlung praktische Berücksichtigung verlangen.

Aus solchen Erfahrungen kann nur die Forderung abgeleitet werden, daß der Kurarzt nicht nur den spontan-rhythmischen Umstellungen der Reak-

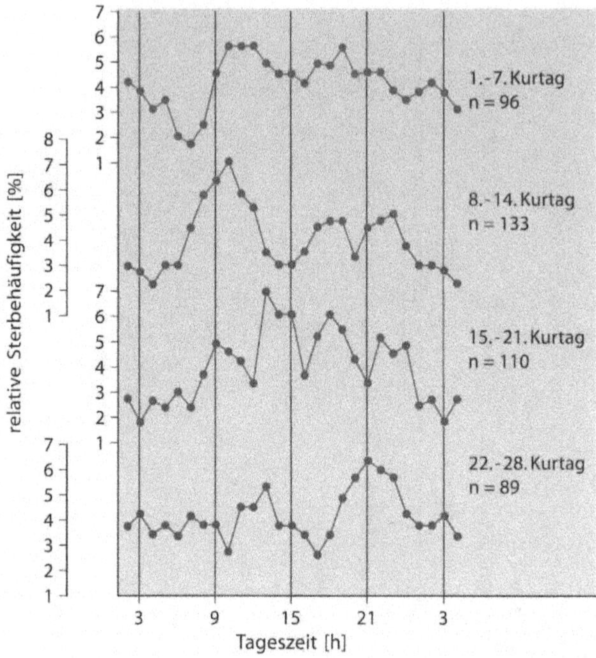

Abb. 2.52. Tageszeitliche Häufigkeitsverteilung der Sterbefälle von Kurpatienten eines Heilbades, die in 4 verschiedenen Zeitabschnitten (1.–4. Kurwoche) der Kur verstorben sind. Man beachte die Verlagerung des Tagesmaximums vom Vormittag bei den in den ersten Kurabschnitten Verstorbenen zum Nachmittag bei den Sterbefällen der späteren Kurabschnitte. (Nach Brüning u. Hildebrandt 1980)

tionsweise (Tages-, Monats- und Jahresrhythmus) durch eine entsprechende therapeutische Zeitordnung Rechnung tragen muß, sondern auch zu jedem Zeitpunkt der Kurbehandlung über die Phasensituation der Reaktionsdynamik und ihren Einfluß auf das individuelle Reaktionsvermögen orientiert sein muß. Dazu benötigt er einfache Kriterien, die als Phasenleitsymptome die Verfolgung des Reaktionsmusters ermöglichen. Bis zu einem gewissen Grade ist es möglich, sich an den subjektiven Angaben der Patienten über Allgemeinbefinden, Schlafqualität und „Bekömmlichkeit" der Kurmittelanwendungen zu orientieren, insbesondere wenn Kurtagebücher mit lückenlosen täglichen Aufzeichnungen vom Patienten geführt werden (vgl. Hildebrandt u. Frank 1974; Hildebrandt 1978; Riedel et al. 1979; Webert 1981; Hildebrandt et al. 1992).

Angesichts der nachgewiesenen starken Einflüsse, die von den periodischen vegetativen Umstellungen im Kurverlauf auf die Reaktionsweise ausgehen, erscheint die Entwicklung weiterer objektiver Kriterien, die auch in der Praxis regelmäßig kontrolliert werden können, mit als wichtigste Voraussetzung für die rationale Handhabung einer therapeutischen Zeitordnung im Kurverlauf.

Kapitel 3: Balneologie

G. Hildebrandt und Chr. Gutenbrunner

1 Allgemeine Vorbemerkungen

Balneologie (von griech. balaneion und lat. balneum: Bad) oder Bäderheilkunde umfaßt die Lehre von den natürlichen Heilwässern, Heilgasen und Peloiden (von giech. Pelos: Schlamm) und ihrer Verwendung zur Krankenbehandlung. Die balneologische Therapie beschränkt sich dabei nicht auf die Applikation ihrer Heilmittel in Form von Bädern, sondern verwendet diese auch zu Trinkkuren, Inhalationen, Packungen u. a. m. Der Begriff Balneologie wird auch umfassender zur Bezeichnung der gesamten Kurortmedizin verwendet. Im Englischen wird auch die Bezeichnung „medical hydrology“ (griech. hydor: Wasser) verwendet.

Die Balneologie hat einerseits enge Berührungspunkte mit verschiedenen naturwissenschaftlichen Disziplinen wie Geologie, Mineralogie, Hydrologie, Chemie und Physik, andererseits steht sie als therapeutische Disziplin im Rahmen der Physikalischen Medizin in engerem Zusammenhang mit der Pharmakologie und zahlreichen klinischen Fachgebieten. Ihre Eigenständigkeit gründet sich heute in erster Linie auf die kurörtliche Krankenbehandlung. Die bedeutende historische Tradition der Balneologie läßt sich über mehrere Jahrtausende zurückverfolgen (Literaturübersicht bei auch Steudel 1962; Rudoph 1982 vgl. auch S. 753 ff.).

2 Balneologische Heilmittel

2.1 Heilwässer

2.1.1 Allgemeine Vorbemerkungen

Die Heilwässer entstammen den natürlichen oder künstlich geschaffenen Ausflüssen (Heilquellen) unterirdischen Wassers (Grundwasser). Sie unterscheiden sich von gewöhnlichem Süßwasser durch einen besonderen Gehalt an gelösten Mineralien (Mineralquellen), höhere Temperatur (Thermen) sowie auch durch die physikochemische Beschaffenheit.

Die Wässer durchrinnen, bevor sie an der Quelle zutage treten, den Erdboden und beladen sich dabei je nach den geologischen Gegebenheiten mit den

Inhaltsstoffen. Vor allem die Wärme, manche Feinstoffe und z. T. auch das Wasser entstammen den vulkanischen Tiefen der Erde, so daß die Heilquellen nicht selten eine einzigartige Verbindung zwischen unzugänglichen Erdtiefen und der Erdoberfläche darstellen.

Die Bezeichnung Heilwasser bzw. Heilquelle setzt voraus, daß bestimmte Mindestanforderungen hinsichtlich der chemischen und physikalischen Eigenschaften des Quellgutes erfüllt sind (vgl. S. 206 ff.). Diese müssen so abgegrenzt werden, daß nach den Erfahrungen und wissenschaftlichen Grundsätzen eine biologische Heilwirkung zu erwarten ist. Streng genommen können aber nur das biologische Experiment und die klinische Erfahrung den Wert eines Heilwassers bestimmen.

In Deutschland wurde eine Abgrenzung der Mineralwässer von gewöhnlichem Trinkwasser erstmals 1911 in den „Nauheimer Beschlüssen" auf quellenchemischer Grundlage vorgenommen. Seit 1958 gelten die *Begriffsbestimmungen für Kurorte, Erholungsorte und Heilbrunnen* des Deutschen Bäderverbandes e.V. (letzte Ausgabe von 1991). In Europa sind die Begriffe Heilwasser und Mineralwasser bisher nicht einheitlich definiert (vgl. Fresenius 1979).

2.1.2 Geologische Voraussetzungen der Heilquellen (Balneogeologie)

Die Erstarrungsgesteine, die die Erdrinde gebildet haben, zeigten ursprünglich eine grobe schichtige Sonderung nach dem spezifischen Gewicht. Dabei finden sich oben Kieselsäure-, Magnesium- und Aluminiumverbindungen, ihnen folgen Metalloxide, -sulfide und -karbide, dann die Nickel-Eisen-Verbindungen. Diese Schichtenfolge wurde aber durch endogene wie exogene Vorgänge in der Erdrinde vielfach gestört und modifiziert. Die dabei entstandenen Veränderungen sind balneologisch von Interesse.

So wurden durch lokale Störungen des Erstarrungsprozesses schmelzflüssige Massen (Magma) in der Erdrinde eingeschlossen, die die Ursache des (z. T. heute noch tätigen) Vulkanismus darstellen. Mitteleuropa verfügt z. B. über große Gebiete mit erkaltendem Vulkanismus (Eifel, Vogelsberg u. a.) (vgl. Abb. 3.1). Der Zusammenhang zwischen Heilquellen und Vulkanismus ist insbesondere in Gebieten mit heute noch tätigem Vulkanismus erforscht worden (Wollmann 1942). Die gasförmigen Förderprodukte bestehen zu fast 80% aus Wasser, daneben überwiegt CO_2, dann folgen N_2, SO_4, Cl_2 u. a.

Die ursprünglich horizontalen Gesteinsschichten sind durch tektonische, d. h. gebirgsbildende Kräfte in mehr oder weniger geneigte Lagerung überführt worden. Die einfache Auffaltung von Schichten zu Sätteln und Mulden kann dabei zur Ansammlung und Speicherung von Gasen oder Wässern mit gelöstem Gas führen, wenn z. B. ein gut durchlässiges Gestein von weniger durchlässigem kuppelförmig überlagert wird (z. B. Kohlensäurelinien).

Als weitere Folge einer Auffaltung entstanden in den Gesteinsfolgen Klüfte (feine Haarrisse) und klaffende Spalten, die nachträglich durch Verwitterung erweitert oder bei Zufuhr heißer Lösungen aus der Tiefe und Abscheidung von Mineralien und Erz wieder geschlossen werden können. Die Spalten und

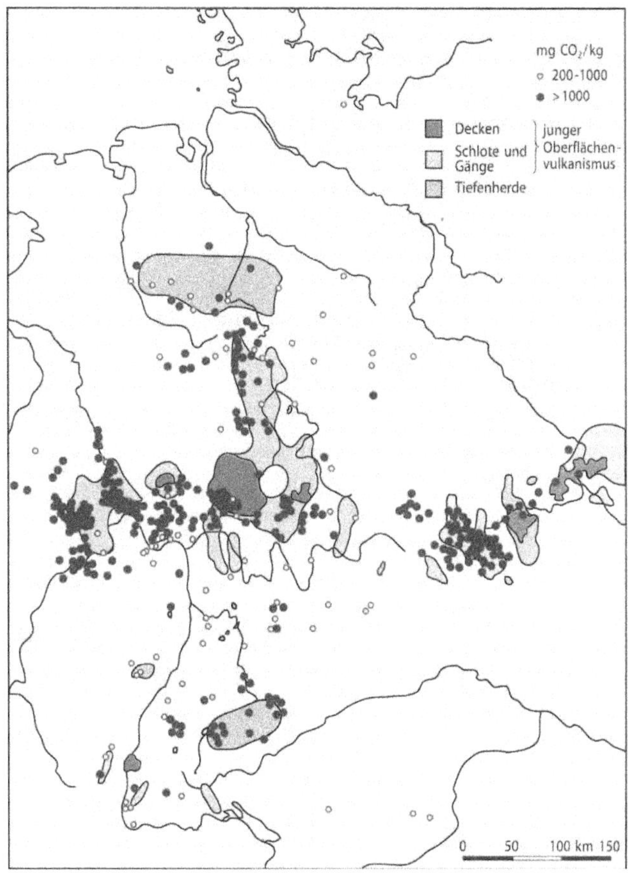

Abb. 3.1. Die Verbreitung des tertiären und diluvialen Vulkanismus in Mitteleuropa und seine Beziehung zu den CO_2-haltigen Quellen. (Nach Carle 1964)

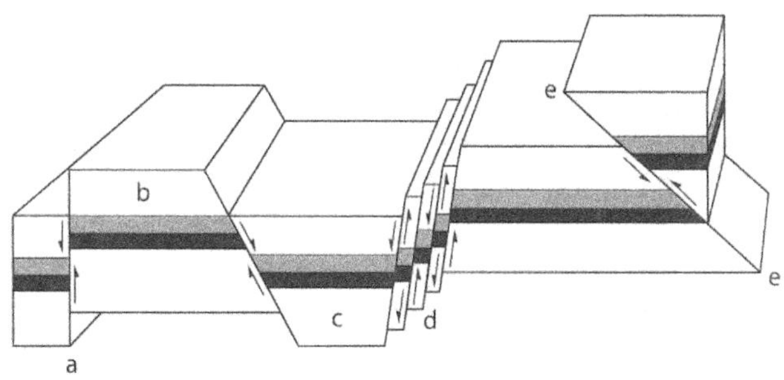

Abb. 3.2. Schema von Brüchen und Verwerfungen mit Verschiebung der Schichtfolgen; *a* Verwerfung; *b* Horst; *c* Graben; *d* Staffelbrüche; *e* Aufschiebung. (Nach Kampe u. Knetsch 1940)

Bruchstellen der Erdrinde ermöglichten aber auch Schichtverschiebungen (Verwerfungen), bei denen Gesteinsschollen bis über 1000 m verlagert und in vielfältiger Weise verschoben sein können, wobei z. T. mächtige Zerrüttungszonen entstanden (vgl. Abb. 3.2).

Die durch tektonische Vorgänge verursachten Lagerungsstörungen sind für die Entstehung und Verbreitung der Heilquellen von besonderer Bedeutung. Sie allein schaffen die Voraussetzung dafür, daß Niederschlagswasser in größere Tiefen der Erdkruste eindringen kann, dort erwärmt, mit löslichen Stoffen angereichert und wieder an die Erdoberfläche befördert oder an geologisch günstigen Stellen durch Bohrungen erschlossen werden kann. Klüfte und Spalten, aber auch Erzgänge sind dabei die bevorzugten Zirkulationswege des Wassers. Da sich die großen Bruch- und Verwerfungszonen v. a. an den Rändern der Gebirge finden, konzentrieren sich hier auch die Orte, an denen Wässer und Gase aus dem Erdinneren zutage treten, z. B. am Wesergebirge, am Taunus, in Schlesien (sog. Quellinien).

Die Erdrinde wurde sekundär auch von außen her umgebildet, und zwar durch Verwitterung und Sedimentbildungen. Der durch temperaturabhängige Volumänderungen bedingte Gesteinszerfall (physikalische Verwitterung) und die durch Lösungsvorgänge und Oxidation hervorgerufene Gesteinszersetzung (chemische Verwitterung) sind einerseits Grundlage der Bodenbildung und begünstigen andererseits durch die Lockerung kompakten Gesteinsmaterials sowie die Erweiterung der vorhandenen Klüfte und Spalten die Zirkulation und Mineralisation des Wassers. Die Bildung der Sedimentgesteine erfolgte vorwiegend im Bereich der Meere. Das durch die Flüsse antransportierte Material wurde teils mechanisch, teils durch chemische Fällung (Abscheidung) oder auch durch Eindampfung in Schichten abgelagert und durch Druck- und Temperaturwirkungen im Laufe großer Zeiträume zu Sedimentgesteinen verdichtet. In den Salzlagern, die als chemische Sedimente in Salzmeeren entstanden, entspricht z. B. die Reihenfolge der Schichten ihrer Löslichkeit. In den marinen Sedimenten können auch organische Reste in größeren Mengen gesteinsbildend sein (Muschelkalk).

Die in den Heilwässern enthaltenen Stoffe stammen zum größten Teil aus Lösungsvorgängen in Sedimentgesteinen chemischer wie organogener Sedimente. Die aus Gesteinstrümmern aufgebauten klastischen Sedimente bilden bei grobkörniger Beschaffenheit (z. B. Kies, Sand, Sandstein) häufig gute Grundwasserleiter, während die feinkörnigen (z. B. Schluff, Tonschiefer) als Grundwasserstauer wirken können. Von den organogenen Sedimenten sind die durch Umwandlung organischer Gewebe entstandenen bituminösen Sedimente (z. B. Ölschiefer, Erdöl, Torf, Kohle) v. a. als Peloide bedeutsam (s. S. 211 ff.), können aber auch wesentlich zum Lösungsinhalt der Heilwässer beitragen.

Der geologische Aufbau Deutschlands läßt verschiedene „Bauelemente" (Fricke 1962) unterscheiden, von denen jedes charakteristische *Heilwasserprovinzen* hat, zwischen denen gewisse stoffliche Überschneidungen lediglich durch komplizierte Zirkulationsverhältnisse möglich sind. Eine Übersicht über die Mineral- und Thermalwässer der Bundesrepublik Deutschland findet sich z. B. bei Fricke u. Michel (1974).

2.1.3 Herkunft und Gang des Wassers (Balneohydrologie)

Das Wasser der Heilquellen entstammt in der Regel dem unterirdischen Teilstrom des allgemeinen atmosphärischen Wasserkreislaufes (vadoses Wasser). Nur in einzelnen Fällen ist an der Speisung von Mineralquellen sog. juveniles Wasser (Suess 1903) beteiligt, das gemeinsam mit anderen vulkanischen Gasen in Dampfform von unterirdischen Magmamassen exhaliert wird (Einzelheiten s. Kampe 1962 a; Michel 1973; u. a.).

Das in die Erde versickerte Niederschlagswasser erfüllt und durchfließt als sog. Grundwasser die Porenräume zwischen den Gesteinsteilen in den wasserführenden Schichten. In den unterirdischen Wasserläufen bewegt es sich in den Spalten und Klüften mit größeren Querschnitten. Die unterirdischen Gewässer können dabei einen freien Spiegel haben oder, zwischen wasserundurchlässige Schichten eingeschlossen, gespannt sein. Ihre Speisung erfolgt jeweils aus den Niederschlägen eines bestimmten Einzugsgebietes. Über die Reichweite der wasserführenden Bodenporen in die Tiefe divergieren die Annahmen (10–30 km). Auf seinem meist langen und komplizierten Weg zum Quellort ist dem Wasser jedenfalls reichlich genug an Raum und Zeit gegeben, um Mineralstoffe aufzunehmen.

Juveniler Wasserdampf, der durch Oxidation von Wasserstoff entsteht und in den Gesteinspalten nach oben wandert, kondensiert durch Abkühlung oder kann auch als solcher in Dampfquellen (Fumarolen) zutage treten. Häufig finden sich andere Begleitgase. Überwiegen dabei Schwefelverbindungen (Schwefelwasserstoff), so spricht man von Solfataren.

Das Fließen der Quellen mit dauerndem Übergang von Bodenwasser in Oberflächenwasser kann allein durch die Bodenverhältnisse bedingt sein (natürliche Quellen) oder durch künstliche Eingriffe geschaffen werden (geschürfte, erbohrte Quellen). Bewegende Kräfte sind i. allg. die Schwerkraft oder die Expansionskraft von Begleitgasen (meist CO_2). Dabei sind verschiedene Quellmechanismen zu unterscheiden (Abb. 3.3):

Bei *absteigenden Quellen* fließt das Wasser vom höher liegenden Einzugsgebiet abwärts zum Quellort, ohne größere Tiefen zu erreichen, und gleicht seine Temperatur daher mehr oder weniger der Oberflächentemperatur an. Der Austritt kann durch Endigung der wasserführenden Schicht an deren Ausbiß erfolgen (absteigende Schichtquellen) oder durch Abnahme ihres Leitungsvermögens infolge Verminderung des Porenvolumens, Abnahme der Schichtmächtigkeit oder des Gefälles (Stauquellen).

Bei *aufsteigenden Quellen*, zu denen die meisten Mineralquellen zählen, fließt das Quellgut die letzte Strecke zum Quellort aufwärts in einem wasserdicht geschlossenen Quellweg (Quellschlot, Quellader). Dieser besteht entweder aus den Poren einer durch Faltung aufgerichteten Schicht (aufsteigende Schichtquelle) oder, häufiger, aus Spalten und Verwerfungen (Spalten- und Verwerfungsquellen); schließlich kann er auch durch Bohrung künstlich geschaffen werden. Je tiefer der Quellenweg reicht, um so unabhängiger ist die Temperatur von der Oberflächentemperatur. Bei größeren Schlottiefen kann die mittlere Jahrestemperatur der Oberfläche überschritten werden.

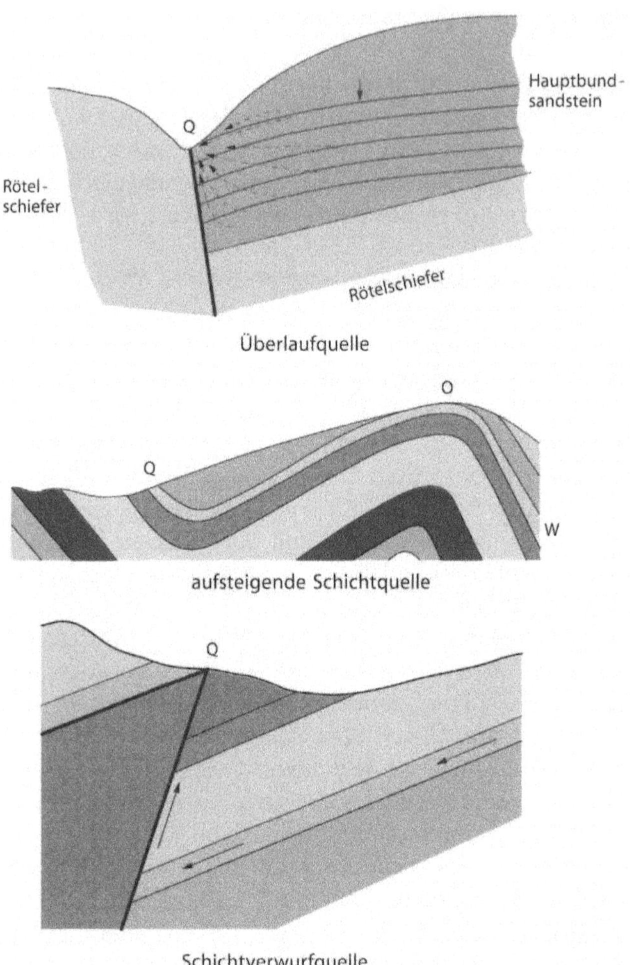

Abb. 3.3. Schematische Darstellung einer Überlaufquelle (*oben*), einer aufsteigenden Schichtquelle (*Mitte*) und einer Schichtverwurfquelle (*unten*). (Mod. nach Vogt 1940)

Nach der Ursache des Drucküberschusses, der eine aufsteigende Quelle zum Fließen bringt, lassen sich verschiedene Gruppen unterscheiden. Bei *artesischen Quellen* besteht eine Niveaudifferenz zwischen Einzugsgebiet und Quellort. Bei *Geisern* wird der Überdruck durch periodische Wasserdampf- oder Gaseruptionen erzeugt. Bei *gasführenden* Quellen, v. a. bei den häufigen kohlensäurehaltigen Quellen, findet beim Aufsteigen des Quellgutes im Quellschlot infolge der Entspannung eine Evasion des gelösten Gases statt. Das dabei entstehende Gemisch von Gasblasen und Wasser hat ein geringeres spezifisches Gewicht und unterhält dadurch ein Druckgefälle zwischen dem absteigenden und aufsteigenden Ast der Quelle, das diese kontinuierlich fließen läßt.

Die *Wasserergiebigkeit* (Schüttung) einer Quelle, d. h. die in der Zeiteinheit geförderte Wassermenge, kann sehr unterschiedlich sein. Sie bewegt sich zwischen wenigen Millilitern pro Sekunde und mehreren 100 l/s. Für die praktische Nutzung einer Heilquelle ist sie von entscheidender Bedeutung. Alle Quellen zeigen mehr oder weniger starke Ergiebigkeitsschwankungen, die je nach der Ursache regelmäßigen, periodischen oder regellosen Charakter aufweisen können. Mineralquellen vadosen Ursprungs zeigen häufig einen Einfluß der Niederschläge in ihrem Einzugsgebiet auf ihre Schüttung, wobei oft erhebliche zeitliche Latenzen bestehen. Je nachdem, ob Beziehungen der Quelle zum Bodenwasser bestehen, können auch niederschlagsbedingte Schwankungen des Bodenwasserspiegels am Quellort die Wasserschüttung beeinflussen. Insbesondere die gasführenden Quellen zeigen daneben auch eine Abhängigkeit von Luftdruckschwankungen. Die Wasserergiebigkeitsschwankungen stehen oft in komplizierten Wechselbeziehungen zu Schwankungen der Konzentration.

Räumlich benachbarte Quellen von *Quellsystemen* können infolge gegenseitiger hydraulischer Abhängigkeit einen Ergiebigkeitsaustausch zeigen, der entweder bei künstlicher Steigerung der Schüttung einer Quelle die Ergiebigkeit der Nachbarquelle vermindert oder, besonders bei gasführenden Quellen, auch als spontanes Vikariieren auftreten kann.

Von großer praktischer Bedeutung ist die Beziehung einer Mineralquelle zum *umgebenden Grundwassergebiet*. Die aufsteigenden Quellen durchströmen oft im letzten Teil ihres Weges eine Zone süßen Bodenwassers. Je nach dem herrschenden Druckgefälle bestehen die Folgen eines solchen Kontaktes zwischen Mineralwasser und Süßwasser in einem ständigen Verlust von Quellgut an das Grundwasser oder in einem Grundwasserzufluß mit entsprechender Konzentrationsminderung. Obwohl die Quellentechnik bemüht ist, durch Fassung der Quellen über dem Muttergestein Grundwasserkontakte auszuschließen, gelingt es oft nicht, Verluste durch „wilde Austritte“ zu vermeiden. Trotzdem werden Mineralquellen weit weniger häufig, als zu erwarten wäre, durch Bodenwasser qualitativ geschädigt. Dies liegt daran, daß viele Mineralquellen durch Druckminderung, Abkühlung und Kontakt mit dem sauerstoffhaltigen Bodenwasser im oberen Teil des Quellschlotes Sedimente (Sinter) absetzen und so selbsttätig eine Abdichtung vornehmen (Selbstschutz der Quellen; Kampe 1962 b).

Heilquellen bedürfen als kostbares Naturgut ständiger Überwachung und besonderen Schutzes. Systematische *Quellenbeobachtung*, die möglichst viele chemische, physikalische und auch bakteriologische Eigenschaften der Quellen umfassen sollte, ist nicht nur die Grundlage für die quellentechnische Überwachung und notwendige Maßnahmen bei Störungen des Quellmechanismus, vielmehr kann die Kenntnis von Schwankungen auch für die Dosierung der Balneotherapie Bedeutung erlangen. Da Bergbau, Schürfungen, Grabungen, Abholzungen und größere Bauten im Einzugsgebiet wie am Quellort die Wasser- und Gaszuführung sowie den Quellmechanismus gefährden können, verhindert ein gesetzlich geregelter *Heilquellenschutz* solche störenden Eingriffe. Er umfaßt auch die Verunreinigung des Bodens durch Fremdstoffe,

z. B. Düngemittel. Die Quellenschutzbezirke sind von verschiedener Ausdehnung, je nachdem ob sie sich auf den Schutz des Einzugsgebietes, des Quellweges oder des Quellortes beziehen (Literaturübersicht bei Kampe 1962 b).

2.1.4 Herkunft der Quellbestandteile

Mineralogische Grundlagen der Heilquellen

Da die Wässer, soweit sie nicht juvenilen Ursprungs sind, ihre Inhaltsstoffe auf ihrem Wege durch die Gesteine der Erdrinde aufnehmen, lassen sich aus der Beschaffenheit einer Quelle Rückschlüsse auf die Art des durchlaufenen Gesteins ziehen.

Diese strenge Abhängigkeit von der geologischen Struktur eines Gebietes (Heilwasserprovinzen) wird nicht allein durch die oft komplizierten und ausgedehnten Zirkulationswege durchbrochen (Michel 1994; Matthess 1990; Hölting 1992). Hinzu kommt vielmehr, daß das Lösungsvermögen der Wässer durch die besonderen Bedingungen der Tiefe (höhere Temperatur, höherer Druck) modifiziert wird. Insbesondere steigert auch ein Gehalt an CO_2 das

Tabelle 3.1. Reihenfolge der Elemente nach ihrer Beteiligung an der Zusammensetzung des bekannten Teils der Erdrinde. (Nach Daten von Berg; aus Kampe u. Knetsch 1940)

Chemisches Element	Anteil an der Erdrinde (%)
Sauerstoff	49,42
Silizium	25,75
Aluminium	7,51
Eisen	4,70
Kalzium	3,39
Natrium	2,64
Kalium	2,40
Magnesium	1,94
Wasserstoff	0,88
Titan	0,58
Chlor	0,19
Phosphor	0,12
	99,62%
Kohlenstoff	0,087
Mangan	0,080
Schwefel	0,048
Barium	0,047
Chrom	0,033
Stickstoff	0,030
Fluor	0,027
Zirkonium	0,023
Nickel	0,018
Strontium	0,017
Vanadium	0,016
Kupfer	0,010
	99,96%

Lösungsvermögen. Schließlich findet ein fortlaufender Austausch zwischen Wasser und Umgebung statt, bei dem bereits gelöste Bestandteile wieder abgelagert werden können (Ionenaustausch; sog. Metasomatose, Kampe 1962).

Die Erdrinde wird zu 99,62% von nur 12 Elementen gebildet (sog. plastische Elemente), weitere 12 Elemente bilden nur noch 0,32% (Tabelle 3.1). Dabei herrschen die Stoffe mit niedrigem Atomgewicht vor, die zugleich die hauptsächlichen Bauelemente der lebenden Organismen darstellen. Vielfach sind chemisch verwandte Stoffe zusammengelagert. Aber auch Mineralstoffe, die quantitativ wenig zum Aufbau der Erdrinde beitragen, können an manchen Stellen in sog. Schichtpaketen gehäuft vorkommen (Salzlager, Erzgänge).

Verschafft man sich einen Überblick, bis zu welchen Konzentrationen die einzelnen Mineralstoffe größenordnungsmäßig in den Mineralquellen auftreten (Tabelle 3.2), so ergibt sich, daß es die in der Erdrinde vorherrschenden

Tabelle 3.2. Bestandteile der Mineralwässer. (Nach Zörkendörfer 1940b)

	Süßwasser mg/kg	Mineralwasser	
		mg/kg	mval/kg
Gelöste feste Stoffe	bis 500	bis 250000	bis 4500
Kationen			
Natrium ($Na^{\cdot}$)	bis 100	bis 100000	bis 4500
Magnesium ($Mg^{\cdot\cdot}$)	bis 50	bis 5000	bis 400
Calcium ($Ca^{\cdot\cdot}$)	bis 200	bis 2000	bis 100
Kalium ($K^{\cdot}$)	bis 10	bis 1000	bis 25
Eisen ($Fe^{\cdot\cdot}$, $Fe^{\cdot\cdot\cdot}$)	bis 5	bis 50	bis 2
Strontium ($St^{\cdot\cdot}$)		bis 50	bis 1
Barium ($Ba^{\cdot\cdot}$)		bis 40	bis 0,5
Ammonium (NH_4)	bis 1	bis 10	bis 0,5
Lithium ($Li^{\cdot}$)		bis 10	bis 1
Mangan ($Mn^{\cdot\cdot}$)	bis 5	bis 5	bis 0,2
Aluminium ($Al^{\cdot\cdot\cdot}$)		bis 1	bis 0,01
Anionen und Säuren			
Chlorid (Cl')	bis 100	bis 160000	bis 4500
Sulfat (SO_4'')	bis 300	bis 40000	bis 1000
Bicarbonat (HCO_3')	bis 200	bis 4000	bis 100
Freie Kohlensäure (CO_2)	bis 100	bis 4000	
Kieselsäure (H_2SiO_3)	bis 60	bis 120	
„Gesamtschwefel" (S)	bis 1	bis 120	bis 6
Nitrat (NO_3')	bis 100	bis 100	bis 1,5
Phosphat (HPO_4'')	bis 1	bis 100	
Bromid (Br')	bis 1	bis 100	bis 1
Jodid (J')	bis 0,08	bis 40	bis 0,1
Fluorid (F')	bis 8	bis 10	bis 0,5
Borsäure (H_2BO_3)		bis 10	
Arsen (As)	bis 0,1	bis 10	bis 0,1
Titansäure (H_2TiO_3)		bis 1	

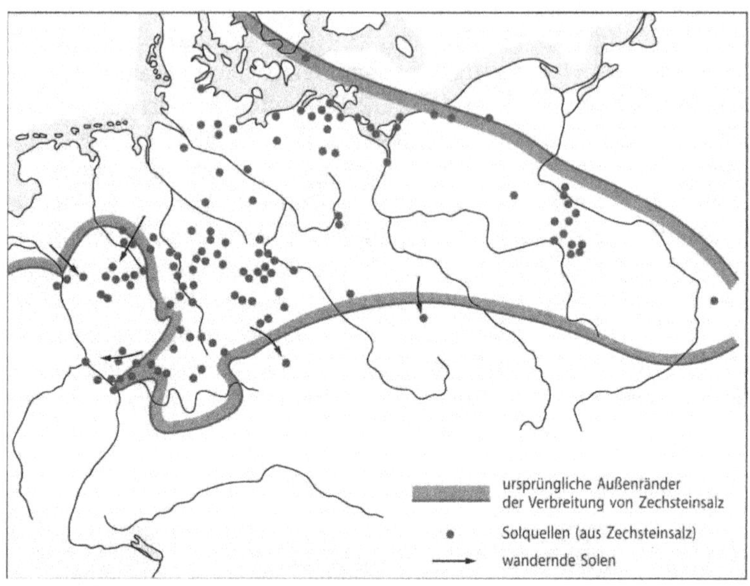

Abb. 3.4. Die Verbreitung von Zechsteinsalzen und Solquellen in Mitteleuropa. (Nach Lotze 1937; aus Kampe u. Knetsch 1940)

plastischen Elemente sind, die auch das mineralische Grundgerüst der Mineralwässer bilden: Na^+, K^+, Ca^{++} und Mg^{++} als Kationen sowie Cl^-, Chlor (als Hydrogenkarbonat) und Schwefel (als Sulfat) als Anionen und Säuren. Alle übrigen Elemente sind in den Mineralwässern um Größenordnungen geringer konzentriert.

Im mitteleuropäischen Raum beziehen die *Natrium-Chlorid-Wässer* ihren Salzgehalt aus den zahlreichen und teilweise sehr ausgedehnten Salzvorkommen verschiedener geologischer Formationen, darunter insbesondere des Zechsteingebietes (Abb. 3.4). In manchen Fällen müssen lange unterirdische Wege der Wässer angenommen werden (sog. wandernde Solen). Gegenüber den Zechsteinwässern haben die Wässer aus anderen Salzformationen oft höhere Gehalte an KCl, $MgSO_4$ und Na_2SO_4. Magnesium- und Kalziumionen können aus Kalisalzlagern stammen, wobei auch Vorgänge des Ionenaustausches in Betracht kommen (vgl. Schwille 1973).

Der *Hydrogenkarbonat-* und *Karbonatgehalt* der Wässer geht in den meisten Fällen auf kalkige und dolomitische Gesteine zurück, die in zahlreichen Formationen enthalten sind. *Sulfatwässer* sind auf Gips- und Anhydritlager. zurückzuführen. Infolge Zirkulation der Wässer durch verschiedene Formationen sind zahlreiche Kombinationen möglich.

Neben den sogenannten plastischen Elementen enthalten die Heilquellen regelmäßig eine große Zahl von sog. *Spurenelementen* (Feinstoffe), wie sie auch in der organischen Substanz nur in kleinen Mengen auftreten. Für mehr als 50 von ihnen ist das gemeinsame Vorkommen im Planzen- und

Tierreich sowie in den Mineralquellen nachgewiesen. Die Spurenstoffe sind im organischen Bereich wenig an der Strukturbildung beteiligt, durch ihre Teilnahme an katalytischen Prozessen und als Träger von Fermentwirkungen ist aber ein Teil von ihnen als biologisch besonders bedeutsam und lebensnotwendig anzusehen (S, Fe, J, As, Mn, Cu, Zn, Co). Sie werden deshalb als katalytische Elemente den plastischen Elementen gegenübergestellt (vgl. Kühnau 1962 b).

Bei einer möglicherweise ubiquitär-dispersen Verteilung der Spurenstoffe in der Erdrinde kommen manche von ihnen auch stellenweise angereichert vor. So sind z. B. Kohlelager, Erdöle und organische Mineralbildungen besonders reich an Spurenstoffen. In den Heilquellen treten insbesondere Eisen, Schwefel, Jod und auch Arsen in solchen Mengen auf, daß sie den Charakter der Quelle bestimmen können.

Eisen entstammt dem fein verteilten Eisen in den Gesteinen oder Erzlagerstätten. Eisenhaltige Quellen sind sehr weit verbreitet. Auch der *Arsengehalt* muß mit entsprechenden Erzvorkommen in Verbindung gebracht werden. Der *Schwefel* der Mineralquellen geht vielfach auf chemische Umwandlung von Sulfatgesteinen oder schwefelkieshaltigen Schichten zurück (Quentin 1962 a). Andere Schwefelquellen beziehen ihren Schwefel aus tiefen magmatischen Bezirken. Im Bereich des noch tätigen Vulkanismus (z. B. Japan) erscheinen Quellen, die freie H_2SO_4 führen. Das *Jod* stammt meist aus Gestein mit organischen Bestandteilen. Man kann es als ein Nebenprodukt der Erdölbildung bezeichnen. Jodquellen sind daher oft Erdöllagerstätten benachbart, geringe Konzentrationen sind weit verbreitet.

Quellgase

Von den Gasen, die sich im Mineralwasser gelöst oder als Begleitgas der Mineralquellen finden oder als reine Gasquellen an die Oberfläche treten, haben CO_2, H_2S und Radon (Radiumemanation) besondere balneologische Bedeutung. Sauerstoff, Schwefelwasserstoff und Stickstoff gelangen nur in geringen Mengen aus den oberen Bodenschichten und der Atmosphäre in die Quellwässer.

Die in Mineralwasser- und Gasquellen enthaltene *Kohlensäure* muß als postvulkanisches Produkt angesehen werden, das sich bei entsprechender Lagerung in bestimmten Speichergesteinen ansammeln kann. Die räumlichen Beziehungen der Kohlensäurevorkommen zu Gebieten mit jungen Ergußgesteinen sind in Abb. 3.1 (S. 189) dargestellt. Vorkommen weit außerhalb dieser Gebiete müssen auf entgasende Magmaherde in größerer Tiefe zurückgeführt werden. Reine CO_2-Exhalation bildet das Endstadium des erkaltenden Vulkanismus. Der Reichtum an kohlensäurehaltigen Quellen in Mitteleuropa steht im Gegensatz zu Ländern mit noch aktivem Vulkanismus (z. B. Japan, Italien, Island), wo die Wässer häufig andere juvenile Bestandteile enthalten. Die Steigerung des Lösungsvermögens durch CO_2 erklärt, warum Quellen im Bereich eines alten Vulkanismus mineralreicher sind als die meist wärmeren Quellen im Bereich aktiven Vulkanismus.

H_2S kann durch die reduzierende Wirkung organischer Verbindungen aus Gips entstehen. Schwefelbakterien entwickeln z. B. im Schwarzen Meer, aber

auch in einigen Schwefelquellen H_2S. Dieses kann allerdings auch vulkanischen Ursprungs sein.

Radon, das kurzlebige radioaktive Zerfallsprodukt des Radium, findet sich in ubiquitärer Verbreitung in fast allen Gesteinen und Wässern in geringen Konzentrationen, ebenso wie in der bodennahen Atmosphäre. Auch viele unserer Süßwasserbrunnen enthalten einige Mache-Einheiten (vgl. S. 428 ff.). Höhere Radonkonzentrationen in den Mineralquellen entstammen i. allg. Uranmineralien, Porphyr und Gneis. Da sich Radon besser in Gasen als im Wasser löst, enthalten die Begleitgase mancher Quellen oft größere Mengen als das Quellwasser. Als Folge der Umwandlung radioaktiver Substanzen finden sich in manchen Quellen auch größere Mengen von Helium sowie andere radioaktive Elemente.

Die Gase sind bei ihrem Aufsteigen an die Oberfläche nicht an den Transport durch das Wasser gebunden. Sie benutzen aber vielfach dieselben Spalten der Erdrinde, in denen auch das Wasser aufsteigt. Auch gibt es reine Gasquellen, von denen praktisch v. a. die CO_2- und H_2S-Gasquellen balneologisch bedeutsam sind.

Temperatur des Quellgutes

Quellen, deren Temperatur die der oberflächennahen Bodenschichten überschreitet, beziehen ihre Wärme aus den Wärmevorräten des Erdinneren (Abb. 3.5). Andere Wärmequellen, wie exotherme chemische Prozesse oder der radioaktive Zerfall, kommen nur ausnahmsweise in Betracht. Die durch innere und äußere Reibung beim Durchfließen der Erdrinde produzierte Wärme reicht bestenfalls aus, Abkühlungsverluste beim Aufsteigen zu kompensieren.

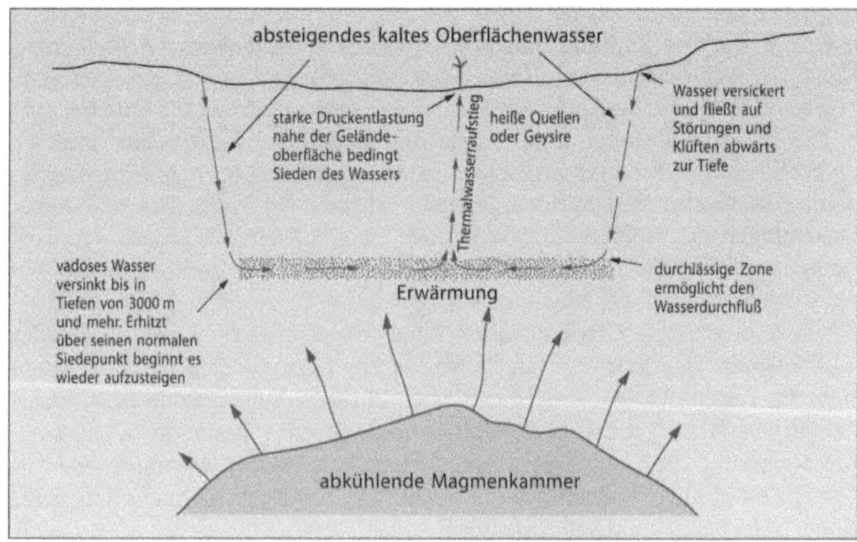

Abb. 3.5. Hydrothermale Fließsysteme im Umfeld einer Magmenkammer. (Nach Michel 1994)

Beim Eindringen in den Erdboden nimmt die Temperatur (je nach den lokalen Bedingungen) pro 15–100 m um 1°C zu (mittlere geothermische Tiefenstufe für Europa ca. 33 m/°C). Die einfache Vorstellung, daß warme Wässer in entsprechend großen Tiefen mit Umgebungswärme gespeist werden, reicht allerdings nach den durchgeführten Berechnungen nicht zur Erklärung der Quellwärme aus. Der vertikale Wärmestrom der Erdrinde ist zu gering, um so große Wärmemengen, wie sie in manchen Quellen gefördert werden (bis über 10^8 cal/Tag), konstant zu liefern. Es müssen daher noch andere Wärmespender beteiligt sein. Dafür kommt einerseits eine Konvektion aus oberflächennahen heißen Magmaherden in Betracht (vgl. Abb. 3.5), andererseits ein Wärmetransport durch vulkanische Exhalation, speziell von überhitztem juvenilem Wasserdampf, da Kohlensäuregas nur eine niedrige spezifische Wärme hat. Die erforderlichen Dampfmengen, deren Beimischung und Kondensation die Wärme liefern, müßten bis zu 10% des Gesamtwassers ei-

Tabelle 3.3. Beispiele für Deutsche Thermalquellen mit Temperaturen über 30°C. (Nach Michel 1994)

	Lokalität	Temperatur (°C)	Tiefe (m)
1	Bad Endorf	90	4849
2	Aachen-Burtscheid	72	–
3	Baden-Baden	68	–
4	Wiesbaden	67	115
5	Bad Birnbach	65	1618
6	Bad Urach	60	770
7	Bad Bellingen	57	1194
8	Bad Füssing	56	1142
9	Bad Griesbach	50	1522
10	Bad Ems	44	130
11	Bad Krozingen	41	586
12	Wildbad	40	56
13	Bad Salzuflen	37	1018
14	Bad Waldliesborn	37	900
15	Bad Neuenahr	37	359
16	Bad Oeynhausen	37	1034
17	Steinenstadt	34	490
18	Bad Bertrich	33	28
19	Bad Nauheim	33	180
20	Oberlahnstein	32	450
21	Aßmannshausen	31	–
22	Schlangenbad	31	–

ner Quelle erreichen. Warme Quellen (Thermen) finden sich bevorzugt in Gebieten mit noch aktivem Vulkanismus. Bei warmen Quellen, die rein vadoses Wasser führen, muß die Erwärmung in großen Tiefen und der Aufstieg zur Oberfläche auf kurzem Wege erfolgen (Tabelle 3.3).

2.1.5 Chemie der Heilquellen

Allgemeine Eigenschaften der mineralstoffhaltigen Wässer

Mineralquellen liefern dünne Lösungen von Mineralien in Wasser, wobei deren Konzentration definitionsgemäß gewisse Grenzen überschreitet (vgl. S. 207). Auch die sog. Süßwasserquellen enthalten aus dem Boden aufgenommene Stoffe in Lösung, chemisch reines Wasser kommt in der Natur nicht vor. Inwieweit auch besondere Zustandsformen des Wassers für Mineralquellen charakteristisch sind, bedarf noch der Klärung (vgl. S. 201 ff.).

Dem hohen Verdünnungsgrad entsprechend sind die Mineralwässer stark dissoziiert, d. h. die Mineralstoffe sind nicht in Molekülform, sondern in Form von Ionen gelöst. Dabei besteht ein Gleichgewichtszustand zwischen dissoziiertem und nichtdissoziiertem Anteil einer Lösung (Dissoziationskonstante). Der Dissoziationsgrad nimmt i. allg. mit dem Verdünnungsgrad zu. In Lösungen, die mehrere Stoffe enthalten, wie dies bei den mineralstoffhaltigen Wässern der Fall ist, werden die Verhältnisse komplizierter. Im allgemeinen vermindern Salze mit gleichnamigen Ionen Löslichkeit und Dissoziation, während Salze mit ungleichnamigen sie erhöhen. Auch kann die Löslichkeit für schwer lösliche Ionenkombinationen durch die Anwesenheit anderer erheblich erhöht werden. Während Salze, v. a. Chloride, Bromide und Jodide, stark dissoziiert sind, bestehen bei Säuren und Basen in Abhängigkeit vom pH-Wert große Unterschiede. Schwache Säuren, z. B. Kieselsäure und Borsäure, bleiben zum großen Teil in molekularer Form in Lösung. Darüber hinaus spielen auch die einer Dissoziation entgegengesetzten Vorgänge einer Zusammenlagerung von Molekülen zu größeren Aggregaten sowie die Bildung von Komplexionen in den Mineralwässern eine Rolle, so daß außerordentlich komplizierte Lösungsbedingungen herrschen (vgl. Quentin 1962 a).

Während aus reinen Gasquellen Gase trocken ohne Mischung mit Wasser austreten können (Sulfatare: Schefelwasserstoffgas; Mofetten: Kohlensäuregas), löst sich bei gemeinsamem Vorkommen von Gas und Wasser in der Quellentiefe ein Teil des Gases im Wasser. Bei vorhandenem Gasüberschuß kann sich das Wasser mit dem Gas sättigen, der übrige Teil des Gases steigt mit dem Wasser auf und strömt an der Quellenfassung frei aus. Hinsichtlich des Gasgehaltes einer Quelle ist also zwischen den frei aufsteigenden Gasen und im Wasser gelösten Gasen zu unterscheiden, wobei letztere zu den undissoziierten Bestandteilen des Quellwassers gehören. Die Löslichkeit der Gase im Wasser ist abhängig von Gasdruck, Temperatur und Mineralstoffgehalt. Die mengenmäßige Zusammensetzung der im Wasser gelösten und frei aufsteigenden Gase stimmt also nicht überein.

Infolge der gegenüber dem Erdinneren stark veränderten Umgebungsbedingungen (Druck, Temperatur u. a.) unterliegen die Mineralwässer beim

Quellenaustritt und auf den weiteren Ableitungswegen Veränderungen, die sowohl die Inhaltsstoffe als auch die Zustandsform betreffen können und für den Quellenchemiker und -techniker von großem praktischem Interesse sind (vgl. S. 228 f.). In erster Linie handelt es sich dabei um ein *Entweichen von Quellgasen*. Im Gleichgewicht mit dem Partialdruck der Luft könnte z. B. ein mineralstoffhaltiges Wasser nur 5–10 mg CO_2/l enthalten. Der tatsächliche CO_2-Gehalt erreicht aber mehrere 1000 mg/l (Übersättigung). Die Entgasung erfolgt allerdings erst allmählich, so daß die Wässer in noch übersättigtem Zustand therapeutisch genutzt werden können. Durch Entgasung unterliegen auch die radioaktiven Wässer einer raschen Abnahme ihres Radongehaltes, wobei aber auch der radioaktive Zerfall in Folgeprodukte mit längerer Halbwertzeit eine Rolle spielt.

Insbesondere das Entweichen von CO_2 ist mit *sekundären Veränderungen der Löslichkeitsverhältnisse*, v. a. für die Erdalkalien, verbunden. Um z. B. eine gegebene Menge Ca^{2+} in Lösung zu halten, ist stets eine bestimmte CO_2-Menge notwendig. Wird das Kalk-Kohlensäure-Gleichgewicht durch Entgasung gestört, so fällt $CaCO_3$ aus (Sinterbildung). Dieser Vorgang kann auch durch Erhitzen ausgelöst werden.

Weitere Veränderungen sind durch *Oxidation von Inhaltsstoffen* möglich. In den Mineralwässern befindet sich i. allg. kein freier Sauerstoff, und die Inhaltsstoffe stehen auf niedrigen Oxidationsstufen. Besonders empfindlich gegen Luftzutritt ist der labile zweiwertige Quellenschwefel (H_2S, HS). Im einfachsten Falle bildet sich aus dem Schwefelwasserstoff unter Einwirkung des Luftsauerstoffs elementarer Schwefel, der dem Wasser eine milchige Trübung verleiht. Durch weitere Reaktionen können aber auch andere Schwefelverbindungen entstehen (z. B. Polysulfide, Polythionate, Thiosulfat), bis schließlich Sulfat als stabile Schwefelverbindung gebildet wird.

Entgasung von Kohlensäure und Luftoxidation wirken gemeinsam auf den Eisengehalt der Wässer. Die Abnahme der Kohlensäure führt zum Ausfallen gelöster Eisenverbindungen (Ferroverbindungen, Karbonate des Eisens). Das ausfallende Ferrohydroxid ist aber besonders stark oxidierbar. Da dreiwertiges Eisen ein gutes Fällungsmittel für andere Schwermetalle darstellt, kann z. B. auch Arsen durch diesen Vorgang ausgefällt werden.

Die verschiedenen Ausfällungen von Mineralstoffen sind oftmals unmittelbar am Quellenaustritt sichtbar (z. B. Abscheidung von Kalksinter, Schwefelschlamm, Eisenocker).

Chemie und Physik des reinen Wassers

Das große *Stofflösungsvermögen* des reinen Wassers beruht neben der Kleinheit des Wassermoleküls (Durchmesser ca. 2,8 Å) v. a. auf dessen polarem Charakter (Dipolmoment). Der Valenzwinkel der beiden positiv geladenen Wasserstoffkerne am Sauerstoffatom als Molekülmittelpunkt ist ein stumpfer Winkel (104°40′), so daß die Schwerpunkte der positiven und negativen Ladung nicht zusammenfallen. Das Dipolmoment erleichtert die Trennung der Ionen eines festen Stoffes und deren Umhüllung mit Wassermolekülen (Hydratation). Diese Eigenschaft des Wassers, die physikalisch in der hohen Dielektrizitätskonstanten (DK bei 18° C=81,1) zum Ausdruck kommt, ist maßgebend für den Mineralstoffreichtum natürlicher Heilwässer.

Das Dipolmoment ist auch verantwortlich für *Strukturmodifikationen* des Wassers durch Koordination der Wassermoleküle zu Komplexen. Dabei lassen sich 3 Formen unterscheiden, deren Mischungsverhältnis wechselt und die sog. Anomalien des Wassers begründet (Dichtemaximum und Siedepunkt weichen erheblich vom Erwartungswert ab):

- *Wasser I* (Tridymitstruktur): bevorzugte Koordination in Form eines Tetraeders, wobei 4 Wassermoleküle an den Ecken einer gleichseitigen Pyramide um ein 5. Molekül im Mittelpunkt gelagert sind. Durch Assoziation weiterer Tetraeder entstehen größere Molekülkomplexe.
- *Wasser II* (Quarzitstruktur): trigonal-trapezoedrische Molekülanordnung.
- *Wasser III* (dichteste Kugelpackung): übliche Anordnung der Moleküle in Lösungen.

Inwieweit solche Strukturmodifikationen balneologisch, etwa im Hinblick auf die besonderen unterirdischen Bedingungen der Heilwasserentstehung, von Bedeutung sind (vgl. Giessler 1957; Kukowka u. Rackow 1961), ist ebenso unentschieden wie die Natur der besonderen Zustandsform des Wassers, die als „Fervorzustand" bezeichnet wird (Rademacher et al. 1940). Im Pflanzenversuch führen Nährlösungen, die vorher 2mal 1 h im Autoklaven bei 2,5 atü auf 137° C erhitzt waren oder mit Wasser angesetzt wurden, das in gleicher Weise vorbehandelt war, zu Keimungshemmung und Wachstumsförderung. Als Grundlage dieses Effektes wurde eine physikochemische Zustandsänderung des Wassers angenommen (Fervorisation; lat. fervor: siedende Hitze). Nach den Vorstellungen von Vouk (1950) sollen besonders Thermalwässer durch die Bedingungen des Erdinnern in den Fervorzustand überführt werden, jedoch sind mehrfach kritische Einwände erhoben worden (Job et al. 1965; vgl. S. 226). In Pflanzenversuchen mit Mineralwässern sind auch ohne vorherige Fervorisation Auswirkungen im Sinne des Fervoreffektes festgestellt worden, auch bei sehr kurzfristigen Expositionen, so daß es sich um einen weitgehend unspezifischen Effekt handeln muß (Hildebrandt 1955a).

Schließlich sind noch die verschiedenen Formen von *Isotopenwasser* zu berücksichtigen. Sauerstoff hat 3 Isotope mit den Massen 16, 17 und 18. Vom Wasserstoff sind gleichfalls 3 Isotope bekannt, und zwar ^1H (Protium: H), ^2H (Deuterium: D) und ^3H (Tritium: T). Durch Kombination dieser Atomarten können verschiedene Wassermoleküle der Grundformel H_2O aufgebaut werden. Im gewöhnlichen Wasser beträgt das Mengenverhältnis H:D etwa 6000:1. Das „schwere Wasser" (D_2O) ist auch in natürlichen Mineralquellen nachgewiesen worden, auch über seine biologischen Wirkungen ist einiges bekannt. Das „sehr schwere Wasser" (T_2O) ist trotz seines geringen Vorkommens (1 : 109 Wassermoleküle) balneologisch von Interesse, da das radioaktive Tritium in der Natur infolge Kernumwandlung durch kosmische Höhenstrahlung entsteht und somit nur im Niederschlagswasser enthalten ist. Durch Messung des Tritiumzerfalls (Halbwertszeit: 12,4 Jahre) lassen sich daher Aussagen über die Herkunft des Wassers und die Wasserzirkulation machen, z. B. zur Unterscheidung von vadosem und juvenilem Wasser (vgl. S. 191; (Literaturübersicht bei Michel 1973, 1994).

Analyse der Heilwässer

Grundlage für die Beurteilung und Verordnung der Heilwässer ist die Feststellung ihrer chemischen Zusammensetzung sowie wichtiger physikalischer Eigenschaften. Hierfür hat sich eine spezielle, auf die balneologischen Bedürfnisse ausgerichtete Form der Analyse herausgebildet (Literaturübersichten bei Fresenius u. Schneider 1962; Fresenius 1989; vgl. Deutscher Bäderverband 1991).

Bei der *chemischen Analyse* handelt es sich im Prinzip um eine Ionenanalyse unter Annahme einer hundertprozentigen Dissoziation, von der nur einige schwer dissoziierbare schwache Säuren, die in molekularer Form vorliegen (Metakieselsäure, Metaborsäure u. a.), ausgenommen werden. Außerdem werden die physikalisch frei gelösten gasförmigen Bestandteile gesondert festgestellt. An *physikalischen Eigenschaften* interessieren außer der Schüttung (Liter/min) v. a. die Temperatur, die Radioaktivität sowie ggf. auch elektrische Leitfähigkeit, Dichte (Gefrierpunkterniedrigung) und Wasserstoffionenkonzentration. Selbstverständlich erfordert die Heilwasseranalyse auch die bakteriologische und mikroskopische Untersuchung nach den Erfordernissen der *Trinkwasserhygiene.*

Die Ergebnisse der Analyse werden in Form einer Tabelle zusammengestellt, die eine spezielle Anordnung aufweist (Beispiel in Tabelle 3.4) (vgl. auch Fresenius 1989). Im ersten Abschnitt werden die ionisierten Bestandteile, getrennt nach Kationen und Anionen, aufgeführt, in einem zweiten Abschnitt die nicht dissoziierten Bestandteile und in einem dritten die gelösten Gase. In der ersten Spalte werden für alle Bestandteile die ermittelten Mengen in Milligramm pro Liter Quellwasser angegeben. Sind Stoffe nur qualitativ nachgewiesen (Spektralanalyse), so werden diese außerhalb der quantitativen Tabelle gesondert angeführt (Spurenstoffe). Die Summe der im ersten und zweiten Tabellenabschnitt zusammengestellten Mengen an gelösten festen Bestandteilen, der sog. Gesamtmineralstoffgehalt, ist eine für die Beurteilung des Heilwassers wichtige Größe. Von den pro Liter Quellwasser enthaltenen gelösten Gasmengen interessiert in erster Linie die des Kohlenstoffdioxids.

Zur Beurteilung der chemischen Wirkungsmöglichkeiten eines Heilwassers reicht die Bestimmung der einfachen Konzentrationsverhältnisse für die dissoziierten Bestandteile nicht aus, vielmehr müssen dazu Molekulargewicht und Wertigkeit (Äquivalentgewicht) berücksichtigt werden. Im Beispiel der Tabelle 3.4 sind für die Kationen und Anionen zunächst die molaren Konzentrationen (Quotient aus absoluter Konzentration und Molekulargewicht) in einer zweiten Spalte (Millimol) angegeben. In einer weiteren Spalte sind diese Werte mit der Wertigkeit multipliziert und somit in Milliäquivalenten (mval) ausgedrückt. (Die Millimolspalte ist heute nicht mehr gebräuchlich; vgl. Fresenius 1989.)

Da bei der Dissoziation von Salzen gleiche Valenzsummen von Kationen und Anionen entstehen, hat man in der Milliäquivalentspalte der Tabelle eine

Tabelle 3.4. Beispiel einer Analysentabelle (vgl. dazu Abb. 3.6, S. 206)

Analyse der Arminius-Quelle (Bad Lippspringe)

(Auszug aus der „Kleinen Mineralwasseranalyse" v. 24. 8. 1951; Chemisches Laboratorium Fresenius, Wiesbaden)

Schüttung der Quelle: 360 l/min

Wassertemperatur: 20,2 °C

pH-Wert: 6,50

In 1 Liter des Wassers sind enthalten:

	Milligramm (mg)	Millimol (mmol)	Millival (mval)	Millival-% (mval-%)
Kationen:				
Natrium (Na^+)	127,8	5,558	5,558	15,99
Kalium (K^+)	4,8	0,1228	0,1228	0,35
Magnesium (Mg^{2+})	66,4	2,730	5,461	15,71
Kalzium (Ca^{2+})	471,0	11,75	23,50	67,60
Mangan (Mn^{2+})	0,38	0,0069	0,0138	0,04
Eisen (Fe^{2+})	3,0	0,0537	0,1074	0,31
Summe:	–	–	34,76	100,00
Anionen:				
Chlorid (Cl^-)	169,2	4,772	4,772	13,73
Sulfat (SO_4^{2-})	1041,0	10,835	21,67	62,34
Hydrogenkarbonat (HCO_3^-)	507,7	8,321	8,321	23,93
Summe:	2391,0	–	34,76	100,00
Undissoziierte Stoffe:				
Kieselsäure (meta) (H_2SiO_3)	28,0	0,3580		
Summe:	2419,0			
Gasförmige Stoffe:				
Freies gelöstes Kohlendioxid (CO_2)	134,0	3,045 = 67,8 ml bei 0 °C und 760 Torr		
Summe:	**2553,0**			

Nitrat, Nitrit und Ammonium nicht nachweisbar

Charakteristik: Kalzium-Sulfat-Hydrogenkarbonat-Therme

gewisse Kontrollmöglichkeit für die Zuverlässigkeit der Analyse, indem auch hier die Milliäquivalentsummen bei den Kationen und Anionen gleich groß sein müssen. Allerdings müssen dabei u. U. Abweichungen des pH-Wertes berücksichtigt werden.

Für den Charakter eines Mineralwassers sind hinsichtlich der plastischen Elemente (vgl. S. 195) weniger die absoluten Mengen der einzelnen Bestandteile maßgebend als vielmehr ihre Verhältnisse zueinander. Aus diesem Grunde werden die für alle Bestandteile gefundenen Millivalwerte in einer weiteren Spalte der Tabelle in Prozent der bei den Kationen und Anionen gefundenen Milliäquivalentsummen ausgedrückt (Milliäquivalentprozentspalte). Überschreitet dabei ein Bestandteil den Wert von 20 mval%, so wird er in der chemischen Bezeichnung des Wassers berücksichtigt. Im Beispiel der Tabelle 3.4 überschreitet bei den Kationen nur Kalzium die Grenze von 20 mval%, bei den Anionen SO_4 und HCO_3, so daß die Quelle chemisch als eine Kalzium-Sulfat-Hydrogenkarbonat-Quelle zu charakterisieren ist. Für einige biologisch hochwirksame Spurenstoffe wie Eisen, Arsen, Jod und Schwefel sowie für frei gelöste Kohlensäure genügt allerdings das Überschreiten bestimmter absoluter Konzentrationsgrenzen, um den Quellcharakter maßgeblich bzw. namengebend mitzubestimmen.

Die Analysentabelle wird häufig in verkürzter Form wiedergegeben, wobei lediglich die Milligramm-pro-Liter-Spalte sowie die Milliäquivalentprozentspalte berücksichtigt werden, da diese alle zur chemischen Charakterisierung des Heilwassers notwendigen Angaben enthalten. Neben der tabellarischen Darstellung der Analysenergebnisse sind – besonders zum Zweck anschaulicher Vergleiche – auch graphische Darstellungsmethoden entwickelt worden, von denen das Schaubild nach Udluft (1953, 1957) am gebräuchlisten ist. Abbildung 3.6 stellt als Beispiel die Daten der Tabelle 3.4 (S. 204) dar. Erläuterungen zum Darstellungsverfahren finden sich in der Legende.

Gemäß den *Begriffsbestimmungen für Kurorte, Erholungsorte und Heilbrunnen* des Deutschen Bäderverbandes (1991) bildet die sog. *Große Heilwasseranalyse* die Grundlage für die balneologische Verwendung eines Heilwassers. Ihre Aufgabe ist u. a. die nach dem Stand der Wissenschaft möglichst vollständige Erfassung aller Bestandteile. Unter Verwendung moderner Analysenmethoden werden in der Regel bis zu 60 verschiedene Elemente erfaßt. Dabei besteht natürlich die Frage, inwieweit eine genaue quantitative Bestimmung auch bei Spurenstoffen notwendig ist, die in der täglichen Nahrung oft in größerer Konzentration enthalten sind oder für die keine Grenzkonzentrationen bekannt sind. Eine Wiederholung der großen Heilwasseranalyse ist nach jeweils 20 Jahren vorgeschrieben.

Für orientierende und Kontrollzwecke werden außerdem sog. Kontrollanalysen (Kußmaul u. Fresenius 1988; vgl. Deutscher Bäderverband 1991) vorgenommen, die in kürzeren Abständen gefordert werden. Dabei werden neben den wichtigsten physikalischen Eigenschaften nur diejenigen Hauptbestandteile quantitativ bestimmt, die für die Charakterisierung des Heilwassers gemäß den geltenden Grenzwerten in Betracht kommen.

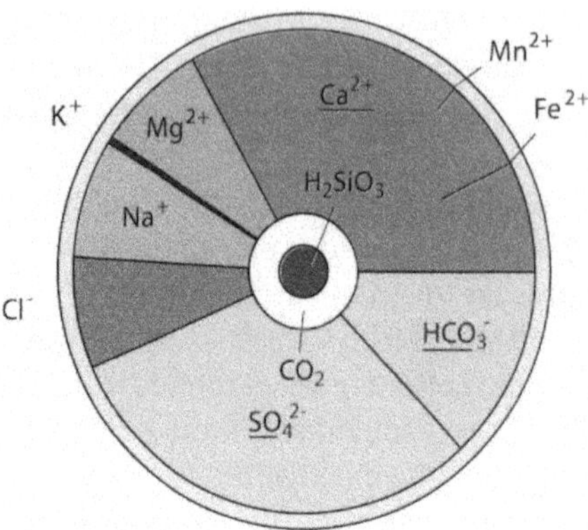

Abb. 3.6. Analysenwerte der Arminiusquelle, Bad Lippspringe, (Kalzium-Sulfat-Hydrogenkarbonat-Therme) in der Schaubilddarstellung nach Udluft (1953, 1957). *Gesamtkreisfläche:* Gesamtsumme der in mg/l enthaltenen Mineralstoffe, *obere Kreisflächenhälfte:* Kationenkreis (= 200 Neugrade), aufgeteilt in Sektoren, deren Größe dem mval%-Anteil jedes Kations entspricht (0,5 mval% = 1 Kreisbogengrad). Anteile über 20 mval% *unterstrichen. Untere Kreisflächenhälfte:* Anionenkreis (= 200 Neugrade) etc. *Radiusstrichteile:* Spurenstoffe unter 0,5 mval% (1 r = 0,5 mval%). *1. Innenkreisfläche:* Gesamtsumme der in mg/kg enthaltenen nichtdissoziierten Bestandteile, *2. Innenkreisfläche:* Gesamtsumme der in mg/l enthaltenen frei gelösten Gase (z. B. CO_2), *konzentrische Außenkreislinien:* Quelltemperatur, *1. Kreis:* + 20 bis + 36° C; *2. Kreis:* + 37 bis + 60° C; *3. Kreis:* über + 60° C. Auf eine Berücksichtigung der Radioaktivität, die gleichfalls durch Kreisabschnitte dargestellt werden kann, wurde hier verzichtet (vgl. dazu Udluft 1957). (Aus Gutmann 1959)

Wasserhygienische Kontrollen der Heilwässer sind je nach Verwendungszweck vierteljährlich bis täglich vorgeschrieben. Manche Heilbäder führen auch eine kontinuierliche Überwachung der Heilquelle hinsichtlich Schüttungsmenge, Temperatur, elektrischer Leitfähigkeit u. a. durch, was nicht nur von medizinischem, sondern v. a. auch von quellentechnischem Interesse ist.

Die Heilwasseranalysen beziehen sich in der Regel auf das am Quellort entnommene Wasser. Balneotherapeutisch wichtiger sind oft entsprechende Untersuchungen von Heilwasserproben unmittelbar am Anwendungsort oder auch der Flaschenfüllung. Die – v. a. bei längerer Speicherung und langen Zuleitungswegen – eintretenden Veränderungen durch Entgasung, Sinterung und Oxidation (s. S. 228 f.) lassen sich zwar quantitativ kontrollieren, sie sind aber möglicherweise nur ein Teil von kaum vollständig analysierbaren zeitabhängigen Umwandlungen der Heilwässer, die man unter dem Begriff der *Alterung* des Heilwassers zusammenfaßt. In verschiedenen Versuchsanordnungen ist eine im Laufe von Stunden eintretende Abschwächung oder Veränderung biologischer Reaktionen auf Heilwasserapplikationen einwandfrei nachgewiesen worden (vgl. S. 226 f.).

Begriffsbestimmungen und Einteilung der Mineral- und Heilwässer

Die Abgrenzung der Mineral- und Heilwässer gegenüber den Trinkwässern (Süßwässern) beruht auf 3 Unterscheidungsmerkmalen:

- höherer Mineralstoffgehalt (Gesamtmineralisation),
- Gehalt an besonders wirksamen und seltener vorkommenden Stoffen,
- höhere Temperatur des Wassers.

Unter dem Begriff *Mineralwässer* werden zunächst sowohl Tafelwässer, die als Erfrischungsgetränk in den Handel gebracht werden, als auch Heilwässer zusammengefaßt. Als *Tafelwässer* gelten die Mineralwässer als Lebensmittel im Sinne des Deutschen Lebensmittelgesetzes, wobei nach der Mineral- und Tafelwasserverordnung (MTVO) zwischen Mineralwässern mit über 1 g Mineralstoffen/l oder 250 mg Kohlenstoffdioxid/l, mineralarmen Wässern und künstlichen Mineralwässern unterschieden wird.

Mineralstoffhaltige Wässer, die überwiegend zur Heilung, Linderung oder Verhütung von Krankheiten benutzt werden, werden als *Heilwässer* bezeichnet. Voraussetzung dafür ist aber, daß ihre physikalisch-chemischen Eigenschaften den seit 1958 geltenden „Begriffsbestimmungen für Kurorte, Erholungsorte und Heilbrunnen" (neueste Fassung 1991) genügen und außerdem eine therapeutische Wirksamkeit für die angegebenen Heilanzeigen durch ein fachwissenschaftliches Gutachten nachgewiesen ist. Von den in der Bundesrepublik Deutschland vereinbarten Grenzwerten weichen die in Österreich festgesetzten nur gering ab, sonst bestehen aber international z. T. erhebliche Unterschiede bei der Abgrenzung der Heilwässer.

Für die *Einteilung der Heilwässer* nach ihren physikalisch-chemischen Eigenschaften gelten die folgenden Grenzkriterien, wobei von einem natürlichen Heilwasser mindestens eines dieser Kriterien erfüllt sein muß:

Wässer, die mehr als 1 g/l gelöste feste Mineralstoffe enthalten. Zur Charakterisierung werden alle Ionen herangezogen, die mit mindestens 20 mval% an der Gesamtkonzentration beteiligt sind (vgl. S. 203ff.):

- Chloridwässer:
  - Natrium-Chlorid-Wässer (veraltete Bezeichnung: muriatische Wässer). Natrium-Chlorid-Wässer mit über 240 mval/l Natrium- bzw. Chloridionen (entsprechend 5,5 g/l Natrium- und 8,5 g/l Chloridionen) werden als Solen bezeichnet;
  - Kalzium-Chlorid-Wässer;
  - Magnesium-Chlorid-Wässer;
- Hydrogenkarbonatwässer:
  - Natrium-Hydrogenkarbonat-Wässer (veraltete Bezeichnung: alkalische Wässer);
  - Kalzium-Hydrogenkarbonat-Wässer (veraltete Bezeichnung: erdige Wässer);
  - Magnesium-Hydrogenkarbonat-Wässer;
- Karbonatwässer;
- Sulfatwässer:
  - Natrium-Sulfat-Wässer (veraltete Bezeichnung: salinische Wässer, Glaubersalzwässer);

- Magnesium-Sulfat-Wässer (veraltete Bezeichnung: Bitterwässer);
- Kalzium-Sulfat-Wässer (veraltete Bezeichnung: Gipswässer);
- Eisen-Sulfat-Wässer (veraltete Bezeichnung: Eisenvitriolwässer);
- Aluminium-Sulfat-Wässer (veraltete Bezeichnung: Alaunwässer).

Wässer, die unabhängig vom Gesamtgehalt an gelösten festen Mineralstoffen besonders wirksame Bestandteile enthalten. Der Gehalt an wirksamen Bestandteilen muß (am Ort der Verwendung) mindestens folgende Grenzen erreichen:

- eisenhaltige Wässer 20 mg/l Eisen (früher 10 mg/l) (veraltete Bezeichnung: Stahlquelle);
- arsenhaltige Wässer 0,7 mg/l Arsen, entsprechend 1,3 mg/l Hydrogenarsenat;
- jodhaltige Wässer 1 mg/l Jod;
- schwefelhaltige Wässer 1 mg/l titrierbarer Schwefel;
- fluoridhaltige Wässer 1 mg/l Fluorid;
- radonhaltige Wässer 18 nCi/l=50 M.E. oder mstat/l bzw. 666 Bq/l;
- radiumhaltige Wässer 10–7 mg/l Radium;
- Kohlensäurewässer (Säuerlinge) 1000 mg/l freies Kohlendioxid.

Wässer, deren natürliche Temperatur am Quellenaustritt höher als 20° C ist (Thermen).

Mineralarme kalte Quellen, die keine der angeführten Voraussetzungen erfüllen (sog. Akratopegen), können in besonderen Fällen als Heilquellen anerkannt werden, wenn die geforderten krankheitsheilenden, -lindernden oder -verhütenden Eigenschaften durch klinische Gutachten nachgewiesen sind.

2.1.6 Meerwasser und Mineralseen

Zu den natürlichen Heilwässern zählt auch das *Meerwasser*, das zum Baden, Inhalieren und zu Trinkkuren genutzt wird. Hinsichtlich der Zusammensetzung seines Mineralstoffgehalts gehört es zu den Natrium-Chlorid-Wässern, seine hohe Kochsalzkonzentration kennzeichnet es als Sole (vgl. S. 207). Die Zusammensetzung des freien Weltmeeres ist überall sehr ähnlich (Tabelle 3.5). Bemerkenswert ist der relativ hohe Gehalt an Mg- und SO_4-Ionen. Von den Spurenstoffen, deren Konzentration in der Regel niedriger liegt als in den Mineralquellen, fällt besonders der hohe Gehalt an Brom auf. Im Küstenbereich, in Meeresbuchten und abgeschlossenen Meeren können erhebliche Abweichungen von der sonst konstanten Zusammensetzung auftreten (vgl. die Beispiele in Tabelle 3.6). So übersteigt z. B. im Toten Meer bei fehlendem Sulfat der Magnesiumgehalt den Natriumgehalt, im Kaspischen Meer liegt der SO_4-Gehalt 3mal höher. In der durch Meeresengen abgeschlossenen Ostsee nimmt die Salzkonzentration infolge der Süßwasserzuflüsse von Westen nach Osten rasch ab (vgl. Tabelle 3.6) und wird außerdem durch Wind- und Strömungsverhältnisse modifiziert. Auch im Schwarzen Meer ist der Mi-

Tabelle 3.5. Mittlere Zusammensetzung des Meerwassers. (Nach Dittmar; aus Gübeli 1962)

1 l Meerwasser enthält	g	mval	mval%
$Na^{\cdot}$	10,708	465,5	76,98
$K^{\cdot}$	0,387	9,90	1,638
$Ca^{\cdot\cdot}$	0,420	20,97	3,468
$Mg^{\cdot\cdot}$	1,317	108,3	17,91
		604,7	100,0
Cl'	19,341	545,45	90,20
Br'	0,066	0,83	0,137
SO_4''	2,688	55,96	9,254
HCO_3'	0,150	2,458	0,406
	35,077	604,7	100,0

Tabelle 3.6. Salzgehalte verschiedener Meere. (Mod. nach Holtmeier 1983)

Region	Salzgehalt (%)
Atlantischer Ozean	
25° Breite	3,7
Nordsee und Skagerrak	3,3
Kattegat und Sund	1,6
Ostsee bei Gotland	0,7
Schwarzes Meer	1,8
Mittelmeer bei Kreta	3,9
Rotes Meer, nördlicher Teil	4,0
Stiller Ozean	3,5
Totes Meer	bis 33

neralgehalt der Oberflächenschicht erniedrigt (12–18 g/l), die Limane (abgeschnittene Meeresbuchten an der Nordwestküste) enthalten etwa 5%ige Solen mit erheblichem Gehalt an schwefelsauren Alkalien. Die an Heilwässer zu stellenden hygienischen Anforderungen lassen sich beim Meerwasser meist nur durch Entnahme auf hoher See oder Abpumpen aus größeren Tiefen mit Filterung etc. erfüllen.

Auch im Binnenland kommen Seen mit hohem Mineralstoffgehalt vor, die balneologisch genutzt werden (Mineralseen, Salzseen). Am häufigsten enthalten sie Solen, die dem Kontakt mit unterirdischen Salzlagern entstammen (z. B. Leopoldshall, Salzburg bei Hermannstadt, Bärensee in Sowata), es gibt aber auch z. B. Mineralseen mit überschwelligem Natrium-Sulfat-Gehalt

(Glaubersalzseen, z. B. Lacul fundata) oder Natrium-Hydrogenkarbonat-Gehalt (alkalische Seen, z. B. Neusiedler See). Zum Teil sind diese Mineralseen beträchtlich warm. Diese Wärme stammt interessanterweise nicht von warmen Zuflüssen, sondern ist das Ergebnis einer Speicherung von Sonnenwärme (sog. Solarthermen). Eine konzentrationsabhängige Schichtung des Mineralwassers, bei der die Konzentration mit der Tiefe steil zunimmt, verhindert vertikale Austauschströmungen, so daß die Sonnenwärme durch Wärmeleitung in der Tiefe gespeichert wird.

2.2 Heilgase

Während die Quellengase (vgl. S. 197 f) mit ihrem im Wasser gelösten Anteil zu den undissoziierten Bestandteilen des Quellwassers gerechnet werden, müssen die frei aufsteigenden Begleitgase, wenn sie als künstlich *abgefangene Quellgase* therapeutisch verwendet werden sollen, ebenso wie die reinen *Gasquellen* einer besonderen Gasanalyse unterzogen und in ihrer Zusammensetzung kontrolliert werden. Die mengenmäßigen Anteile der im Wasser gelösten und frei aufsteigenden Gase können wegen derer unterschiedlichen Lösungsbereitschaft (Absorptionskoeffizient) stark differieren. Die Bezeichnung als *Heilgas* ist wiederum an den Nachweis krankheitsheilender, -lindernder oder -verhütender Eigenschaften durch wissenschaftliche Gutachten gebunden.

Die häufigsten Heilgasvorkommen betreffen das Kohlenstoffdioxid, und zwar sowohl als Gasquellen (Mofetten) als auch als Quellengas. Die Gase können an weiteren Gasbestandteilen Stickstoff, Sauerstoff, Edelgase, flüchtige Ammonverbindungen, Borsäure, Methan und andere Kohlenwasserstoffe sowie Wasserdampf enthalten.

Besonders in Stickstoffgasquellen und -quellgasen, bei denen von den genannten Gasarten der Stickstoff überwiegt, findet sich bei Abwesenheit von Sauerstoff unter den Spurenelementen das therapeutisch wichtige Schwefelwasserstoffgas (Schwefelgasquellen, sog. Solfatare; Schwefelquellgase). Seltener tritt dieses auch in CO-Gasquellen auf.

Die praktisch bedeutsamen radioaktiven Gasquellen und Quellgase enthalten als gasförmige Spurenelemente radioaktive Emanationen, in erster Linie Radon (Radiumemanation). Der Mindestgehalt für radonhaltige Heilgase beträgt 1 nCi/l. (Literaturübersichten bei Quentin 1962 a; Gübeli 1962; vgl. auch Deutscher Bäderverband 1991).

2.3 Peloide

2.3.1 Allgemeine Begriffsbestimmungen

Unter dem Begriff „Peloide“ (griech. pelos: Schlamm) werden natürliche anorganische und organische Stoffe bzw. Stoffgemische zusammengefaßt, die in Form von Schlamm- oder breiigen Bädern und Packungen therapeutisch verwendet werden. Sie sind durch geologische oder geologisch-biologische Vorgänge entstanden und liegen entweder in der Natur bereits feinkörnig vor oder werden künstlich in den erforderlichen feinkörnigen bzw. fein zerkleinerten Zustand gebracht (Aufbereitung der Peloide s. S. 238 ff.). Peloide können in der Natur sowohl wasserhaltig als auch trocken vorkommen, im letzteren Falle werden sie bis zum Erreichen der erwünschten Konsistenz mit Wasser oder Mineralwasser vermischt.

Heilpeloide müssen sich ebenso wie Heilwässer und -gase durch besondere Wirkungen auf den menschlichen Organismus bewährt haben. Ihre physikalischen und chemischen Eigenschaften sind durch Peloidanalysen (s. S. 222 ff.) nachzuweisen und durch Kontrollanalysen zu überprüfen (vgl. Deutscher Bäderverband 1991). Peloide, die nach einer Lagerzeit von mindestens 5 Jahren erneut balneotherapeutisch verwendet werden sollen, müssen darüber hinaus durch Sonderuntersuchungen kontrolliert werden, dürfen aber auch dann nur anteilig mit Frischmaterial verwendet werden.

2.3.2 Einteilung und Herkunft der natürlichen Peloide

Die Entstehung der Peloide fällt bei der Mehrzahl in die jüngere geologische Vergangenheit, Verwitterungsvorgänge sind dabei von besonderer Bedeutung (Literaturübersicht bei v. Bülow 1929; Lüttig 1988; Ziechmann 1988). Je nachdem, ob es sich um unter Luftabschluß im Wasser abgelagerte oder um mineralische Verwitterungsprodukte handelt, werden die Peloide in aquatische und terrestrische Lockersedimente eingeteilt (Tabelle 3.7). In der Gruppe der aquatischen Lockersedimente lassen sich solche, die aus organischem Material oder unter Mitwirkung von Organismen entstanden sind (sog. Biolithe), von anderen unterscheiden, die Ablagerungen reiner Mineralsubstanz entstammen (Abiolithe). Neuerdings sind unter vorwiegend geologisch-geneti-

Tabelle 3.7. Einteilung der Peloide. (Aus Hildebrandt 1985 b)

Peloidart	Beispiele
Aquatische Lockersedimente	
Torfe	Flachmoortorf, Hochmoortorf, Moorerde
Bituminöse Schlamme	Sapropel, Gyttja
Tonschlamme	Schweb, Schluff
Kalkschlamme	Seekreide, Alm
Kieselschlamme	Diatomeen-, Radiolaren-, Spongiengur
Schlicke	Süßwasser-, Salzwasserschlick
Sonderschlamme	Sulfid-, Ocker-, Phosphat-, Schwefelschlamm
Teerestrische Lockersedimente	
Heilerden	Ton, Lehm, Mergel, Löß, vulkanischer Tuff

Tabelle 3.8. Einteilung der Peloide. (Nach Deutscher Bäderverband 1991)

Peloidart	Geologisch.-genetische Gruppe Lockergesteine (Eupeloide)
Torf (Hochmoor-, Niedermoortorf, Moorerde)	Sedentäre Peloide
Lebermudde, Torfmudde, Kieselgur	Limnische Peloide
Marine Schlicke (Salzwasserschlick), Sapropel, Limane	Marine Peloide
Flußschlicke	Fluviatile Peloide
Schlammartige Quellsedimente (Sulfid-, Schwefel,- Ockerschlamm)	Krenogene Peloide
Löß	Äolische Peloide
Lehm, Ton	Pedogene Peloide
Tuffite[a]	Vulkanogene Peloide
	Festgesteine (Parapeloide)
Tonstein[a], Tonschiefer[a]	Tonsteinpeloide
Mergel, Kreide, Kalk, Dolomit	Kalksteinpeloide
Tuff[a], Phonolith[a]	Vulkanite Peloide

[a] In der balneotherapeutischen Praxis oftmals als „Fango" bezeichnet.

schen Gesichtspunkten andere Einteilungen der Peloide vorgeschlagen worden (Tabelle 3.8), die aber aus didaktischen Gründen im folgenden nicht berücksichtigt werden sollen.

Aquatische Lockersedimente

Torf entsteht durch Zersetzung und Sedimentation von Pflanzensubstanz unter Luftabschluß. Obwohl nur die natürliche Lagerstätte Moor genannt wird, sind für die balneotherapeutischen Anwendungen des Torfes die Bezeichnungen „Moorbad" und „Moorpackung" gebräuchlich. Die heute bestehenden Moore sind meist nacheiszeitlich entstanden (Fricke 1962); die in älteren geologischen Formationen entstandenen Torflager haben sich durch chemische Veränderungen (Inkohlung) zu Braun- und Steinkohle sowie zu Anthrazit umgebildet (Lüttig 1988).

Bei der Bildung von *Niedermooren* sedimentieren Überreste von Wasserpflanzen und -tieren sowie eingeschwemmte Mineralien in flachen stehenden oder nur langsam strömenden Gewässern, wobei zugleich auch von den Rändern her eine Verlandung durch absterbende Sumpfpflanzen fortschreitet (Schneider 1988). Die dichter werdende Oberfläche wird schließlich von einer charakteristischen Sumpfwaldflora überzogen. Bei Sinken des Grundwasserspiegels stirbt diese Vegetation ab, und die Moorfläche wird von anspruchslosen Torfmoosen u. a. besiedelt, die das Niederschlagswasser speichern und durch ihr radial fortschreitendes Wachstum zur gewölbten Oberfläche der *Hochmoore* führen (Abb. 3.7). Die Wachstumsgeschwindigkeit der Torfschicht beträgt etwa 1–3 mm pro Jahr. Moorbildung ist nur bei genügend feuchtem und mäßig temperiertem Klima möglich. In den arktischen Zonen

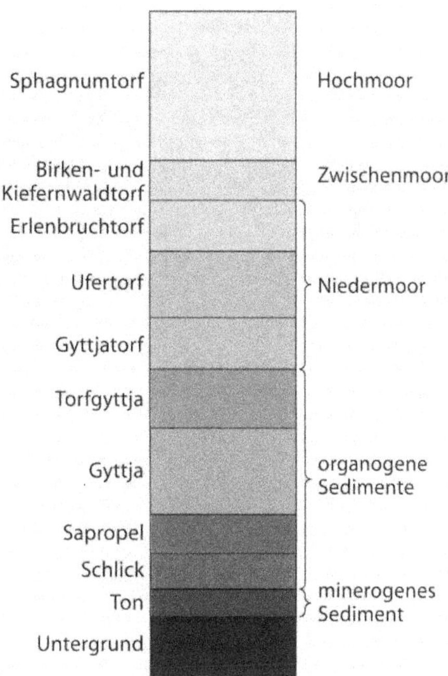

Abb. 3.7. Schematisches Normalprofil eines Moores nach Verlandung. (Nach Benade, aus Zörkendörfer 1962 b)

fehlt die für die Fäulnisprozesse erforderliche Wärme, in den Tropen gehen die Zersetzungsprozesse zu schnell vor sich. Mitteleuropa zählt zu den besonders moorreichen Gebieten (ca. 5% der Gesamtoberfläche), diese konzentrieren sich besonders in der nördlichen Tiefebene und an den niederschlagreichen Gebirgshängen Süddeutschlands (Abb. 3.8; vgl. auch Lüttig 1988).

Als Produkt der Moorbildung ist Torf ein kohlenstoffreiches Gemenge von mehr oder weniger zersetztem organischen Material. Unter den Zersetzungsprodukten dominieren Bitumen und die Huminsäuren, die die charakteristische braune bis schwarze Farbe und den sauren pH-Wert bedingen. Daneben sind nicht aufgelöste Pflanzenteile sowie anorganische Materialien wechselnder Menge und Beschaffenheit enthalten (Kalke, Quarze, Silikate). Bilden sich Moore im Zusammenhang mit dem Austritt von Mineralquellen, so gehen die Mineralbestandteile in das Moor über und können hier angereichert und (teilweise) umgewandelt werden (sog. *Mineralmoore*). So gibt es z. B. Eisenmoore, Sulfatmoore und Schwefelmoore mit Gehalt an freiem Schwefel und Schwefelwasserstoff.

Natürliche oder künstlich angelegte Abflüsse aus Mooren und Moorteichen, sog. *Schwarzwässer* (Benade 1938), stellen einen natürlichen Moorextrakt dar. Sie zeichnen sich in der Regel durch sehr niedrigen Gehalt an anorganischen Stoffen aus, während ihnen die enthaltenen organischen Moorbestandteile die gelbe bis dunkelbraune Farbe verleihen.

Moorerden sind Torfe mit mehr als 40% mineralischer Beimischung, die meist aus eingeschwemmtem Sand oder Ton besteht.

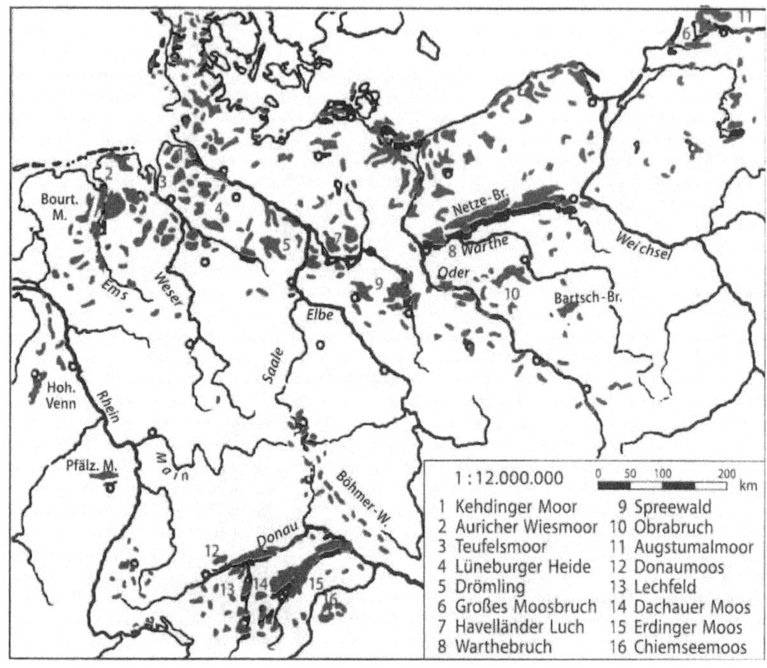

Abb. 3.8. Die Moorflächen Mitteleuropas. (Aus Meyers Lexikon, 7. Aufl., Bd. 8, Bibliographisches Institut, Leipzig 1928)

Bituminöse Schlamme sind organogene Sedimente, die unter mehr oder weniger vollständigen anaeroben Bedingungen in Binnenseen durch Gärungs- und Fäulnisprozesse entstanden sind. Das im Gegensatz zum Torf alkalisch reagierende Produkt ist flockig, stark gequollen und läßt stellenweise noch die grüne Farbe der Pflanzenteile erkennen. Bei den unter Mitwirkung anaerober Bakterien ablaufenden Fäulnisprozessen kann in beträchtlicher Menge Schwefelwasserstoff gebildet werden (Faulschlamm, Sapropel), während der unter nur teilweisem Luftabschluß entstandene „Halbfaulschlamm" (schwed. Gyttja: Schlamm) nur geringen Schwefelgehalt aufweist.

Tonschlamme sind rein mineralische, sehr feinkörnige Sedimente. Von den *Kalkschlammen* handelt es sich bei der Seekreide um dichte sinterartige Kalke, die durch organische Tätigkeit ausgefällt wurden und in Verbindung mit feuchten Wiesen und Mooren sowie an den Einmündungen kalkreicher Bäche in größere Seebecken entstanden sind. *Kieselschlamme* (Gure) sind Ablagerungen von Kieselskeletten in stagnierenden Gewässern, die reich an Diatomeen, Radiolaren oder Spongien waren. Sie können mächtige Schichten bilden und einen nicht geringen Anteil organischer Substanzen enthalten (20–30%).

Von den *Schlicken* bildet sich der *Salzwasserschlick* aus den in großen Mengen abgelagerten Einschwemmungen der ins Meer fließenden Flüsse, die aus feinsten mineralischen Partikeln und dem absterbenden Plankton bestehen. Die Sedimentation erfolgt in strömungsarmen Buchten des Mündungsbereiches. Das durch die Flußtrübung ins Meer geförderte Material wird z. B. beim Rhein auf jährlich ca. 7 Mio. m^3 geschätzt. Schlick ist ein plastisches, blauschwarzes Material, das vorwiegend Mineralien, aber auch organische Substanzen enthält und alkalisch reagiert. Der Schwefelgehalt entstammt Fäulnisprozessen des organischen Anteils, der Salzgehalt dem Meerwasser. Ähnliche Sedimente entstehen auch in Flüssen und Binnenseen (*Süßwasserschlicke*).

Zu den Schlicken zählen auch die Ablagerungen in den ertrunkenen Flußmündungen des Schwarzen Meeres (Limane), die wahrscheinlich die am frühesten therapeutisch genutzten Peloide darstellen (sog. Limanschlamm; vgl. Kampe u. Knetsch 1940). Durch die Verdunstung des vom Meer abgeschnittenen Limanwassers mit Sommertemperaturen über 30° C entsteht eine Salzlauge, die über den Schlammschichten lagert und die Bildung großer Mengen schwefelsaurer Alkalien mit Hilfe von Schwefelbakterien ermöglicht. Das alkalisch reagierende Material ist schwarz, sehr plastisch und riecht stark nach H_2S.

Sonderschlamme sind Sedimente, die im Zusammenhang mit Mineralquellen, teilweise unter Mitwirkung von Mikroorganismen an den Ausfällungsvorgängen, entstanden sind. So werden z. B. von Thermen Verwitterungsprodukte zutage gefördert und als heißer *Quellenschlamm* abgelagert. Bei Beteiligung von Gasemanationen bzw. Gaseruptionen (Erdgas oder Kohlensäure) an der Austreibung können kraterförmige Öffnungen entstehen (sog. Schlammvulkane). Ferner werden schwefelhaltige Sedimentschlamme, ausgefälltes Eisenhydroxid (Ockerschlamm) und verschiedene andere Sonderschlamme therapeutisch verwendet.

Terrestrische Lockersedimente

Die *Heilerden* sind mineralische Verwitterungsprodukte, wobei physikalische und chemische Verwitterungsvorgänge an ihrer Bildung beteiligt sein können. Transporte durch die Luftbewegung und mechanische Sedimentation können an ihrer Anreicherung mitwirken. *Ton* besteht zum überwiegenden Anteil aus Aluminiumoxid, das meist aus der Verwitterung von Silikaten (Feldspat, Glimmer) hervorgegangen ist. *Lehm* ist ein Ton, der stark durch Eisen, Sand u. a. verunreinigt ist, *Mergel* enthält darüber hinaus kohlensauren Kalk. *Löß* ist ein sehr feinkörniges äolisches Sediment, das aus ausgetrocknetem eiszeitlichen Schlamm ausgeblasen und auf dem trockenen Land abgelagert wurde. Bei *Tuff* handelt es sich um ein vulkanisches Gestein von unterschiedlicher Festigkeit, das sich überwiegend durch die schichtweise Anhäufung vulkanischer Aschen gebildet hat und zum therapeutischen Gebrauch fein zermahlen wird (z. B. Eifelfango). Auch die balneologische Nomenklatur der Heilerden weicht teilweise von den geologischen und mineralogischen Bezeichnungen ab, die neuerdings im balneologischen Bereich verwendet werden.

2.3.3 Physikalische und chemische Eigenschaften

Physikalische Eigenschaften

Für die therapeutische Nutzung in Form von Breibädern und Packungen sind die physikalischen Eigenschaften der Peloide von besonderer Bedeutung. Da natürlicher Wassergehalt und natürliche Konsistenz der verschiedenen Peloide sehr unterschiedlich sind (Tabelle 3.9), lassen sich die physikalischen Merkmale nur vergleichend beurteilen, wenn sie auf eine „Normalkonsistenz" (Benade 1948) bezogen werden. Diese *Normalkonsistenz* ist zugleich durch den Zustand 100%iger Wassersättigung und optimaler Breibadkonsistenz gekennzeichnet. Die für Peloidpackungen optimale Konsistenz muß unter der Fließgrenze des Peloids liegen, sie wird bei überwiegend organischen Peloiden bei etwa 80% des Wassergehaltes der Normalkonsistenz erreicht. Bei überwiegend mineralischen Peloiden muß die Fließgrenze u. U. experimentell bestimmt werden (vgl. S. 222f; Kleinschmidt u. Ulrich 1993, 1995).

Die *Wasserkapazität* eines Peloids ist durch den Wassergehalt bei Normalkonsistenz festgelegt und gibt an, wieviele Gramm Wasser von 1 g Trockenmasse gebunden werden können. Sie nimmt mit dem Anteil organischer Stoffe zu (Tabelle 3.9 und 3.11). Die Größe der Wasserkapazität ist nicht nur deshalb wichtig, weil sich aus ihr das Mischungsverhältnis von naturfeuchtem Peloid und Wasser zur Herstellung eines Breibades mit voller Wassersättigung ergibt, sondern v. a. auch deshalb, weil die Wasserkapazität zugleich die thermischen Eigenschaften des Peloids entscheidend mitbestimmt (s. S. 461 ff.).

Unter den verschiedenen Bindungsformen des Wassers in Peloiden ist der Anteil chemisch gebundenen Wassers nur sehr gering (Souci 1956). Im wesentlichen ergibt sich das *Wasserbindungsvermögen* eines Peloids einerseits aus der Fähigkeit seiner organischen Bestandteile, kolloidal gebundenes Quellungswasser in quellbare Substanzen sowie als intrazelluläres Wasser aufzunehmen, und andererseits aus der Eigenschaft, sog. Porenwasser in die kapil-

Tabelle 3.9. Wasserbindungs- und Quellungsvermögen der Peloide. (Nach Daten von Quentin 1962b, 1967; aus Hildebrandt 1985b)

Peloidart	Wasserkapazität (g Wasser für 1 g Trockenmasse)	Wassergehalt bei Normalkonsistenz (%)	Sedimentvolumen (ml)		Quellungsgrad
			Naturfeucht	Trocken	
Hochmoortorf	12–24	92–96	28–49	3–8	6–12
Flachmoortorf	5–14	83–93	15–27	3	5–9
Bituminöser Heilschlamm	5–12	83–92	6–14	3–4	5–9
Seeschlick	0,6–2	38–67	3–4	1–3	1,5–3
Heilerde	0,3–0,7	22–41	1–2	–	–

lären und größeren Hohlräume einzulagern. Bei den überwiegend organischen Peloiden wird daher das Wasserbindungsvermögen in erster Linie vom *Quellungsgrad* bestimmt (Verhältnis des Quellungsvermögens des naturfeuchten Peloids gegenüber der getrockneten Substanz). Bei den mineralischen Peloiden ist dagegen das Wasserbindungsvermögen überwiegend vom *Aufteilungsgrad* (Feinkörnigkeit) abhängig. Nur Peloide mit sehr feinen und gleichmäßigen Kornfraktionen erreichen die für die Anwendung erwünschte salbenartige Konsistenz. Der Aufteilungsgrad mineralischer Peloide kann am geringen *Sedimentvolumen* kontrolliert werden. Dieses ist definiert als derjenige Raum, der von einem naturfeuchten Peloid mit 1 g Trockenmasse nach 7- bis 14tägiger Sedimentation im Wasser eingenommen wird (Tabelle 3.9). Der Aufteilungsgrad ist im übrigen auch für die physikalisch-chemischen sorptiven Eigenschaften der Peloide von großer Bedeutung (vgl. S. 219).

Die Quellungseigenschaften eines Peloids können bei zu großer Austrocknung durch irreversible Änderung kolloidaler Substanzen herabgesetzt werden, was bei der Lagerung besonders beachtet werden muß.

Im Hinblick auf den Auftrieb im Bad (vgl. S. 241 ff.) ist auch die Dichte des normalkonsistenten Peloids von Interesse. Diese steigt mit zunehmendem Anteil mineralischer Substanzen (bis zu 2,0), während sie sich bei Badebreien aus Hochmoortorf mit Wassergehalten von 92–96% wenig von 1,0 (Wasser) unterscheidet.

Die *thermophysikalischen Eigenschaften* der Peloide sind die entscheidende Grundlage für ihre therapeutische Verwendung als Wärmeträger. Das mehr oder weniger große Wasserbindungsvermögen nähert die Peloide in der Normalkonsistenz hinsichtlich ihrer Wärmekapazität den Eigenschaften des Wassers (mit der höchsten spezifischen Wärme=1) an, ohne gleichzeitig die für Flüssigkeiten charakteristische Steigerung des Wärmetransportes durch Konvektion zuzulassen. Je höher die Wärmekapazität und je niedriger die für den Wärmetransport verbleibende Fähigkeit zur Wärmeleitung (Konduktion) eines Peloids ist, um so größer ist seine *Wärmehaltung*. Diese kennzeichnet die Fähigkeit des Peloids, Wärme zu speichern und festzuhalten:

Wärmehaltung W = Wärmekapazität/Wärmeleitzahl (s/cm^2),
wobei die Wärmekapazität = spezifische Wärme × Dichte ist.

Wie die Zusammenstellung der thermischen Kenngrößen in Tabelle 3.10 zeigt, nimmt die spezifische Wärme der Peloide mit höherer Wasserkapazität stark zu, während sich die Unterschiede bei der Wärmekapazität infolge der größeren Dichte der anorganischen Bestandteile vermindern. Der Vergleich der Wärmeleitzahlen läßt erkennen, daß die organischen Stoffe schlechtere Wärmeleiter sind als anorganische, sie übertreffen darin sogar das (konvektionslose) Wasser. Innerhalb der Stabilitätsgrenzen eines Peloidbreies (vgl. Kleinschmidt u. Ulrich 1993) führt demnach Wasserzusatz bei wasserärmeren mineralischen Peloiden zu einer Erhöhung der Wärmehaltung, während Peloide mit ohnehin hohem Wassergehalt bei weiterem Wasserzusatz ihre Wärmehaltung vermindern.

Tabelle 3.10. Thermische Kenngrößen verschiedener Peloide im Vergleich zu Wasser. (Nach Daten von Quentin 1962 b, 1967; aus Hildebrandt 1985 b)

Peloidart (Normalkonsistenz)	Spezfische Wärme c $\left(\frac{cal}{g \cdot °C}\right)$	Wärmekapazität $c \rho$ $\left(\frac{cal}{ml \cdot °C}\right)$	Wärmeleitzahl $\lambda x 10^{-4}$ $\left(\frac{cal}{cm \cdot s \cdot °C}\right)$	Wärmehaltung W $\left(\frac{s}{cm^2}\right)$
Badetorfe	0,85–0,95	0,93–0,99	11,5–12,5	700–1000
Organische Schlamme				650–800
Schlicke	0,67	0,91	16,0	500–570
Kreiden	0,47	0,80	22,3	360–400
Lehme, Ton	0,42	0,76	29,2	300–480
Fango	–	–	–	330–450
Vergleichswerte für Wasser	1,00	1,00	(13,0)	(769,2) (konvektionslos)

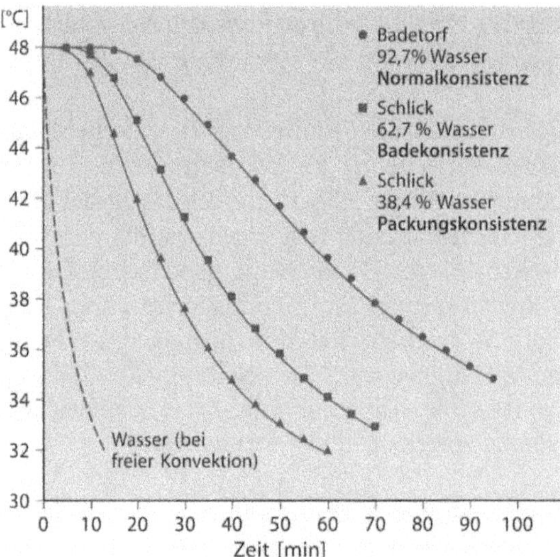

Abb. 3.9. Abkühlungskurven von Badetorf (Normalkonsistenz) sowie von Schlick (Bade- und Packungskonsistenz) im Vergleich zum Wasser. (Nach Eichelsdörfer 1966; aus Quentin 1967)

Einen anschaulichen Vergleich der thermischen Eigenschaften ermöglichen die unter Standardbedingungen im therapeutischen Bereich gewonnenen Abkühlungskurven verschiedener Peloide gegenüber Wasser (Abb. 3.9). Die sich daraus ergebenden Besonderheiten der Wärmeübertragung auf den badenden Organismus (vgl. S. 249 ff.) sind naturgemäß streng an die Ausschaltung der Wärmekonvektion des Wassers durch die breiige Konsistenz des Peloids gebunden, die bei sog. Moorextraktbädern nicht gewährleistet ist.

Sorptive Eigenschaften

Die sorptiven Eigenschaften der Peloide betreffen alle Vorgänge der physikalischen und chemischen Adsorptionen und Absorption. Dazu rechnen die Fähigkeit zur Anlagerung von Ionen und Molekülen an den Grenzflächen der festen Teilchen und die des Ionenumtausches, d. h. Ionen im Austausch gegen die Bindung anderer Ionen an die wäßrige Phase abzugeben.

Bei den anorganischen Peloiden sind die sorptiven Fähigkeiten vorwiegend an die Mineralien mit sehr kleiner Korngröße (z. B. Tonmineralien) gebunden, beim Torf werden sie überwiegend von den organischen Bestandteilen bestimmt, wobei die Humusstoffe an erster Stelle stehen. Der Ionenumtausch betrifft fast ausschließlich Kationen, die Umtauschkapazitäten sind noch unzureichend untersucht.

Das sorptive Bindungsvermögen erhöht bei einer Ausscheidung von körpereigenen Stoffen auf der Haut das Konzentrationsgefälle zum Peloidbrei. In dieser Hinsicht wurden zwischen verschiedenen Peloiden erhebliche Unterschiede nachgewiesen. Die zugunsten von Moorextraktbädern entwickelte Vorstellung, daß im normalkonsistenten Breibad lösliche organische Bestandteile durch „Eigenadsorption" festgehalten würden, so daß diese Stoffe erst bei stärkerer Wasserzugabe konzentrierter gelöst werden könnten, ist experimentell widerlegt (Quentin 1960, 1962b, 1967).

Chemische Bestandteile

Die chemische Zusammensetzung der Peloide wechselt nicht nur mit den Peloidarten, sondern kann auch an verschiedenen Orten und in verschiedenen Tiefen ein und derselben Lagerstätte sehr unterschiedlich sein. Eine Übersicht über die Grundzusammensetzung der wichtigsten Peloidarten durch anorganische und organische Stoffe und deren wasserlösliche Anteile gibt Tabelle 3.11 (vgl. auch Flaig 1982, 1988; Ziechmann 1987; Naucke 1988; Literaturübersicht bei Ziechmann 1988). Angaben über den Wassergehalt in naturfeuchtem Zustand sind Tabelle 3.9 (S. 216) zu entnehmen.

Tabelle 3.11. Der Gehalt verschiedener Peloide an anorganischen und organischen Stoffen sowie an deren wasserlöslichen Anteilen. (Nach Daten von Quentin 1962b, 1967; aus Hildebrandt 1985b)

Peloidart	Anorganische Stoffe (% in Trockenmasse)	Wasserlösliche anorganische Stoffe (% in Trockenmasse)	Organsiche Stoffe (% in Trockenmasse)	Wasserlösliche organische Stoffe (& in Trockenmasse)
Hochmoortorf	1–5		95–99	
Flachmoortorf Moorerde	1–70	unter 1,0	30–99	0,04–2,0
Organische Schlamme	54–80	0,7–2,2	20–46	1–4
Schlicke	97–98	4–12	1,7–2	0,60–1,6
Fango, Ton	96–99,7	0,2–1,0	0,3–4	0,04–0,07

Der *Wassergehalt* naturfeuchter Peloide ist in erster Linie ein Maßstab für ihren Quellungszustand. Dieser beruht auf dem Quellungsvermögen organischer Kolloide (z. B. bei Torfen) oder anorganischer Hydrogele (z. B. Eisensulfid im Schlick) und ist maßgebend für die Wasserkapazität (vgl. S. 216).

Der *Gehalt an anorganischen Stoffen* ist beim Hochmoortorf am geringsten, die Werte steigen über Flachmoortorf, Moorerde (über 40%), organischen Schlamm und Schlick bis zu den rein mineralischen Peloiden an. Bei Mineralschlammen und Heilerden liegen die anorganischen Stoffe überwiegend ungelöst vor, lediglich bei Meeresablagerungen, Limansedimenten und bestimmten Quellenschlammen können größere Anteile gelöster Mineralstoffe vorkommen (Meerwasser- und Mineralquellenbestandteile). Auch im Torf, wo die anorganischen Bestandteile den Gesteinsformationen der Lagerstätte und den moorbildenden Pflanzen entstammen, ist der wasserlösliche Anteil in der Regel gering. Nur Mineralmoore, die ständig von mineralstoffhaltigen Zuflüssen durchströmt werden, können bis zu 33% lösliche Mineralstoffe enthalten (z. B. Schwefelmoore: Hydrogensulfid bzw. Schwefelwasserstoff; Meerestorfe: Kalium- bzw. Natriumchlorid; Eisenmoore: Ferrosulfat).

Der *Gehalt an organischen Stoffen*, der bei den Schlicken und Heilerden nur gering ist, liegt bei den organischen Schlammen beträchtlich höher und erreicht in den Torfen sein Maximum (vgl. Tabelle 3.11, S. 219). Die fraktionierte Untersuchung läßt dabei verschiedene Stoffgruppen unterscheiden, über deren quantitative Anteile allerdings nur für Badetorfe hinreichend zuverlässige Durchschnittswerte vorliegen (Literaturübersicht bei Flaig 1988).

Die meist gelbbraun gefärbte *Bitumenfraktion* der Torfe umfaßt die Benzol-Alkohol-löslichen Wachse, Harze, Kohlenwasserstoffe, Fette und deren Vertorfungsprodukte. Sie erreicht Werte zwischen 0,6 und 19,5% der Trockenmasse (Quentin 1962 b; Mittelwert für Hochmoortorf: 10%). In organischen Schlammen wurden Werte von 0,5 bis 1,3% gemessen (Benade 1938).

Die Bitumenfraktion enthält überdies *östrogene Wirkstoffe*, die aus den Blütenständen der Moor- und Schlammpflanzen stammen. Ihre Menge ist sehr unterschiedlich, sie nimmt mit steigendem Alter des Torfes zu, nach Luftzutritt ab (z. B. bei Haldenlagerung; Dahnert 1963). Ihre Struktur ist noch nicht näher bekannt. Die follikelhormonartige Wirkung wurde bisher durch biologische Indikatoren (Allen-Doisy-Test) quantifiziert (Literaturübersicht bei Quentin 1962 b). Die bisher gefundenen Mengen liegen zwischen 5 und 3500 Mäuseeinheiten (M.E.) pro kg Trockenmasse, was einer Östronkonzentration im Moorbreibad von 0,08–5,30 mg/15 kg Trockenmasse entspricht (Quentin 1960, 1967). Eine Übersicht über die Abgrenzung verschiedener Konzentrationsbereiche gibt Tabelle 3.12.

Pektine, *Gerbstoffe* u. a. bilden eine Gruppe von wasserlöslichen Stoffen, bei denen es sich insbesondere um lösliche Kohlenhydrate und Eiweißverbindungen handelt. Der Anteil dieser Fraktion ist in den Peloiden gering, in den organischen Schlammen ist sie am stärksten vertreten und erreicht Werte bis zu 4%.

Zellulose und *Hemizellulosen* können als Gruppe der hydrolysierbaren Bestandteile bis über 50% der Trockenmasse ausmachen, besonders in jüngeren Hochmoortorfen. Die thermophysikalischen und sorptiven Eigenschaften der

Tabelle 3.12. Östrogene Stoffe in Peloiden. (Nach Quentin 1967)

Skala der bisher gefundenen Mengen	Mäuseeinheiten (Allen-Doisy-Test) (ME/kg Trockenmasse)	Oestron im Moorbad (Breibad) (mg/15 kg Trockenmasse)
Geringe Mengen	5–100	0,08–0,15
Mittlere Mengen	100–500	0,15–0,75
Große Mengen	500–1000	0,75–1,50
Größte Mengen	1000–3500	1,50–5,30

Peloide sind wesentlich von diesen Füllstoffen mitbestimmt. Der Zellulosegehalt ist Kriterium für den Humifizierungsgrad; bei älterem, gut zersetztem Material sinkt er auf 15–20% der Trockenmasse ab.

Die alkalilöslichen, säurefällbaren *Huminsäuren* sind Produkte der Vertorfung. Sie liegen z. T. in freier Form (Hochmoor), z. T. aber auch gebunden als Kalziumhumat vor (Niedermoor, Moorerden; Flaig 1988). Der Huminsäuregehalt, speziell auch sein Verhältnis zum Gehalt an Zellulose und Hemizellulosen, kennzeichnet den Zersetzungsgrad, d. h. das Stadium des Vertorfungsprozesses, und wird daher als Qualitätsmerkmal gewertet. Er beträgt bei jungen Torfen 10–15% und kann bis zu 50% der Trockenmasse erreichen; Werte über 20% werden als gut bezeichnet (Quentin 1967; vgl. auch Ziechmann 1988). Die Huminsäuren liegen als hochgequollene Gele von braunschwarzer Farbe vor, sie tragen wesentlich zur Wasserkapazität und zur plastischen Konsistenz des Peloids bei. Sie senken überdies den pH-Wert des Torfes, der beträchtliche Säuregrade (pH minimal = 3) erreichen kann, ein Tatbestand, der auch für den niedrigen Bakteriengehalt der Torfe verantwortlich ist.

Bei der Huminsäurefraktionierung hinterbleiben sog. *Fulvosäuren*, die alkalilöslich, aber mit Säure nicht fällbar sind. Weiter finden sich unlösliche, nicht hydrolisierbare Humusbegleitstoffe (Lignine, Humine, Humussäuren). Die genaue Zahl und Art der in Torfen und Schlammen enthaltenen Stoffe ist noch weitgehend unbekannt.

Bei Aufspaltung der *Eiweißfraktion* konnten in Torf bis zu 20 Aminosäuren festgestellt werden (Quentin 1959). Der Stickstoff liegt im Torf fast ausschließlich in organischer Bindung vor, aber nur etwa ein Drittel ist als Eiweißstickstoff anzusehen, wobei mit einem Eiweißgehalt von etwa 1,6–2,8% der Trockenmasse zu rechnen ist.

Torfe haben im Mittel einen *Schwefelgehalt* von 0,2–1,6% der Trockenmasse (Quentin 1958), wobei der Schwefel sowohl in anorganischer Form (elementarer Schwefel, Sulfid- und Sulfatschwefel) als auch in organischer Bindung vorliegen kann.

Der Anteil an wasserlöslichen organischen Stoffen erreicht in den Peloiden nur geringe Werte bis zu etwa 4% der Trockenmasse (vgl. Tabelle 3.11, S. 219). Wichtig ist, daß er beim Badetorf eine Funktion der Torfmenge ist

(Sommer u. Quentin 1960), so daß in sog. Mooraufschwemmungen stets geringere Mengen organischer Stoffe gelöst sind.

2.3.4 Analyse und Beurteilung

Infolge der Eigenart des Peloidmaterials ist dessen Untersuchung und Beurteilung schwieriger als die der Heilwässer. Die Inhomogenität der natürlichen Lagerstätten erfordert die Untersuchung repräsentativer Mischproben aus allen zum Abbau bestimmten Schichten. Die Veränderlichkeit des Materials nach dem Abbau macht auch eine Untersuchung von Proben im aufbereiteten Zustand am Anwendungsort erforderlich.

Häufigkeit und Durchführung der Analysengänge für die (große) Peloidanalyse sowie die Peloidkontrollanalysen, die auch vor einer Wiederverwendung bereits therapeutisch genutzter Peloide erforderlich sind und insbesondere hygienische Fragestellungen berücksichtigen, sind in den *Begriffsbestimmungen für Kurorte, Erholungsorte und Heilbrunnen* (Deutscher Bäderverband 1991) festgelegt.

Von besonderer praktischer Bedeutung für die Beurteilung von Peloidvorkommen sind Untersuchungen über Ausdehnung und Mächtigkeit der Lagerstätten, da sich diese nicht wie bei Heilquellen ständig ergänzen und bereits stark zurückgegangen sind. Auch die Abbaubedingungen an der Lagerstätte, die ökologischen Kriterien genügen müssen, sowie die Voraussetzungen für Transport, Lagerung und Aufbereitung sind wichtig.

Bei der allgemeinen Kennzeichnung der Peloide wird u. a. auch der Gehalt an gröberen Bestandteilen und Fremdbeimischungen, bei organischen Peloiden insbesondere der Zersetzungsgrad berücksichtigt. Die mikroskopische Untersuchung gibt zusätzliche Aufschlüsse über die strukturellen Verhältnisse (vgl. Abb. 3.10) (Leitfossilien, Mineralien, Zersetzungsgrad u. a.). Die mikrobiologische Untersuchung des Keimgehaltes und seine Differenzierung, insbesondere auch hinsichtlich der lagerstätteneigenen Mikroorganismen und Fremdeinschwemmungen, ist Grundlage der hygienischen Beurteilung des Peloids.

Die physikalischen Kenngrößen (Wasserkapazität, Sedimentvolumen, Quellungsgrad, Wärmehaltung) begründen in erster Linie das Konsistenzverhalten

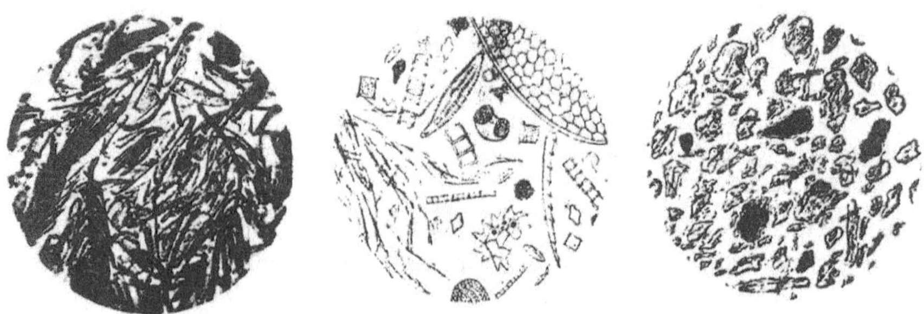

Abb. 3.10. Mikroskopische Bilder von Peloiden. *Links:* Hochmoortorf; *Mitte:* vorwiegend organogener Schlamm (Ahlbecker Schlamm); *rechts:* Eifelfango. (Nach Zörkendörfer 1940a)

und die therapeutisch wichtigsten thermophysikalischen Eigenschaften des Peloids. Physikalisch-chemische Untersuchungen mit Modellsubstanzen geben quantitative Aufschlüsse über die sorptiven Eigenschaften (vgl. Kleinschmidt u. Ulrich 1993).

Besonders vielseitig ist die chemische Beurteilung der Peloide. Während es sich bei den Heilerden um verhältnismäßig einheitliche anorganische Stoffe handelt, die vorwiegend in wasserunlöslicher Form vorliegen, kommen bei Schlicken u. a. auch gelöste Mineralstoffe mit chemischen Wirkungsmöglichkeiten in Betracht. Überaus kompliziert ist die Bewertung der chemischen Wirkungsbedingungen bei den organischen Schlammen und Torfen mit ihrer Vielzahl an organischen Bestandteilen.

Im Gegensatz zu den Heilwässern stehen für die Beurteilung und Klassifikation der natürlichen Peloide keine allgemein gültigen Grenzzahlen zur Verfügung. Trotzdem gelingt es aber, durch eine zusammenfassende Berücksichtigung aller genannten, mit naturwissenschaftlichen Methoden erfaßbaren Merkmale die Qualität und die zu erwartenden therapeutischen Wirkungsmöglichkeiten eines Peloids hinreichend sicher abzugrenzen (Literaturübersichten bei Souci 1956; Quentin 1962 b; Eichelsdörfer 1989; Kleinschmidt 1995).

3 Balneobiologie

3.1 Flora und Fauna der Mineralquellen und Peloidlager

Die besonderen physikalischen und chemischen Eigenschaften der Mineral- und Thermalwässer schaffen im Bereich des Quellortes spezielle Lebensbedingungen, die zur Entwicklung charakteristischer Lebensgemeinschaften von Pflanzen und Tieren führen (Biotope). Nach den bisherigen Untersuchungen ist die Zusammensetzung der Flora und Fauna für jede Quelle so eigentümlich, daß wiederholt vorgeschlagen wurde, eine biologische Charakteristik der Heilquellen neben die physikalische und chemische treten zu lassen (Stockmayer 1928; Schwabe 1944; Vouk 1950). Entsprechendes kann auch für die Biotope der natürlichen Lagerstätten der verschiedenen Peloide gelten.

An pflanzlichen Organismen finden sich in Heilquellen und deren Umgebung in erster Linie Bakterien und Algen, seltener Pilze, Moose, Farne und wasserbewohnende Blütenpflanzen. An Tieren finden sich Urtiere (Rhizopoden und Protozoen), Würmer, Krebse, Milben, Insekten verschiedener Stadien, Schnecken, Muscheln, Fische und Amphibien. Die meisten Pflanzen- und Tierarten gedeihen in schwach mineralisierten Quellen mit Temperaturen um 40° C, sehr hoch mineralisierte und reichlich CO_2-haltige Quellen verhindern dagegen die Ausbildung besonderer Biotope.

Die *Temperatur* ist ein wesentlicher, wenn auch nicht allein bestimmender Faktor bei der Bildung der Biozönosen. Von den Warmwasserorganismen (Thermobionten) wurden Blaualgen bis zu 85° C, Bakterien noch bis 88° C ge-

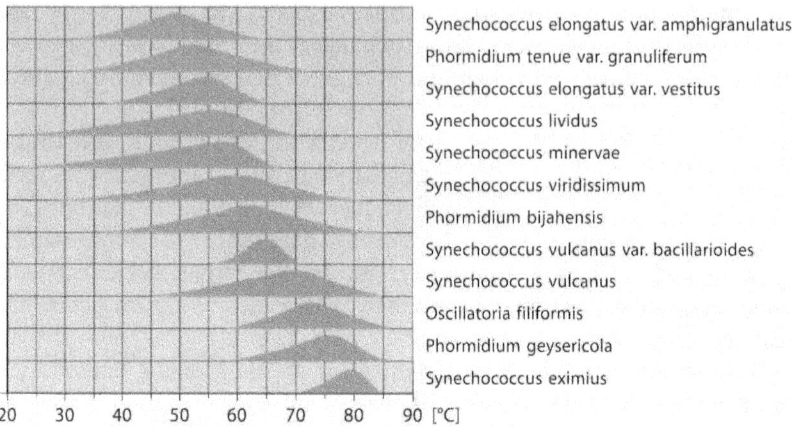

Abb. 3.11. Temperaturvalenzen einiger thermobiontischer Blaualgen aus dem Yellowstone-Nationalpark. (Nach Angaben von Copeland; aus Vouk 1950)

funden, also in Temperaturbereichen, in denen das Plasma des tierischen Körpers sonst koaguliert. Speziell bei den Blaualgen, aber auch bei anderen Organismen, bestehen mehr oder weniger breite thermische Optima der Lebensbedingungen für die verschiedenen Spezies, so daß ihr Vorkommen als Indikator der Temperatur gewertet werden kann (Abb. 3.11). Auch die Kaltwasserbewohner (Psychrobionten) können typische und differenzierte Lebensgemeinschaften bilden. Die Algen, von denen außer Blaualgen auch Grün- und Kieselalgen gefunden werden, wachsen oft in Form starker Polster, die wiederum zu Wohnstätten für niedere Tiere u. a. werden.

Auch die Höhe und Qualität des *Mineralstoffgehaltes* des Wassers kann von pflanzlichen Lebewesen angezeigt werden. Bestimmte Kieselalgen gelten direkt als Leitformen für bestimmte Salzkonzentrationsstufen (Literaturübersichten bei Vouk 1950; Scheminsky 1962). Gewisse Blaualgen ertragen z. B. Kochsalzgehalte von mehr als 10% (Halobionten) und kommen daher bevorzugt an Gradierbauten vor. Auch die Wasserstoffionenkonzentration kann die biologischen Eigenschaften eines Quellwassers in charakteristischer Abstufung mitbestimmen.

Schwefelhaltige Quellen sind stets von *Schwefelbakterien* besiedelt, von denen manche Arten den Schwefelwasserstoff zu Schwefel oder Schwefelsäure oxidieren, andere sulfatreduzierend wirken und Schwefelwasserstoff erzeugen. Weitere Schwefelbakterienarten bilden die als Barégine (nach einem französischen Quellort) bezeichneten gallertigen Polster am Quellaustritt, die auch therapeutisch genutzt werden.

In eisenhaltigen Wässern finden sich *Eisenbakterien* und eisenabscheidende Grünalgen, die das gelöste zweiwertige Ferroion zu dreiwertigen unlöslichen Ferriverbindungen oxidieren und zur rotbraunen Eisenockerschlammablagerung führen, an der eisenhaltige Quellen leicht erkennbar sind. Bei höherem Eisengehalt führen diese Ablagerungen sogar zur Mineralbildung (Sumpfeisenerz). Auch unlösliche höhere Oxidationsstufen des Mangans können von Eisenbakterien abgeschieden werden (Literaturübersicht bei Scheminsky 1962).

Die natürlichen Lagerstätten der Peloide bilden gleichfalls besondere Voraussetzungen für die Ausbildung charakteristischer Biotope. Dies gilt v. a. für die Moore mit den für alle Stadien der Moorentwicklung typischen Pflanzengesellschaften (Literaturübersicht bei Quentin 1961). Bei der Moorbildung haben aber z. B. auch Schwefelbakterien und aerobe Eisenbakterien wichtige Funktionen. Auch an der Umwandlung der Eiweißstoffe können bakterielle Umsetzungen beteiligt sein. In den Sapropelen (Faulschlamm) ist der freie Schwefel ein Produkt der Bakterientätigkeit.

Da manche pflanzlichen Quellbewohner die im Wasser enthaltenen Spurenstoffe intrazellulär speichern, können sie als empfindlicher Indikator für solche Feinstoffe dienen. So ist z. B. bei verschiedenen Moosen eine Anreicherung von Uran, bei Meeresalgen eine Speicherung von Radium festgestellt worden. Ähnliches gilt auch für die Mitwirkung von verschiedenen Algen und Bakterien an der Abscheidung charakteristischer Quellsinter, Quellschlamme und Bakterienrasen (Literaturübersicht bei Scheminsky 1962).

Von allgemeinbiologischem Interesse ist das Studium der Quellbiotope insofern, als diese mitunter Reliktformen früherer geologischer Epochen enthalten, die Schlüsse auf das Alter der Quellen zulassen. Dies gilt insbesondere für Thermen, in denen Tierformen, z. B. gewisse Schneckenarten und Käfer, aufgefunden werden, die sich über die Eiszeit hinweg erhalten haben und heute nur in tropischen Regionen vorkommen. Ähnliche Beobachtungen betreffen auch tropische Pflanzen (z. B. Seerosen). Bei den Thermobionten (Blaualgen, Bakterien), die in Thermalquellen höherer Temperatur vorkommen, handelt es sich ausschließlich um urtümliche Lebensformen. Besonders bemerkenswert sind solche Bakterien, die unter Ausschluß des Lichtes autotroph durch Oxidation von anorganischem Schwefel, Eisen oder Mangan ihre Lebensenergie gewinnen. Ihre Lebensbedingungen entsprechen denjenigen Erdepochen, in denen die heiße Erdoberfläche infolge einer dichten Dampf- und Wolkenschicht noch nicht belichtet war. Thermalquellen dürften somit die ältesten Lebensräume unseres Planeten darstellen (Vouk 1950; Scheminsky 1962).

Schließlich können balneobiologische Befunde auch zur Aufdeckung hydrogeologischer Zusammenhänge beitragen. So wurden z. B. in den Bad Nauheimer Thermalsolen Mikrofossilien (Pollen, Sporen u. a.) nachgewiesen, die auch in einer 70 km entfernt liegenden Zechsteinformation in über 500 m Tiefe gefunden wurden, so daß darin ein Beleg für die Herkunft des Mineralwassers gesehen werden konnte. Darüber hinaus gelang es, eine bisher unbekannte Bakterienart, die gleichfalls in den Bad Nauheimer Thermalsolen aufgefunden war, aus den Salzen dieser Zechsteinformation zu isolieren, zu züchten und ihre Lebensfähigkeit nach Eintrocknung in übersättigter Solelösung nachzuweisen. Die Vorzugstemperaturen dieser Mikroorganismen lagen zudem in einem Bereich, der den heute angenommenen Wassertemperaturen bei der Eintrocknung des Zechsteinmeeres gegen Ende des Erdaltertums entspricht (Perm, vor etwa 180–200 Mio. Jahren; Ott u. Dombrowski 1958–1960; Dombrowski 1960, 1961).

Angesichts der wissenschaftlichen und praktischen Bedeutung quellenbiologischer Studien ist die Forderung berechtigt, bei der technischen Fassung von Heilquellen einen kleinen Quellenzweig unter natürlichen Bedingungen bestehen zu lassen, um das charakteristische Biotop zu erhalten.

3.2 Balneologische Modellversuche an Pflanzen und Tieren

Den in der Pharmakologie üblichen Verfahren entsprechend, werden auch in der experimentellen Balneologie Tierversuche zum Nachweis von therapeutischen Wirkungen oder zur Analyse der Wirkungsmechanismen herangezogen. Hinsichtlich der Badewirkungen bestehen dabei allerdings besondere Schwierigkeiten, weil die stärker behaarte Versuchstierhaut keine vergleichbaren Voraussetzungen bietet.

Ausgehend von den beim Studium der Quellbiotope gefundenen Hinweisen auf biologische Allgemeinwirkungen wurden darüber hinaus auch Hefen, Pilze und höhere Pflanzen zum Nachweis von Heilwasserwirkungen herangezogen. Dies gilt insbesondere für schwach mineralisierte Thermalwässer, deren wirksames Prinzip in besonderen Zustandsformen des Wassers vermutet wurde (vgl. S. 201), aber auch schwefel- und radonhaltige sowie andere, stärker mineralisierte Wässer wurden mit pflanzlichen Indikatoren untersucht (Literaturübersichten bei Vouk 1950; Schröcksnadel 1961; Scheminsky 1964).

Die Versuche mit verschiedenen Akratothermen hatten zunächst übereinstimmend ergeben, daß die Keimungsprozesse höherer Pflanzen gehemmt, die Wachstumsprozesse dagegen gefördert werden. Da gleiche Effekte auch mit sog. fervorisiertem Wasser erzielt werden konnten (Abb. 3.12), wurde geschlossen, daß dieser biologische Thermaleffekt mit dem Fervoreffekt identisch sei (Vouk 1950; vgl. S. 202). Auch bei der Untersuchung an tierischen Organismen sowie beim Menschen ergaben sich Hinweise auf Fervoreffekte (vgl. auch Job et al. 1965).

Nachdem alle Versuche, eine Zustandsänderung fervorisierten Wassers mit physikalischen Mitteln nachzuweisen, fehlgeschlagen waren, konnte der Fervoreffekt weitgehend als Folge chemischer Veränderungen aufgeklärt werden (Job 1965, 1966; Job et al. 1965). Zum einen wurde gezeigt, daß die Keimungshemmung fervorisierter Wässer auf deren Sauerstoffverarmung beruht, zum anderen, daß die Austreibung von O_2 und CO_2 aus Wässern und Nährlösungen durch die Fervorisation zu veränderten Lösungsbedingungen für die Mineralien führt, so daß beträchtliche Konzentrationsänderungen der gelösten Substanzen entstehen.

Insgesamt erscheint die Hoffnung, mit Hilfe standardisierter Phytotests „die Heilkraft“ der Wässer quantitativ fassen zu können (Vouk 1950), angesichts der heute vorliegenden Befunde allzu optimistisch. Mit einigem Erfolg sind allerdings balneobiologische Effekte zum Nachweis des sog. Alterns der Heilwässer (vgl. S. 206) herangezogen worden (vgl. Klas 1962). So ließen sich z. B. die nach Injektion von frischen Thermalwässern beobachteten Veränderungen verschiedener Parameter des Blutes (Beweglichkeit und Phagozytoseaktivität der Leukozyten, Zellzahlen) sowie von Immunreaktionen nach mehrstündiger Ablagerung nicht mehr auslösen (Kimura 1959; Hirabayashi 1959).

Solche Beobachtungen weisen darauf hin, daß die Bindung der Balneotherapie an den Quellort eine besondere Berechtigung hat. Es gibt allerdings

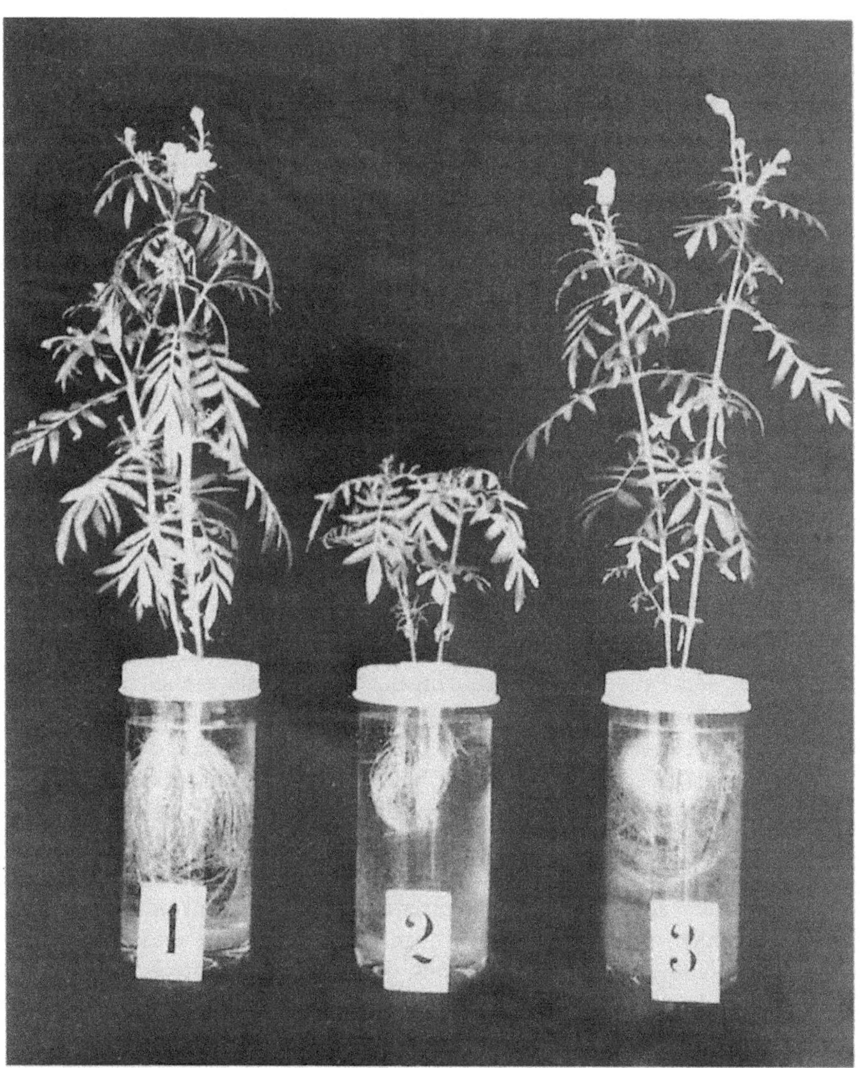

Abb. 3.12. Kulturen von Tagetes erecta. *1* in fervorisierter Crone-Nährlösung, pH = 7,40, *2* Kontrollkultur in normaler Crone-Nährlösung, pH = 7,50, *3* in mit fervorisiertem Wasser bereiteter Crone-Nährlösung, pH = 7,40. (Nach Klas 1960)

auch Beispiele dafür, daß sekundäre, durch Mikroorganismen verursachte Veränderungen des Heilwassers der therapeutischen Wirksamkeit zugute kommen. So kann z. B. aus jodidhaltigem Wasser durch bestimmte Spaltpilze elementares Jod freigesetzt werden, was zu einer beträchtlichen Steigerung der Jodresorption führen kann (Literaturübersicht bei Scheminsky 1962).

4 Technische Behandlung des natürlichen Heilgutes (Balneotechnik)

4.1 Allgemeine Vorbemerkungen

Die therapeutische Verwendung der natürlichen Heilgüter (Heilquellen, -gase und -peloide) in Form von Bädern, Packungen, Trinkkuren, Inhalationen u. a. m. setzt umfangreiche technische Einrichtungen voraus. Der hohe Entwicklungsstand der Wissenschaft von der technischen Behandlung der Heilgüter (Literaturübersichten bei Wollmann 1940; Kampe 1962 b; Wevelmeyer 1962; Tigges 1988; u. a.) erfordert für Planung, Bau, Betrieb und Wartung solcher Anlagen den Einsatz speziell vorgebildeter Kräfte. Auch der Badearzt, dessen Verordnungen nur bei sachgemäßer technischer Behandlung des Heilgutes den erwarteten Erfolg haben können, sollte mit den bädertechnischen Problemen wenigstens in groben Zügen vertraut sein.

4.2 Technische Behandlung der Heilwässer

4.2.1 Leitung, Speicherung und Temperierung

Aufgabe der Bädertechnik ist es, die Heilwässer in möglichst ursprünglichem Zustand an den Patienten heranzubringen. Viele Wässer enthalten labile Bestandteile und sind überaus empfindlich gegen jeglichen Eingriff (Druck, Temperatur, Bewegung, Luftzutritt). Dies gilt insbesondere für gashaltige Wässer, deren Gasgehalt vor Verlusten geschützt werden muß (vgl. S. 201).

Besonders günstige Voraussetzungen sind dann gegeben, wenn das Heilwasser mit ungefähr badefähiger Temperatur (ca. 40° C) und reichlicher Schüttung in unmittelbarer Nähe der Verwendungsstelle (Badehäuser) zutage tritt. Aber auch dort, wo das Heilwasser künstlich erwärmt oder abgekühlt, in Vorratsbehältern abgelagert oder über längere Strecken und größere Niveauunterschiede geleitet werden muß, können die richtigen technischen Maßnahmen die Qualität des Heilgutes weitgehend erhalten.

Schon durch eine geeignete Verrohrung des Quellausflusses (Steigrohrfassung, Bohrung) können Schüttung, Temperatur und Flußgeschwindigkeit des Mineralwassers positiv beeinflußt werden, da der natürliche Quellenschlot höhere Widerstände bietet. Durch Einsenken von speziellen Tiefbrunnenpumpen in das Bohrloch kann die Schüttung weiter gefördert oder reguliert werden. Schließlich kann durch Vermeidung des freien Auslaufs auch der Luftzutritt vermieden werden, durch den sonst chemische Änderungen des Heilwassers hervorgerufen werden (vgl. S. 201).

Leitung und Speicherung der Wässer stellen besondere technische Anforderungen, da sie einerseits Sinter bilden, die das Rohrlumen u. U. in kurzer Zeit einengen oder verlegen können und andererseits die meisten Wässer das Rohrmaterial angreifen und zerstören können. Durch Vermeidung größerer Druck- und Temperaturdifferenzen sowie von Wirbelbildung, durch optimale Flußgeschwindigkeiten und Einfügung von Abscheidern muß ersteren Gefahren entgegengewirkt werden, während der Aggressivität der Wässer durch Rohrmaterialien aus Kupfer oder Kunststoffen begegnet werden kann.

Schwierig ist v. a. die technische Behandlung der meist übersättigt *gashaltigen Wässer*, die vor Gasverlust geschützt werden müssen. Bereits Gasverluste im Erdboden wirken sich nachteilig aus, weil sie die bewegende Kraft der Quelle herabsetzen und Schüttung bzw. Flußgeschwindigkeit vermindern. Bei der Leitung gasführender Wässer ist die Bildung von Gasblasen in erster Linie durch eine ausgeglichene Druckverteilung im Rohrnetz zu verhindern. Dies setzt den Einsatz spezieller Pumpen voraus. Bei der Speicherung muß ein Gaspolster auf der Oberfläche den Gasdruckgradienten vermindern. Zum Einlassen gashaltiger Wässer in die Badewanne muß der Einlaufstutzen möglichst nahe dem Wannenboden angebracht sein, und die Flußgeschwindigkeit darf eine bestimmte Grenze nicht überschreiten. Durch Versprühen des Wassers mittels Brauseansatz läßt sich der Gasgehalt fast völlig austreiben, was zur Dosierung der Gaskonzentration genutzt werden kann.

Auch die richtige *Temperierung der Heilwässer* stellt besondere technische Anforderungen, sowohl für die Abkühlung heißer Wässer (Sinterneigung) als auch insbesondere für die schonende Erwärmung kälterer Wässer. Gashaltige Wässer stellen hier besondere Probleme, da das Gaslösungsvermögen mit steigender Temperatur sinkt und bei der Erwärmung stets Gas ausgetrieben wird (z. B. CO_2). Die Entgasung verläuft aber nicht sprunghaft und kann bei geringer Wasserbewegung verzögert werden.

Die Erwärmung des Heilwassers auf Badetemperatur kann in einer zentralen Boileranlage, dezentralisiert in Durchlauferhitzern (Gegenstromapparaten) unmittelbar vor dem Einlassen in die Badewanne oder aber in der Wanne selbst mittels Klappregister oder durch Boden- und Wandheizung vorgenommen werden. Jedes Verfahren hat besondere Vor- und Nachteile, die unter Berücksichtigung der Eigenschaften des Heilwassers abgewogen werden müssen. Bei gasführenden Wässern ist die dezentralisierte Erwärmung am schonendsten. Die endgültige Temperierung des Bades wird häufig auch durch Mischung von kaltem und erwärmtem Wasser vorgenommen.

4.2.2 Bäder

Heilwasserbäder werden in Europa in der Regel in Einzelwannen verabfolgt, um eine individuelle Dosierung von Mineralstoffgehalt, Temperatur, Wasserstand (hydrostatischer Druck) sicherzustellen. Für die aus hygienischen Gründen oft erforderliche Unterwasserbewegungsbehandlung von Einzelpatienten werden besonders geformte Wannen verwendet (Schmetterlingswannen). Die in der Antike und besonders im Mittelalter üblichen Gemeinschaftsbäder (Piscinen) werden heute v. a. dort verwendet, wo passive und aktive Bewegungstherapie im Vordergrund der Verordnung stehen und der Badereiz selbst weniger strenger Dosierung bedarf. Hier bestehen fließende Übergänge zu den Mineral- und Thermalschwimmbädern, die teilweise ohne ärztliche Verordnung zugänglich sind und der Allgemeinerholung dienen.

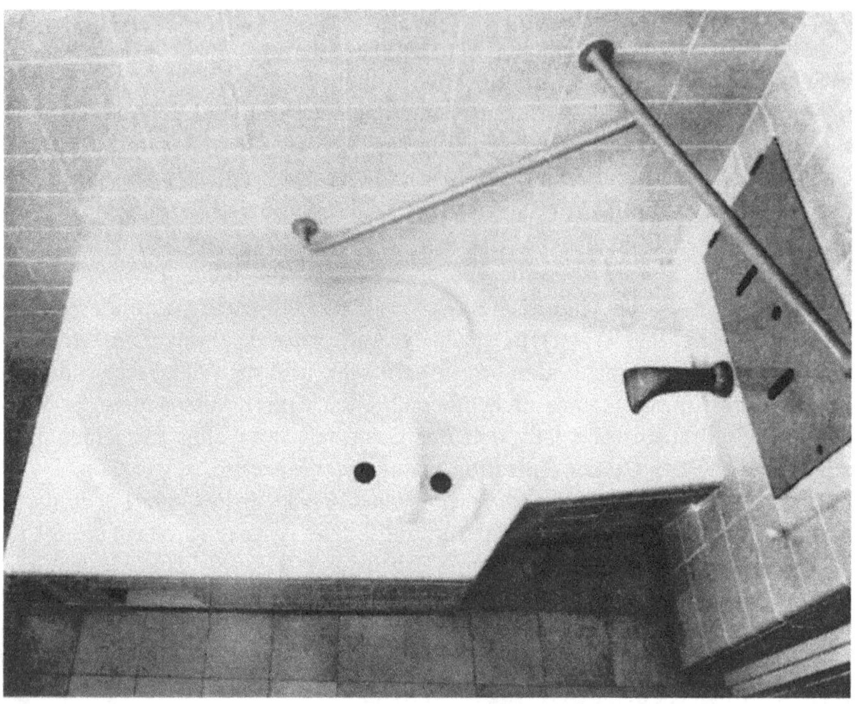

Abb. 3.13. Wassersparende Wanne (Bad Wiessee). (Aus Wevelmeyer 1962)

Auch für Heilwasserbäder werden *Badewannen* von sehr verschiedener Form und unterschiedlichem Material verwendet. Ihre Größe soll die der üblichen Hausbadewanne übertreffen, um schwer beweglichen Patienten eine bequeme Lage zu ermöglichen. An den Seitenwänden sollen Handgriffe dem Badenden Halt bieten, auch um z. B. bei Wässern mit hohem spezifischem Gewicht den Auftrieb besser überwinden zu können. Zur Erleichterung des Einsteigens in die Wanne muß diese vertieft in den Boden eingelassen werden oder kann auch mit Einsteigestufen oder spezielle Hebevorrichtungen versehen werden. Anstelle von Badewannen sind mancherorts auch mit Marmor oder keramischen Platten ausgekleidete Badebecken üblich, die allerdings reichliche Wasserverhältnisse voraussetzen. Andererseits sind spezielle Wannenformen entwickelt worden, die bei knappen Wasserverhältnissen die nicht nutzbaren Raumteile aussparen (Abb. 3.13). Die dabei durch flachere Lagerung des Patienten im Bad erzielbare Minderung der hydrostatischen Druckbelastung ist nicht gering (vgl. S. 242 f.).

Für die Auswahl des Wannenmaterials sind verschiedene Gesichtspunkte maßgebend: Korrosionsbeständigkeit, Unempfindlichkeit gegen mechanische und thermische Beanspruchungen, Wärmedämmung, hygienisch glatte, leicht zu reinigende Oberfläche u. a..

Badezellen werden baulich meist zu Badeabteilungen oder Badehäusern zusammengefaßt. Jede Zelle benötigt u. a. eine Anwärmvorrichtung für Badewäsche, eine Uhr zur Dosierung der Badedauer, eine Notrufanlage sowie eine Liege für die im Anschluß an das Bad erforderliche Nachruhe, falls diese nicht in zentralen Ruheräumen vorgesehen ist.

Bezüglich der für Gemeinschaftsbäder wichtigen technischen und hygienischen Fragen muß auf die Literatur verwiesen werden (Drechsler 1989).

4.2.3 Heilwassertrinkkur

Für die Trinkkur muß das Heilwasser dem Kurpatienten in reinstem Zustand und jederzeit frisch zur Verfügung gestellt werden. Bei Quellen, deren Spiegel über Tag liegt, kann das Heilwasser aus Hähnen oder besser aus dauernd laufenden Leitungen direkt in Trinkgläser (Brunnengläser) mit 200–250 ml Inhalt geschöpft werden. Bei tiefer liegendem Quellenspiegel muß das Heilwasser aus dem Quellenschacht geschöpft und durch Handreichung oder entsprechende mechanische Vorrichtungen gefördert werden. Diese Darreichungsformen gewährleisten allerdings nur bei chemisch stabilen Wässern ein unverändertes Quellgut. Bei gasführenden Wässern kann schon das einfache Füllen des Trinkglases zu erheblichen Verlusten an flüchtigen Bestandteilen (CO_2, H_2S, Rn) führen (vgl. S. 201; Gutenbrunner u. Hildebrandt 1994). Durch besondere Konstruktion der Hähne, durch Füllung der Trinkgefäße vom Boden aus mittels besonderer Einfüllstutzen sowie durch Luftabschluß des Wasserspiegels im Trinkgefäß kann diesen Mängeln entgegengewirkt werden (Enders 1937; Kosmath 1940, 1954; Komma 1948). So sind an den Kurorten sehr unterschiedlich geformte Trinkgläser in Gebrauch.

Wo die Wässer keine trinkfähige bzw. nicht die verordnete Temperatur aufweisen, müssen sie vorsichtig und unmittelbar vor dem Trinken erwärmt

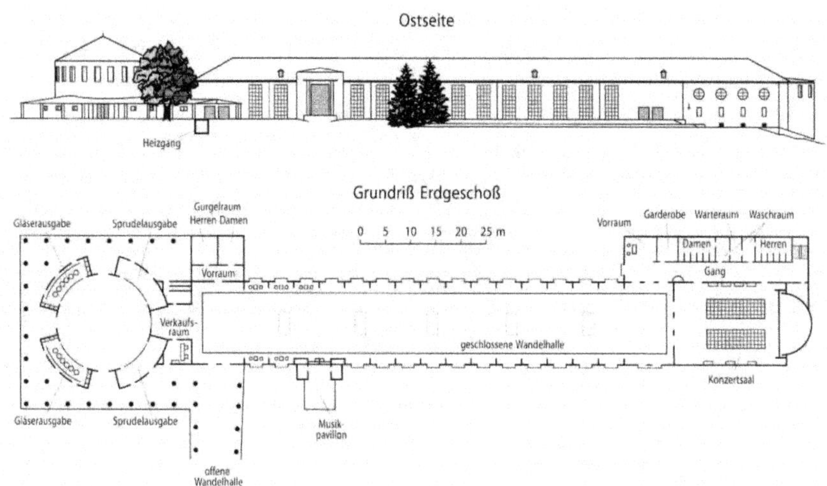

Abb. 3.14. Brunnen- und Wandelhalle zur Trinkkur: Trinkhalle, Wandelhalle, Gläser- und Wasserabgabe, Saal (Eigentum der Krankenheiler Jodquellen AG, Bad Tölz). (Aus Vogt u. Amelung 1952)

werden, z. B. im Wasserbad. Die Kohlensäure kann ggf. durch Umrühren oder Durchblasen von Luft mittels eines Trinkröhrchens entfernt werden. Trinkröhrchen werden auch zum Schutze der Zähne vor Eisenablagerungen benutzt.

Da die Heilwässer in der Regel während des Umhergehens getrunken werden, stehen die Trinkbrunnenanlagen von alters her mit Promenaden, Wandelgängen oder Wandelhallen in Zusammenhang (Abb. 3.14). Es wird empfohlen, Trinkgläserausgabe und Wasserabgabe räumlich so weit zu trennen, daß die Kurgäste zum Hin- und Hergehen gezwungen sind.

4.2.4 Inhalationstechnik

Die technischen Einrichtungen zur Inhalation bringen Heilwässer und zusätzliche Medikamente durch Zerstäubung in einen Zustand, in dem sie mit dem Einatmungsstrom in bestimmte Abschnitte der Atemwege gelangen können. Während die Einatmung von Heilgasen zu therapeutischen Zwecken keine besonderen technischen Schwierigkeiten bietet, müssen die durch Flüssigkeitszerstäubung entstehenden Nebel nach bestimmten Kenngrößen definiert werden (Literaturübersicht bei Dirnagl 1962, 1970; Nückel 1967; Cegla 1996):

- *Zerstäubungsgrad* (Tröpfchengrößenspektrum),
- *Nebelmenge* (das von den Nebeltröpfchen erfüllte Gasvolumen),
- *Nebeldichte* (die in 1 l Nebelvolumen enthaltene Menge der vernebelten Flüssigkeit),
- *Nebelgehalt* (die in 1 l Nebelvolumen enthaltene Wirkstoffmenge).

Das Tröpfchengrößenspektrum (vgl. S. 326 ff.) bestimmt in erster Linie den Bereich der Luftwege, in dem die Tröpfchen niedergeschlagen werden. Es muß zur besseren Beurteilung der Wirkungsbedingungen nicht auf die Anzahl der Nebeltröpfchen, sondern auf den Volumenanteil an der vernebelten Flüssigkeitsmenge bezogen werden (Abb. 3.15). Fein disperse Nebel werden als Aerosole, großtropfige als *Spray* bezeichnet.

Da sich durch Vernebelung die freie Oberfläche einer Flüssigkeit stark vergrößert (1 ml Wasser hat in Form von 1-μ-Tröpfchen eine Gesamtoberfläche von 19000 cm^2), werden die Wechselwirkungen zwischen Flüssigkeit und Luft erheblich gefördert. CO_2- und H_2S-haltige Wässer werden entgast, eisenhaltige Wässer oxidiert. Vor allem können die Tröpfchen in kürzester Zeit durch Verdunstung konzentriert werden und bis zu festen Salzkernen schrumpfen oder in feuchter Luft durch Wasseraufnahme quellen.

Die Fallgeschwindigkeit der Nebeltröpfchen nimmt mit der Tröpfchengröße zu, da das Gewicht schneller wächst als die Reibung zwischen Tröpfchen und Luft. Bei Tröpfchen unter etwa 5 μm wird sie so klein, daß diese schwerelos zu schweben scheinen. Im gerichteten Luftstrom werden kleine Teilchen bei Richtungs- und Geschwindigkeitsänderungen mitgeführt, während größere Tröpfchen durch die Trägheitskräfte nicht folgen können und an die Wandungen geschleudert werden. Dieser Mechanismus spielt sowohl bei der se-

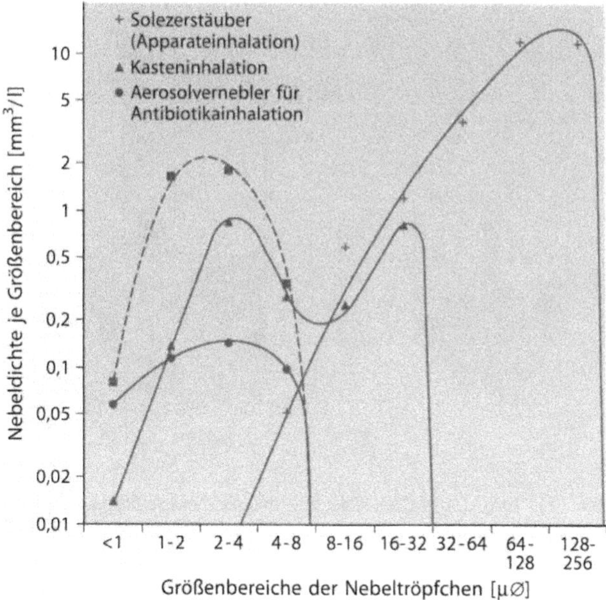

Abb. 3.15. Beispiele für die Verteilung der Nebeldichte auf verschiedene Tröpfchengrößenbereiche bei typischen Inhalationsformen. (Aus Dirnagl 1962)

lektiven Ablagerung des Nebels in den Atemwegen als auch bei der Herstellung bestimmter Tröpfchengrößen eine entscheidende Rolle.

Durch Verschmelzung sehr kleiner Teilchen, die durch die Brown-Molekularbewegung zusammenstoßen, und Sedimentation größerer Teilchen treten schnell spontane Änderungen des Teilchengrößenspektrums eines Nebels im Sinne einer Verfeinerung des Dispersionsgrades ein (sog. Altern der Nebel). Dabei spielen auch elektrostatische Eigenschaften der Teilchen eine Rolle. So wird durch unipolare Ladung aller Nebelteilchen, wie sie bei der sog. Elektroinhalation erzeugt wird (Himstedt 1951; Cauer u. Neymann 1952; Deuser 1953; Bisa 1954; Wehner 1966), die Koagulation gehemmt.

Die *Vernebelung von Flüssigkeiten* erfolgt meist nach dem Prinzip der Bergson-Düse durch *pneumatische Zerstäubung* (Abb. 3.16, links). Dazu wird die zu zerstäubende Flüssigkeit in die Unterdruckzone eingeführt, die in einem Gasstrom (meistens Luft, aber auch Sauerstoff oder Wasserdampf) entsteht, wenn dieser unter Druck mit hoher Geschwindigkeit aus einer engen Düse ausströmt. Die angesaugte Flüssigkeit wird in Tröpfchen zerrissen und im Düsenstrahl mitgeführt. Wird dieser auf eine feste Oberfläche (Gefäßwand, Prallblech o. ä.) gerichtet, so werden die gröberen Flüssigkeitspartikel durch Trägheit abgeschieden („Sichter“wirkung). Sie werden dem Flüssigkeitsvorrat wieder zugeführt, während der feintropfige Nebel zur Inhalation gelangt. Die Feinheit der primären Zerstäubung nimmt mit dem Gasdruck zu, im Druckbereich über 2 atü allerdings nur noch wenig. Die erzeugte Ne-

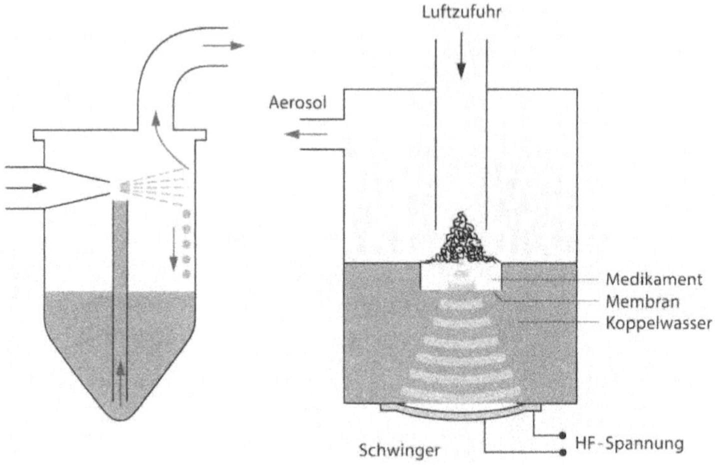

Abb. 3.16. *Links:* Druckluftverneblerdüse mit Abscheidevorrichtung (Sichter) für zu große Tropfen. *Rechts:* schematischer Aufbau eines Ultraschallaerosolgerätes (mod. nach Dirnagl 1962)

belmenge entspricht dem durch die Düse geleiteten Gasvolumen, Nebeldichte und Tröpfchengrößenspektrum hängen neben der primären Zerstäubung an der Düse auch von der Wirkungsweise des „Sichters" ab. Die mit diesem Verfahren erzielbaren Nebeldichten sind begrenzt. Bis zu 10fach größere Nebeldichten können mit *Ultraschallverneblern* (Abb. 3.16, rechts), insbesondere im feintropfigen Aerosolbereich, erreicht werden. Bei dieser Technik entsteht der Nebel an der Oberfläche eines Ultraschallsprudels, der auf der Flüssigkeitsoberfläche erzeugt wird, wenn die von Ultraschallgebern abgegebene Energie in einem Brennpunkt konzentriert wird (Literaturübersichten bei Dirnagl u. Esche 1955; Esche 1955; Dirnagl 1962; Cegla 1996).

Die Inhalationsbehandlung kann in Form der Apparatinhalation, der Rauminhalation oder der Freiluftinhalation durchgeführt werden. Zur Vernebelung von Heilwässern ist die *Apparatinhalation* am meisten verbreitet, bei der jedem Patienten ein Vernebler zur Verfügung steht (Abb. 3.17). Seine mit Druckluft (1,5–2,0 atü) betriebene Düse ohne Sichter erzeugt einen verhältnismäßig grobtropfigen Nebel mit Tröpfchengrößen zwischen 10 und 100 μm (vgl. Abb. 3.15, S. 232), der durch ein auswechselbares, mit Mund- oder Nasenansatzstück versehenes Führungsrohr dem Atemstrom des Patienten zugefügt wird. Da ein solcher Vernebler große Flüssigkeitsmengen mitführt, spricht man von Feuchtinhalation. Wegen der groben Tröpfchen ist eine Temperierung der zu vernebelnden Flüssigkeit (Wasserbad) mit Temperaturkontrolle im Nebelstrom erforderlich. Die meisten *Feuchtinhalatoren* sind mit Zusatzverneblern für broncholytische Wirkstoffe, ätherische Öle u. a. ausgerüstet, die mit Sichtern versehen sind und einen fein dispersen, wenig dichten und daher nicht benetzenden Nebel liefern (sog. *Trockeninhalation*). Sie können einzeln oder gemeinsam mit der Grobzerstäubung betrieben werden (sog. Doppelbläser; vgl. Abb 3.17).

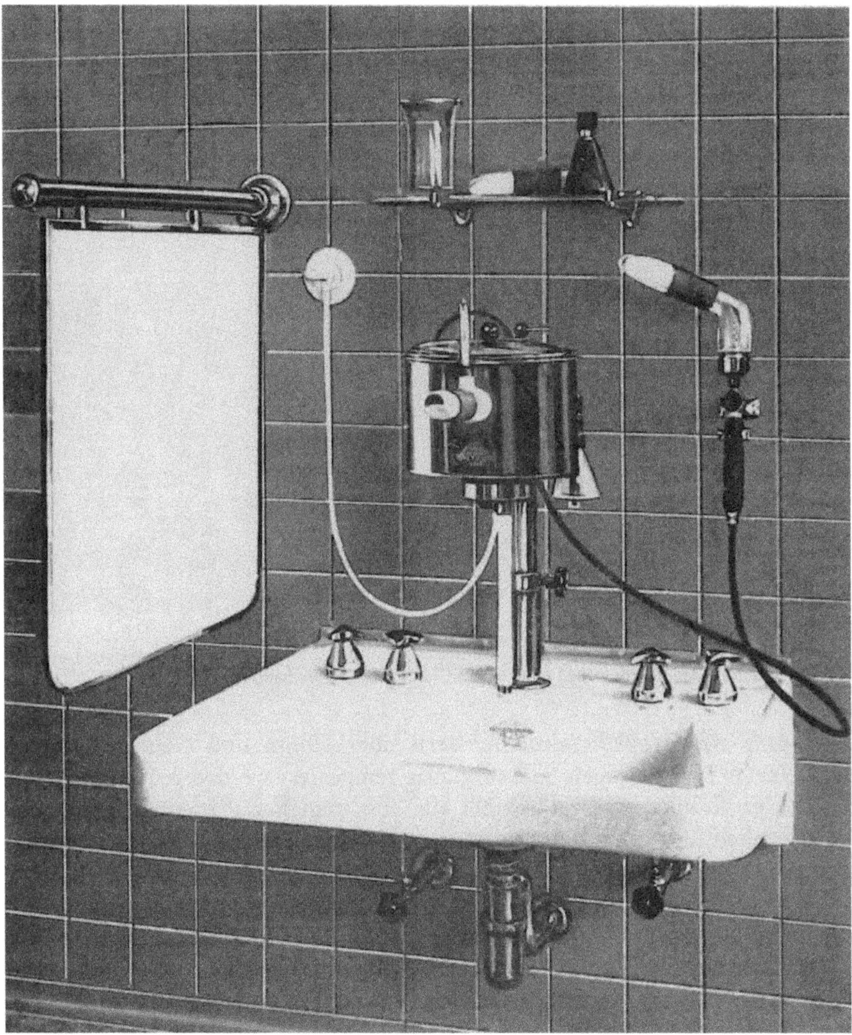

Abb. 3.17. Inhalationsgerät für Solezerstäubung mit 2 Medikamentenzusatzverneblern. Der verchromte Kessel stellt das Wasserbad für die Temperierung von 2 Solebehältern aus Glas dar, aus denen die Zerstäuberdüse gespeist wird (Werkphoto Heyer, Bad Ems). (Aus Dirnagl 1962)

Für das Einbringen spezifischer Medikamente bis in den Alveolarraum (z. B. Kortison) sind besondere *Aerosolvernebler* erforderlich, die ihre maximale Nebeldichte im Tröpfchengrößenbereich von etwa 1–4 μm Durchmesser erreichen und zur Medikamenteneinsparung ein Unterbrecherventil in der Druckluftleitung haben, das vom Patienten selbst nur während der Inspiration geöffnet wird.

Zur *mechanischen Spülung* von Mund- und Nasenschleimhäuten mit Heilwässern werden spezielle Nasen-Rachen-Duschen verwendet, die einen gro-

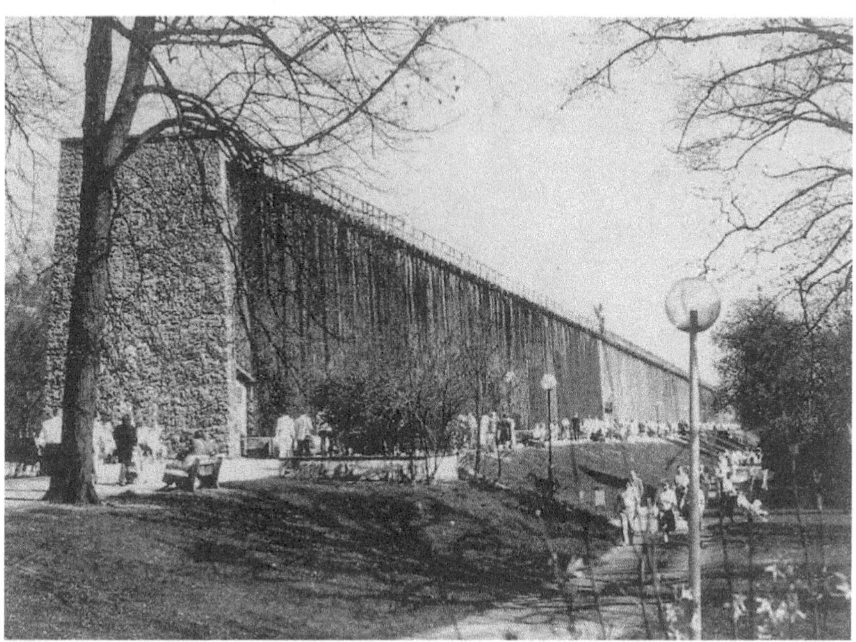

Abb. 3.18. Neues Gradierwerk in Bad Rothenfelde (Photo: Heilbäderverband Niedersachsen)

ben Spray mit Tröpfchendurchmessern über 50 μm und Nebeldichten von über 2000 mm^3/l erzeugen und sorgfältig temperiert werden müssen.

Bei der *Rauminhalation* entfällt die für manchen Patienten bestehende Schwierigkeit, am Inhalationsapparat ohne Verkrampfung oder Hyperventilation zu atmen. Durch zentrale Zerstäubung aus mehreren Düsen wird ein Nebel erzeugt, der infolge schneller Alterung feintropfiger, aber von geringerer Dichte ist als bei der Apparatinhalation (vgl. S. 232 ff.). Die in jüngster Zeit diskutierten hygienischen Probleme bei Rauminhalationen (Legionellenbesiedlung) können durch Beachtung technischer Bedingungen vermieden werden.

Die Patienten müssen mit Schutzkleidung versehen werden. Neben den bis zu 30 Personen fassenden *Gemeinschaftsinhalatorien*, deren Nebeldichte durch Ultraschallvernebler (vgl. S. 234) bei hinreichender Wirtschaftlichkeit wesentlich gesteigert werden kann, sind vielfach auch *Einzelinhalationskabinen* verfügbar. Diese vermeiden v. a. die Infektionsgefahr von Patient zu Patient. Bei allen Rauminhalationen muß auf eine niedrige Raumtemperatur geachtet werden, da die hohe Luftfeuchte die Thermoregulation behindert (Schwülebelastung, vgl. S. 503). Das Prinzip der Rauminhalation kann schließlich noch in Form der *Kasten-* oder *Haubeninhalation*, bei der nur der Kopf des Patienten vom nebelerfüllten Raum umgeben ist, hinsichtlich der erreichbaren Nebeldichte intensiviert werden.

Zur *Freiluftinhalation* werden entweder an windgeschützten Orten vieldüsige Vernebleranlagen aufgestellt, oder es werden die früher der Salzgewinnung dienenden Gradierwerke, an deren hoch aufgeschichteten Scharzdornwänden Sole herabrieselt, als Zerstäuber genutzt (Abb. 3.18). Naturgemäß sind Qualität und Dichte des Nebels bei der Freiluftinhalation auch stark von dem atmosphärischen Bedingungen abhängig. Die Anreicherung der Luft mit Salzkernen ist auch in der weiteren Umgebung der Gradierwerke nachgewiesen worden (Cauer 1936), auch Befeuchtung und Kühlung der Luft durch die Verdunstungsvorgänge können dem therapeutischen Effekt dienlich sein. Promenaden, Liege- und Sitzgelegenheiten, Kinderspielplätze u. a. erlauben es, die geringere Nebeldichte bei der Freiluftinhalation durch längere Expositionszeiten auszugleichen. Eine besondere Form der Freiluftinhalation bietet der Aufenthalt in der Brandungszone der Meere (vgl. S. 626 f.).

4.3 Technische Voraussetzungen der Heilgasbehandlung

4.3.1 Gasbäder

Die aus Gasquellen zutagetretenden oder aus Mineralwasserquellen abgefangenen Quellgase, in erster Linie CO_2, aber auch Schwefelwasserstoff, werden in Druckreservoirs gespeichert und zur Durchführung von Gasbädern in gasdichte Kästen oder abgedeckte Wannen eingelassen. Der Patient liegt oder sitzt zum Bad in diesen Behältern, wobei nur der Kopf herausragt und am Hals mit einer Manschette gegen Gasaustritt abgedichtet wird. Die Gasbadetemperatur wird durch Einleiten von Wasserdampf hergestellt, wodurch das Badegas zugleich die erforderliche Feuchte erhält (vgl. S. 398 f.).

4.3.2 Gasinhalationen

Von den natürlichen Heilgasen werden balneotherapeutisch in erster Linie Schwefelgase und Radon (Radiumemanation) durch Inhalation verabfolgt. Schwefelgase werden durchweg in Rauminhalatorien appliziert, wobei der *Schwefelwasserstoff* in einfacher Weise aus einem Springbrunnen schwefelhaltigen Wassers mechanisch freigesetzt wird, um eine Oxidation des Schwefels durch Preßluft o. ä. zu vermeiden.

Radonhaltige Luft kann man, falls das Radon in ausreichender Menge den Quellen entströmt, direkt zur Inhalation ableiten, die als Raum-, Masken- oder Apparatinhalation durchgeführt wird. Auch durch Zerstäubung radioaktiver Wässer mit nachfolgender Trennung der gasigen und wäßrigen Phase läßt sich radonhaltige Luft zur Inhalation gewinnen. Eine besonders gute Ausnutzung der im Mineralwasser enthaltenen Radioaktivität bietet das von Best (1936) angegebene Inhalationsverfahren im Bad (Abb. 3.19). Durch Einleiten von Druckluft ins Bad über einen Verteilerrost wird das Radon von den aufsteigenden Luftperlen aus dem Wasser ausgetrieben. Es sammelt sich unter einer auf der Wasseroberfläche angebrachten Metallhaube und wird über ein Ansatzrohr vom Patienten eingeatmet. Die im Bad aufgenommene Radonmenge kann durch die zusätzliche Inhalation auf das 30- bis 40fache

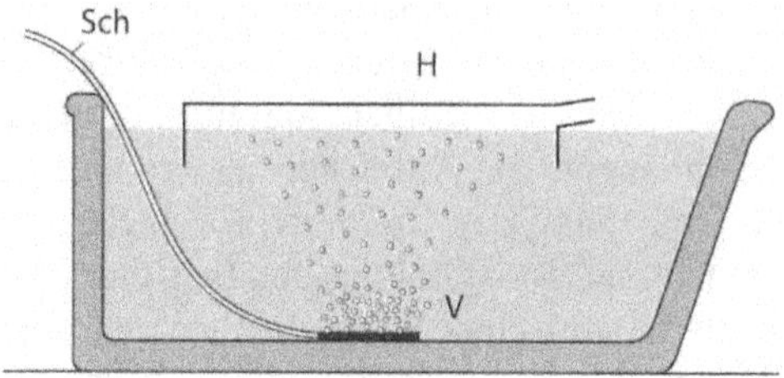

Abb. 3.19. Vorrichtung zur Inhalation von Gasen, die aus dem Badewasser ausgetrieben werden. Kombinationsverfahren nach Best (1936). *Sch* Druckluftzufuhr, *V* Verteilerrost, *H* schwimmende Haube mit Mundstückansatz. (Aus Vogt u. Amelung 1952)

gesteigert werden (Happel u. Heller 1936), was auch die Nutzung von schwächer radonhaltigen Wässern ermöglicht (vgl. dazu S. 428ff.). Darüber hinaus wird an manchen Orten der hohe Radongehalt der Luft in natürlichen Höhlen und künstlichen Stollen nach Art einer Rauminhalation therapeutisch genutzt (z. B. Böcksteinstollen in Badgastein) (vgl. S. 436).

In der näheren Umgebung von jodhaltigen Quellen bzw. der Trinkkureinrichtungen kann wegen der hohen Flüchtigkeit des Jods ohne besondere technische Vorrichtungen stark *jodhaltige Luft* inhaliert werden.

4.4 Aufbereitung und technische Behandlung der Peloide

4.4.1 Aufbereitung der Peloide

Die Aufbereitung der natürlichen Peloide zu Bädern und Packungen erfordert umfangreiche technische Einrichtungen, die den unterschiedlichen Eigenschaften der verschiedenen Materialien angepaßt sein müssen. Im wesentlichen handelt es sich dabei um die Herstellung eines genügend feinen und gleichmäßigen Aufteilungsgrades sowie der erforderlichen Konsistenz durch Wasser bzw. Mineralwasserzusatz, die Erwärmung unter Schonung der natürlichen kolloidalen Eigenschaften und den Transport des verwendungsfertigen Poloids zum Patienten. Auch die Organisation des Behandlungsablaufs sowie die weitere Handhabung des abgebadeten Materials (Beseitigung oder Lagerung zur Wiederverwendung) stellen besondere technische Anforderungen (Gründer 1962; Goecke u. Lüttig 1987; Flaig et al. 1988).

Die durch „Stechen" oder Graben gewonnenen *Badetorfe* werden häufig für längere Zeit im Freien gelagert (Haldenlagerung zur sog. Moorverwitterung durch Oxidationsprozesse). Sie sind, je nach der abgebauten Moorschicht (vgl. Abb. 3.7, S. 213), in unterschiedlichem Grade humifiziert und enthalten teilweise Holzteile, Wurzeln, Fasern und Gestein, die ausgesondert werden müssen. Feinsand- und Tonbeimengungen können belassen werden, da sie beim Rühren mit in Suspension gehen.

Der Aufbereitungsgang ist am Beispiel von Moorbreibädern in Abb. 3.20 schematisch dargestellt: Der Rohtorf wird zunächst durch ein Stachelwalzwerk aufgelockert und dann in ein Rührwerk gegeben, wo er nach Zugabe der notwendigen Wassermenge bis zum Erreichen der Normalkonsistenz (vgl. S. 216) weiter zerteilt und indirekt auf eine Temperatur erwärmt wird,

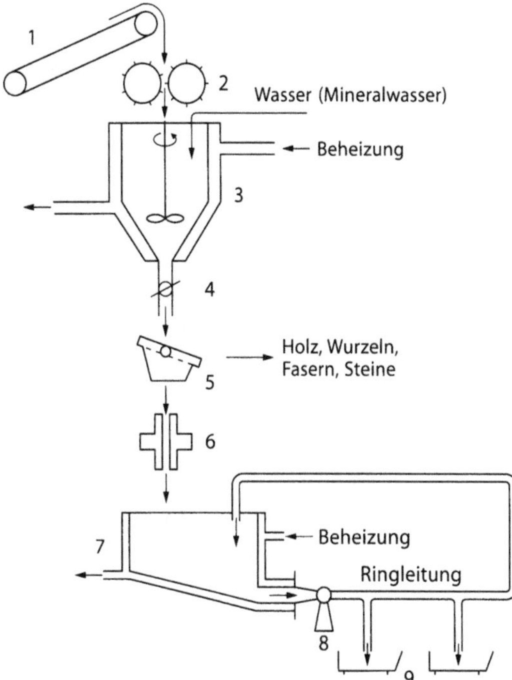

Abb. 3.20. Schematischer Gang der Badetorfaufbereitung. *1* Förderband, *2* Stachelwalzwerk, *3* Rührwerk mit indirekter Erwärmung, *4* Auslaßstutzen mit Hahn, *5* Vibrator mit Harfensiebbespannung, *6* Scheibenmühle, *7* indirekt beheizter Ausgleichsbehälter, *8* Kanalrad-Dickschlammpumpe, *9* Wannenbäder. (Nach Gründer 1962)

die im Bereich der Badetemperaturen liegt (ca. 45° C). Nach 30 min Rührdauer wird der Moorbrei durch den Auslaß am Rührwerksboden auf einen Vibrator mit Harfensiebbespannung geleitet. Von diesem Sieb werden alle gröberen festen Bestandteile zurückgehalten und nur Partikel von einer Korngröße unter 2 mm durchgelassen. Nur bei Rohtorfen, die aus reiner Torfsubstanz (Humuskolloiden) bestehen, ist eine solche Siebung entbehrlich. Durch die nachfolgende Passage einer Scheibenmühle wird der Brei glattgemahlen und schließlich einem Ausgleichsbehälter zugeführt, um hier während einer längeren Verweilzeit nachzuquellen (vgl. Kleinschmidt 1989).

In älteren Anlagen wird der badefertige Moorbrei in fahrbare Wannen abgefüllt, die dann auf einem vom Patienten nicht betretbaren Gangsystem in die Badezellen geschoben werden. In modernen vollmechanisierten Betrieben wird der normalkonsistente Badebrei durch entsprechend weit dimensionierte Ringrohrleitungen (10–12 cm Durchmesser) von speziellen Saug- und Druckpumpen aus dem wärmeisolierten oder beheizten Ausgleichsbecken direkt in die feststehenden Badewannen gepumpt (vgl. Abb. 3.20).

Der abgebadete Moorbrei wird zunächst in Gruben gesammelt und dann in nicht mehr benutzte Torfstiche oder ausgetorfte Teiche transportiert. Eine Wiederverwendung von abgebadetem Peloidmaterial soll nach den Begriffsbestimmungen des Deutschen Bäderverbandes (1991) frühestens nach 5 Jahren erfolgen, und zwar nur dann, wenn aufgrund einer erneuten Peloidanalyse (vgl. S. 222 ff.) und einer hygienischen Untersuchung keine Bedenken gegen die Wiederverwendung bestehen. Eine solche ist dann aber nur in einem Mischungsverhältnis von 1 : 1 mit frischem Material zulässig. Die Abmoorteiche werden in solchem Falle zweckmäßig so angelegt, daß durch Dämme getrennte Becken bei Schichthöhen von 150–200 cm jeweils eine Jahresproduktion aufnehmen.

Schlämme und *Schlicke*, die überwiegend aus Ton, Sand u. a. bestehen, bieten der Herstellung von Breibädern weniger technische Schwierigkeiten. Das gestochene oder gebaggerte Rohmaterial wird zwischengelagert und kurz vor der Verwendung in einem Wolf homogenisiert. In Rührwerken mit Spezialkammrührern wird es mit vorgewärmtem Süß- oder Mineral-(Meer-)wasser bis zur gewünschten Konsistenz versetzt und indirekt erwärmt.

Werden die Wannen über Rohrleitungen gefüllt, so muß ein Absetzen und Hartwerden des badefertigen Materials dadurch vermieden werden, daß dieses in der Ringleitung ständig in Bewegung gehalten wird bzw. das nicht verbrachte Material wieder in das Rührwerk gedrückt wird.

Das abgebadete Material wird verdünnt in eine Sammelgrube gefördert und dann auf Absetz- bzw. Abschlammbeete gepumpt. Eine Wiederverwendung kommt in der Regel nicht in Betracht.

4.4.2 Technik der Peloidbäder

Peloidbäder werden als Voll- oder Teilbäder (Sitz-, Arm-, Fußbäder u. a.) verabfolgt. Als Wannenmaterial dient teilweise noch Holz, neuerdings aber auch Kunststoff und Metall. Da die Temperatur des Peloidbreis bei zentraler Erwärmung zunächst einheitlich ist, zweckmäßig an der unteren Grenze der Badetemperaturen (37–45° C), muß die im Einzelfall vorgeschriebene Badetemperatur durch Nachwärmung in der Wanne hergestellt werden. Dazu benutzt man vorzugsweise geschlossene dampf- oder heißwasserdurchströmte Bügel, da ein direktes Einleiten von Dampf die kolloidalen Eigenschaften des Materials zerstören kann (Gründer 1962). Sind zwei Vorratsbehälter mit unterschiedlicher Temperatur verfügbar (z. B. 37° C und 45° C), kann die erforderliche Badetemperatur durch Mischung hergestellt werden.

Während früher jede Peloidbadezelle eine 2. Wanne für das nachfolgende Reinigungsbad enthalten mußte, wird in neuerer Zeit die Ausstattung mit einer Reinigungsdusche für zweckmäßiger gehalten, obwohl beim überwärmten Patienten nach Fortfall des hydrostatischen Badedrucks sicher eine erhöhte Kollapsgefahr besteht. Als Vorteil wird angesehen, daß der Wärmeentzug durch die Reinigungsdusche geringer ist, so daß die Hyperthermiedauer verlängert wird (vgl. S. 467). Außer einer Notrufanlage sollten Peloidbadezellen mit Durchlaufkühleinrichtungen für den Patienten (Herz- und Kopfkühler) ausgestattet sein.

Zur Einsparung der knapper werdenden Naturvorräte an Peloiden werden neuerdings Spezialwannen benutzt, in denen der badende Körper nur von einer dünnen Peloidschicht umgeben ist, die durch eine Kunststoffolie von einem temperierten Wasserbad als Wärmereservoir getrennt wird. Die Anwendung diesen sinnvollen Prinzips setzt voraus, daß der Körper mit hinreichender Schichtdicke (2–5 cm) vollständig vom Peloid umgeben ist (vgl. Kleinschmidt 1995; Gutenbrunner et al. 1996a).

Die bauliche Gestaltung einer Peloidbadeabteilung muß berücksichtigen, daß die erforderlichen Nachruhezeiten länger sind als die Badedauer. Jeder Badezelle müssen daher mindestens 2, besser 3 Ruhezellen zugeordnet werden (vgl. Gründer 1962).

4.4.3 Peloidpackungen

Zur Anwendung in Form von Ganz- oder Teilpackungen benötigen die Peloide eine pastenartige Konsistenz unterhalb der Fließgrenze, wobei der Wassergehalt in der Regel nur 80% der Wasserkapazität beträgt (vgl. S. 216). Die Zubereitung erfolgt daher in kleineren Spezialrührwerken mit indirekter Erwärmung (Doppelmantel), in denen das Ausgangsmaterial (Torf, Schlick, Lehm, Fango u. a.) bereits in zerkleinertem oder gemahlenem Zustand mit Wasser versetzt und zu dem dicken, gut streichbaren Brei verrührt wird. Die Anwendungstemperaturen liegen bei 43–45° C. Der Transport des heißen Peloidbreis zum Patienten wird zweckmäßig in doppelwandigen Spezialgefäßen mit Heißwasserfüllung durchgeführt. Das Material wird in einer 2–5 cm dikken Schicht auf die Haut aufgetragen und mit Tüchern abgedeckt oder zuerst mit gleicher Schichtdicke auf ein Tuch gestrichen und anschließend der zu behandelnden Körperpartie angelegt. Danach wird der Patient in Form einer Ruhepackung zugedeckt. Reinigungsbäder oder -duschen sind gleichfalls erforderlich.

Zum längeren Aufrechterhalten der Applikationstemperatur sind neuerdings Peloidpackungen mit zusätzlichen Wärmeträgern in Gebrauch.

5 Anwendungsformen und Wirkungsbedingungen

5.1 Bäder

Im Bad wirken auf den Körper außer den speziellen chemischen und osmotischen Effekten des Bademediums stets auch dessen besondere thermische und mechanische Eigenschaften. Schon diese physikalischen Bedingungen des Bades können zu beträchtlichen Belastungen und regulatorischen Umstellungen führen und müssen daher bei der Verordnung sorgfältig berücksichtigt werden.

5.1.1 Mechanische Wirkungen des Bades

Auftrieb und Viskosität

Beim Eintauchen verliert der Körper so viel an Gewicht, wie das von ihm verdrängte Bademedium wiegt. Da das spezifische Gewicht des Körpers nahe bei 1,0 liegt (bei respiratorischer Mittellage durchschnittlich 1,025), entspricht das Körpergewicht im Bad etwa dem der nicht eingetauchten Körperteile. Übersteigt das spezifische Gewicht des Bademediums etwa 1,1, wie in hoch konzentrierten Mineralwässern, so schwimmt der Körper, auch wenn Kopf und Hals nicht eintauchen. In Peloidbädern, deren spezifisches Gewicht bis zu 1,3 betragen kann, wird die Wirkung des noch größeren Auftriebs allerdings durch die stärkere innere Reibung (Viskosität) des Mediums abgeschwächt. Hier kann aber das Eintauchen ins Bad durch die mechanischen Bedingungen so erschwert werden, daß sich der Badende mit Hilfe von am Wannenboden angebrachten Handgriffen aktiv ins Bademedium hineinziehen muß.

Die durch den *Auftrieb* bewirkte Schwerelosigkeit des Körpers läßt sich unmittelbar für die therapeutische Technik nutzen. So können infolge der Gewichtsentlastung Bewegungen, die wegen Muskelschwäche oder Lähmung außerhalb des Bades unmöglich sind, ausgeführt und geübt werden (Unterwassergymnastik, Bewegungsbad). Die weitgehende Entlastung des Stütz- und Bewegungsapparates ermöglicht eine vollständigere Entspannung, als sie sonst auch in Ruhelage gelingt, was z. B. auch für die Massagebehandlung genutzt werden kann (Unterwassermassage). Die Verminderung der tonisch-afferenten Impulse aus der Muskulatur trägt auch zur Minderung des zentralnervösen Tonus bei. Bei stärkerem Auftrieb sowie infolge des verschieden großen Auftriebs von Rumpf und Extremitäten kann allerdings zur Aufrechterhaltung des Gleichgewichts vermehrt Muskelarbeit erforderlich werden, was zu meßbaren Pulsfrequenzsteigerungen führt. Geeignete Haltevorrichtungen können hier unerwünschte Belastungen mildern. Bei bewegungsbehinderten Patienten kann der Auftrieb im Bad zur Verhinderung eines Dekubitus und bei flächenhaften Verbrennungen zur schonenden Lagerung sowie zur Verhinderung von Wasserverlusten genutzt werden (Wasserbett, Dauerbäder).

Alle Bewegungen im Bad müssen die erheblichen *Reibungswiderstände* überwinden, die von der Viskosität des Bademediums abhängen. Bei Bewegungsbädern kann diese physikalische Eigenschaft im Sinne von Widerstandsübungen zur Kräftigung der Muskulatur genutzt werden.

Hydrostatischer Druck

Der im Bad auf der Körperoberfläche lastende hydrostatische Druck entspricht an jedem Punkt der Höhe der darüberstehenden Flüssigkeitssäule, er nimmt daher linear mit der Eintauchtiefe und dem spezifischen Gewicht des Bademediums zu. Im Wasserbad werden in 1 m Tiefe 1/10 atm (76 mm Hg) erreicht.

An Extremitäten und Abdomen setzt sich der Kompressionsdruck nur wenig vermindert ins Innere fort (Bock 1970). Der intraabdominale Druck steigt z. B. um 80% des auf der Bauchwand lastenden hydrostatischen Druckes an. Am Thorax dagegen leistet einerseits dessen knöchernes Gerüst der Kompression Widerstand, andererseits können hier Volumänderungen durch die frei mit der Atmosphäre kommunizierenden Atemräume ohne wesentlichen Druckanstieg ausgeglichen werden, wobei die Atemmittellage absinkt. Die Einatmung ist im Bad erschwert, die Ausatmung erleichtert.

Indem die extrathorakalen Gewebedrucke im Bad im wesentlichen von der Eintauchtiefe und damit von der Lagerung des Körpers im Bad abhängig sind, entsteht in jedem Falle ein Druckgefälle zum Thorax hin. Diesem Druckgefälle folgend werden die beweglichen Körperflüssigkeiten (Blut, Gewebeflüssigkeit), soweit sie nicht unter einer entsprechend hohen Eigenspannung stehen (arterielles System), zum Thoraxinneren hin verdrängt. Auch die verschieblichen Abdominalorgane folgen dem Druckgefälle und wölben das Zwerchfell vor. Extremitäten- und Rumpfvolumen nehmen meßbar ab, wobei die Abnahme des Bauchumfangs wesentlich größer als die des Brustumfangs ist (im Mittel um 44,1±11,1 mm bzw. 19,6±7,6 mm; Kaiser et al. 1966). Sorgfältige Kontrollen des Zeitverlaufs der Umfangsänderungen ergaben länger anhaltende Nachwirkungen des Ein- und Austauchens, die auf physiologische Folgeprozesse der hydrostatischen Druckwirkungen hinweisen. Thoraxkompression und Volumenverschiebungen in den Thorax gehen auf Kosten der exspiratorischen Reserveluft, die im Vollbad um 500–1500 ml abnehmen kann, d. h. in weitem Umfange verdrängt wird, was ein entsprechendes Absinken der Atemmittellage bedeutet.

Die hydrostatische Einengung des Atemraumes kann aber auch im Vollbade durch willkürlich vertiefte Inspiration noch weitgehend aufgehoben werden. So ist die Vitalkapazität sogar im Stehbad bei voll eingetauchtem Thorax nur um ca. 5% vermindert, der Atemstoß (Pneumometerwert) unverändert (Rulffs 1975). Die bei forcierter Inspiration nicht reversible intrathorakale Flüssigkeitsansammlung beträgt etwa 100–200 ml.

Die größten Volumenverschiebungen finden im sog. *Niederdrucksystem* des Kreislaufs statt (Abb. 3.21 a–c), zu dem außer den Venen des großen Kreislaufs auch das gesamte pulmonale Gefäßsystem und das Herz gehören (Gauer 1955; Thron 1960). Es enthält etwa 80% der gesamten Blutmenge. Das aus den extrathorakalen Abschnitten verdrängte Blut sammelt sich in den intrathorakalen Blutspeichern an, die ein erhebliches Aufnahmevermögen haben. Röntgenuntersuchungen im Bad zeigen die mit der Eintauchtiefe zunehmende Verbreiterung der Gefäßschatten, die Zunahme des Herzvolumens, die allein 1/3 der intrathorakalen Blutspeicherung ausmachen kann, und Veränderungen des Bewegungsbildes im Sinne der Prallfüllung (Knölle 1938; Ekert 1956; Echt et al. 1974; Fahry u. Linnarsson 1977). Ein entsprechender venöser Rückstau im Halsbereich ist schon äußerlich im Bad zu beobachten, der Druck im Liquorraum steigt meßbar an (Schneider u. Blömer 1958).

Die zu erwartenden Steigerungen des zentralen Venendrucks und damit des venösen Füllungsdrucks des Herzens wurden zunächst aus Tierversuchen sowie aus Änderungen des intrapleuralen Drucks erschlossen (Krüger u. Budelmann 1935; v. Diringshofen 1955). Direkte Druckmessungen in beiden Vorhöfen und der A. pulmonalis beim Menschen unter den mechanischen Bedingungen eines 3/4-Bades bestätigen die Annahmen im wesentlichen, erbrachten aber auch Anhaltspunkte dafür, daß die großen Volumzunahmen der intrathorakalen Abschnitte mit einer Abnahme des Wandmuskeltonus einhergehen (Fick 1962; Literaturübersicht bei Schnizer 1992).

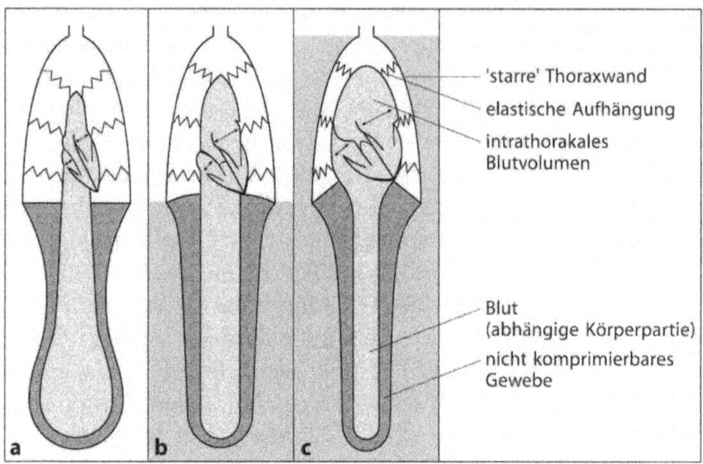

Abb. 3.21 a–c. Blutverteilung im extraarteriellen System. Die elastische Aufhängung des intrathorakalen Kreislaufs ist durch Federn angedeutet. *Punktierte Fläche:* nachgiebiges, aber praktisch inkompressibles Gewebe, in das der periphere Kreislauf eingebettet ist; *Pfeile:* wichtigste Dehnungsrezeptorenfelder. **a** Gravitationswirkung in aufrechter Körperhaltung. **b** Aufhebung der Gravitationswirkung durch Eintauchen in ein Bad bis zum Zwerchfell. Der Übergang vom Stehen zum Liegen würde etwa den gleichen Zustand herstellen. **c** Beim Vollbad preßt der zusätzliche hydrostatische Druck der Wassersäule zwischen Diaphragma und Kinn Blut in den Thorax. Die den Thorax umgebende Wassermasse und die intrathorakalen Bluträume bilden gewissermaßen die beiden Schenkel kommunizierender Röhren, die nur durch eine großflächige entspannte Membran (Gewebe und Gefäßwände) voneinander getrennt sind. (Nach Gauer 1955, verändert)

Die mechanischen Effekte des hydrostatischen Druckes auf den Kreislauf wirken den orthostatischen Effekten entgegen, und zwar in einem solchen Umfang, daß die Verhältnisse etwa denen im Liegen entsprechen, wenn beim Stehen im Bad der Wasserspiegel die Höhe des Zwerchfells erreicht (vgl. Abb. 3.21 b). Erst eine weitere Erhöhung des Wasserspiegels führt zum Anstieg von intrathorakalem Druck und zentralem Venendruck und schafft Bedingungen, die einer massiven unblutigen Transfusion vergleichbar sind (vgl. Gauer 1955; Thron 1960).

Die hydrostatische Gewebedrucksteigerung verschiebt das Gleichgewicht der für den peripheren Flüssigkeitswechsel zwischen Blut und Gewebe maßgeblichen Kräfte in Richtung auf eine Gewebeentwässerung, so daß im thermoindifferenten Bad eine Hydrämie nachweisbar ist (Tabelle 3.13) (Kaiser et al. 1966; Ernst et al. 1984). Über die initiale Volumverschiebung im Niederdrucksystem hinaus besteht eine hydrostatisch bedingte Förderung des venösen Rückflusses in dem Sinne, daß (bei gleichem Stromzeitvolumen) die Verweilzeit des Blutes in den peripheren venösen Kreislaufabschnitten verkürzt ist. Neben einer passiven Kompression der peripheren Venen lassen sich beim Eintauchen ins Bad auch aktive, nerval vermittelte Venentonusänderungen nachweisen, und zwar überwiegend Tonusabnahmen (Petersen et al. 1966).

Im arteriellen System sinken systolischer und diastolischer Blutdruck auch im thermoindifferenten Süßwasserbad etwas ab (Hentschel 1962). Darüber

Tabelle 3.13. Änderungen verschiedener Kreislaufwerte im indifferenten Bad und im Stehen gegenüber dem Liegen beim Gesunden. (Nach Thron 1960)

	Bad	Stehen
Herz		
Herzfrequenz	↘	↗
Schlagvolumen	↗	↘
Herzminutenvolumen	↗	↘
Transversaler Herzdurchmesser	↗	↘
Gefäßbandbreite	↗	↘
Herzspitzenpulsationen	↘	↗
Anspannungszeit	↘	↗
Relative Austreibungszeit	↗	↘
Arterielles System		
Arterieller Mitteldruck	↘	–↗
Druckamplitude	↗	↘
Pulswellengeschwindigkeit Aorta	↘	↗
Peripherer Gesamtströmungswiderstand	↘	↗
Venöses System		
Zentraler Venendruck	↗	↘
Effektiver Venendruck untere Körperhälfte	↘	↗
Wasserhaushalt		
Hämatokrit	↘	↗
Urinausscheidung	↗	↘
Chloridausscheidung	↗	↘

hinaus führt die hydrostatisch bedingte Verminderung des transmuralen Drucks der Arterien zu einer Abnahme der Gefäßwandspannung. Diese ist im Bereich des Aortenwindkessels auch regelmäßig an einer Abnahme der Pulswellengeschwindigkeit nachweisbar (Literaturübersicht bei Thron 1960). In den Arterien vom muskulären Typ sowie den Arteriolen wird, wie insbesondere Untersuchungen bei orthostatischer Belastung gezeigt haben (Hildebrandt 1968b), die Gefäßwandspannung sehr empfindlich durch lokale Mechanismen geregelt, so daß als Folge der Druckentlastung mit einer kompensatorischen Abnahme des kontraktilen Wandtonus zu rechnen ist (sog. Bayliss-Effekt). Entsprechend sinkt auch der periphere Kreislaufwiderstand im Bade.

Systematische Kontrollen der Kreislaufumstellung während des Bades haben gezeigt, daß die geschilderten Verhältnisse nicht konstant sind. Vielmehr können besonders in der Initialphase stärkere und individuell unterschiedliche Funktionsauslenkungen auftreten, die in phasische Verläufe übergehen (Köhl et al. 1966). Dies weist darauf hin, daß die geschilderten mechanischen

Direktwirkungen eine ganze Reihe reflektorischer Reaktionen auslösen (Gollwitzer-Meier 1950), die teils volumenregulatorische Bedeutung haben, teils aber auch die vegetative Gesamteinstellung beeinflussen und mit den bei Tier und Mensch gleichermaßen entwickelten Tauchreflexen verwandt sind (vgl. Witzleb 1962 a; Stegemann 1971).

Besonders auffällig ist es, daß das Schlagvolumen des Herzens trotz des beträchtlich erhöhten venösen Angebotes im Vollbad nur geringfügig zunimmt. Das vergrößerte Herz muß demnach - ähnlich wie das Sportherz - mit einer erhöhten Restblutmenge arbeiten. Im thermoindifferenten Bad sinkt die Herzfrequenz in der Regel leicht ab, so daß auch nur geringe Steigerungen des Herzzeitvolumens (um 5–25%) zustandekommen (Kroetz u. Wachter 1933). Das Absinken von Blutdruck und peripherem Kreislaufwiderstand wird offenbar auch durch eine zentralnervös vermittelte Vasodilatation bedingt (Literaturübersicht bei v. Diringshofen 1955). Inwieweit daran bereits auch vasodilatatorische Hormone (ANF) beteiligt sind, bedarf noch genauerer Abklärung.

Für die charakteristische relative Drosselung der Kreislaufleistung im Bad werden vagal vermittelte Hemmreflexe verantwortlich gemacht, die von Dehnungsrrezeptoren im rechten Vorhof und an der beidseitigen Venenvorhofgrenze auslösbar sind. Auch die Mitwirkung kardiokardialer Schonreflexe (Bezold-Jarisch-Reflex) ist diskutiert worden. Daß tatsächlich die zentralvenöse Überfüllung den auslösenden Reiz darstellt, läßt sich einerseits daran zeigen, daß die pulsfrequenzsteigernde Wirkung eines Atemanhalteversuches sofort ins Gegenteil umschlägt, wenn der Wasserspiegel im Stehbad die Gürtellinie übersteigt (Craig 1963). Andererseits lassen sich alle Änderungen der Kreislaufdynamik im Bad durch eine Überdruckbeatmung, die das Druckgefälle zum Thorax hin kompensiert, vollständig unterdrükken (Fick 1962).

Eine weitere Folge der druckpassiven Steigerung des intrathorakalen Blutvolumens stellt die Badediurese dar, die gleichfalls erst einsetzt, wenn der Wasserspiegel den unteren Brustkorbrand übersteigt (Abb. 3.22). Dieser Effekt ist Bestandteil der Volumenregulation und läßt sich experimentell durch Reizung der Dehnungsrezeptoren im linken Vorhof auslösen, wobei eine Freisetzung des natriuretisch und vasodilatatorisch wirkenden atrialen natriuretischen Faktors (ANF) nachgewiesen ist (Cantin u. Genest 1985; Schnizer 1989) und die ADH-Ausschüttung aus der Neurohypophyse gehemmt wird (Abb. 3.23) (Literaturübersicht bei Gauer 1955; Nieth 1960; Thron 1960). Der Nachweis tagesrhythmischer Schwankungen der Badediurese weist auf eine starke Abhängigkeit der hydrostatisch ausgelösten Reflexantworten vom vegetativen Gesamttonus hin (Bühring 1977; vgl. dazu Abb. 2.43, S. 171).

Die trophotrope Hemmung der Kreislauffunktion als Folge der Überfüllung der intrathorakalen Blutspeicher irradiiert auch auf andere Funktionssysteme. So ist die im thermoindifferenten Bad zu beobachtende Abnahme des Energieumsatzes quantitativ von der Größe der hydrostatischen Belastung abhängig. Ebenso nimmt das Atemminutenvolumen nach einer initialen Steigerung in Abhängigkeit von der Höhe des Wasserspiegels ab, wobei nicht nur der erhöhte Ventilationskoeffizient bei Absinken der Atemmittellage, sondern auch eine herabgesetzte Erregbarkeit der Atemzentren mitwirkt.

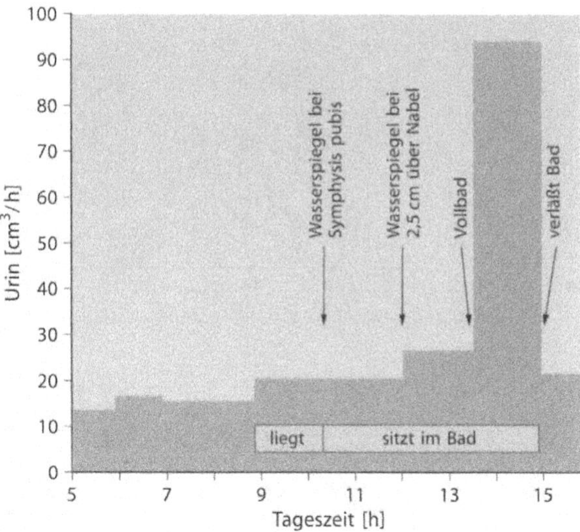

Abb. 3.22. Harnsekretion im indifferenten Süßwasserbad. Eintauchen bis zum Zwerchfell erhöht die Urinmenge unwesentlich. Harnflut im Vollbad. (Nach Bazett et al.; aus Nowacki 1975)

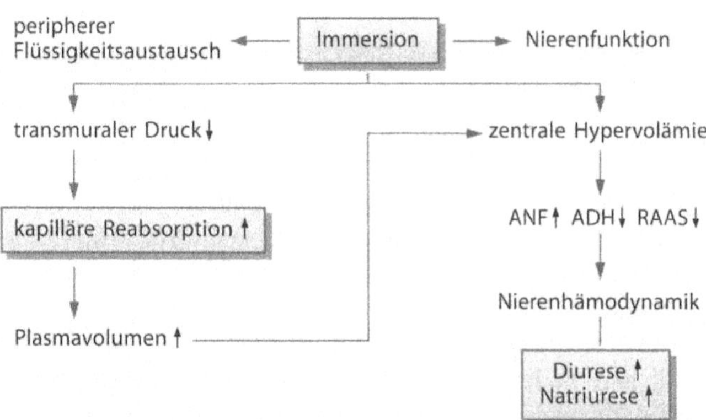

Abb. 3.23. Mechanismen der „ausschwemmenden Wirkung" thermoneutraler Bäder. (Nach Schnizer 1992)

Schließlich beruht auch das Absinken der psychischen Vigilanz im thermoindifferenten Vollbad auf der vegetativen Tonusverschiebung (Literaturübersicht bei Witzleb 1962a; v. Diringshofen 1955).

Praktisch bedeutsam ist die Kenntnis der hydromechanischen Bäderwirkungen auch zur Verhütung von Gefahren für den Patienten bzw. zur Abgrenzung von Gegenindikationen der Bäderbehandlung. Es kann nicht nachdrücklich genug betont werden, daß bei Steigerung des Wasserspiegels über den unteren Brustkorbrand hinaus die Volumenverschiebungen in den Thorax ein belastendes Ausmaß annehmen, das ein insuffizientes oder vorgeschädigtes Herz überfordern kann. Die Gefahren sind besonders groß, wenn ohnehin pathologische Drucksteigerungen im kleinen Kreislauf bestehen

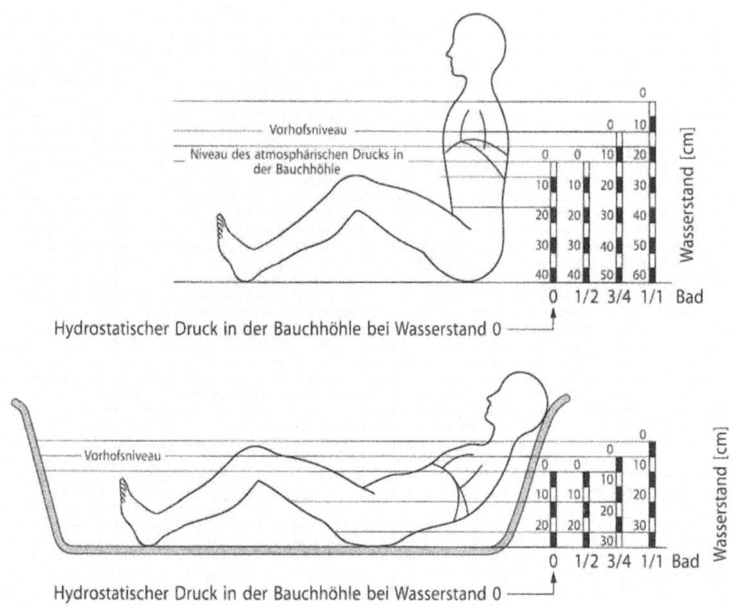

Abb. 3.24. *Oben:* Hydrostatik beim Baden im aufrechten Sitzen. *Unten:* Hydrostatik im normalen Wannenbad. (Nach v. Diringshofen 1955)

(Mitralstenose, Cor pulmonale), bei pathologisch erhöhtem Blutvolumen und bei eingeschränkter Koronarreserve. Auch bei krankhafter Vergrößerung des extrathorakalen Venensystems (Varikosis) besteht die Gefahr zu starker Volumenverschiebung.

Die Dosierung der Badehöhe ist demnach eine wichtige Komponente jeder ärztlichen Badeverordnung, nicht nur bei Wannenbädern, sondern auch bei Bewegungsbädern, Unterwassermassagen etc. Dabei ist zu beachten, daß die effektive hydrostatische Belastung nicht allein von der absoluten Höhe des Wasserspiegels in der Wanne abhängt, sondern auch von der Lagerung des Patienten in der Wanne, die gleichfalls überwacht werden muß (Abb. 3.24). Eine besonders flache Lagerung des Patienten in speziell geformten sog. Kreislaufwannen dient nicht in erster Linie der Einsparung von Badeflüssigkeit, sondern kann die hydrostatische Volumenverschiebung wesentlich herabsetzen, da die Druck-Volumen-Charakteristik im Niederdrucksystem gerade im Bereich niederer Drucke besonders steil verläuft (Gauer 1955; Thron 1960).

Während im Bad die hydrostatischen Wirkungen die orthostatischen Effekte auf den Kreislauf je nach Wasserstand mehr oder weniger überkompensieren, kann beim Aussteigen aus dem Bad die schnelle Rückverlagerung des intrathorakalen Blutvolumens in die venöse Peripherie zum Kollaps führen, insbesondere wenn – wie im warmen Bad – die Aufnahmekapazität der Peripherie durch Herabsetzung des venösen Tonus gesteigert ist.

Tabelle 3.14. Therapeutische Wirkungen und mögliche Anwendungsbereiche thermoneutraler Bäder. (Nach Schnizer 1992)

Badwirkung	Anwendungsbereich
Muskelrelaxation und Gelenkentlastung	Rheumatischer Formenkreis Diverse Schmerzsyndrome des Bewegungsapparates Postoperative und posttraumatische Zusätze
Allgemein entspannende (antistressorische) Wirkung durch Sympathikolyse	Psychovegetative Syndrome Psychophysische Überlastung
Suppression von Streßhormonen und Muskelrelaxation	Rekonvaleszenz
Ausschwemmende Wirkung durch verstärkte Rückresorption und Diurese	Posttraumatische und operative Zustände Ödeme (z. B. infolge chronisch-venöser Insuffizienz, in der Schwangerschaft)
Training vegetativ-hormoneller Funktionen	Rekonvaleszenz Herz-Kreislauf-Regulationsstörungen
Blutvolumen, Blutdruck, Elektrolytregulation	Psychovegetative Syndrome

Inwieweit die hydrostatischen Wirkungen thermoneutraler Bäder unmittelbar therapeutisch genutzt werden können, ist noch nicht hinreichend geklärt. Ein solcher Nutzen wäre z. B. von der Förderung des venösen Rückstroms und der peripheren Gewebeentwässerung sowie von der Anregung der Diurese zu erwarten, wenn der Einsatz einer hydrostatischen Belastung dabei aus anderen Rücksichten zu verantworten ist (vgl. dazu Franke et al. 1966) (Tabelle 3.14) (Schnizer 1992).

Nicht geklärt ist, ob die durch die Herzvergrößerung im Bad veränderten Arbeitsbedingungen des Herzmuskels diesen trainieren können (vgl. Thron 1969; Nowacki 1975, vgl. dazu auch Hildebrandt 1985). Ebenso unsicher ist es bisher, ob die trophotrope Umstellung unter der intrathorakalen Volumenbelastung zur Auslösung und Unterhaltung fortgesetzter vegetativer Gesamtumschaltungen im Sinne eines adaptiven Kurprozesses (vgl. S. 88 ff.) ausgenutzt werden kann. Immerhin liegen Hinweise darauf vor, daß eine serielle Anwendung thermoneutraler Immersionen adaptive Umstellungen im hormonellen System bewirken können (Schnizer et al. 1995).

5.1.2 Thermische Wirkungen

Allgemeine physikalische und physiologische Voraussetzungen

Gegenüber dem Aufenthalt an der Luft bestehen im Bad für den Wärmeaustausch der Haut mit der Umgebung völlig andere physikalische Voraussetzungen. Während die Wärmeabgabe an der Luft überwiegend durch Strahlung (ca. 60%) und Hautwasserverdunstung (in warmer Umgebung bis über

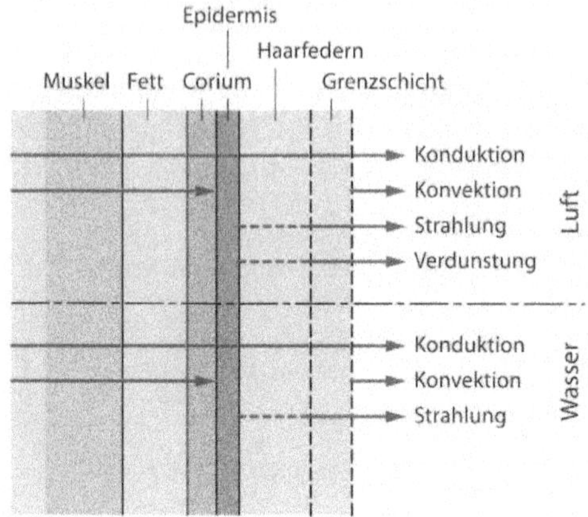

Abb. 3.25. Unterschiede der Wärmeabgabe der Körperoberfläche an Luft (*oben*) und an Wasser (*unten*). (Nach Hensel et al. 1973)

70%) erfolgt, wird die Wärme im Wasserbad fast ausschließlich durch Leitung und Konvektion ausgetauscht (Abb. 3.25). Die Hautwasserabgabe ist wegen der fehlenden Verdunstung im Bad thermoregulatorisch unwirksam. Der Anteil der Strahlung am Wärmeübergang ist wegen der hohen Absorption in der ruhenden Grenzschicht, deren Temperaturdifferenz zur Haut gering ist, sehr klein. Weiter ist in der Regel die thermisch wirksame Körperoberfläche, insofern sie mit dem Bademedium Kontakt hat, vergrößert (Dirnagl u. Drexel 1961; Hensel et al. 1973).

Infolge der hohen freien Konvektion und großen spezifischen Wärme des Wassers kann der Wärmeübergang in einem Wasserbad etwa das 200fache desjenigen in einem Luftbad erreichen. Dadurch können Wasserbäder schon bei geringer Abweichung vom entsprechend höher liegenden Thermoindifferenzbereich (34–36° C) die Wärmebilanz des Körpers wesentlich schneller und stärker stören und intensivere Gegenregulationen auslösen.

Wie das Verhalten der Wärmeaufnahme bzw. -abgabe in Wasserbädern verschiedener Temperatur zeigt (Abb. 3.26), sind die Maßnahmen des Körpers gegen Wärmeverluste in kühlen Bädern wesentlich wirkungsvoller als die gegen Überwärmung in heißen Bädern. So führen z. B. Bäder, die um 6° C über dem Indifferenzpunkt liegen, dem Körper im gleichen Zeitraum etwa 3mal so viel Wärme zu, wie um 6° C darunter liegende Bäder ihm entziehen können.

Richtung und Größe des Wärmestroms zwischen Bademedium und Haut werden einerseits von der zwischen beiden herrschenden Temperaturdifferenz bestimmt. Andererseits wird die Größe des Wärmestroms bei einer gegebenen Temperaturdifferenz durch die bestehenden Wärmewiderstände (Wärmeübergangszahl) mitbestimmt, die maßgeblich von den konvektiven Eigenschaften des Bademediums beeinflußt werden. In Wasserbädern mit großer freier Konvektion bildet sich auf der Körperoberfläche eine haftende konvektionsfreie Grenzschicht von nur 2 mm durchschnittlicher Dicke, durch die die Wärme ausschließlich durch Wärmeleitung transportiert wird. Da-

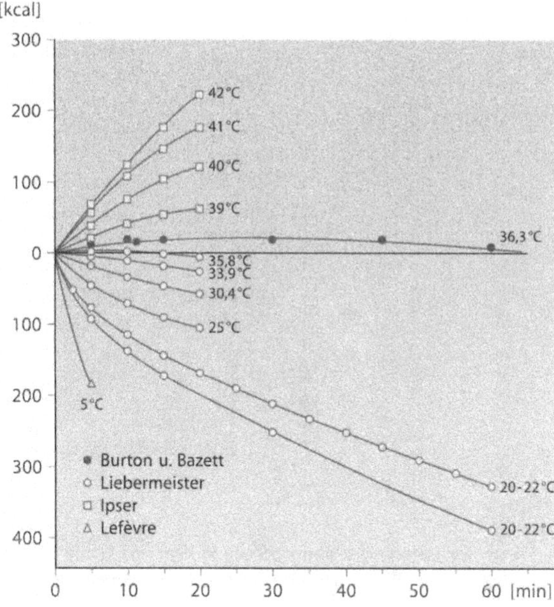

Abb. 3.26. Wärmeaufnahme bzw. Wärmeabgabe des Körpers in Wasserbädern verschiedener Temperaturen. (Nach Drexel 1970)

durch besteht in der dünnen Grenzschicht ein steiles Temperaturgefälle, das von seiten des Bademediums durch den ständigen konvektiven Austausch unterhalten wird. In Breibädern (Peloidbädern), in denen der konvektive Wärmetransport weitgehend unterbunden ist und die hautnahen Schichten des Bademediums nicht ausgetauscht werden, bildet sich eine sehr dicke Grenzschicht mit entsprechend hohem Wärmeübergangswiderstand und einem sehr flachen Temperaturgefälle aus (Dirnagl 1956). Die für einen Wärmeübergang auf den Körper erforderliche untere Grenztemperatur und damit auch der Indifferenzpunkt liegen daher bei Breibädern höher als beim Wasserbad (ca. 38° C) (Nähere Einzelheiten s. Peloidbäder, S. 459 ff.). Jede Bewegung des Körpers oder jede zusätzliche Durchmischung des Bademediums führt durch die erzwungene Konvektion zu einer Störung oder Dickenabnahme der Grenzschicht, was sowohl in heißen als auch in kalten Bädern zu einem, auch subjektiv bemerkbaren, stoßförmig erhöhten Wärmeaustausch führt (Literaturübersicht bei Dirnagl u. Drexel 1961).

Der Körper kann den Wärmeaustausch mit dem Bad nur durch Veränderungen der Durchblutung in der Körperschale, die etwa 35% der Gesamtkörpermasse ausmacht und als Puffer zwischen Körperkern und Umwelt dient, beeinflußen (vgl. Abb. 3.31, S. 256). Bei einer Änderung der Schalendurchblutung verändern sich Wärmeübergangszahl, innere Übergangsfläche (Gefäßoberfläche) und Wärmetransportzahl gleichsinnig, wobei die effektive Schichtdicke der Schale zunimmt. Außerdem steht dem Körper die Steuerung

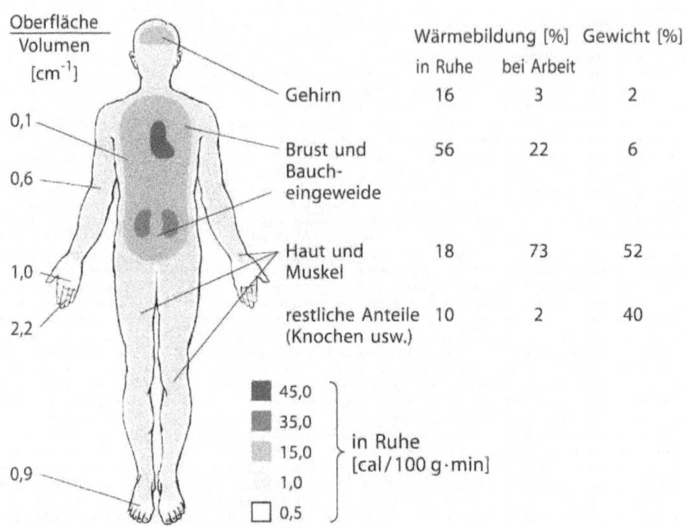

Abb. 3.27. Topographie der Wärmebildung in Kern und Schale beim Menschen sowie der Oberflächen-Volumen-Verhältnisse an Rumpf und Extremitäten. (Nach Aschoff u. Wever 1958)

der Wärmeproduktion als Ausgleichsmaßnahme zur Verfügung. In Ruhe erfolgen mehr als 70% der Wärmebildung in den Brust- und Baucheingeweiden sowie im Gehirn, d. h. im homöothermen Körperkern. Bei Muskeltätigkeit (Muskelarbeit, Kältezittern) kann sich der Schwerpunkt der Wärmebildung in den Bereich der Körperschale verlagern (Abb. 3.27) (Literaturübersicht bei Aschoff 1956, 1971).

Die im Körper gebildete Wärme wird ganz überwiegend konvektiv mit dem Blutstrom zur Haut transportiert, der Anteil der Wärmeleitung durch die Gewebe ist demgegenüber gering. Unter stationären Bedingungen ist die Größe des Wärmestroms je Flächeneinheit vom Körperinneren zur Haut einerseits durch die herrschende Temperaturdifferenz zwischen Kern- und Hauttemperatur bestimmt; andererseits ist sie vom Wärmedurchgangswiderstand (Wärmedämmung) der Körperschale abhängig, der in weitem Rahmen durch Änderungen der Hautdurchblutung, d. h. durch Änderungen des konvektiven Wärmetransportes variiert werden kann. Im Durchschnitt der gesamten Körperschale können Änderungen im Verhältnis 1 : 7 erreicht werden (Hensel 1973), es bestehen aber große Unterschiede zwischen den verschiedenen Körperregionen.

So herrschen besonders günstige Vorbedingungen für die regulatorischen Änderungen des Wärmedurchganges der Körperschale an den Extremitäten. Schon die strahlig-zylindrische Gestalt mit einem maximalen Oberflächen-Volumen-Verhältnis (vgl. Abb. 3.27) weist auf die besondere Bedeutung der Extremitäten für den Wärmeaustausch mit der Umgebung hin (Effektoren der Thermoregulation). Vor allem kann aber die Hautdurchblutung an den Extremitäten in besonders weitem Umfange variiert werden, an den Fingern

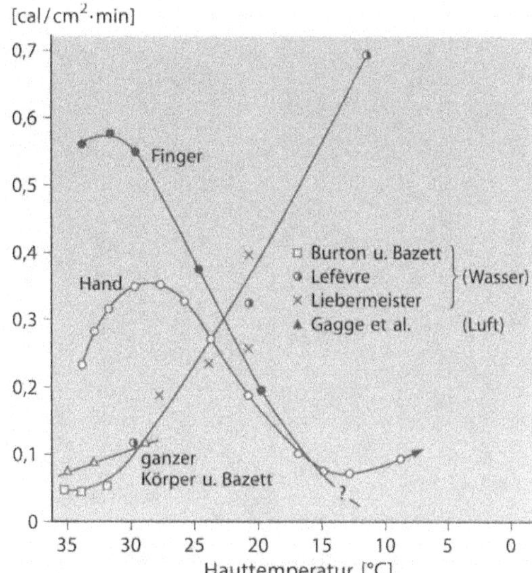

Abb. 3.28. Wärmeabgabe der Hände und Finger gegen strömendes Wasser und Wärmeabgabe des ganzen Körpers in Wasser in Abhängigkeit von der mittleren Hauttemperatur. (Nach Aschoff, aus Witzleb 1962 a)

z. B. im Verhältnis 1 : 600. Darüber hinaus kann die Steuerung des konvektiven Wärmetransportes zur Haut in den Extremitäten durch den „Gegenstromwärmeaustausch" unterstützt werden (Aschoff u. Wever 1959). So kann in der Kälte zur Einschränkung von Wärmeverlusten das arterielle Blut durch das in den Begleitvenen zurückfließende kühlere Blut vorgekühlt werden, während unter warmen Bedingungen der venöse Rückfluß verstärkt in die oberflächlichen Venen umgelenkt wird. Alle diese Besonderheiten führen dazu, daß die Wärmeverluste an den akralen Partien der Extremitäten mit fortschreitender Senkung der Hauttemperatur in kalter Umgebung immer mehr eingeschränkt werden können, während sie im Durchschnitt des ganzen Körpers zunehmen (Abb. 3.28).

Die für den Wärmestrom zwischen Hautoberfläche und Bademedium maßgebende Temperaturdifferenz wird unter kalten Bedingungen nicht nur von der Größe der Hautdurchblutungseinschränkung bestimmt, sondern auch von der Dicke des subkutanen Fettpolsters, das einen bedeutenden Anteil zur Wärmedämmung der Körperschale beiträgt. Ist dieses wenig entwickelt, so können auch bei stark gedrosselter Wärmekonvektion (Schalendurchblutung) hohe Wärmeverluste durch Wärmeleitung aus tieferen Gewebeschichten eintreten. So wurden z. B. in kalten Seebädern schon nach 10 min trotz Stoffwechselsteigerung mit Abnahme der mittleren Hautfaltendicke zunehmende Auskühlungen des Körperkerns festgestellt, während bei gut entwickeltem subkutanen Fettpolster sogar Kerntemperaturanstiege beobachtet wurden (Abb. 3.29) (Pugh u. Edholm 1955; Aschoff 1958; Pirlet 1962b; vgl. auch Abb. 3.29). Schließlich muß noch bedacht werden, daß das Oberflächen-Volumen-Verhältnis und damit die relative Größe des Wärmeaustausches für den Gesamtkörper von dessen Körpergröße bzw. Körpervolumen abhängen

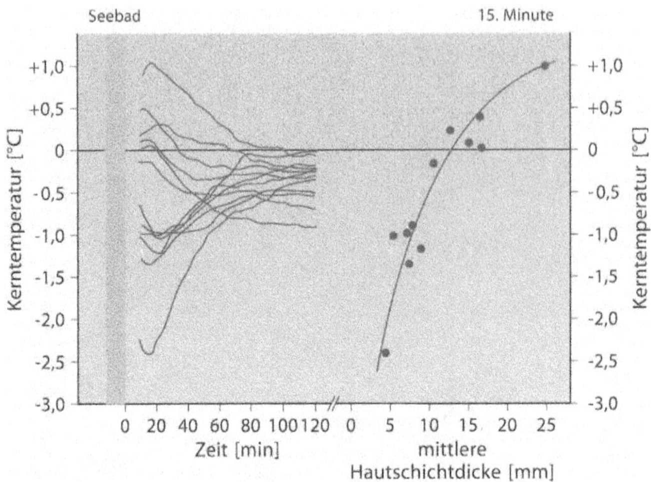

Abb. 3.29. Kerntemperaturänderungen (Sigmoid) bei mageren und fetten Personen nach einem kalten Seebad mit ruhigen Schwimmbewegungen von 15° C und 10 min Dauer. *Rechts:* Beziehungen zwischen mittlerer Hautschichtdicke und Kerntemperaturänderung in der 15. Minute nach Ende des Bades. (Nach Pirlet 1962 b)

muß (Theves 1968). Dadurch ist die Wärmebilanz eines mageren Menschen oder eines Kindes stärker gefährdet (vgl. auch Hlavacek u. Kamenov 1971).

„Aufheizung" und „Entwärmung", die beiden grundsätzlichen thermoregulatorischen Tendenzen des Organismus, sind aber nicht allein durch die starken gegensinnigen Änderungen des Wärmedurchganges durch die Körperschale gekennzeichnet (Abb. 3.30 a, b). Bei der Kälteabwehr kann vielmehr die Steigerung der Wärmeproduktion (durch Muskelzittern oder zitterfreie Thermogenese) hinzutreten, wobei das Muskelzittern die Schale aufheizt und deshalb weniger ökonomisch ist. Bei der Hitzeabwehr treten das Schwitzen, das freilich nur an den aus dem Bad herausragenden Körperteilen effektiv ist, sowie eine Steigerung der Ventilation mit nur geringem Anteil an der Gesamtwärmeabgabe hinzu.

Jede autonome thermoregulatorische Aktivität ist darüber hinaus subjektiv mit Empfindungen des thermischen „Diskomforts" verbunden. Diese stellen zugleich die Antriebe für eine zweckmäßige thermische Verhaltensregulation dar (Cabanac et al. 1976; Hildebrandt et al. 1981 a). Die Stärke der thermischen Diskomfortempfindungen kann durch Gewöhnung (Habituation) und im Laufe längerfristiger funktioneller Adaptation abgebaut werden (sog. Abhärtung) (vgl. Strempel u. Hildebrandt 1977; Stempel u. Stroh 1982; Demuth et al. 1984).

Die thermoregulatorischen Reaktionen werden durch Erregung thermosensibler Strukturen ausgelöst, die in einer charakteristischen Tiefenstaffelung (vgl. Tabelle 1.2. S. 13) in Haut, Eingeweiden, Rückenmark, Medulla oblongata, Mittelhirn und Hypothalamus verteilt sind. Auch die steuernden bzw. re-

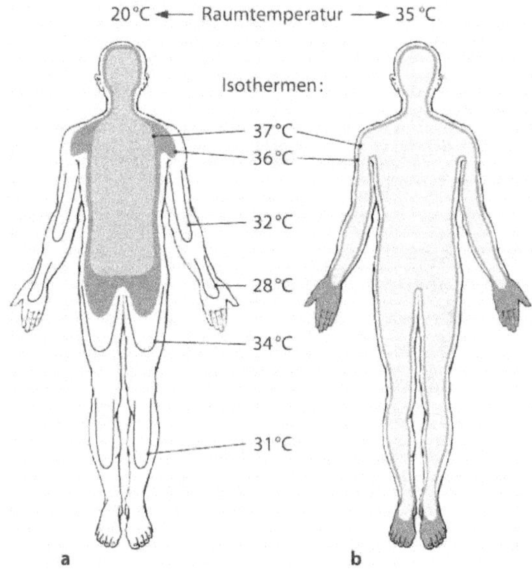

Abb. 3.30 a, b. Schematisierter Verlauf der Isothermen in der Körperschale bei „Aufheizung" (**a**) und „Entwärmung" (**b**) in hoher und niedriger Raumtemperatur. Man beachte die unterschiedliche Größe des homoiothermen Kerngebietes (37°C-Isotherme). (Nach Aschoff u. Wever 1958)

gelnden Zentren sind hierarchisch gestaffelt in Rückenmark, Hirnstamm und Hypothalamus angeordnet (vgl. Brück 1970, 1980; Simon 1974). Der jeweilige Erregungszustand der thermoregulatorischen Zentren ist das Ergebnis einer integrativen Berücksichtigung aller oberflächlichen und tiefen Afferenzen. Er unterliegt spontanen tagesrhythmischen Schwankungen (vormittägliche Aufheizungsphase, nachmittägliche Entwärmungsphase; vgl. S. 169 ff.), die die thermische Empfindlichkeit des Körpers beträchtlich verändern. Auch unspezifische Miterregungen, z. B. bei psychischen Reaktionen und motorischer Aktivität, können zu „Sollwertverstellungen" im System der Thermoregulation führen.

In kalten und warmen Bädern werden die ersten Reaktionen in der Regel über eine Erregung der Thermorezeptoren der Haut ausgelöst, die in unterschiedlicher Dichte auf der Körperoberfläche verteilt sind (vgl. Abb. 1.2, S. 13). Infolge der differentiellen Empfindlichkeit der Hautrezeptoren kommt es zu überschießenden Kompensationen, so daß die Kerntemperatur häufig in kalten Bädern initial ansteigt, in warmen abfällt.

Die von der Hautoberfläche auslösbaren vasomotorischen Reaktionen der Hautgefäße werden durch direkte thermische Beeinflußung des Hautgefäßtonus verstärkt. Auch der Venentonus wird durch Kälteeinwirkung erhöht, durch Wärme vermindert (Thron 1960; Witzleb 1962 a; Alberti et al. 1966). Sehr brüske und schmerzhafte Kälte- und Wärmeeinwirkungen auf die Haut führen über eine unspezifische sympathische Mitaktivierung zu Gefäßkonstriktion, Kontraktion der glatten Muskulatur (Gänsehaut) und passagerem Kältezittern sowie Schweißausbruch (paradoxe Reaktionen).

Die durch Temperatureinflüsse hervorgerufenen Veränderungen des Gewebestoffwechsels führen zur Freisetzung von vasoaktiven Stoffen, die teils über Axonreflexe, teils durch direkte Einwirkung auf die Gefäße die thermisch bedingten Durchblutungsänderungen verstärken oder ihnen im Interesse der Verhinderung von Gewebeschäden entgegenwirken können (z. B. Adenylsäureverbindungen, Histamin, Bradykinin, Azetylcholin) (Literaturübersicht Witzleb 1962 a).

Reichen die von der Hautoberfläche ausgelösten Gegenmaßnahmen nicht aus, so kommt es zu Änderungen der Bluttemperatur im Körperkern, die ihrerseits über eine Erregung der tiefen bzw. zentralen Temperaturfühler weitere Reaktionen in Gang setzen bzw. intensivieren. Dabei kommt offenbar den thermosensiblen hypothalamischen Zentren eine übergeordnete Bedeutung zu (Literaturübersicht bei Brück 1970; Simon 1974).

Die bei Kühlung und Erwärmung des Körpers erforderlichen Änderungen der Schalendurchblutung werden überwiegend vasomotorisch gesteuert, wie Versuche mit Nervenblockade ergeben haben (Edholm et al. 1957; Thauer 1958, 1965). Sie können ein so großes Ausmaß annehmen, daß kompensatorische Durchblutungsänderungen in anderen Kreislaufgebieten erforderlich sind. So wird z. B. bei passiver Überwärmung die Durchblutung in Splanchnikusgebiet, Niere und Muskulatur so stark eingeschränkt, daß die Steigerung der Hautdurchblutung größer wird als die Zunahme des Herzminutenvolumens (Abb. 3.31) (Literaturübersicht bei Kirsch 1979). Umgekehrt nimmt

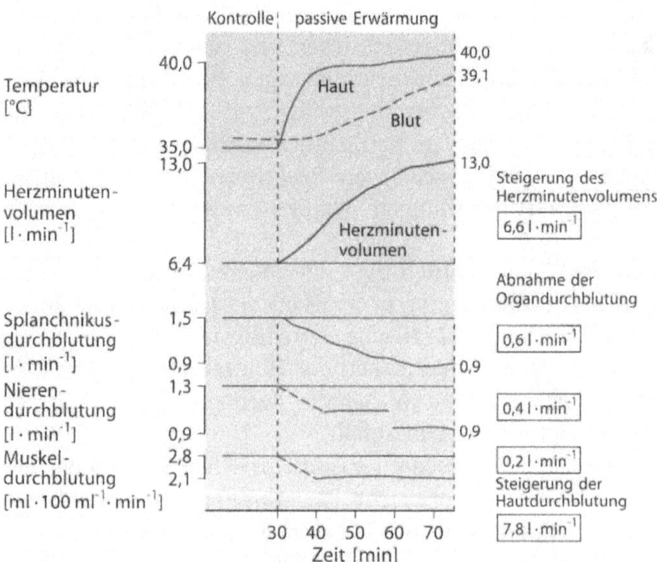

Abb. 3.31. Kreislaufveränderungen gesunder Versuchspersonen bei passiver Erwärmung in einem heizbaren Wärmeanzug. Bei Steigerung des Herzminutenvolumens um 6,6 l/min vermindert sich die Durchblutung der inneren Organe. Die Steigerung des Herzminutenvolumens kommt daher ganz dem Hautgefäßbett zugute. (Nach Rowell 1974; mod. nach Kirsch 1979)

bei Einschränkung der Hautdurchblutung in der Kälte die Durchblutung der Kompensationsgebiete zu (Barcroft et al. 1955) (sog. Dastre-Morat-Regel). Bei Störungen der Thermosensibilität im Rahmen neurologischer Erkrankungen ist mit abweichenden Verhältnissen zu rechnen.

Da die thermoregulatorischen Maßnahmen des Körpers im Bad gegenüber Kälte wesentlich effektiver sind als gegenüber Wärme (vgl. Abb. 3.26, S. 251), werden die Reaktionen in kühlen und kalten Bädern für längere Zeit vorwiegend von peripheren, differentiell empfindlichen Rezeptoren ausgelöst, während sie in warmen und heißen Bädern schneller und überwiegend durch die sich ändernden Kerntemperaturen über die statisch empfindlichen zentralen Rezeptoren bestimmt werden. Dies kennzeichnet und bedingt den besonderen Reizcharakter der kalten Bäder, der auch für Teilanwendungen zutrifft.

Je stärker und länger im kalten oder warmen Bad die thermische Bilanz des Organismus gestört und seine Kerntemperatur ausgelenkt wird, um so stärkere generalisierte Mitreaktionen des vegetativen Systems sind zu erwarten. Im Prinzip dürften diese nach einer kurzen trophotropen Vorphase aus einer starken ergotropen Aktivierungsphase bestehen, von der ein periodischer Einschwingungsprozeß von mehreren Stunden Periodendauer auf eine neue Gleichgewichtslage ausgeht. Indifferente und mäßig warme Bäder leiten dagegen wohl nur eine länger anhaltende trophotrope Initialphase ein. Systematische Verlaufskontrollen der vegetativen Mitreaktionen nach Bädern ohne zusätzliche Wirkungskomponenten stehen aber noch aus. Der Streßcharakter der durch Bäder erzwungenen thermischen Bilanzstörungen führt bei serieller Wiederholung zweifellos zu längerwelligen reaktiv-periodischen Gesamtumschaltungen des vegetativen Systems von adaptivem Charakter, die therapeutisch nutzbar sind (vgl. Drexel 1970; Schnizer 1992; Schnizer et al. 1995).

Thermoindifferente (isothermale) Bäder

In der Balneotherapie spielt das thermoindifferente Bad v. a. bei den Heilwasserbädern, die als Wannenbäder verabfolgt werden, eine bedeutende praktische Rolle. Bei ihnen stehen die chemischen Wirkungsmöglichkeiten im Vordergrund. Auch als entspannendes Medium für verschiedene physikalische Anwendungen sind thermoindifferente Bäder weit verbreitet (z. B. Unterwasserdruckstrahlmassage, Unterwassermassage, subaquales Darmbad, elektrische Bäder u. a.). Thermoindifferente Bäder setzen Inaktivität und Entspannung des Patienten voraus, da die Bedingungen der Temperaturindifferenz durch erhöhte Produktion von Eigenwärme gestört werden. Bewegungsaktivität im Bad (Bewegungsbad) muß daher zur Vermeidung von Wärmestauungen durch niedrigere Badetemperaturen ausgeglichen werden (sog. subthermale Badetemperaturen, Schmidt-Kessen 1974; vgl. S. 262 ff.).

Die Temperaturindifferenz eines Bades kann unter drei verschiedenen Gesichtspunkten beurteilt werden (vgl. Weigmann 1954; Gross 1969; Hildebrandt et al. 1981 a):

- Die *Temperaturempfindung* im Bad muß indifferent, d. h. weder kalt noch warm sein. Diese epikritische Temperaturempfindung ist offenbar sehr konstant (Mower 1976) und erlaubt sehr genaue Schätzungen der absoluten Temperatur, sie unterliegt auch keinen sicheren tagesrhythmischen Schwankungen (Hensel 1978). Der so definierte Indifferenzbereich liegt im Wasserbad zwischen 34 und 36° C.

- Die *Wärmebilanz* im Bad muß ausgeglichen sein, d. h. die Wärmeabgabe muß der Wärmebildung entsprechen. Infolge der regulatorischen Änderungen des Wärmeverlustes können dieser Forderung über lange Zeit Badetemperaturen zwischen ca. 34 und 36° C entsprechen.
- Die *thermoregulatorische Aktivität* des Körpers muß minimal sein. Dieser Zustand entspricht zugleich der Allgemeinempfindung des maximalen thermischen Komforts, bei dem auch zusätzliche lokale Testreize als indifferent, d. h. als weder angenehm noch unangenehm empfunden werden (Hensel 1977; Attia et al. 1980 a, b).

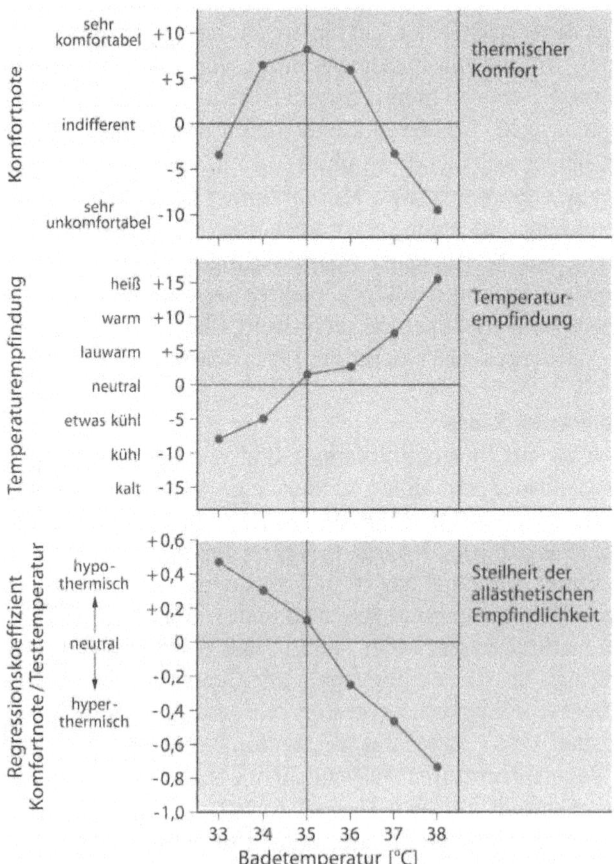

Abb. 3.32. Subjektiver thermischer Komfort, epikritische Temperaturempfindung und Steilheit der allästhetischen Empfindlichkeit (nach Maßgabe des Regressionskoeffizienten für die Beziehung zwischen Komfortempfindung und Testtemperatur bei lokaler Applikation verschiedener Temperaturreize) in Wasservollbädern verschiedener Temperatur bei einer gesunden Versuchsperson. (Nach Hildebrandt et al. 1981 a)

Wie Abb. 3.32 am Beispiel einer gesunden Versuchsperson in Vollbädern verschiedener Temperatur erkennen läßt, entspricht diesen Voraussetzungen im Wasserbad ein sehr enger Temperaturbereich um 35° C, was zahlreichen anderen Erfahrungen gut entspricht (Jungmann 1964 b; Gross 1969; Bleichert et al. 1973; Hensel 1977).

In breiigen Bademedien, in denen infolge Aufhebung der Konvektion andere Wärmetransport- und -übergangsbedingungen herrschen, bleiben bei höheren Badetemperaturen die für die Temperaturempfindung maßgeblichen Hauttemperaturen niedriger, so daß der indifferent empfundene Temperaturbereich höher (um 38° C) liegt.

Besonders interessant ist unter diesen Gesichtspunkten die Thermoindifferenz des CO_2-Bades. Hier werden durch die in die Haut diffundierende Kohlensäure die Kaltrezeptoren angelähmt, so daß die resultierende Temperaturempfindung den Indifferenzbereich um etwa 2° C (32–34° C) erniedrigt. Infolge der verminderten Kaltafferenzen wird zugleich die Empfindlichkeit der thermoregulatorischen Zentren gegen das Absinken der Kerntemperatur vermindert (Schmidt-Kessen u. Stanat 1971), so daß es möglich ist, den Körperkern im kühlen Bad ohne Gegenregulation stärker auszukühlen. Das indifferente CO_2-Bad erfüllt demnach die Kriterien der subjektiven und regulatorischen Indifferenz, nicht dagegen das Kriterium der ausgeglichenen thermischen Bilanz.

Im Gegensatz zu der ausgesprochenen Stabilität der indifferenten Temperaturempfindung unterliegen die Voraussetzungen der Wärmebilanz (Wärmebildung, Wärmeinhalt der Körperschale u. a.) sowie die Ansprechbarkeit der thermoregulatorischen Systeme einschließlich der Empfindlichkeit des thermischen Komforterlebens beträchtlichen tagesrhythmischen Spontanschwankungen. Bei Einbeziehung dieser Gesichtspunkte liegt der Indifferenzbereich am Vormittag höher als am Nachmittag (Hildebrandt et al. 1952; Cabanac et al. 1976; Attia et al. 1980 a; vgl. dazu S. 170).

Warme und heiße (hyperthermale) Bäder

Warme Bäder (bis 38° C) sind als medizinische Bäder mit und ohne Badezusätzen weit verbreitet. Heiße Bäder (über 38° C) werden in der europäischen Balneotherapie in der Regel mit dem Ziel einer Erhöhung der Körpertemperatur (Hyperthermie) verabfolgt. Dazu werden bevorzugt Bademedien von breiiger Konsistenz (Peloidbäder; vgl. S. 459 ff.) verwendet, die durch Unterbindung der Wärmekonvektion einen gleichmäßigeren und schonenderen Wärmeübergang auf den Körper ermöglichen, und zwar bei stärkerer Erhöhung der Badetemperatur (vgl. S. 461 ff.). Die in Wasserbädern wesentlich höheren Hauttemperatursteigerungen führen im Vergleich zu Breibädern zu niedrigeren Erträglichkeitsgrenzen und außerdem zu wesentlich geringerem Wärmeübergang auf den Körper (Dirnagl u. Drexel 1961). In Japan z. B. werden dagegen gewohnheitsmäßig heiße Wasserbäder bis zu 45° C genommen (Saito 1959). Diese dauern aber nur wenige Minuten (Tauchbäder) und stellen im wesentlichen eine Hautreiztherapie dar, deren phasische Beantwortung durch das vegetative System nachgewiesen ist (Sato 1959; Agishi 1985).

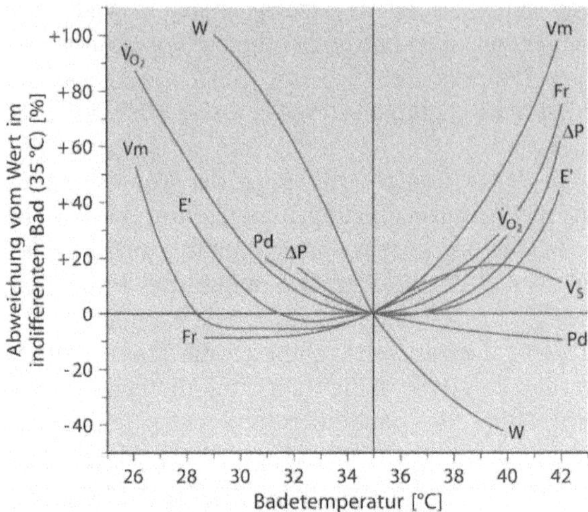

Abb. 3.33. Veränderungen verschiedener Herz- und Kreislaufparameter sowie der Sauerstoffaufnahme in Wasserbädern verschiedener Temperatur. Zusammengestellt nach Daten der Literatur ohne Berücksichtigung der Badedauer. *Vm* Herzminutenvolumen, *Vs* Herzschlagvolumen, *Fr* Herzfrequenz, *Pd* diastolischer Blutdruck, *ΔP* Blutdruckamplitude, *W* peripherer Kreislaufwiderstand, *E* elastischer Widerstand des Aortenwindkessels, *VO_2* Sauerstoffaufnahme. (In Anlehnung und nach Daten von Witzleb 1962 a; Jungmann 1964 b; Drexel 1970, 1973; u. a.)

Die in warmen und heißen Bädern eintretenden Umstellungen des Organismus sind an wichtigen Parametern von Kreislauf und Stoffwechsel in Abb. 3.33 in Abhängigkeit von der Badetemperatur zur prinzipiellen Orientierung dargestellt. Streng genommen müßten die Veränderungen auf die jeweils herrschende Körperkerntemperatur bezogen werden, die in Abhängigkeit von Temperatur, Dauer und Konsistenz des warmen Bades ansteigt, wenn die bis zu 4 min dauernde Anfangsphase, in der lediglich der Wärmebestand der Körperschale aufgefüllt wird, vorüber ist.

Im übrigen ist das zeitliche Verhalten der verschiedenen Funktionsgrößen im warmen Bad auch von der thermischen Vorgeschichte abhängig, da die Körpertemperatur erst dann ansteigt, wenn die Körperschale durch die aufgenommene Wärme die Kerntemperatur erreicht. Dabei sind auch individuelle Unterschiede durch die Körpermasse bzw. das Oberflächen-Volumen-Verhältnis zu berücksichtigen (Dirnagl u. Drexel 1961; Hlavacek u. Kamenov 1971).

Das Bild der Umstellungen im hyperthermalen Bad (vgl. Abb. 3.33) mit seinen überwärmenden Bedingungen zeigt die Veränderungen von Kreislauf und Stoffwechsel im Dienste der Hitzegegenregulation (Entwärmung). Im einzelnen steigen mit der Bade- bzw. Körpertemperaturerhöhung die Herzfrequenz und das Herzminutenvolumen sowie das Schlagvolumen zunehmend steiler an, wobei allerdings das Schlagvolumen bei hoher Frequenzsteigerung wieder zurückgeht. Das Absinken des peripheren Kreislaufwiderstandes spiegelt die zunehmende Hautgefäßerweiterung, an der Arteriolen, Kapillaren und Venolen gleichmäßig beteiligt sind (Witzleb 1962 a), und führt zum Ab-

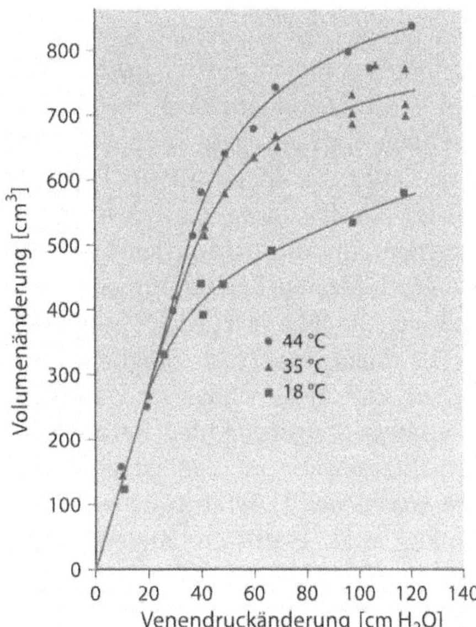

Abb. 3.34. Druck-Volumen-Charakteristik der Beinvenen bei verschiedenen Temperaturen (nach Henry et al.). *Ordinate:* Volumänderung in cm^3; *Abszisse:* Venendruckänderung in cm H_2O. (Nach Thron 1960)

sinken des diastolischen Blutdrucks. Die Blutdruckamplitude nimmt aber mit dem elastischen Widerstand des Windkesselsystems zu, wobei auch die Pulswellengeschwindigkeit in der Aorta mit zunehmender Überwärmung des Körpers zunimmt (Jungmann 1964 b). Der Sauerstoffverbrauch steigt, wie auch das Atemzeitvolumen, mit höherer Bade- bzw. Körpertemperatur an, wobei der O_2-Verbrauch im Bereich indifferenter Badetemperaturen unterhalb des Ruheumsatzes an der Luft liegt und erst im Bereich höherer Badetemperaturen dessen Niveau überschreitet. Die Steigerung des Energieumsatzes unter hyperthermen Bedingungen folgt nicht allein der van't-Hoff-RGT-Regel (17% pro 1 °C), sondern ist auch Folge der erhöhten Kreislauf- und Atemleistung.

Da die Kreislaufleistung überwiegend im Dienste der Thermoregulation gesteigert wird, nimmt die arteriovenöse Sauerstoffpartialdruckdifferenz im warmen Bad ab. Der von der Kapillarfiltration abhängige Stoffaustausch zwischen Blut und Gewebe soll allerdings im Bereich zwischen 35 und 45 °C praktisch unverändert bleiben (Literaturübersicht bei Witzleb 1962 a), obwohl eine Steigerung des Lymphabflusses aus den Geweben einwandfrei nachweisbar ist (Jahnke 1953).

In warmen Bädern wird in der Haut vermehrt Azetylcholin freigesetzt, auch das Auftreten von Bradykinin soll durch direkte Wirkung auf die Gefäße an der peripheren Gefäßdilatation beteiligt sein und darüber hinaus die Schweißsekretion beeinflussen (Literaturübersicht bei Hildebrandt 1985 b). Der periphere Gefäßtonus wird durch die Temperaturerhöhung vermindert, wodurch speziell auch die Druck-Volumen-Charakteristik der Venen in Richtung auf eine erhöhte Kapazität verschoben wird (Abb. 3.34).

Die starke Kapazitätszunahme der Hautstrombahn müßte zu Volumenverschiebungen im Niederdrucksystem bis zu 1,5 l führen, wenn dieser Effekt, der einer Autotransfusion in die Peripherie entsprechen würde, nicht durch den hydrostatischen Druck im Bad kompensiert würde. Erst beim Aussteigen aus dem warmen Bad besteht daher erhöhte Gefahr des Kreislaufkollapses (vgl. Gollwitzer-Meier 1950). Die Flüssigkeits- und Elektrolytverluste durch die im Bad frustrane Schweißsekretion nehmen naturgemäß mit höherer Badetemperatur und -dauer zu. Nach Beendigung hyperthermaler Bäder gehen die geschilderten Kreislaufumstellungen im Gegensatz zum kalten Bad innerhalb von 10–20 min zurück (Jungmann 1964 b).

Die therapeutischen Möglichkeiten einer passiven Hyperthermie durch warme und heiße Bäder sind andernorts dargestellt (vgl. S. 461 ff.). Die erzwungene Steigerung der Kerntemperatur durch weitgehende Ausschaltung der Hitzeabwehr im Bad ist geeignet, umfassende vegetative Begleitreaktionen auszulösen (Literaturübersicht bei Schmidt 1975; Bühring 1984; vgl. auch Kröling et al. 1980), die längerfristige adaptive Prozesse einleiten. Besonders betont sei auch hier, daß stärkere Hyperthermien immer einen belastenden Eingriff darstellen, der eine fortlaufende Kontrolle von Körpertemperatur und Kreislauffunktion erforderlich macht.

Kühle und kalte (subthermale und hypothermale) Bäder

Bäder mit unter dem Indifferenzbereich liegenden Temperaturen werden in der Balneotherapie vorzugsweise als Bewegungsbäder (28–34° C; sog. subthermale Bäder) oder in der Thalassotherapie als kalte Freibäder verwendet. Sehr kurzdauernde Kaltbäder (Tauchbäder u. a.) gehören zum Bereich der Hydrotherapie (vgl. Brüggemann 1986 a; Hildebrandt 1990 a).

Die Funktionsmechanismen der Kälteabwehr (Aufheizung) sind im Wasser nicht nur weitaus effektiver als die der Hitzeabwehr, sie stehen auch schneller zur Verfügung. Schon die viel dichtere Ausstattung der Haut mit den differentiell empfindlichen Kaltrezeptoren gegenüber Warmrezeptoren (vgl. Abb. 1.2, S. 13) sowie die einseitig konstriktorische Nervenversorgung der Hautgefäße weisen darauf hin.

Innerhalb von 3 min erreicht die Hautgefäßkonstriktion im kalten Bad bereits 97% des möglichen Maximums (Literaturübersicht bei Witzleb 1962 a). Auch Muskeltonussteigerung und Kältezittern, die zunächst die peripheren Extremitätenabschnitte bevorzugen (Golenhofen 1970 a), können bereits im Rahmen des Aufheizaffektes initial über die Hautrezeptoren ausgelöst werden. Durch überschießende Reaktionen kommt es daher besonders im kalten Bad zu initialen Kerntemperatursteigerungen (vgl. Abb. 3.36, S. 264; Shapiro 1966).

Die Einschränkung der Hautdurchblutung und die Steigerung der Wärmeproduktion bedingen charakteristische Veränderungen der gesamten Herz-Kreislauf-Funktion sowie des respiratorischen Gaswechsels, die in Abb. 3.33 (S. 260) in der linken Abbildungshälfte dargestellt sind. Am stärksten imponiert die durch die Vasokonstriktion der Haut hervorgerufene steile Zunahme des peripheren Kreislaufwiderstandes, die auch an der Steigerung des diastolischen Blutdrucks ablesbar ist. Die gleichzeitige Zunahme der Blutdruckamplitude zeigt, daß die Steigerung des systolischen Blutdrucks im kalten Bad die des diastolischen noch übertrifft. Herzfrequenz, Herzminutenvolumen und elastischer Widerstand des arteriellen Windkessels nehmen unterhalb 35° C Badetemperatur bis etwa 28–30° C zunächst noch weiter ab, wobei sich auch das Schlagvolumen vermindert. Infolge der kompensatorischen Blutumlenkung in die Kerngebiete und die Muskulatur, wo die Durchblutungszunahme 300% betragen kann, braucht die Gesamtkreislaufleistung auch bei einsetzender erhöhter Wärmeproduktion, wie sie schon im kühlen Bad an der Zunahme der O_2-Aufnahme ablesbar wird, noch nicht gesteigert zu werden. Erst bei starker Zunahme der Energieproduktion (Kältezittern) steigt das Herzminutenvolumen sprunghaft an.

Aus Abb. 3.33 ist zu ersehen, daß der Bereich subthermaler Badetemperaturen (ca. 28–34° C) überwiegend von den vasomotorischen Reaktionen der Kälteabwehr beherrscht wird, während die Steigerung der Wärmeproduktion im wesentlichen erst unterhalb dieses Temperaturbereiches hinzutritt. Dabei wird die Erhöhung der Wärmeproduktion nicht durch reflektorische Mechanismen, sondern naturgemäß v. a. durch aktive Bewegung erfolgen. Der Bewegungsdrang im kalten Bad ist Ausdruck eines verhaltensregulatorischen Antriebs. Es ist allerdings zu berücksichtigen, daß die Wärmeverluste in kalten Bädern durch aktive Bewegungen über eine Zerstörung der haftenden Grenzschicht erheblich gesteigert werden. Abbildung 3.35 zeigt zugleich den starken Einfluß der individuell unterschiedlichen Isolierung durch das subkutane Fettpolster (vgl. dazu auch Abb. 3.29, S. 254).

Erfahrungsgemäß gelingt es aber, die Wärmebilanz bei den üblichen Badedauern durch mehr oder weniger große Bewegungsaktivität im Bereich zwischen 28 und 34° C Wassertemperatur ausgeglichen zu halten, so daß subjektiver thermischer Komfort erhalten bleibt und dieser therapeutisch wichtige Temperaturbereich mit Recht als „subthermaler Bereich" (Schmidt-Kessen 1974) von den stärkeren Kältebelastungen abgegrenzt werden kann. Hinzu kommt, daß in diesem Bereich die zusätzlichen Atemantriebe von den Kaltrezeptoren der Haut noch nicht so groß sind, daß eine im Verhältnis zur O_2-Aufnahmesteigerung überhöhte Hyperventilation eintritt, wie in kälteren Bädern (vgl. Keatinge u. Nadel 1965), wo sie allerdings durch wiederholtes Eintauchen im Sinne einer Habituation abgeschwächt wird.

In kalten Bädern ist der Grad der Auskühlung des Körperkerns auch beim aktiven Schwimmen nur eine Frage der Zeit (vgl. Abb. 3.36) und der Dicke des Hautfettpolsters (vgl. Abb. 3.35, S. 264). Dabei kann die Kerntemperatur nach dem Ende des Bades noch beträchtlich weiter absinken, wenn bei Erwärmung die Durchblutung der ausgekühlten Körperschale ansteigt und der Kern dabei zunächst weitere Wärmeverluste erleidet.

Bei sehr niedrigen Wassertemperaturen (unterhalb 15–18° C) steigen die Wärmeverluste steiler an, weil keine weitere Reduktion der Schalendurchblutung mehr möglich ist (Witzleb 1962 a) und möglicherweise eine Eröffnung von arteriovenösen Anastomosen stattfindet. Darüber hinaus werden in diesem Temperaturbereich Histamin und andere H-Substanzen, die im höheren

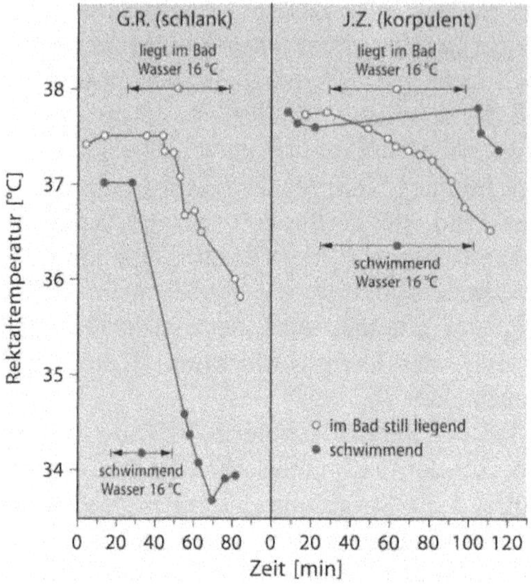

Abb. 3.35. Rektaltemperaturen eines mageren (*links*) und eines fetten (*rechts*) Schwimmers beim Schwimmen und beim ruhigen Liegen im (kräftig gerührten) Wasser von 16° C. (Nach Pugh u. Edholm 1955, aus Aschoff 1958)

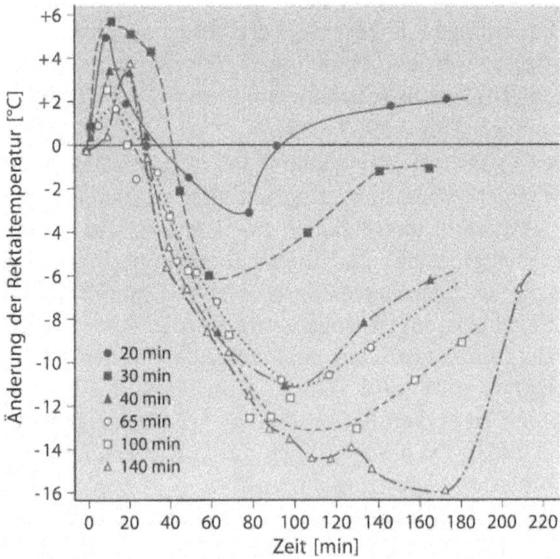

Abb. 3.36. Veränderungen der Rektaltemperatur während und nach Freibädern von 20–140 min Dauer bei 22–24° C Wassertemperatur mit beliebiger Schwimmbewegungsaktivität. Sämtliche Messungen stammen von derselben Versuchsperson. Die jeweilige Badedauer ist an den einzelnen Kurven in Minuten angegeben. (Nach Shapiro 1966)

Temperaturbereich nur bei besonders empfindlichen Personen auftreten (Kälteallergie), in der Haut freigesetzt. Sie bewirken eine lokal begrenzte Kapillarerweiterung ohne Eröffnung von Arteriolen und Venolen mit lividem

Erythem, das sich zu urtikariellem Exanthem und Ödem steigern kann (Literaturübersicht bei Witzleb 1962 a). Nach längerer maximaler Hautdurchblutungsdrosselung treten subjektiv unangenehme periodische Durchblutungssteigerungen von mehreren Minuten Dauer und Abstand auf, die offensichtlich durch lokal angesammelte Stoffwechselprodukte zur Erhaltung des Gewebes ausgelöst werden (Hunting-Reaktion; Lewis 1930; vgl. Tauchert 1982).

Weitere Veränderungen in kühlen bzw. kalten Bädern sind erhebliche Verlängerungen der Kreislaufzeiten, Abnahmen der O_2-Sättigung und Steigerungen des CO_2-Gehaltes im venösen Blut, besonders stark nach Beginn stärkerer Stoffwechselsteigerungen. Die Blutumlagerung in die Kerngebiete führt zu einer Verstärkung der hydrostatischen Effekte auf den zentralen Venendruck. Die Badediurese wird in kalten Bädern entsprechend verstärkt. Durch gleichzeitige Flüssigkeitsabwanderung ins Gewebe tritt eine Anhydrämie auf. Die azidotische Stoffwechsellage vermindert die Alkalireserve des Blutes. Bei langdauernder Kälteeinwirkung kann durch Zerfall von Erythrozyten eine Kältehämoglobinurie auftreten.

Soweit die Umstellungen des Organismus nicht selbst Ausdruck einer ergotropen Einstellung des vegetativen Systems sind, werden sie im kalten Bad von einer generalisierten sympathischen Mitaktivierung begleitet, die mit zunehmender Senkung der Kerntemperatur verstärkt wird. Dafür sprechen die Steigerung der Adrenalinausschüttung und die nachgewiesene Stimulierung des Hypophysen-Nebennierenrinden-Systems mit Steigerung der Kortikoidausscheidung und Eosinophilenabfall im peripheren Blut (Göbel et al. 1965; Bühring 1976). Auch findet sich ein Anstieg der Leukozytenzahl mit myeloischer Tendenz. Die ergotrope Stoffwechselaktivierung geht mit einer relativen Ruhigstellung der intestinalen Motilität einher (vgl. Drexel 1970).

Diese ergotrope Umstellung des vegetativen Systems hält länger an als die in heißen Bädern, nach Maßgabe der Kreislaufveränderungen z. B. nach einem Bad von 23° C mehr als 30 min (Jungmann 1964 b). Eine genauere Verlaufsanalyse der zu erwartenden phasisch-periodischen Fortsetzung der vegetativen Allgemeinreaktion steht aber noch aus. Es ist allerdings zu vermuten, daß im Gegensatz zu kühlen Bädern, in denen die Wärmebilanz durch körperliche Aktivität ausgeglichen bleibt, von der Streßwirkung kalter Bäder langfristige Reaktionen mit adaptiven Umstellungen ausgehen können (Literaturübersicht bei Kühnau 1962a; Schnizer u. Schöps 1995).

5.1.3 Chemische Wirkungen

Allgemeine Vorbemerkungen

Der großflächige Kontakt mit dem Bademedium, das in der Balneotherapie stets von besonderer chemischer Beschaffenheit ist, läßt auch chemische Wirkungen des Bades erwarten. Die Haut als Vermittler solcher Wirkungen ist allerdings speziell beim Menschen hinsichtlich ihrer Schutz- und Barrierenfunktion so hoch entwickelt, daß die Voraussetzungen für chemische Bäderwirkungen im einzelnen geprüft werden müssen. Dabei ist zu berücksichtigen, daß die für den Stoffaustausch mit dem Bademedium wichtigen Eigenschaften der Haut in starkem Maße von Durchfeuchtung und Temperatur mitbeeinflußt werden.

Wenn man von der Möglichkeit der Inhalation flüchtiger Inhaltsstoffe des Bades (z. B. CO_2, ätherische Öle) absieht, sind chemische Bäderwirkungen grundsätzlich über folgende Wege und Mechanismen möglich:

- *Perkutane Absorption* (Penetration) von Wasser und in Wasser gelösten Stoffen durch die Haut in Kreislauf und Lymphbahnen.
- *Ablagerung* (Deposition und Adsorption) von Wasser und Badeinhaltsstoffen in der Haut, wodurch Funktionsänderungen des Hautorgans eintreten und zum Ausgangspunkt weiterer Wirkungen im Organismus werden können (Mediatorfunktion der Haut).
- *Auswaschung* (Elution) hauteigener und körpereigener Substanzen aus der Haut mit der Möglichkeit, den Hautstoffwechsel und von dort aus den Gesamtorganismus zu beeinflussen.

Zur näheren Prüfung dieser Wirkungsmöglichkeiten ist eine Betrachtung der anatomisch-physiologischen Voraussetzungen unerläßlich.

Anatomisch-physiologische Voraussetzungen

Ausschlaggebend für die Fähigkeit der Haut, den Durchtritt von Wasser und gelösten Substanzen mehr oder weniger stark zu behindern (Barrierenfunktion), ist trotz ihrer geringen Schichtdicke von 15–20 μm die Hornschicht der Epidermis (Stratum corneum), und zwar speziell deren unterste Lagen, die Pars conjuncta. Sie besteht aus einer straff zusammenhängenden Schicht abgestorbener flacher Hornzellen mit besonders widerstandsfähiger verdickter Zellmembran (vgl. Christophers 1980), die nur sehr schmale Interzellulärräume zwischen den Desmosomen aufweisen (ca. 200 Å; Rupec 1980; Abb. 3.37 und 3.38).

Chemisch besteht die Pars conjuncta der Hornschicht zu 50% aus Strukturproteinen, zu 30% aus wasserlöslichen Verbindungen, 2% Lipoiden und 10% Wasser (Szakall 1958a, b). Die wasserlöslichen Bestandteile setzen sich zusammen aus 44% freien Aminosäuren, 11% Milchsäure, 5% Kohlenhydraten u. a. (Leonhardi et al. 1980).

Beim Menschen weist die Epidermis des Rumpfes und der stammnahen Partien neben der horizontalen Stratifikation eine charakteristische Kolumnärstruktur auf. Dabei sind die Zellen zu vertikal geschichteten Zellsäulen an ihren Ober- und Unterflächen großflächig miteinander verklebt, während sie mit den seitlich benachbarten Zellen nur durch kleine Verklebungsflächen fixiert sind. Im Palmar- und Plantarbereich fehlt diese Kolumnärstruktur, wodurch die seitliche Überlappung der Zellen auf Kosten der vertikalen Schichtung zunimmt und eine festere interzelluläre Verbindung erreicht wird (Christophers 1980). Zur Oberfläche der Hornhaut hin lockern sich die (an der Rumpfhaut) insgesamt 17–20 Zellagen zunehmend auf (Pars disjuncta) und bilden ein interzelluläres Hohlraumsystem aus, dessen Weite bei gleichbleibender Porendichte exponentiell zunimmt und bis zu 2 μm erreicht (Rupec 1980). Die obersten Zellagen lösen sich und schilfern ab, etwa 1 Zellage

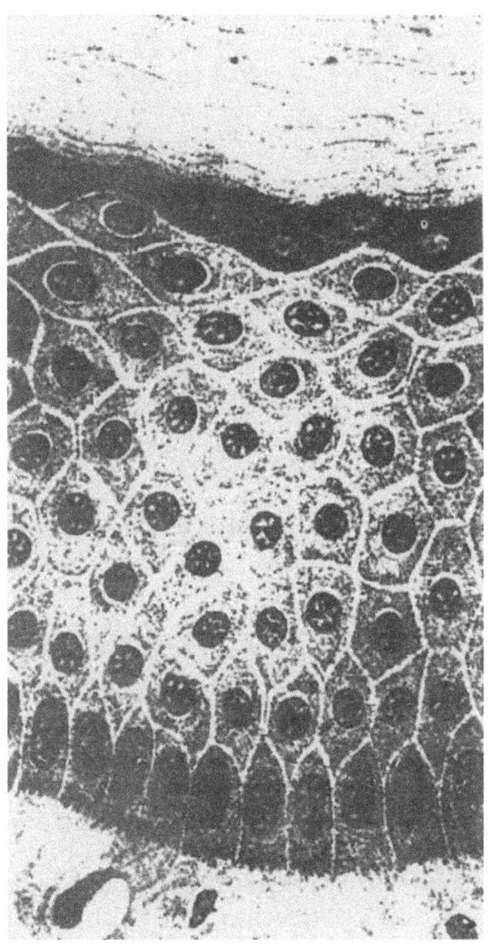

Abb. 3.37. Histologischer Aufbau der Epidermis. (Nach Drexel et al. 1970)

pro 24 h. Ebenso groß ist der Nachschub an verhornenden Zellen aus dem Stratum granulosum.

Die Benetzbarkeit der Hautoberfläche wird durch das fettige Sekret der Talgdrüsen herabgesetzt (Hagmüller u. Hellauer 1963). Gegenüber eindringenden Lösungen verhält sich das Stratum corneum mit seinem Hohlraumsystem zunächst wie ein trockenes Fensterleder, das sich bei der ersten Benetzung nur zögernd mit Flüssigkeit vollsaugt, im benetzten Zustand dagegen angebotene Flüssigkeit rasch aufnimmt (Drexel et al. 1970).

Daß die entscheidende Barriere für ein weiteres Eindringen in der Pars conjuncta der Hornhaut liegt, geht daraus hervor, daß bei einem schichtweisen Abtragen der Hornhaut die Permeation erst dann sprunghaft um das 10^4- bis 10^5fache zunimmt, wenn die Pars conjuncta verletzt wird. Entsprechende Resorptionssteigerungen wurden bei Schädigung der Barriere durch Badedermatitis (Granowskaja 1956; Nohara 1959), Strahlenschädigung (Ni-

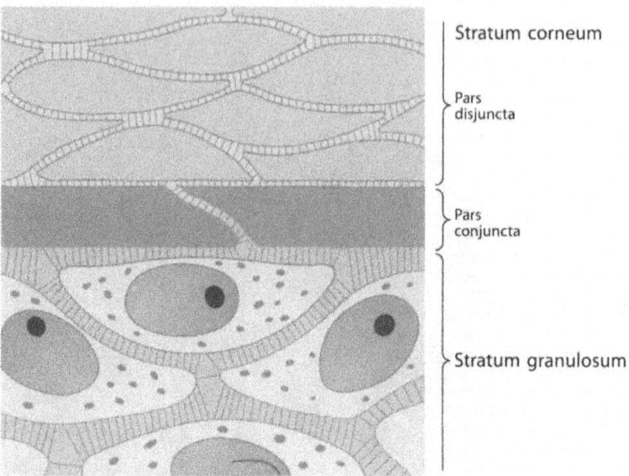

Abb. 3.38. Schematische Darstellung der Interzellularräume im Bereich der Hornhautbarriere. (Nach Griesemer 1959)

colesco et al. 1968) sowie unter Einwirkung ultravioletter und infraroter Strahlung festgestellt (Literaturübersicht bei Drexel et al. 1970).

Die membranartigen Eigenschaften der Pars conjuncta des Stratum corneum bilden auch die Grundlage für den elektrischen Ladungszustand der Haut und dessen Einfluß auf die Ionendurchlässigkeit. Menschliche Haut verhält sich gegenüber Elektrolytlösungen wie eine negativ geladene Ampholytmembran mit isoelektrischem Punkt bei pH 3–4, was unter normalen Bedingungen nur den Eintritt von Kationen gestattet (Keller 1929, 1935; Rein 1935). Die Hautproteine liegen also im Bad zunächst als Anionen vor und können bevorzugt Kationen binden (Kühnau 1960). Mit steigender Salzkonzentration wird die Hautmembran allerdings entladen und damit für An- und Kationen in gleicher Weise durchlässig.

Die unter dem Stratum corneum liegenden Zellschichten der Epidermis (Stratum granulosum, Stratum spinosum und Stratum basale des Stratum germinativum) bieten als lebende Gewebe mit lebhaftem Stoffwechsel dem Stoffdurchtritt keinen besonderen Widerstand. Das Stratum basale, in dem sich die Zellteilungen für die ständige Regeneration der Epidermis vollziehen, grenzt unmittelbar an die stark kapillarisierten und Lymphgefäße führenden Papillarkörper des Koriums und hat einen besonders intensiven oxidativen Stoffwechsel (Pratzel 1968). Ablösung, Wanderung und fortschreitende Umbildung der Epidermiszellen bis zur Hornzelle gehen mit einer Verlängerung der Diffusionsstrecken für Sauerstoff und einer entsprechenden Umstellung des Zellstoffwechsels zur anaeroben Energiegewinnung einher. Die Interzellularräume sind weit und infolge der Zellverschiebung variabel. Die Zahl der Halbdesmosomen ist zugunsten von Desmosomen vermindert (Christophers 1980).

Ingesamt bietet also die Epidermis aufgrund ihrer anatomisch-physiologischen Eigenschaften Voraussetzungen für ein relativ rasches Eindringen von Substanzen in das Stratum corneum, dessen Hohlräume als Reservoir dienen können. Sie stellt weiter mit der Pars conjuncta ein starkes Diffusionshindernis dar. Haarfollikel und Talgdrüsen bieten schon wegen der Oberflächenvergrößerung günstigere Bedingungen für einen perkutanen Stofftransport, so daß die regional unterschiedliche Behaarungsdichte in Rechnung gestellt werden muß (Pratzel 1976). Die Schweißdrüsenausführungsgänge sollen nur für den transepidermalen Wassertransport in Betracht kommen. Schließlich gewährleisten die lebenden Schichten der Epidermis eine schnelle Diffusion penetrierter Substanzen in die Papillarkörper und die Mikrozirkulation der Haut, woran auch aktive Transportmechanismen beteiligt sein können (Fredriksson 1980). Intraepidermal entstehende Wirkstoffe gelangen demnach leicht in den Kreislauf, um humorale Fernwirkungen zu entfalten. Die vegetative Innervation der Haut steht zwar in engem Kontakt zur Epidermis, durchbricht aber nicht die Basalmembran (Niebauer 1980), so daß Änderungen der Erregungsbedingungen an das Auftreten stofflicher Änderungen im Stratum papillare gebunden sind.

Perkutane Absorption (Penetration)

Wasser

Die Haut ist, auch beim Menschen, keineswegs „wasserdicht“, vielmehr findet nach Untersuchungen mit radioaktiver Markierung ein auf Diffusion beruhender Wassertransport in beiden Richtungen statt (Literaturübersicht bei Kühnau 1962 a; Drexel u. Dirnagl 1963).

Gegenüber trockener Luft erfolgt die insensible Wasserabgabe der Haut (0,6–2,2 nl/cm^2/h) unter normalen Ruhebedingungen überwiegend durch Diffusion, während der wechselnde Anteil der Schweißdrüsensekretion im Durchschnitt mit etwa 30% angegeben wird (Heerd u. Ohara 1962). Die Nettowasserdiffusion ist von der Größe und Richtung des Dampfdruckgradienten abhängig. Bei sehr hohen Luftfeuchten (nach Büttner (1953): oberhalb 86%) resultiert eine perkutane Wasseraufnahme.

Im Bad läßt sich schon nach 10–15 min radioaktiv markiertes Wasser in Blut und Harn nachweisen (Drexel u. Dirnagl 1963). Abgesehen von der Schweißsekretion findet auch im Bad gleichzeitig immer ein Transport von Körperwasser durch die Haut in das Badewasser statt, was sich gleichfalls mit Isotopenmethoden zeigen ließ.

Die perkutane Wasseraufnahme im Vollbad erreicht Werte von 20 bis 40 g/m^2/h. Mit verschiedenen Methoden wurden pro Flächeneinheit 3,0–5,7 μl/cm^2/h gemessen (Literaturübersicht bei Drexel u. Dirnagl 1963; vgl. dazu Pratzel 1976). Die Wasserabsorption ist aber zeitlich nicht konstant, vielmehr geht sie mit längerer Badedauer stark zurück. Dies läßt darauf schließen, daß die anfängliche Imbibition der Hornhaut einen erheblichen Anteil an der gesamten Wasseraufnahme hat, der nach Sättigung fortfällt. Dieser Anteil beträgt etwa 2–4 μl/cm^2/h, so daß für den Durchtritt von Wasser durch die Haut Werte von 1–2 μl/cm^2/h resultieren (Abb. 3.39).

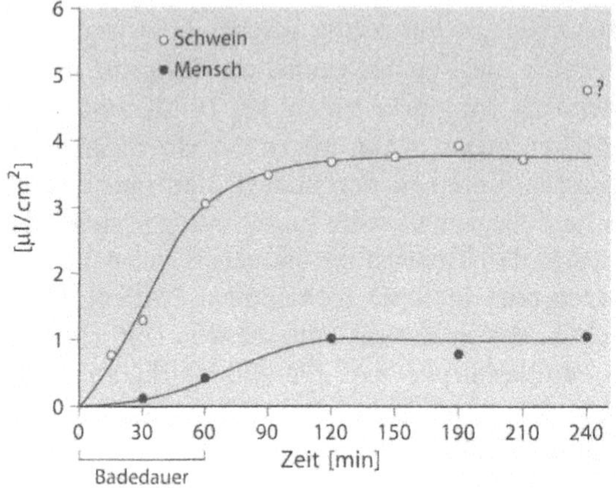

Abb. 3.39. Zeitlicher Verlauf der Resorption von Badewasser beim Menschen (* 1 Versuch) und bei jungen Schweinen (* Mittelwerte von 5 Versuchen) während und nach einem 1stündigen Bad. (Mod. nach Drexel u. Dirnagl 1963)

Als Diffusionsprozeß ist die Wasseraufnahme in mineralstoffhaltigen Bädern von der Salzkonzentration abhängig. Sie nimmt mit steigender Konzentration ab und schlägt oberhalb einer etwa 2molaren Konzentration (z. B. in Solebädern) in eine Wasserabgabe um. Der den Wasserdurchtritt begrenzende Barriereneffekt der lipoidreichen Pars conjuncta des Stratum corneum kann durch Lipoidlösungsmittel zerstört werden, wobei die Wasserdurchlässigkeit der Haut auf ein Mehrfaches ansteigt und zugleich das Wasserspeicherungsvermögen der Hornhaut verschwindet. Aldosteron fördert, Glukokortikoide hemmen den Wasserdurchtritt (Gruber u. Gruber 1969). Insgesamt verfügt die Haut über einen so hohen Diffusionswiderstand gegen den Wassertransport, daß – intakte Barriere vorausgesetzt – keine therapeutisch relevanten Effekte durch die im Bad eingeschleusten geringen Wassermengen zu erwarten sind. Bedeutsam ist dagegen die Vehikelfunktion des interzellulären Wassertransportes für die in ihm gelösten Mineralstoffe.

Mineralstoffe und andere Badeinhaltsstoffe

Auch für die in Wasser gelösten Substanzen stellt die Pars conjuncta der Hornhaut das entscheidende Permeationshindernis dar. Wie für Wasser erhöht ihre Verletzung oder pathologische Strukturänderung die Absorptionsquote um mehrere Größenordnungen.

Mit Hilfe von Isotopentechniken sind die perkutanen Absorptionsquoten für alle balneotherapeutisch wichtigen Badeinhaltsstoffe in den letzten Jahrzehnten quantitativ bestimmt worden, und zwar zum großen Teil auch speziell für den Menschen (Literaturübersicht und tabellarische Zusammenstellungen bei Kühnau 1962 a; Lotmar 1962; Hagmüller u. Hellauer 1963; Drexel u. Dirnagl 1968; Drexel et al. 1970; Pratzel u. Schnizer 1992).

Abbildung 3.40 zeigt eine Zusammenstellung von beim Menschen bestimmten Resorptions-/Absorptionszahlen, die zum besseren Vergleich der Hautgängigkeit der einzelnen Substanzen nach Art von Clearancezahlen errechnet sind. Sie geben jeweils die Lösungsvolumina an, in denen die pro

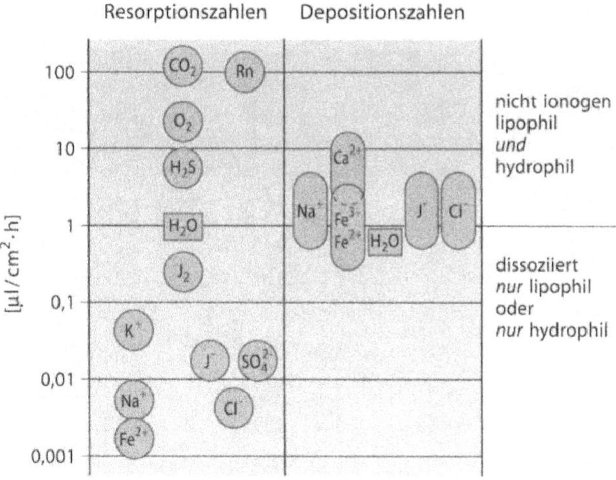

Abb. 3.40. Resorptions- und Depositionszahlen der wichtigsten Badeinhaltsstoffe in Mikroliter pro Quadratzentimeter (µl/cm²) bespülter Hautfläche und 1 h Einwirkungsdauer, die aus Versuchen an Menschen gewonnen wurden. Am *rechten Abbildungsrand* sind die Faktoren angegeben, die für den Durchtritt von Substanzen durch die Haut von entscheidender Bedeutung sind. (Mod. nach Drexel et al. 1970)

Zeiteinheit und Flächeneinheit durch die Haut dringenden Substanzmengen enthalten waren (Drexel et al. 1970). Während das Wasser eine mittlere Hautgängigkeit hat, unterscheiden sich die Substanzen um bis zu 5 Zehnerpotenzen. Dissoziierte Ionen organischer und anorganischer Salze liegen mit ihren Resorptionszahlen am tiefsten; Kohlenstoffdioxid, Radon, zweiwertiger Schwefel und elementares Jod sind Beispiele relativ guter Hautgängigkeit. Es darf angenommen werden, daß auch alle übrigen, bisher nicht untersuchten Quellinhaltsstoffe, Anionen wie Kationen, die Haut penetrieren können (Lotmar 1962, 1967).

Die großen Unterschiede in der Absorptionsfähigkeit entsprechen der allgemeinen Regel, daß Stoffe, die sowohl hydrophil als auch lipophil und zugleich nicht ionogen sind, wesentlich leichter die Hautbarriere durchdringen können als dissoziierte (organische und anorganische) Stoffe, die entweder nur lipoidlöslich oder nur wasserlöslich sind (vgl. Abb. 3.40; Dirnagl 1970). Obwohl es sich um reine Diffusionsvorgänge handelt, bei denen nach dem Prinzip der „Kompensationsdialyse" (Kühnau 1962a) die Verhältnisse durch Ionenantagonisten gestört werden können, ist der Einfluß des Ionenmilieus gegenüber den beträchtlichen Unterschieden der Absorbierbarkeit in Abhängigkeit von der Lipoid- und Wasserlöslichkeit nur gering (Lotmar 1962). Dies gilt auch für den möglichen Einfluß der Temperatur auf die Hautpermeabilität, die im therapeutisch üblichen Bereich nur um etwa 10–20% variiert werden kann (Lotmar 1962). Steigerung der Hautdurchblutung durch zusätzliche chemische Reize von Badeinhaltsstoffen, z. B. durch Kohlensäure und Schwefelwasserstoff, führt nachweislich zu einer Erhöhung der Absorptionsquoten anderer Mineralstoffe (Remmlinger et al. 1957, 1959). Erwartungsgemäß wird

Tabelle 3.15. Perkutane Absorptionsgrößen ionogener Badeinhaltsstoffe im Vergleich zu Tagesumsatz und Gesamtgehalt im Blut. (Zusammengestellt nach Daten der Literatur; aus Hildebrandt 1985b)

	Resorption durch 2 m^2 Haut		Tagesumsatz (mg/Tag)	Gehalt in 5 l Blut (mg)
	aus 1% Lösung (mg/h)	aus Meerwasser (mg/h)		
Na^+	1,2	1,2	$5{,}0\times10^3$	$15{,}0\times10^3$
K^+	13,2	0,48	$2{,}0\times10^3$	$0{,}86\times10^3$
Ca^{++}	1,4–4,4	0,05–0,16	$1{,}0\times10^3$	$0{,}58\times10^3$
Fe^{++}	6,0	–	2,0	$2{,}5\times10^3$
Cl^-	1,4	2,5	$7{,}0\times10^3$	$18{,}5\times10^3$
SO_4^{2-}	0,4	–	–	$11{,}7\times10^3$
J^-	4,0–6,0	0,02	0,1	0,260
THO	–	$12{,}8\times10^3$	$2{,}5\times10^6$	$4{,}9\times10^6$

die Hautabsorption auch von der Wasserstoffionenkonzentration des Bademediums beeinflußt. So wird jenseits des isoelektrischen Punktes im sauren pH-Bereich die Kationenabsorption, im alkalischen Bereich die Anionenabsorption gefördert.

Untersuchungen verschiedener Autoren haben schließlich übereinstimmend ergeben, daß im praktisch vorkommenden Konzentrationsbereich unserer Heilquellen die Konzentration eines Mineralstoffes keine wesentliche Eigenwirkung auf die Absorptionsquote ausübt, d. h. daß die gelösten Bestandteile proportional ihrer ursprünglichen Konzentration durch die Haut aufgenommen werden.

Nach Messungen der Natriumaufnahme aus seriell wiederholten Kochsalzbädern (Maruyama 1960) ist allerdings damit zu rechnen, daß die Permeabilität der Haut im Laufe von Bäderkuren nicht konstant bleibt (vgl. Abb. 3.43, S. 27b). Dies ist angesichts der klinisch beobachtbaren Reizzustände der Haut (z. B. Badedermatitis) und der allgemeinen Abhängigkeit des Hautzustandes von der vegetativen Gesamtsituation auch durchaus zu erwarten.

Rechnet man die Absorptionszahlen für die ionisiert in Heilwasserbädern gelösten Substanzen in Gesamtmengen um, die während eines Vollbades von therapeutisch üblicher Dauer absorbiert werden können, so liegen diese stets um mehrere Größenordnungen unterhalb des täglichen Umsatzes bzw. Tagesbedarfs (Beispiele s. Tabelle 3.15). Selbst wenn man in Rechnung stellt, daß die Badekur immer eine Serie von Bädern umfaßt, muß aus diesen Verhältnissen geschlossen werden, daß eine therapeutische (oder toxische) Allgemeinwirkung durch Inkorporierung ionisierter Badeinhaltsstoffe durch die Haut nicht in Betracht kommen kann. Dies gilt auch unter Berücksichtigung der sog. Nachresorption von während des Bades in der Haut abgelagerten Stoffmengen (vgl. S. 274ff.). Es bleibt allerdings eine besondere Frage, inwieweit Allgemeinwirkungen der Bäder über intrakutane Wirkungsmechanismen

Tabelle 3.16. Perkutane Absorption verschiedener Substanzen durch 2 mm^2 Hautoberfläche. (Nach Pratzel 1976)

Gase	
CO_2	2,760 l/h
Rn	2,000 l/h
O_2	0,080 l/h
H_2S	0,150 l/h
He, H_2, Ar	0,060 l/h
N_2	0,024 l/h
Flüssigkeiten	
n-Pentanol	120,00 ml/h
n-Butanol	51,60 ml/h
iso-Butanol	10,80 ml/h
Wasser	8–20 ml/h
Äthanol	4,80 ml/h
DMSO	2,20 ml/h
Organisch gelöste Substanzen aus 1%iger Lösung	
Laurat	240–600 mg/h
Methylsalizylat	36 mg/h
Palmitat	8,4 mg/h
Dodezylat	6 mg/h
Salizylat	4 mg/h

infolge von Ionenfixierung und Änderung der Verteilungstopographie ausgelöst werden können.

Wesentlich andere Bedingungen gelten für die nicht ionogenen, zugleich lipo- und hydrophilen Badeinhaltsstoffe (CO_2, Rn, H_2S, J_2, O_2, As u. a.), die in beträchtlich größeren Mengen durch die Haut aufgenommen werden können (Tabelle 3.16). Hier sind einerseits durch die Anreicherung in den lebenden Schichten der Epidermis sowie durch Einwirkung auf die Gefäße, Nerven und z. B. immunkompetenten Zellen der Haut, andererseits auch durch Verteilung im Gesamtorganismus (Radon, Schwefel, Jod) durchaus therapeutisch relevante Effekte zu erwarten. In der Regel haben Gase die höchsten Resorptionszahlen, es folgen Flüssigkeiten und zum Schluß die gelösten Substanzen (vgl. Pratzel 1976; Pratzel u. Schnizer 1992). In Tabelle 3.16 sind zum Vergleich auch Stoffe enthalten, die balneotherapeutisch nicht relevant sind. Von großer praktischer Bedeutung ist aber der Nachweis, daß ätherische Öle, die vielfältig als Badezusätze verwendet werden, rasch und in quantitativer Beziehung zur Konzentration im Badewasser durch die Haut aufgenommen werden (Römmelt 1976; Literaturübersicht bei Pratzel u. Schnizer 1992) (Abb. 3.41). In diesem Zusammenhang sei auch auf die Problematik der per-

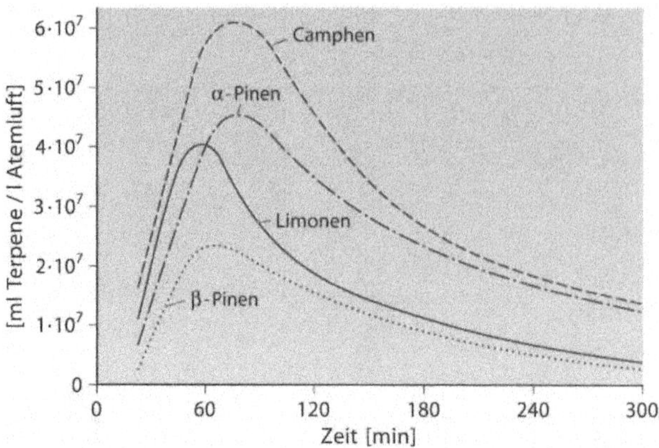

Abb. 3.41. Konzentrationsverlauf von 4 Monoterpenen in der Atemluft während und nach einem 30minütigen Vollbad mit Kneipp-Fichtennadel-Latschenkiefern-Öl. (Nach Römmelt 1976)

kutanen Absorption von östrogen wirksamen Stoffen aus Peloidbädern hingewiesen (vgl. S. 469 ff.), für die bisher keine hinreichenden quantitativen Belege erbracht wurden (Flaig et al. 1988).

Bei den in größeren Mengen absorbierten Substanzen spielen Änderungen der Hautdurchblutung als mitbestimmender Faktor der Absorptionsquoten eine zunehmende Rolle, da sie über die Abtransportgeschwindigkeit den maßgebenden Konzentrationsgradienten beeinflussen. Auch die unterschiedlichen Voraussetzungen, die Epidermis, Haarfollikel, Talgdrüsen und Drüsenausführungsgänge für die Stoffpenetration bieten, gewinnen hier offenbar größeres Gewicht. Untersuchungen an isolierten Barrierehäutchen wie auch radiohistologische Befunde haben ergeben, daß der transepidermale Weg den geringsten Anteil, die transfollikuläre Passage entlang der Haarschäfte den größten Anteil an der Absorptionsquote hat. Erwähnt werden muß bei einer Betrachtung der chemischen Wirkungsmöglichkeiten im Bad auch die Tatsache, daß unverhornte Oberflächen (z. B. Schleimhäute der Genitalien) naturgemäß beträchtlich größere Absorptionsquoten auch für dissoziierte Badeinhaltsstoffe haben, dafür aber flächenmäßig wenig ins Gewicht fallen (Literaturübersicht bei Hagmüller u. Hellauer 1963).

Deposition, Adsorption und Nachresorption

Die Hornhaut hat ein beträchtliches Speichervermögen für Wasser. Der Wassergehalt der Epidermis schwankt in Abhängigkeit von der relativen Luftfeuchte zwischen 3 und 38% Gewichtsanteil (Kühnau 1962 a), er steigt nach einem thermoindifferenten Wasserbad von 30 min Dauer auf etwa das 1,7 fache. Nach dem Bad ist die Hautwasserabgabe beim unbekleideten Menschen unter normalen Raumluftbedingungen mindestens 45 min lang erhöht (Drexel u. Dirnagl 1968). Aufgrund einer Zusammenstellung von Ergebnissen verschiedener Autoren haben Drexel u. Dirnagl (1968) eine Imbibition der Haut mit Wasser von etwa 2–4 ml/cm^2/h angegeben. Diese entspricht dem

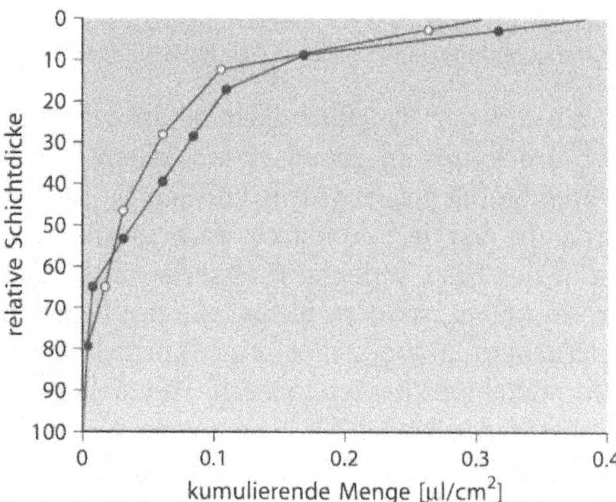

Abb. 3.42. Eisentiefenverteilung in der Hornhaut nach einem Bad von 10 min Dauer. Aktivitätsverteilung bei 2 Versuchspersonen. Bespülung mit radioaktiv markierter Eisenchloridlösung. (Nach Drexel u. Dirnagl 1968)

1,2- bis 1,5fachen des Eigengewichtes der Hornhaut und zugleich einer 2- bis 4fach größeren Wassermenge als die, die die Haut penetriert (vgl. Drexel u. Dirnagl 1963).

Bei der fortschreitenden Abnahme des intrakornealen Hohlraumsystems im Stratum disjunctum zum Stratum conjunctum hin ist mit einer ungleichmäßigen Verteilung des deponierten Wassers zu rechnen. Entsprechend nimmt auch die Menge der mit dem Wasser in die Hornhaut eindringenden gelösten Substanzen mit der Tiefe ab. Die quantitative Untersuchung der Tiefenverteilung markierter Substanzen durch wiederholtes Abreißen einzelner Hornhautschichten mit Klebefilmen ergab, wie Abb. 3.42 am Beispiel des Eisens zeigt, für alle geprüften Stoffe (Natrium, Jodid, Kalzium, Arsen u. a.) übereinstimmend nahezu exponentielle Verlaufskurven (Drexel et al. 1970; Pratzel 1976). Dies läßt erwarten, daß die gelösten Substanzen mit dem Wasser in das Hohlraumsystem des Stratum corneum eindringen. Tatsächlich ergibt auch der quantitative Vergleich der sog. Depositionszahlen (vgl. Abb. 3.40, S. 271) für verschiedene Stoffe, daß diese in einem relativ engen Bereich um den Wasserwert angeordnet sind. Die Depositionszahlen geben analog zu den Absorptions-(Resorptions-)zahlen nach Art einer Clearancemessung diejenigen Flüssigkeitsvolumina an, in denen die in der Haut abgelagerten Stoffmengen ursprünglich enthalten waren.

Ein genauerer Vergleich der Depositionszahlen läßt aber doch erkennen, daß die Werte für höherwertige Ionen über denen der einwertigen Ionen liegen (z. B. Kalzium über Natrium; Fe_3 über Fe_2; Sulfat über Jodid). Wie auch In-vitro-Untersuchungen an Hornhautschuppen ergeben haben, werden die höherwertigen Ionen vom Skleroprotein stärker und weniger reversibel adsorbiert als die niederwertigen. Dementsprechend lassen sich auch z. B. Jod, Eisen und Arsen nach Aufnahme in die Hornhaut nur teilweise mit destilliertem Wasser wieder ausspülen, während Natriumionen nahezu vollständig wiedergewonnen werden können.

Während die Initialgeschwindigkeit der Stoffdeposition in der Hornhaut naturgemäß stark von der Vorbenetzung abhängig ist, wird der weitere zeitliche Verlauf auch von der mehr oder weniger selektiven adsorptiven Bindung der Stoffe an die Skleroproteine beeinflußt. Dabei werden die nur reversibel gebundenen Ionen nach Auffüllung des Hohlraumsystems in den ersten Minuten im weiteren Zeitverlauf nur noch unwesentlich angereichert, die irreversibel gebundenen dagegen weiter nachgeführt. Entfettung der Haut und Netzmittellösungen führen verständlicherweise zu einer Beschleunigung der Hautimbibition wie auch zur Herabsetzung der Barrierenfunktion (Szakall u. Schulz 1960; Drexel u. Dirnagl 1963).

Da die mit der Badeflüssigkeit in die Hornhaut eingeschleusten Substanzen nach Trocknung in der Haut verbleiben, bilden sie u. U. ein höher konzentriertes Stoffdepot, aus dem die Substanzen auch weit über das Bad hinaus durch die Barriere hindurch nachresorbiert werden können. Allerdings ist das in der Haut deponierte Material nach Austrocknung wohl nicht voll resorptionsfähig, sondern bleibt teilweise liegen, bis es mit der natürlichen Epithelerneuerung abgestoßen wird (Lotmar 1962). Aus dem Verhältnis von Depositionszahl zu Resorptionszahl läßt sich größenordnungsmäßig abschätzen, wie lange der Vorrat für eine solche *Nachresorption* ausreicht. Am Beispiel von Natrium- und Chloridionen wurde eine Nachresorptionszeit von ca. 100 h berechnet, was größenordnungsmäßig mit direkten Messungen übereinstimmte (Drexel et al. 1970). Für den Menschen konnte mit radioaktiver Markierung eine Nachresorption von SO_4 und S nachgewiesen werden, die die Menge des unmittelbar resorbierten Schwefels um ein Vielfaches übertraf (Literaturübersicht bei Lotmar 1962).

Um die Nachresorption nicht zu behindern, gilt es daher als Regel, die Haut nach Heilwasserbädern nicht abzuwaschen. In welchem Maße die zunehmende Freizügigkeit im Gebrauch von Süßwasserbädern und -duschen während Bäderkuren den balneotherapeutischen Effekt beeinträchtigt, ist bisher nicht geprüft.

Bei wiederholten mineralstoffhaltigen Bädern nimmt die Depositionsquote wie auch die Absorptionsquote entsprechend dem in der Haut abgelagerten Material ab (Abb. 3.43). Infolge der differenten Ionenbindungsfähigkeit wird sich dabei aber je nach der Art des Bademediums das chemische Ionenmilieu der Hornhaut fortschreitend verändern, ein Faktum, dessen Bedeutung bisher nicht hinreichend geklärt ist (vgl. S. 272).

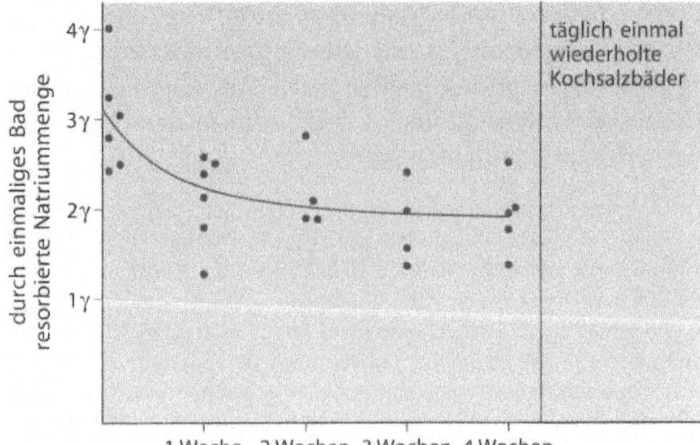

Abb. 3.43. Abnahme der während eines Bades resorbierten Natriummenge im Laufe einer Serie von Kochsalzbädern. (Nach Maruyama 1960, aus Drexel et al. 1970)

Elution der Haut im Bade

Untersuchungen der Badeflüssigkeit ergeben, daß während des Bades regelmäßig auch körpereigene Stoffe von der Haut ins Bad übertreten. Diese Substanzen stammen aus folgenden Quellen:

- Stoffe, die mit dem Schweiß, der je nach der Badetemperatur in mehr oder weniger großen Mengen auch während des Bades produziert wird, abgegeben werden. Dieser Anteil soll hier außer Betracht bleiben.
- Wasserlösliche Bestandteile der Hornhaut, die von der eindringenden Badeflüssigkeit herausgelöst werden.
- Körpereigene Stoffe, die die Hornhautbarriere von innen nach außen durchdringen und in die Badeflüssigkeit übertreten.

Die zu etwa 30% in der Hornhaut enthaltenen wasserlöslichen Stoffe sind in Abb. 3.44 an einem Beispiel quantitativ aufgeschlüsselt, wobei sich zeigt, daß etwa die Hälfte allein von der Summe der freien Aminosäuren gestellt wird (Literaturübersicht bei Drexel u. Dirnagl 1968; vgl. dazu auch Leonhardi et al. 1980). Dabei bestehen gewisse Unterschiede zwischen der Pars conjuncta und den oberflächlichen Hornhautschichten wie auch interindividuelle Unterschiede der Tiefenverteilung.

Der zeitliche Verlauf der Herauslösung von Stoffen aus der Haut, wie er bei fortlaufender Bespülung und Kontrolle der Stoffkonzentration verfolgt werden kann (sog. Elutionskurven, vgl. Abb. 3.45), ist durch ein steiles initiales Maximum gekennzeichnet, dessen Breite etwa der therapeutisch üblichen Badedauer entspricht, und von dem aus die Kurve auf ein sehr viel niedrigeres Niveau oder gegen Null zurückgeht. Dieser Verlauf ist Ausdruck der Tatsache, daß zunächst ein relativ leicht ausspülbares, extrazellulär gelagertes Depot aus den obersten Hornhautschichten im Badewasser erscheint, nach dessen Erschöpfung die Konzentration von einer mehr oder weniger großen

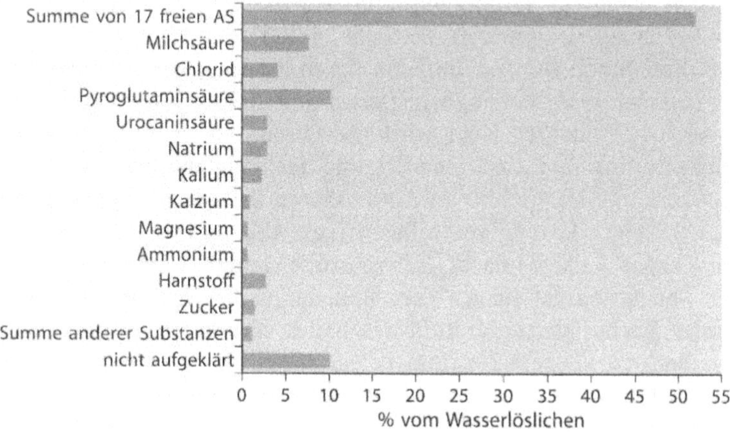

Abb. 3.44. Quantitative Aufgliederung der wasserlöslichen Stoffe der Hautoberfläche in einem Eluat. *AS* Aminosäuren. (Nach Untersuchungen von Spier u. Pascher 1959; aus Drexel u. Dirnagl 1968)

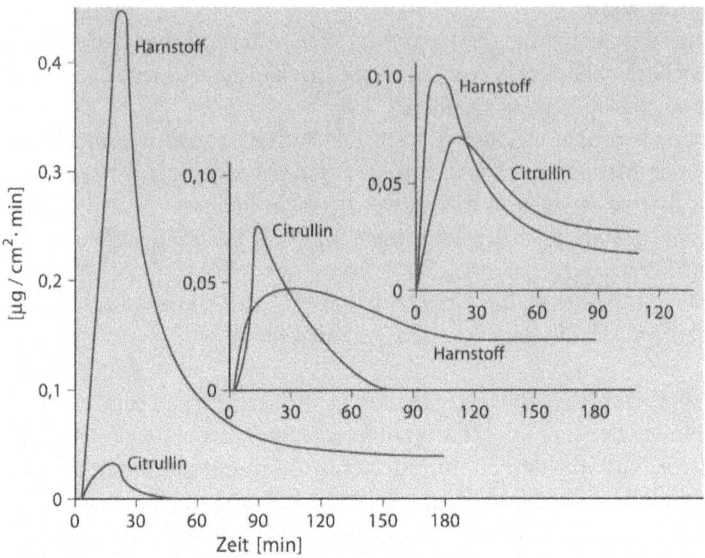

Abb. 3.45. Drei Beispiele für den Konzentrationsverlauf von Harnstoff und Citrullin bei einer fortlaufenden Bespülung der Haut mit destilliertem Wasser (Elution) von 3 Versuchspersonen. (Mod. nach Drexel u. Dirnagl 1968)

Nachschubrate aus tieferen Schichten bestimmt wird. Je nach Hautbeschaffenheit finden sich interindividuelle Unterschiede der Elutionskurven. (Nähere quantitative Einzelheiten für verschiedene Hautsubstanzen s. Drexel u. Dirnagl 1968).

Die Größe der Nachschubrate aus den tieferen Hautschichten wird teilweise auch von der Stoffpassage durch die Hornhautbarriere der Pars conjuncta mitbestimmt. So wird z. B. der Aminosäurennachschub nach Entfernung der Hornhautbarriere verdoppelt. Mit radioaktiver Markierungstechnik konnte für verschiedene Ionen (z. B. Sulfat, Jodid) der Nachweis erbracht werden, daß diese Stoffe aus der Blutbahn durch die Haut in das Bademedium austreten (Lotmar 1956, 1963 a, b, c; Drexel u. Dirnagl 1968; Drexel et al. 1970).

Auch bei intakter Haut wird die Elution im Bad in starkem Maße von Konzentration und Zusammensetzung der Badeflüssigkeit beeinflußt. So wird der konstante Nachschub an Aminosäuren in 10%iger Kochsalzlösung gegenüber 0,9%iger Lösung verdreifacht (vgl. Abb. 3.85, S. 352), bei barrierefreier Haut sogar versiebenfacht (Literaturübersicht bei Drexel u. Dirnagl 1968). Der Natriumdurchtritt aus dem Blut durch die Haut ins Bad wird mit steigender Kochsalzkonzentration des Bades vermindert (Maruyama 1960). Depots von markiertem Natrium in der menschlichen Haut, die durch Solebäder erzeugt wurden, lassen sich dagegen mit 10%iger Kochsalzlösung wesentlich schneller eluieren als mit destilliertem Wasser (Yu 1969). Für organische Substanzen wie Harnstoff, Ammoniak, Aminosäuren, Urokaninsäure und andere Verhornungsprodukte der Haut liegen keine einheitlichen Dosis-Wirkungs-Beziehungen zwischen Elutionsrate und Salzkonzentration der Badelösung vor, vermutlich weil hier auch Einflüsse auf den Stoffwechsel der Haut beteiligt werden (vgl. Dirnagl u. Drexel 1964; Drexel 1964; Pratzel 1964).

Ansäuerung und Alkalisierung haben offenbar nur geringen Einfluß auf die Elutionsrate. Temperatureinflüsse sind bisher nicht hinreichend untersucht, zumal dabei die Veränderung der Schweißsekretion als Störfaktor berücksichtigt werden muß (vgl. dazu auch Heerd u. Oppermann 1970). Ein bedeutsamer fördernder Einfluß auf die Elution der Haut kommt dagegen dem Sorptionsvermögen des Bademediums zu, da es durch Adsorption der eluierten Substanzen das Konzentrationsgefälle unterhält (Lotmar 1958b; vgl. dazu auch S. 468f.).

Die Haut als Vermittler chemischer Bäderwirkungen

Chemische Primärwirkungen in der Haut

Da feststeht, daß durch perkutane Stoffaufnahme oder -abgabe in mineralstoffhaltigen Bädern keine relevanten Einflüsse auf die Stoffbilanzen des Organismus ausgeübt werden können, konzentrieren sich die Fragen einer chemischen Bäderwirkung auf die Möglichkeiten einer primären Beeinflussung des Hautorgans und seiner Stoffwechselleistungen und die davon ausgehenden nervalen wie humoralen Fernwirkungen im Körper (Kühnau 1960, 1962a; Schmidt-Kessen 1962; Pratzel 1964; Drexel et al. 1970; Pratzel u. Schnizer 1992). Dabei kann grundsätzlich vorausgesetzt werden, daß die Veränderungen im Stoffgehalt der Haut den Bereich lebender Epidermiszellen erreichen müssen, bevor pharmakologische Effekte ausgelöst werden können (Pratzel 1976). Die abgestorbenen Schichten der Hornhaut haben demgegenüber lediglich die Funktion eines Stoffdepots, dessen Anreicherung oder Herauslösung sich nur im Rahmen der Penetration durch die Barrierenschicht biologisch auswirken kann.

So lassen sich für diejenigen nichtionogenen Stoffe, die leicht in größerer Menge perkutan absorbiert werden, eine Reihe von unmittelbaren Wirkungen in der Haut feststellen, z. B. die lokal-chemisch bedingte Hautgefäßerweiterung durch CO_2 und H_2S, die Erregbarkeitsänderung der Hautrezeptoren durch CO_2 und die Veränderungen im Hautstoffwechsel, z. B. auch der immunkompetenten Zellen durch H_2S.

Bei der hohen Empfindlichkeit der Lebensfunktionen gegenüber jeglichen Änderungen des physikochemischen Milieus ist aber darüber hinaus anzunehmen, daß auch das Eindringen von Ionen aus dem Bad und die Elution aus der Haut schon in sehr geringen Mengen zu differenzierten Änderungen der nervösen und Stoffwechselleistungen der Haut führen. Erregbarkeit und Erregungszustand der vegetativen Nervenendigungen und Rezeptororgane können allerdings erst verändert werden, wenn die permeierten Stoffe die ganze Epidermis durchwandert haben; doch ist zu bedenken, daß die Stoffe größtenteils im extrazellulären Bereich transportiert werden und schon wirksam werden können, bevor sie in der Blutbahn nachweisbar sind (Pratzel 1968).

Veränderungen des vegetativen Tonus der Haut durch Bäder wurden zuerst von Stahl (1923) anhand von Größenänderungen der Hautquaddelbildung nach intrakutaner Injektion vegetativer Wirkstoffe nachgewiesen.

Bei der Beurteilung von Stoffwechseleffekten in der Haut ist zu berücksichtigen, daß die Epidermis, obwohl sie mit etwa 500 g Gesamtgewicht beim Erwachsenen nur einen geringen Teil des Hautorgans ausmacht, doch den weitaus größten Stoffumsatz hat. Der Schwerpunkt des hohen Sauerstoffverbrauchs liegt in der Basal- oder Keimschicht, die vom Kapillarnetz der Papillarkörper versorgt wird (Pratzel 1968) (sog. Stratum oxybioticum). Auch die Aktivitäten der Epidermisenzyme werden von keinem anderen Organ erreicht (Einzelheiten s. Pratzel 1968). Hier sind vielfältige Beeinflussungsmöglichkeiten des Stoffwechsels gegeben. Dabei ist die gleichzeitige Beeinflussung der Hautdurchblutung wichtig. Diese ist – wie die Reaktionsgeschwindigkeit der chemischen Vorgänge – überwiegend von thermischen Einflußgrößen abhängig.

Umfangreiche Versuche an der Kaninchenhaut, die mit verschiedenen Mineralwässern gebadet wurde, haben gezeigt, daß die Geschwindigkeit der biologischen Oxidationen nach Bädern in Kalium-, Kalzium- und Magnesiumchlorid sowie in Meerwasser, Schwefelsole und Natrium-Bikarbonat-Wasser signifikant um ca. 20% gehemmt wird, nach Bädern in saurem Azetatpuffer (pH 5) dagegen erhöht ist. Änderungen der H-Ionenkonzentration können in Bädern in größerem Umfang eintreten; so wird z. B. schon durch Auslaugung der Aminosäuren der pH-Wert der Haut um 1,5–2,0 Einheiten erhöht (Kühnau 1962 a). Für magnesiumhaltige Bäder konnte nachgewiesen werden, daß sie die Glykolyse in der Epidermis aktivieren, das Magnesium dabei also in genügender Menge in den metabolisierenden Bereich gelangt (Pratzel 1964).

Insbesondere durch direkte Bespülung und Elution des Stratum granulosum nach Abtragung der Hornhaut mit Klebefolienabrissen konnte gezeigt werden, daß die Stoffwechselprozesse der lebenden Epidermisschichten sehr empfindlich auf Änderungen des Ionenmilieus und osmotische Reize reagieren (Literaturübersicht bei Kühnau 1962 a; Drexel et al. 1970). So wird z. B. die Urokaninsäureabgabe des Stratum granulosum nach kurzer Bespülung mit verschiedenen Salzlösungen über Stunden verändert. Auch die Produktion von freien Aminosäuren wird z. B. durch Einwirkung höherer Kochsalzkonzentrationen gesteigert.

Im Vordergrund der Reaktionen des Hautstoffwechsels steht die Aktivierung proteolytischer Abbauvorgänge von hochmolekularen Eiweißverbindungen. Durch Schwermetallionen können Proteasen direkt aktiviert werden (Literaturübersicht bei Kühnau 1962 a). Die entstehenden Abbauprodukte sind Peptide mit hormonartigen Wirkungen, so daß letzten Endes die in die Haut eindringenden Ionen über die Steuerung proteolytischer Vorgänge auf das Innere des Organismus wirken können.

Auch elektronenoptische Untersuchungen der Ultrastruktur der Epidermis stützen die Vorstellung, daß der Hautstoffwechsel vom Ionenmilieu des Bades beeinflußt werden kann. So fanden sich im Tierversuch nach Baden in einer

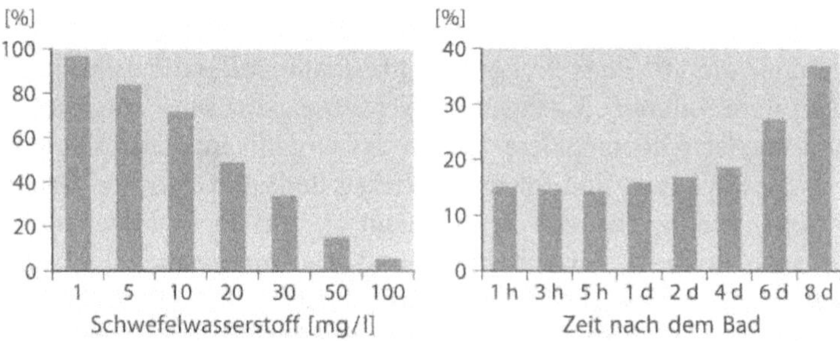

Abb. 3.46. *Links:* Dosis-Wirkungs-Beziehung der Enzymaktivität der Langerhans-Zellen der Haut in Schwefelwasserstoffbädern verschiedener Konzentration. *Rechts:* Zeitverlauf der Hemmung der Langerhans-Zellen der Haut nach Schwefelwasserstoffbädern (50 mg H_2S/l). (Nach Artmann u. Pratzel 1991)

7%igen Kochsalzlösung Verdichtungen des Grundplasmas sowie Veränderungen der Mitochondrienmatrix in den Epidermiszellen, die nach 0,9%igen Bädern nicht beobachtet werden konnten (Job u. Plattner 1969). Untersuchungen über eine Beeinflussung der mitotischen Aktivität der Epidermis, die z. B. durch Strahlungsreize mit charakteristischem Zeitverlauf angeregt wird, liegen für Bäder offenbar noch nicht vor. Auch inwieweit bei wiederholten Expositionen der Haut an differente chemische Reize langfristige und speziell adaptive Veränderungen des Hautstoffwechsels und der zugrundeliegenden Strukturen in Betracht kommen, ist bisher nicht systematisch untersucht (vgl. Pratzel 1968).

Insgesamt liegen aber schon hinreichende Belege dafür vor, daß die Haut durch Heilwasserbäder „in einen anderen Status versetzt wird" (Kühnau 1960) und Vermittlerorgan für Bäderwirkungen auf den Gesamtorganismus sein kann.

Die Haut ist auch ein wichtiges Immunorgan des Körpers. Den in der Epidermis gelegenen Langerhans-Zellen kommt eine entscheidende Rolle bei der Regulation der zellulär vermittelten Immunantwort zu (Pratzel u. Artmann 1990; Pratzel u. Schnizer 1992). Immunhistochemische Untersuchungen haben z. B. bei Schwefelbädern konzentrationsabhängige Hemmeffekte auf diese Zellen nachgewiesen, die im Tierversuch nach einmaliger Exposition länger als eine Woche anhielten (Artmann u. Pratzel 1987, 1991; Pratzel u. Artmann 1990) (Abb. 3.46). Solche Effekte wurden auch nach anderen physikalischen und chemischen Einwirkungen auf die Haut beobachtet. Die Bedeutung der Blockierung der Langerhans-Zellen könnte in einer direkten Hemmung der Entzündungsreaktionen in Haut und Schleimhaut liegen, wobei über eine Interleukinfreisetzung auch Wirkungen auf das gesamte Immunsystem möglich erscheinen (Literaturübersicht bei Pratzel u. Artmann 1990).

Bildung humoraler Wirkstoffe in der Haut

Von entscheidender Bedeutung für die Auslösung von Allgemeinwirkungen durch die Bäderbehandlung ist die Tatsache, daß im Rahmen der primären epidermalen Stoffwechselreaktionen auf eindringende Stoffe bzw. Veränderungen des Ionenmilieus durch die Elution humorale Wirkstoffe freigesetzt werden, die auf dem Blutwege umfassende Sekundärreaktionen u. a. an Gefäßsystem, glatter Muskulatur, Verdauungsdrüsen, Intermediärstoffwechsel und vegetativ-hormonalem System des Organismus auslösen können.

Näher bekannt sind folgende Wirkstoffe (vgl. Gruber u. Gruber 1969):

Azetylcholin, das sich in der Haut sowohl in inaktiver eiweißgebundener als auch in freier Form befindet und v. a. im warmen Bad vermehrt freigesetzt wird (Gollwitzer-Meier u. Bingel 1933). Bei Übertritt ins Blut werden im Gesamtorganismus parasympathische Reaktionen ausgelöst, die jedoch infolge des schnellen hydrolytischen Abbaus (Azetylcholinesterase) nur kurze Zeit andauern. Azetylcholin kann auch in die Badeflüssigkeit übertreten (Literaturübersicht bei Kühnau 1962 a). Schon die besondere Empfindlichkeit von Azetylcholinbildung und -freisetzung gegenüber geringen Verschiebungen des Ionenmilieus (K^+; Ca^{++}; H^+) berechtigt zu der Annahme, daß in mineralstoffhaltigen Bädern nicht allein der thermische, sondern auch ein chemischer Reiz die intrakutane Azetylcholinproduktion steigern kann (vgl. Lotmar 1967). Allerdings sind speziell Kupfer und Jod als Blocker der Azetylcholinbildung, Magnesium als Hemmer der Freisetzung bekannt, so daß je nach der Zusammensetzung des Bades mit unterschiedlichen Effekten gerechnet werden muß.

Von den humoral vermittelten Fernwirkungen einer erhöhten Azetylcholinfreisetzung ist der peripheren Gefäßerweiterung, der Blutdrucksenkung und Bradykardie, der Peristaltikförderung, der Blutzuckersenkung sowie den sedativen Effekten eine unmittelbare therapeutische Bedeutung zugesprochen worden (Literaturübersicht bei Kühnau 1962 a). Darüber hinaus dürfte aber die vermehrte Bildung einer parasympathikotropen Substanz auch Folgereaktionen im gesamten vegetativen System auslösen können.

Histamin, das normaler Bestandteil der menschlichen Haut ist und in gebundener, physiologisch inaktiver Form ausschließlich in den Mastzellen konzentriert ist, die sich in der Grenzschicht zwischen Epidermis und Kutis sowie in den äußeren Koriumschichten befinden. Histamin nimmt im Rahmen der hautvermittelten Badewirkungen offenbar einen wichtigen Platz ein. Es kann durch thermische, v. a. Kaltreize und chemische Hautreize unter Degranulation ohne Zerstörung der Mastzellmembran freigesetzt werden (Literaturübersicht bei Kühnau 1962 a; Hentschel 1967 a; Lotmar 1967).

Besonders bei Kaltreizen kann das Ausmaß der histaminvermittelten Lokal- und Allgemeinwirkungen (Erythem, Ödeme, Urtikaria, Blutdrucksenkung, Herzrhythmusstörungen, Hyperazidität u. a.) bei überempfindlichen Personen einen kritischen Umfang annehmen. Die Histaminfreisetzung durch chemische Bäderreize (vgl. Schmidt-Kessen u. Backhaus 1965) kann bereits über eine Verdünnung der extrazellulären Flüssigkeit in der Epidermis ausgelöst werden, wie sie durch perkutane Wasseraufnahme eintritt, experimentell auch durch intrakutane Wasserinjektion bewirkt werden kann. Auch eine intrakutane Kochsalzapplikation führt zur Degranulation der Mastzellen (Literaturübersicht bei Kühnau 1962 a). Der Nachweis, daß Histamin während eines kohlensäurehaltigen Solebades ins Serum übertritt, konnte aufgrund der typischen Reaktionen bei intrakutaner Injektion des Serums erbracht werden (Bornstein 1931; Scheiner 1931), die Hautgefäßerweiterung im Kohlensäurebad ist jedoch nach Untersuchungen von Hentschel (1967 a) nicht durch Histamin vermittelt. Histamin kann schließlich auch im Rahmen aktivierter proteolytischer Prozesse freigesetzt werden (Literaturübersicht bei Kühnau 1962 a).

Wichtig ist die durch Histamin erzeugte Durchlässigkeitssteigerung der Kapillarwände, die z. B. auch den Übertritt der vom Bademedium in der Haut freigesetzten Wirkstoffe in den Kreislauf fördert. Auch auf die Beziehungen zum Nervensystem, wo Histamin als Überträgerstoff fungieren kann, muß in diesem Zusammenhang hingewiesen werden.

Von größter Bedeutung für die balneotherapeutischen Wirkungsmöglichkeiten sind die Folgereaktionen, die durch die Histaminfreisetzung in der Haut im hormonalen System Hypophyse-Nebennierenrinde ausgelöst werden. Histamin regt über ACTH-Ausschüttung aus dem Hypophysenvorderlappen spezifisch die Inkretion der Nebennierenrindenhormone (speziell der Glukokortikoide) an. Die durch Balneotherapie bewirkte protrahierte Freisetzung kleiner Histaminmengen könnte über die Aktivierung der Nebennierenrinde zu einer Mobilisierung von Anpassungs- und Abwehrmechanismen führen. In diesem Zusammenhang muß auf die bei wiederholter Histamingabe auftretenden periodischen Schwankungen der Histaminempfindlichkeit hingewiesen werden, die erkennen lassen, daß protrahierte Histamineffekte enge Beziehungen zu den reaktiv-periodischen vegetativen Gesamtumschaltungen haben, die Grundlage der funktionellen Adaptation sind (vgl. Gutenbrunner u. Geis 1985).

Serotonin (5-Hydroxytryptamin) findet sich beim Menschen nur in sehr geringen Mengen in der Haut und ist hier im Gegensatz zu verschiedenen Tierspezies nicht in den Mastzellen gespeichert. Da die Freisetzung von Serotonin in der Regel mit der Histaminaktivierung verbunden ist, könnte diesem Stoff eine ähnliche Funktion im Rahmen der Vermittlerrolle der Haut zukommen, zumal enge Beziehungen zu zentralnervösen Funktionen bestehen (vgl. auch Kühnau 1962 a).

Bradykinin, das physiologischerweise bei stärkerer Schweißsekretion aus den in der Epidermis deponierten Plasmaeiweißkörpern abgespalten wird und als Bestandteil der sog. Plasmakinine vorwiegend gefäßerweiternd wirkt (Fox u. Hilton 1958; Lewis 1963), wird offenbar auch unter dem Einfluß balneotherapeutischer Maßnahmen aktiviert. So wurde z. B. unter Einwirkung verdünnter Salzlösungen (intrakutane NaCl-Injektion) Bradykininbildung in der Haut nachgewiesen. Da dieser Wirkstoff eine ausgesprochene diuretische Wirkungskomponente hat, wurde auch eine Mitwirkung am diuretischen Effekt vieler Bäder diskutiert.

Durch proteolytische Spaltung von Eiweißkörpern der Epidermis können, z. B. unter Wärmeeinfluß, weitere Wirkstoffe von Peptidcharakter entstehen (Literaturübersicht bei Kühnau 1962 a), von denen u. a. auch eine aktivierende Wirkung auf das retikuloendotheliale System und die Immunantikörperbildung angenommen wird. Es gibt Anhaltspunkte dafür, daß sie auch am Zustandekommen der Badereaktion beteiligt sind, so daß angenommen werden muß, daß sie – wie das Histamin – in die humorale Steuerung der langfristigen adaptiven Umstellungen des Organismus einbezogen werden. Hier fehlen aber systematische Längsschnittuntersuchungen, die Wesentliches zum Verständnis der humoralen Vermittlerfunktion der Haut gegenüber Badereizen beitragen könnten.

5.1.4 Teilbäder

Über die Dosierung von Wasserspiegelhöhe bzw. Eintauchtiefe im Wannenbade hinaus werden in der Balneotherapie auch Teilbäder (z. B. Sitzbäder, Armbäder, Fußbäder) verwendet. Hier bestehen fließende Übergänge zur Hydrotherapie, in der Teilbäder vornehmlich als differenzierte thermische Reize eingesetzt werden. Dabei sind nicht nur Wassertemperaturen bis in den kalten und heißen Bereich, sondern auch sprungförmige Temperaturwechsel (sog. Wechselbäder) und absteigende wie ansteigende Temperaturen üblich. Die dafür maßgebenden Gesichtspunkte müssen speziellen Lehrbüchern der physikalischen Therapie entnommen werden (Brüggemann 1986a; Drexel et al. 1990; Schmidt et al. 1995; u. a.). Im Rahmen der Balneotherapie werden auch bei der Anwendung von Peloiden Teilbäder und lokale Teilanwendungen in Form von Packungen benutzt (vgl. S. 241 u. S. 464).

Vom Gesichtspunkt der *mechanischen Bäderwirkungen* (vgl. S. 241ff.) zeichnen sich Teilbäder dadurch aus, daß sie keine hydrostatische Druckbelastung auf den Körper ausüben, die zu Anstiegen des zentralen Venendruckes führen könnte. So tritt z. B. bei sog. ansteigenden Armbädern statt der im Vollbade hydrostatisch bedingten Herzvergrößerung eine auffällige Verkleinerung der Herzsilhouette ein, was auf eine thermisch bedingte Blutverschiebung in die Kreislaufperipherie hinweist (Literaturübersicht bei Witzleb 1962a).

Die *chemischen Wirkungsmöglichkeiten* von Teilbädern sind nach Maßgabe der reduzierten Expositionsflächen vermindert. Dabei ist allerdings zu beachten, daß die verschiedenen Körperareale infolge der unterschiedlichen Hornschichtdicke und -beschaffenheit sowie unterschiedlicher Behaarungsdichte und Rezeptorausstattung der Haut (vgl. S. 266ff.) keineswegs als gleichwertig angesehen werden dürfen. Hinzu kommen die Einflüsse der topographisch stark differenzierten Durchblutungsverhältnisse auf die perkutane Absorption, die aber ganz überwiegend von den thermischen Bedingungen des Bades bestimmt werden. Systematische quantitative Untersuchungen über chemische Teilbäderwirkungen in Abhängigkeit von der exponierten Hautfläche stehen allerdings aus.

Für die *thermischen Wirkungen* der Teilbäder kommen je nach Temperatur, Ausdehnung und Dauer, die die Größe des Wärmeüberganges bestimmen, prinzipiell gleiche Gesichtspunkte in Betracht, wie sie auch für Vollbäder gelten. So lösen warme und kalte Teilanwendungen richtungsmäßig weitgehend gleichartige Kreislauf- und ggf. auch Stoffwechselveränderungen aus

(Literaturübersicht bei Witzleb 1962 a; Jungmann 1964 a; Baier 1980; Gehrke u. Drexel 1980; Brüggemann 1986 a; Schmidt 1989 a). Trotzdem handelt es sich dabei aber nicht lediglich um abgeschwächte Reaktionen im Vergleich zu Vollbädern. Vielmehr werden bei schwächerer Intensität und lokaler Begrenzung der thermischen Belastung die Reaktionen des Organismus nicht auf gleicher Höhe der Integrationsstufen organisiert, wobei zunächst weniger die hypothalamischen als vielmehr die spinalen und medullären Zentren die Reaktionen steuern. Erst nach Auslenkung der Kerntemperatur werden zentral koordinierte thermoregulatorische Antworten (z. B. Schweißausbruch, Stoffwechselsteigerung) in Gang gesetzt. Dies tritt bei Teilbädern später als in Vollbädern ein, und zwar nicht nur, weil die Eingriffe in die Wärmebilanz geringer sind, sondern auch, weil außerhalb der exponierten Teilflächen größere Oberflächenanteile des Körpers für eine wirksame Thermoregulation zur Verfügung bleiben. Es besteht dadurch die zusätzliche Möglichkeit, durch thermische Isolierung der freien Oberflächen (Abdecken, Trockenpackung etc.) die thermischen Wirkungen und Nachwirkungen eines Teilbades zu steigern und zu verlängern.

Abgesehen von der Flächengröße der thermischen Einwirkung bestehen besondere Differenzierungsmöglichkeiten durch Dosierung zeitlicher Temperaturänderungen der Teilanwendung. So tritt bei sprunghaften Temperaturänderungen (Wechselbäder, Güsse etc.) durch die überschießende Erregung der Thermorezeptoren der Haut der Reizcharakter der Anwendung in den Vordergrund, wodurch mehr oder weniger generalisierte, sympathisch vermittelte Mitreaktionen ausgelöst werden. Bei langsam einschleichenden Temperaturänderungen, wie z. B. bei ansteigenden Armbädern, führen dagegen erst die Störungen der Wärmebilanz mit Kerntemperaturänderung zu den spezifischen thermoregulatorischen Gegenwirkungen (Literaturübersicht bei Witzleb 1962 a; Baier 1980).

Schließlich ist bei lokalen thermischen Anwendungen mit beträchtlichen topographischen Unterschieden hinsichtlich des Umfangs und sogar der Richtung der ausgelösten Kreislaufreaktionen zu rechnen (Ebbecke 1943; Hille u. Lau 1960; Hille 1964, 1965). So wird z. B. ansteigenden Teilbädern der Arme eine größere Allgemeinwirkung zugeschrieben als solchen der Beine (vgl. Witzleb 1962 a). In der Thermo- und Hydrotherapie wird v. a. die Tatsache genutzt, daß durch thermische Reize von bestimmten Hautarealen aus über Reflexverbindungen Funktionsänderungen innerer Organe ausgelöst werden können (Drexel 1970; Baier 1980; Gehrke u. Drexel 1980; Drexel et al. 1990).

5.2 Trinkkuren

5.2.1 Allgemeine Vorbemerkungen

Unter Trinkkur (früher auch Krenotherapie; von griech. krene: Quelle) versteht man eine unter ärztlicher Aufsicht oder nach ärztlicher Vorschrift durchgeführte, über längere Zeit hin in definierten Zeitabständen (meist täglich) wiederholte Aufnahme exakt dosierter Mengen eines dafür geeigneten Heilwassers (vgl. Kühnau 1958). Eine solche Zufuhr von Wässern in größeren Mengen und mit z. T. erheblich höherem Mineralstoffgehalt als beim Trinkwasser muß im Rahmen des gesamten Wasser- und Mineralstoffwechsels und seiner Regulation betrachtet werden. Trinkkuren können daher auch als eine besondere Form der diätetischen Therapie gewertet werden (Schmidt-Kessen 1962). Mindestens ebenso wichtig wie die resorptiven Effekte sind aber die Wirkungen der Heilwässer auf die inneren Oberflächen des Verdauungstraktes und der Ausscheidungsorgane und die von hier auslösbaren sekretorischen und motorischen Reaktionen. Besondere Beachtung verdient dabei die Tatsache, daß die Trinkkur durch die wiederholten Reizbelastungen der betroffenen Funktionssysteme zu therapeutisch nutzbaren Sekundärreaktionen im Sinne adaptiver Umstellungen führt, woran auch höhere Integrationsebenen des vegetativen Systems beteiligt werden. Erfahrungsgemäß tritt auch bei Trinkkuren der therapeutische Erfolg stets erst nach längerer Durchführung ein und kann den Kurzeitraum lange überdauern (Literaturübersicht bei Gutenbrunner u. Hildebrandt 1994; Schwarz 1994).

Die Reizbelastungen einer Trinkkur setzen, wie alle Maßnahmen der Bäder- und Klimabehandlung, ein hinreichendes Reaktions- und Kompensationsvermögen des behandelten Organismus voraus. Sie erfordern daher auch eine klare Abgrenzung von *Kontraindikationen*, zu denen in erster Linie schwere Störungen der Wasserausscheidung, Ödeme renalen und kardialen Ursprungs sowie Kreislaufinsuffizienz gehören. Darüber hinaus ist generell im Alter mit einer verminderten Regulationsfähigkeit des Wasser- und Mineralhaushaltes zu rechnen (Schmidt-Kessen 1962; Füsgen 1992).

Im Vergleich zur Pharmakotherapie bietet die Trinkkur mit Heilwässern von komplexer Zusammensetzung des Mineralstoffgehaltes besonders schwierige Voraussetzungen für die Wirkungsanalyse. Eine systematische Darstellung nach bestimmten Quellentypen (vgl. S. 334ff.) ist in erster Linie didaktisch zu rechtfertigen, da diese primär quellenchemische Einteilung und ihre in die Begriffsbestimmungen übernommenen Grenzwerte den biologischen Wirkungsbedingungen gerade bei der Trinkkur keineswegs adäquat sind (Literaturübersicht bei Gutenbrunner u. Hildebrandt 1994). Dies geht schon daraus hervor, daß die für den Quellentyp maßgebenden Relativgehalte (mval%) bei unterschiedlicher Gesamtkonzentration der Mineralstoffe ganz verschiedene Absolutgehalte (mval bzw. mmol) kennzeichnen und damit entsprechend verschiedene biologische Belastungen darstellen. So können z. B. bei schwach mineralisierten Quellen, die gerade die 1-g/l-Grenze der Gesamtmineralisation überschreiten, Stoffe oberhalb der 20-mval%-Grenze im Vergleich zu den biologisch vorkommenden Konzentrationen völlig belanglos sein (Abb. 3.47), obwohl sie definitionsgemäß das Heilwasser charakterisieren (vgl. S. 207f.).

Hinzu kommt, daß bei der Anwendung von Polyelektrolytlösungen, wie sie die Mineralwässer darstellen, antagonistische Beziehungen zwischen den einzelnen Elektrolyten die Wirkungsvoraussage erschweren. So steigern z. B.

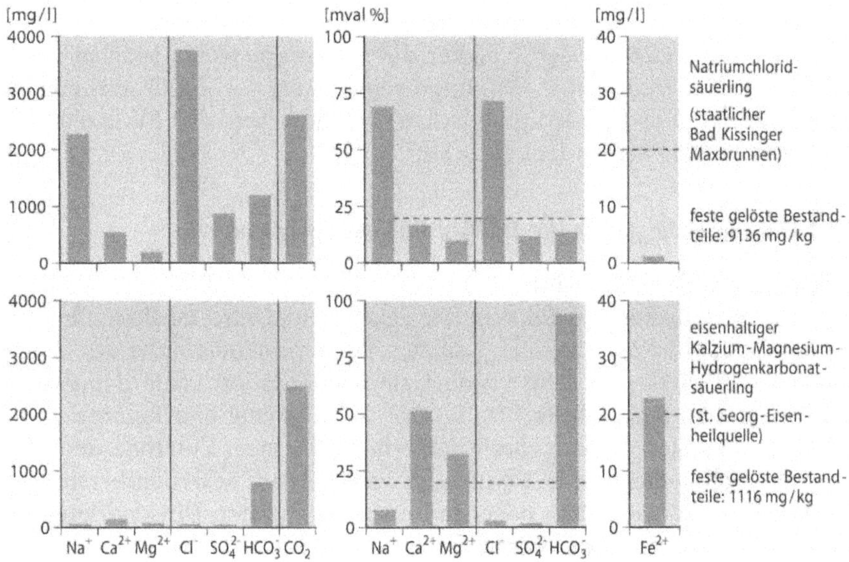

Abb. 3.47. Absolute Konzentrationen und relativer Äquivalentanteil verschiedener Mineralbestandteile in 2 Heilwässern mit unterschiedlichem Gesamtmineralstoffgehalt. (Nach Gutenbrunner 1990 a)

Natrium- und Kaliumionen gegenseitig die biologische Toleranz, und Kalzium- und Magnesiumionen sind weitgehend biologische Antagonisten, die als Antidote gelten können (Literaturübersicht bei Schmidt-Kessen 1962). Letzten Endes resultiert die biologische Wirkung stets aus einer komplexen Gesamtkonstellation, in der einzelne Bestandteile mehr oder weniger mit spezifischen Effekten hervortreten können (vgl. Leskovar 1970, 1974). Unter solchen Gesichtspunkten ist es nicht unerwartet, daß Vergleichsversuche mit natürlichen Heilwässern und künstlichen Nachahmungen noch ungeklärte Wirkungsunterschiede ergaben (Literaturübersicht bei Zörkendörfer 1962 a).

Es sind mehrfach Vorschläge für eine neue, biologisch-medizinisch fundierte Einteilung der Mineral- und Heilquellen vorgelegt worden. Danach sollen die Konzentrationsverhältnisse z. B. auf den täglichen Mindestbedarf der einzelnen Elektrolyte (Leskovar 1974) oder auf die Schwelle nachgewiesener biologischer Wirksamkeit bezogen werden (Mielke 1975). Einen weiteren biologischen Bezug bieten die im Organismus vorhandenen Konzentrationsverhältnisse, z. B. die Elektrolytgehalte des Blutserums.

Das bei der Trinkkur in Form von meist hypotonischen bis schwach hypertonischen Lösungen zugeführte Wasser ist nicht allein als Vehikel für die enthaltenen Mineralstoffe anzusehen. Die Steigerung der Wasserzufuhr durch die Trinkkur kann so groß sein, daß Eigenwirkungen der Flüssigkeitsbelastung auf den Wasser- und Elektrolythaushalt und auch thermische Effekte der Trinkflüssigkeit hinzutreten können (Gutenbrunner u. Hildebrandt 1994).

Besondere Schwierigkeiten bietet die Wirkungsanalyse der Trinkkuren auch hinsichtlich der Abgrenzung gegenüber anderen gleichzeitig wirkenden

Kurfaktoren. Die Beteiligung adaptiver Reaktionen an den Trinkkurwirkungen läßt Interaktionen mit allen anderen Kurmittelwirkungen zu. Weiter müssen gerade auch bei der Trinkkur die sehr ausgeprägten spontan-rhythmischen Veränderungen der Wirkungsbedingungen, v. a. im Tagesrhythmus, berücksichtigt und bei der praktischen Durchführung der Behandlung in Rechnung gestellt werden (vgl. S. 169 ff.).

5.2.2 Wirkungsbedingungen der Trinkkur im Verdauungstrakt

Wirkungen auf die Schleimhäute

Die bei der Trinkkur zugeführten Flüssigkeiten und ihre Inhaltsstoffe kommen mehr oder weniger mit der gesamten Schleimhautoberfläche des Intestinaltraktes in direkten Kontakt, wobei sie allerdings im Laufe der Passage durch Sekretion (vgl. Tabelle 3.18, S. 296), Vermischung und Resorption zunehmend verändert werden. Bei Zufuhr in nüchternem Zustande und Nutzung der frühmorgendlichen Phase noch verminderter Sekretionsbereitschaft der Verdauungsdrüsen kann daher mit einer intensiveren Direktwirkung auf die Schleimhäute gerechnet werden.

Diese besteht zunächst in einer rein mechanischen Spülwirkung, deren Effekte durch die schleimverflüssigende und schleimlösende Wirkung verschiedener Wässer gesteigert werden. Auch warme Heilwässer sind hier günstig, da thermische Reizungen der Schleimhaut die Durchblutung anregen. Die Schleimhautdurchblutung wird auch durch osmotische und chemische Reize gesteigert. Im Rahmen der osmotischen Wirkungen führen hypotone Wässer zu einer Quellung der Epithelien und Darmzotten, im Extrem können mit reinem Wasser histologisch nachweisbare Schleimhautschäden ausgelöst werden. Andererseits kann die lokal-osmotische Reizwirkung hypertoner Wässer im Magen zu Brechreiz führen, allerdings erst ab etwa 3% Salzgehalt, so daß höchstens schwach hypertone Wässer genutzt werden.

Bedeutsam ist auch der Schleimhautschutz, der sich bei entsprechender Applikationstechnik aus der chemischen Neutralisierung der Magensäure durch alkalireiche Wässer ergibt, v. a. auch bei Störungen der physiologischen Schleimschutzbarriere. Die dabei frei werdende Kohlensäure diffundiert rasch in die Schleimhaut und übt eine direkt vasodilatierende Wirkung aus; sie fördert dadurch auch sekretorische, motorische und resorptive Vorgänge. Auch von anderen Mineralstoffen sind spezifische therapeutisch nutzbare Effekte zu erwarten. So vermag die Alkalisierung auch entzündungsbedingte Gewebeazidosen zu puffern. Zahlreiche Heilwässer enthalten Elektrolyte, die ausgesprochen entzündungshemmend, gewebeabdichtend und adstringierend wirken (z. B. Kalzium, Eisen) (Literaturübersicht bei Gutenbrunner u. Hildebrandt 1994).

Im Magen werden die genannten Effekte auch bei gefülltem Organ dadurch begünstigt, daß sich getrunkene Flüssigkeit größtenteils an dem konsistenteren und in Schichten abgelagerten Inhalt vorbeibewegt und so bei erhaltenem Schleimhautkontakt in das Antrum gelangt. Die Menge des Heilwassers, das wenig verändert den Darm erreicht, hängt in erster Linie von

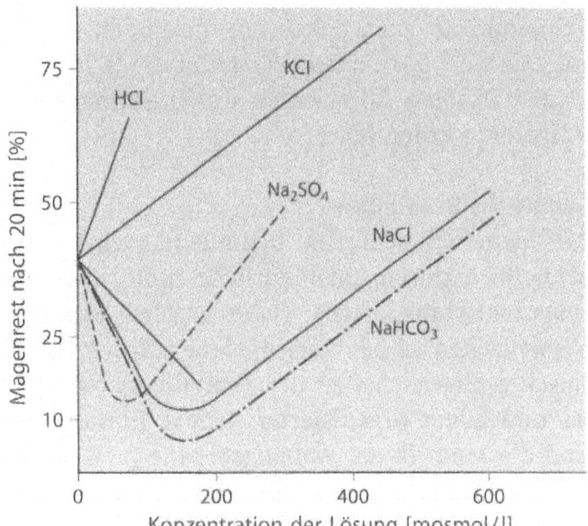

Abb. 3.48. Geschwindigkeit der Magenentleerung in Abhängigkeit von der Konzentration verschiedener Elektrolytlösungen. Verbliebener Mageninhalt 20 min nach Trinken von jeweils 750 ml der entsprechenden Lösung bei derselben Versuchsperson. (Nach Hunt, aus Schmidt-Kessen 1969 a)

Tabelle 3.17. Generationszeiten der Epithelien im Verdauungstrakt. (Nach Davenport 1971)

Lippen Wangenschleimhaut Zunge Ösophagus	4–15 Tage
Magen	1–3 Tage
Pylorusregion	1,3–1,9 Tage
Duodenum	2 Tage

der Trinkmenge ab. Nach 15 min hat etwa die Hälfte der zugeführten Flüssigkeit den Magen verlassen, wobei die Passagegeschwindigkeit auch von Temperatur und chemischer Zusammensetzung abhängt (vgl. S. 290 und Abb. 3.48).

Im Darmbereich werden die Einwirkungsmöglichkeiten auf die Schleimhaut auch stark von den Resorptionsverhältnissen mitbestimmt. So wird z. B. bei stärkerem Gehalt an schwer resorbierbaren Ionen (Mg, SO_4) der Darminhalt durch osmotische Wasserverbindung flüssig gehalten, so daß es zu beschleunigter Darmpassage mit erhöhter Spülwirkung und flüssigen Stühlen kommen kann.

Die Schleimhäute des Intestinaltraktes zählen zu den besonders tachytrophen Geweben des Körpers. Tabelle 3.17 gibt eine Übersicht über die Generationszeiten in den verschiedenen Abschnitten. Über die Beeinflussung der Schleimhautregeneration durch Heilwässer ist allerdings bisher nichts bekannt.

Ihre wesentlichen lokalen Wirkungen üben die Heilwässer im Bereich von Antrum, Duodenum und oberem Jejunum aus, d. h. in Bereichen, die zugleich wichtige Schaltstellen für die Funktionssteuerung der gesamten Oberbauchorgane darstellen (vgl. Schmidt-Kessen 1969 a). Alle Wirkungen auf die Schleimhäute sind daher eng gekoppelt mit denjenigen Effekten, die über nervale und hormonale Vermittlung als motorische und sekretorische Reaktionen in allen Abschnitten des Intestinaltraktes und seiner Anhangsorgane ausgelöst werden können.

Motorische Reaktionen

Mit dem Schluckreflex beginnend, wird getrunkene Flüssigkeit fast ausschließlich durch unwillkürliche motorische Reaktionen durch den Verdauungstrakt transportiert. Dabei ergeben sich unterschiedliche Transport- und Verweilzeiten in den verschiedenen Abschnitten. Die physikalischen und chemischen Eigenschaften der Trinkflüssigkeit nehmen zugleich vermittels lokaler und höher organisierter Reflexe Einfluß auf den Transportvorgang selbst und die Motorik der Anhangsorgane (z. B. Gallenblase).

Der in Fortsetzung des Schluckaktes auftretenden peristaltischen Ösophaguswelle läuft getrunkene Flüssigkeit infolge der Schwerkraft voraus, sie erreicht bereits nach ca. 1 s den unteren Ösophagussphinkter, dessen Erschlaffung wenig später beginnt. Nach etwa 5 s ist die ganze Flüssigkeitssäule aus dem Ösophagus in den Magen geflossen (vgl. Davenport 1984).

Der Tonus der Magenwand paßt sich dem aufgenommenen Volumen an, wobei die peristaltische Aktivität vorübergehend abgeschwächt wird. Magenperistaltik und Entleerungsgeschwindigkeit werden einerseits vom Volumen, andererseits von osmotischem Druck, Säuregrad und chemischer Zusammensetzung des Mageninhaltes bestimmt. Auch Konsistenz, Teilchengröße und Temperatur spielen eine Rolle.

Den überwiegenden Einfluß auf die Magenentleerung hat die aufgenommene Flüssigkeitsmenge. Während nach 15 min jeweils 50% entleert sind, befinden sich nach 30 min bereits 80–96% der auf nüchternen Magen getrunkenen Flüssigkeit im Darm. Mit Steigerung der Trinkmenge kann daher mehr Heilwasser und dieses in weniger verändertem Zustand in die oberen Darmabschnitte gelangen. Nach raschem Trinken von 500 ml kalten Wassers läßt sich z. B. auch ein Temperaturabfall im Duodenum nachweisen (Schmidt-Kessen 1959). Kalte Mineralwässer werden aber i. allg. verzögert aus dem Magen entleert, körperwarme Flüssigkeiten am schnellsten (Literaturübersicht bei Schmidt-Kessen 1962; Davenport 1984).

Die chemischen Einflüsse auf die Magenentleerung, die im wesentlichen durch Hemmung der Magenausgangsmotilität von Duodenum und oberem Jejunum aus zustandekommen, sind speziell auch für Mineralstofflösungen systematisch untersucht (vgl. Abb. 3.48). Lösungen mit einem osmotischen Druck um 200 mos mol/l verlassen den Magen am schnellsten, niedrigere Werte verzögern nur gering, konzentriertere Lösungen verzögern etwa proportional ihrem osmotischen Druck (Davenport 1984). Schon durch geringe Alkaligaben können Magenperistaltik und Entleerungsgeschwindigkeit gefördert werden. Am schnellsten verläßt eine mäßig hypotone Natrium-Bikarbonat-Lösung den Magen. pH-Werte zwischen 5,0 und 3,5 im Duodenum haben noch keinen stärkeren hemmenden Einfluß auf die Magenentleerung, solche unter 3,5 hemmen die Magenmotorik aber stark oder stoppen sie vollständig. Zu den fördernden Substanzen von Magentonus, Peristaltik und Entleerungsgeschwindigkeit gehört das CO_2-Gas.

Im übrigen hat Fett in verdaulicher Form den größten Hemmeffekt auf die Magenmotorik, während Produkte der Eiweiß- und Kohlenhydratverdauung einen schwächeren Hemmeffekt haben. An diesen Hemmwirkungen sind sowohl hormonale Wirkstoffe aus der Darmschleimhaut (Enterogastron) als auch lokal-nervöse und vagale Reflexe beteiligt. Infolge der starken Einflußmöglichkeiten der zentralnervösen Aktivität, insbesondere auch emotionaler Vorgänge (Formatio reticularis), bestehen erhebliche interindividuelle Unterschiede in den absoluten Meßwerten der Magenmotorik, wobei aber die geschilderten Verhältnisse im Prinzip gültig bleiben (Literaturübersicht bei Davenport 1971).

Die Peristaltik des Darms wird in erster Linie vom Volumen des Darminhaltes angeregt, und zwar über Dehnungsrezeptoren der Mukosa und lokale Reflexe. Kalt getrunkene Wässer verstärken den Effekt. Besonders am Morgen nach der Ruhigstellung der Magen-Darm-Funktionen in der 2. Nachthälfte kann die Anregung der Peristaltik durch Flüssigkeitszufuhr über den ganzen Dünndarm fortgeleitet werden und im Kolon große peristaltische Bewegungen auslösen. Dieser Vorgang läßt sich zur Bahnung eines bedingten Defäkationsreflexes ausbauen (Literaturübersicht bei Gutenbrunner u. Hildebrandt 1994).

Heilwässer, die bei langsamer Resorption ihrer Inhaltsstoffe aus osmotischen Gründen ein erhöhtes Inhaltsvolumen unterhalten, führen zu einer erheblichen Beschleunigung der Darmpassage, wodurch wiederum die Resorptionsbedingungen verschlechtert werden. Diese Wirkung auf die Darmmotorik kann sich auf das Kolon erstrecken.

Eine therapeutisch wichtige motorische Reaktion, die durch die Trinkkur ausgelöst werden kann, ist die Kontraktion der Gallenblase mit Entleerung der konzentrierten Blasengalle ins Duodenum, die unabhängig von der Lebersekretion erfolgt. Vom Duodenum her kann der cholagoge Gallenreflex sowohl durch nervale Reflexverbindungen (vagale cholinerge Fasern) ausgelöst werden (Davenport 1971) als auch durch humorale Steuerung (Cholezystokinin/Pankreozymin) von der Darmschleimhaut aus. Während die wirksamsten aktivierenden Nahrungsreize von Fetten, Eigelb und Fleisch ausgehen, haben auch sulfathaltige Heilwässer oberhalb einer bestimmten Konzentration (ca. 90 mval SO_4/l, ca. 4300 mg SO_4/l) eine gesicherte cholagoge Wirkung, die allerdings stark vom Ausgangstonus abhängig ist (Meier 1959 a, b). Auch wenn bei Trinkkuren die Sulfatkonzentrationen niedriger liegen, sind Einflüsse auf den muskulären Tonus der Gallenblase nachweisbar. Der therapeutische Sinn einer regelmäßig wiederholten Gallenblasenentleerung liegt einmal in der möglichen mechanischen Ausschwemmung von Bakterien, Schleim und kleinen Konkrementen, zum anderen in einer nachhaltigen adaptiven Beeinflussung des Gallenblasentonus (vgl. S. 300).

Die genannten motorischen Reaktionen unterliegen neben interindividuellen Empfindlichkeitsunterschieden starken tagesrhythmischen Einflüssen. Speziell für die Auslösung des Gallenblasenreflexes wurde ein Empfindlichkeitsmaximum am frühen Morgen nachgewiesen, während die nachfolgende Dilatation am Nachmittag besonders ausgeprägt war (Gutenbrunner et al. 1995).

Sekretorische Reaktionen

Wie alle peroral zugeführten Stoffe lösen auch die Heilwässer in den verschiedenen Abschnitten des Verdauungskanals sekretorische Reaktionen der Schleimhäute und der großen Verdauungsdrüsen aus. Diese Reaktionen werden größtenteils über den direkten Schleimhautkontakt durch lokal-chemische Mechanismen, nervöse oder hormonale Reflexkreise gesteuert. Sie werden durch lokale Gefäßreaktionen unterstützt. Die quantitativ wie qualitativ vom Lumen her beeinflußten Verdauungssäfte mischen sich aber zugleich der Trinkflüssigkeit bei und verändern dadurch ihre Wirkungseigenschaften. Auch hier können die Reaktionen von wenigen Schaltstellen besonders intensiv induziert werden.

Dazu gehört zunächst die Mundschleimhaut. Von ihr aus wird einerseits die Speichelsekretion angeregt, und zwar besonders von hypertonischen Heilwässern und solchen mit höherem CO_2-Gehalt. Die Effekte nehmen mit steigender Konzentration zu. Andererseits können nach älteren Untersuchungen hydrogenkarbonatreiche Wässer ohne CO_2 die Speichelsekretion hemmen (Literaturübersicht bei Schmidt-Kessen 1959). Weiter kann von der Mundschleimhaut aus die Sekretion des Magens (Abb. 3.49) und der Bauchspeicheldrüse angeregt werden (vgl. Davenport 1971). Als Teil der Appetitsekretion ist diese Wirkung an einen leicht salzigen, bitteren oder sauren Geschmack der Wässer gebunden und kann bei indifferent oder schlecht schmeckenden fehlen. Das bei der Trinkkur verordnete langsame schluckweise Trinken dient zugleich einer anhaltenden Reizung der Geschmacksrezeptoren. Zur Anregung der Magensekretion von der Mundschleimhaut aus genügen geringere Salzkonzentrationen als zur Stimulierung eines kräftigen Speichelflusses.

Von der Magenschleimhaut aus wird insbesondere die Magensekretion selbst angeregt (Prodescu et al. 1964), und zwar die Säure- und Fermentsekretion, doch sind von dem in der Magenschleimhaut gebildeten sekretionsanregenden Hormon Gastrin auch stimulierende Wirkungen auf Pankreas- und Gallensekretion nachweisbar (vgl. Abb. 3.50). Außer den gleichen osmotischen und chemischen Reizen, die bereits an der Mundschleimhaut die Magensekretion anregen, wirken an der gastrischen Phase der Sekretion auch Dehnungsreize durch das aufgenommene Volumen mit. Höherer CO_2-Gehalt stimuliert wiederum zusätzlich, und auch kalte Flüssigkeiten stellen einen zusätzlichen Sekretionsreiz im Magen dar, weshalb sie bei Neigung zu Supersekretion zu meiden sind (Schwarz 1994). Hemmwirkungen durch heißes Mineralwasser sind nicht sicher, zur Vermeidung von Schleimhautschäden soll eine Trinktemperatur von 45° C ohnehin nicht überschritten werden (Schmidt-Kessen 1959).

Heilwässer mit hohem Kalzium- und Magnesiumgehalt regen in der Regel die Magensekretion nicht an, kohlensäurefreie Magnesium- und Natrium-Sul-

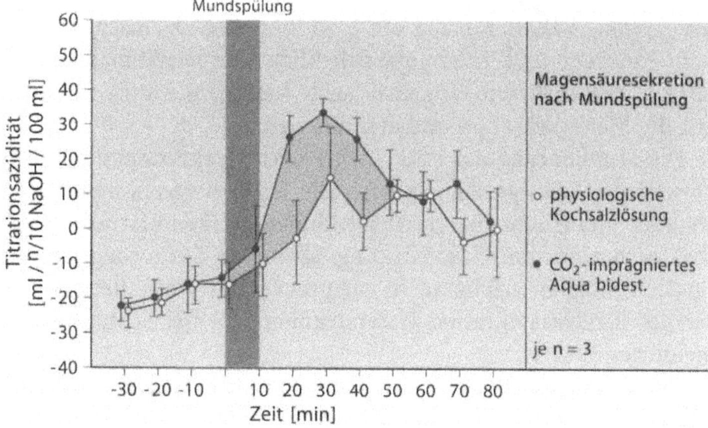

Abb. 3.49. Anregung der Magensekretion von der Mundschleimhaut aus durch Spülung mit physiologischer Kochsalzlösung und mit CO_2 imprägniertem Aqua bidest. (Nach Daten von Schmidt-Kessen 1959; aus Gutenbrunner u. Hildebrandt 1994)

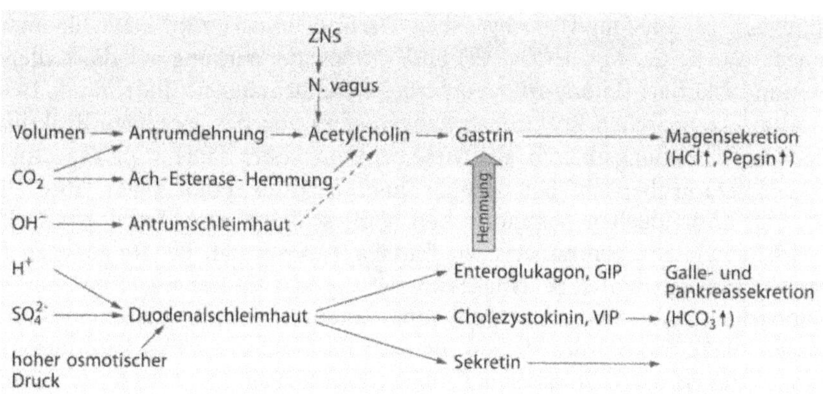

Abb. 3.50. Schema der Heilwasserwirkung auf die Sekretion der Verdauungsdrüsen. *Ausgezogene Pfeile:* sicher fördernde Effekte, *gestrichelter Pfeil:* fakultativ fördernder Effekt. (Mod. nach Schmidt-Kessen 1969 a)

fat-Wässer hemmen zunächst die Sekretion bei direkter Einwirkung auf die Magenschleimhaut, fördern sie allerdings später bei Sulfateinwirkung auf die Duodenalschleimhaut. Die Anregung der Säuresekretion durch Natriumhydrogenkarbonat ist vermutlich auf die bei der Neutralisierung freiwerdende Kohlensäure zurückzuführen, sie tritt jedenfalls nicht auf, wenn der Magen nur wenig Säure enthält und sich in sekretorischer Ruhe befindet (Literaturübersicht bei Schmidt-Kessen 1959; Lühr 1960).

Eine weitere wichtige Schaltstelle für die Auslösung sekretorischer Reaktionen ist die Duodenalschleimhaut (vgl. Abb. 3.50). Hier vermögen osmotische Reize, hohe H^+-Ionenkonzentrationen sowie SO_4-Ionen Hormone in der

Schleimhaut freizusetzen (Enterogastrone, Sekretin, Cholezystokinin/Pankreozymin, VIP, u. a.), die die Sekretion der Darmschleimhaut selbst sowie von Pankreas und Leber einschließlich der Gallenblasenentleerung (vgl. S. 291) stimulieren und zugleich auch hemmende und fördernde Wirkungen auf die Magensekretion entfalten können.

Die Stimulierung der exokrinen Pankreassekretionen durch Heilwasser, die sowohl die Flüssigkeits- als auch die Fermentkomponente betrifft, ist bisher weniger untersucht (Benda 1966). Sulfate wirken erst mit längerer Latenz, so daß auch eine indirekte Wirkung über eine Steigerung der Magensäureproduktion möglich erscheint. In entsprechender Weise hemmen alkalische Wässer die Pankreassekretion (Literaturübersicht bei Schmidt-Kessen 1959; Zörkendörfer 1962 a).

Die endokrine Pankreassekretion (Insulin, Glukagon) kann durch Trinkkuren vom Darm her angeregt werden, wobei hormonale Mechanismen im Vordergrund stehen (enteroinsulare Achse; Abb. 3.51) (Literaturübersicht bei Schwarz 1994). Hierin ist die Grundlage für die auch trophischen Fernwirkungen der Trinkkur zu vermuten.

Die choleretische Wirkung wird, wie die cholagoge, insbesondere mit Sulfatwässern hervorgerufen. Sie ist schon bei niedrigen Konzentrationen (ca. 30 mval/l, ca. 1400 mg/l) nachweisbar. Darüber hinaus wird auch für andere Ionen (Na, K, Ca, Mg, HCO_3, Cl) eine anregende Wirkung auf die Gallensekretion diskutiert (Literaturübersicht bei Gutenbrunner u. Hildebrandt 1994).

Alle sekretorischen Reaktionen hängen stark von der jeweiligen Reaktionslage der Verdauungsdrüsen ab. Diese wird in erster Linie vom Tagesrhythmus (Literaturübersicht bei Gutenbrunner u. Hildebrandt 1994), aber auch von der individuellen sekretorischen Vorgeschichte und ihrem phasischen Verlauf sowie von zentralnervösen Einflüssen bestimmt. Bei Neigung zu Supersekretion gelingt z. B. eine Stimulierung der Magensekretion von der Mundschleimhaut aus schon mit sonst unterschwelligen Reizen (Schmidt-Kessen 1962). Sowohl die Magen- als auch die Gallensekretion kann morgens durch Trinken der Heilwässer auf nüchternen Magen am wirksamsten stimuliert werden. Bei der choleretischen Reaktion ist zu beachten, daß die einmal

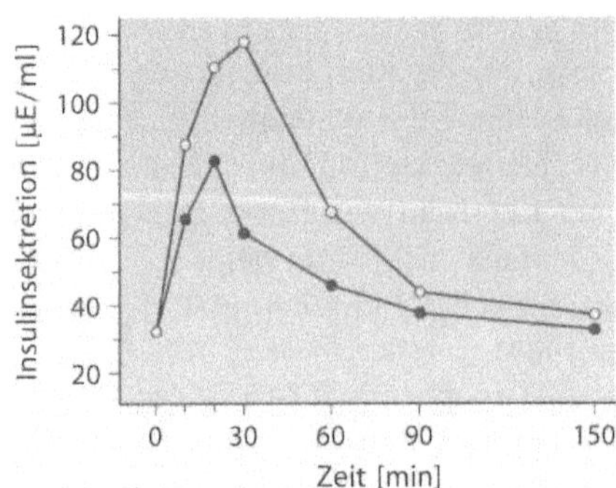

Abb. 3.51. Wirkung eines Natrium-Hydrogenkarbonat-Chlorid-Wassers auf die glukosestimulierte Insulinsekretion. *Geschlossene Punkte:* Leitungswasserkontrolle. (Nach Schwarz 1994)

angestoßene Sekretion durch die Rückresorption der Gallensäuren weiter unterhalten wird (Davenport 1984).

Besonders berücksichtigt werden muß die Tatsache, daß die mit der Trinkkur zugeführten Heilwässer, auch bei nüchterner Aufnahme, mit den physiologischen Verdauungssekreten vermischt werden. Sie regen deren Sekretion selbst an und werden dadurch in ihren Wirkungsbedingungen fortlaufend verändert und abgeschwächt. Tabelle 3.18 gibt einen Überblick über die maximalen Sekretionsraten, die täglichen Sekretmengen und deren Elektrolytkonzentrationen. Ein zutreffendes Urteil über die hier zu erwartenden modifizierenden Einflüsse muß auch die jeweiligen Verweilzeiten und die in diesen Abschnitten vorliegenden Sekretionsraten berücksichtigen. Entsprechend differenzierende Untersuchungen fehlen bisher (vgl. Schmidt-Kessen 1959).

Bei der Mischung von Heilwässern mit Magensaft werden z. B. aus Hydrogenkarbonaten und Hydrosulfiden Kohlensäure- und Schwefelwasserstoffgas freigesetzt, die zu Gefäßerweiterung führen. Im Prinzip kann man davon ausgehen, daß das Verdauungssekret jeweils auf eine Neutralisierung reizwirksamer Stoffe zielt.

Insgesamt kann aus den geschilderten Bedingungen u. a. abgeleitet werden, daß die Möglichkeiten einer Reizwirkung des zugeführten Heilwassers um so größer sind, je größer die zugeführte Trinkmenge ist, je schneller getrunken wird und je geringer Inhalt und Sekretionsbereitschaft des betreffenden Abschnittes des Verdauungstraktes sind. Hier wird erneut deutlich, wie wichtig in dieser Hinsicht die Trinkkur am frühen Morgen in noch nüchternem Zustande ist.

Resorptionsbedingungen, Veränderungen des Darminhaltes

Während die Wirkungsbedingungen für Heilwässer in den oberen Abschnitten des Verdauungstraktes insbesondere durch die Beimischung von Verdauungssekreten modifiziert werden (vgl. S. 292f.), treten in den tieferen Abschnitten zunehmend modifizierende Einflüsse durch die Resorption hinzu. Die Resorptionsleistungen sind topographisch differenziert, werden aber zugleich von den Eigenschaften des Darminhaltes mitbestimmt. Der jeweils resultierende Darminhalt bestimmt wiederum die physiologischen Reaktionen in den folgenden Abschnitten des Verdauungstraktes wie auch die milieuabhängigen Stoffwechselleistungen der Darmflora.

Wasser- und Elektrolytresorption beginnen schon im Magen, wo sie für Natrium, Kalium, Chlor und Wasser sicher nachgewiesen sind. Die Resorptionsrate für Wasser beträgt im Magen etwa 2,5% des zugeführten Volumens in der Minute, sie ist im Antrum am höchsten und wird durch sekretorische Aktivität der Schleimhaut herabgesetzt (Literaturübersicht bei Schmidt-Kessen 1959; Davenport 1984). Infolge der Magensekretion kommt es aber im Magen trotz der Resorption zu keiner Abnahme des Wasser- und Elektrolytgehaltes.

Im Darm erreicht die Wasserresorption aus hypo- und isotonischen Lösungen mit Hilfe der Zottenpumpe den sehr hohen Wert von ca. 25% des pro

Tabelle 3.18. Maximale Sekretionsraten, Tagesmengen und Elektrolytkonzentrationen der Verdauungssäfte beim Menschen. (Nach Hildebrandt 1985 b)

	Maximale Sekretionsrate (ml/min)	Mittlere Tagesmenge (ml/Tag)	Ca (mval/Liter)	Na	K	H	Cl	HCO_3
Speichel	4,0–7,4	1000–2000	3	17	20	–	27	10
Magensaft	2,1–5,8	2000	0,1	23	7	116	145	–
Pankreassaft	1,3–7,0	700–1000	1	144	5	–	38	113
Lebergalle	–	750–1100	10	142	7	–	119	39
Dünndarmsekret	–	3000	2	132	7	–	110	30

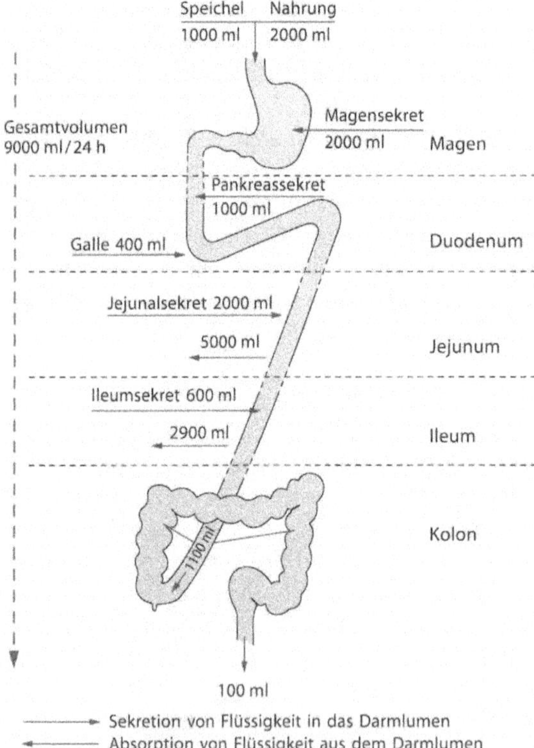

Abb. 3.52. Sekretions- und Absorptionsmengen von Flüssigkeit in den verschiedenen Abschnitten des Magen-Darm-Trakts. (Nach Wanitschke 1985)

Zeiteinheit eingeführten Volumens (Nettomaximalwert ca. 15 ml/min). Dadurch wird die aus dem Zufluß der Drüsensekrete zu erwartende Volumenzunahme (vgl. Tabelle 3.18) vollständig ausgeglichen. Nur bei hypertonen Wässern führt die Sekretion zu einer echten Volumensteigerung, die im Verein mit der reflektorischen Hemmung der Magenentleerung den Resorptionsvorgang insgesamt verzögert (Abb. 3.52).

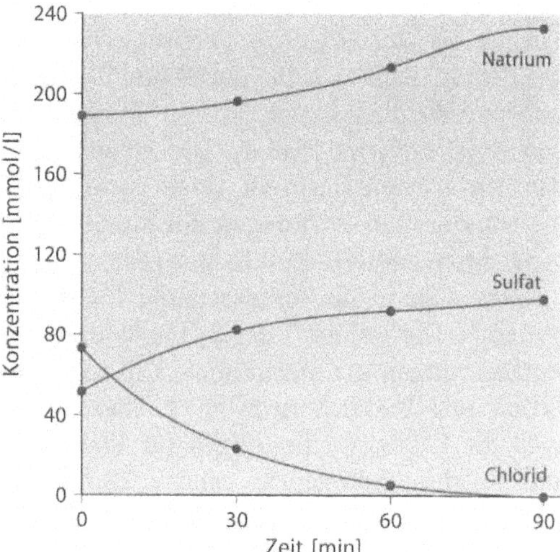

Abb. 3.53. Isolierte Chloridresorption aus einem isotonen Lösungsgemisch von Na_2SO_4 und NaCl aus einer Ileumschlinge vom Hund. Die Ionenkonzentration des eingebrachten Lösungsgemisches wurde in regelmäßigen Abständen überprüft. Von der Schleimhaut wurde etwas Bikarbonat in die Lösung abgegeben. (Nach Ingraham u. Visscher 1936, aus Davenport 1971)

Einwertige Ionen (Na, K, Cl, HCO_3) werden wie das Wasser im Darm so vollständig resorbiert, daß ihr Gehalt in den Fäzes durch Erhöhung der Wasser- und Salzzufuhr nicht beeinflußt werden kann. Natrium ist bereits nach 10 min zu 90% resorbiert. Dabei erfolgt der Natriumtransport durch einen aktiven Mechanismus, während die anderen Ionen elektrochemischen Gradienten folgen. Über die gerichteten sekretorischen und resultierenden Nettoresorptionsbewegungen hinaus unterliegen Wasser und einwertige Ionen einem ständigen und sehr lebhaften kreislaufförmigen Austausch zwischen Blutgefäßen und Darmlumen, wobei z. B. die gesamte Natriummenge des Blutplasmas in etwa 100 min einmal gegen Kationen des Darminhaltes ausgetauscht wird (Literaturübersicht bei Davenport 1984). Im Rahmen dieser Vorgänge wird der Darminhalt im Laufe der Darmpassage immer mehr den osmotischen Bedingungen des Extrazellulärraumes angenähert.

Für mehrwertige Ionen ist die Resorptionskapazität im Darm begrenzt, so daß ihre Ausscheidung mit dem Stuhl von der Größe der Zufuhr abhängig wird. Im Tierversuch werden aus äquimolaren Lösungsgemischen selektiv die einwertigen Ionen resorbiert, während die zweiwertigen zurückbleiben (Abb. 3.53). Möglicherweise bestehen aber gewisse Wechselwirkungen bei der Resorption ein- und zweiwertiger Ionen. Zumindest können z. B. Sulfationen eine äquivalente Menge einwertiger Kationen im Darm festhalten.

Kalzium und Magnesium werden über die ganze Länge des Dünndarms, aber nicht vollständig resorbiert. Die Resorptionsrate für Magnesium liegt unter 25%, es wird wahrscheinlich nur passiv aufgenommen. An der Kalziumaufnahme ist dagegen ein aktiver Prozeß beteiligt, der für seine beiden Stufen Vitamin D benötigt und die Resorption dem Bedarf anpaßt. Wie für andere Ionen beschleunigt CO_2 auch die Darmresorption von Kalzium und Magnesium (Leskovar 1975). Für HPO_4-Ionen ist, obgleich es sich hier auch um einen wichtigen Baustoff des Körpers handelt, kein aktiver Resorptionsmechanismus gesichert (vgl. Davenport 1984). Das Sulfation, das auch im Körper als ausscheidungspflichtiges Stoffwechselendprodukt entsteht, wird bei Zufuhr in Dosen bis zu 30 mmol/l (60 mval) SO_4 größtenteils resorbiert, während darüber hinausgehende Mengen mit dem Stuhl ausgeschieden werden (Zörkendörfer 1940 d). Die Fähigkeit der Sulfatresorption kommt offenbar dem ganzen Darm zu, doch ist die Geschwindigkeit sehr gering, so daß die osmotischen Wirkungen des Sulfations und ihre Folgen für die Darmmotorik durch dosierte Zufuhr gut gesteuert werden können.

Ganz allgemeine Voraussetzung für die Resorption ist die Löslichkeit des Minerals. Die während der 2- bis 9stündigen Dünndarmpassage eintretenden Veränderungen des Darminhaltes mit Annäherung an Isotonie, alkalische Reaktion und Anreicherung an zweiwertigen Ionen beeinflussen naturgemäß auch die Lösungsbedingungen für Elektrolyte. So können v. a. Kalziumsulfat und Kalziumhydrogenkarbonat ausgefällt bzw. in unlösliche Form übergeführt werden, wodurch Kalziumwässer obstipierend wirken.

Im Dickdarm wird der eintretende Chymus durch weiteren Wasserentzug konsistenter, doch ist die Resorptionsgeschwindigkeit bzw. Resorptionskapazität für Wasser wesentlich kleiner als im Dünndarm. Bei gleichbleibender Osmolarität werden Natrium und Chlorid im Austausch gegen Kalium und Bikarbonat weiter resorbiert. Obwohl auch im Kolon die Wasserresorption eine Resultante aus zwei entgegengerichteten unidirektionalen Fluxen ist, wird angenommen, daß bei Durchfällen die Hauptquelle des Wassers und der Elektrolyte nicht die Kolonschleimhaut ist, sondern die Resorptionskapazität des Dickdarms durch vermehrte Zulieferung aus dem Dünndarm überfordert wird (Davenport 1984). Wegen der im Kolon stattfindenden Kaliumausscheidung können durch wiederholte Dickdarmspülungen mit hypotonen Wässern ernste Kaliummangelzustände hervorgerufen werden (Davenport 1984).

Über die Auswirkungen von Trinkkuren auf die Intestinalflora fehlen hinreichend systematische Kenntnisse. Bei normaler Darmmotilität ist der Verdauungsbeitrag der besonders im Dickdarm konzentrierten Mikroorganismen zwar unwesentlich, doch üben sie durch Synthese von Spurenstoffen (Riboflavin, Nikotinsäure, Biotin, Folsäure) eine lebenswichtige Funktion aus. Immerhin wurde bei Trinkkuren mit sulfathaltigen Heilwässern als Langzeitwirkung ein Ersatz der Fäulnisflora durch E. coli nachgewiesen (Boecker u. Staib 1958; Cairella u. Ricci 1958 a, b, c).

Sekundäre Langzeitwirkungen im Verdauungstrakt

Aus den vorstehenden Befunden und Überlegungen läßt sich zwar eine Reihe von therapeutisch unmittelbar nützlichen (Immediat-) Effekten schon bei einmaliger Zufuhr eines Heilwassers ableiten, v. a. solche mechanischer, osmotischer und lokalchemischer Natur, doch darf kein Zweifel daran bleiben, daß die wichtigsten Wirkungen auf den Verdauungsapparat sich erst bei kurmäßig wiederholter Zufuhr als Sekundärreaktionen ausbilden. Sie haben ihren Schwerpunkt in langdauernden Modifikationen der physiologischen Reaktionen und damit verbundenen Normalisierungsvorgängen. Bei Erkrankungen des Magen-Darm-Kanals kommt z. B. den nachhaltigen Veränderungen der motorischen und sekretorischen Erregbarkeit eine entscheidende Bedeutung zu (Literaturübersicht bei Zörkendörfer 1940 g, 1962 a; Wischnewski 1960; Schmidt-Kessen 1962; Stützle 1963; Leskovar 1970; Mielke 1975; Gutenbrunner u. Hildebrandt 1994; u. a.).

Es ist damit zu rechnen, daß solche adaptiven Sekundärreaktionen auf verschiedenen Organisationsebenen und mit unterschiedlichem Zeitbedarf in charakteristischen Zeitordnungen ablaufen (vgl. S. 28). Die bisher vorliegenden Untersuchungsergebnisse haben aber diesen Aspekt der Trinkkurwirkung noch nicht ausreichend berücksichtigt, so daß seine Relevanz bisher nur an wenigen Beispielen sicher belegt werden kann. Symptomatisch ist auch hier die allgemeine Erfahrung, daß die Wirkungsweise der Trinkkur chronischen Charakter hat, einen Zeitbedarf von 4–6 Wochen hat und durch das Auftreten von Kurreaktionen bzw. Kurkrisen mit Herd- und Allgemeinsymptomen gekennzeichnet ist (Zörkendörfer 1940 g, 1962 a).

Schon ein einmaliger Reiz durch Heilwasserzufuhr verändert nachweislich die Empfindlichkeit der sekretorischen Antwort bei nachfolgender Nahrungsaufnahme (Abb. 3.54). Auch die Kontraktion der Gallenblase nach Eigelbgabe kann durch vorangehende Zufuhr von Sulfatwasser verstärkt werden. Dringend erforderlich ist aber eine systematische Klärung der Bedeutung des Zeitintervalls zwischen 2 Reizen für Habituation oder Sensibilisierung therapeutisch erwünschter Reaktionen (vgl. Wischnewski 1960).

Daß die kurmäßig wiederholte Auslösung sekretorischer Reaktionen durch Trinkkuren zu einer Normalisierung der sekretorischen Verhältnisse im Sinne einer funktionellen Adaption führen kann, entspricht zwar umfangreichen klinischen Erfahrungen, ist aber bisher offenbar nur für die Magensekretion statistisch zureichend belegt (vgl. Abb. 3.89, S. 361). Entsprechend kann auch eine mögliche Regulierung der Schleimproduktion und ihrer Schutzwirkung therapeutisch bedeutsam sein.

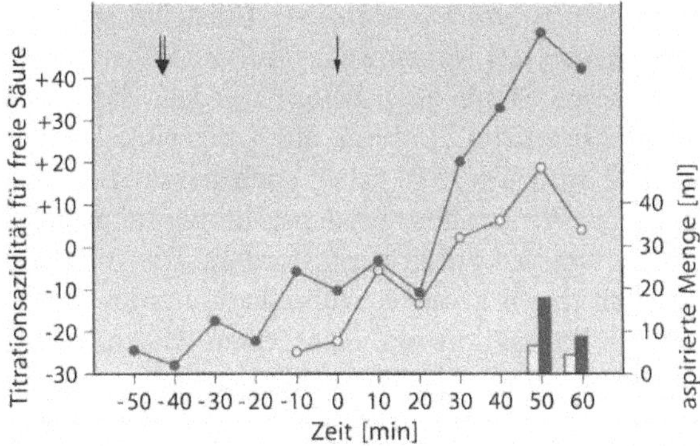

Abb. 3.54. Einfluß einer Mineralwassergabe (150 ml; *Doppelpfeil*) auf die sekretorische Reaktion des Magens nach Gabe von 300 ml Wasser mit 0,2 g Koffein. Untersuchungen an 2 aufeinander folgenden Tagen mit Verweilsonde. Absaugen von jeweils 10 ml nach Gabe der Testlösung, nach Entleerung jeweils vollständiges Absaugen (*Pfeil*). (Mod. nach Schmidt-Kessen 1959)

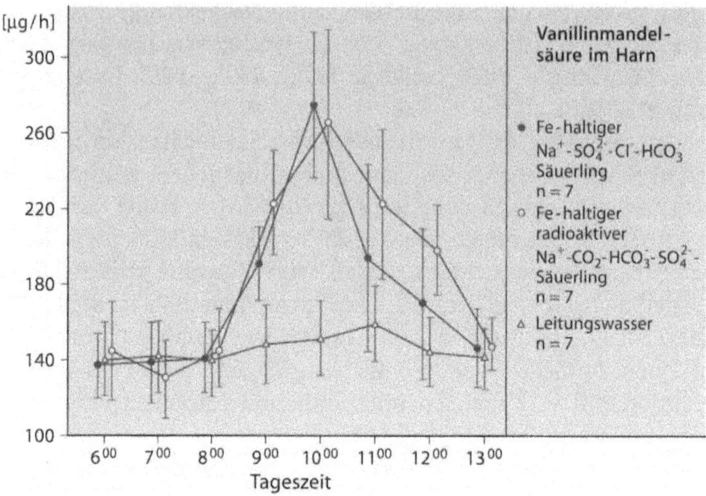

Abb. 3.55. Mittlere Vanillinmandelsäureausscheidung im Harn nach Zufuhr von 1000 ml der angegebenen Heilwässer bzw. nach gleichdosierter Leitungswasserzufuhr. Die *Klammern* kennzeichnen die Bereiche der mittleren Fehler der Mittelwerte. (Nach Daten von Knopf 1972)

Auch eine Normalisierung der Motorik des Verdauungstraktes durch systematisch wiederholte Auslösung motorischer Reaktionen ist vorwiegend klinisches Erfahrungsgut (Lösung von Spasmen, Beseitigung von Dyskinesien). Objektiviert ist das Prinzip der Normalisierung v. a. am Beispiel der Gallenblasen- und Dickdarmmotorik, wobei Gallenblasenreagibilität und -ruhetonus durch Trinkkuren einem mittleren Normalbereich angenähert werden können (Meier 1959 a, b; Schwarz 1994).

Bezüglich der Resorption von Elektrolyten sind die langfristigen regulatorischen Änderungen der Kalzium- und Eisenaufnahme seit langem bekannt. Darüber hinaus sind aber auch die anderen resorptiven Leistungen des Verdauungsapparates zu adaptiven Umstellungen befähigt, z. B. auch gegenüber Änderungen des Nahrungsangebotes (Haberich et al. 1977, 1978).

Insgesamt muß aber betont werden, daß gerade die Trinkkurwirkungen am Menschen im Hinblick auf Langzeitreaktionen bisher unzureichend untersucht sind. Dies ist sicher auch darauf zurückzuführen, daß die orale Zufuhr von Wirkstoffen zunächst immer pharmakotherapeutische Überlegungen im engeren Sinne herausfordert. Die Auslösung vegetativer Allgemeinreaktionen durch lokale Reizapplikationen im Verdauungstrakt ist zwar schwer von der Interaktion mit resorptiven Allgemeinwirkungen (vgl. S. 301 ff.) abzugrenzen, neuere Untersuchungen haben aber die Freisetzung adaptiver Hormone bei Trinkkuren überzeugend nachgewiesen (Abb. 3.55) (Literaturübersicht bei Schwarz 1994). Die Ausbildung der bisher näher untersuchten adaptiven Umstellungen ist aber nicht ohne die Beteiligung prozeßhafter vegetativer Gesamtumschaltungen denkbar. Dafür spricht auch die allgemeine Erfahrung eines mehrwöchigen Zeitbedarfs der Trinkkuren. Auch die Entwicklung bedingter Reflexmechanismen (vgl. Wischnewski 1960) und die Nutzung der tageszeitlichen Ordnung der Trinkkuren im Sinne von Zeitgebern der biologischen Tagesrhythmik (Schäfer u. Mielke 1968) setzen umfassende Mitreaktionen des vegetativen Systems voraus.

5.2.3 Resorptive Wirkungen der Trinkkur

Physiologische Voraussetzungen

Allgemeine Übersicht

Trinkkuren sind regelmäßig wiederholte Eingriffe in den Wasser- und Mineralhaushalt (Schmidt-Kessen 1962). Die zugeführten Wasser- und Elektrolytmengen lösen nach ihrer Resorption physiologische Reaktionen der Regelmechanismen aus, die für die Aufrechterhaltung des Flüssigkeits-, Elektrolyt- und Säure-Basen-Haushaltes verantwortlich sind. Die Sicherung des internen Milieus geschieht mit außerordentlich großer Empfindlichkeit. Die verschiedenen Regelmechanismen sind überdies in komplizierter Weise miteinander vermascht, was verständlich ist, weil alle stofflichen Veränderungen an entsprechende Flüssigkeitsbewegungen geknüpft sind. Für einzelne Stoffe bestehen darüber hinaus noch spezifische Regeleinrichtungen zur Wahrung ihrer physiologisch notwendigen Plasmakonzentration (z. B. Kalzium).

Die Regelmechanismen beseitigen die im Überschuß zugeführten Stoffe entweder durch Ausscheidung über Niere und Darm, nur zum geringen Teil auch über die anderen Körpersekrete, oder sie führen eine vorübergehende oder dauernde biologische Inaktivierung bzw. osmotische Neutralisation herbei. Dazu können diese Stoffe verdünnt, an Eiweiß gebunden, gegen andere im Körper befindliche Stoffe ausgetauscht oder durch Speicherung im Knochen inaktiviert werden (z. B. Kalzium, Natrium, Phosphat u. a.).

Dauerhaftere Veränderungen im Mineralhaushalt sind im Prinzip nur auf folgenden Wegen denkbar:

- durch Anreicherung bei vorher bestehenden Mangelzuständen,
- durch Austausch eines Stoffes gegen andere Stoffe (Ionenaustausch, nur in begrenztem Umfang),
- durch adaptive Veränderungen der Regelvorgänge und
- bei krankhaften Störungen oder Überforderung der Regelmechanismen.

Die Beurteilung resorptiver Trinkkurwirkungen macht es also erforderlich, über die schnell wirksamen Regelvorgänge hinaus auch die Möglichkeit langfristiger Umstellungen der Regulationen in Betracht zu ziehen.

Regulation des Wasserhaushaltes

Bei einem täglichen Wasserumsatz von ca. 2,5 l beträgt der Wassergehalt des menschlichen Körpers beim Erwachsenen etwa 60–65% des Gesamtgewichtes und 71–73% der fettfreien Körpermasse. Abbildung 3.56 zeigt die Verteilung des Körperwassers auf die verschiedenen Flüssigkeitsräume. Das intrazelluläre Wasser befindet sich größtenteils in der Muskulatur, das interstitielle Wasser hauptsächlich im Bindegewebe der Haut, wo bei Aufnahme größerer Flüs-

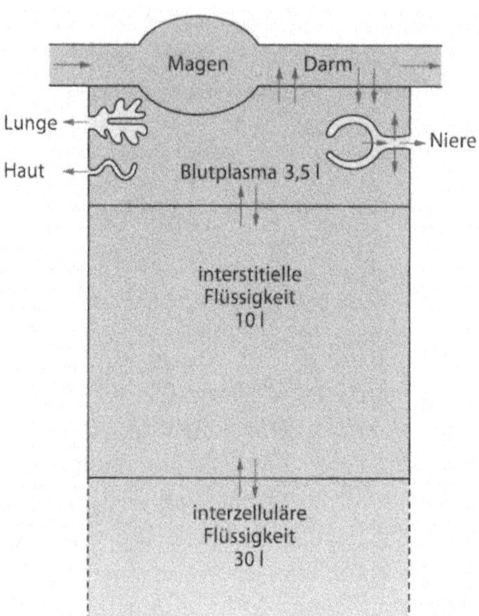

Abb. 3.56. Schema der Wasserbilanz und der Größe der verschiedenen Flüssigkeitsräume des Organismus. Blutplasma und interstitielle Flüssigkeit bilden zusammen den extrazellulären Flüssigkeitsraum. Die abgerundeten Volumenwerte gelten für ein Körpergewicht von 70 kg. (Nach Gamble; aus Schneider 1971)

sigkeitsmengen auch die größten Schwankungen stattfinden. Die Räume kommunizieren bis zu einem gewissen Grade miteinander, so daß sie bei stoßförmigen Belastungen durch Wasser- oder Salzzufuhr als Puffer wirken können. Ein besonders schneller Austausch kann dabei zwischen Plasma und Interstitium stattfinden. Eine schnell aufgenommene Flüssigkeitsmenge verteilt sich somit nicht nur auf die 3,5 l Plasma, sondern mehr oder weniger gleichmäßig auf den mehr als 10mal größeren gesamten Flüssigkeitsraum. Die Verschiebung des osmotischen Druckes im Blut bleibt daher gering.

Getrunkenes Wasser wird größtenteils (zu 65%) im Dünndarm resorbiert, wo die maximale Wasserresorptionsrate mit 15 ml/min etwa dem höchstmöglichen Harnminutenvolumen entspricht. Die Nettoresorption ist das Ergebnis zweier gegensinniger Flußraten. Die in das Lumen sezernierte Flüssigkeit dient, v. a. im Bereich des Duodenums, dem osmotischen Ausgleich zwischen Darminhalt und Blut. Nur ein sehr kleiner Anteil des Wassers aus dem Darmlumen wird durch klassische Osmose von der Darmwand aufgenommen, der größte Teil wird zusammen mit dem aktiv transportierten Natrium resorbiert, das entweder aus der Nahrung stammt oder als Ionenfluß aus dem Blut ins Lumen gelangt ist (Literaturübersicht bei Boylan et al. 1976).

Außer dem peroral zugeführten Wasser wird im Intestinaltrakt auch das große Flüssigkeitsvolumen der Verdauungssekrete resorbiert, das pro Tag doppelt so groß wie das Plasmavolumen ist (vgl. Tabelle 3.18, S. 296). Insgesamt werden demnach im Verdauungsapparat ständig große Anteile der Körperflüssigkeiten umgesetzt und durch Ionenbewegungen umgeformt, so daß Eingriffe, wie sie auch die Trinkkur darstellen, schnell zu erheblichen Störungen im Flüssigkeits-, Elektrolyt- und Säure-Basen-Haushalt führen können.

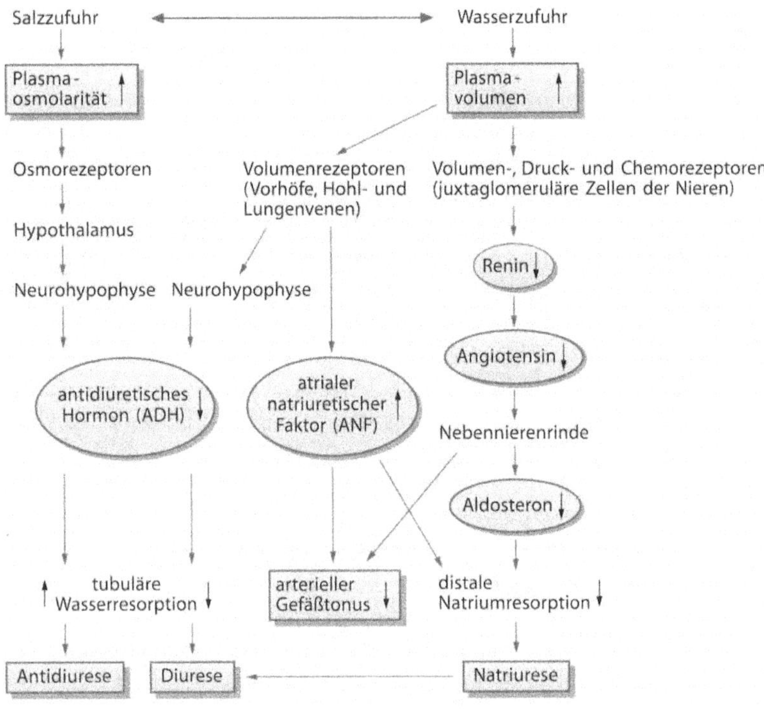

Abb. 3.57. Schematische Darstellung der Regulation des Salz- und Wasserhaushalts. (In Anlehnung an Bühlmann 1972; aus Gutenbrunner u. Hildebrandt 1994)

Trinken von Wasser ruft eine Blutverdünnung hervor. Diese beruht allerdings nicht in erster Linie auf der Resorption einer hyposmotischen Lösung, sondern auf dem schnellen initialen Übertritt von Kochsalz aus dem Plasma in das Darmlumen. Der überschüssige Wassergehalt des Blutes tritt bis zum Ausgleich der onkotischen Druckgradienten in das Interstitium als „Überlaufgefäß der Blutbahn" (Schwiegk) über. Jeder Wasserwechsel geht mit Änderungen der osmolaren Konzentration einher. So sinkt bei Aufnahme reinen Wassers auch die osmolare Konzentration des extrazellulären Raumes, und als Folge davon nehmen auch die Zellen Wasser auf. Der doppelten Gefahr einer Überfüllung des vaskulären Systems und der Senkung der osmolaren Konzentration im extra- und intrazellulären Raum (Hyperhydratation und Hyposmolarität) begegnet der Organismus mit einem einheitlichen physiologischen Mechanismus, der zur Wasserdiurese führt (Abb. 3.57). Er verfügt sowohl für Volumenänderungen als auch für Osmolaritätsänderungen über spezifische Rezeptoren, wobei die Osmorezeptoren in Leber und Hypothalamus lokalisiert sind.

Die Volumenrezeptoren sind im Niederdrucksystem des Kreislaufs und besonders in den Herzvorhöfen lokalisiert. Darüber hinaus wird das Plasmavolumen auch über seine Auswirkungen auf den arteriellen Blutdruck in den

Nierengefäßen (juxtaglomerulärer Apparat) überwacht und regelnd beeinflußt.

Regulation des Elektrolythaushalts

Die Regulation des Elektrolythaushaltes ist wegen der osmotischen Wechselwirkungen zwischen Volumen- und Konzentrationsänderungen eng mit der des Wasserhaushaltes verbunden. Auch zwischen den hormonalen Steuerungsmechanismen bestehen starke Überschneidungen.

Bei schneller Zufuhr größerer Salzmengen kommt es schnell zu einer Wasserwanderung vom intra- zum extrazellulären Raum und somit zu einer beträchtlichen osmotischen Pufferwirkung. Zum Beispiel würde die Zufuhr von 15 g Kochsalz ohne diesen Mechanismus den osmotischen Druck des Plasmas um etwa 50% erhöhen. Durch Verteilung des Salzes über den gesamten extrazellulären Raum würde der osmotische Druck nur um etwa 13% steigen. Durch zusätzlichen Austritt von intrazellulärem Wasser in den extrazellulären Raum kann der osmotische Druckanstieg auf nur 3% begrenzt werden (Schneider 1971).

Der osmotische Druck im extrazellulären Raum wird zu 93% durch einwertige Ionen, insbesondere durch Kochsalz, bestimmt (Abb. 3.58). Die Aufrechterhaltung des osmotischen Gleichgewichts erfolgt daher in erster Linie über eine Kontrolle der Natriumausscheidung (vgl. Abb. 3.57, S. 303).

Im einzelnen führen Steigerungen der Plasmaosmolarität durch Salzmehrzufuhr oder Wasserdefizite über eine Erregung der Osmorezeptoren zu einer Ausschüttung des antidiuretischen Hormons (ADH) aus der Hypophyse, wodurch die tubuläre Rückresorption von Wasser gesteigert und die Diurese gehemmt wird. Nur bei extrem hoher Salzzufuhr, wie sie therapeutisch nicht in Betracht kommt, wird der ADH-Mechanismus durchbrochen und die Wasserausscheidung aus osmotischen Gründen gesteigert (sog. Salzdiurese).

Eine Verminderung der Plasmaosmolarität durch erhöhte Flüssigkeitszufuhr und/oder Salzmangel führt zu einer Hemmung der ADH-Ausschüttung mit verstärkter Diurese. Dieser Effekt wird einerseits durch die gleichzeitige Erregung von Volumenrezeptoren, die die drohende Volumenüberlastung anzeigen und auf die Neurohypophyse wirken, unterstützt. Andererseits wird durch die volumenbedingte Dehnung der Herzvorhöfe aus deren Muskulatur ein weiteres Hormon freigesetzt (atrialer natriuretischer Faktor, ANF), das sowohl die Wasserdiurese unterstützt als auch die Natriumausscheidung steigert und darüber hinaus durch eine Senkung des arteriellen Gefäßtonus den Blutdruck senkt (Literaturübersicht bei Cantin u. Genest 1985). Schließlich führt eine Steigerung des Plasmavolumens auch zu einer Erregung von Volumen-, Druck- und sauerstoffmangelempfindlichen Chemorezeptoren in den Nieren (sog. juxtaglomerulärer Apparat), in dem die Bildung eines weiteren Hormons (Renin) gehemmt wird. Dieses hemmt über weitere Schritte (Angiotensin I, Angiotensin II) die Ausschüttung von Aldosteron aus der Nebennierenrinde und steigert dadurch die renale Natriumausscheidung (Natriurese). Die Hemmung dieser Wirkungskette führt zugleich zu einer Minderung des arteriellen Gefäßtonus (Blutdrucksenkung).

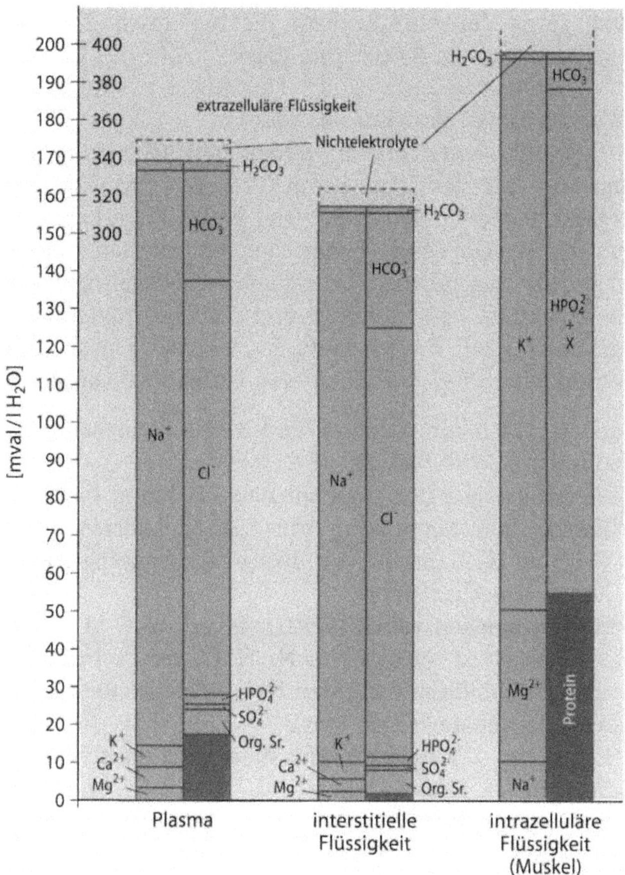

Abb. 3.58. Elektrolytzusammensetzung des Plasmas, der interstitiellen und der intrazellulären Flüssigkeit. (Nach Gamble; aus Schneider 1971)

Die durch Aldosteron bewirkte Natriumretention wird überwiegend volumenabhängig gesteuert. Nach Überschreiten eines bestimmten extrazellulären Grenzvolumens kann z. B. durch Gabe von Aldosteron keine weitere Natriumretention mehr erreicht werden (sog. Escape-Phänomen; Literaturübersicht bei Boylan et al. 1976).

Natriumretention wird zur Erhaltung des elektrochemischen Gleichgewichtes stets durch eine erhöhte Ausscheidung von K^+- und H^+-Ionen kompensiert. Bei hoher Flüssigkeitsausscheidung kann daher Kaliummangel auftreten.

Die Regulation des Natrium- und Chloridbestandes im Körper ist im wesentlichen Teil der Volumen- und Osmoregulation, dagegen wird der Bestand an anderen Anionen z. T. durch renale Mechanismen geregelt, die dem Säure-Basen-Haushalt dienen. Die anderen Kationen unterliegen noch speziellen

Regelmechanismen, die durch Beeinflussung von Resorption und Speicherung sowie der Ausscheidung die biologisch erforderlichen Plasmaspiegel konstant halten (z. B. Kalzium, Eisen).

Wirkungen auf den Säure-Basen-Haushalt

Mit der Heilwassertrinkkur werden stets auch saure und alkalische Valenzen zugeführt, die das Säure-Basen-Gleichgewicht auslenken und entsprechende Gegenregulationen auslösen. Die große Pufferkapazität der Körpereiweiße und der verschiedenen chemischen Puffersysteme des Blutes dämpfen allerdings jede Auslenkung. Die eigentlichen Regelvorgänge betreffen dann aber die Atmung (CO_2-Abatmung) und die Elektrolytausscheidung über die Nieren. Dabei kann der pH-Wert des Harnes je nach Anforderung und tagesrhythmischer Phase zwischen etwa 4,5 und 8,0 variiert werden.

Zum Ausgleich von Azidosen und Alkalosen stehen den Nieren folgende Mechanismen zur Verfügung:

- Veränderungen der Bikarbonatausscheidung bzw. -rückresorption, wobei Basen unter Mitwirkung von Karboanhydrase durch Ausscheidung von CO_2 und H_2O anstelle von Bikarbonat eingespart werden können (sog. Bikarbonatmechanismus).
- In Abhängigkeit vom CO_2-Partialdruck bzw. pH-Wert des Blutes kann das Verhältnis von NaH_2PO_4 zu Na_2HPO_4 verschoben werden, wobei H^+-Ionen aus den Tubuluszellen gegen Na^+-Ionen aus dem Lumen ausgetauscht werden (Phosphatmechanismus).
- Bei hoher H^+-Ionenkonzentration im tubulären Apparat kann über die hormonalen Einflüsse hinaus Na^+ gegen H^+ und K^+ ausgetauscht werden, wobei der Organismus wiederum basische Valenzen einspart (Kationenaustausch).
- Bei Absinken des Harn-pH-Wertes unter 6,0 kann die Niere organische Säuren in Form freier Säuren ausscheiden und dadurch gleichfalls Basen einsparen (Säureausscheidung).
- Wenn bei sinkendem Harn-pH die H^+-Ionenausscheidung durch Ionenaustausch zunehmend gehemmt wird, kann als weiterer Mechanismus unter Abnahme der NaCl-Ausscheidung die Ausscheidung von NH_4Cl gesteigert werden, wobei im Endeffekt ein Austausch von Na^+ gegen NH_4^+ unter Aufnahme von H^+-Ionen erfolgt (Ammoniummechanismus). Das NH_4^+ kann dabei auch aus Aminosäuren stammen, die Harnstoffausscheidung bleibt aber unberührt.

Die genannten Regelmechanismen des Wasser- und Elektrolythaushaltes lassen infolge des unterschiedlichen Zeitbedarfs ihres Wirksamwerdens mehr oder weniger große und lang anhaltende Auslenkungen ihrer Regelgrößen zu, die u. U. auch unmittelbar therapeutisch genutzt werden können, z. B. die nach Hydrogenkarbonatzufuhr eintretenden Änderungen der aktuellen Stoffwechselreaktion.

Physiologische Reaktionen bei kurmäßiger Änderung der Wasser- und Mineralstoffzufuhr
Die kurmäßig wiederholte Mehrzufuhr von Wasser und Mineralstoffen führt im Gegensatz zur einmaligen Gabe über die akut wirkenden Regelmechanismen hinaus zu Veränderungen im Sinne von adaptiven Modifikationen, bei denen die Leistungsfähigkeit der Regulation gesteigert werden kann. Dadurch ergeben sich die eigentlichen therapeutisch relevanten Trinkkurwirkungen im Stoffwechsel.

Wenig bekannt sind bisher allerdings solche längerfristigen Umstellungen bei chronisch erhöhter Flüssigkeitszufuhr, wie sie mit jeder Trinkkur verbunden ist. Wie Abb. 3.59 zeigt, führt die tägliche stoßförmige Zufuhr von 700 ml eines hypotonen Heilwassers zu einem mehr oder weniger ausgeprägten Anstieg der in den ersten 4 h nach dem Trinken ausgeschiedenen Flüssigkeitsmenge, wobei diese Umstellung der Regulation sich in einem charakteristischen periodischen Verlauf mit etwa 7tägiger Periodendauer (Zirkaseptanperiodik) vollzieht (Hildebrandt et al. 1981 b). Die Steilheit des Trends der Flüssigkeitsausscheidung über die 4 Trinkkurwochen ist dabei von der Mineralkonzentration abhängig (Hildebrandt et al. 1983).

Von dieser periodischen Langzeitreaktion sind auch verschiedene Größen der Elektrolytausscheidung betroffen (vgl. S. 312 ff.). Der adaptive Charakter der langfristigen Änderungen der Mineralstoffausscheidung bei Heilwassertrinkkuren läßt sich dadurch nachweisen, daß auch über das Trinkkurende hinaus die Ausscheidung der mehrzugeführten Mineralstoffe beschleunigt bleibt (Abb. 3.60, rechts).

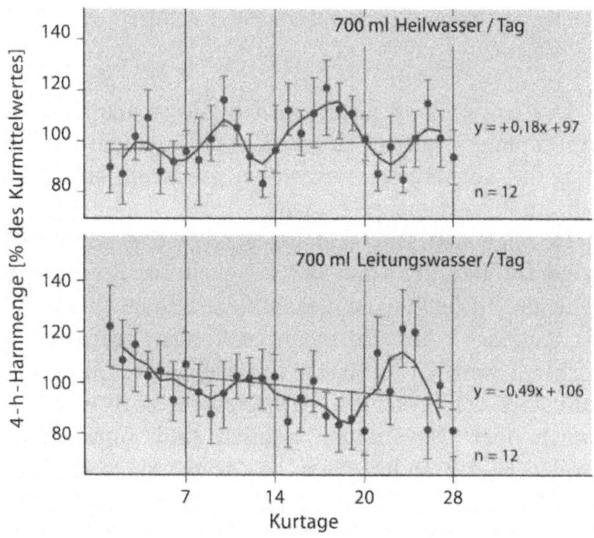

Abb. 3.59. Mittlere Verläufe der täglich nach morgendlicher Zufuhr von 700 ml Leitungswassers oder eines Natrium-Hydrogenkarbonat-Säuerlings gemessenen 4-h-Harnmenge gesunder Versuchspersonen während 4wöchiger Haustrinkkuren. (Nach Hildebrandt et al. 1981 b)

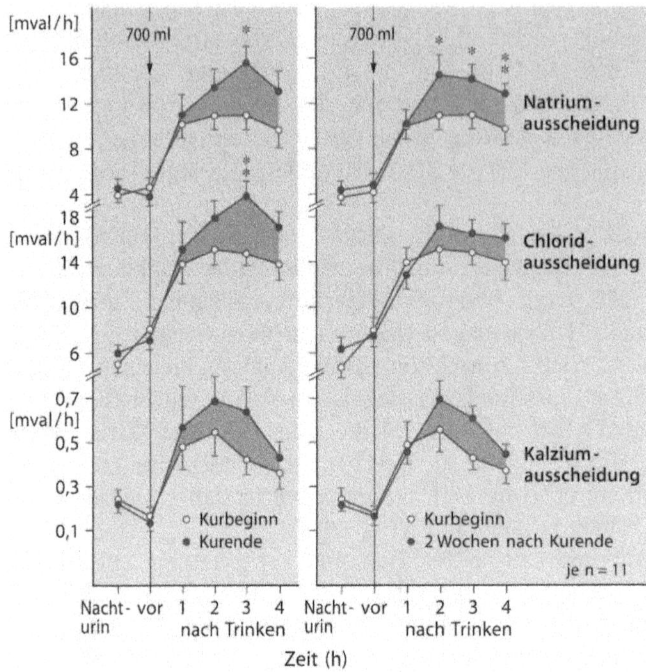

Abb. 3.60. Mittlere über jeweils 4 h stündlich kontrollierte Ausscheidungsverläufe von Natrium, Chlorid und Kalzium im Durchschnitt der letzten 3 Tage einer 4wöchigen Trinkkur mit täglich 700 ml eines Natrium-Hydrogenkarbonat-Säuerling (*links*) sowie der zwei Wochen nach Kurende durchgeführten Nachkontrollen (*rechts*) im Vergleich zum Durchschnitt der ersten 3 Kurtage. Die *Klammern* kennzeichnen die Bereiche der mittleren Fehler der Mittelwerte. Die Ausgangswerte beziehen sich auf den 8-h-Nachtharn unmittelbar vor dem täglichen Trinken. (Mod. nach Hildebrandt et al. 1982 b)

Das langsame Wirksamwerden dieser adaptiven Steigerung der Regulationsleistungen spiegelt sich z. B. auch in einem vorübergehenden initialen Anstieg des Körpergewichtes, wobei wiederum eine Abhängigkeit von der zugeführten Mineralmenge besteht.

Es zeigt sich also, daß bei genügend großer Änderung der Wasser- und Mineralstoffzufuhr trotz der Tätigkeit der Regulationsmechanismen vorübergehende Auslenkungen des Mineralbestandes im Körper möglich sind, die als Auslöser von adaptiven Leistungssteigerungen der Regelmechanismen wirksam werden. Natürlich müssen solche Änderungen der Mineralstoffzufuhr über den jeweiligen Toleranzbereich, in dem sog. permittierende Retentionen oder Depletionen möglich sind, hinausgehen (vgl. Schmidt-Kessen 1969 b; Hildebrandt 1985 a, b) (Abb. 3.61). Die Toleranzbereiche und damit auch die Potenz zur Auslösung adaptiver Langzeitreaktionen sind allerdings für die verschiedenen Mineralstoffe unterschiedlich groß (vgl. S. 313).

Was die für den Organismus verfügbaren Adaptationsmechanismen zur Leistungssteigerung seiner Regulationen betrifft, so kommen Veränderungen der Darmresorption, der Speicherung in osmotisch und chemisch unwirksa-

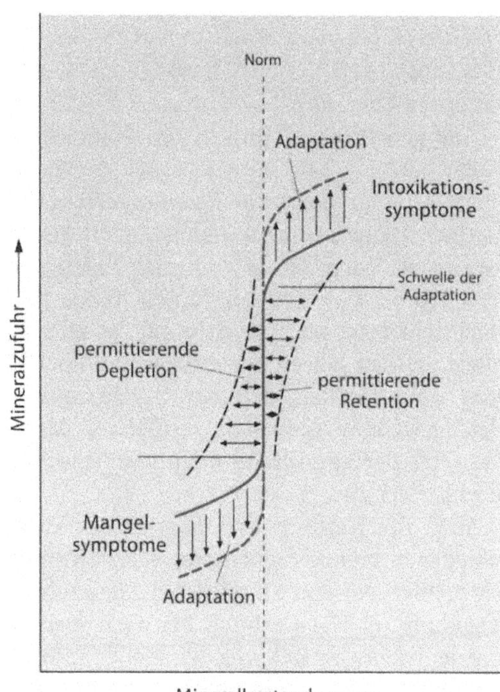

Abb. 3.61. Allgemeines Schema der Abhängigkeit des Mineralbestands im Organismus von der Mineralzufuhr. Nähere Erläuterungen im Text. (In Anlehnung an Schmidt-Kessen 1969 b, modifiziert)

mer Form sowie Steigerungen der Ausscheidungsleistungen durch funktionelle Umstellungen oder auch durch kompensatorische Wachstumsvorgänge in Betracht. Bei Mineralverarmung des Körpers ist auch eine Umkehr der genannten Veränderungen möglich.

Mechanismen einer adaptiven Resorptionshemmung im Darm sind bei vermehrter Zufuhr v. a. für Kalzium und Eisen bekannt. Änderungen der Mineralspeicherung, besonders im Knochen, sind für Kalzium, Magnesium, Phosphat und Hydrogenkarbonat nachgewiesen. Auch durch Bindung an Eiweiße können Mineralstoffe bis zu einem gewissen Grade osmotisch neutralisiert werden. Über langfristige Änderungen der hormonalen Steuerung der Natriumausscheidung ist bisher wenig bekannt, sie könnten aber in Veränderungen der ANF-Freisetzung bestehen, nachdem bei 4wöchigen Heilwassertrinkkuren Anstiege der ANF-Serumspiegel beobachtet wurden (Hildebrandt et al. 1989; Gutenbrunner et al. 1990).

Bei Nierenkranken mit stark verminderter Nephronenpopulation und vermindertem Glomerulumfiltrat sind auch adaptive Steigerungen der Ausscheidungskapazität für Kalium, Magnesium, Kalzium, Phosphat und Harnsäure beschrieben worden (Hodler u. Vorburger 1970). Kompensatorische Nierenvergrößerungen wurden im Tierversuch nach chronischer Mehrzufuhr eines hypertonen Heilwassers mit hohen Gehalten an Natrium, Magnesium, Chlorid und Sulfat gefunden und mit anderen Mineralwässern bestätigt (Schmidt-

Kessen 1968 a, b). Die prinzipielle Fähigkeit der Niere, funktionellen Mehrbedarf durch adaptive Wachstumsreaktionen zu kompensieren und diesen Adaptationsprozeß periodisch zu gliedern, ist auch aus Tierversuchen gut bekannt (Hübner 1969).

Alle genannten adaptiven Umstellungen haben jeweils einen charakteristischen Zeitbedarf für ihre Ausbildung (vgl. Gutenbrunner 1984). Wie Tierversuche zeigten, steigt die Natriumausscheidung bei Trinkkuren mit natriumhaltigen Heilwässern in Abhängigkeit von der Größe der täglichen Zufuhrmenge erst nach Ablauf mehrerer Tage auf ein stabiles Niveau (Schmidt-Kessen 1969 b), was dem langsamen Abbau der initialen adaptogenen Retention entspricht (vgl. auch Hildebrandt et al. 1983). Zugleich wird aber im Harn sowie in den Fäzes vorübergehend auch die Kaliumausscheidung erhöht. Hier wird deutlich, daß der Organismus zur Einhaltung seines Elektrolytgleichgewichtes schneller verfügbare Mechanismen vikariierend einsetzen kann, bis der spezifische Adaptationsmechanismus entwickelt ist (vgl. Hildebrandt 1985 a).

Auch für Kalzium und Magnesium sind solche zeitlichen Abfolgen verschiedener kompensatorischer Mechanismen für ein und dieselbe Substanz beobachtet worden. So wird bei Mehrzufuhr dieser Stoffe zunächst die Ausscheidung im Harn erhöht, bis nach mehreren Tagen die Mehrausscheidung mit dem Stuhl ausgebildet ist. Dabei kann die adaptive Entwicklung der Resorptionshemmung für Kalzium im Darm offenbar mehrere Wochen dauern (Schmidt-Kessen 1969 b). Das adaptive Wachstum der Nieren ist im Tierversuch schon nach 4 Wochen nachweisbar, wahrscheinlich aber noch nicht abgeschlossen. Die zeitliche Sequenz der verschiedenen Adaptationsmechanismen im Mineralhaushalt ist für den Menschen allerdings bisher wenig belegt.

Im Hinblick auf die therapeutischen Möglichkeiten der Heilwassertrinkkuren liegen bisher nur wenig systematische Kenntnisse über die notwendigen Reizstärken zur Auslösung der sich stufenweise steigernden adaptiven Kompensationsmechanismen vor. Bekannt ist z. B., daß die Größe der initialen Flüssigkeitsretention die Amplitude der periodischen Anpassungsreaktion beeinflußt (Gutenbrunner u. Hildebrandt 1987 b; vgl. auch Heckmann u. Schlacke 1982). Auch für einzelne Mineralstoffe sind Unterschiede hinsichtlich der durch sie ausgelösten Kompensationsmechanismen nachgewiesen (Hildebrandt et al. 1983).

Überdies haben individuelle Eigenschaften wie die vegetative Reaktionslage Einfluß auf die Ablaufdynamik der adaptiven Reaktionen, was z. B. am unterschiedlichen Verlauf subjektiver Befindensänderungen bei experimentellen Haustrinkkuren gezeigt wurde (Gutenbrunner 1990 b).

Substitutive und pharmakodynamische Trinkkurwirkungen

Obwohl Heilwassertrinkkuren in der Regel auch im Sinne einer Regulations- und Adaptationstherapie wirken, kommen für einige Heilwasserklassen auch substitutive und spezifische pharmakodynamische Wirkungen in Betracht (vgl. Kühnau 1958; Lendle 1960; Wischnewski 1960; Kukowka 1961; Schmidt-Kessen 1962; Ott 1973; Mielke 1974; Gutenbrunner u. Hildebrandt 1994). Die in Heilwässern gelösten Mineralbestandteile stehen meist auf niedrigen Oxidationsstufen und sind daher leicht resorbierbar. Dennoch ist die Möglichkeit, mit Heilwässern Substitutionstherapie zu betreiben, begrenzt. Meist stehen auch konzentriertere und besser dosierbare galenische Präparate zur Verfügung.

Beim Gesunden werden i. allg. ausreichende Mengen von Mineralstoffen mit der Nahrung zugeführt. Bei chronischen Krankheiten und als Folge von Medikamentwirkungen (z. B. Kaliummangel bei chronischem Gebrauch von Abführmitteln oder Diuretika) können jedoch Mangelzustände auftreten, die ausgeglichen werden müssen. Neben dem Kalzium- und Magnesiummangel, die durch Trinkkuren gut ausgeglichen werden können, kommen v. a. Eisenmangelzustände in Betracht (Seidel et al. 1971), z. B. bei verstärkten Menstruationsblutungen, bei Resorptionsstörungen im Magen-Darm-Kanal und bei chronisch-entzündlichen Erkrankungen. Außer dem Eisen kommt dabei auch einer erhöhten Zufuhr von Kupfer, Kobalt, Mangan und anderen Spurenstoffen durch Heilwässer Bedeutung zu (Literaturübersicht bei Mielke 1974).

Auch andere Spurenstoffe, die in Heilwässern enthalten sind, können biologisch sehr spezifische Wirkungen haben. Sie werden bevorzugt in bestimmten Organen angereichert, als charakteristische Bestandteile in Körpersubstanzen eingebaut (z. B. Eisen, Jod, Kupfer, Schwefel) oder erfüllen lebenswichtige Aufgaben im enzymatischen Stoffwechsel (z. B. Zink, Magnesium). Bei Zufuhr solcher hochwirksamer Stoffe mit Heilwässern muß natürlich auch die Möglichkeit toxischer Wirkungen durch Überdosierung berücksichtigt werden (z. B. bei Jodid). In Einzelfällen (z. B. Arsen) können toxikologische Erwägungen zum Ausschluß eines Mineralwassers als therapeutisches Mittel führen.

Bei einer Substitution von Mineralstoffen wird meist vorausgesetzt, daß deren Aufnahme und Retention bei Mangelzuständen nicht durch Gegenregulationen behindert wird. Es muß aber auch damit gerechnet werden, daß langdauernde Mangelzustände das Regulationsniveau adaptiv verschoben haben können, so daß ein unmittelbarer Ausgleich erschwert wird. Nach längerdauernden Eisenmangelzuständen führt z. B. erhöhte Eisenzufuhr nicht nur zum Anstieg des Serumeisenspiegels, sondern auch zu einer Normalisierung der Eisenbindungskapazität (Seidel et al. 1971). Eine Substitution von Mangelzuständen kann daher auch mit umfassenderen Reaktionen einhergehen.

Im Stoffwechsel sind zahlreiche Vorgänge von der Wasserstoffionenkonzentration des Milieus abhängig, so daß eine Zufuhr von alkalischen Valenzen mit Heilwässern umfangreiche Veränderungen bewirken kann, deren therapeutische Bedeutung im einzelnen zu diskutieren ist (s. S. 355 ff.). Auch die gefäßerweiternde Direktwirkung von CO_2-haltigen Heilwässern auf die Schleimhäute des Verdauungstraktes muß als Beispiel für eine pharmakodynamische Wirkung genannt werden.

„Transmineralisation" und adaptive Reaktionen

Aus der Tatsache, daß viele Mineralstoffe wichtige Aufgaben im Organismus wahrnehmen (z. B. bei der Muskelkontraktion, bei der Steuerung von Stoffwechselprozessen, beim Sauerstofftransport), kann vermutet werden, daß eine längerdauernde Änderung der Mineralstoffzufuhr über Veränderungen des Mineralbestandes zu entsprechenden Modifikationen von Funktionsabläufen führen kann. Es wurde daher angenommen, daß durch Heilwassertrinkkuren therapeutisch nutzbare Funktionsänderungen auf der Basis einer sog. „Transmineralisation" (Spiro; vgl. Wiechowski 1922, 1925) erzielt werden können (z. B. Herabsetzung der Entzündungsneigung, Steigerung der Abwehrleistungen, Dämpfung vegetativ-dystonischer Störungen; Vogt 1940; Kühnau 1958; Zörkendörfer 1962 a).

Der Begriff der Transmineralisation umfaßte sowohl Steigerungen als auch Gleichgewichtsverschiebungen im Mineralhaushalt, die jeweils für die Stoffwechselwirkungen der Trinkkuren verantwortlich gemacht wurden (Zörkendörfer 1940 g, 1962 a; Kühnau 1958; Pfannenstiel 1959; Wischnewski 1960).

Im Gegensatz zu älteren Ergebnissen (Literaturübersicht bei Zörkendörfer 1940 g, 1962 a) haben spätere sorgfältige Ionengehaltsbestimmungen verschiedener Organe und Körperflüssigkeiten bei Mineralwassertrinkkuren im Tierversuch keine signifikanten Änderungen der organspezifischen Mengen und Verteilungsmuster ergeben (Schmidt-Kessen 1968 a, b, 1969 d), so daß eine einfache Transmineralisation als therapeutisches Prinzip nicht aufrecht erhalten werden kann (Schmidt-Kessen 1969 d; Mielke 1974; Hildebrandt et al. 1981 b, 1983; u. a.).

Das Fehlen von Veränderungen im Mineralbestand trotz mehrwöchiger gesteigerter Zufuhr wird nur unter der Voraussetzung verständlich, daß adaptive Steigerungen der Ausscheidungsleistungen ausgelöst wurden, die die zunächst auftretenden Auslenkungen des Mineralbestandes aus dem normalen Regelbereich kompensieren. Hierfür spricht auch, daß in den genannten Tierversuchen regelmäßig als einzige Veränderung Steigerungen des Nierengewichtes festgestellt wurden (Schmidt-Kessen et al. 1977). Tatsächlich haben weitere Untersuchungen beim Menschen während mehrwöchiger Heilwassertrinkkuren gezeigt, daß z. B. die Ausscheidungsgeschwindigkeit von Natrium oder Kalzium bei erhöhter Zufuhr langfristig gesteigert wird. Voraussetzung dafür ist offenbar die initial eintretende Auslenkung des Mineralbestandes im Sinne einer „passageren Transmineralisation" (Hildebrandt et al. 1981 b, 1982 b; Hildebrandt 1985 b), die den auslösenden Reiz für die adaptiven Funktionsänderungen zu ihrer Beseitigung darstellt.

Die dabei zu erwartenden Auslenkungen adaptiv wirksamer Hormone sind inzwischen mehrfach nachgewiesen (Jordan 1969; Knopf 1972; Leskovar 1975; Hildebrandt et al. 1981 b; Gutenbrunner u. Schreiber 1987). Auch die umfangreichen Untersuchungen von Leskovar (1975), die bei Trinkkuren initiale Auslenkungen der Mineralstoffgehalte verschiedener Körperflüssigkeiten nachgewiesen haben, die im weiteren Verlauf normalisiert wurden, sprechen für die Auslösung adaptiver Reaktionen durch passagere Transmineralisation (Abb. 3.62).

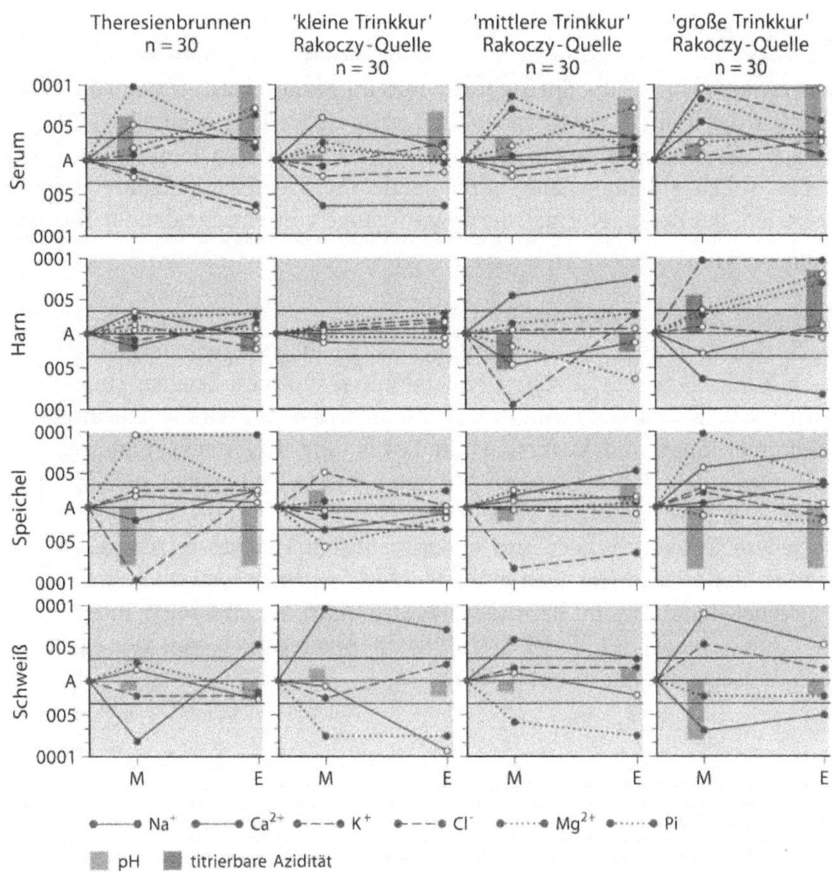

Abb. 3.62. Längsschnittionogramm von Serum, Harn, Speichel und Schweiß bei Trinkkuren mit verschiedener Dosierung. (Nach Leskovar 1974)

Bisher ist nicht bekannt, welches Ausmaß eine passagere Transmineralisation für die einzelnen Mineralstoffe erreichen muß, um Anpassungsreaktionen auszulösen. Es ist zu erwarten, daß im Verlauf eines solchen Anpassungsprozesses wiederholt passagere Retentionsmaxima durchlaufen werden. Es wurde bereits früher vermutet, daß solche Retentionsmaxima Beziehungen zu Kurreaktionen bzw. Kurkrisen haben (Schmidt-Kessen 1962). Dabei können durch die unterschiedliche Toleranz gegenüber den verschiedenen Mineralstoffen auch qualitativ unterschiedliche Formen der passageren Transmineralisation erwartet werden.

Während für einige Stoffe, z. B. Natrium, eine kompensatorische Mehrausscheidung relativ schnell hervorgerufen werden kann, besteht bei erhöhter Zufuhr von Hydrogenkarbonat und Sulfat offenbar eine sehr hohe Auslöseschwelle, so daß dosisabhängige Steigerungen der Alkalireserve bzw. des Sulfatspiegels für längere Zeit unterhalten werden können (Reichel u. Mielke 1952; Schmidt-Kessen 1969 b; Leskovar 1972 a, b).

Adaptive Leistungssteigerungen im Bereich der Regulationen des Wasser- und Mineralhaushaltes dürfen nicht nur im Sinne einer „Übungstherapie im Bereich der Ionen“ (Leskovar 1975) gewertet werden, vielmehr sind durch positive Kreuzadaptationen in anderen Systemen, deren Funktionen vom inneren Milieu abhängig sind, umfassende therapeutisch nutzbare Effekte zu erwarten, bei denen Normalisierungsvorgänge von entscheidender Bedeutung sind.

Resorptive Allgemeinwirkungen

Nach den vorstehenden Ausführungen ist es nicht verwunderlich, daß auch nach kurärztlicher Erfahrung bei Trinkkuren typische Zeichen einer prozeßhaften vegetativen Gesamtumschaltung auftreten. So wird z. B. von Erstverschlimmerungen und Kurkrisen mit Lokal- und Allgemeinsymptomen sowie von phasischen Verlaufsformen berichtet (Literaturübersicht bei Zörkendörfer 1940 g; 1962 a; Kühnau 1958; u. a.).

Neuere Untersuchungen mit experimentellen Heilwassertrinkkuren haben gezeigt, daß diese Merkmale eines reaktiven Kurprozesses auch bei isolierter Trinkkurbehandlung im häuslichen Milieu auftreten und sogar interindividuelle Unterschiede der Verlaufsstruktur in Abhängigkeit von der vegetativen Reaktionslage aufweisen (Abb. 3.63).

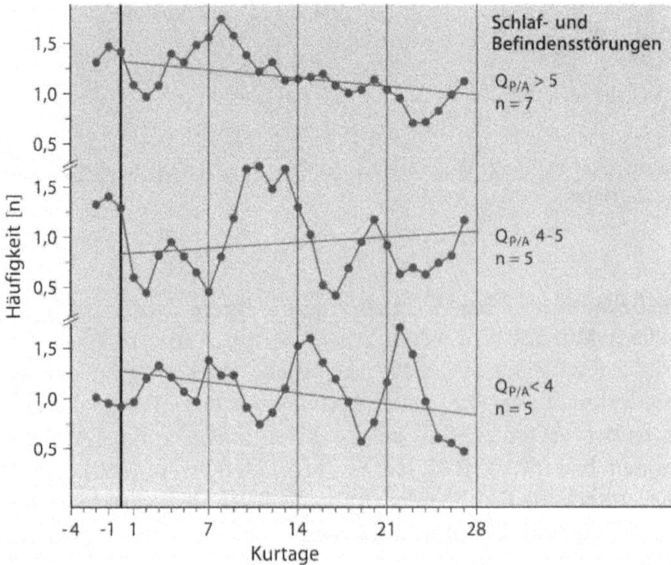

Abb. 3.63. Mittlere Verläufe des mit einem standardisierten Kurtagebuch täglich ermittelten subjektiven Befindens gesunder Versuchspersonen im Verlauf 4wöchiger experimenteller Haustrinkkuren mit einem einfachen Säuerling. Gruppeneinteilung nach Maßgabe des Ruhepuls-Atem-Quotienten *(QP/A)*. (Nach Gutenbrunner 1990 b)

Adaptive Reaktionen, die eine künstlich induzierte Transmineralisation unter fortdauernder Reizbelastung ausgleichen können, sind nur auf dem Boden umfassender vegetativer Umschaltungen mit Beteiligung des hormonalen Systems denkbar. Von besonderer Bedeutung ist dabei die Mitwirkung des Hypophysen-Nebennierenrinden-Systems, für dessen Aktivierung durch Heilwassertrinkkuren periodische Verlaufsformen mehrfach nachgewiesen werden konnten (Abb. 3.64), und zwar auch im Vergleich zu gleichdosierten Leitungswasserkontrollen (Hildebrandt et al. 1983; Gutenbrunner u. Hildebrandt 1987 b).

Dementsprechend wurden im Laufe von Heilwassertrinkkuren zugleich Veränderungen von Reaktionsbereitschaft und Abwehrlage beobachtet (Zörkendörfer 1940 g; Schmidt-Kessen 1962; Novak et al. 1964; Leskovar 1980; Hildebrandt et al. 1983; vgl. auch Schwarz 1994), deren zeitliche Struktur allerdings bisher nicht ausreichend untersucht ist. Auch prozeßhafte Verände-

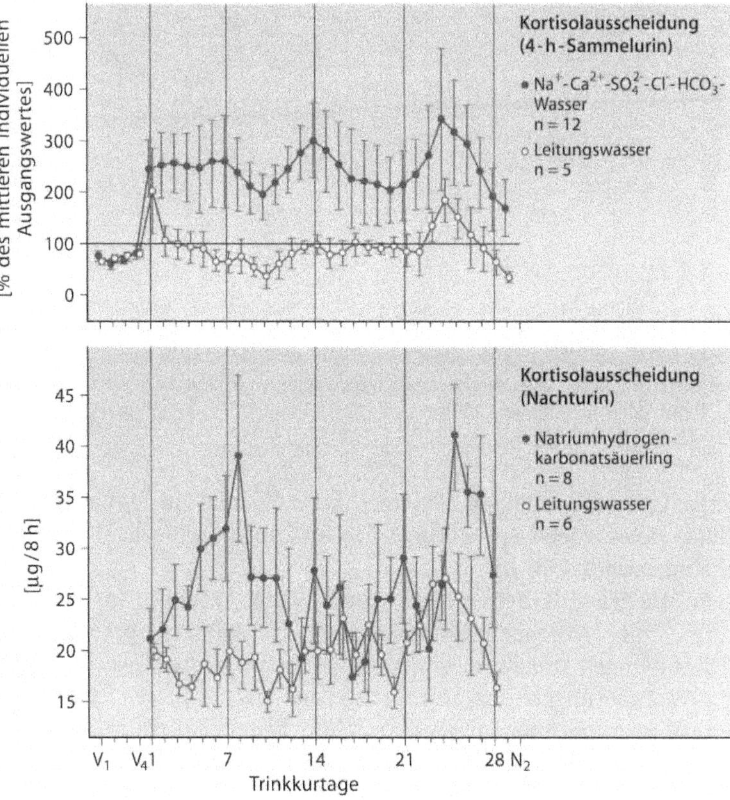

Abb. 3.64. Mittlere Verläufe der Kortisolausscheidung im 4-h-Harn (*oben*) und im Nachtharn (*unten*) gesunder Versuchspersonen während 4wöchiger experimenteller Trinkkuren mit täglicher Zufuhr von 700 ml der angegebenen Wässer. Die *Klammern* kennzeichnen die Bereiche der mittleren Fehler der Mittelwerte (Nach Hildebrandt u. Gutenbrunner 1988)

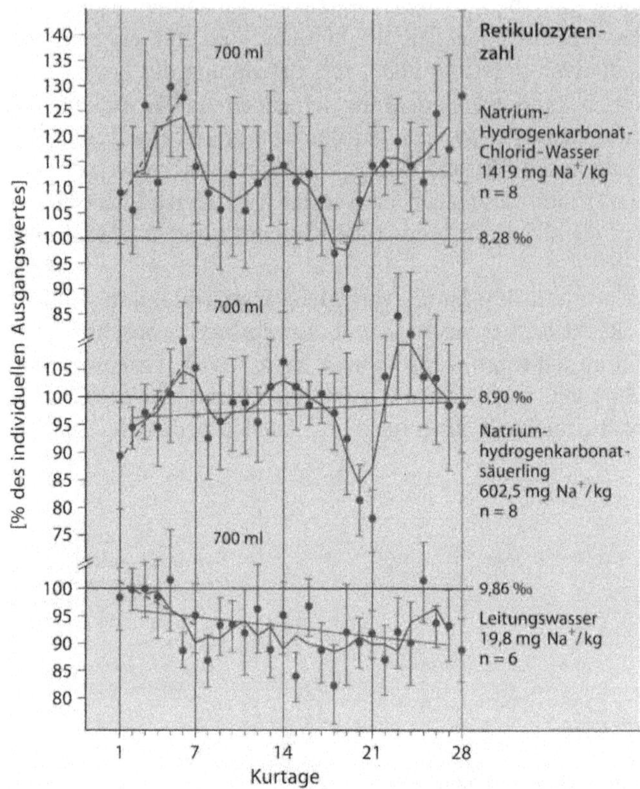

Abb. 3.65. Mittlere Verläufe der Retikulozytenzahl im Blut gesunder Versuchspersonen bei Trinkkuren mit verschiedenen Heilwässern bzw. Leitungswasser. Die *Klammern* kennzeichnen die Bereiche der mittleren Fehler der Mittelwerte. Die eingezeichneten Kurven sind das Ergebnis einer einmaligen übergreifenden Dreiermittelung. Die Geraden sind Regressionsgeraden. Die mittleren Initialanstiege waren signifikant unterschieden ($p < 0{,}05$). (Mod. nach Schlacke 1991)

rungen im blutbildenden System (Abb. 3.65) und im Stoffwechsel sind neuerdings näher analysiert worden (Heckmann u. Schlacke 1982; Gutenbrunner u. Hildebrandt 1987 a).

So wurden z. B. bei Gesunden und Diabeteskranken im Verlauf von Trinkkuren mit hydrogenkarbonathaltigen Heilwässern periodisch gegliederte Schwankungen von Kenngrößen des Kohlenhydratstoffwechsels mit trendhaften Veränderungen der Stoffwechsellage nachgewiesen und gegenüber Leitungswasserkontrollen abgegrenzt; Gutenbrunner u. Hildebrandt 1992).

Als Ausdruck vegetativer Allgemeinwirkungen sind auch die bei Trinkkuren mit verschiedenen Heilwässern übereinstimmend nachgewiesenen Steigerungen der Harnsäureausscheidung ab der 3. Trinkkurwoche zu interpretieren (Gutenbrunner u. Hildebrandt 1986; vgl. Abb. 3.91, S. 364). Dies gilt auch für die Mehrausscheidung von Endprodukten des Eiweißstoffwechsels, die längere Zeit anhalten und zu einer negativen Stickstoffbilanz mit Erniedri-

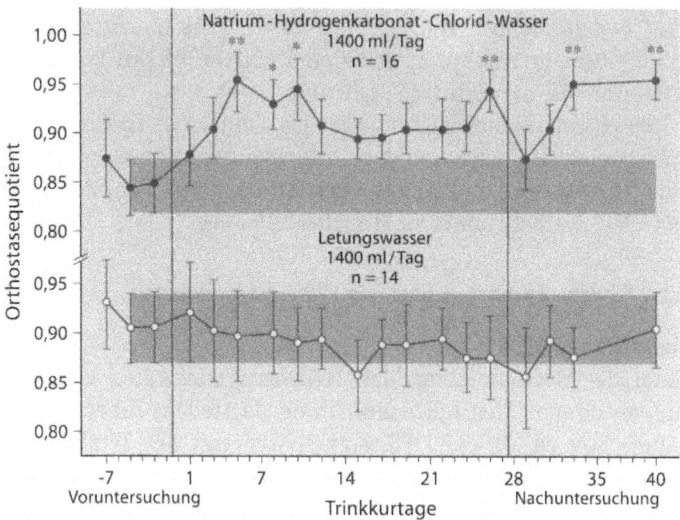

Abb. 3.66. Mittlere Verläufe des Orthostasequotienten (nach Weckenmann) bei Patienten mit orthostatischen Kreislaufregulationsstörungen vor, während und nach 4wöchigen Haustrinkkuren mit einem Natrium-Hydrogenkarbonat-Chlorid-Heilwasser (1400 mg Na/l) im Vergleich zu Leitungswasser. Die *schraffierten Banden* entsprechen den mittleren Ausgangswerten. Die *Klammern* kennzeichen die Bereiche der mittleren Fehler der Mittelwerte. * = $p < 0{,}05$; ** = $p < 0{,}01$. (Nach Daten von Stüttgen; aus Gutenbrunner u. Hildebrandt 1994)

gung der Serumkonzentration, z. B. für Harnstoff, führen kann (Schmidt-Kessen 1969 b). Die Vorstellung einer reinen Spülkurwirkung als Ursache der Mehrausscheidung ist nicht berechtigt, da z. B. natriumhaltige Heilwässer die Harnstoffausscheidung trotz verminderter Flüssigkeitsausscheidung noch verstärken können (Schmidt-Kessen 1962, 1969 b).

Inwieweit auch die bereits mehrfach beobachtete Stabilisierung der orthostatischen Kreislaufregulation bei Heilwassertrinkkuren auf unspezifische Allgemeinwirkungen zurückzuführen ist oder lediglich auf Volumeneffekte im Kreislauf bezogen werden muß, bedarf noch weiterer Abgrenzung (Gutenbrunner u. Winter 1984; Gutenbrunner u. Hildebrandt 1994) (Abb. 3.66).

An der Auslösung der unspezifischen Allgemeinreaktionen dürften bestimmte Inhaltsstoffe der Heilwässer vordringlich beteiligt sein. So sind z. B. initiale Steilheit und Amplitude der hämatopoietischen Mitreaktion bei Heilwassertrinkkuren mit dem Natriumgehalt positiv korreliert (Heckmann u. Schlacke 1982; Gutenbrunner u. Hildebrandt 1986, 1994; vgl. Schmidt-Kessen 1968 b) (vgl. Abb. 3.65, S. 316). Auch für den CO_2-Gehalt von Heilwässern wurde ein positiver Einfluß auf die Ausprägung des periodischen Reaktionsablaufes in verschiedenen Funktionssystemen nachgewiesen (Müller 1986; Gutenbrunner 1990 b; vgl. auch Leskovar 1975).

Darüber hinaus dürfte aber auch die gesamte Reizkonstellation der wiederholten Elektrolyt- und Volumenzufuhr für die Auslösung vegetativer Allgemeinreaktionen wichtig sein, wobei die Abweichung vom Gewohnten nach

Qualität und Intensität als Auslöser von adaptiven Reaktionen von maßgeblicher Bedeutung ist (vgl. Schwarz 1994). Dies macht auch verständlich, warum Heilwassertrinkkuren prinzipiell anders wirken können als eine Elektrolytzufuhr mit der üblichen Nahrung.

Insgesamt kennzeichnen die geschilderten Indizien, insbesondere die nachgewiesenen umfassenden Allgemeinreaktionen, auch die Trinkkur als eine Regulations- und Adaptationstherapie (vgl. Schmidt-Kessen 1962; Leskovar 1970; Gutenbrunner u. Hildebrandt 1994).

5.2.4 Trinkkurwirkungen über die Harnausscheidungen

Diuretische Effekte

Unter der Voraussetzung, daß Heilwassertrinkkuren eine zusätzliche Zufuhr zur gewohnten Flüssigkeitsaufnahme darstellen, führt die tägliche Mehraufnahme von ca. 0,5–3,0 l Flüssigkeit während der Trinkkur zu einer entsprechenden Steigerung des Harnflusses. Diese Diuresesteigerung und ihr zeitlicher Verlauf werden aber durch den Mineralgehalt der Heilwässer modifiziert. Bei vorher ausgeglichenem Mineral- und Wasserhaushalt wird eine einmalig zugeführte Menge mineralarmen Wassers normalerweise innerhalb von 3–4 h über den Harn wieder ausgeschieden. Wässer mit höheren Mineralstoffkonzentrationen, insbesondere erhöhtem Natriumgehalt, verzögern zunehmend die Harnausscheidung, so daß bei Gabe am Tage die Diurese in der folgenden Nacht erhöht werden kann (Abb. 3.67).

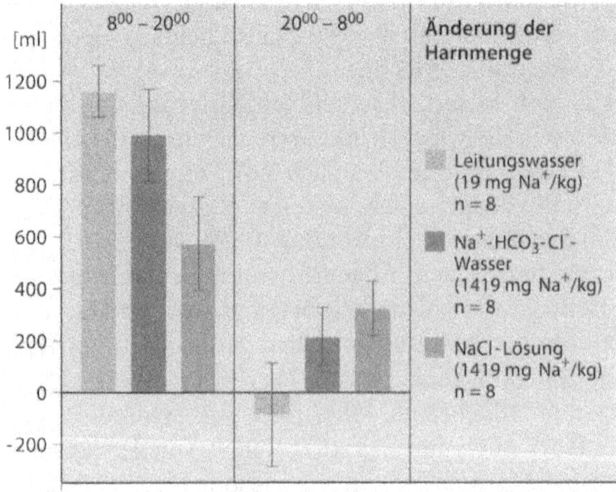

Abb. 3.67. Mittlere Änderung des Harnvolumens während 12 Tages- und Nachtstunden nach Zufuhr von je 1400 ml Leitungswasser, Natrium-Hydrogenkarbonat-Chlorid-Heilwasser mit 1400 mg Na/l sowie einer künstlichen NaCl-Lösung von äquivalentem Natriumgehalt. Die Tagestrinkmenge wurde in 2 Portionen von je 700 ml um 8.00 Uhr und 20.00 Uhr verabreicht. Die *Klammern* kennzeichnen die Bereiche der mittleren Fehler der Mittelwerte

Jede Verstärkung der Diurese bewirkt neben der Harnverdünnung eine verbesserte Durchspülung der ableitenden Harnwege, wodurch Entzündungsprodukte, Krankheitserreger und kleine Konkremente leichter entfernt werden. Darüber hinaus wird die Uromotorik angeregt, so daß bei kurmäßiger Anwendung Dysfunktionen der Harnwegsmuskulatur im Sinne einer Normalisierung gebessert werden können (Gutenbrunner u. Schwerte 1989).

Die z. B. als Kalziumwirkung angenommene Diuresesteigerung, die neben einer direkten Wirkung auf die Nieren v. a. auf eine allgemeine Gewebeentquellung zurückgeführt wird, ist in Bilanzversuchen bisher nicht bestätigt worden. Auch CO_2-haltige Heilwässer bewirken keine überschießende Wasserausscheidung, sondern bei hinreichender CO_2-Konzentration lediglich eine Kompensation der durch den sonstigen Mineralstoffgehalt hervorgerufenen Ausscheidungsverzögerung (Gutenbrunner 1990 b).

Bei ausgeglichener Flüssigkeitsbilanz kann grundsätzlich von der diuretischen Wirkung eines Heilwassers lediglich eine vorübergehende Steigerung des Harnflusses mit nachfolgender kompensatorischer Retentionsphase erwartet werden. Nur bei pathologischen Flüssigkeitsansammlungen können mit diuretisch wirkenden Mitteln überschießende Flüssigkeitsausscheidungen ausgelöst werden.

Jedenfalls kann im Langzeitversuch die durch Zufuhr reinen Wassers erzielbare Diurese von mineralstoffhaltigen Heilwässern nicht übertroffen werden (vgl. Günther et al. 1968b). Die bei hochdosierter Mineralstoffzufuhr (z. B. mehr als 10 g Kochsalz) erzwungene sog. osmotische Diurese (vgl. S. 303) kommt für trinkbare Heilwässer nicht in Betracht (Zörkendörfer 1962 a).

Infolge der engen Verkoppelung von Wasser-, Elektrolyt- und Säure-Basen-Haushalt werden bei erhöhter Flüssigkeitszufuhr trotz der eintretenden Harnverdünnung vermehrt Stoffwechselprodukte ausgeschieden, z. B. Harnstoff, Harnsäure, Ammoniak, Sulfat und Phosphat (Schmidt-Kessen 1962; Zörkendörfer 1962 a; Mielke 1974). Schon bei einmaliger Flüssigkeitsbelastung werden auch Elektrolyte wie Natrium, Chlorid u. a. zunächst überschießend ausgeschwemmt (Schäfer u. Mielke 1964, 1966, 1968), wobei aber ein phasischer Reaktionsablauf mit anschließender kompensatorischer Retention zu erwarten ist (Zörkendörfer 1940 g; Hildebrandt et al. 1981 b).

Insbesondere bei kurmäßiger Heilwasserzufuhr werden regelhafte Schwankungen der Elektrolytausscheidung als Ausdruck funktionell-adaptiver Umstellungen mit überwiegend zirkaseptaner Periodik beobachtet (vgl. Gutenbrunner u. Hildebrandt 1994), die zu langfristigen Änderungen von Harnmenge und Harnzusammensetzung führen können (vgl. S. 307 ff.).

Beeinflussung von Harnzusammensetzung und Harnmilieu

Von großer praktischer Bedeutung ist die Möglichkeit, durch Heilwasserzufuhr die Zusammensetzung des Harns und seine aktuelle Reaktion in größerem Umfang gezielt zu verändern. Damit können wesentliche Faktoren des Bildungsrisikos für verschiedene Harnsteine wie auch entzündliche Veränderungen der Schleimhäute günstig beeinflußt werden (vgl. S. 655 ff.).

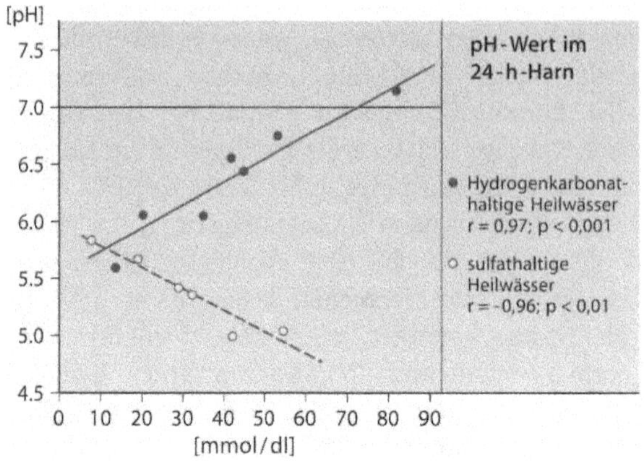

Abb. 3.68. Mittlere pH-Werte im 24-h-Harn nach Zufuhr hydrogenkarbonathaltiger und sulfathaltiger Heilwässer. (Nach Daten von Krizek u. Sadilek 1985; aus Gutenbrunner u. Hildebrandt 1994)

Der pH-Wert des Harns kann durch Heilwassertrinkkuren in differenzierter Weise beeinflußt werden. So führt die Zufuhr hydrogenkarbonathaltiger Heilwässer zu einer dosisabhängigen Anhebung des pH-Wertes, während sulfathaltige Wässer harnansäuernd wirken (Krizek u. Sadilek 1985) (Abb. 3.68). Die Stärke dieser Änderungen zeigt auch eine tagesrhythmische Abhängigkeit (Gutenbrunner 1992).

Die Harnzusammensetzung kann naturgemäß durch die Mineralstoffgehalte der zugeführten Heilwässer wesentlich verändert werden. So nimmt z. B. nach Zufuhr von kalziumhaltigen Heilwässern die Kalziumausscheidung zu, allerdings vermindert sich bei Zufuhr hypotoner Heilwässer die Kalziumkonzentration im Harn durch die erhöhte Flüssigkeitszufuhr und -ausscheidung (Gutenbrunner u. Petri 1985). Auch eine Magnesiumzufuhr mit Heilwässern steigert die Magnesiumausscheidung, wodurch das Kalzium-Magnesium-Konzentrationsverhältnis im Harn, das für die Lösungsbedingungen konkrementbildender Stoffe von Bedeutung ist, günstig beeinflußt werden kann (Literaturübersicht bei Kühnau 1958; Hesse u. Bach 1982).

Analog kann der Gehalt des Harns an Zitronensäure, der gleichfalls konkrementbildungshemmende Bedeutung hat, infolge einer Alkalisierung des Harns erhöht werden (Gutenbrunner 1988 b, Strohmaier et al. 1988).

Man darf allerdings nicht davon ausgehen, daß alle mit Heilwässern zugeführten Mineralstoffe sich quantitativ auf die Harnzusammensetzung auswirken. Vielmehr können die Verhältnisse durch eine wechselseitige Beeinflussung der Resorptionsbedingungen in komplizierter Weise verändert werden, wobei auch Wechselwirkungen mit in der Nahrung enthaltenen Stoffen in Betracht zu ziehen sind. So erfolgt z. B. bei kalzium- und magnesiumhaltigen Heilwässern infolge einer Resorptionsverzögerung des Magnesiums durch Kalzium die Ausscheidung des Magnesiums um Stunden verspätet (Gutenbrunner 1988 a). Die gleichzeitige Zufuhr von Kalzium und Oxalsäure führt zu einer Hemmung der Oxalsäureresorption mit Verminderung der Ausscheidung im Harn infolge einer Bildung schwer löslicher Kalziumoxalate im Darm (Futterlieb et al. 1985; Gutenbrunner et al. 1989).

Wenig bekannt ist bisher über die Möglichkeit, die Bildung von Schutzkolloiden im Harntrakt durch Heilwassertrinkkuren zu beeinflussen, worüber in der Literatur berichtet wird (Wischnewski 1960). Auch die Veränderungen des sekretorischen IgA-Gehaltes im Harn, wie sie im Laufe komplexer Trinkkurbehandlungen gefunden wurden, sind bisher in ihrer Bedeutung nicht näher aufgeklärt (vgl. Gutenbrunner u. Hildebrandt 1994).

In gewissem Umfang kann zudem mit spezifischen Wirkungen einzelner Mineralstoffe auf die Schleimhäute der ableitenden Harnwege gerechnet werden, wofür die entzündungshemmende Wirkung des Kalziums ein Beispiel darstellt.

Veränderungen des Harnmilieus, die über längere Zeit unterhalten werden, können auch die Wirkung von spezifischen Medikamenten bei chronisch-entzündlichen Prozessen der Harnwege beeinflussen (Feiber 1962). Daran können aber auch die Veränderungen der Abwehrleistungen des Organismus beteiligt sein, die im Rahmen der umfassenden vegetativen Allgemeinreaktionen bei der Trinkkur auftreten können (vgl. Hildebrandt 1985 b). Bisher wurden bei zahlreichen Parametern der Harnzusammensetzung während mehrwöchiger Haustrinkkuren, bei denen also keine weiteren Kurfaktoren mitwirken, charakteristische periodische Verlaufsschwankungen dargestellt, die darauf hinweisen, daß auch bei Trinkkurwirkungen auf die renalen Ausscheidungsfunktionen der Einfluß umfassender vegetativer Umschaltungen als Triebkraft adaptiver Prozesse in Rechnung gestellt werden muß (vgl. Gutenbrunner u. Hildebrandt 1994).

5.3 Inhalationen

5.3.1 Allgemeine Vorbemerkungen

Die Inhalationsbehandlung, bei der therapeutisch wirksame Substanzen mit der eingeatmeten Luft in verschiedene Abschnitte der Atemwege an ihren Wirkungsort transportiert oder zur Resorption bis in den Alveolarraum eingebracht werden, hat von der Kurortbehandlung ihren Ausgang genommen. Ursprünglich wurden natürliche Quellgase und -dämpfe (z. B. schwefelhaltige Gase) inhaliert, bis die technische Entwicklung die Herstellung geeigneter Gassuspensionen von Flüssigkeitspartikeln (Nebel, Aerosol) ermöglichte (vgl. Inhalationstechnik, S. 233 u. S. 622 ff.). Zum Unterschied gegenüber der heute auch in Klinik und Praxis weit verbreiteten Aerosoltherapie zeichnet sich die kurörtliche Inhalationsbehandlung dadurch aus, daß einerseits vorzugsweise die ortsgebundenen Heilwässer zur Herstellung der Aerosole verwendet werden und andererseits in den darauf spezialisierten Kurorten ein besonders breites Angebot an verschiedenen Einrichtungen zur Inhalationstherapie zur Verfügung steht (z. B. Apparateinhalation, Rauminhalation, Freiluftinhalation). Obwohl die kurörtliche Inhalationsbehandlung in erster Linie auf lokale Wirkungen im Atemtrakt zielt, können ihre Heilerfolge keineswegs isoliert, sondern nur im Zusammenhang mit den komplexen Allgemeinwirkungen der Heilkuren richtig gewertet werden (vgl. Dirnagl u. Stieve 1957; Blaha 1975; Wegewitz 1977; Gonsior 1990; Cegla 1996).

5.3.2 Anatomisch-physiologische Voraussetzungen

Neben den physikalischen und chemischen Eigenschaften des zugeführten Aerosols sind zur Abschätzung der Wirkungsbedingungen die besonderen anatomischen, funktionellen und aerodynamischen Voraussetzungen der Atemwege zu berücksichtigen, die sich in den verschiedenen Abschnitten stark unterscheiden (Dirnagl 1975).

Die *oberen Atemwege*, die Mund- und Nasenhöhle sowie Larynx und Pharynx bis zur Glottis umfassen, sind durch starke Wechsel von Größe und Form ihrer Querschnitte ausgezeichnet. Die Atemluft hat hier nicht nur eine hohe Strömungsgeschwindigkeit (bei Mundatmung z. B. 1 m/s in der Mundöffnung), sondern wird auch stark umgelenkt und verwirbelt (Abb. 3.69). Infolge der Massenträgheit werden dabei die in der Luft enthaltenen gröberen Partikel an den schleimhautbekleideten Wandungen abgeschieden und mit der sich kontinuierlich erneuernden Schleimdecke des mehrreihigen Flimmerepithels rachenwärts transportiert. An Orten besonders starker Umlenkung des Luftstroms finden sich Anhäufungen von Lymphfollikeln, z. B. die Tonsillen, was darauf hindeutet, daß die mechanische Reinigung der Atemluft auch mit Vorgängen der Immunabwehr gekoppelt ist. Vor allem in der Nasenhöhle wird die Atemluft vorgewärmt und befeuchtet. Dazu hat die drü-

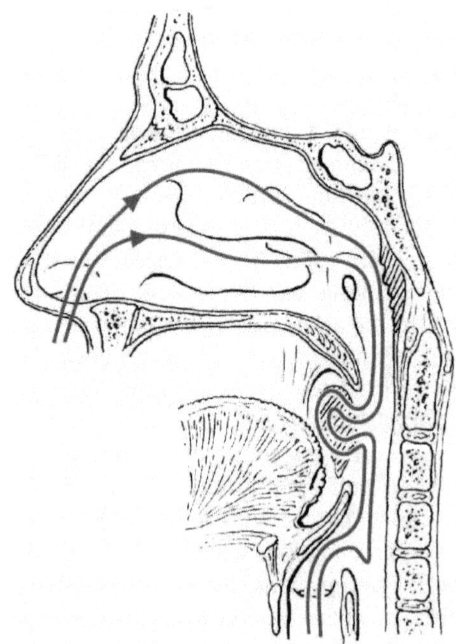

Abb. 3.69. Der Luftstrom in den oberen Luftwegen bei Inspiration. (Aus Stieve 1962)

senreiche Schleimhaut an den Nasenmuscheln pseudokavernöse Schwellgewebe mit hoher Durchblutung, deren Schwellungszustand einem Seitigkeitsrhythmus mit mehrstündiger Periodendauer (Jäger 1970) unterliegt, so daß im Durchschnitt immer ca. 80% der Atemluft nur eine Nasenhälfte passieren und stärker mechanisch gereinigt werden, während der Rest durch intensiveren Schleimhautkontakt stärker erwärmt wird. Je nach Außenluftbedingungen hat die Atemluft bis zum Eintritt in die Trachea 75% der Wasserdampfsättigung und 25–35° C Temperatur erreicht (Pirlet 1958). Bei Mundatmung sind mechanische Reinigung, Befeuchtung und Erwärmung der Einatmungsluft stark vermindert.

In den *unteren Atemwegen*, die den Tracheobronchialbaum und das Alveolargebiet umfassen, wird die Atemluft mit möglichst wirbelfreier Strömung geführt. Infolge des im Zuge der Bronchialaufzweigung schnell zunehmenden Gesamtquerschnitts (Tabelle 3.19) wird die Strömungsgeschwindigkeit, die in Trachea und Hauptbronchien bei ruhiger Atmung mehr als 2 m/s erreicht, stark vermindert und beträgt in den Endästen des Bronchialbaums nur noch Bruchteile eines Millimeters pro Sekunde. Entsprechend nimmt die Verweildauer in den einzelnen Abschnitten zu (vgl. Tabelle 3.19). Bei einer Gesamtlänge von über 700 m ist das Bronchialsystem 20- bis 23mal dichotom, d. h. mit ständigem Richtungswechsel, verzweigt. Die Zahl der terminalen Äste beträgt mehr als eine Million, so daß auch die Gesamtoberfläche der mit einem schleimdrüsenreichen Flimmerepithel ausgekleideten Wandungen stark zunimmt (vgl. Tabelle 3.19). Auch innerhalb der Lunge sind die Verzweigungen als Orte der Stromteilung und -umlenkung an der weiteren mechanischen Reinigung der Einatmungsluft beteiligt und weisen Lymphknotenaggregate als Sammelstellen phagozytärer Tätigkeit auf. Mit der Abnahme der Strömungsgeschwindigkeit bedingen zunehmend Sedimentation und Brown-Molekularbewegung die Abscheidung der mitgeführten Partikel. Die in den Alveolarraum eintretende Luft ist staub- und keimfrei und ist auf ihrem Wege durch den Tracheobronchialtrakt auf Bluttemperatur erwärmt und wasserdampfgesättigt (Pirlet 1958).

Die ca. 300 Mio. *Alveolen* haben Durchmesser von 75–300 μm. Ihre Gesamtoberfläche beträgt ca. 100 m^2 und ist damit etwa 40mal größer als die Hautoberfläche. Da sich die Inspirationsluft der jeweils vorhandenen Alveolarluft beimischt, ist die durchschnittliche Verweildauer der Luft in den Alveolargängen und -säckchen noch wesentlich länger (bis zu 40 s; Nückel 1958) als in den tieferen Abschnitten des Bronchialbaums.

Der *Bronchialschleim* wird als kontinuierliche Schleimdecke, z. T. in Schleimstraßen verstärkt, durch die ständige koordinierte Aktivität des Flimmerepithels mit einer Geschwindigkeit bis zu 20 mm/min mundwärts bewegt. Er erneuert sich spätestens alle 1–3 h, für den Partikeltransport aus der Lunge bis zur Trachea wurden 45 min gemessen. Außer der Funktion der mechanischen Selbstreinigung der Luftwege und der Feuchteabgabe an die Atemluft werden dem Bronchialschleim proteolytische und immunologische Schutzfunktionen zugeschrieben. Die normale Beschaffenheit des Bronchialschleims setzt physiologische Verhältnisse von Wasser- und Muzingehalt, Ionenkon-

Tabelle 3.19. Kenngrößen der Atemwegsabschnitte. (Zusammengestellt nach Daten von Findeisen 1935, Landahl 1950, Nückel 1958, Weibel 1963; aus Hildebrandt 1985 b)

	Anzahl	Länge (cm)	Innerer Durchmesser (cm)	Gesamtquerschnitt (cm^2)	Innere Oberfläche (cm^2)	Verweildauer (s)	Durchströmende Inspirationsluftmenge (%)
Luftröhre	1	11,0–12,0	1,3–1,6	1,30–2,54	45–68	0,080	92
Hauptbronchien	2	4,8–6,5	0,75–1,22	1,10–2,33	31–37	–	–
Bronchien 1. Ordnung	12	2,7–3,0	0,400–0,560	1,50–2,00	20–45	0,032	86
Bronchien 2. Ordnung	16–100	1,3–1,5	0,200–0,450	3,10–2,48	11–94	0,014	84
Bronchien 3. Ordnung	224–770	0,5–0,8	0,150–0,230	5,10–14,0	181–187	0,040	82
Bronchioli terminales	54 000–65 000	0,2–0,3	0,060–0,066	113–150	3 052–3899	0,170	81
Bronchioli respiratorii	66 000–110 000	0,15–0,17	0,040–0,060	180–220	2 037–2591	0,090	70
Ductus alveolares	197 000–26 000 000	0,02–0,08	0,020–0,045	1 600–8200	27 907–32 656	2,400	~ 40
Sacculi alveolares	14 700 000–52 000 000	0,03–0,05	0,025–0,041	11 800–147 000	105 678–146 952	40 000	–

zentration, onkotischem Gewebedruck, Körpertemperatur, Feuchtigkeit der Atemluft u. a. voraus. Ein zu flüssiger Schleim wird durch Kaltreize, mechanische Einwirkungen und seröse Ausscheidungen bei Erkältung hervorgerufen. Erhöhte Viskosität ist die Folge erhöhter Beimengungen von Fibrin, zelligen Substanzen, Eiter, Membranen u. a., sie kann aber auch durch von außen kommende Reize, Stoffwechselstörungen und phasisch ablaufende vegetative Reaktionen hervorgerufen werden. Pathologisch zäher Schleim, der nicht abtransportiert oder rückresorbiert werden kann, wird, nachdem er das während der Inspiration weitere Bronchiallumen exspiratorisch ventilartig verschließt, ausgehustet (vgl. Wilde 1975).

Die *Zilienfunktion* ist weitgehend autonom, sie erlischt erst 2 Tage post exitum. Ihre Schlagfrequenz schwankt zwischen ca. 2,5 und 30/s und liegt beim Warmblüter normalerweise um 20/s. Frequenz und Kraft des Flimmerschlags können durch Viskositätsänderungen des Schleims bei mangelnder Luftfeuchtigkeit, durch Entzündungen mit pH-Abweichungen, osmotische Verschiebungen, Toxine sowie durch hohe Temperaturen und mechanische Störungen beeinträchtigt werden. Chronische mechanische Störungen, auch durch Luftverwirbelung, führen zur Umwandlung des Flimmerepithels in Pflasterepithel. Eine Wiederherstellung der normalen Ziliarfunktion ist aber in allen Stadien der Störung möglich. Eine quantitative Beurteilung der Ziliarfunktion ist auch beim Menschen durch Messung der Transportgeschwindigkeit von Testpartikeln (z. B. in der Nasenhöhle) möglich (Dirnagl et al. 1979) (Abb. 3.70). Experimentell wird die Schlagfrequenz an den flimmersynchronen Wellenbewegungen der Schleimoberfläche im Reflexlicht gemessen (Badré et al. 1970).

Die *Bronchialweite* wird reflektorisch gesteuert und unterliegt starken vegetativen, nervalen wie hormonalen Einflüssen. Sie schwankt im Atemzyklus

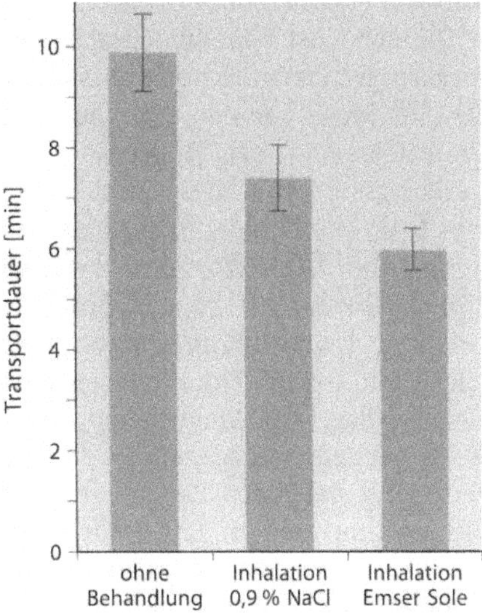

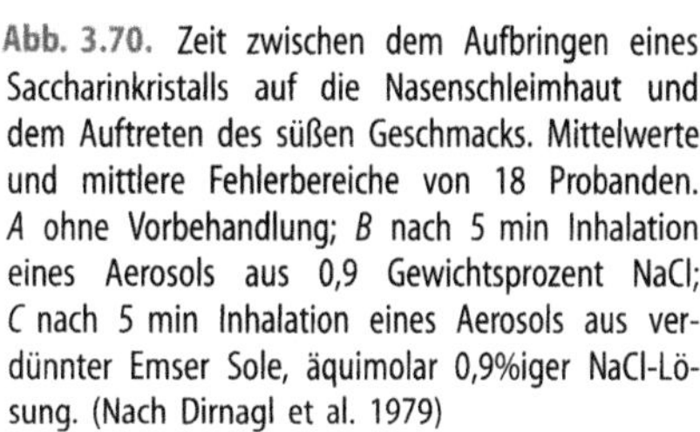
Abb. 3.70. Zeit zwischen dem Aufbringen eines Saccharinkristalls auf die Nasenschleimhaut und dem Auftreten des süßen Geschmacks. Mittelwerte und mittlere Fehlerbereiche von 18 Probanden. *A* ohne Vorbehandlung; *B* nach 5 min Inhalation eines Aerosols aus 0,9 Gewichtsprozent NaCl; *C* nach 5 min Inhalation eines Aerosols aus verdünnter Emser Sole, äquimolar 0,9%iger NaCl-Lösung. (Nach Dirnagl et al. 1979)

und nimmt dabei inspiratorisch zu. Der Strömungswiderstand der Atemwege wird insbesondere von den Bronchiolen bestimmt, die hinsichtlich Kontraktilität und Schleimhautfunktionen besonders empfindlich reagieren. Da die Bronchiolen keine Knorpelspangen und keine Adventitia mehr haben, gehen Infektionen in ihrem Bereich besonders leicht auf das Lungenparenchym über (Peribronchitis) (vgl. dazu Tabelle 3.19, S. 324).

5.3.3 Aerosoldeposition und Resorptionsbedingungen in den Luftwegen

Infolge der differenzierten aerodynamischen Verhältnisse sind die Bedingungen für Transport und Deposition der im Einatmungsstrom mitgeführten Aerosolpartikel topographisch sehr unterschiedlich. Ruhige Spontanatmung vorausgesetzt, entscheidet in erster Linie die *Tröpfchengröße*, in welchem Abschnitt und in welchem Umfange das Inhalat mit der Oberfläche der Atemwege in Berührung kommt, deponiert wird und lokale Wirkungen entfalten bzw. resorbiert werden kann.

Die Ausfilterung der Teilchen geschieht durch Massenträgheitswirkung und Randeffekte sowie durch Sedimentation und Brown-Molekularbewegung (Findeisen 1935), wobei die beiden ersten Effekte in Bereichen höherer Teilchengrößen und Strömungsgeschwindigkeiten, die beiden letzten in Bereichen längerer Verweildauer und geringerer Teilchengrößen dominieren. Die Masse eines Tröpfchens nimmt mit der 3. Potenz des Durchmessers zu. Erst unterhalb von 3 μm Durchmesser werden die Trägheitskräfte klein genug, um alle Umlenkstellen der Atemwege passieren zu können (Dirnagl 1970). Andererseits vermindert sich die Fallgeschwindigkeit der Tröpfchen als Voraussetzung für die Sedimentation mit dem Quadrat ihres Durchmessers. Bei 10 μm Durchmesser beträgt sie z. B. 0,6 mm/s, sie liegt bei 5 μm immer noch im Bereich eines Alveolardurchmessers pro Sekunde (Dirnagl 1970). Die Brown-Molekularbewegung der Tröpfchen fördert die Deposition erst unterhalb von 0,5 μm Durchmesser bedeutsam.

Die zunächst von Findeisen (1935) aufgrund theoretischer Überlegungen vorausberechneten Depositionsverhältnisse in den verschiedenen Abschnitten der Atemwege konnten experimentell im wesentlichen bestätigt werden (Literaturübersicht bei Hildebrandt 1985b). Danach werden Tröpfchen mit Durchmessern von 30 μm und mehr bereits vollständig im Bereich von Nasen- bzw. Mundhöhle, Rachen und Trachea aus dem Einatmungsstrom abgelagert (Abb. 3.71). Tröpfchen zwischen 10 und 30 μm werden im Bereich des Bronchialbaums bis zu den Bronchioli terminales hin deponiert, Tröpfchen zwischen 5 und 10 μm Durchmesser erreichen die Ductus alveolares, und solche mit 1–5 μm Durchmesser können in die Alveolen gelangen und deponiert werden (sog. lungengängiges Aerosol). Unter 1 μm Durchmesser haben die Tröpfchen eine zu geringe Sedimentationsgeschwindigkeit, um in der zur Verfügung stehenden Zeit in den Alveolen zur Abscheidung zu gelangen, so daß sie zum größten Teil wieder ausgeatmet werden. Dasselbe geschieht mit den lungengängigen Tröpfchen, die nur in den Bereich des anatomischen Totraums mitgeführt werden (ca. 40–50%). Speziell bei der Inhalation von

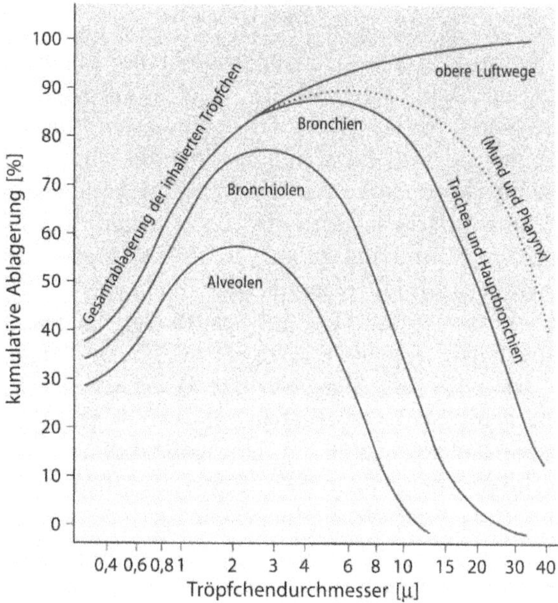

Abb. 3.71. Verteilung (kumulative Ablagerung) von Aerosolen in den verschiedenen Abschnitten der Atemwege in Abhängigkeit vom Tröpfchendurchmesser. (Nach Rügheimer; aus Jäger 1975)

Aerosolen, die im Alveolarraum resorbiert werden sollen, muß dieser Verlust berücksichtigt werden.

Angesichts so komplizierter aerodynamischer Bedingungen ist auch bei hinsichtlich der Teilgröße völlig homogenen Aerosolen prinzipiell mit verwaschenen Depositionsmustern zu rechnen. Hinzu kommen Änderungen infolge falscher Atemtechnik bei der Inhalation sowie die u. U. stark veränderten aerodynamischen Voraussetzungen beim Atemkranken (vgl. S. 329 u. Kapitel „Erkrankungen der Atemwege“ S. 621 ff.).

Darüber hinaus lassen sich durch elektrische Aufladung der Aerosolpartikel, wie sie in gewissem Umfange schon bei Passage einer Kunststoffdüse erfolgt (Dirnagl 1952), sowie durch Anwendung von Druckschwankungen günstige Veränderungen des Depositionsmusters erzielen. So konnte z. B. die Exhalationsquote eines Aerosols durch unipolare Aufladung von 25% auf 9% gesenkt werden (Brandt et al. 1973), was auf erhöhte Stabilität und entsprechend größere Eindringtiefe des Elektroaerosols zurückzuführen ist (Literaturübersicht bei Wehner 1966, 1969). Durch Anwendung rhythmischer Druckimpulse von 50 Hz (sog. Vibratorinhalation) kann das Penetrationsvermögen des Aerosols in die Nasennebenhöhlen auf das etwa 50fache gesteigert werden (Nückel 1967). Schließlich läßt sich durch Überdruck- und Unterdruckanwendung in den Atemphasen (pneumatische Inhalation, intermittierende Überdruckbeatmung u. a.) die Deposition von Aerosolen in der Peripherie des Bronchialbaumes steigern (Herzog et al. 1971; Wylicil et al. 1975), weil die Druckänderungen zu reflektorischen Änderungen von Bronchialweite, Gefäßfüllung und Atemlage führen (vgl. Nückel 1967).

Es ist aber grundsätzlich zu beachten, daß für die therapeutische Beurteilung der Depositionsverhältnisse eines Inhalates letzten Endes nicht der relative Anteil der an einem Ort deponierten Tröpfchen (vgl. Abb. 3.71, S. 327) maßgebend sein kann, sondern nur die absolute Dosis, die an erwünschten wie unerwünschten Orten zur Wirkung kommen kann. Bei der kubischen Beziehung zwischen Masse und Durchmesser der Tröpfchen haben z. B. solche von 3 μm Durchmesser nur 1/1000 der Masse von Tröpfchen mit 30 μm. In einem Aerosol mit einem breiten Spektrum von Teilchengrößen ist also stets der weitaus größte Teil des vernebelten Stoffes in den größeren Tröpfchen enthalten, die bereits im Bereich der oberen Luftwege deponiert werden.

Das wichtigste Zielgebiet der kurörtlichen Inhalationsbehandlung liegt – entgegen einem verbreiteten Vorurteil – ganz überwiegend im Bereich der oberen Luftwege und des Tracheobronchialtraktes und nur ausnahmsweise im Alveolarbereich, so daß Tröpfchengrößen bis zu 20 μm mindestens ebenso wichtig sind wie die lungengängigen Anteile des Aerosols (Dirnagl 1975). Der optimale Bereich der Teilchengröße für die Behandlung der unteren Luftwege liegt zwischen 3 und 6 μm (Dirnagl 1975). Wenn eine inhalierte Substanz die ganze Schleimhaut der Atemwege möglichst gleichmäßig bedecken soll, so muß die Mehrzahl der Teilchen einen Durchmesser um 2 μm aufweisen (Pavlik 1976). Dieser Forderung entsprechen am besten Ultraschallaerosole.

Auch die *Resorptionsbedingungen* in den Luftwegen sind örtlich verschieden. Von den bei der Inhalation deponierten Substanzen können Flüssigkeiten in beträchtlichem Umfange von den Schleimhäuten und dem Alveolarepithel resorbiert werden, und zwar zum Alveolarbereich hin zunehmend, am schnellsten in den Alveolen selbst. Dabei treten wasserlösliche Stoffe von geringer Molekülgröße ins Blut über, größere Moleküle (Eiweiße) gelangen dagegen in die Lymphwege und werden in den Lymphknoten abgelagert. Die normale Schleimhaut verfügt über die Fähigkeit einer selektiven Resorption, während das Alveolarepithel der Lunge zu keiner Selektion mehr fähig ist. Selektive Resorption sowie Immun- und Abwehrleistungen sind in der Tunica propria verankert. Entzündungen können die Resorptionsvorgänge empfindlich stören und verzögern (Dirnagl u. Pichlmaier 1954). Berühren feste Stoffe die Schleimhaut, so werden sie je nach Größe und Beschaffenheit ausgehustet, durch Freßzellen aufgenommen, herausgeflimmert, oder sie treten in die Lymphwege über und werden gleichfalls in den regionalen Lymphknoten deponiert.

5.3.4 Inhalation und Atmung

Bei dem maßgeblichen Einfluß der aerodynamischen Verhältnisse auf Transport, Deposition und Ausnutzung des Inhalats ist es verständlich, daß die richtige Atemtechnik eine wichtige Voraussetzung für eine optimale Inhalationsbehandlung darstellt (vgl. Stieve 1962). So verstärkt jede Forcierung der

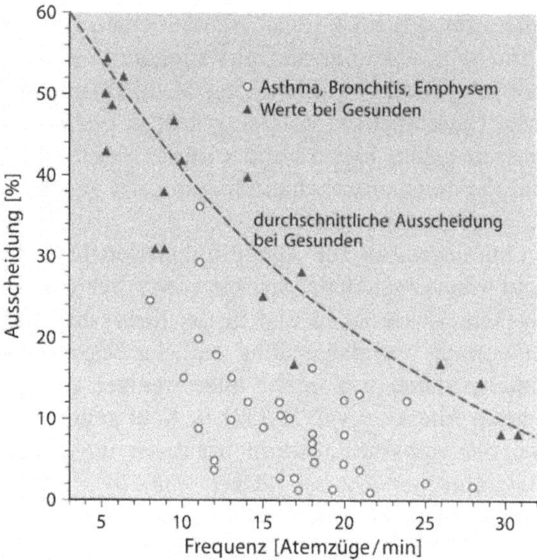

Abb. 3.72. Beziehung zwischen Atemfrequenz und Aerosoldeposition, gemessen an der prozentualen Urinausscheidung inhalierter Paraaminohippursäure. (Nach Stieve 1962)

Atmung durch erhöhte Luftgeschwindigkeit und Turbulenz die Zentrifugalkräfte an den Umlenkungsstellen und steigert die vorzeitige Ablagerung der schwereren Teilchen, während zugleich die für eine Sedimentation der kleineren Teilchen verfügbaren Verweilzeiten verkürzt werden. Das Ergebnis ist eine Verminderung der Eindringtiefe und der Ausnutzung des Inhalates. Systematische Messungen der Aerosolretention, z. B. durch Bestimmung der Harnausscheidung inhalierter Indikatorsubstanzen, zeigten, daß die Atemfrequenz den Nutzeffekt der Inhalation dominierend bestimmt (Abb. 3.72). Eine Steigerung der Atemfrequenz auf das 6fache setzt z. B. die Aerosoldeposition etwa auf 1/6 herab (Dirnagl u. Pichlmaier 1954; Jäger 1975). Umgekehrt kann der begünstigende Effekt einer langsameren Atmung durch zwischengeschaltete Atempausen mit erhöhter Verweildauer noch gesteigert werden. Bei einer Verschiebung der Atemmittellage in inspiratorischer Richtung, bei der der funktionelle Totraum zunimmt, dürfte sich überwiegend durch die damit verbundene Frequenzsteigerung auswirken.

Insgesamt besteht daher die richtige Atemtechnik bei der Inhalation in einer ruhigen, v. a. inspiratorisch nicht zu forciert vertieften, niederfrequenten Atmung mit möglichst exspiratorischer Atemmittellage, wobei kurzzeitige inspiratorische Atempausen zusätzlich günstig sein können. Hyperventilation, die zu Schwindelerscheinungen oder gar tetanischen Symptomen führen kann, muß unbedingt vermieden werden. Voraussetzung für eine solche Inhalationsatmung ist entspanntes bequemes Sitzen in aufrechter Haltung mit seitlichen Armauflagen und an höhenverstellbaren Apparaturen. Dabei ist besonders auf eine ungehinderte Bauchatmung zu achten. Bei der Inhalation durch den Mund ist wegen des niedrigen Atemwiderstandes die Gefahr einer falschen Atemtechnik größer als bei Inhalation durch die Nase, wo wegen des höheren Atemwiderstandes ohnehin tiefer und langsamer geatmet wird. Vor allem für den noch ungeübten Patienten kann die Apparatinhalation anstrengend sein, wodurch die Inhalationszeit begrenzt wird. Dies trifft speziell für die Inhalation von differenten Medikamentennebeln zu, wo der Patient noch eine Unterbrechertaste atemsynchron bedienen muß; als zumutbare Inhalationszeit gelten hier 15 min (Stieve 1962). Die angebotene Nebelmenge muß bei der Inhalationsbehandlung auf das Atemminutenvolumen in Ruhe (5–9 l/min) abgestimmt sein.

Im Gegensatz zur Apparatinhalation kann bei der Masken-, Zelt-, Raum- und Gemeinschaftsinhalation sowie bei der Freiluftinhalation (an Gradierwerken, Wasserfällen und in der Meeresbrandungszone) mit normaler Spontanatmung und daher ohne zeitliche Begrenzung inhaliert werden. Allerdings müssen dabei u. a. mehr oder weniger starke Veränderungen des Aerosols (durch Alterung; vgl. S. 236) in Kauf genommen werden, während der Nebel bei der Apparatinhalation praktisch unverändert in die Atemwege gelangt (Literaturübersicht bei Nückel 1958).

Besondere Probleme ergeben sich dadurch, daß beim Atemkranken in der Regel pathologische Einschränkungen der Lungenbelüftung vorliegen (z. B. durch Atelektase, Pleuraschwarten, Bronchospastik, Schleimhautschwellung, Schleimansammlung). Die dabei bestehende ventilatorische Inhomogenität wirkt sich so aus, daß das Inhalat vorzugsweise in diejenigen Regionen gelangt, die gut belüftet sind, während gerade die erkrankten Teile als Zielgebiete der Inhalation mehr oder weniger ausgespart werden, v. a. bei den häufigeren obstruktiven Erkrankungsformen. Bei Patienten mit Asthma, Bronchitis, Emphysem u. a. ist daher die Aerosoldeposition bzw. -aufnahme einer Testsubstanz, gemessen an ihrer Ausscheidung im Harn, auch bei Berücksichtigung der jeweiligen Atemfrequenz in der Regel deutlich geringer als beim Atemgesunden (Dirnagl u. Pichlmaier 1954; Stieve 1962; vgl. Abb. 3.72, S.329). Solche ungünstigen Vorbedingungen lassen sich u. U. durch vertiefte langsame Atmung (verstärkte inspiratorische Bronchodilatation), durch bronchospasmolytische Vorinhalation oder durch intermittierende Überdruckinhalation (Herzog et al. 1971; Wylicil et al. 1975) verbessern, können aber auch vor Beginn der Inhalationsbehandlung die parenterale oder orale Verabfolgung von broncholytisch oder sekretolytisch wirkenden Medikamenten erforderlich machen. Bei komplettem Verschluß des Bronchiallumens ist allerdings der Aerosoltherapie jede örtliche Wirkungsmöglichkeit genommen. Erheblich behindert wird die Inhalationsbehandlung auch bei ausgeprägter Lungenstauung wegen der erhöhten Sekretmenge und des Schleimhautödems.

5.3.5 Wirkungsmöglichkeiten

Obwohl auch an den Wirkungen der kurörtlichen Inhalationstherapie stets der ganze Wirkungskomplex der Kurbehandlung beteiligt ist, kommen bei der Inhalation von Heilwässern zunächst die unmittelbaren physikochemischen Wirkungen auf die Schleimhäute der oberen und unteren Luftwege in Betracht. Hierbei handelt es sich um mechanische, thermische und osmotische Effekte sowie um solche, die über Änderungen von pH-Wert und Pufferkapazität zustande kommen. Auch die lokal-chemischen Wirkungen der in den Heilwässern enthaltenen Ionen und eine elektrische Eigenwirkung der Aerosolpartikel als Träger elektrischer Ladungen müssen berücksichtigt werden.

Mechanische Direktwirkungen stehen bei der Anwendung grobtropfiger Nebel und Sprays, speziell bei der Naseninhalation, im Vordergrund, wobei im Sinne einer „Schleimhautwäsche" Schleimansammlungen und Beläge entfernt und zugleich die Schleimhautdurchblutung angeregt werden können. Speziell der durchblutungsfördernde Effekt wird durch Anwendung von pulsierenden Druckstößen (Vibratorinhalation, vgl. S. 327) verstärkt.

Auch die *thermischen* Wirkungen gehen vorzugsweise von den massereichen grobdispersen Nebelanteilen aus und betreffen daher vorzugsweise die oberen Luftwege. Warminhalation führt zu primärer Schleimhauthyperämie, während Kaltinhalation zunächst Gefäßkonstriktion und erst sekundär eine Hyperämie mit erhöhter Schleimsekretion auslöst. Obwohl die thermische Sensibilität des Kehlkopfbereiches und der tieferen Atemwege gering ist, führen Kaltinhalationen leicht zu bronchospastischen Reaktionen. Eine Erhöhung der Aerosoltemperatur über die Körpertemperatur bewirkt einen vorzeitigen Niederschlag an den kälteren Luftwegen (Abb. 3.73). Kaltreize kom-

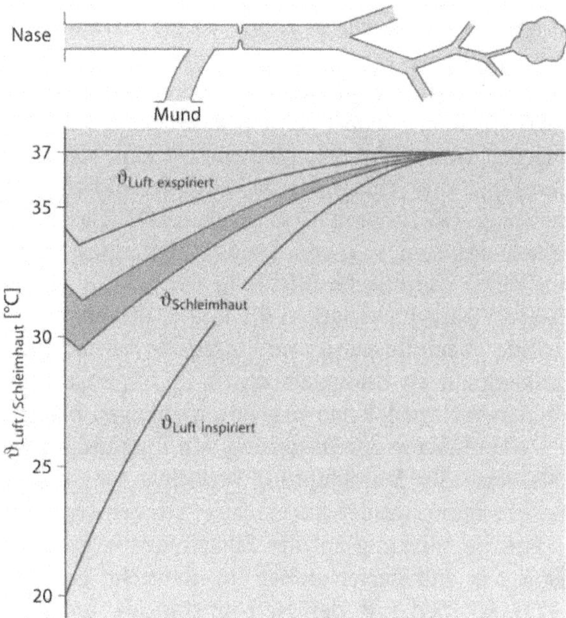

Abb. 3.73. Skizze der Atemwege und schematische Darstellung der Temperaturänderungen von Atemluft und Respirationsschleimhaut. Die Schleimhaut wird von der Inspirationsluft gekühlt, von der Exspirationsluft angewärmt; die Amplitude ihrer Temperaturschwankungen wird alveolarwärts immer kleiner. (Nach Pirlet 1958)

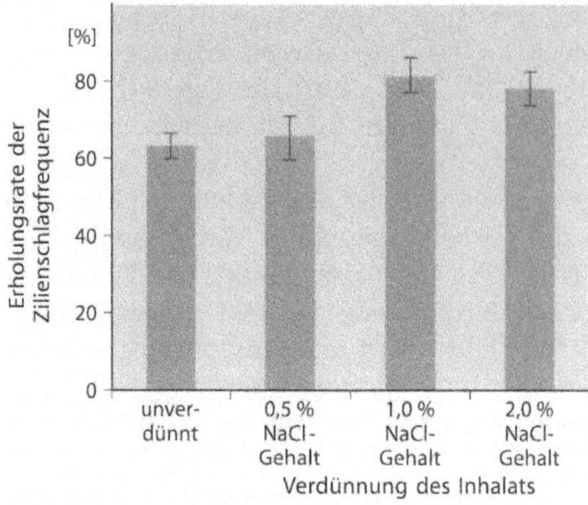

Abb. 3.74. Mittlere Erholungsraten der Zilienschlagfrequenz des Luftröhrenepithels von Schafen nach 10 min Aerosolbehandlung mit verschiedenen Konzentrationen von Emser Kränchen nach vorhergehender Schädigung mit Propanal. Mittelwert und Standardfehler aus 12 Versuchen. 100 % = Ausgangsfrequenz vor der toxischen Schädigung. (Nach Daten von Badré et al. 1970)

men besonders bei der Freiluftinhalation in Betracht, aber auch bei der Rauminhalation, wo die Aerosoltemperatur stets beträchtlich unterhalb der Körpertemperatur liegt, da die Raumtemperatur zur Vermeidung von Schwülebelastung nicht beliebig gesteigert werden kann. Bei der Apparatinhalation wird die Aerosoltemperatur in der Regel auf Körpertemperatur eingestellt (vgl. Cegla 1996).

Für die *osmotische* Wirkung ist die Gesamtkonzentration der gelösten Salze maßgebend. Hypertone Lösungen stellen einen Sekretionsreiz dar, sie entziehen den Zellen Flüssigkeit und verflüssigen den Schleim, wodurch die Ziliarfrequenz gesteigert werden kann (Abb. 3.74). Hypotone Lösungen können dagegen sekretionseinschränkend wirken, sie fördern die Durchblutung und beruhigen die Schlagfolge des Flimmerepithels, v. a. bei entzündlichen Veränderungen (Kochmann 1930; Evers 1932). Da starke osmotische Reize Schutzreflexe auslösen, v. a. von der Kehlkopfregion aus, kommen für die Inhalation nur milde osmotische Effekte in Betracht, i. allg. werden z. B. bei Soleinhalationen Lösungen zwischen 0,5 und 2,0% verwendet.

Eine Beeinflussung von *aktueller Reaktion* und *Pufferkapazität* der Schleimhaut ist besonders durch Hydrogenkarbonatwässer möglich. Da Entzündungen mit lokalen pH-Verschiebungen bis zu 5,4 einhergehen, führt deren Abpufferung zur Besserung von Entzündungssymptomen. So kann die lokale Stase der Durchblutung beseitigt, der Schmerz gelindert und die Flimmerbewegung wieder normalisiert werden (vgl. Dirnagl et al. 1979).

Für die Wirkung auf die Ziliarfrequenz kommen auch *lokal-chemische Effekte* der inhalierten Ionen in Betracht (Literaturübersicht bei Wegewitz 1977). So wird z. B. den Natriumchlorid- und besonders den Kaliumchloridwässern eine hyperämisierende, sekretionssteigernde und expektorationsfördernde Wirkung zugeschrieben; alkalische Wässer gelten als besonders stark sekretolytisch und expektorierend. Schwefelwässer wirken darüber hinaus desinfizierend, eisenhaltige Wässer adstringierend und sekretionssteigernd.

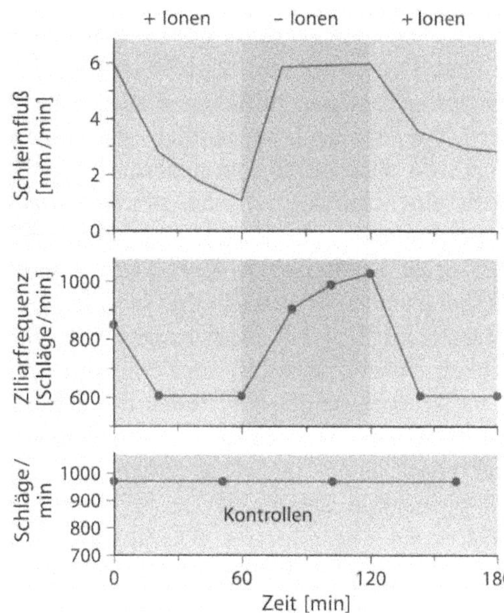

Abb. 3.75. Schleimflußgeschwindigkeit und Ziliarfrequenz am tracheotomierten Kaninchen unter dem Einfluß von Luftionen wechselnder Polarität. (Nach Krueger, aus Wehner 1966)

Von kalziumhaltigen Wässern ist eine entquellende, zellabdichtende, antiallergische und phagozytosesteigernde Wirkung zu erwarten, während magnesiumhaltige Wässer spasmolytisch wirken können. Bronchomotorische Effekte der Inhalation sind allerdings stark ausgangslageabhängig.

Die *elektrische* Wirkung unipolar aufgeladener feinster Aerosoltröpfchen (Elektroaerosol) auf die Atemwege ist durch umfangreiche Untersuchungen gut belegt (Literaturübersicht bei Wehner 1966, 1969). Träger dieser Wirkungen sind aber offenbar nur sehr kleine Partikel (0,03–0,001 μm Durchmesser). Negativ geladene Teilchen erhöhten Ziliarfrequenz, positive vermindern sie; die Geschwindigkeit des Schleimflusses ändert sich entsprechend (Abb. 3.75). Auch Wirkungen auf den Tonus der glatten Bronchialmuskulatur sind bekannt. Bemerkenswert ist die lang anhaltende Wirkung der Elektroaerosolinhalation.

Im Rahmen der kurörtlichen Inhalationsbehandlung wird neben den Heilwasseraerosolen auch in großem Umfange von einer Kombination mit *medikamentösen Aerosolen* Gebrauch gemacht. Dafür stehen u. a. bronchospasmolytische, sekretolytische (sekretomotorische, mukolytische) und antiphlogistische sowie antiallergisch und antibiotisch wirksame Substanzen in geeigneter blutisotonischer Form zur Verfügung (Literaturübersicht bei Wegewitz 1977).

Obwohl so zahlreiche lokale Effekte der Aerosolinhalation unmittelbare therapeutische Bedeutung haben, darf doch nicht übersehen werden, daß die für die Kurortbehandlung typische, meist täglich wiederholte Reizapplikation die Grundlage darstellt für die Entwicklung sekundärer Reaktionsprozesse. An deren Steuerung sind nicht nur lokale Mechanismen, sondern allgemeinere vegetative Vorgänge beteiligt, die letzten Endes für die heilenden und normalisierenden Veränderungen an den Atemwegen verantwortlich sind.

Bronchomotorik, Bronchialsekretion, Schleimhautdurchblutung und Flimmerepithelfunktion unterliegen nicht nur vegetativ-nervaler Steuerung, sondern werden auch wesentlich von Hormonen beeinflußt (Messerklinger 1956). So wird durch Sympathikus- wie Parasympathikusreizung im Experiment eine charakteristische, phasisch gegliederte Reaktion von 60–90 min Dauer ausgelöst, die jeweils eine sekretorische und restitutive Phase umfaßt. Bei seriell wiederholten vegetativen Stimulierungen kommt es zu adaptiven Veränderungen der Reagibilität, was bis zu 4 Wochen verfolgt werden konnte (Messerklinger 1956). Änderungen von Histamin- und Azetylcholinempfindlichkeit wurden im Kurverlauf objektiviert (Blaha 1975).

So ist es heute gut begründet, die therapeutische Wirkung der Inhalationskuren neben den günstigen Immediateffekten v. a. in den normalisierenden und regularisierenden Langzeitwirkungen auf das mukoziliare System und die bronchiale Reagibilität zu sehen (Dirnagl 1970; Blaha 1975; Wegewitz 1977; u. a.) Die günstige Beeinflussung entzündlicher Vorgänge, die Hemmung bakterieller Prozesse (vgl. Selenka et al. 1969), die qualitative und quantitative Einregulierung einer normalen Schleimproduktion, die Wiederherstellung einer optimalen Funktion des Flimmerepithels sowie die Anhebung der Reizschwelle für obstruktive Reaktionen können vor diesem Hintergrund nur als Indikatoren einer normalisierenden Sekundärwirkung angesehen werden.

Bei der Inhalationsbehandlung mit Über- und Unterdrucken kommen schließlich noch sekundäre Übungs- und Trainingswirkungen auf die Atemmuskulatur in Betracht (vgl. Stieve 1962).

6 Spezielle Kurmittelwirkungen

6.1 Allgemeine Vorbemerkungen

Jede Darstellung der Kurmittelwirkungen nach den künstlich abgegrenzten Heilquellenklassen stellt eine Abstraktion dar, die in erster Linie der didaktischen Systematik dient. Sie trägt aber bei der heute gültigen Einteilung der Heilwässer weder den biologischen Gegebenheiten genügend Rechnung (vgl. S. 286), noch wird sie den jeweiligen Quellindividualitäten gerecht. Niemals sind in den Mineral- und Heilwässern nur die namengebenden Bestandteile allein enthalten, so daß deren Wirkungen stets durch weitere Stoffe mehr oder weniger modifiziert werden. Die folgenden Darstellungen können daher nur im Sinne einer schwerpunktmäßigen Charakterisierung der Heilwässerwirkungen aufgefaßt werden. Ähnliche Vorbehalte gelten auch für die gemeinsame Darstellung der therapeutischen Peloidwirkungen.

Hinzu kommt, daß neben den mehr oder weniger spezifischen Effekten einzelnen Kuranwendungen immer zugleich die adaptiven und unspezifischen Allgemeinwirkungen der Kurbehandlung in Rechnung gestellt werden müssen. Auf diese kann nicht in jedem Abschnitt in dem notwendigen Umfange hingewiesen werden, zumal oft keine entsprechenden Untersuchungsergebnisse vorliegen.

6.2 Akratothermen (Wildwässer)

Thermen, d. h. Quellen mit einer natürlichen Wassertemperatur von mindestens 20° C kommen in fast allen Heilwasserklassen vor. Es finden sich aber auch Thermalquellen, deren Mineralstoffgehalt unter 1 g/l, teils sogar unter dem Mineralgehalt des örtlichen Trinkwassers liegt. Ihr Feinstoffgehalt weist zwar häufig Besonderheiten gegenüber dem Süßwasser auf, erreicht aber auch hier nicht die geforderten Grenzen spezieller Quelltypen. Man bezeichnet sie als Akratothermen (Wildwässer) (Tabelle 3.20). Solche mineralarmen Thermen sind in Gegenden mit jungem, noch tätigem Vulkanismus besonders häufig (z. B. Japan) und oft in Thermenbezirken konzentriert. Hier enthalten die Thermen auch meist Anteile juvenilen Wassers. In Mitteleuropa sind Thermalquellen wesentlich seltener und dürften in der Regel von vadosem Wasser gespeist sein (vgl. S. 191). Die Temperaturen reichen bis über 80° C. Für die therapeutische Nutzung besonders günstig sind thermoindifferente (isothermale) Wässer, die unmittelbar in die Badebehälter eingeleitet werden können, während hyperthermale und hypothermale Wässer durch Abkühlung und Erwärmung vor dem Gebrauch Zustandsänderungen (Alterung) erleiden können.

Tabelle 3.20. Analysenbeispiel einer Akratotherme (Thermalquelle in Wildbad). (Nach Vogt u. Amelung 1952)

	mg/l	mval-%
K^+	7,6	2,31
Na^+	141,3	71,44
Ca^{2+}	40,9	24,29
Mg^{2+}	2	1,96
Cl^-	149,8	50,38
SO_4^{2-}	35	8,66
HCO_3^-	218	41,06
H_2SiO_3	58,2	
CO_2	23,29	
N_2	22,07	
O_2	3,85	
	702,21	

Spurenstoffe: Rb, Cs, Li, Sr, B

Akratothermalbäder zählen zu den ältesten balneologischen Anwendungen. Ihr günstiger Einfluß auf den Allgemeinzustand („Jungbrunnen"), ihre schmerzstillenden und sedativen Wirkungen bei Erkrankungen und Schäden des Bewegungsapparates sind seit Jahrhunderten anerkannt. Trotzdem ist ihr Wirkungsmechanismus bis heute nicht geklärt, ein Tatbestand, der bei den Kritikern der Balneotherapie den Verdacht starker suggestiver Wirkungskomponenten unterhält.

Die Aufklärungsversuche der Wirkungsbedingungen richteten sich unter anderem auf physikalisch-chemische Besonderheiten der Thermalwässer. Die Bedeutung der enthaltenen Feinstoffe ist aber schon wegen der überwiegenden Applikation in Form von Bädern fragwürdig. Die in manchen Akratothermen auffällig hohen Gehalte an Edelgasen (z. B. Helium, bis zu 2 Vol.% der Quellgase; Argon) kommen für biologische Effekte wegen deren Inertie kaum in Betracht. Der häufig vorkommende schwache Radongehalt ist sicher nicht entscheidend, da die charakteristischen Wirkungen der Akratothermen auch nach Austreiben des Radons erhalten bleiben. Der Gehalt an Isotopenwasser (Deuterium- und Tritiumoxid) liegt nur selten über dem des Oberflächenwassers (Literaturübersichten bei Kühnau 1940 a; Ott 1962).

So konzentriert sich die Diskussion auf die Frage einer besonderen molekularen Zustandsform des Wassers, deren biologische Bedeutung aber noch keineswegs hinreichend geklärt ist, zumal die balneobiologischen Modellversuche an Pflanzen und Tieren im Hinblick auf therapeutische Bedingungen schwer deutbar sind (vgl. S. 201 ff.). Immerhin weisen die tierexperimentellen Befunde darauf hin, daß insbesondere neurohumorale Regulationen durch Akratothermalwasser stärker und anders beeinflußt werden als durch gewöhnliches Wasser. So werden z. B. der Noradrenalinabbau in der Haut durch Thermalwasser gesteigert, die Cholinesterasekonzentration im Serum vermindert und die Konzentration und Verteilung von Transmittersubstanzen im Zwischen- und Endhirn verändert. Darüber hinaus fanden sich Anzeichen hormonaler Umstellungen (z. B. Regulierung des Oestrus, Stimulierung des Samenblasenwachstums). Die experimentelle Atherosklerose wird beim Kaninchen durch Thermalbäder- und -trinkkuren gehemmt (Literaturübersicht bei Ott 1962).

Für die Wertung und Einordnung der auch beim Menschen festzustellenden Funktionsänderungen ist es zunächst entscheidend wichtig, daß die charakteristischen Zeichen einer zeitlich gegliederten Gesamtreaktion im Verlauf einer Kurbehandlung mit Thermalwasserbädern besonders deutlich ausgeprägt sind. Die Häufigkeit von *Kurreaktionen* wird je nach dem Ort und der Strenge der subjektiven und objektiven Indikatoren mit 35–97% angegeben. Vergleichende Untersuchungen in Blindanordnung haben ergeben, daß gleichwarme und am selben Ort verabfolgte Brunnenwasserbäder keine Badereaktion auslösen (Fritz 1925), während Wildwasserbäder eine solche auch bei Menschen hervorrufen, die tägliche Reinigungsbäder mit warmem Leitungswasser gewohnt sind (Burt 1934). Damit ist allerdings keineswegs ausgeschlossen, daß nur quantitative Unterschiede in der Reizwirkung von Thermal- und Leitungswasserbädern bestehen, zumal letztere bei kurmäßiger Anwendung qualitativ durchaus ähnliche, wenn auch schwächere Zeichen einer adaptiven Allgemeinreaktion auslösen können (vgl. Schnizer et al. 1995).

Leider liegen hinreichend systematische Längsschnittuntersuchungen bei den für mitteleuropäische Verhältnisse maßgebenden 4-Wochen-Kuren mit thermoindifferenten Akratothermalwässern noch nicht vor. Ein wesentlicher Teil der vorhandenen Untersuchungsergebnisse ordnet sich aber zwanglos dem Bilde der reaktiven Periodik des Kurprozesses mit vegetativen Gesamtumschaltungen ein. So zeigt das weiße Blutbild phasische Veränderungen mit neutrophiler Leukozytose zum Zeitpunkt der Kurreaktion, besonders ausgeprägt bei sympathikotoner Ausgangslage. Auch Schwankungen der Plasmaeiweißfraktionen mit entsprechenden Veränderungen der Blutkörperchensenkungsgeschwindigkeit und des osmotischen Druckes sind bekannt. Serologisch ist die Kurreaktion allerdings nicht regelmäßig faßbar (Literaturübersicht bei Ott 1962).

Was die Beteiligung endokriner Regulationen betrifft, so sind die zur Kontrolle adaptiver Umstellungen wichtigen Veränderungen im Hypophysen-Nebennierenrinden-System bei thermoindifferenten Thermalbädern, im Gegensatz zu den Erfahrungen bei den hohen Badetemperaturen in japanischen Bädern (vgl. Agishi u. Hildebrandt 1989), offenbar nur wenig ausgeprägt. Die Anregung der Gonadenfunktion ist nur durch klinische Erfahrungen belegt, speziell bei radonarmen Akratothermen fehlen systematische Untersuchungen.

Die zahlreich beschriebenen Wirkungen auf Herz- und Kreislauffunktionen lassen sich, soweit sie das einzelne Thermalbad betreffen, teils als Folge der thermischen und mechanischen Effekte, teils als Ausdruck phasischer vegetativer Tonusschwankungen verstehen. Die Blutdruckveränderungen im Kurverlauf, v. a. Blutdrucksenkungen bei hypertonen Ausgangslagen, entsprechen dem Bild einer Normalisierung, die als unspezifischer Kureffekt aufzufassen ist (vgl. S. 119 ff.; Literaturübersicht bei Kühnau 1940 a).

Allen Akratothermen gemeinsam ist schließlich eine sedative und analgetische Wirkung, über die kritisch vergleichende Untersuchungen allerdings noch fehlen. Während analgetische Effekte auch thermisch bedingt sein können, dürften die sedierenden Wirkungen mit einer allgemeinen Herabsetzung der nervalen Erregbarkeit und Steigerung des Schlafbedürfnisses im wesentlichen Folge der allgemeinen, mit Dämpfung der Reaktionsperiodik des Kurverlaufs zunehmenden Trophotropie sein.

Alle diese reaktiven Vorgänge im Organismus müssen, soweit nicht thermische Reizbelastungen (z. B. auch Auskühlung in Thermalgesellschaftsbädern) beteiligt sind, von der Haut her ausgelöst werden. Da die Resorption körperfremder Stoffe bei den Akrothermen keine wesentliche Rolle spielen kann, müssen die Allgemeinwirkungen auf neuralen und humoralen Wegen zustande kommen (Ott 1962). Inwieweit die auslösenden Primärreize chemischer, osmotischer oder physikalischer Natur sind, ist unbekannt. Zu beachten ist, daß die Haut bei Thermalwasserbädern in der Regel längere Zeit exponiert wird als in anderen Bademedien, wobei nicht nur Einzelbäder, sondern auch Gesellschaftsbäder (Piscinen) und Bewegungsbäder üblich sind, wo die mechanischen Eigenschaften und Wirkungen des Bades besonders in den Vordergrund treten. Häufig werden die Bäder auch in strömendem Wasser genommen oder in anderer Weise (z. B. Duschen) mit mechanischen Reizfaktoren kombiniert.

Trinkkuren mit Akratothermalwässern wird eine besondere diuretische und harnsäureausschwemmende Wirkung zugeschrieben. Kritische Langzeitbilanzstudien, die eine Entscheidung darüber zuließen, ob diese Effekte spezifischen Wirkungsfaktoren der Akratothermen zuzuschreiben sind, fehlen aber bisher.

Das *Indikationsgebiet* der Akratothermalwässer ist, dem überwiegend unspezifischen Charakter der ausgelösten Reaktionen entsprechend, sehr breit (Tabelle 3.21). Die meisten Kurorte haben sich aber auf einige Hauptindikationen spezialisiert und ihre therapeutischen Einrichtungen mit entsprechenden Schwerpunkten ausgebaut.

Bei den chronisch-entzündlichen und degenerativen Erkrankungen des rheumatischen Formenkreises, bei den traumatischen Schäden des Bewegungsapparates sowie bei der Behandlung von Lähmungen traumatischer und infektiöser Genese spielt die gleichzeitige Möglichkeit einer Unterwasserbewegungsbehandlung eine bedeutsame Rolle. Besonders günstig wirken die Wildwässer auch auf die neurovegetativen Begleitstörungen (Sudeck-Leriche-Syndrom).

Auch bei den Herz- und Kreislaufkrankheiten sprechen die Fehlregulationen, insbesondere die labile Hypertonie, aber auch die atherosklerotischen Gefäßstörungen auf eine Thermalbäderbehandlung an.

Die sedativen Wirkungen der Kurbehandlung können bei psychosomatischen Störungen die psychotherapeutischen Maßnahmen gut unterstützen. Die schmerzlindernden Effekte sind wichtig bei der Behandlung von Neuralgien und bei symptomatischer Ischialgie. Die Minderung des neuromuskulä-

Tabelle 3.21. Indikationen und Kontraindikationen der Akratothermalwässer

Indikationen (traditionell)
– Chronisch-entzündliche rheumatische Erkrankungen
– Funktionelle und degenerative Wirbelsäulen- und Gelenkerkrankungen
– Posttraumatische Schäden am Bewegungsapparat
– Lähmungen traumatischer und entzündlicher Genese
– Neurovegetative Begleitstörungen (z. B. Algodystrophiesyndrom)
– Herz-Kreislauf-Regulationsstörungen
– Psychovegetative Syndrome, auch zur Unterstützung psychotherapeutischer Maßnahmen
– Neuralgien
– Spastische Lähmungen
– Extrapyramidale Störungen
– Endokrine Regulationsstörungen
– Altersbeschwerden
– Hauterkrankungen (?), Hautkosmetik
Kontraindikationen
– Herz- und Kreislaufinsuffizienz

ren Tonus ist bei spastischen Lähmungen und extrapyramidalen Störungen wertvoll.

Störungen der vegetativ-endokrinen Regulation, Altersbeschwerden, Zyklusstörungen der Frau sowie neurovegetative Dystonien sprechen im Rahmen einer „verjüngenden“ Allgemeinwirkung erfahrungsgemäß gut auf die Akratothermalbehandlung an. Ob die früher stärker betonten dermatologischen Indikationen der Wildwässer auch in diesem allgemeinen Rahmen zu sehen sind, oder ob der in manchen Wässern auffällig hohe Kieselsäuregehalt, der sich als Hautfilm niederschlägt, speziell für die „kosmetischen“ Wirkungen verantwortlich zu machen ist, steht noch offen.

6.3 Natrium-Chlorid-Wässer und Solen sowie Meerwasser

6.3.1 Allgemeine balneologische Vorbemerkungen

Bei den Natrium-Chlorid-Wässern finden sich so unterschiedliche Konzentrationen, daß sich im Hinblick auf ihre therapeutische Nutzung eine Unterteilung als praktisch erweist. Man unterscheidet zwischen den schwächer konzentrierten Natrium-Chlorid-Wässern im engeren Sinne, die v. a. zur Trinkkur und zum Inhalieren benutzt werden, und den Solen, die überwiegend Badezwecken dienen. Die Grenze liegt bei 240 mval/l Natrium und Chlor (=5,5 g Na^+/l und 8,5 g Cl^-/l), was einem Kochsalzgehalt von ca. 1,5% entspricht. Die natürliche Konzentration der Solen kann die Sättigungsgrenze von 4500 mval/l entsprechend etwa 26% NaCl erreichen. Hohe Konzentratio-

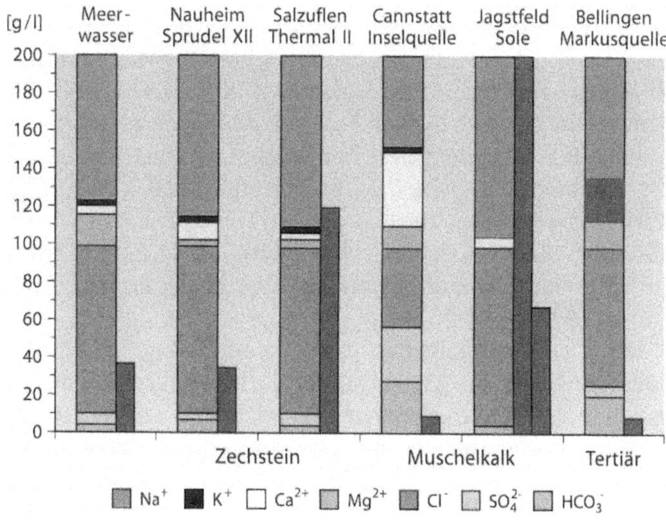

Abb. 3.76. Stammionenanteile verschiedener Mineralwässer aus salinären Schichten im Vergleich zum Meerwasser. (Nach Carle, erweitert von W. Müller; aus Hentschel 1967 b)

nen haben Solen, die aus unterirdischen Salzseen abgepumpt oder bei der künstlichen Auslaugung unterirdischer Salzlager gebildet werden.

Während bei den hochkonzentrierten Solen der Natrium- und Chloranteil sowie niedrige Wassertemperaturen überwiegen, enthalten die schwächer mineralisierten Natrium-Chlorid-Wässer in der Regel einen größeren Anteil weiterer Ionen und kommen z. T. als Thermen vor. Im Restionenanteil können bei den Kationen Kalzium und Magnesium hervortreten, bei den Anionen kommen alle Kombinationen und Übergänge zu den Hydrogenkarbonat- und Sulfatwässern vor. Auch der Gehalt an Feinstoffen (Fe, J, Rn, S oder As) überschreitet bei Natrium-Chlorid-Wässern häufig die Sollgrenzen, so daß die Wirkungsbedingungen vielfältig modifiziert werden können. Abbildung 3.76 gibt einige Beispiele für die Stammionenanteile von Natrium-Chlorid-Wässern einschließlich des Meerwassers.

6.3.2 Trinkkur

Physiologische Vorbemerkungen

Natrium und Chlorid haben am Ionenbestand von Plasma und interstitieller Flüssigkeit bei weitem den größten Anteil (vgl. Abb. 3.58, S. 305). Die beiden Ionen sind daher für die Regulation von Wasser- und Elektrolythaushalt, Säure-Basen-Gleichgewicht und osmotischem Druck des extrazellulären Flüssigkeitsraumes von besonderer Bedeutung.

Der Gesamtgehalt des Körpers an *Natrium* liegt beim Erwachsenen bei 60 mval/kg Körpergewicht (ca. 4200 mval). Davon sind jedoch nur etwa 70% (=ca. 3000 mval) „austauschbares Natrium", die übrigen 30% sind im Knochen in kristallinen Strukturen fixiert. Nur 2,4% des Körpernatriums befinden sich intrazellulär, im Gegensatz zum Kalium, von dem sich etwa 90% des Gesamtgehaltes in den Zellen finden (Boylan et al. 1976). Der Natriumgehalt im Plasma beträgt 138–146 mval/l (Mittelwert: 142 mval/l). Er steht im Diffusionsgleichgewicht mit dem gesamten austauschbaren Natrium, um Natriumverluste (z. B. durch Schwitzen, Diarrhöe) auszugleichen.

Bei alten Menschen bestehen häufig Hyponatriämien (20%), wovon beide Geschlechter in gleichem Maße betroffen sind. Dabei ist die Verteilung des Körperwassers zu ungunsten des Intrazellulärraumes verschoben, zugleich ist die Anpassungsfähigkeit der Nierentätigkeit und ihrer hormonalen Steuerung an wechselnde Natriumzufuhr im Alter eingeschränkt (Literaturübersicht bei Füsgen 1992).

Der *Chlorid*gesamtgehalt des Körpers beträgt durchschnittlich 33 mval/kg Körpergewicht (ca. 2300 mval). Chloridverteilung und -bewegung sind eng mit den Natriumbewegungen gekoppelt und werden auch von den gleichen Faktoren beeinflußt, die auf die Natriumbilanz einwirken. Lediglich in den Blutzellen und Drüsen, die Chlorid aktiv sezernieren (z. B. Magenschleimhaut), liegt der intrazelluläre Chloridgehalt mehrfach höher als der Natriumgehalt. Die Chloridkonzentration im Plasma beträgt 98–110 mval/l (Mittelwert: 103 mval/l).

Der durchschnittliche Tagesbedarf an Natrium beträgt etwa 100 mval, für Chlorid etwa 120 mval, er entspricht etwa 5 g Kochsalz, wobei unter diätetischen Gesichtspunkten auch 3–6 g empfohlen werden. Die mittlere tägliche Zufuhr mit der Nahrung liegt etwa 2- bis 3mal höher.

Wirkungsbedingungen

Alle bekannten Wirkungen von Natrium und Chlorid in Heilwässern beziehen sich auf die Kombination beider Ionen. Für Trinkkuren kommen nur hypo-, iso- oder schwach hypertone Natrium-Chlorid-Wässer in Betracht. Stärker konzentrierte (über 2–3 g/l) stellen einen erheblichen osmotischen Schleimhautreiz dar und führen im Magen sofort zu Brechreiz. Neben einer ausgesprochen schleimlösenden Wirkung wurde in der älteren Literatur eine Steigerung der Magensaftsekretion mit erhöhter Säureproduktion angenommen, wofür allerdings nur spärliche Hinweise vorlagen (Literaturübersicht bei Wiesner 1962; vgl. auch Zörkendörfer 1940 c).

Schmidt-Kessen (1969 a) konnte bei Untersuchungen am Menschen zwar eine vorübergehende Steigerung der HCl-Konzentration des Mageninhaltes nach Aufnahme von Natrium-Chlorid-Lösungen, aber keine Steigerung der Säuremenge sowie der Nachsekretion nachweisen, so daß unter Berücksichtigung der unterschiedlichen Magenentleerungsgeschwindigkeiten keine sekretionssteigernde Wirkung gesichert werden konnte.

Neuere Untersuchungen des Gastrinserumspiegels nach Zufuhr verschiedener Testlösungen haben diese Auffassung bestätigt (Feger 1995), indem im Durchschnitt eher Abfälle des Gastrinspiegels nach Aufnahme von Natrium-Chlorid-haltigen Heilwässern zu beobachten waren (Abb. 3.77). Bemerkenswert war in dieser Untersuchungsreihe allerdings eine Steigerung des Somatostatinspiegels im Serum, der für eine Hemmwirkung der kochsalzhaltigen Heilwässer vom Darm her spricht. Die näheren zeitlichen Zusammenhänge und Einflüsse der Dosierung müssen allerdings noch abgeklärt werden.

Nach älteren Befunden wird auch die Sekretionsbereitschaft durch Natrium-Chlorid-Wässer in zeitlich differenzierter Form beeinflußt. Sie ist bei nachfolgender Nahrungsaufnahme für 1–2 h nach der Heilwasserzufuhr gesteigert, während im Anschluß daran eine Sekretionshemmung überwiegt, für die als Ursache sowohl eine reflektorische Rückwirkung vom Darm her als auch eine phasische vegetative Umschaltung diskutiert wird (Wischnewski 1960; Hildebrandt 1985 b). Durch Ausnutzung dieser Hemmphase nach dem Trinken von Natrium-Chlorid-Heilwässern können auch hyperazide Beschwerden nach Nahrungsaufnahme günstig beeinflußt werden (Wischnewski 1960; vgl. Schwarz 1994).

Bei kurmäßig wiederholter Anwendung führt die sekretionsanregende Wirkung der Natrium-Chlorid-Wässer bei Subazidität zu einer nachhaltigen Besserung der Magensaftsekretion (Literaturübersicht bei Zörkendörfer 1940 c; Lühr 1960). Diese Langzeitwirkung darf aber nicht ohne weiteres als additiver Effekt der Einzelanwendungen aufgefaßt werden. Dafür sprechen Erfahrungen, nach denen mit denselben Wässern auch bei hyperaziden Funktionsstörungen des Magens eine Normalisierung der Sekretionsverhält-

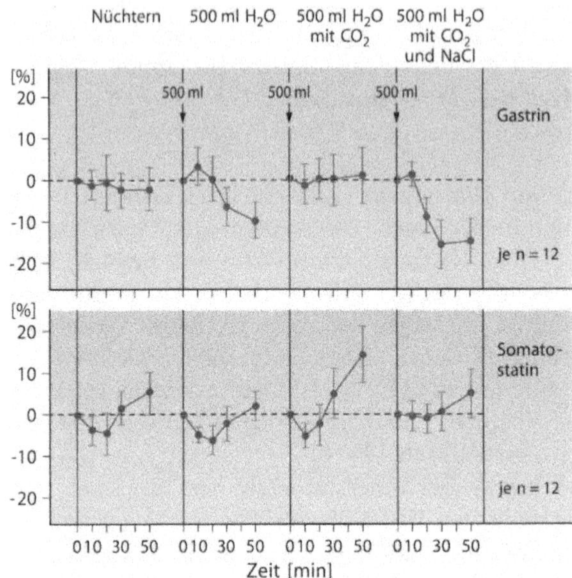

Abb. 3.77. Mittlere Verläufe des Gastrin- und Somatostatingehalts im Serum gesunder Versuchspersonen nach Zufuhr von je 500 ml verschiedener Testflüssigkeiten im Vergleich zum Nüchternverlauf. Die *Klammern* kennzeichnen die Bereiche der mittleren Fehler der Mittelwerte. (Nach Daten von Feger 1995; aus Gutenbrunner u. Hildebrandt 1994)

nisse erreicht werden kann (Literaturübersicht bei Wiesner 1962). Es ist allerdings zu bedenken, daß bei der Trinkkur am Kurort in der Regel auch andere Faktoren mitwirken (Diät, psychische Entlastung u. a.) und Hyperazidität auch Folge einer entzündlichen Schleimhautreizung sein kann, die durch direkte Einwirkung der Kochsalzwässer günstig beeinflußt wird. Solange keine systematischen Längsschnittuntersuchungen über die reaktiven Umstellungen im Kurverlauf vorliegen, wird man die Trinkkur mit Natrium-Chlorid-Wässern den mit Subazidität verbundenen Magenerkrankungen vorbehalten, bei Hyperazidität dagegen bevorzugt (alkalische) Natrium-Hydrogenkarbonat-Wässer verordnen (vgl. Schwarz 1994).

Die Wirkung der Natrium-Chlorid-Wässer auf Motorik und Entleerungsgeschwindigkeit des Magens hängt in erster Linie von der Konzentration ab. Isotonische Wässer verlassen den Magen schneller als reines Wasser, mit zunehmender Konzentration wird die Entleerung gehemmt (Literaturübersicht bei Zörkendörfer 1940 c). Die Angleichung der Wässer an die Isotonie ist im Magen nur gering, sie wird, je nach zugeführter Menge, Konzentration, Restionengehalt, Temperatur und Reaktionsfähigkeit erst bei der folgenden Darmpassage früher oder später vollständig.

Die Resorption von Wasser, Natrium- und Chloridionen ist im Magen gering und erfolgt hauptsächlich erst im Dünndarm. Die Wasserresorption ist dabei die Resultante aus zwei gleichzeitigen Teilfluxen. Von diesen ist die

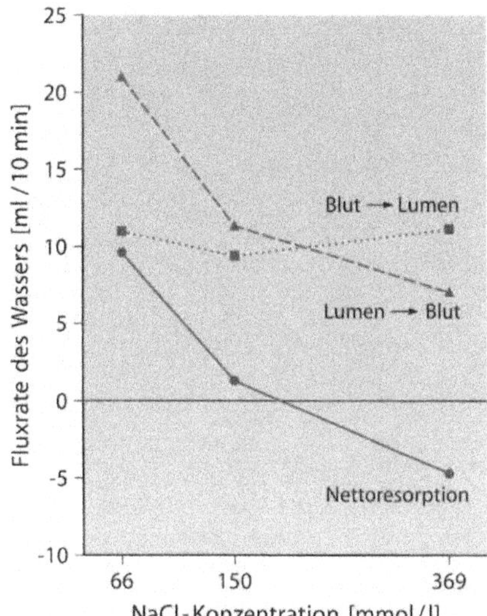

Abb. 3.78. Einfluß der NaCl-Konzentration im Darmlumen auf unidirektionale Fluxe und Nettoflux von Wasser durch die Ileumschleimhaut (Untersuchungen am Hund). (Nach Daten von Visscher 1944; aus Davenport 1971)

Fluxrate vom Lumen zum Blut bei hypotoner Kochsalzkonzentration sehr viel größer als die entgegengerichtete Komponente, so daß sich eine hohe Nettoresorption ergibt (Abb. 3.78). Im Bereich der Isotonie (ca. 150 mmol/l NaCl) liegt der Flux Lumen→Blut nur noch gering über dem entgegengerichteten, und bei hypertoner Konzentration wird er so stark eingeschränkt, daß sich trotz des nur schwachen Anstieges der Fluxrate Blut→Lumen der Nettofluß umkehrt und das Volumen im Darm zunächst zunimmt, bis Natriumchorid resorbiert ist, was vorwiegend im Jejunum und Ileum stattfindet.

Neben einer chemisch-osmotischen Reizwirkung können daher hypertone Wässer auch durch vorübergehende Volumenzunahme die Darmperistaltik anregen (peristaltischer Dehnungsreflex), die Dünndarmpassage beschleunigen und dadurch nachweislich bis zur Resorption in tiefere Darmabschnitte vordringen als reines Wasser. Nur bei sehr hohen Kochsalzdosen (über 10 g NaCl) soll ein Teil der Salzlösung noch in den Dickdarm gelangen und auf osmotischem Wege abführend wirken können (Literaturübersicht bei Zörkendörfer 1940 c).

Die sekretionsanregende Wirkung der Natrium-Chlorid-Wässer erstreckt sich auch auf Pankreas und Leber, vermutlich durch Vermittlung der intestinalen Hormone (Sekretin u. a., vgl. S. 292 f.). Die Steigerung der Pankreassekretion durch Kochsalz ist experimentell erwiesen. Duodenalspülungen mit hypertonen Kochsalzlösungen steigern den Gallenfluß ohne Konzentrationszunahme (choleretische Wirkung), in Tierversuchen ließ sich die Sekretionssteigerung der Leber mittels Gallenfistel und histologischer Kontrolle belegen (Literaturübersicht bei Wiesner 1962).

Die Resorption des Natriums durch die Darmschleimhaut ist von der Natriumkonzentration im Lumen abhängig, stellt aber einen aktiven Prozeß dar, wodurch Natrium auch gegen einen elektrochemischen Gradienten resorbiert

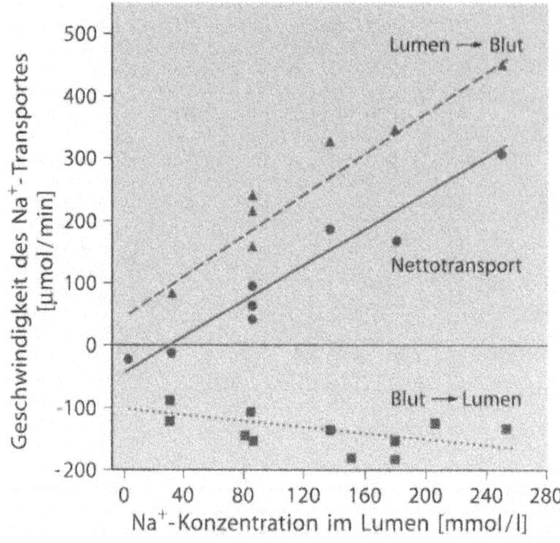

Abb. 3.79. Natriumfluxe durch die Darmschleimhaut als Funktion der Na^+-Konzentration im Lumen bei Hunden mit chronischen Darmschlingen im jejunoilealen Bereich. Die Schlingen wurden mit radioaktiv markierter NaCl-Lösung verschiedener Konzentration perfundiert. Die Fluxwerte wurden aus den Differenzen von Volumen und Konzentration zwischen Einfluß und Ausfluß berechnet. Die Neigung der Blut-Lumen-Linie weicht nicht signifikant von Null ab. (Nach Vaughan 1960; aus Davenport 1971)

werden kann (Abb. 3.79). Die Chloridresorption ist teils lediglich passive Folge der Natriumresorption, die Darmschleimhaut kann Chlorid und andere Anionen aber auch unabhängig vom Kationentransport resorbieren (Davenport 1984; Greger 1992).

Die Wirkungen der resorbierten Natrium- und Chloridionen dürften angesichts der physiologischen Funktionen dieser Stoffe in erster Linie unspezifisch-osmotische sein und mehr von der Konzentration als von der Art des Salzes abhängen. Für die nach alter Erfahrung günstigen Effekte der Natrium-Chlorid-Wässer bei Stoffwechselkrankheiten (Diabetes, Fettsucht, Gicht) wird daher häufig dem Restionenanteil der Wässer eine größere Bedeutung zugemessen. Beim Diabetes ist eine Steigerung der Kohlenhydrattoleranz, die auch die Kur überdauert, mehrfach beschrieben. Auch in Tierversuchen konnte die Senkung von Blutzuckerbelastungskurven durch Zufuhr von Natrium-Chlorid-Wässern belegt werden (Literaturübersicht bei Zörkendörfer 1940 c; vgl. auch Schoger 1962).

Beim heutigen Stand der Forschung, die v. a. auch den zeitlichen Verlauf solcher Veränderungen unzureichend berücksichtigt hat, ist noch nicht zu entscheiden, inwieweit es sich bei diesen Stoffwechselumstellungen um unspezifische Allgemeinreaktionen handelt. Auch läßt sich der Einfluß der veränderten Lebensweise am Kurort schwer gegenüber den Trinkkurwirkungen abgrenzen. Immerhin spricht eine Reihe von Befunden, z. B. über eine Beeinflussung des Plasmaeiweißspektrums, der endothelialen Granulopexie oder der Glukokortikoidausschüttung, für umfassendere reaktive Vorgänge bei der Trinkkur mit Natrium-Chlorid-Wässern (Literaturübersicht bei Wiesner 1962). Möglicherweise spielen reaktive Normalisierungsvorgänge auch bei der günstigen Beeinflussung der Fettsucht eine Rolle.

Neue Aspekte für die therapeutische Bedeutung von Natrium-Chlorid-Heilwässern haben sich durch die jüngsten Untersuchungen der Fließeigenschaften des Blutes ergeben. So konnten zunächst Michaelis u. Schmidt-Schönbein

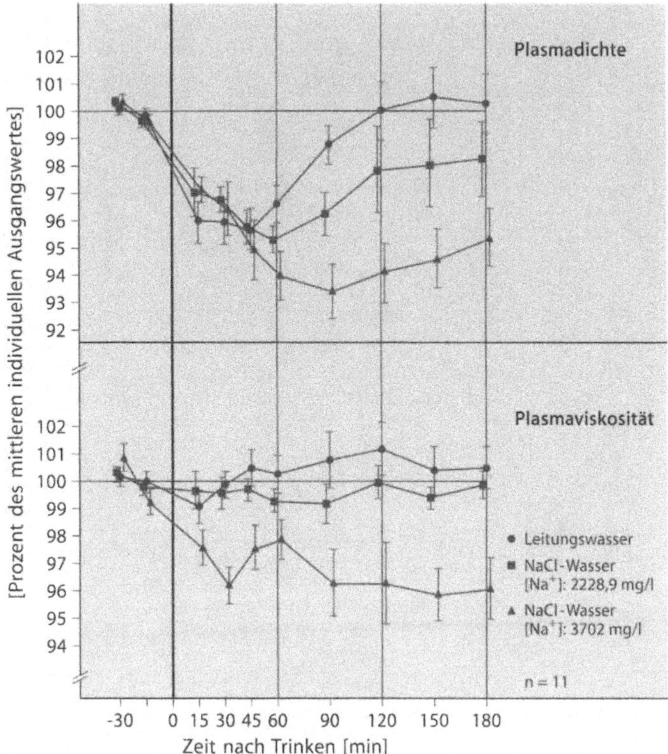

Abb. 3.80. Mittlere Verläufe von Plasmadichte und -viskosität gesunder Probanden im Alter von 50–65 Jahren vor und nach Zufuhr von 500 ml NaCl-haltiger Wässer unterschiedlicher Konzentration und zum Vergleich nach gleichdosierter Leitungswasserzufuhr. Die *Klammern* kennzeichnen die Bereiche der mittleren Fehler der Mittelwerte. (Nach Daten von Lachmann 1996)

(1991) durch Kontrolle von Hämatokrit und Blutviskosität feststellen, daß nach dem Trinken eines Natrium-Chorid-haltigen Heilwassers die Blutfluidität zunimmt. Weitere Untersuchungen (Gutenbrunner et al. 1993; Gundermann et al. 1994), bei denen verschiedene natriumhaltige Heilwässer verglichen wurden, zeigten, daß die Verbesserung der Fließeigenschaften des Blutes, die u. a. an Blut- und Plasmadichte verfolgt wurden, konzentrationsabhängig ist und bei auf den Chloridgehalt bezogenem rechnerischen Kochsalzgehalt von über ca. 1500 mg/l über Stunden anhalten kann (Abb. 3.80). Über die klinische Bedeutung, insbesondere auch im Hinblick auf die Alterskrankheiten, liegen bisher allerdings keine Studien vor.

Die Diurese nach Aufnahme von Natrium-Chlorid-Wässern ist immer geringer als nach reinem Wasser (Abb. 3.81). Diese relative Diuresehemmung wird mit zunehmender Konzentration stärker und führt zu einer Verzögerung der Flüssigkeitsausscheidung, die sich schon bei isotoner Kochsalzlösung auf 20–30 h verteilen kann. Bei Zufuhr natriumhaltiger Heilwässer kann dieser Effekt zur Minderung der nächtlichen Antidiurese und des erhöhten

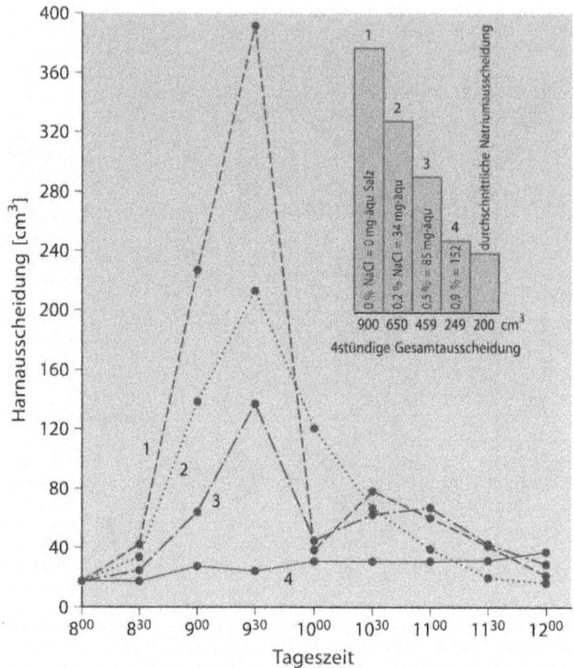

Abb. 3.81. Diuresehemmung durch Kochsalz. Verlauf der Harnausscheidung nach Aufnahme von 1 l Wasser bzw. Kochsalzlösung verschiedener Konzentration: *1* = 0 % NaCl = 0 mmol NaCl, *2* = 0,2% = 34 mmol, *3* = 0,5% = 85 mmol, *4* = 0,9% = 152 mmol. Im *rechten oberen Abbildungsteil* ist die Größe der Gesamtausscheidung während der ersten 4 h angegeben. (Nach Starkenstein 1924; aus Zörkendörfer 1940 c)

Harnsteinbildungsrisikos genutzt werden (vgl. S. 658). Infolge der kompensatorischen Zunahme des extrazellulären Flüssigkeitsvolumens ist bis zum Abklingen der Diurese nur ein Teil der Kochsalzzulage wieder ausgeschieden. Kochsalzwässer, auch mäßiger Konzentration, gelten daher bei jeglicher Neigung zu Wasserretention als kontraindiziert.

Inwieweit die mehrfach gefundene Steigerung der Harnsäureausscheidung nach Trinken von Natrium-Chlorid-Wässern, die zur Begründung der althergebrachten Anwendung bei der Gicht herangezogen wird, auf bessere Lösungsbedingungen während der verzögerten Diurese zurückgeführt werden kann, ist offen (Literaturübersicht bei Zörkendörfer 1940 c; Gutenbrunner u. Hildebrandt 1994). Hier fehlen systematische Kurverlaufsstudien mit bilanzmäßigen Kontrollen.

Bei wiederholter Zufuhr von Natrium-Chlorid-Wässern ist mit adaptiven Modifikationen in der Regulation des Wasser- und Elektrolythaushaltes zu rechnen (Hildebrandt et al. 1981 b; Literaturübersicht bei Gutenbrunner u. Hildebrandt 1994). Dafür sprechen auch die Erfahrungen über das Auftreten des sog. Escape-Phänomens bei chronischer Natrium-Chlorid-Belastung (vgl. Boylan et al. 1976).

Blutdruckwirkungen

In der Literatur wird als Kontraindikation von Natrium-Chlorid-Heilwasser-Trinkkuren das Bestehen bzw. die mögliche Förderung einer arteriellen Hypertonie angegeben. Versuche, auf epidemiologischem Wege eine Beziehung zwischen Kochsalz- bzw. Natriumzufuhr und Blutdrucklage bzw. Hypertoniehäufigkeit nachzuweisen, müssen allerdings nach neueren Untersuchungen als gescheitert angesehen werden (McCarron et al. 1984; Luft u. Ganten 1985; Luft 1991; vgl. auch Bock u. Schrey 1981). Darüber hinaus wurde gezeigt, daß nur ein kleiner Teil von gesunden Probanden und auch nur ein Teil der Hypertoniekranken auf Kochsalzzufuhr mit Blutdrucksteigerung reagieren.

Experimentelle Untersuchungen an hypertoniekranken Menschen und Tieren ergaben, daß die Zufuhr großer äquivalenter Natriummengen in Form von Hydrogenkarbonat oder Zitrat im Gegensatz zu Chlorid keine blutdrucksteigernde Wirkung hat (Berghoff u. Geraci 1929; Kurtz et al. 1987; Luft et al. 1987).

Spezielle Untersuchungen mit kurmäßiger Zufuhr natürlicher natriumhaltiger Heilwässer verschiedener Konzentration bei gesunden Versuchspersonen und Hypertoniekranken ließen in keinem Falle blutdrucksteigernde Wirkungen der Trinkkur erkennen, obwohl die verordneten Trinkmengen z. T. oberhalb der üblichen Dosierung lagen (Hildebrandt et al. 1983, 1989; Gutenbrunner et al. 1990; vgl. auch Luft 1991). Dagegen wurden bei Patienten mit hypotonen Blutdrucklagen und orthostatischen Beschwerden mit Natrium-Hydrogenkarbonat-Chlorid-Heilwasser-Trinkkuren signifikante therapeutische Erfolge erzielt (Gutenbrunner u. Hildebrandt 1994; vgl. auch Gutenbrunner u. Winter 1984).

Es kann daher davon ausgegangen werden, daß die Zufuhr Natrium- bzw. Natrium-Chlorid-haltiger Heilwässer in therapeutischen Dosen und kurmäßig begrenzten Zeiträumen keine blutdrucksteigernde Wirkung ausübt, und zwar auch nicht bei Hypertoniekranken. Dies gilt nach den bisherigen Erkenntnissen der Heilwasserprüfung wahrscheinlich einschließlich sog. kochsalz- bzw. natriumempfindlicher Personen, da auch bei hochdosierten Trinkkuren mit natriumreichen Wässern (mit Zufuhr bis zu 2000 mg Na^+/Tag) bei chronisch Hypertoniekranken in keinem Falle anhaltende Blutdruckanstiege beobachtet wurden (Demuth et al. 1989; Hildebrandt u. Gutenbrunner 1992). Trotzdem sollten bei bekannter Kochsalzempfindlichkeit Trinkkuren mit natrium- bzw. kochsalzhaltigen Heilwässern nur unter regelmäßiger Blutdruckkontrolle durchgeführt werden.

Die früheren Grenzwertangaben für sicher unschädliche natriumhaltige Wässer (200 mg Na^+/l) (Deutsche Gesellschaft für Ernährung 1991; vgl. auch Losse u. Dorst 1985) sind für die Trinkkurbehandlung sicher irrelevant. Zur Bereitung von Säuglingsnahrung werden Natriumgehalte von weniger als 50 mg/l empfohlen (vgl. Schreier 1981).

6.3.3 Inhalationen

Ein bedeutendes Anwendungsgebiet der Natrium-Chlorid-Wässer und schwächer konzentrierten Solen ist die Inhalations- und Spülbehandlung der unspezifischen Katarrhe der Luftwege. Hierbei stehen die sekretionssteigernden und schleimlösenden Wirkungen im Vordergrund, auch reflektorische Gefäßreaktionen werden durch den osmotischen Schleimhautreiz ausgelöst. Die Effekte werden durch Temperatur, Konzentration, ionale Zusammensetzung und Einwirkungsdauer vielfältig modifiziert. Speziell durch höheren Kalzium- und Hydrogenkarbonatgehalt kommen zusätzliche entzündungshemmende bzw. neutralisierende Wirkungen in Betracht. Bei den Spül-, Gurgel- und Spraybehandlungen von Mund, Nase und Rachenraum spielen darüber hinaus die mechanische Reinigung der Schleimhäute und davon ausgehende Reizwirkungen eine wichtige Rolle.

Für die Inhalationstherapie der oberen Luftwege werden schwächere Natrium-Chlorid-Wässer (0,3–0,9%) bei Temperaturen zwischen 34 und 38° C bevorzugt, wobei die Teilchengrößen überwiegend zwischen 10 und 25 μm liegen sollen. Zur Inhalationsbehandlung der tieferen Luftwegsabschnitte werden meist Solen bis zu 3% Natrium-Chlorid-Gehalt in Form der Rauminhalation mit Teilchengrößen unter 5 μm verwendet. Höhere Konzentrationen als 3% führen zu Reizerscheinungen, bei der Rauminhalation auch an den Bindehäuten.

Da die Quellorte der Natrium-Chlorid-Wässer in der Regel Salzgewinnungsstätten waren, sind häufig auch Möglichkeiten der Freiluftinhalation an Gradierwerken gegeben (vgl. auch Meerwasserbrandungsinhalation, s. S. 588 u. S. 626).

Die expektorationsfördernde und hustenreizmildernde Wirkung der Inhalation mit Natrium-Chlorid-Wässern ist klinisch vielfach belegt. Im Tierversuch konnte die günstige Beeinflussung einer durch chemische Reize erzeugten Bronchitis durch Soleinhalationen nachgewiesen werden (Eichholtz u. Jung 1937). Untersuchungen an Kalt- und Warmblütern haben für Natrium-Chlorid-Wässer einerseits eine dämpfende Wirkung auf den bei Reizzuständen beschleunigten Flimmerschlag des Bronchialepithels, andererseits eine schnellere Normalisierung der toxisch gehemmten Flimmerschlagfrequenz ergeben (Evers 1932; Badré et al. 1970), die Effekte sind aber stark von pH und Konzentration abhängig (Dirnagl et al. 1979) (Abb. 3.82).

Elektrolyte, die mit dem Aerosol aufgenommen werden, haben einen spezifisch depolarisierenden Effekt auf die Proteinkomplexe im Sputum, wodurch bei leicht hyperosmolarem Aerosol über osmotische Effekte vermehrt Wasser aus der Schleimhaut in die Solphase gezogen und die mukoziliare Clearance verbessert wird. Hypertone Salzlösungen führen überdies zu einer Dissoziation der Nukleoproteinkomplexe, wobei bei gleichzeitigem Alkaligehalt die Aktivität natürlicher Proteasen durch Hemmung der Desoxyribonukleinsäure erhöht wird. Bei mukoidem Sputum, in dem keine Desoxyribonukleinsäure vorkommt, besteht die Möglichkeit, daß monovalente Ionen sich gegen Kalzium austauschen und dadurch eine Dissoziation der fibrillären Strukturen herbeiführen (Literaturübersicht bei Cegla 1996).

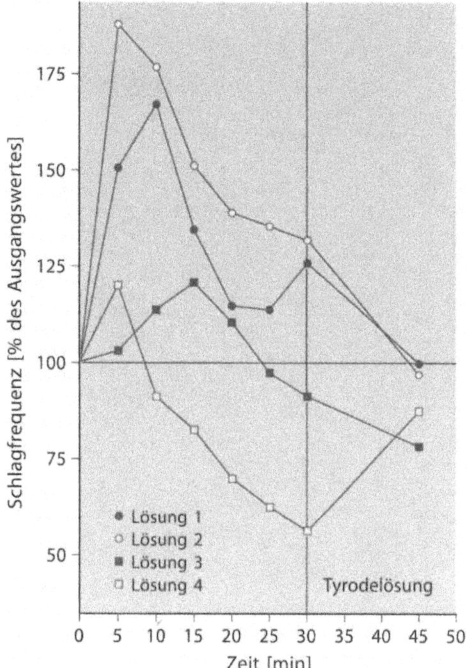

Abb. 3.82. Beeinflussung der Ziliarschlagfrequenz während und nach 30minütiger Bespülung mit natürlichen und künstlichen NaCl-Lösungen. Lösung 1 = 0,9% NaCl-Lösung, Lösung 2 = isotonisch verdünnte Emser Sole, Lösung 3 = neutralisierte, isotonische Emser Sole, Lösung 4 = mit Bikarbonat versetzte 0,9% NaCl-Lösung. (Zusammengestellt nach Daten von Dirnagl et al. 1979)

Sekretorische und Flimmerfunktion des Bronchialepithels unterliegen – wie erwähnt – in starkem Maße vegetativen Einflüssen und zeigen nach vegetativen Reizen typische zyklische Reaktionsabläufe, die auch morphologisch faßbar sind (Messerklinger 1956) und zudem bei wiederholter Auslösung modifiziert werden. Auch bei der Inhalationsbehandlung sind daher unspezifische reaktive Umstellungen zu berücksichtigen.

Der Bronchomotorentonus ist unmittelbar nach der Inhalation von Natrium-Chlorid-Wässern erhöht, erst in einer 2. Phase nimmt der Bronchialwiderstand ab (Evers u. Jungmann 1962). Der Rückgang obstruktiver Ventilationsstörungen im Verlauf der Inhalationskur ist für das Kindes- und Erwachsenenalter mehrfach objektiviert (Kleinschmidt et al. 1967; Schmidt 1970; Thiess 1973), bei hinreichend dichter Untersuchungsfolge stellen sich auch Schwankungen dar, die Beziehungen zur reaktiven Periodik des Kurverlaufs nahelegen (vgl. Dieffenbach 1971).

Quantitative bakteriologische Sputumkontrollen bei Patienten mit chronischer Bronchitis ließen während Soleinhalationskuren auch phasisch verlaufende Änderungen der Bronchialflora erkennen, in deren Verlauf die pathogenen Keime zugunsten apathogener zurücktraten (Abb. 3.83) (Selenka et al. 1969). Hier läßt ein vorübergehendes Keimzahlminimum am Ende der 1. Kurwoche Beziehungen zum reaktiven Kurprozeß vermuten, an dem auch die immunologischen Abwehrfunktionen beteiligt sind.

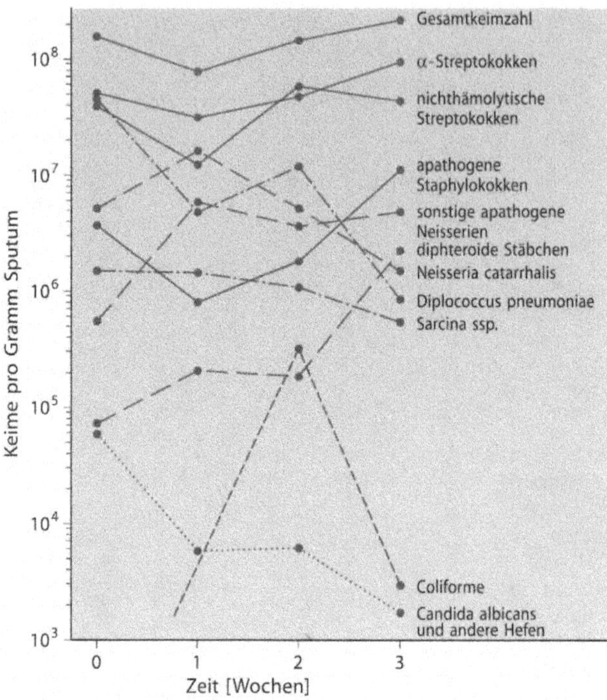

Abb. 3.83. Mittlerer Verlauf der Keimzahlen im Sputum von 16 Patienten mit chronischer Bronchitis während der Kurbehandlung. (Nach Selenka et al. 1969)

6.3.4 Solebäder (Salzbäder)

Solebäder gehören zu den am meisten verbreiteten balneologischen Anwendungen, sie galten ursprünglich als binnenländischer Ersatz für die am Ende des 18. Jahrhunderts in die Therapie eingeführten Seebäder. Im allgemeinen werden 1,5- bis 6%ige Solebäder verwendet, höher konzentrierte Solen entsprechend verdünnt. Versuche, Solekonzentrationen bis zu 25% anzuwenden, erbrachten außer Reizerscheinungen der Schleimhäute keine besonderen Effekte. Immerhin stellen Solebäder die höchstkonzentrierten Anwendungen der Balneotherapie dar, so daß besonders auch osmotische Effekte in Betracht gezogen werden müssen.

Die *Besalzung der Haut* durch das Solebad beschränkt sich nicht auf die Hautoberfläche, wo nach dem Bad Salzfurchen und Kochsalzkristalle nachweisbar sind („Salzmantel"), vielmehr erfüllt die Sole schon in den ersten Bademinuten das sich verjüngende Hohlraumsystem des Stratum disjunctum der Hornschicht (vgl. Abb. 3.38, S. 268), in dem die Natrium- und Chloridionen wie alle anderen mitgeführten Ionen in zur Tiefe hin abnehmender Konzentration deponiert werden (Abb. 3.84) (vgl. dazu Abb. 3.40, S. 271).

Infolge der *osmotischen Wirkung* bleibt die Wasseraufnahme der Hornschicht im Solebad geringer als im Wasserbad. Dadurch wird ein Zuquellen

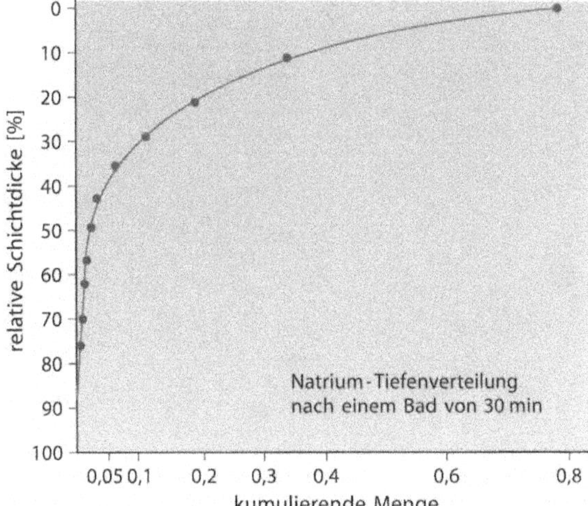

Abb. 3.84. Kumulierende Darstellung des nach einem Solebad von 30 min Dauer in der Hornschicht aufgenommenen Natriums. Ergebnisse aus Hornhautabrißversuchen. (Nach Drexel et al. 1970)

der Schweißdrüsenausführungsgänge verhindert, so daß die Schweißabgabe im warmen Solebad nachweislich größer ist (Ley 1928; Schmidt-Kessen 1970). Die Dampfdruckverminderung über der salzhaltigen Haut setzt nach dem Solebad die Hautwasserverdunstung herab. Eine entsprechende Erhöhung der Hauttemperatur im Vergleich zum Wasserbad ist allerdings nicht eindeutig nachgewiesen (Krauel 1931; Kisselbach 1984).

Der osmotische Effekt der hypertonen Salzlösung verändert auch den Stoffbestand der Haut durch *gesteigerte Elution*, die auch bei psoriatisch veränderter Haut nachgewiesen ist (Literaturübersicht bei Pratzel u. Schnizer 1992). So ist z. B. die Elution von Harnstoff bei Bespülung mit 10%iger Kochsalzlösung ca. 1,8mal stärker im Vergleich zu Wasser (Abb. 3.85). Auch eine erhöhte Elution von Urokaninsäure wurde festgestellt und für die gesteigerte UV-Empfindlichkeit der Haut nach Solebädern verantwortlich gemacht (Literaturübersicht bei Drexel et al. 1970). Mit 3%igen Solebädern kommt es zu einer Reduzierung der UV-Bestrahlungszeit von im Mittel 40%, wobei höhere Konzentrationen einen zusätzlichen Nutzen bringen (Pratzel u. Schnizer 1992).

Im Gegensatz zu den höherwertigen Ionen werden Natrium- und Chloridionen vom Skleroprotein der Hornhaut gering adsorbiert und lassen sich daher durch Elution mit Wasser nahezu vollständig wiedergewinnen. Inwieweit die Wirkungen einer Solebäderserie durch zwischengeschaltete Wasserbäder (z. B. Schwimmbäder) infolge Minderung des Besalzungsgrades der Haut beeinträchtigt werden, ist aber bisher nicht untersucht.

Die *Resorption* von Natrium- und Chloridionen durch die Haut erfolgt praktisch unabhängig von der Solekonzentration. Außer der Resorption im Bad kommt auch eine Nachresorption aus dem in die Haut eingelagerten Depot in Betracht, die sich über etwa 100 h erstreckt. Sie beträgt während der ersten 24 h nach dem Bad pro Stunde ca. 2–3% der Resorption im Bad

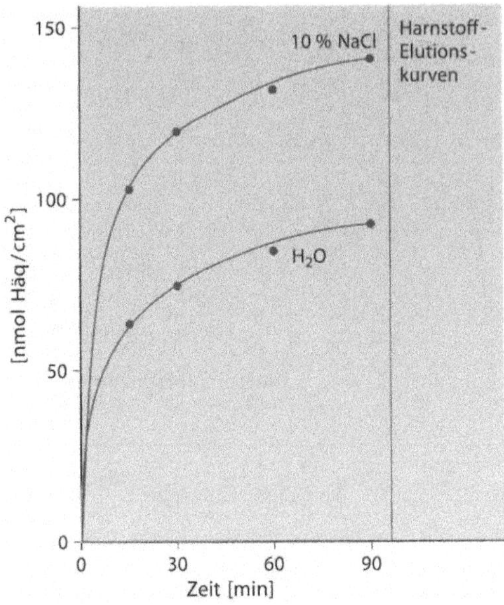

Abb. 3.85. Verlauf der Elution von Harnstoff mit einer 10%igen NaCl-Lösung im Vergleich zu destilliertem Wasser. (Nach Drexel et al. 1970)

(Drexel et al. 1970). Vergleicht man am Beispiel des Meerwassers in Tabelle 3.5 (S. 209) die sich aus den Resorptionszahlen (vgl. Tabelle 3.15, S. 272) ergebenden Mengen der aufgenommenen Stoffe mit deren Tagesumsätzen, so erweist es sich auch bei Einrechnung der Nachresorption als unmöglich, Bestand oder Umsatz von Natrium- und Chloridionen im Organismus durch perkutane Aufnahme aus Sole- oder Seebädern merklich zu verändern. Resorptive chemische Allgemeinwirkungen der Solebäder werden daher heute mit Recht abgelehnt (Drexel et al. 1970; Pratzel u. Schnizer 1992).

So konzentriert sich das Interesse zwangsläufig auf die durch Osmose, Resorption u. a. hervorgerufenen Zustandsänderungen und Reaktionen der Haut selbst, die sich unter der Schutzhülle des Stratum conjunctum entwikkeln. Eine Anzahl früher beschriebener Veränderungen (z. B. Verstärkung der Adrenalinquaddel, vermehrte Sekretion der Kantharidenblase) konnte zwar bei neueren Nachprüfungen nicht oder nicht als spezifisch bestätigt werden (Literaturübersicht bei Schmidt-Kessen 1970), doch zeigen histologische und biochemische Untersuchungen der Haut nach Applikation hypertoner Kochsalzwässer eindeutige und konzentrationsabhängige Veränderungen auf, die sich mit isotonen Wässern nicht erzielen lassen. Neben den im Tierexperiment beobachteten Veränderungen an Zellplasma und Zellorganellen (Job u. Plattner 1969) ließen sich v. a. Zeichen einer gesteigerten Proteinabbaureaktion an der Granulosagrenzschicht nachweisen (Pratzel 1968; Dirnagl 1978). Eine Beeinflussung der Zellteilungsrate des Stratum germinativum durch Vermittlung von Chalonen ist bisher nur an der Tierhaut nachgewiesen.

Der durch Soleeinwirkung hervorgerufene Reizzustand der Haut, der durch längere und wiederholte Exposition offensichtlich verstärkt werden kann, geht mit Reagibilitätsänderungen des Hautorgans einher, die in älteren Untersuchungen v. a. mit hautelektrischen Meßgrößen verfolgt wurden (Literaturübersicht bei Wiesner 1962; Schmidt-Kessen 1970). Neuere Untersuchungen haben eine Modulation von tierexperimentellen Entzündungsprozessen (Pfötchenödem der Ratte) nachgewiesen, wobei insbesondere 5%ige Sole antiphlogistisch wirkte (Schmidt 1992).

Bei experimentellen Untersuchungen mit serieller Anwendung von Solebädern am Menschen konnten bei Konzentration von nur 3% dämpfende Wirkungen auf die Histaminreagibilität der Haut mit Verminderung von Quaddelbildung und Juckreiz nachgewiesen werden. Diese Effekte hatten systemisch-adaptiven Charakter, da sie mit verstärkten Normalisierungswirkungen verbunden und auch an nicht gebadeter Haut nachweisbar waren (Gutenbrunner u. Hildebrandt 1991; vgl. Schmidt-Kessen 1970).

Die durch die Hautreize der Solebäderbehandlung auslösbaren vegetativen Mitreaktionen sind an zahlreichen Funktionssystemen nachweisbar. Sie wurden schon frühzeitig als „unspezifisch" angesprochen, so daß die konstitutionell umstimmenden Wirkungen im Sinne der unspezifischen Reiztherapie als Schwerpunkt der Solebäderbehandlung betrachtet werden. Im einzelnen sind z. B. phasische Reaktionen des weißen Blutbildes, der Kortikosteroidausscheidung und des Stickstoffumsatzes, Normalisierungseffekte an verschiedenen Indikatoren des neurovegetativen Tonus und der Kreislaufregulationen sowie eine Dämpfung der nervalen Erregbarkeit mit meßbarer Chronaxieverschiebung und Zeichen verstärkter trophotroper Einstellung des vegetativen Gesamtsystems aufgezeigt worden (Literaturübersichten bei Wiesner 1962; Drexel et al. 1970; Schmidt-Kessen 1970).

Bemerkenswert ist der Nachweis, daß Solebäder die erythropoietische Höhenreaktion (700 m) verstärken und protrahieren; auch der Anstieg der alkalischen Phosphatase im Serum wurde signifikant höher gefunden als bei einer Serie von Wasserbädern (Schmidt-Kessen 1970).

Die bisher nur spärlichen Vergleichsuntersuchungen mit verschiedenen Kurmitteln am selben Kurort haben keine Anhalte dafür erbracht, daß sich für die Solebäderkuren ein spezifisches Reaktionsmuster gegenüber anderen Kurfaktoren abgrenzen ließe. Der Wert der Solebäderkur muß daher vorerst hauptsächlich in einer Verstärkung oder Modifikation reaktiver Restitutions- und Selbstordnungsprozesse gesehen werden (vgl. Schmidt-Kessen 1970). Entsprechend breit sind auch die Indikationsgebiete (Tabelle 3.22):

In der *Rheumatherapie* werden die Therapieerfolge durch die Beeinflussung des vegetativen Systems und des Hypophysen-Nebennierenrinden-Systems erklärt. Dabei wird der Verbesserung der oft gestörten lokalen Durchblutungsregulation, dem Abbau der hyperergischen Reaktionslage und dem Ausgleich von Regulationsstörungen im Hypophysen-Nebennierenrinden-System entscheidende Bedeutung zugeschrieben (Literaturübersicht bei Wiesner 1962; Pratzel u. Schnizer 1992).

Kontrollierte Studien liegen sowohl bei primär-chronischer Polyarthritis, degenerativen Gelenkerkrankungen als auch bei Wirbelsäulensyndromen vor, die Kraftzuwachs, Zunahmen der Gelenkbeweglichkeit und Schmerzlinderung

Tabelle 3.22. Indikationen und Kontraindikationen der Natrium-Chlorid-Heilwässer

Indikationen
Trinkkuren
– Zur Anregung des Appetits
– Störungen des Magens und Dünndarms auf funktioneller Grundlage, insbesondere im Zusammenhang mit der Nahrungsaufnahme
– Kochsalz- und Flüssigkeitsdefizite im Alter
– Zur unterstützenden Behandlung bei Gicht und Diabetes mellitus
– Orthostatische Kreislaufregulationsstörungen
Inhalationen, Spülungen, Gurgelungen
– Unspezifische Katarrhe der Luftwege
– Chronische Bronchitis, chronische Rhinitis, chronische Sinusitis
– Funktionelle Stimmstörungen
Bäder
– Entzündliche rheumatische Erkrankungen außerhalb akuter Schübe
– Degenerative Wirbelsäulen- und Gelenkerkrankungen
– Neurovegetative Störungen des kleinen Beckens (einschließlich klimakterischer Störungen)
– „Lymphatische Diathese" im Kindesalter
– Psoriasis vulgaris, atopische Dermatitis, seborrhoische Ekzeme (Solephototherapie)
Kontraindikationen
Trinkkuren: Herz-Kreislauf-Insuffizienz, Niereninsuffizienz
– Akut-entzündliche Magen- und Darmerkrankungen
– Zustände mit Blutungsneigung (akute Ulzera, Operationswunden)
– Magen-Darm-Passagehindernisse höheren Grades
Inhalationen, Spülungen, Gurgelungen
– Keine
Bäder
– Herz-Kreislauf-Insuffizienz

gegenüber den Kontrollen belegen (Literaturübersicht bei Pratzel u. Schnizer 1992). Im Vergleich zu anderen Kurmitteln (Radonbädern, Schwefelbädern, Akratothermen) gelten Solebäder als die „mildesten" Bäderanwendungen, so daß sie bei den entzündlichen Formen chronisch-rheumatischer Erkrankungen bevorzugt werden. Zudem kann bei Verwendung von Sole zu Bewegungsbädern wegen des höheren Auftriebs mit verstärkten Muskelentspannungen (Erbe u. Rusch 1982) die Bewegungstherapie begünstigt werden.

Auch bei den verschiedenen *gynäkologischen Indikationen* der Solebäder handelt es sich um den Ausgleich neurovegetativ bedingter Störungen, einschließlich des Klimakteriums (Literaturübersicht bei Baatz 1962, 1979, 1986).

Die konstitutionell umstimmenden Wirkungen der Solebäderkuren werden speziell im *Kindesalter* genutzt, besonders bei der lymphatischen Diathese (Lymphatismus) mit ihrer hyperergischen Reaktionslage (Literaturübersichten bei Schultze 1962; Kleinschmidt 1965).

Ein besonderer Schwerpunkt der Solebäderbehandlung liegt heute in der Kombinationstherapie mit UV-Bestrahlungen der *Haut* (sog. Solephototherapie), die mit gutem Erfolg bei Psoriasis vulgaris, atopischer Dermatitis und seborrhoischen Ekzemen angewendet wird. Die ursprünglich von den Erfahrungen am Toten Meer abgeleiteten hohen Solekonzentrationen sind dabei nach neueren Erfahrungen nicht erforderlich (Ständer 1984; Tronnier 1984).

6.3.5 Meerwasser

Das zu Trinkkuren, Inhalationen und Bäderkuren verwendete Meerwasser ist trotz gewisser chemischer Besonderheiten (vgl. Abb. 3.76, S. 339) den Natrium-Chlorid-Wässern bzw. Solen entsprechender Konzentration gleichzusetzen. Für Meerwassertrinkkuren, die in der Regel verdünnt angewendet werden, wurden die für Natrium-Chlorid-Heilwässer typischen fördernden Wirkungen auf die Blutfluidität experimentell am Menschen nachgewiesen (Gundermann et al. 1994).

Die an der Ostsee zur Verfügung stehenden Konzentrationen erreichen meist nicht den für Sole maßgebenden Grenzwert (vgl. S. 209). Hinsichtlich der Bäder gilt eine solche Gleichsetzung allerdings nur, wenn die Meerwasserbäder in Form temperierter Wannenbäder verabfolgt werden. *Bäder im freien Meer* bieten dagegen erheblich andere Voraussetzungen. Außer der stärkeren aktiven Bewegung (Schwimmen u. a.) und den u. U. beträchtlichen mechanischen Hautreizen (Brandungsbad) stellt insbesondere die Kaltreizbelastung eine meist ausschlaggebende Sonderbedingung dar (s. thermische Bäderwirkungen, vgl. S. 249 ff.). Überhaupt müssen bei der Beurteilung der Meeresbäderkuren die klimatischen Reizbelastungen in erster Linie berücksichtigt werden. Dadurch ergeben sich auch hinsichtlich der Abgrenzung von Indikationen und Gegenindikationen besondere Gesichtspunkte. Die ohnehin großen Schwierigkeiten, die therapeutischen Effekte von Natrium-Chlorid-Wässern bzw. Solen von denen anderer Kurfaktoren abzugrenzen, gelten daher für die Meeresbäderkuren in besonderer Weise.

6.4 Hydrogenkarbonatwässer: Natrium-Hydrogenkarbonat-Wässer

6.4.1 Allgemeine balneologische Vorbemerkungen

Mineralwässer, in denen unter den Anionen das Hydrogenkarbonat und unter den Kationen das Natrium überwiegt, wurden früher als alkalische Wässer bezeichnet (Tabelle 3.23). Maßgebend dafür war nicht allein die aktuelle Reaktion, denn diese kann bei dem häufig erhöhten Gehalt an frei gelöster Kohlensäure (alkalische Säuerlinge) auch im Sauren liegen. Entscheidend dafür war vielmehr das ausgeprägte Säurebindungsvermögen (Titrationsalkalität), das beim Vorliegen des Salzes einer schwachen Säure mit einer starken Base bei gleichzeitiger Anwesenheit der freien Säure dem einer Pufferlösung entspricht, wie sie als Kohlensäure-Alkalikarbonat-Puffer auch im Blut verwirklicht ist.

Tabelle 3.23. Analysenbeispiel eines Natrium-Hydrogenkarbonat-Säuerlings (Adelheidquelle, Bad Überkingen)

	Massenkonzentration (mg/l)	Äquivalentkonzentration (mmol/l)	Äquivalentanteil (%)
Kationen			
Natrium (Na^+)	966	42,02	71,79
Kalium (K^+)	43,5	1,11	1,90
Magnesium (Mg^{++})	102	8,39	14,33
Kalzium (Ca^{++})	132	6,59	11,25
Ammonium (NH^+)	4,67	0,26	0,44
Strontium (Sr^{++})	1,25	0,03	0,05
Lithium (Li^+)	0,94	0,14	0,23
Mangan (Mn^{++})	0,05	0,0018	–
Summe	1250,41	58,54	100
Anionen			
Chlorid (Cl^-)	131	3,69	6,32
Fluorid (F^-)	0,71	0,04	0,06
Bromid (Br^-)	0,12	0,0015	–
Sulfat (SO_4)	317	6,60	11,29
Hydrogenkarbonat (HCO_3^-)	2937	48,13	82,32
Summe	3385,83	58,46	100
Undissoziierte Stoffe			
Kieselsäure (meta) (H_2SiO_3)	12,5	0,16	
Borsäure (meta) (HBO_2)	10,0	0,228	
Gelöste Gase			
Kohlenstoffdioxid (Co_2)	1960,0	44,492 = 998 ml bei 0 °C und 1013 hPa	

Bei der Lösung von Natriumhydrogenkarbonat stellen die Hydrogenkarbonationen als schwache Säure durch Hydrolysereaktion mit dem Lösungsmittel Wasser das Dissoziationsgleichgewicht ein. Dabei geht eine beträchtliche Menge der HCO_3-Ionen in neutrale H_2CO_3-Moleküle als 2. Dissoziationsstufe über und läßt eine entsprechende Menge OH-Ionen übrig, die der Lösung die alkalische Reaktion verleihen. Die Kohlensäure liegt in wäßrigen Medien aber nur zu einem kleinen Teil als H_2CO_3 vor, so daß durch die gleichzeitige Anwesenheit von frei gelöster CO_2 das Dissoziationsgleichgewicht zum Sauren hin verschoben wird. Beim Entweichen von CO_2 (z. B. durch Rühren oder Erwärmen) kann sich der pH-Wert wieder zum Alkalischen hin verschieben. Bei reichlichem Gehalt an freier Kohlensäure (Säuerlinge) überschreitet oft auch der Eisengehalt den Grenzwert. Bei höherem Chloridgehalt bestehen Übergänge zu den Natrium-Chlorid-Wässern (alkalisch-muriatische

Wässer). Je mehr Kalzium und Magnesium die Hydrogenkarbonatquellen führen, um so mehr schwächt sich der alkalische Charakter ab. Beim Zurücktreten des Natriumgehaltes finden sich alle Übergänge zu den Kalzium-Magnesium-Hydrogenkarbonat-Wässern (erdige Wässer).

6.4.2 Allgemeine Wirkungsbedingungen

Zur Therapie sind in erster Linie solche Wässer geeignet, die mindestens 1300 mg (21 mval) HCO_3^-/l enthalten und leicht hypoton sind (Gutenbrunner u. Hildebrandt 1994; vgl. Schmidt-Kessen 1969 a). Wirksames Prinzip ist das Säurebindungsvermögen bzw. die Pufferungskapazität dieser Wässer, die sowohl örtlich bei Trinkkur und Inhalation als auch nach Resorption im Gesamtstoffwechsel genutzt werden kann. Jedes mval HCO_3 oder CO_3 kann 1 mval freie Säure binden, wobei primäres und sekundäres Karbonat in äquivalenten Mengen einander gleichwertig sind. Gleichzeitig vorhandene freie Kohlensäure stört dabei nicht, da ein CO_2-Überschuß gasförmig entweicht.

Hydrogenkarbonat wird im Jejunum rasch resorbiert, wobei gleichzeitig saure Valenzen durch die Jejunumschleimhaut abgegeben werden. Im Ileum wird Hydrogenkarbonat hingegen in das Lumen sezerniert, z. B. im Austausch gegen resorbiertes Chlorid. Im Jejunum findet sich normalerweise eine Bikarbonatkonzentration zwischen 6 und 20 mval/l (Mittelwert: 8; Davenport 1984).

HCO_3-Ionen werden als körpereigener Stoff in großem Überschuß endogen gebildet. Bei einer Tagesproduktion von ca. 500 g muß die durch Trinkkuren mögliche zusätzliche Zufuhr belanglos erscheinen, wenn dabei nicht zugleich ein Basenüberschuß zugeführt würde, der nicht durch fixe Anionen gedeckt wird.

Da die Kohlensäure durch die Lunge ausgeschieden wird, ist es gleichgültig, ob diese in Form von HCO_3-Ionen oder als freies CO_2 resorbiert wird. Präformierte freie CO_2 erscheint bereits wenige Minuten nach der Aufnahme in der Exspirationsluft (Reichel u. Palme 1953 b). Der verbleibende Basenüberschuß steht nach Resorption zur Bindung saurer Stoffwechselprodukte zur Verfügung oder erhöht die Alkalireserve (Abb. 3.86). Auch die Bindung saurer Valenzen im Magen kommt bilanzmäßig dem gesamten Säure-Basen-Haushalt zugute.

Hydrogenkarbonat ist von allen in den Mineralwässern in größeren Mengen vorkommenden Elektrolyten am besten zellgängig und beeinflußt nach schneller Resorption auch die intrazelluläre Protonenregulation. Der Intrazellularbereich kann daher gerade durch Hydrogenkarbonatwässer am stärksten beeinflußt werden (Schmidt-Kessen et al. 1977).

Wenn die extrazelluläre Hydrogenkarbonatkonzentration die tubuläre Reabsorptionskapazität der Niere überschreitet, wird Hydrogenkarbonat im Rahmen der Säure-Basen-Regulation zusammen mit Natrium oder Kalium ausgeschieden. Durch Alkalizufuhr kann daher die Harnreaktion zum Alkalischen hin verschoben werden, wobei das Ausmaß der pH-Verschiebung von der aufgenommenen Alkalimenge bestimmt wird. Die renale Kapazität zur

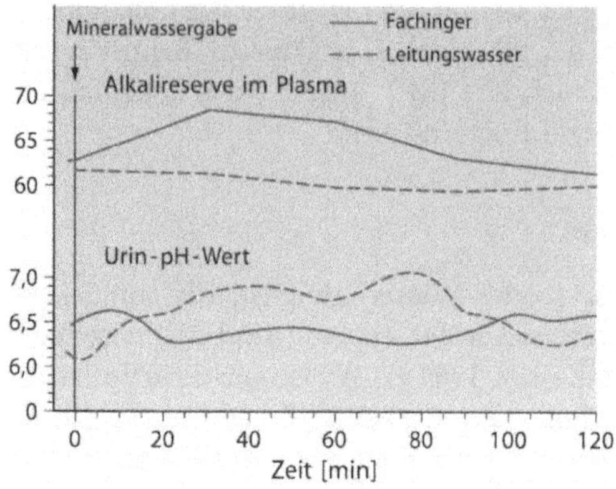

Abb.3.86. Veränderungen der Alkalireserve im Blutplasma und des Harn-pH-Wertes nach Gabe von 0,6 l alkalischem Mineralwassers (Fachinger) im Vergleich zu Leitungswasser. (Nach Reichel u. Mielke 1952)

Hydrogenkarbonatausscheidung ist mindestens 3mal größer als die Fähigkeit, Wasserstoffionen zu eliminieren. Bei intakter Nierenfunktion ist es daher schwierig, durch Alkalizufuhr eine länger dauernde Alkalisierung zu unterhalten. (Literaturübersicht bei Eigler et al. 1979).

6.4.3 Trinkkuren

Wirkungen im Magen-Darm-Kanal

Bei der Trinkkur dienen Natrium-Hydrogenkarbonat-Wässer zunächst der Verminderung des Säuregrades im Magen, um die Folgen der Supersekretion zu bekämpfen. Bei der Vermischung mit dem Magensaft wird die freie Salzsäure gebunden, eine Alkalisierung über den Neutralpunkt hinaus findet dabei aber nicht statt, da stets freie Kohlensäure übrig bleibt. Ein im Magen verbleibender Alkaliüberschuß wird teils in den Darm entleert, teils durch neugebildete Säure neutralisiert, so daß die Wirkung rasch abklingt, die Säurekurve wieder ansteigt und die Superaziditätsbeschwerden wiederkehren. Nach Applikation eines Alkaliprobetrunks von 5 ml gesättigter $NaHCO_3$-Lösung (+ 5 ml H_2O) beträgt die Zeit bis zur Rückkehr der aktuellen pH-Werte auf den Ausgangspunkt (Alkalitestzeit) bei normalen Sekretionsverhältnissen 10–35 min, bei Patienten mit Supersekretion unter 10 min (vgl. Abb. 3.89, S. 361) (Literaturübersicht bei Schleicher 1968). Eine Dämpfung der Säurewerte während der ganzen Verdauungsphase erfordert also wiederholte kleinere Mineralwassergaben (Abb. 3.87), auch über die eigentliche Mahlzeit hinaus (Literaturübersicht bei Zörkendörfer 1962 c; Schwarz 1994).

Von therapeutischer Bedeutung ist auch die schleimlösende Wirkung des Alkali. Der Schleimhautkontakt führt zur Dämpfung von Entzündungserscheinungen mit Rückgang von Schwellung und pathologischer Schleimbildung.

Änderungen des Säuregrades in Magen und Duodenum stellen zugleich einen wirkungsvollen Eingriff in die Regulation von Magensekretion und Magenmotorik dar. So führt jede Abschwächung des Säuregrades im Magen

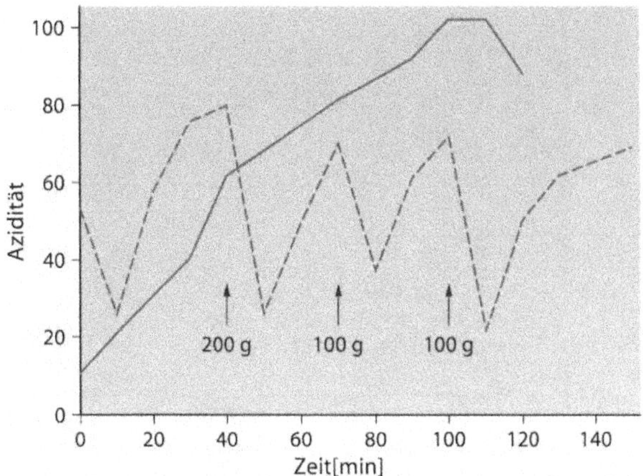

Abb. 3.87. Abstumpfung der Magensäure bei Superazidität durch Natrium-Hydrogenkarbonat-Wasser. — unbeeinflußte Sekretionskurve; – – – Sekretionskurve bei Mineralwassergaben. (Nach Krause-Wichmann 1928, aus Zörkendörfer 1962 c)

durch Beimischung alkalisierender Stoffe zur Nahrung zu einer Steigerung der sekretorischen Reaktion (Abb. 3.88), v. a. auch im Sinne einer Verlängerung des Sekretionszyklus, der normalerweise durch Einwirkung von Wasserstoffionen auf die Antrumschleimhaut beendet wird. Eine sekretionsstimulierende Eigenwirkung des $NaHCO_3$, die über den bloßen Volumenreiz hinausgeht, ist umstritten, möglicherweise ist diese auf die säurelockende Wirkung der bei der Neutralisation gebildeten Kohlensäure zurückzuführen (Literaturübersichten bei Zörkendörfer 1962 c; Schmidt-Kessen 1969 a; Davenport 1984).

Vielfach belegt ist die Tatsache, daß das Trinken alkalischer Wässer nüchtern in bestimmtem zeitlichen Abstand vor der Nahrungsaufnahme die Magensekretion vermindert (vgl. Abb. 3.88, S. 360) (Wischnewski 1960; Zörkendörfer 1962 c; Schwarz 1994; u. a.). Meist wird angenommen, daß diese Hemmung der Magensekretion reflektorisch vom Duodenum ausgeht. Nach dem heutigen Stand der Forschung können Hemmungen der Gastrinfreisetzung vom Duodenum aus nur hormonal vermittelt werden (Enterogastrone, Sekretin) (vgl. Schmidt-Kessen 1969 a; Davenport 1984). Nicht diskutiert ist in diesem Zusammenhang bisher die Tatsache, daß der Magenschleim des Menschen die Substanz Gastron (Methanthelinbromid) enthält, die die durch Histamin oder Gastrin ausgelöste Magensekretion stark hemmt. Der schleimlösende Effekt alkalischer Wässer könnte diesen Hemmstoff zur Wirkung kommen lassen. Weiter müssen auch resorptive Alkaliwirkungen, die grundsätzlich die Sekretion saurer Valenzen erschweren, in Betracht gezogen werden. Und schließlich muß berücksichtigt werden, daß auch sekretorische Reaktionen grundsätzlich phasisch verlaufen, so daß jede Anregung der Sekretion von einer Phase der Sekretionshemmung gefolgt wird. Die empirisch begründete Empfehlung, bei verminderter Magensekretion unmittelbar vor, bei

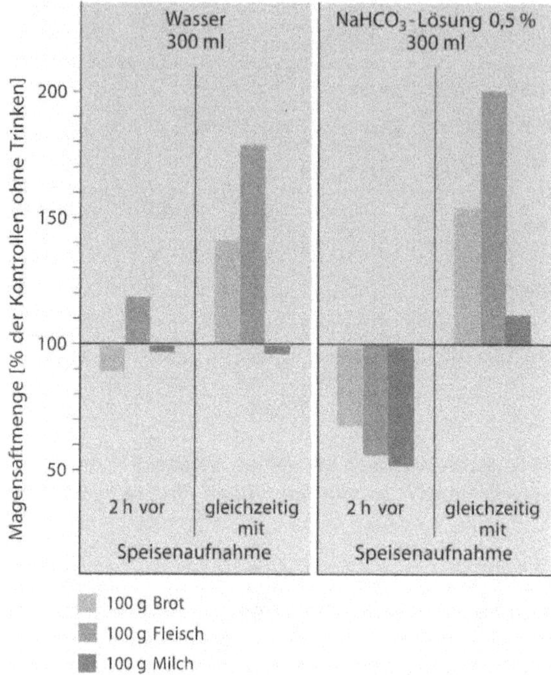

Abb. 3.88. Die Beeinflussung der Magensekretion durch Trinken von je 300 ml Wasser oder 0,5%iger $NaHCO_3$-Lösung 2 h vor oder gleichzeitig mit der Aufnahme verschiedener Speisen (je 100 g Fleisch, Brot oder Milch). Die Ordinate gibt die Magensaftmenge in Prozent der Kontrollen ohne Trinken an. (Nach Zörkendörfer 1962 c)

Supersekretion dagegen schon 90–120 min vor der Mahlzeit trinken zu lassen (Wischnewski 1960; Schwarz 1994), würde sich jedenfalls der normalen 4stündigen Periodik der Nahrungsaufnahme gut einordnen.

Kompliziert wird die Übersicht der sekretorischen Immediatwirkungen alkalischer Wässer noch durch die gleichzeitige Beeinflussung der intestinalen Motorik. Während mit dem Volumen des Mageninhaltes nur die initiale Entleerungsgeschwindigkeit zunimmt, steuern im weiteren v. a. Säuregrad und osmotischer Druck des Chymus im Duodenum die Entleerungsmotorik. pH-Werte unter 3,5 hemmen diese stark, ebenso osmotische Drucke über 200 mosmol (Davenport 1984). Am schnellsten verläßt eine mäßig hypotone $NaHCO_3$-Lösung den Magen. Insbesondere den leeren Magen durchläuft ein solches Heilwasser sehr schnell, aber auch bei gefülltem Magen bleibt ein Teil der Trinkmenge unvermischt und gelangt entlang der kleinen Kurvatur in das Duodenum. Dadurch sowie durch die schnelle Neutralisation des Mageninhaltes wird die Magenentleerung beschleunigt, wobei der Muskeltonus von Antrum und Bulbus gesenkt wird. Diese Effekte werden bei warmem Trinken noch verstärkt. Dies führt zu einer raschen Besserung von Beschwerden, zumal die verkürzte Verweildauer im Magen auch die säurelockende Wirkung der Alkalien einschränkt.

Es ist demnach durch die Verordnungsweise der Natrium-Hydrogenkarbonat-Wässer, insbesondere durch die Zufuhr vor oder während der Mahlzeiten, bis zu einem gewissen Grade möglich, die sekretorische und motorische

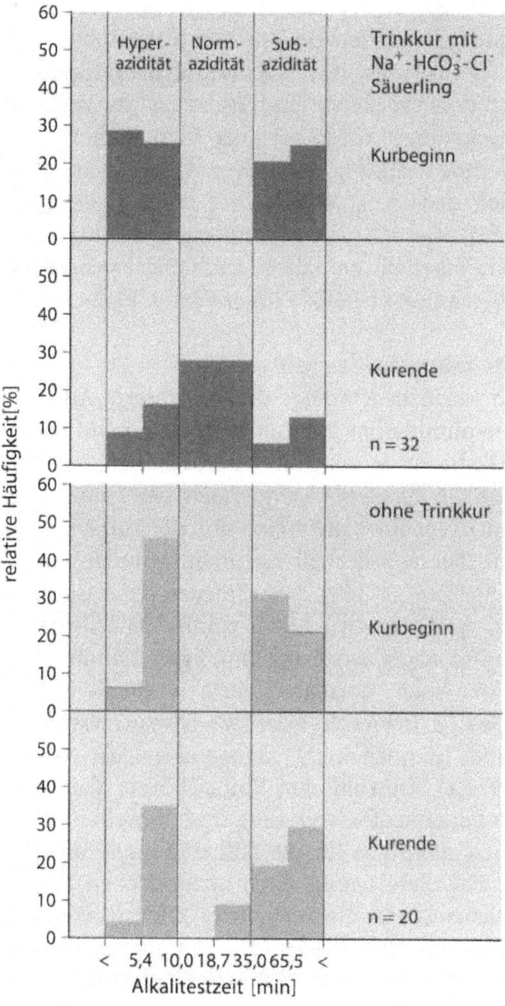

Abb. 3.89. Häufigkeitsverteilung der mit der Endoradiosonde gemessenen Alkalitestzeiten des Magens zu Kurbeginn und am Kurende bei 2 Patientengruppen mit pathologischen Ausgangswerten, von denen die eine während des Kuraufenthaltes eine zusätzliche Heilwassertrinkkur mit einem Na^+-HCO_3^--Cl^--Säuerling erhalten hatte (*obere Abbildungsteile*), die andere ohne Trinkkur behandelt worden war (*untere Abbildungsteile*). Am *oberen Bildrand* sind die für die Beurteilung der Sekretionsleistung maßgeblichen Bereiche angegeben. (Nach Daten von Schleicher 1968; aus Gutenbrunner u. Hildebrandt 1994)

Immediatwirkung im Sinne der Hemmung oder Anregung der Magensekretion zu steuern (Literaturübersichten bei Wischnewski 1960; Zörkendörfer 1962 c; Schwarz 1994). Es ist aber nicht statthaft, die vielfältig beobachtete Besserung sowohl supersekretorischer als auch subazider Störungen im Laufe einer längeren Trinkkur (Reichel u. Pola 1952; Di Lollo u. Literati 1953; Schleicher 1968, 1969) auf eine Unterhaltung der jeweils gegensinnigen Immediateffekte zu beziehen. Vielmehr entspricht diese ambivalente Langzeitwirkung, die auch mit modernen Endoradiosondenmessungen objektiviert wurde (Abb. 3.89), einer echten Normalisierung und weist auf den überwiegend regulationstherapeutischen Charakter der Trinkkur mit alkalischen Wässern hin. Es ist dabei natürlich schwer abzugrenzen, inwieweit auch andere Kurfaktoren (psychische, diätetische u. a.) daran mitwirken. Immerhin läßt sich der Normalisierungseffekt auch im Vergleich zu einer ohne Trinkkur behandelten Gruppe von Kurpatienten absichern (Schleicher 1968).

Trinkkuren mit Natrium-Hydrogenkarbonat-Wässern regen auch die Sekretion von Leber und Pankreas an, wobei zugleich der Alkaligehalt der Sekrete zunimmt. Es ist aber nicht sicher geklärt, inwieweit die sekretionssteigernde Wirkung auch dem Alkali selbst zukommt oder ob diese ausschließlich den meist gleichzeitig vorhandenen Sulfationen zugeschrieben werden muß. Gerade die bekanntesten Wässer zur Behandlung von Leber-Gallen-Krankheiten enthalten auch reichlich HCO_3-Ionen (Literaturübersicht bei Wischnewski 1960; Zörkendörfer 1962 c; Schwarz 1994).

Stoffwechselwirkungen

In welchem Umfange das resorbierte Alkali unter Schonung organischer Puffer unmittelbar zur Bindung saurer Stoffwechselprodukte verwendet oder der Alkalireserve zugeführt wird, hängt von der jeweiligen Stoffwechsellage ab. Die Alkalireserve steigt nach der Zufuhr von $NaHCO_3$-Wasser zunächst an und geht normalerweise mit der Ausscheidung des Basenüberschusses durch die Niere innerhalb weniger Stunden auf den Ausgangswert zurück (vgl. Abb. 3.86, S. 358). Bei erniedrigter Ausgangslage, besonders bei kompensierter Azidose, wird Alkali zumindest teilweise retiniert, so daß die Alkalireserve im Laufe einer regelmäßigen Zufuhr während der Trinkkur auf normale bzw. hoch normale Werte ansteigt (Literaturübersicht bei Zörkendörfer 1962 c). Inwieweit adaptive Niveauverschiebungen an diesem Effekt beteiligt sind, ist noch nicht genügend geklärt (vgl. Schmidt-Kessen 1969 a; Leskovar 1972 a). Obwohl der Blut-pH-Wert dabei kaum beeinflußt wird, steigt die Pufferkapazität von Blut und Geweben an. Dekompensierte Azidosen kommen allerdings für die Balneotherapie nicht in Betracht.

Die Beseitigung einer azidotischen Stoffwechsellage hat besonders beim Diabetes, wo die vermehrte Bildung von Ketonkörpern eine Azidose unterhält, günstige Wirkungen. Experimentell lassen sich auch beim Gesunden durch Säurezufuhr Hyperglykämie und Glukosurie erzeugen. Demgegenüber senkt Alkaligabe, speziell auch in Form von Natrium-Hydrogenkarbonat-Wässern, den Blutzuckerspiegel und die Zuckerausscheidung und verbessert die Kohlenhydrattoleranz (Abb. 3.90) (Literaturübersicht bei Zörkendörfer 1962 c; Gutenbrunner u. Hildebrandt 1994).

Alkali steigert die Insulinwirkung und verbessert daher Glykogenspeicherung und Zuckerabbau. Die Zunahme der Glykogenspeicherung ist in Leber und Muskel bei fett- und eiweißreicher Kost, d. h. unter säuernden Bedingungen, besonders deutlich. Der bei Diabetikern vielfach erhöhte C:N-Quotient im Harn, der auf eine vermehrte Ausscheidung unvollständiger Abbauprodukte aus dem Kohlenhydrat- und Fettstoffwechsel (z. B. Azetaldehyd, Ketonkörper) zurückzuführen ist, vermindert sich im Laufe der Trinkkuren als Zeichen der Verbesserung des oxidativen Zuckerabbaus (Literaturübersicht bei Zörkendörfer 1962 c). Nach neueren Untersuchungen kommt der Alkalisierung des Stoffwechsels bei der Bekämpfung des sog. metabolischen Syn-

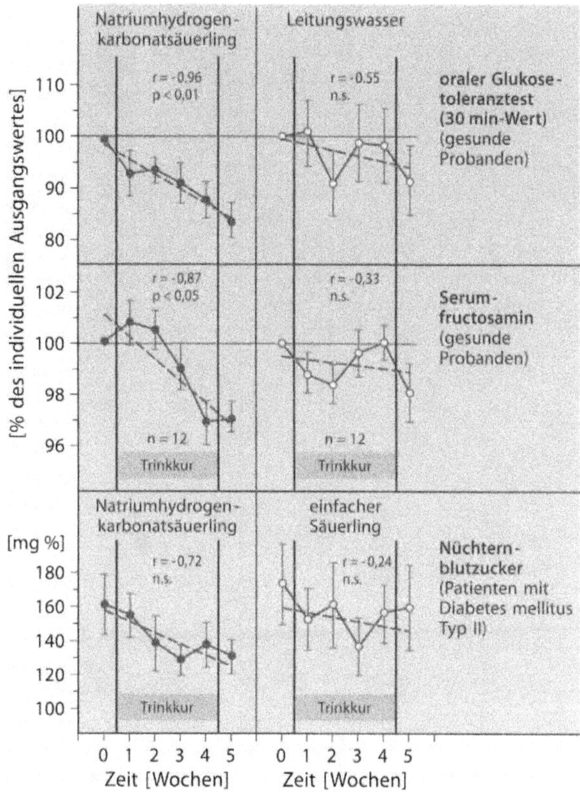

Abb. 3.90. *Oben:* mittlere Verläufe der Maximalwerte im oralen Glukosetoleranztest (30-min-Wert) und des Serumfruktosaminspiegels gesunder Probanden vor, während und nach 4wöchigen Haustrinkkuren mit einem Natrium-Hydrogenkarbonat-Säuerling bzw. mit Leitungswasser. *Unten:* mittlere Verläufe des Nüchternblutzuckerspiegels von Patienten mit Diabetes mellitus Typ II vor, während und nach Trinkkuren mit einem Natrium-Hydrogenkarbonat-Säuerling bzw. einem einfachen Säuerling. Die Klammern kennzeichen die Bereiche der mittleren Fehler der Mittelwerte. Die *eingezeichneten Geraden* sind Regressionsgeraden. (Nach Gutenbrunner u. Hildebrandt 1994)

droms mit seinen Folgewirkungen auf Insulinempfindlichkeit und Blutdruckregulation eine besondere Bedeutung zu.

Diese Alkaliwirkungen sind aber an das Vorhandensein eines bestimmten Mindestspiegels von Insulin gebunden, was gut der alten Erfahrung entspricht, daß nur leichte und mittelschwere Fälle von Diabetes durch Trinkkuren mit alkalischen Wässern günstig beeinflußt werden können. In Kombination mit Insulingaben wird von Insulineinsparungen berichtet. Alkalizufuhr ist allerdings nicht das einzige antidiabetische Prinzip der Trinkkur. Oft enthalten die Hydrogenkarbonatwässer in größerer Konzentration Magnesium, von dem gleichfalls bekannt ist, daß es den Blutzucker senkt und die Glykogenspeicherung in der Leber begünstigt. Von den Spurenelementen hat Zink Bedeutung für die Glykogensynthese (vgl. S. 446 ff.).

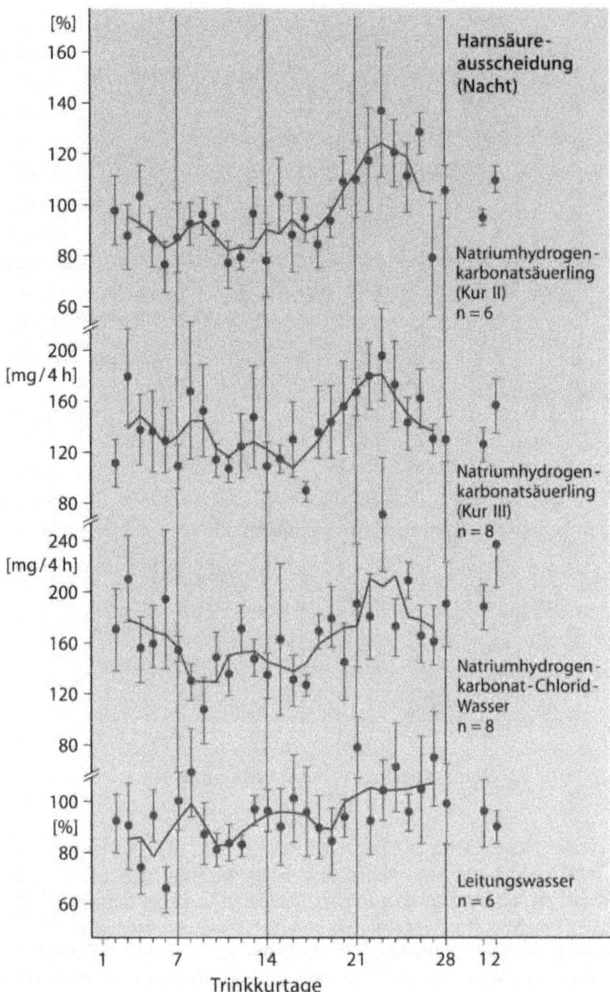

Abb. 3.91. Mittlere nächtliche Harnsäureausscheidung (8-h-Nachtharn) im Verlauf 4wöchiger Haustrinkkuren gesunder Probanden. Die *eingezeichneten Kurven* sind das Ergebnis einer einmaligen übergreifenden Dreiermittelung. Die *Klammern* kennzeichnen die Bereiche der mittleren Fehler der Mittelwerte. (Nach Gutenbrunner u. Hildebrandt 1986)

Änderungen im Säure-Basen-Haushalt haben auch Einfluß auf den Purinstoffwechsel. Trinkkuren mit Natrium-Hydrogenkarbonat-Wässern setzen nachweislich den Harnsäurespiegel im Blut herab und steigern Mobilisation und Ausscheidung der Harnsäure im Urin, die nach experimentellen Untersuchungen am Menschen erst nach einer längeren Latenzzeit eintritt (Abb. 3.91) (spätreaktives Verlaufsmuster; Gutenbrunner u. Hildebrandt 1986). Untersuchungen der Allantoinausscheidung im Tierversuch ergaben eine Verminderung, woraus auch auf eine verminderte Harnsäurebildung durch Dämpfung des Purinstoffwechsels geschlossen wurde (Literaturübersicht bei Zörkendörfer 1962 c; Gutenbrunner u. Hildebrandt 1994).

Nieren und ableitende Harnwege (vgl. auch S. 651 ff.)
Das zugeführte Natrium begünstigt nicht nur in Form von Kochsalz, sondern auch als Natriumhydrogenkarbonat eine passagere Wasserretention. Statt einer diuretischen Eigenwirkung ist daher von den Natrium-Hydrogenkarbonat-Wässern eher eine gewisse Diuresehemmung zu erwarten. Das entscheidende Ziel der Trinkkur ist auch nicht so sehr die Harnverdünnung als vielmehr die Alkalisierung des Harns. Bei der großen renalen Ausscheidungskapazität für Hydrogenkarbonat kann der Harn-pH-Wert deutlich über den Neutralpunkt hinaus in den alkalischen Bereich verschoben werden (bis ca. 8,4), wenn hinreichende Alkalimengen zugeführt werden (Krizek u. Sadilek 1985).

Die bei exzessiven Alkaligaben durch Eintreten von Natrium in die Zellen mögliche Kaliumverarmung der Gewebe sowie die unter bestimmten Bedingungen beobachteten Nierenschäden (Kalzinose) treten aber unter Trinkkurbedingungen nicht auf. Im Gegensatz zu Alkalosen anderer Genese wird eine Tetanie nach Alkalizufuhr mit Trinkkuren nicht beobachtet. Die Alkaliempfindlichkeit nimmt allerdings mit höherem Lebensalter zu (Literaturübersicht bei Schmidt-Kessen 1969 a; Siegenthaler 1970).

Die Verschiebung des Harn-pH-Werts hat Einfluß auf die Ausscheidung schwacher Elektrolyte. Es ist schon lange bekannt, daß schwache Säuren im alkalischen Harn schneller ausgeschieden werden, und umgekehrt. Dies beruht darauf, daß der Dissoziationsgrad einer Substanz pH-abhängig ist und jeweils nur die nichtdissoziierten Anteile aus dem Tubulus in das umgebende Kapillarsystem rückdiffundieren können („non ionic diffusion"). Im Falle schwacher organischer Säuren ist der größte Teil im alkalischen Harn dissoziiert, so daß für den nichtdissoziierten Anteil kein Gefälle für die Rückdiffusion aus dem Tubuluslumen besteht und die Hauptmasse der Substanz ausgeschieden wird. Im normalerweise sauren Harn nimmt dagegen der Dissoziationsgrad der Säuren ab, so daß sich erhebliche Mengen der Ausscheidung durch Rückdiffusion des nicht dissoziierten Anteils entziehen können (Literaturübersicht bei Eigler et al. 1979). Dieses Prinzip, durch Alkalisierung des Harns die Ausscheidungsgeschwindigkeit von Säuren erheblich zu steigern (sog. alkalische Diurese), hat sich auch in der klinischen Therapie der Vergiftungen (z. B. Barbitursäure, Salizylsäure) durchgesetzt. Für die Harnsteinmetaphylaxe bedeutsam ist auch die nachgewiesene alkalisierungsbedingte Steigerung der Zitratausscheidung im Harn (Abb. 3.92).

Es ist bekannt, daß das Alkali der Natrium-Hydrogenkarbonat-Wässer unabhängig von den Änderungen der Harnmenge zu einer isolierten Harnsäurediurese führt (Literaturübersicht bei Zörkendörfer 1962 c), dieser Effekt wird aber bisher ausschließlich auf die besseren Lösungsbedingungen der Harnsäure im alkalischen Milieu bezogen. Bei Hyperurikämikern wurden auch entsprechende Senkungen des Harnsäurespiegels im Blut gefunden,

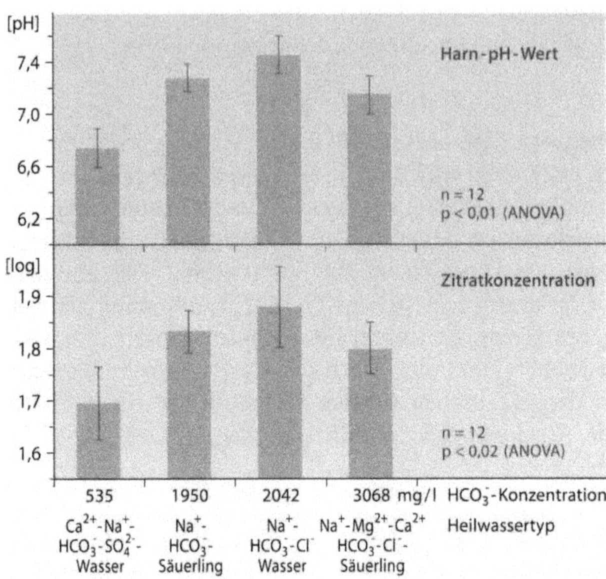

Abb. 3.92. Mittlere Harn-pH-Werte und mittlere Zitratkonzentrationen im Harn gesunder Versuchspersonen während 4 h nach morgendlicher Zufuhr von je 700 ml verschiedener hydrogenkarbonathaltiger Heilwässer. Die Untersuchungen wurden im intraindividuellen Vergleich durchgeführt. Die *Klammern* kennzeichnen die Bereiche der mittleren Fehler der Mittelwerte. Die *Signifikanzangaben* sind Ergebnis einer Varianzanalyse. (Nach Gutenbrunner 1992)

während Tierversuche auch für eine Herabsetzung der Harnsäurebildung durch alkalische Wässer sprachen (vgl. Abb. 3.91, S.364).

Die beträchtliche Steigerung des Lösungsvermögens des Harns für Harnsäure durch die Alkaliausscheidung ist neben der Harnverdünnung durch die zusätzliche Flüssigkeitsaufnahme bei der Trinkkur auch im Hinblick auf die Verhütung von Harnsäurekonkrementbildungen bedeutsam. Schon in älteren Untersuchungen wurde gezeigt, daß das Lösungsvermögen des Harns für zusätzliche Harnsäure („Löslichkeitsreserve") nach 3tägiger Zufuhr alkalischer Wässer gegenüber Leitungswasser um mehr als das Doppelte gesteigert werden kann (Zörkendörfer 1940e). Wenn es auch nicht möglich ist, auf diese Weise Harnsäurekonkremente wieder in Lösung zu bringen, so steht es doch außer Zweifel, daß bei Uratsteinleiden die Neigung zur Steinneubildung oder ihr weiteres Wachstum mit der Alkalisierung des Harns wirksam bekämpft werden kann (Abb. 3.93) (Literaturübersicht bei Gutenbrunner u. Hildebrandt 1994).

Wichtig ist allerdings, zu beachten, daß bei der Alkalisierung über den Neutralpunkt hinaus die Abscheidung von Phosphaten und Karbonaten begünstigt wird, während diese bei saurer Reaktion ziemlich gut löslich sind (Karcher 1964; Hesse et al. 1994). Ähnliche Überlegungen gelten für die Nutzung einer Alkalisierung des Harns bei entzündlichen Erkrankungen der ableitenden Harnwege: Schleimlösung, Pufferung des sauren Entzündungsmi-

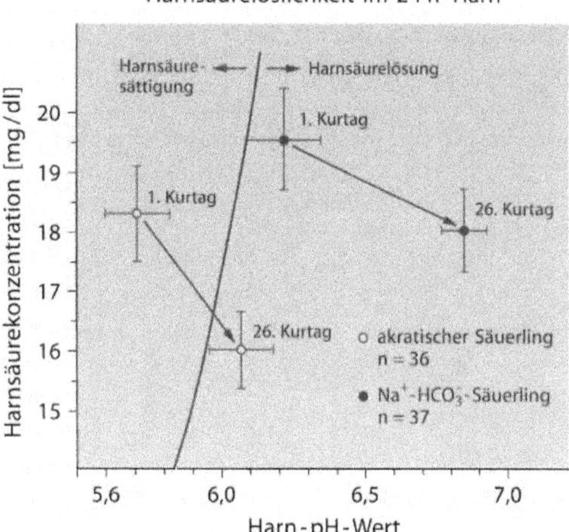

Abb. 3.93. Mittlere Harnsäurekonzentrationen und Harn-pH-Werte von Patienten mit Hyperurikämie am 1. und 26. Tag komplexer Kuren, zu denen täglich entweder 1400 ml eines Natrium-Hydrogenkarbonat-Heilwassers oder eines akratischen Säuerlings gegeben worden waren. Die *Klammern* kennzeichnen die Bereiche der mittleren Fehler der Mittelwerte. Die Grenze zwischen Harnsäuresättigung und -lösung ist in der Abbildung eingetragen. (Nach Daten von Gutenbrunner et al. 1996 b)

lieus und Schmerzstillung sind erwünschte Effekte, aber das Wachstum von E. coli wird im alkalischen Milieu gefördert.

6.4.4 Inhalation

Puffereigenschaften und schleimlösende Wirkung der Hydrogenkarbonatwässer können auch bei der Inhalationsbehandlung von katarrhalischen und chronisch-entzündlichen Erkrankungen der Luftwege mit Vorteil eingesetzt werden. Gerade die bedeutsamsten Kurorte dieses Indikationsbereiches verfügen meist über Chloridwässer mit hohem Hydrogenkarbonatanteil.

6.4.5 Reaktive Allgemeinwirkungen

Eine Mitwirkung von allgemein-reaktiven Prozessen mit Normalisierungseffekten ist für die Trinkkur mit Natrium-Hydrogenkarbonat-Heilwässern nicht in allen Wirkungsbereichen ausreichend untersucht, obwohl solche Vorgänge vermutlich einen wesentlichen Anteil an den längerfristigen Trinkkurwirkungen haben. Immerhin liegen bereits Anhaltspunkte dafür vor, daß es sich bei den Verschiebungen des Säure-Basen-Gleichgewichtes nicht allein um substitutive Effekte handelt. So wurde im Laufe von Trinkkuren mit Natrium-Hydrogenkarbonat-Heilwässern eine Steigerung der immediaten Alkalisierungseffekte beobachtet, die phasisch-periodisch verlief, deren Überdauern aber bisher nicht hinreichend geprüft ist (vgl. auch Reichel u. Mielke 1952; Schmidt-Kessen 1969 b; Leskovar 1972 a; Schmidt-Kessen et al. 1977). Auch die Beeinflussung der Zitronensäureausscheidung ließ bei kurmäßiger Zufuhr Zeichen adaptiver Dämpfung erkennen (Schmidt-Kessen 1969 b).

Schon früher wurden auch die günstigen Wirkungen solcher Trinkkuren bei Diabetes mellitus als Ausdruck einer unspezifischen vegetativen „Umstimmung" gedeutet (v. Noorden 1940). Überdies wurden auch in den neue-

Tabelle 3.24. Indikationen und Kontraindikationen der Natrium-Hydrogenkarbonat-Heilwässer

Trinkkuren

Indikationen

- Funktionelle Erkrankungen des Magens und oberen Dünndarms, Reizmagen, zur unterstützenden Behandlung bei chronisch-rezidivierender Ulkuskrankheit
- Zur unterstützenden Behandlung des Diabetes mellitus, z.B. bei latent azidotischer Stoffwechsellage
- Prophylaxe und Metaphylaxe von Harnsäure-, Zystin- und Kalziumoxalatharnsteinen, auch postoperativ bzw. nach Lithotripsie
- Zur unterstützenden Behandlung chronischer Harnwegsinfekte, mit Ausnahme von E.-coli-Infektionen
- Störungen des Harnsäurestoffwechsels (Gicht), als Begleitbehandlung

Kontraindikationen

- E.-coli-Harnwegsinfekte

Inhalationen

Indikationen

- Chronisch entzündliche Erkrankungen und Katarrhe der Luftwege

ren Untersuchungen bei engmaschigen Kontrollen während Trinkkuren mit Natrium-Hydrogenkarbonat-Heilwässern reaktiv-periodische Verlaufsformen von Stoffwechsel- und Ausscheidungsparametern nachgewiesen, die auch den Glukosestoffwechsel betrafen (Hildebrandt et al. 1981b; Gutenbrunner u. Hildebrandt 1986; Hildebrandt u. Gutenbrunner 1992; Gutenbrunner 1993).

6.4.6 Indikationen

Aus den geschilderten Immediat- und Langzeitwirkungen der Natrium-Hydrogenkarbonat-Wässer ergeben sich verschiedene Anwendungsschwerpunkte (Tabelle 3.24), so etwa in der Behandlung der Sekretions- und Motilitätsstörungen des Magen-Darm-Bereichs. Die alkalischen Säuerlinge sind als Tafelwässer weit verbreitet. Der alkalisierende Effekt einer kurmäßigen Zufuhr dieser Wässer wird zur Verbesserung der Stoffwechsellage beim Diabetes sowie zur Steigerung der Harnsäureausscheidung und zur Verhütung von Harnsäuresteinbildung genutzt. Ganz allgemein kann schließlich die Pufferkapazität der Wässer bei der Behandlung von Entzündungen durch Trinkkur und Inhalationen mit Erfolg eingesetzt werden.

6.5 Hydrogenkarbonatwässer: Kalzium-Magnesium-Hydrogenkarbonat-Wässer

6.5.1 Allgemeine balneologische Vorbemerkungen

Wird in den Hydrogenkarbonatwässern das Natrium durch die Erdalkalien Kalzium und Magnesium ersetzt (Tabelle 3.25), deren Hydroxide einen geringeren Dissoziationsgrad haben, so schwächt sich der alkalische Charakter ab (erdige Wässer). Kalzium und Magnesium treten in den erdigen Quellen stets gemeinsam auf, wobei Kalzium meist überwiegt. Kalzium- und Magnesium-

Tabelle 3.25. Analysenbeispiel eines Kalzium-Magnesium-Hydrogenkarbonat-Säuerlings (Neue Reinhardsquelle, Bad Wildungen)

	Massen-konzentration (mg/l)	Äquivalent-konzentration (mmol/l)	Äquivalentanteil (%)
Kationen			
Natrium (Na^+)	27,3	1,19	3,41
Kalium (K^+)	4,0	0,10	0,29
Magnesium (Mg^{++})	152	12,51	35,86
Kalzium (Ca^{++})	416	20,76	59,51
Lithium (Li^+)	0,22	0,03	0,09
Mangan (Mn^{++})	0,56	0,02	0,06
Eisen ($Fe^{++/+++}$)	7,2	0,26	0,74
Summe	608	34,88	100
Anionen			
Chlorid (Cl^-)	2,5	0,07	0,20
Fluorid (F^-)	0,28	0,02	0,04
Sulfat ($SO_4^{=}$)	8,0	0,17	0,48
Hydrogenphosphat (HPO_4)	0,17	0,0035	0,01
Hydrogenkarbonat (HCO_3^-)	2114	34,65	99,27
Summe	2125	34,91	100
Undissoziierte Stoffe			
Kieselsäure (meta) (H_2SiO_3)	11,3	0,145	
Borsäure (meta) (HBO_2)	<0,08		
Summe (gelöste feste Bestandteile)	2744		
Gelöste Gase			
Kohlenstoffdioxid (CO_2)	2110	47,9 = 1 067 ml bei 0 °C und 1013 hPa	

ionen können aus ihren schwer löslichen Karbonaten nur dann in größeren Mengen gelöst werden, wenn gleichzeitig ein erheblicher Gehalt an Hydrogenkarbonat vorhanden ist und außerdem durch die Anwesenheit von frei gelöstem Kohlenstoffdioxid die 2. Dissoziationsstufe der Kohlensäure zurückgedrängt wird. Kalzium-Hydrogenkarbonat-Quellen, deren Gehalt an gelösten festen Substanzen 1 g übertrifft, sind daher in der Regel Säuerlinge. Sie haben häufig auch einen erhöhten Eisengehalt. Außer den Übergangsformen zu den Natrium-Hydrogenkarbonat-Wässern (alkalisch-erdige Wässer) bestehen mit wachsendem Sulfatgehalt Übergänge zu den Kalzium-Sulfat-Quellen (Gipsquellen) (vgl. S. 380) und entsprechend zu den Kalzium-Chlorid-Wässern (Chlor-Kalzium-Wässer). Hier finden sich die höchsten Kalziumkonzentrationen.

6.5.2 Allgemeine Wirkungsbedingungen

Bei Abschwächung der alkalischen Eigenschaften treten die Eigenwirkungen der dominierenden Anionen Kalzium und Magnesium in den Vordergrund.

Der *Kalziumgehalt* des Körpers beträgt etwa 1,5% des Körpergewichtes (ca. 1,2 kg), wovon mehr als 99% in Knochen und Zähnen enthalten sind. Der Kalziumspiegel von Plasma und interstitieller Flüssigkeit wird durch die hormonale Regulation sehr konstant gehalten (Parathormon, Kalzitonin, Thyreokalzitonin, Vitamin D), er beträgt 9,0–10,5 mg/100 ml (=5 mval/l). Davon sind 40% an Eiweiß und 5% an organische Säuren gebunden, die restlichen 55% zirkulieren als freie Ionen und sind für die biologischen Kalziumwirkungen maßgebend (4,8 mg/100 ml). Die tägliche Kalziumausscheidung liegt bei durchschnittlich 650 mg, wovon 150–370 mg im Urin, ein größerer Anteil durch den Darm ausgeschieden werden. Am täglichen Kalziumumsatz von 1400 mg ist das durch Osteolyse freigesetzte Kalzium mit etwa 1000 mg beteiligt. Der tägliche Bedarf an Kalzium wird mit 500–900 mg angegeben.

Die Kalziumresorption erfolgt unter Beteiligung eines aktiven Transportmechanismus über den gesamten Dünndarm, am schnellsten jedoch im Duodenum. Die Nettoresorptionsrate steigt mit der Kalziumkonzentration im Lumen und der Löslichkeit der aufgenommenen Kalziumsalze an. Sie wird aber durch Mitwirkung der hormonalen Regulationsmechanismen dem Bedarf angepaßt. Bei Anwesenheit von 8 mval/l und mehr Magnesium wird die Resorptionsgeschwindigkeit für Kalzium herabgesetzt (vgl. Davenport 1984).

Die physiologische Bedeutung des Kalziums im Organismus liegt einerseits in seiner Rolle bei der Kopplung zwischen Muskelerregung und Muskelkontraktion, andererseits in seinen membranabdichtenden Eigenschaften, die zugleich zur Verminderung der Membranerregbarkeit bzw. der neuromuskulären Erregbarkeit führen sowie auch ganz allgemein Diffusionsvorgänge hemmen (Niere, Gefäßwand etc.). Darüber hinaus ist das Kalziumion ein wichtiger Aktivator der Blutgerinnungsvorgänge.

An *Magnesium* sind im Körper des Erwachsenen ca. 20–28 g enthalten (ca. 2000 mval), zum größten Teil intrazellulär. Nur 1–5% Magnesium befinden sich im extrazellulären Raum. Der Magnesiumplasmaspiegel beträgt 2,4 mg/100 ml (1,6–2,2 mval/l), wovon sich 60% in ionisiertem Zustand befinden. Nur 16% des gesamten Magnesiumbestandes sind austauschbar. Mit der Nahrung werden dem Körper täglich etwa 25–40 mval (0,5 g) Magnesium angeboten, hauptsächlich aus dem Chlorophyll der Pflanzen. Nur etwa 40% der angebotenen Menge werden resorbiert, und zwar im gesamten Dünndarm. Die Aufnahmekapazität wird durch Kalzium eingeschränkt. Die Magnesiumausscheidung erfolgt zum größeren Teil renal (ca. 100 mg/Tag=ca. 8 mval/Tag), während ca. 2 mval/Tag in den Darminhalt übergehen. Die empfohlene tägliche Zufuhr liegt bei 300 (–1000) mg Magnesium/Tag.

Magnesium ist als das am meisten verbreitete intrazelluläre Ion für die Aktivierung verschiedener Enzyme, v. a. der oxidativen Phosphorylierung sowie der Argininsynthese, unentbehrlich. Übernormale Steigerungen des Magnesiumblutspiegels führen zu Herabsetzung der Muskelerregbarkeit und Hemmung zentralnervöser Funktionen, meist verbunden mit einer symptomatisch ähnlichen Hyperkaliämie. Kalziumgaben wirken gegenüber den Symptomen der Hypermagnesämie weitgehend antagonistisch. Bei pathologischem Absinken des Magnesiumspiegels besteht neuromuskuläre Übererregbarkeit mit tetanischen Zeichen, Krampfanfällen und Tachykardie.

Vergleicht man den Kalzium- und Magnesiumgehalt der Heilwässer mit den täglichen Bedarfswerten, so liegen auch die mit 1 l Trinkmenge pro Tag zuführbaren Mengen häufig deutlich darunter. Dabei muß einerseits berücksichtigt werden, daß die beiden Elemente in den Mineralwässern in relativ gut löslicher Form angeboten werden, andererseits behindert aber das gemeinsame Vorkommen von Kalzium und Magnesium wiederum die Resorption. Während die Kalziumaufnahme im Darm in Abhängigkeit vom jeweiligen Bedarf hormonal reguliert wird, sind für Magnesium entsprechende Mechanismen nicht bekannt.

6.5.3 Trinkkuren

Lokale Wirkungen im Magen-Darm-Kanal

Da die Kalzium-Magnesium-Hydrogenkarbonat-Wässer in ihrem Kationenverhältnis stark von den Körpersäften abweichen, gewinnen bei der Berührung mit der Schleimhautoberfläche die physikochemischen Wirkungen dieser Kationen auf Zellen und Kolloide besondere Bedeutung, wobei Kalzium und Magnesium weitgehend synergistische Effekte haben.

Der Quellungsgrad der Kolloide in Zellmembranen und interzellulären Spalten wird herabgesetzt, wodurch die Permeabilität abnimmt. Durch Eindringen in die Schleimhaut setzt sich diese Wirkung, die adstringierenden Effekten an der äußeren Haut vergleichbar ist, in die Tiefe des Gewebes fort und vermindert auch die Permeabilität der Kapillarwände. Eine solche Gewebedichtung wirkt bei katarrhalischen Erkrankungen mit gesteigerter Permeabilität von Gewebe und Gefäßen entzündungshemmend. Bei experimentellen Schleimhautentzündungen ist diese günstige Wirkung des Kalziums auch an der Darmschleimhaut erwiesen. Zugleich wirkt die Permeabilitätsabnahme sekretionsmindernd und sekreteindickend. Unabhängig von der Beeinflussung der Flüssigkeitsbewegungen wirkt Kalzium überdies begünstigend auf die lokale Entzündungsabwehr, indem es Chemotaxis und Phagozytose der Leukozyten anregt (Literaturübersicht bei Hildebrandt 1985b).

Diese lokalen Kalziumwirkungen erstrecken sich bei allmählicher Resorption über den ganzen Dünndarmbereich, weshalb kalziumreiche Wässer bei Gastroenteritis mit überwiegender Darmbeteiligung bevorzugt empfohlen werden. Darüber hinaus wirkt Kalzium ebenso wie Magnesium hemmend auf die Darmmotorik. Diese obstipierende Wirkung wird aber weniger auf die

Sekretionsminderung als auf resorptive Effekte am vegetativen Nervensystem bezogen.

Resorptive Wirkungen im Elektrolythaushalt

Für die Resorptionsquote verschiedener Kalziumsalze wurde folgende aufsteigende Reihung gefunden: Phosphat–Sulfat–Chlorid–Bromid–Hydrogenkarbonat. Darüber hinaus wird die Kalziumresorption durch Anwesenheit von freiem CO_2 gefördert (Leskovar 1976). Kalzium-Hydrogenkarbonat-Wässer bzw. -Säuerlinge sind demnach am ehesten geeignet, dem Körper Kalzium zuzuführen, um die pharmakodynamischen Wirkungen des Kalziums bei der Trinkkur zu nutzen und Veränderungen im Elektrolythaushalt einzuleiten (vgl. S. 310 f.).

Retention und Ausscheidung sind aber auch vom Säure-Basen-Haushalt abhängig. So wird durch Säurezufuhr Kalzium mobilisiert und vermehrt ausgeschieden, wobei es teilweise zur Neutralisation der Säure dient. Umgekehrt fördert alkalisches Milieu den Kalziumansatz.

Während der ersten Stunde nach Trinken von Kalzium-Hydrogenkarbonat-Wasser ist zunächst eine signifikante Senkung des Serumkalziumspiegels bei unveränderter Natrium- und Kalziumkonzentration festzustellen (Schnelle 1959). Demgegenüber wurden bei pathologisch erniedrigten Ausgangswerten nach 14tägiger Trinkkur deutliche Steigerungen des Serumkalziumspiegels gefunden, wobei die Zunahme des ionisierten Anteils größer war als die des Gesamtkalziumspiegels (Pendl 1939). In Bilanzversuchen wurden selbst nach ziemlich kalziumarmen Hydrogenkarbonatwässern Kalziumretentionen festgestellt (Literaturübersicht bei Zörkendörfer 1962 c; Leskovar 1968).

Bei Zufuhr magnesiumhaltiger Wässer (z. B. auch Meerwasser) wurden im Tierversuch deutliche Steigerungen des Magnesiumbestandes erzielt, während in Untersuchungen am Menschen keine sicheren Anhalte für eine länger dauernde Magnesiumretention gefunden wurden (Literaturübersicht bei Zörkendörfer 1940 c; Schmidt-Kessen 1969 b). Spätere vergleichende Längsschnittuntersuchungen haben aber gezeigt (Abb. 3.94), daß signifikante Anstiege des Kalzium- und Magnesiumgehaltes im Serum ziemlich uniform bei Trinkkuren mit ganz verschieden zusammengesetzten Heilwässern auftreten (Leskovar 1976), und zwar trotz kontinuierlicher Zufuhr in phasenhafter Form, so daß es sich hier vermutlich um den Ausdruck unspezifischer Reaktionen handelt. Bemerkenswert ist auch, daß bei Patienten mit Zunahmen des Kalzium- bzw. Magnesiumspiegels im Durchschnitt bessere Kurerfolge beobachtet wurden (Leskovar 1968).

Die frühere Vorstellung, daß die Aufnahme von Kalzium besonders geeignet wäre, regulative Veränderungen von längerer Dauer im gesamten Mineralhaushalt im Sinne einer sog. Transmineralisation einzuleiten (Literaturübersicht bei Zörkendörfer 1962 c; vgl. Mielke 1974) ist heute verlassen (Leskovar 1976).

Von den Steigerungen des Kalziumspiegels sind natürlich die bekannten physiologischen und pharmakologischen Kalziumwirkungen zu erwarten, z. B. Dämpfung der neuromuskulären Erregbarkeit einschließlich der des

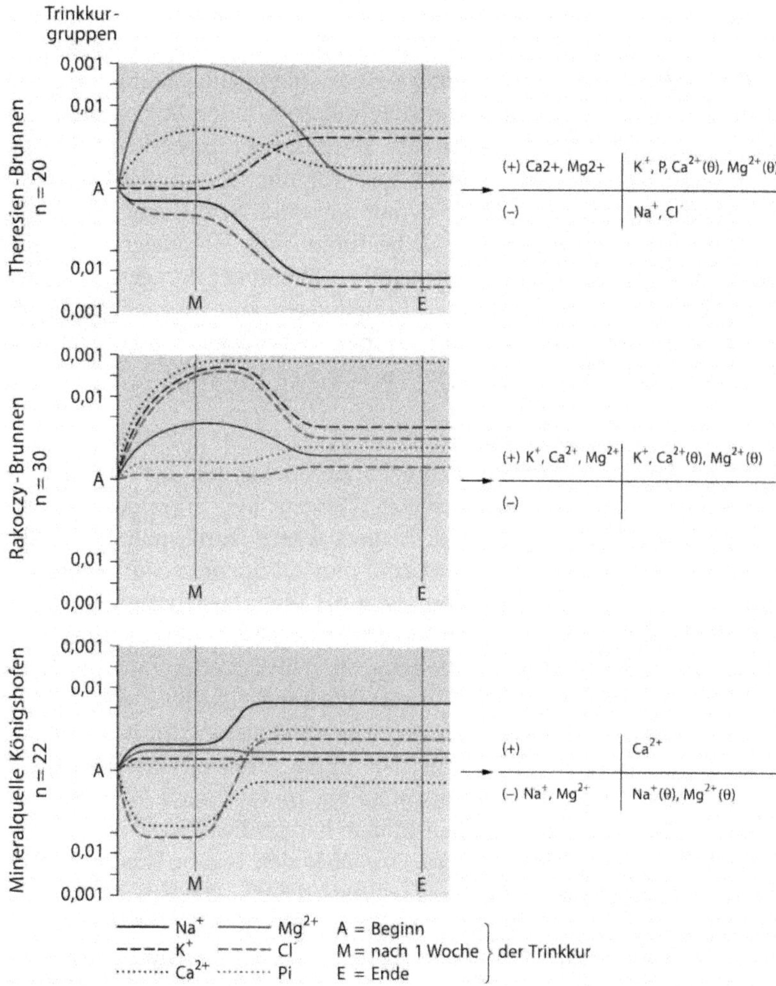

Abb. 3.94. Längsschnitt-p-Wert-Ionogramme in vereinfachter Darstellungsweise für die Konzentrationsänderungen verschiedener Elektrolyte im Serum nach einer Woche (*M*) und am Ende (*E*) von Trinkkuren mit verschiedenen Heilwässern im Vergleich zum Kuranfang (*A*). Alle Ionenarten, die die Schranke von p = 0,05 unterschreiten, wurden bei Konzentrationszunahme nach oben, bei Abnahme nach unten aufgetragen. (Nach Leskovar 1974)

Herzens, Hemmung der Exsudatbildung, Entzündungshemmung bzw. Steigerung der Abwehrleistungen, antiallergische Effekte u. a., besonders, wenn es sich um den Ausgleich pathologisch erniedrigter Ausgangslagen handelt. So wurde die entzündungswidrige Wirkung einer Trinkkur mit kalzium- und magnesiumhaltigen Wässern neuerdings auch beim Menschen nachgewiesen. Bei Anwendung des Pyrexalhauttests als Entzündungsmodell gingen Größe und Dauer des Entzündungshofes nach 1wöchiger Trinkkur mit steigender

Dosierung stärker zurück (Leskovar u. Meyer-Leddin 1978 a, b). Zugleich konnte durch Aminotransferasebestimmung im Serum die membranabdichtende Wirkung der Trinkkur mit solchen Wässern belegt werden.

Eine systematische Zuordnung solcher therapeutischer Effekte zum zeitlichen Verlauf der Veränderungen des Kalzium- oder Magnesiumspiegels, wie sie für die Abgrenzung spezifischer Wirkungen erforderlich wäre, steht aber noch aus. Dies gilt insbesondere auch für die substitutive Beeinflussung eines Magnesiummangels. Seine Symptome sind weitgehend durch allgemeine neuromuskuläre Übererregbarkeit bestimmt (vgl. Holtmeier 1968), ihre Beseitigung muß daher einerseits gegenüber Kalziumwirkungen abgegrenzt werden. Andererseits bestehen enge Beziehungen zum Erscheinungsbild der vegetativen Dystonie, so daß auch unspezifische Umstellungen der vegetativen Regulation Magnesiumwirkungen vortäuschen können.

Nieren und ableitende Harnwege

Die wichtigsten therapeutisch nutzbaren Wirkungen der Trinkkur mit Kalzium-Magnesium-Hydrogenkarbonat-Wässern bei Erkrankungen der Niere und ableitenden Harnwege sind: 1. die stärkere Durchspülung der Harnwege, 2. die Steigerung der Löslichkeit konkrementbildender Stoffe durch Harnverdünnung und Beeinflussung von Harn-pH und Harnzusammensetzung sowie 3. die entzündungshemmenden Ionenwirkungen auf die Schleimhäute.

Im Prinzip steigert jede Erhöhung der Flüssigkeitszufuhr die Harnmenge. Ausmaß und zeitlicher Verlauf dieser Wirkung sind aber abhängig vom Hydratationszustand des Organismus, von der tagesrhythmischen Phase sowie auch in besonderem Maße von den mitzugeführten Inhaltsstoffen (vgl. S. 318 ff.). Außer einer Flüssigkeitsretention können auch Wasserverluste über Haut und Darm die diuretischen Effekte herabmindern.

Kalziumhaltigen Wässern wird eine über den reinen Flüssigkeitseffekt hinausgehende diuretische Wirkung zugeschrieben. Diese wird auf den allgemein kolloidentquellenden und wassermobilisierenden Effekt des Kalziums sowie auf eine direkte Beeinflussung der distalen Nierentubuli mit Hemmung der Kaliumsekretion und Förderung von Wasserstoffionen-, Natrium- und Wasserausscheidung zurückgeführt (Hänze 1959). Sowohl Kalziumzusatz zur Durchströmungsflüssigkeit einer isolierten Niere als auch einmalige intravenöse Kalziumzufuhr sowie das Trinken kalziumhaltiger Wässer läßt die Harnmenge während der ersten Stunde signifikant ansteigen (Literaturübersicht bei Gutenbrunner u. Hildebrandt 1994).

Dieser Immediatwirkung muß aber eine Phase verminderter Ausscheidung folgen, denn die 24-h-Harnmenge nach einmaliger Heilwassergabe unterscheidet sich nicht mehr von der nach einfacher Süßwasserzufuhr (Schnelle 1959). Auch bloße Bilanzüberlegungen lassen die Annahme einer dauerhaften Steigerung der Diurese durch kalziumhaltige Wässer gegenüber gleichen Trinkmengen anderer Flüssigkeiten nicht zu, es sei denn, daß pathologische Flüssigkeitsansammlungen im Laufe der Zeit ausgeglichen oder vikariierende Wasserverluste über Haut und Darm eingeschränkt werden, was aber bisher nicht systematisch geprüft wurde.

Wenn also eine möglichst anhaltende Steigerung von Diurese und Harnverdünnung erreicht werden soll, müssen die Heilwassergaben entsprechend weit über den ganzen Tag verteilt werden. Da Anhalte dafür vorliegen, daß der schichtige Bau der Harnkonkremente auf tagesrhythmische Schwankungen ihrer Entstehungsbedingungen zurückzuführen ist (Übelhör 1957; Vahlensieck et al. 1982), erscheint eine chronobiologische Differenzierung der Trinkkurwirkungen auf Harnmenge wie -beschaffenheit dringend erforderlich (vgl. Gutenbrunner u. Hildebrandt 1994).

Die erzielte Steigerung der Diurese dient zunächst der Durchspülung der ableitenden Harnwege zur Ausschwemmung von Konkrementen und Entzündungsprodukten, wobei der gesteigerte Harnfluß auch die Peristaltik der Harnwege anregt. Zugleich werden harnpflichtige Stoffe vermehrt eliminiert. Auch Kalzium wird vermehrt ausgeschieden.

Die Heilwässer enthalten durchweg auch konkrementbildende Stoffe, weshalb von urologischer Seite zur therapeutischen Steigerung des Harnflusses auch destilliertes Wasser empfohlen wurde (vgl. Job u. Olbrich 1969). Die mit den Kalzium-Magnesium-Hydrogenkarbonat-Wässern erzielbare Diurese reicht aber aus, um die Mehrausscheidung von Kalzium durch Harnverdünnung überzukompensieren. Überdies ist mehrfach nachgewiesen, daß die Oxalsäureresorption im Darm durch kalziumhaltige Heilwässer quantitativ gehemmt wird (Abb. 3.95) (Futterlieb et al. 1985; Gilsdorf u. Gutenbrunner 1987).

Außer der Harnverdünnung, die als eines der besten Mittel zur Verhütung von Harnsteinbildung zu gelten hat (Übelhör 1957; Hesse et al. 1994), ist die Beeinflussung des Harn-pH durch die Trinkkur wichtig, da die Löslichkeit der konkrementbildenden Stoffe, die in übersättigten Lösungen im Harn auftreten, in erster Linie vom pH des Harns abhängig ist (vgl. S. 655 ff.).

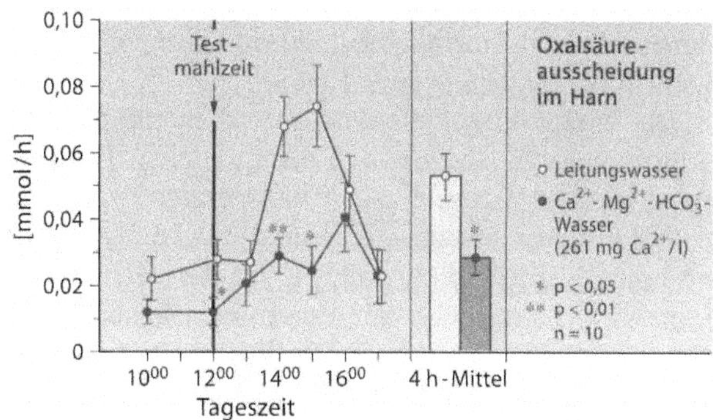

Abb. 3.95. Mittlere Verläufe der Oxalsäureausscheidung im Harn gesunder Versuchspersonen nach einer oxalsäurereichen Testmahlzeit (680 mg Oxalsäure), zu der entweder 500 ml Leitungswaser oder eines kalziumreichen Heilwassers (421 mg Ca^{++}/l) gegeben worden waren. Die *Klammern* kennzeichen die Bereiche der mittleren Fehler der Mittelwerte. Signifikanzangaben nach Varianzanalyse. (Nach Daten von Gutenbrunner 1989)

90% aller Harnsteine sind Kalziumoxalat-, -phosphat- und -karbonatsteine. Die Löslichkeit dieser Kalziumsalze, besonders der Karbonate und Phosphate, nimmt im alkalischen Urin ab. Als Schutzmechanismus steigt dabei die Zitronensäureausscheidung an, die der Steinbildung durch Bindung der Erdalkalien zu löslichen Zitratkomplexen entgegenwirkt, wodurch Kalzium und Magnesium ihren basischen Charakter verlieren.

Mit Kalzium-Sulfat- und Kalzium-Chlorid-Wässern gelingt es, den Harn deutlich anzusäuern. Mit Kalzium-Hydrogenkarbonat-Wässern erreicht man dagegen eher eine Herabsetzung des Säureüberschusses im Harn, da der alkalische Charakter der Erdalkalien stärker hervortritt. Nach kleinen und mittleren Dosen bleibt der pH-Wert aber im sauren Bereich, erst nach größeren Dosen kommt es zu stärkerer Verschiebung zum Alkalischen, jedoch meist nicht über den Neutralpunkt hinaus (Zörkendörfer 1940 e, 1962 a). Solche pH-Änderungen können auch bei längerer Trinkkur und über den ganzen Tag hin aufrechterhalten werden (Literaturübersicht bei Gutenbrunner u. Hildebrandt 1994). Es besteht kein Zweifel daran, daß eine optimale Therapie die Einstellung des Harn-pH nach Maßgabe der Steinzusammensetzung erfordert.

Außer dem pH-Wert beeinflußt auch die ionale Zusammensetzung des Harns die Löslichkeitsverhältnisse, wobei das Verhältnis zwischen harnsteinbildenden und die Harnsteinbildung hemmenden Bestandteilen maßgebend ist (vgl. S. 652). Wichtig ist dabei der Kalzium-Magnesium-Quotient, der normalerweise zwischen 1,8 und 2,5 liegt, und dessen Steigerung eine Konkrementrezidivgefahr anzeigt (Schultheis u. Schultheis 1988). Zur Prophylaxe gegen Oxalatsteine mit Magnesium (Nieth u. Baum 1962; Gutenbrunner 1988 a, b) werden 300 mg Magnesium/Tag empfohlen, eine Dosis, die mit Heilwässern bei großen Trinkmengen durchaus erreichbar ist. Neuere tagesrhythmische Untersuchungen am Menschen konnten belegen, daß durch tägliche Zufuhr von magnesiumhaltigem Heilwasser mit einer Magnesiumdosis von ca. 340 mg Magnesium/Tag die für die Harnsteinbildung besonders wichtige nächtliche Magnesiumkonzentration im Harn bei gleichzeitiger Verminderung des Kalzium-Magnesium-Quotienten verdoppelt werden kann (Abb. 3.96) (Gutenbrunner 1988 a).

Die entzündungshemmenden und membranabdichtenden Wirkungen der erdigen Wässer sind bei den entzündlichen Prozessen der ableitenden Harnwege in mehrfacher Hinsicht bedeutsam. Zum einen wird die Ausscheidung pathologischer Mucoproteine und Leukozyten gehemmt, von denen angenommen werden muß, daß sie bei der Steinbildung als Kristallisationszentren wirken und auch am Konkrementwachstum durch schichtige Auflagerungen beteiligt sind (vgl. Übelhör 1957; Leskovar 1976; Literaturübersicht bei Robertson u. Peacock 1985). Zum anderen wird durch die Beseitigung entzündlicher Veränderungen die Gleitfähigkeit der Schleimhautoberflächen für Konkrementabgänge verbessert. Die Wiederherstellung intakter Schleimhautverhältnisse stellt zugleich einen Schutz gegen Steinbildung dar. Über die ionalen Wirkungen hinaus, die sowohl auf dem Blutwege als auch über den Harn vermittelt werden können, sind für die Beseitigung der Entzündung

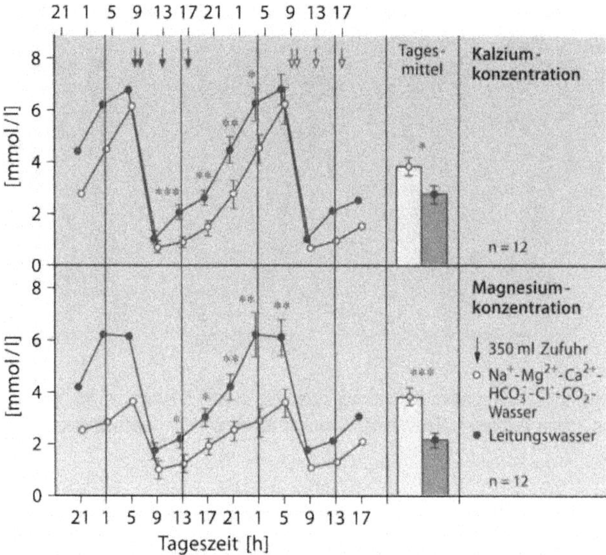

Abb. 3.96. Mittlere Tagesgänge und mittlere Tagesmittelwerte der Kalzium- und Magnesiumkonzentration im Harn gesunder Versuchspersonen unter Leitungswasserzufuhr *(offene Symbole)* bzw. unter Zufuhr eines Natrium-Magnesium-Kalzium-Hydrogenkarbonat-Chlorid-Säuerlings. Zur besseren Übersicht sind die Tagesgänge 2mal hintereinander aufgetragen. Die *Klammern* kennzeichnen die Bereiche der mittleren Fehler der Mittelwerte. (Nach Gutenbrunner 1988 a)

wie für die Verhinderung der Konkrementbildung auch die umstimmenden Effekte der vegetativen Begleitreaktionen im Rahmen der Kurbehandlung wichtig (Kramer et al. 1990). So wird nach allgemeiner Erfahrung auch die Wirksamkeit der antibakteriellen Behandlung durch die Trinkkur gesteigert, und die Ausscheidung der Schutzkolloide des Harns soll vom vegetativen Gleichgewicht und von den Zirkulationsbedingungen in der Niere abhängig sein (vgl. Übelhör 1957).

6.5.4 Inhalationen

Die dem Kalzium und teilweise auch dem Magnesium zukommenden Wirkungen der Entzündungshemmung, Membranabdichtung, Entquellung und Sekretionshemmung sowie die günstige Beeinflussung des sauren Entzündungsmilieus durch die alkalische Pufferwirkung machen die Kalzium-Magnesium-Hydrogenkarbonat-Wässer auch in besonderem Maße für die Inhalationstherapie von katarrhalischen Erkrankungen der Atemwege geeignet. Durch Kontrolle von Sputummenge und Leukozytenzahl lassen sich diese positiven Effekte der Inhalationskur objektivieren (Zörkendörfer 1959b) (Abb. 3.97). Auch die antiallergischen Effekte des Kalziums und seine in kleinen Dosen spasmolytische Wirkung können dabei genutzt werden.

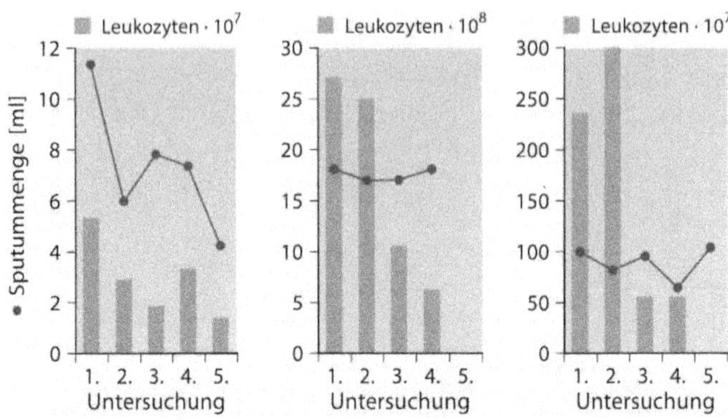

Abb. 3.97. Sputummenge und Leukozytenzahl von 3 Patienten im Verlauf einer Inhalationskurbehandlung mit einem Kalzium-Sulfat-Wasser (Salzufler Inselbrunnen). (Nach Zörkendörfer 1959b)

6.5.5 Reaktive Allgemeinwirkungen

In jüngerer Zeit wird zunehmend bemängelt, daß die Untersuchung der Immediatwirkungen und die daraus entwickelten pharmakologischen Aspekte nicht ausreichen, um den Wirkungsmechanismus auch der Kalzium-Magnesium-Hydrogenkarbonat-Wässer verstehen zu können (Leskovar 1976; Hildebrandt 1985a, b). Immerhin liegen bereits Anhalte dafür vor, daß mit Übungseffekten und adaptiven Reaktionen zu rechnen ist, die den eigentlichen Kurzeitraum überdauern. Die phasenhaften Umstellungen im Elektrolythaushalt während der Trinkkur (Leskovar 1976) weisen auf eine besondere Bedeutung unspezifischer Mitreaktionen hin. Dabei können adrenerge Anstoßeffekte offenbar durch den häufigen Kohlensäuregehalt der Wässer ausgelöst werden. Über hormonale Langzeitreaktionen ist aber bisher kaum etwas bekannt. Auch die Steigerung der Infektabwehr während der Kurbehandlung muß hier erwähnt werden (vgl. Gilsdorf et al. 1990; Kramer et al. 1990), wobei zugleich die Schwierigkeit sichtbar wird, die reaktiven Allgemeinwirkungen auf bestimmte Kurfaktoren zu beziehen.

6.5.6 Indikationen (Tabelle 3.26).

Die Anwendungsschwerpunkte dieses Typs von Heilwässern liegen im Bereich der Trinkkuren, und zwar neben der Behandlung von funktionellen Störungen des Magen-Darm-Traktes, v. a. in der Bekämpfung der chronisch entzündlichen Krankheiten der ableitenden Harnwege und der Harnsteinleiden, sofern sie Phosphat-, Karbonat- und Oxalatsteine betreffen. (Die Behandlung des Uratsteinleidens erfordert den Einsatz der stärker alkalisierenden Natrium-Hydrogenkarbonat-Wässer!) Kalzium-Magnesium-Hydrogenkarbonat-Wässer kommen hier insbesondere auch bei der Rehabilitation postoperativer Zustände sowie zur Zweitprävention in Betracht. Magnesiumreiche

Tabelle 3.26. Indikationen und Kontraindikationen der Kalzium-Magnesium-Hydrogenkarbonat-Heilwässer

Trinkkuren

Indikationen

- Prophylaxe und Metaphylaxe von Oxalat-, Karbonat- und Phosphatharnsteinen, auch postoperativ und nach Lithotripsie
- Chronische Harnwegsinfekte, auch zur Unterstützung der Antibiotikawirkung
- Kalziummangelzustände mit nervöser Überregbarkeit
- Magnesiummangelzustände mit Leistungsminderung sowie Zeichen vegetativer Dystonie
- Erhöhter Magnesiumbedarf bei Schwangerschaft und Leistungssport
- Funktionelle Störungen des Magen-Dünndarm-Bereiches

Kontraindikationen

- Hyperresorptive Hyperkalziurie und Hyperparathyreoidismus

Inhalationen

Indikationen

- Entzündliche und allergische Erkrankungen der Atemwege

Heilwässer können auch zur Substitution von Magnesiummangelzuständen eingesetzt werden. Die Verordnung von Trinkkuren mit Kalzium-Magnesium-Hydrogenkarbonat-Wässern bei Diabetes mellitus und Gicht dürfte nicht auf spezifische Effekte dieser Wässer zu gründen sein. Dagegen ist die Verwendung speziell der stärker kalziumhaltigen Wässer zur Inhalationsbehandlung chronisch entzündlicher und allergischer Erkrankungen der Atemwege auch pharmakodynamisch gut begründet.

6.6 Sulfatwässer

6.6.1 Allgemeine balneologische Vorbemerkungen

Das Sulfation tritt unter den Anionen mengenmäßig seltener in den Vordergrund, so daß die Zahl der Sulfatquellen mit Gehalten von mehr als 1200 mg/l (Gutenbrunner u. Hildebrandt 1994) relativ klein ist. Die spezifischen Sulfatwirkungen werden durch die jeweils vorherrschenden Kationen (Na^+, Mg^{++} oder Ca^{++}) bis zu einem gewissen Grade modifiziert, aber auch in Kombination mit anderen Anionen dominiert die Sulfatwirkung.

In den *Natrium-Sulfat-Wässern* (Glaubersalzwässer, salinische Wässer) überwiegt das Na^+ in der Regel stark (Analysenbeispiele in Tabelle 3.27), nur bei niedrigem Gesamtmineralstoffgehalt kann das neben dem Sulfat schwer lösliche Kalzium stärker hervortreten, wobei sich Übergänge zu den Gipswässern (s. ff.) ergeben. Unter den Anionen sind häufig auch HCO_3^- und Cl^- höher konzentriert, so daß sich Übergänge zu den alkalischen und Kochsalzwässern finden. Bei hohem CO_2-Gehalt kommen auch höhere Eisengehalte vor. Die SO_4-Konzentration der Wässer differiert in weitem Bereich (bis zu 10 g SO_4 pro Liter), so daß zwischen hypo-, iso- und hypertonen Wässern unterschieden wird.

Tabelle 3.27. Beispiele für alkalische Glauber- und Bittersalzquellen. (Nach Vogt u. Amelung 1952; Hildebrandt 1985 b)

	SO_4''		Cl'		HCO_3'		$Mg^{\cdot\cdot}$		$Na^{\cdot}$		$Ca^{\cdot\cdot}$	
	mg/l (%)	mval	mg/l (%)	mval	mg/l (%)	mval	mg/l (%)	mval	mg/l (%)	mval	mg/l (%)	mval
Neuenahr	59,5	4,7	62,5	6,6	1440,0	88,7	90,2	27,9	328,2	53,6	78,8	14,8
Bertrich (Therme, 32,5°)	556,4	38,2	140,9	11,1	1100,1	50,4	75,6	17,4	604,7	73,7	46,8	6,5
Kissingen Rakoczy	741,2	10,4	3891,0	74,2	1368,0	15,2	202,2	11,2	2290,0	64,3	541,8	18,3
Hersfeld	849,1	26,7	1447,0	61,6	395,5	9,8	51,6	6,4	1147,0	75,3	224,4	16,9
Elster	856,6	42,1	545,1	36,3	553,5	21,4	43,0	8,3	613,3	62,6	52,4	6,5
Mergentheim Wilhelmsquelle	2101,3	55,8	909,8	32,7	549,0	11,5	88,9	9,3	901,8	50,0	619,7	39,5
Mergentheim Karlsquelle	3960,0	30,9	5746,0	60,8	1346,8	8,3	364,8	11,2	4643,6	75,4	663,2	12,4
Nürtingen	4312,5	57,8	430,8	7,8	3200,4	34,4	63,9	3,4	3329,3	93,2	82,4	2,6
Ingelfingen	5689,7	27,6	9590	63,1	2411,8	9,2	182,2	3,5	8386,1	85,1	724,3	8,6
Mergentheim Albertquelle	7145,0	24,2	14788,0	67,8	2985,3	7,9	777,4	10,4	9350,0	66,1	641,3	5,2
Friedrichshall	9396,0	45,5	7952,0	52,1	624,7	2,4	2417,0	46,1	4947,0	49,9	305,7	3,5

Magnesium-Sulfat-Wässer (Bitterwässer) sind meist stärker konzentriert, wobei der Ca^{2+}-Gehalt gegenüber dem Mg^{2+}-Ion zurücktritt. Auch der HCO_3^--Gehalt ist meist gering. Dagegen finden sich oft reichliche Gehalte an Na^+ und Cl^-, so daß sich Übergänge zu den Glaubersalz- und Kochsalzwässern ergeben. Magnesium-Sulfat-Wässer werden nur selten kurmäßig angewendet.

In *Kalzium-Sulfat-Wässern* (Gipswässer, sulfatische Wässer) herrscht neben dem Kalzium in der Regel auch das Mg^{2+} in gleicher Größenordnung vor. Da reine Gipslösungen schon bei etwa 2 g/l gesättigt sind und die Lösungsbedingungen auch durch CO_2 nicht verbessert werden, kommen die Kalziumsulfatwässer nur in niedrigen Konzentrationen vor, wobei fließende Übergänge zu den Süßwässern, aber auch zu den sog. erdigen Wässern (vgl. S. 368 f.) und den anderen Sulfatwassertypen bestehen.

6.6.2 Allgemeine Wirkungsbedingungen

Sulfathaltige Heilwässer werden therapeutisch fast ausschließlich für Trinkkuren verwendet. Ihr oft bitterer Geschmack wird durch gleichzeitigen CO_2-Gehalt verbessert (Entstehungen von Magnesiumhydrogenkarbonat). Die spezifischen Wirkungen der Sulfatwässer beruhen in erster Linie auf den besonderen osmotischen Eigenschaften. In der nach dem osmotischen Lösungsdruck bzw. der Diffusionsgeschwindigkeit geordneten Ionenreihe (Hofmeister-Reihe) stehen die zweiwertigen Ionen SO_4^{2-} und Mg^{2+} im Bereich extrem hohen Lösungsdruckes, so daß sie schwer diffundibel und daher schwer resorbierbar sind. Darüber hinaus kommen aber auch lokal-chemische Reizwirkungen und resorptive Wirkungen des Sulfations in Betracht.

Wirkungen auf den Magen

Die Verweildauer im Magen ist von Konzentration, Menge und Temperatur des zugeführten Wassers abhängig. Iso- und hypotone Sulfatwässer erreichen bereits während des Trinkens den Darm, während hypertone langsamer ins Duodenum abgegeben werden und im Magen eine Verdünnungssekretion von säure- und fermentarmer Flüssigkeit hervorrufen. Ob dabei eine spezifische Hemmung der Säure- und Fermentsekretion beteiligt ist, wurde bisher nicht eindeutig geklärt (vgl. Feger 1995). Bei kurmäßiger Anwendung von Sulfatwässern wurde bei Patienten mit Hypazidität eine Anregung der Magensekretion, bei Hyperazidität dagegen eine Dämpfung der Sekretion beobachtet (Kubicki et al. 1956). Im Tierexperiment sank bei Verabreichung alkalischen Sulfatwassers die Gefahr der Streßulkusbildung (Messini 1958; Schwarz 1994).

Wirkungen im Darm

Im Darm behindern die schwer resorbierbaren Ionen durch ihren osmotischen Druck zugleich die Resorption ihres Lösungswassers und mit zunehmender Konzentration auch die Resorption an sich leicht diffundierender Ionen. Solange der Darminhalt hypertonisch ist, führt der osmotische Reiz zu einer Verdünnungssekretion. Bei den stark hypertonen Magnesium-Sulfat-Wässern kann diese eine erhebliche Entwässerung mit nachweisbarer Bluteindickung zur Folge haben.

Der therapeutische Nutzen dieser osmotischen Effekte besteht in der Verflüssigung des Darminhaltes, der reflektorischen Anregung der Peristaltik durch die vermehrte Darmfüllung und der aus beidem resultierenden Spülwirkung.

Werden die schwächer konzentrierten Sulfatwässer in der erforderlichen Menge zugeführt (bei isotonen ca. 1 l), so lösen sie meist über den peristaltischen Dehnungsreflex schon innerhalb der ersten 1–2 h eine Darmentleerung aus. Die reflektorische Natur dieser ersten Entleerung ist an dem noch nicht gesteigerten Sulfatgehalt der Fäzes erkennbar (Schmidt-Kessen 1969 a). Bei hypotonen Wässern kann die abführende Wirkung infolge der schnelleren Resorption ausbleiben.

Bei den hypertonen Wässern, die in kleineren Mengen getrunken werden, wird die nötige Füllung erst durch die Verdünnungssekretion erreicht, die längere Zeit beansprucht und i. allg. bis zum Ende der Dünndarmpassage abgeschlossen ist. Hypertone Sulfatwässer stellen einen Schleimhautreiz dar und führen, z. T. auch durch H_2S-Bildung, zu intensiver Hyperämie und Schleimabsonderung mit nachweisbarer Vermehrung der Becherzellen. Die

Tabelle 3.28. Abführende Dosen einiger Sulfatwässer. (Aus Schoger 1962)

Name	Quellcharakter	SO_4 (g/l)	Abführdosis (g)
Mergentheim (Albertquelle)	Sulfat-Chlorid-Quelle	7,1	400
Ingelfingen (Schloßbrunnen)	Sulfat-Chlorid-Quelle	5,7	600
Oeynhausen (Quelle 1)	Sulfat-Chlorid-Quelle	4,5	650
Nürtingen (Heinrichsquelle)	Sulfat-Hydrogenkarbonat-Quelle	4,3	700
Melle (Trinkquelle)	Sulfat-Chlorid-Quelle	4,2	700
Mergentheim (Karlsquelle)	Sulfat-Chlorid-Quelle	4,0	700
Salzuflen (Paulinenquelle)	Sulfat-Chlorid-Quelle	3,5	800

Darmwandmotorik wird durch Sulfat aber eher gehemmt, und die Schwefelwasserstoffbildung ist für die Auslösung darmmotorischer Reaktionen zu gering, so daß die Abführwirkung in erster Linie auf mechanische Reflexe und auf die durch die Konsistenzänderung des Darminhaltes beschleunigte Darmpassage zurückzuführen ist.

Die empfohlene Dosis für die Abführwirkung wurde mit 3 g SO_4 angegeben, sie liegt für $MgSO_4$ etwas niedriger als für Na_2SO_4 (vgl. Gundermann u. Gutenbrunner 1995b). Man wählt dazu Wässer, die die abführende Dosis in weniger als 1 l enthalten (Tabelle 3.28). Andere Ionen, besonders Chlorid, können die Schwellendosis senken, auch kalt getrunkene Wässer verstärken die Peristaltik. Zur kurmäßigen Anwendung werden die Dosen so gewählt, daß eben noch breiige, aber keine dünnflüssigen Stühle auftreten.

Die Durchspülungswirkung reicht um so tiefer, je stärker die abführende Wirkung ist. Nach röntgenologischen Untersuchungen mischt sich nur ein kleiner Teil der getrunkenen Flüssigkeit mit dem Darminhalt und vermindert dessen Konsistenz, während die übrige Flüssigkeit daran vorbeiläuft. Trotz der beschleunigten Dünndarmpassage und raschen Kolonfüllung sind wirksame Enddarmspülungen mit oral zugeführten Sulfatwässern nicht möglich, sie erfordern Einläufe bzw. Darmbäder.

Im Gegensatz zur Schleimhautreizung der hypertonen Wässer stellen iso- und hypotone Sulfatwässer eine entzündungshemmende Spülflüssigkeit zur Behandlung von Darmkatarrhen dar. Sie behindern die Resorption toxischer Substanzen, was an einer Verminderung des Harnindikans im Kurverlauf sowie an einer erhöhten Gifttoleranz im Tierversuch nachgewiesen wurde (Literaturübersicht bei Zörkendörfer 1940 d). Besonders wichtig ist die günstige Beeinflussung der Darmflora durch Sulfatwässer, wobei nach übereinstimmenden Beobachtungen die Fäulnisflora durch E. coli ersetzt wird (Boecker u. Staib 1958; Cairella u. Ricci 1958 a, b, c). Diese Effekte sind zugleich wichtige Voraussetzungen für die erfahrungsgemäß mit Sulfatwässern mögliche Beseitigung von Meteorismus, Zwerchfellhochstand, der davon ausgehenden gastrokardialen Symptome (Römheld-Komplex) sowie psychovegetativer Störungen.

Wirkungen auf Leber, Gallenblase und exokrines Pankreas

Die Reizwirkung des Sulfations setzt in der Schleimhaut des Duodenums und Jejunums Hormone frei, die auf dem Blutwege auch die großen Verdauungsdrüsen an den Reaktionen beteiligen. Die durch Sekretin vermittelte Sekretionssteigerung der Leber (*Cholerese*) fördert einen Galleflüß mit hohem Bikarbonatgehalt ohne Zunahme der Gallensalzabsonderung. Sie kann bestenfalls zu einer Verdoppelung der Sekretionsrate führen. Neben dem Sekretinmechanismus sind aber auch resorptive Sulfatwirkungen auf die Gallenproduktion in Betracht zu ziehen, da auch die intravenöse Sulfatapplikation choleretisch wirkt. Dies wurde auch beim Menschen nachgewiesen (Abb. 3.98) (Literaturübersicht bei Meier 1959 a; Zörkendörfer 1962 a; Benda 1966).

Während die choleretische Wirkung auch den schwächer konzentrierten Sulfatwässern einschließlich der Gipswässer zukommt, ist die *cholagoge* Wirkung als weitere vom Duodenum auslösbare Reaktion an das Überschreiten einer Mindestkonzentration gebunden, die beim $MgSO_4$ im Bereich von 1500 mg SO_4/l liegt. Durch Freisetzung von Cholezystokinin in die Blutbahn wird eine Gallenblasenkontraktion ausgelöst, die auch quantitativ sonographisch verfolgt wurde (Vondrasek u. Eberhardt 1973; Gutenbrunner et al. 1995; Schwarz 1994) und offenbar mit einer Erschlaffung des Oddi-Sphinkters einhergeht (vgl. Abb. 3.98). Die Auslösung des „Gallenblasenreflexes", wie sie auch als klinische Funktionsprüfung mit Einbringen von 25%iger

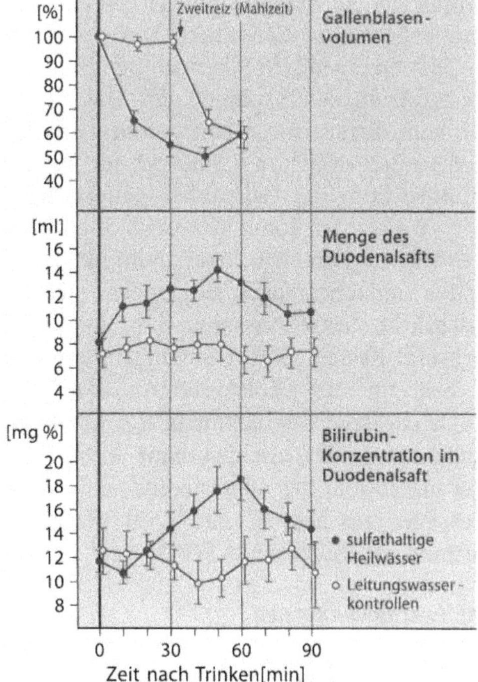

Abb. 3.98. *Oben:* mittlere Verläufe der sonographisch kontrollierten Gallenblasengröße nach Zufuhr von 500 ml eines sulfathaltigen Heilwassers (2800 mg SO_4^{2-}/l) bzw. zum Vergleich nach Leitungswasserzufuhr (nach Daten von Rohleder-Stiller 1995); *Mitte und unten:* mittlere Verläufe der Duodenalsaftmenge und der Bilirubinkonzentration des Duodenalsaftes gesunder Versuchspersonen nach Trinken von Karlsbader Mineralwasser im Vergleich zu einem Leerversuch. In allen Abbildungsteilen stellen die *Klammern* die Bereiche der mittleren Fehler der Mittelwerte dar. (Nach Daten von Benda 1966)

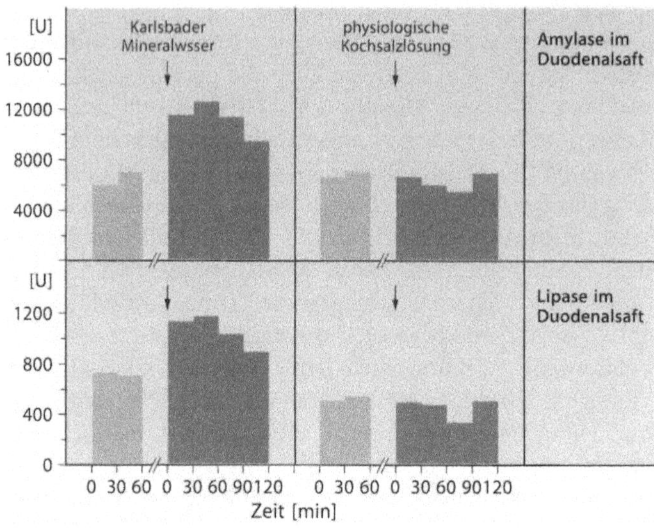

Abb. 3.99. Einfluß des Karlsbader Mineralwassers auf den Amylase- und Lipasegehalt des Duodenalsaftes. (Nach Daten von Benda 1966; aus Gutenbrunner u. Hildebrandt 1994)

$MgSO_4$-Lösung ins Duodenum geübt wurde, fördert zunächst einige Milliliter hellgelber Galle, die aus den Gallengängen stammt, dann ca. 25 ml hochkonzentrierter Blasengalle und danach erneut hellgelbe Galle aus der Leber. Durch die Rückresorption der Gallensalze (im unteren Ileum) wird die einmal angestoßene Gallensekretion weiter stimuliert.

Die therapeutische Bedeutung dieser Immediatwirkungen besteht in der gesteigerten Durchspülung der Gallenwege mit Ausschwemmung von Eiter, Schleim, Erregern, Gallenthromben etc. Bei Verwendung der schwächer konzentrierten (Natrium-) Sulfatwässer kann der choleretische Effekt auch unter Ruhigstellung der Gallenblase genutzt werden, wobei durch Applikation warmer Wässer der Tonus des Oddi-Sphinkters herabgesetzt werden kann. Infolge der ausgeprägten Tagesrhythmik der Gallensekretion sind die choleretischen und cholagogen Effekte am stärksten, wenn sie im Anschluß an die nächtliche Sekretionsruhe, d. h. morgens nüchtern ausgelöst werden (vgl. Schmidt-Kessen 1969 a; Gutenbrunner et al. 1995).

Sekretin und Cholezystokinin, das mit Pankreozymin identisch ist, sind zugleich Steuerungshormone der exokrinen Pankreassekretion. Ihre Freisetzung aus der Darmschleimhaut durch Sulfatwässer ruft daher auch eine Steigerung sowohl der alkalisierenden Flüssigkeits- als auch der Enzymsekretion des Pankreas hervor (Abb. 3.99) (Benda 1966; Literaturübersicht bei Gutenbrunner u. Hildebrandt 1994).

Stoffwechselwirkungen

Das Sulfation ist ein ausscheidungspflichtiges, nicht toxisches und diuretisch wirkendes Endprodukt des Stoffwechsels. Normalerweise werden nur 5–15%

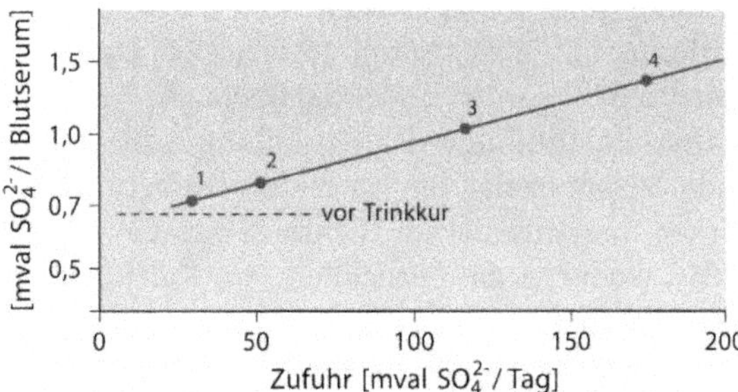

Abb. 3.100. Erhöhung des Sulfatspiegels im Blutserum bei Trinkkuren mit täglicher Zufuhr unterschiedlicher Sulfatmengen. *1, 2* und *4* Trinkkur mit Natrium-Sulfat-Wässern, *3* Trinkkur mit Kalzium-Sulfat-Wässern. Die Sulfatkonzentrationen im Blutserum wurden nüchtern während der Trinkkur täglich morgens und nachmittags bestimmt; jeder *Punkt* ist Mittelwert von mindestens 30 Bestimmungen. (Nach Schmidt-Kessen 1969 c)

der resorbierten oder im Stoffwechsel anfallenden Mengen für die Paarung mit phenolischen Produkten des Eiweißabbaus zur Entgiftung derselben genutzt, alles übrige Sulfat aber direkt ausgeschieden. Trotz der begrenzten Resorptionskapazität für SO_4^{2-} (wie auch für Mg^{2+} und Ca^{2+}) führt eine täglich wiederholte Zufuhr von Sulfatwässern innerhalb weniger Tage zu einer „permissiven Retention" mit einer Erhöhung des Sulfatspiegels im Blutserum, deren Größe linear mit der getrunkenen Menge zunimmt (Abb. 3.100) (Schmidt-Kessen 1969 c). Demnach ist außer nur mittelbaren Wirkungen über die Sekretionssteigerung auch mit unmittelbar resorptiven Sulfatwirkungen zu rechnen.

Von diesen gilt die Verbesserung der Glykogenbildung und -haftung in der Leber als gesichert (Willert 1969), obwohl diese „Leberzellschutzwirkung" in besonderem Maße den Mg^{2+}-Ionen, die an den Phosphorylierungsprozessen im Kohlenhydratstoffwechsel beteiligt sind, zugeschrieben werden muß. Aber auch für Natrium-Sulfat-Wässer und Gipswässer ist eine günstige Beeinflussung des Kohlenhydratstoffwechsels mit vergrößerter Kohlenhydrattoleranz, Steigerung von Insulinwirkung und Alkalireserve, Glykogenvermehrung und Abnahme des Fettgehaltes der Leber in zahlreichen älteren Untersuchungen an Mensch und Tier nachgewiesen (Literaturübersicht bei Zörkendörfer 1940 d; Schoger 1962).

Die mehrfach gefundene Senkung des Serumcholesterinspiegels durch Trinkkuren mit Sulfatwässern kann auch nach neueren Vergleichsuntersuchungen nicht als eine spezifische Sulfatwirkung angesehen werden (Mielke u. Schäfer 1969; Breng et al. 1993; Gundermann u. Gutenbrunner 1995 a). Die nachweisbare Steigerung des Energiestoffwechsels durch die erhöhte intestinale Motilität nach Sulfatwassergaben spielt im Rahmen einer primär diätetischen Fettsuchtbehandlung keine wesentliche Rolle, entscheidender ist hier u. U. die Beseitigung der Obstipation und die Normalisierung der Darmreagibilität.

Die diuretische Eigenwirkung des ausscheidungspflichtigen Sulfations ist nur bei hypotonen Wässern wirksam, sie kann durch gleichzeitige Natriumwirkung aufgehoben werden. Für Kalzium-Sulfat-Wässer ist eine diuretische Wirkung mit gleichzeitig gesteigerter Harnsäureausschwemmung mehrfach beschrieben worden (Literaturübersicht bei Schoger 1962). Sulfat stellt einen schwachen Inhibitor der Ausfällung und Aggregation von Kalziumphosphat und Kalziumoxalat im Harn dar (Robertson u. Peacock 1985). Sulfatwässer wirken harnansäuernd (Schmidt-Kessen u. Witte 1975; Krizek u. Sadilek 1985), wodurch die Löslichkeit von Kalziumphosphat gesteigert werden kann (vgl. Abb. 5.8, S. 660). Zugleich dürfte aber auch die Ausscheidung des bei Kalziumoxalatsteinen inibitorisch wirkenden Zitrats vermindert werden (vgl. auch Schmidt-Kessen u. Witte 1975; Robertson u. Peacock 1985). Die Löslichkeit von Harnurat wird durch die Harnansäuerung herabgesetzt.

Allgemein-reaktive Langzeitwirkungen

Obwohl die regelmäßig wiederholte Auslösung starker sekretorischer und motorischer Reaktionen im Intestinaltrakt durch Sulfatwässer mit Sicherheit reaktive Langzeitumstellungen erwarten läßt, finden sich in der Literatur nur wenige systematische Längsschnittbeobachtungen und entsprechende Hinweise. Immerhin wurden bei der Kontrolle des Elektrolythaushaltes unter der Trinkkur periodische Schwankungen von mehreren Tagen Dauer beobachtet und als Zeichen einer Beeinflussung des vegetativen Nervensystems gewertet (Leskovar 1955). In neueren vergleichenden Trinkkuruntersuchungen am Menschen mit einem komplexen Sulfatwasser sprach auch die periodisch gegliederte Steigerung der Kortisolausscheidung im Harn für eine Inanspruchnahme adaptiver Wirkungsmechanismen (Hiller 1988). Bedeutsam ist in diesem Zusammenhang auch der Nachweis von Normalisierungseffekten, wie sie von Meier (1959 b) für atonische und hypertonische Ausgangslagen des Gallenblasentonus unter Sulfatwassertrinkkuren aufgezeigt wurden (Abb. 3.101).

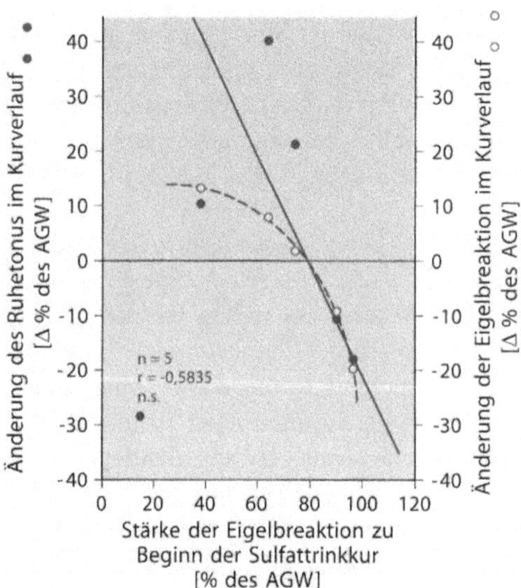

Abb. 3.101. Änderungen des Ruhetonus *(linke Ordinate)* sowie der Reflexerregbarkeit (Eigelbreaktion; *rechte Ordinate*) der Gallenblase im Verlauf von Sulfattrinkkuren in Abhängigkeit von der Reflexerregbarkeit zu Kurbeginn. *AGW* Ausgangswert (Nach Daten von Meier 1959 a, b; aus Hildebrandt et al. 1983)

In der älteren Literatur werden detonisierende Wirkungen meist als spezifisch spasmolytischer Effekt des Magnesiumions angesprochen. Auch eine Normalisierung von Darmirritabilität und Defäkationsfrequenz kann nachweislich durch Sulfattrinkkuren erreicht werden (Literaturübersicht bei Gutenbrunner u. Hildebrandt 1994).

Die Augenfälligkeit der spezifischen Immediateffekte der Sulfatwässer führt leicht zu einer Vernachlässigung anderer Wirkprinzipien, obwohl diese gerade für das Verständnis therapeutischer Langzeitwirkungen nicht außer acht bleiben dürfen. Es wäre z. B. durchaus denkbar, daß die günstigen Effekte der Sulfattrinkkuren auf den Leberstoffwechsel als Folge einer überkompensierenden adaptiven Langzeitreaktion auf die erhöhte sekretorische Beanspruchung eintreten. Allerdings werden gerade für die Lebertherapie alle auf Umstimmung oder Adaptation gerichteten Maßnahmen ausdrücklich abgelehnt (Willert 1969; vgl. auch Schmidt-Kessen 1969 a).

6.6.3 Indikationen

Aus den geschilderten Wirkungen der Sulfatwässer leiten sich die Indikationsbereiche für Trinkkuren ab (Tabelle 3.29). Sie umfassen die funktionellen Störungen sowie die chronischen und subchronischen Stadien der Erkrankungen des Leberparenchyms, der Gallenblase und ableitenden Gallenwege einschließlich der postoperativen Störungen. Von den Magen-Darm-Erkrankungen sind die chronischen Magenschleimhautentzündungen, die katarrhalischen Darmerkrankungen und insbesondere die verschiedenen Formen von

Tabelle 3.29. Indikationen und Kontraindikationen sulfathaltiger Heilwässer

Indikationen
- Funktionelle Störungen der Oberbauchorgane
- Störungen der Darmmotilität ohne organische Ursachen, insbesondere verschiedene Formen der Obstipation und des Colon irritabile
- Anregung der Gallen- und Pankreassekretion
- Dyskinesien der ableitenden Gallenwege einschließlich postoperativer Beschwerden
- Unterstützende Behandlung der Fettsucht und begleitender Hyperlipidämien
- Prophylaxe von Kalzium-Phosphat-Harnsteinen, insbesondere bei hohem Harn-pH
- Unterstützende Behandlung von Harnwegsinfekten (besonders $Ca\text{-}SO_4$-Wässer)

Kontraindikationen
- Akute und organische Motilitäts- und Sekretionsstörungen im Verdauungstrakt, insbesondere Darmverschluß, Darminvagination, Verschlußikterus
- Akut-entzündliche Erkrankungen
- Blutungsneigung, z. B. bei Ulkus und nach Operationen
- Herz-Kreislauf- und Niereninsuffizienz
- Dehydratationszustände (nur für hypertone Sulfatheilwässer)
- Harnsäuresteine

Besonders zu beachten
- Gefahr von Wasser- und Elektrolytverlusten bei hypertonen Wässern
- Kurmäßige Anwendung und Dauergebrauch nur mit hypotonen Wässern

Obstipation als Indikationsgebiete zu nennen. Günstige Erfahrungen mit Sulfattrinkkuren werden in der Literatur auch bei Fettsucht zur Unterstützung der Körpergewichtsreduktion, bei Gicht und bei leichten und mittelschweren Fällen von Diabetes berichtet. Es muß aber darauf hingewiesen werden, daß aus theoretischen Erwägungen der Nutzen der Trinkkuren bei Leber- und Gallenwegserkrankungen in Frage gestellt worden ist und kontrollierte therapeutische Studien zur Abgrenzung der Indikationen wie der relevanten Kurfaktoren gefordert werden. Dabei wird betont, daß die Bedeutung unspezifischer Kureffekte über das vegetative System nicht genügend differenziert ist (Bode u. Martini 1974).

Die empirisch günstigen Effekte von Bädern in sulfathaltigen Wässern auf Erkrankungen des rheumatischen Formenkreises (Literaturübersicht bei Schoger 1962) stellen vermutlich keine spezifischen Sulfatwirkungen dar. Eine perkutane SO_4-Resorption durch die Haut ist mit empfindlichen Markierungsmethoden zwar nachweisbar, quantitativ aber so gering, daß besondere Wirkungen nicht zu erwarten sind (vgl. Abb. 3.40, S. 271). Bezüglich der biologischen Schwefelwirkungen sei auf S. 410 ff. verwiesen.

6.7 Kohlensäurewässer (Säuerlinge)

6.7.1 Allgemeine balneologische Vorbemerkungen

Wässer mit einem Gehalt von mehr als 1000 mg/l physikalisch frei gelöstem Kohlenstoffdioxid (CO_2; Kohlensäure) sind wegen des erhöhten Lösungsvermögens für andere Stoffe (besonders Kalzium, Magnesium, Eisen und Radon) meist stark mineralisiert, z. B. als Chloridsäuerlinge, Hydrogenkarbonatsäuerlinge u. a. (Analysenbeispiel s. Tabelle 3.30), wodurch ihre Wirkungen entsprechend modifiziert werden können. Es kommen aber auch mineralarme, sog. einfache Säuerlinge vor. Der CO_2-Gehalt kann bis über 4000 mg/l betragen, was einem Gasvolumen von ca. 2 l/l entspricht. Während das in den sekundären Karbonaten chemisch gebundene Kohlenstoffdioxid nur durch chemische Eingriffe freigesetzt werden kann, stehen die enthaltenen primären Karbonate im Gleichgewicht mit dem gelösten Kohlenstoffdioxid. Entweicht diese, so wird freies CO_2 aus den primären Karbonaten nachgeliefert, bis nach der Gleichung

$$2\,HCO_3 = H_2CO_3 + CO_3$$

alles HCO_3 in CO_3 übergegangen ist. Das in den primären Karbonaten gebundene Kohlenstoffdioxid wird daher als „halbgebundenes“ Kohlenstoffdioxid bezeichnet.

Wegen des sehr niedrigen CO_2-Partialdrucks der atmosphärischen Luft haben Kohlensäurewässer, insbesondere die warmen, eine starke Tendenz zur Entgasung, was besondere bädertechnische Probleme aufgibt (vgl. S. 229). Die am Quellort gemessene CO_2-Konzentration darf daher nicht mit der the-

Tabelle 3.30. Analysenbeispiel eines Säuerlings. (Kalzium-Magnesium-Hydrogenkarbonat-Säuerling; Georg-Victor-Quelle, Bad Wildungen)

	Massen-konzentration (mg/l)	Äquivalent-konzentration (mmol/l)	Äquivalentanteil (%)
Kationen			
Natrium (Na^+)	38,1	1,66	8,67
Kalium (K^+)	4,0	0,10	0,54
Magnesium (Mg^{++})	94,2	7,75	40,58
Kalzium (Ca^{++})	183	9,13	47,81
Ammonium (NH_4^+)	0,13	0,0072	0,04
Strontium (Sr^{++})	0,420	0,0096	0,05
Barium (Ba^{++})	0,076	0,0011	0,01
Lithium (Li^+)	0,16	0,0231	0,12
Mangan (Mn^{++})	0,66	0,024	0,13
Eisen ($Fe^{++/+++}$)	11	0,39	2,06
Summe	332	19,10	100
Anionen			
Chlorid (Cl^-)	16,0	0,45	2,36
Fluorid (F^-)	0,25	0,01	0,07
Bromid (Br^-)	0,04	0,0005	–
Sulfat ($SO_4^=$)	56	1,17	6,09
Hydrogenphosphat ($HPO_4^=$)	0,08	0,0017	0,01
Hydrogenkarbonat (HCO_3^-)	1069	17,52	91,48
Summe	1141	19,15	100
Undissoziierte Stoffe			
Kieselsäure (meta) (H_2SiO_3)	22,0	0,28	
Borsäure als HBO_2	0,280		
als H_3BO_3	0,40	0,006	
Summe (gelöste feste Bestandteile)	1495		
Gelöste Gase			
Kohlenstoffdioxid (CO_2)	2710	61,6 = 1371 ml bei 0 °C und 1013 hPa	

rapeutisch applizierten gleichgesetzt werden. Bei ruhiger Wasseroberfläche lagert sich allerdings wegen des höheren spezifischen Gewichts ein Gaspolster ab. Der Gasverlust eines CO_2-Bades beträgt etwa 5–10% pro 10 min. Entgegen landläufiger Meinung ist es technisch durchaus möglich, durch Imprägnierung von Süßwasser mit CO_2-Gas Kohlensäurewasserbäder herzustellen, die die erforderliche Mindestkonzentration von 1000 mg/l überschreiten

(Hesse et al. 1955; Hille u. Burr 1964 a, b). In Flaschen abgefüllten Trink- und Versandwässern wird häufig industriell oder aus CO_2-haltigen Quellen gewonnenes Kohlenstoffdioxid zugesetzt, teils im Interesse der Haltbarkeit, teils zur Verbesserung des Geschmacks.

6.7.2 Physiologische Vorbemerkungen

Je nach der Stoffwechsellage entstehen im ruhenden Organismus bis zu ca. 300 ml CO_2/min und werden als giftiges Endprodukt des Katabolismus durch die Lunge exhaliert, ein minimaler Anteil wird über die Haut abgegeben. Der CO_2-Gehalt des arteriellen Blutes beträgt bei einem CO_2-Partialdruck von ca. 40 mm Hg etwa 500 ml/l, davon sind aber nur 60 ml frei gelöst, der weitaus größere Teil ist dagegen als Bikarbonat chemisch gebunden. Im Gewebe kann der Partialdruck des CO_2 je nach Stoffwechsel- und Durchblutungsgröße von 45 auf 60 und mehr mm Hg ansteigen.

Der CO_2-Gehalt des Organismus wird außerordentlich streng geregelt, z. B. schwankt der Gehalt der Alveolarluft von 5,7% nur um ±0,2%. Chemorezeptoren, die den CO_2-Partialdruck überwachen, befinden sich im Gewebe (Muskulatur), in zentralen Kreislaufabschnitten sowie im Zentralnervensystem und ermöglichen abgestufte Kompensationsleistungen der Gewebedurchblutung (Nutritionsreflex), des Kreislaufs, der Atmung und der chemischen Säure-Basen-Regulation.

Die toxische Grenzkonzentration für die Inhalation von CO_2-Luftgemischen ist individuell verschieden und offenbar auch adaptiven Änderungen unterworfen. Bei Gesunden führten Konzentrationen bis zu 10% nach einer kurzen euphorischen Phase zu intensiver Hyperventilation, Beklemmungsgefühl und Halluzinationen. Darüber hinaus kommt es zur Lähmung der Skelettmuskulatur und Bewußtseinsverlust, ab 30% CO_2 besteht eine Narkose, über 40% tritt der Tod ein. (In einem 8%igen CO_2-Luft-Gemisch erlischt eine offene Flamme.) Da über der Wasserfläche von CO_2-Wannenbädern Konzentrationen von 2–4%, im Extrem bis zu 25% gemessen werden können, sind besondere Maßnahmen erforderlich, um die Einatmung CO_2-haltiger Luft in Wannen- und Bewegungsbädern zu verhindern (z. B. durch Abdecken der Wanne; Hesse et al. 1955; vgl. Hille u. Burr 1964 a, b).

6.7.3 Trinkkuren mit CO_2-haltigen Heilwässern

Das in der Trinkflüssigkeit gelöste CO_2 wird, soweit es nicht als Gas entweicht und aufgestoßen wird, weitgehend schon durch die Magenschleimhaut resorbiert. Die über Nutritionsreflexe ausgelöste Schleimhauthyperämie steigert die Resorptionsgeschwindigkeit, und zwar nicht nur für CO_2 selbst, sondern auch für andere Stoffe (Kalzium, Magnesium, Alkohol, Aspirin, Sulfonamide u. a.). Bei der schnellen Resorption durch die Schleimhäute führt das aufgenommene CO_2 zu meßbaren Verschiebungen des respiratorischen Quotienten, Steigerung der Atemfrequenz und u. U. zu weiteren zentralnervösen Erregungseffekten (sog. CO_2-Schwips). An der Auslösung beteiligt ist offenbar die massive Überschwemmung des Pfortadergebietes mit CO_2, die die lokale Abtransportkapazität überfordern kann (Leskovar 1975).

Freies CO_2 steigert auch die Magensekretion, besonders bei Zufuhr kalter Wässer; die Aziditätskurve steigt zugleich steiler an als nach Aufnahme reinen Wassers. Die Motilität des Magens wird durch CO_2 angeregt, die Verweildauer verkürzt. Diese Anregung sämtlicher Teilfunktionen der Magenverdauung begründet die besondere Eignung schwach mineralisierter Säuerlinge als Tafelwässer. Der erfrischende Geschmack der frei gelösten Kohlensäure, die offenbar zusätzlich die Empfindlichkeit von Geschmacksrezeptoren mindern kann, erklärt die Beliebtheit als Geschmackskorrigens von unangenehm schmeckenden Trinkquellen sowie als Bestandteil von Erfrischungsgetränken.

Eine diuretische Eigenwirkung des aufgenommenen CO_2, die zu überschießender Ausscheidung von Wasser- sowie Mineral- und Schlackenstoffen führt und insbesondere für urologische Indikationen therapeutisch nutzbar sein soll, ist durch vergleichende Untersuchungen zweifelhaft geworden (Günther et al. 1968 b; Gutenbrunner 1990 b); sie bezieht sich lediglich auf den Ausgleich einer durch andere Mineralstoffe bedingten Flüssigkeitsretention. Bei täglicher Kontrolle der Flüssigkeits- und Elektrolytausscheidung während der Trinkkur ergaben sich zudem Hinweise auf phasisch verlaufende adaptive Reaktionen, wobei v. a. eine Natriumretentionsneigung in der 2. Trinkkurwoche auffiel, die unabhängig von der CO_2-Menge war. Die Möglichkeit einer konzentrationsabhängigen vegetativen Reizwirkung ist auch durch hämatologische Mitreaktionen aufgezeigt worden (Müller 1986; Schlacke 1991; Gutenbrunner u. Hildebrandt 1994).

6.7.4 CO_2-Wasserbäder

Von Benecke (1859, 1872) eingeführt, stehen die CO_2-Bäder heute bei der Behandlung von Herz- und Kreislaufkrankheiten an erster Stelle. Die charakteristischen Primärwirkungen des CO_2-Bades sind Folge einer Diffusion des physikalisch gelösten Kohlenstoffdioxids aus dem Badewasser in die Haut. Die CO_2-Aufnahme erfolgt nicht aus den feinen CO_2-Gasbläschen, die sich im Bad in kurzer Zeit der Hautoberfläche ansetzen und nach Ablösen oder Abstreifen wieder ersetzt werden. Das von der Haut aufgenommene CO_2 wird schnell abtransportiert, so daß es zu keiner wesentlichen CO_2-Stauung kommt. Die Größe der CO_2-Absorption ist abhängig von der Partialdruckdifferenz zwischen Badewasser und Haut, die in der Regel mehrere hundert Torr beträgt, sie wird aber auch erheblich von der Größe der Hautdurchblutung und der sowohl topographisch wie interindividuell unterschiedlichen Hautbeschaffenheit beeinflußt. Im Vollbad wurden – bezogen auf den Quadratmeter Körperoberfläche – bei ischämischer Haut CO_2-Mengen unter 10 ml/min, bei hyperämischer Haut solche über 80 ml/min gemessen. Im Durchschnitt ist in CO_2-Bädern mit einer CO_2-Aufnahme von ca. 30 ml/min/m^2 Körperoberfläche, d. h. mit etwa 10% der im gleichen Zeitraum anfallenden CO_2-Produktion im Organismus zu rechnen (Literaturübersicht bei Hildebrandt 1985 b).

Die durch die Haut aufgenommenen CO_2-Mengen sind zu gering, um über lokale Wirkungen hinaus auch zentrale Effekte auszulösen. Solche können aber u. U. durch Inhalation des aus dem Badewasser entweichenden CO_2 hervorgerufen werden, besonders in der Anfangsphase des Bades. Der Patient

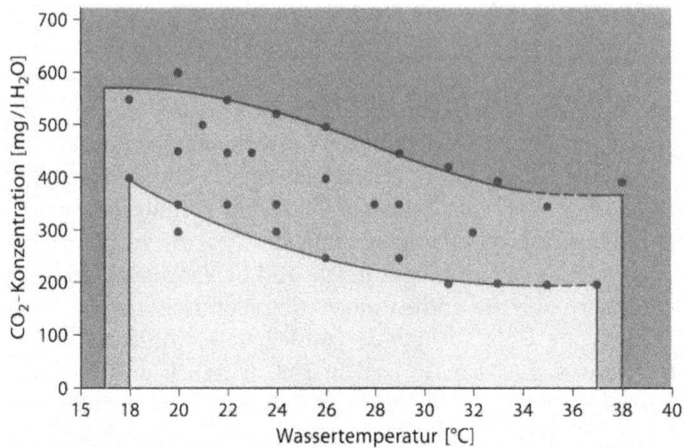

Abb. 3.102. Das Auftreten einer Hautrötung im Kohlensäurebad in Abhängigkeit von dessen Gehalt an freier CO_2 und von der Wassertemperatur. • beobachtete Hautrötung; *grauer Bezirk:* Hautrötung bei „empfindlicher" Haut, *blauer Bezirk:* regelmäßig eintretende Hautrötung. Die *senkrechten Begrenzungslinien* im kalten und warmen Bereich ergeben sich daraus, daß dort unabhängig von der CO_2-Konzentration (aus thermischen Gründen) eine Hautrötung eintritt. (Nach Hentschel 1967 a)

muß zur Vermeidung solcher Störwirkungen so in der Wanne gelagert werden, daß sich Mund und Nase oberhalb des Wannenrandes befinden, über den das spezifisch schwerere CO_2 abfließt. Abfächeln der Wasseroberfläche hat nur vorübergehende Wirkung, größere Sicherheit bietet z. B. die Teilabdeckung mit einer Plexiglasscheibe, die dem Hals angeformt ist (Hesse et al. 1955).

Die lokale Wirkung des aufgenommenen CO_2 wird schon nach wenigen Minuten in einer hellroten Hautfärbung sichtbar, die streng auf die gebadeten Partien begrenzt bleibt und auf einer lokalchemisch ausgelösten Hautgefäßerweiterung beruht. An der Grenze der gebadeten Haut bildet sich gleichzeitig eine ischämisch-blasse Grenzlinie von 2–3 mm Breite aus. Diese sichtbaren Hauteffekte sind an das Überschreiten einer bestimmten CO_2-Mindestkonzentration gebunden, die um so niedriger liegt, je höher die Wassertemperatur ist (Abb. 3.102).

Kapillarmikroskopisch findet sich im CO_2-Bad eine erhöhte Zahl durchbluteter Kapillaren mit Erweiterung der Schaltstücke und starker Zunahme der Strömungsgeschwindigkeit, deren Konzentrationsabhängigkeit auch mittels Laser-Doppler-Flowmetrie nachweisbar ist und mit einer Steigerung der Vasomotionsamplitude einhergeht (Abb. 3.103) (Schnizer u. Erdl 1984). Darüber hinaus bestehen Anzeichen einer Erweiterung der arteriellen Widerstandsgefäße sowie der venösen Plexus der Haut. Direkte Messungen der lokalen Hautdurchblutung in CO_2-Teilbädern mit Wärmeleitverfahren (Hille 1966) erbrachten allerdings geringere Steigerungsraten, als sie sonst mit ca. 600% der Ruhedurchblutung angegeben werden (Witzleb 1962 b). Ob die Hautgefäßerweiterung während des CO_2-Bades vorwiegend durch die diffun-

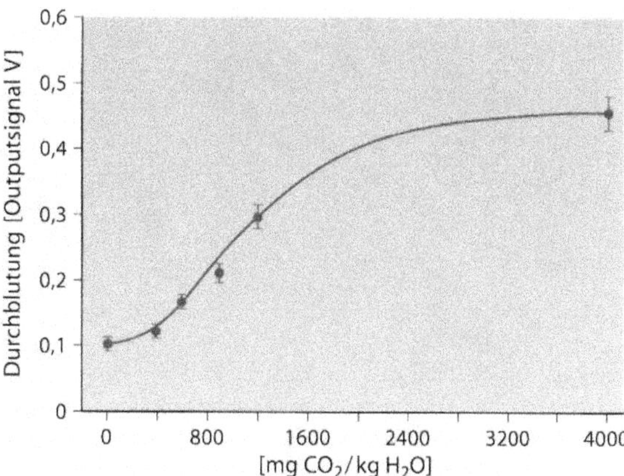

Abb. 3.103. Dosis-Wirkungs-Beziehung der CO_2-Gefäßwirkung. (Nach Schnizer u. Erdl 1984)

dierende CO_2 über Axonreflexe oder durch Mitwirkung von Histamin, Azetylcholin und anderen gefäßaktiven Stoffen ausgelöst wird, ist noch nicht endgültig entschieden (vgl. Hentschel 1967 a). Die Muskeldurchblutung ist im CO_2-Bad offenbar unverändert, auch spricht die streng lokale Begrenzung der Effekte gegen eine wesentliche Beteiligung spinal organisierter Reflexe. Die plethysmographisch gemessene venöse Kapazität des Unterschenkels nimmt nach einem CO_2-Teilbad um durchschnittlich 23% ab (Hartmann et al. 1990 a).

Die weiteren Kreislaufumstellungen im CO_2-Bad können im wesentlichen als Folge der primären CO_2-bedingten Hautdurchblutungssteigerung verstanden werden, die bei der großen Speicherkapazität der Haut einer „Autotransfusion in die Körperperipherie" gleichkommt (Witzleb 1962 b). Im Rahmen kompensatorischer Reaktionen kommt es zu einer Durchblutungseinschränkung im Splanchnikusgebiet sowie zur Zunahme der zirkulierenden Blutmenge durch Aktivierung von Depotblut und Einstrom von Gewebeflüssigkeit mit entsprechender Minderung der Blutviskosität (Resch et al. 1990). Obwohl das Herzminutenvolumen - besonders initial - ähnlich stark wie in thermoindifferenten Süßwasserbädern um ca. 30–50% ansteigt, führt der durch die periphere CO_2-Wirkung herabgesetzte Kreislaufwiderstand zu einer wesentlich stärkeren und regelmäßig nachweisbaren, allerdings ausgangswertabhängigen Senkung des systolischen und diastolischen Blutdrucks (Hentschel 1962) (Abb. 3.104). Zugleich nehmen zentrale Pulswellengeschwindigkeit und elastischer Widerstand des aortalen Windkessels ab, so daß die Druckarbeit des Herzens zugunsten der ökonomisch günstigeren Volumarbeit vermindert wird. Man hat von einem „Schongang" des Herzens gesprochen, zumal gleichzeitig die Herzfrequenz im CO_2-Bad absinkt, was zu einer Verlängerung aller Teilabschnitte der Herzrevolution führt (vgl. Tabelle 3.31, S. 396) (Literaturübersicht bei Hildebrandt 1985 b). Die Bradykardie ist allerdings nicht in erster Linie reflektorisch im Sinne eines Bezold-Jarisch-Reflexes durch vermehrte Ventrikelfüllung bedingt, sondern wahrscheinlich auch durch eine Kühlung des Sinusknotens infolge absinkender Bluttemperatur.

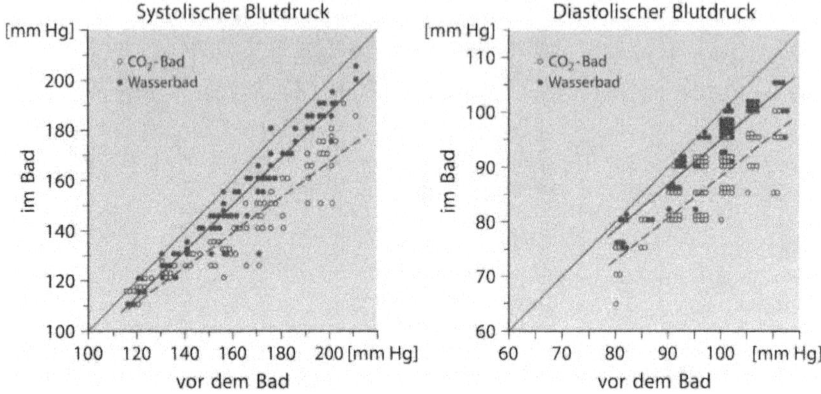

Abb. 3.104. Die Wirkung von Kohlensäurebädern (1200 mg CO_2/l, 35° C, 15 min) und temperaturgleichen Süßwasserbädern auf den systolischen (*links*) und den diastolischen Blutdruck (*rechts*). Die Regressionslinien zeigen das mittlere Verhalten im Süßwasserbad (*ausgezogene Linie*) und im Kohlensäurebad (*gestrichelte Linie*). (Nach Hentschel 1962)

Im üblicherweise thermoindifferent verabfolgten CO_2-Bad kommt es nämlich zu einer Auskühlung des Organismus. Die Thermoindifferenzzone wird durch eine spezifische CO_2-Wirkung auf die Thermorezeptoren der Haut um ca. 2° C nach unten verschoben, indem die Empfindlichkeit der Kaltrezeptoren gesenkt, die der Warmrezeptoren erhöht wird. Auch CO_2-Wirkungen auf andere Hautrezeptoren sind nachweisbar (z. B. Abschwächung der Juck- und Schmerzempfindung; Weigmann u. Schindewolf 1954; Bomann et al. 1957). Die Wirkung auf die Thermorezeptoren ist subjektiv schon innerhalb der 1. Bademinute an dem auftretenden Wärmegefühl bemerkbar, das auch kühle Badetemperaturen (bis ca. 31° C) verdeckt. Die Verminderung der nervalen Kaltafferenzen aus der Haut zögert trotz der durch die chemische Dilatation der Hautgefäße erhöhten Wärmeverluste ein Anspringen der Kältegegenregulation hinaus, bis die absinkende Kerntemperatur nach Abfall um 0,3–0,4° C die thermoregulatorischen Zentren direkt zum Einsatz der (chemischen) Wärmeproduktion durch Kältezittern veranlaßt. Bis zu diesem Zeitpunkt sinken Gaswechsel und Energieumsatz im CO_2-Bad wie in thermoindifferenten Süßwasserbädern ab.

Die spezifischen Auswirkungen der CO_2-Aufnahme im Bad bestehen also außer einer starken Hautgefäßerweiterung mit Zunahme der kutanen Sauerstoffspannung (Hartmann et al. 1990 b), wie sie sonst nur durch Überwärmung ausgelöst werden kann, auch in einer chemischen Blockade der vasomotorischen und chemischen Kältegegenregulation. Die Gesamtsituation ist somit durch betont trophotrope Merkmale gekennzeichnet. Ihr Ausprägungsgrad ist naturgemäß von CO_2-Gehalt, Temperatur und chemischen Inhaltsstoffen des Bades sowie von der Mitwirkung hydrostatischer Faktoren abhängig, er wird aber auch von individuellen Faktoren mitbestimmt.

So nimmt z. B. die Größe der Blutdruck- und Pulsfrequenzsenkung im CO_2-Bad mit höheren Ausgangslagen zu (vgl. Abb. 3.104). Bei Herzkranken

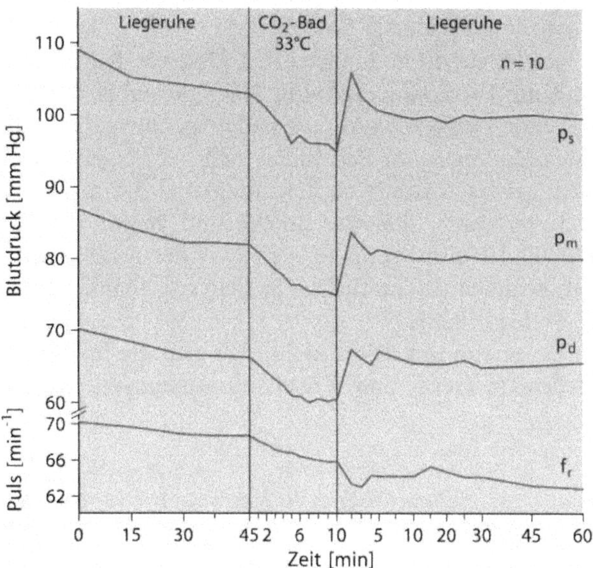

Abb. 3.105. Mittlerer Verlauf von Blutdruckwerten und Pulsfrequenz bei 10 Patienten mit essentieller Hypotonie vor, während und nach einem Kohlensäurebad (1200 mg/l CO_2, 10 min, 33° C). Der Blutdruckanstieg in der 2.–4. Minute nach dem Bad fällt zeitlich genau mit dem kapillarmikroskopisch nachweisbaren Abblassen des Untergrundes und der makroskopisch erkennbaren Blässe der gebadeten Haut zusammen. (Nach Hentschel u. Lich 1963)

mit mangelnder Kompensation bleibt die Steigerung des Herzzeitvolumens im CO_2-Bad aus, insbesondere bei Mitralstenosen besteht erhöhte Gefahr der Lungenstauung. Erhebliche Störungen der therapeutisch erwünschten CO_2-Effekte können durch CO_2-Inhalation entstehen, die zu ergotroper Stimulierung vegetativer Zentren mit Steigerung von Blutdruck, Vasomotorentonus, Ventilation und Herzfrequenz führt (Literaturübersicht bei Stupfel 1974).

Die therapeutische Bedeutung der im CO_2-Bad ausgelösten Situation kann naturgemäß nur unter Berücksichtigung des Zeitfaktors abgeschätzt werden: Die Hautrötung geht schon wenige Minuten nach Beendigung des Bades in eine Hautblässe über, wobei auch der Blutdruck wieder ansteigt (Abb. 3.105). An dieses schnelle Abklingen unmittelbarer CO_2-Effekte schließt sich aber eine etwa 2–3 h anhaltende Phase mit verstärkter Trophotropie an, die subjektiv mit starkem Schlafbedürfnis verbunden ist. Wird Ruhe eingehalten, bleibt auch der Blutdruck unter dem Ausgangsniveau vor dem Bad. Während die spezifischen CO_2-Wirkungen im Bad ohne sichere Mitwirkung humoraler Faktoren zustandekommen, stehen während der Nachphase Veränderungen der humoralen Wirkstoffspiegel im Vordergrund. Es kommt zur Freisetzung vasoaktiver Stoffe wie Histamin, Azetylcholin und Serotonin mit komplizierten Veränderungen der an der Freisetzung bzw. am Abbau dieser Wirkstoffe beteiligten Enzyme (Balaz et al. 1970; Meinel 1970), wobei auch Änderungen der Histaminreagibilität beobachtet wurden. Es bestehen dabei allerdings erhebliche individuelle Unterschiede.

Inwieweit diese 2. Phase bei längerer Badedauer bereits im Bad beginnt und die Histaminfreisetzung Folge der trotz der erheblichen Hyperämie anhaltenden CO_2-Wirkung ist, bedarf noch weiterer Klärung. Ein Teil der Kreislaufänderungen im Bad bildet sich bei längerer Badedauer bereits bis zu einem gewissen Grade zurück. Aufgrund der bisher vorliegenden Befunde läßt sich vermuten, daß wesentliche und gerade die überdauernden Effekte des CO_2-Bades mindestens teilweise auf der Auslösung von adaptiven Umstellungen beruhen (Marantidi 1958; Heller u. Gutenbrunner 1994; vgl. Vinogradova u. Frenkel 1968).

Es verwundert daher nicht, daß sich die im Laufe einer CO_2-Bäderkur einstellenden Herz- und Kreislaufumstellungen keineswegs als Fixierung oder

Tabelle 3.31. Qualitativer Vergleich der Änderungen kreislauf- und herzdynamischer Meßgrößen beim akuten CO_2-Badeversuch und im Verlauf einer CO_2-Bäderkur. (Mod. nach Scherf 1968)

Funktionsgrößen	Änderungen		
	Akuter CO_2-Badeversuch	CO_2-Bäderkur	Normalisierung nachgewiesen
Kutane Sauerstoffspannung	++	(+)	ja
Vasomotionsamplitude	+	++	nein
Vasomotionsfrequenz	+	++	nein
Laser-Doppler-Flow	+	++	nein
Venöse Kapazität (Unterschenkel)	–	(–)	nein
Systolischer Blutdruck	–	–	ja
Diastolischer Blutdruck	–	–	ja
Blutdruckamplitude	(+)	±	ja
Pulswellengeschwindigkeit (Aorta)	–	–	nein
Grundschwingungsdauer A. femoralis	+	+	nein
Volumelastizitätskoeffizient	–	–	nein
Peripherer Kreislaufwiderstand	–	–	nein
Pulsfrequenz	–	(+)	ja
Herzschlagvolumen	+	+	nein
Herzminutenvolumen	+	+	nein
Umformungszeit	±	(–)	nein
Druckanstiegszeit	+	–	nein
Anspannungszeit	+	–	nein
Austreibungszeit	+	+	nein
Gesamtsystolendauer	+	+	nein

+ Zunahme; – Abnahme

Summationseffekt der ökonomisch günstigen Kreislaufsituation im einzelnen CO_2-Bad ableiten lassen (vgl. Jordan et al. 1960; Hildebrandt 1982c). Zwar sind die als Kureffekt meßbaren Änderungen von Herz- und Kreislauffunktionen zum großen Teil von gleicher Richtung (Tabelle 3.31), doch ist ihr Ausmaß durchweg wesentlich geringer. Wie systematische Längsschnittuntersuchungen ergeben haben, schreiten diese Herz-Kreislauf-Umstellungen auch

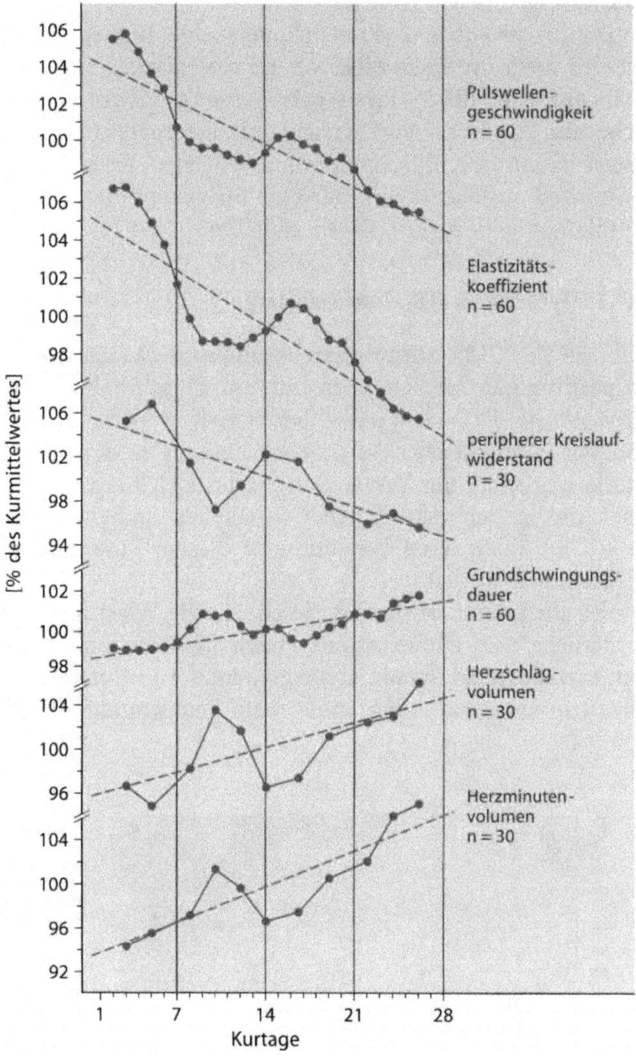

Abb. 3.106. Mittlerer Kurverlauf der Pulswellengeschwindigkeit des arteriellen Elastizitätskoeffizienten, des peripheren Kreislaufwiderstands, der Grundschwingungsdauer, des Herzschlagvolumens und des Herzminutenvolumens während CO_2-Bäderkuren. Untersuchungen vor jedem Bad. (Mod. nach Hildebrandt u. Steinke 1962)

nicht stufenweise von Bad zu Bad fort, sondern schwingen sich im Laufe eines reaktiv-periodischen Prozesses mit krisenhaften Auslenkungen auf ein neues Niveau ein (Abb. 3.106). Wesentlich stärker ausgeprägt sind dagegen die Normalisierungseffekte der Herz-Kreislauf-Funktionen, die nicht nur für den Blutdruck, sondern für zahlreiche weitere Funktionsgrößen gut belegt sind (Steinke 1962; Scherf 1968; Goebel 1971; Woitschach 1977; Gutenbrunner u. Ruppel 1992a). Für solche prozeßhaften Umstellungen im Laufe von CO_2-Bäderkuren ist eine starke Abhängigkeit von der individuellen Reaktionslage nachgewiesen. Klinisch sind auch günstige Effekte auf dystrophe Gefäßstörungen belegt (Mucha 1992).

Die bis in alle Einzelheiten untersuchte Immediatwirkung des CO_2-Bades ist also nicht im Sinne einer pharmakologischen Direktive wirksam. Sie stellt vielmehr eine durch ihren peripheren Angriffsort besonders charakteristische und für Herz- und Kreislaufkranke zugleich besonders geeignete Reizkonstellation dar, die einen von endogenen Faktoren mitgestalteten Reaktionsprozeß auslösen kann, der eine Steigerung der Koordination und Funktionsökonomie bewirkt (Hildebrandt 1963b, 1982c).

6.7.5 CO_2-Gasbäder (CO_2-Trockenbäder)

Die seit dem 18. Jahrhundert bekannte therapeutische Applikation von CO_2 in gasförmigen Medien kann nur mit Einschränkung als CO_2-Bad ohne hydrostatische Druckbelastung bezeichnet werden. Nicht nur, daß auch die möglichen chemischen Wirkungen anderer in den CO_2-Wässern enthaltener Stoffe wegfallen, bei Verwendung industriell hergestellter Kohlensäure fehlen auch die in den natürlichen CO_2-Quellen enthaltenen Begleitgase (Methan, H_2S u. a.), über deren Bedeutung in diesem Zusammenhang allerding nichts Sicheres bekannt ist.

Vor allem aber ist die für die chemische Wirkung des CO_2 in der Haut erforderliche CO_2-Diffusion aus einem gasförmigen Medium nicht allein von der Partialdruckdifferenz abhängig, sondern in erster Linie von einer hinreichenden exogenen oder endogenen Befeuchtung der Haut, die wiederum

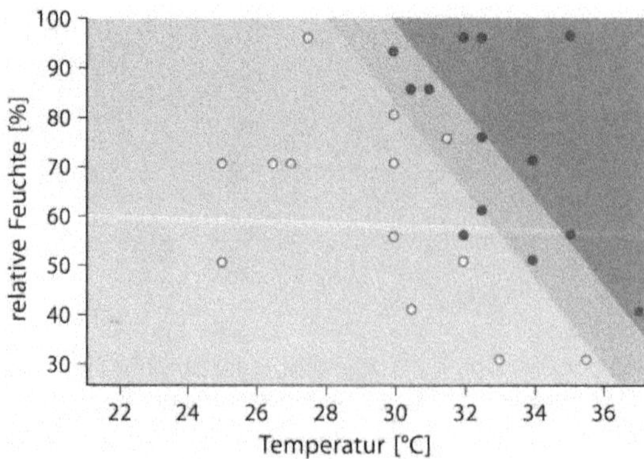

Abb. 3.107. Auftreten einer Hautrötung im CO_2-Gasbad (über 80 Vol.-% CO_2; 15 min) in Abhängigkeit von Temperatur und relativer Feuchtigkeit. • Hautrötung; ○ keine Hautrötung. Im *eng schraffierten Bezirk* ist regelmäßig mit dem Eintreten einer Hautrötung zu rechnen. Bei Luftbädern unter entsprechenden Bedingungen kommt es dagegen zu keiner Hautrötung. (Nach Hentschel u. Rusch 1967)

stark von den thermischen Verhältnissen des Gasbades mitbestimmt wird. Wie Abb. 3.107 zeigt, ist mit der für eine CO_2-Wirkung charakteristischen Hautrötung im hochkonzentrierten CO_2-Gasbad von 30° C nur zu rechnen, wenn die Gasatmosphäre zugleich mit Wasserdampf gesättigt ist. Bei höheren Temperaturen treten durch den Überwärmungseffekt mit Einsetzen der Schweißsekretion günstigere Bedingungen für die CO_2-Aufnahme ein, bei niedrigeren Temperaturen wird in der Regel keine Hautrötung mehr erreicht. Trotzdem kann der Patient noch gewisse haptische und thermische Sensationen an der Haut verspüren.

Zieht man in Betracht, daß CO_2-Gasbäder in der Praxis mit oft unkontrollierter Gaskonzentration im Temperaturbereich zwischen 42 und 20° C, bei bekleideten Patienten sogar bis zu 13° C abgegeben werden, wundert es nicht, wenn die Erfahrungen hinsichtlich der im Bad ausgelösten Kreislaufumstellungen sehr widersprüchlich ausfallen (Literaturübersicht bei Witzleb 1962 b;

Tabelle 3.32. Indikationen und Kontraindikationen CO_2-haltiger Heilwässer

Bäder

Indikationen
- Arterielle Verschlußkrankheit in jedem(!) Stadium
- Hautmikrozirkulationsstörungen
- Arterielle Hypertonie
- Venöse Insuffizienz (speziell als kühle Wasserapplikation, venöse Protektion)
- Venöse Ulzera
- Leichte bis mäßige Herzinsuffizienz (bis Stadium NYHA II)
- Algodystropie (M. Sudeck) in Stadium I
- Fibromyalgie
- Vegetative Regulationsstörung
- Trainingsmangel, wenn Muskeltraining unmöglich
- Zerebrale Durchblutungsstörungen (fragliche Indikation)

Kontraindikationen
- Allgemeine Kontraindikationen der Bäderanwendung
- Hyperkapnie
- Arterielle Hypotonie (fragliche Kontraindikation)

Trinkkuren

Indikationen
- Allgemeine Anregung der Verdauungsfunktionen; Appetenzstörungen
- Unterstützend zur vegetativen Äquilibrierung
- Förderung der Diurese bei urologischen Erkrankungen

Kontraindikationen
- Die Zufuhr größerer zusätzlicher Trinkmengen setzt ein suffizientes Herz-Kreislauf-System und eine hinreichende Nierenfunktion voraus
- Rupturgefahr bei geschädigter Magenwand (z. B. Ulkus)

Besondere Hinweise
- Das Trinken größerer Mengen kohlensäurehaltiger Heilwässer kann Beschwerden im Sinne des Reizmagens hervorrufen
- Alkohol und Medikamente können beschleunigt resorbiert werden
- Unerwünschte Wirkungen der Kohlensäure können durch Abquirlen vermieden werden

Hentschel 1967 a; Heindorf et al. 1969). Aber auch bei optimalen Voraussetzungen der CO_2-Aufnahme sind z. B. Blutdruck- und Pulsfrequenzsenkungen im Gasbade wesentlich geringer und flüchtiger ausgeprägt als im thermoindifferenten CO_2-Wasserbad, während Steigerungen von Herzzeitvolumen und Gesamtstoffwechsel nur im Zusammenhang mit thermischer Belastung beobachtet werden. Ob CO_2-bedingte Kerntemperaturabfälle im Gasbade vorkommen, ist ungenügend geklärt.

Obwohl somit die Kreislaufwirkungen des einzelnen Gasbades bestenfalls andeutungsweise denjenigen des CO_2-Wasserbades entsprechen, sind die therapeutischen Erfolge einer kurmäßigen Anwendung bei Herz- und Kreislaufkranken (Hypertonie, Herzklappenfehler, Koronarinsuffizienz, periphere Durchblutungsstörungen etc.) unwidersprochen. Dies läßt vermuten, daß für den Kureffekt weniger die Immediatwirkung des CO_2 als vielmehr hormonal vermittelte Nachwirkungen des CO_2-Gasbades maßgebend sind, die allerdings bisher nicht näher untersucht wurden.

Für die Anwendung von CO_2-Gasbädern bei Verbrennungen, schlecht heilenden Wunden, Varikosis und lokalen Durchblutungsstörungen dürfte die örtliche CO_2-Wirkung von entscheidender Bedeutung sein, zumal feuchte Oberflächen die CO_2-Diffusion begünstigen. Hier ist u. U. der Verzicht auf direkten Wasserkontakt von besonderem Vorteil.

Indikationen und Kontraindikationen der Kohlensäurebäderbehandlung sind in Tabelle 3.32 dargestellt.

6.8 Eisenhaltige Wässer

6.8.1 Allgemeine balneologische Vorbemerkungen

Der Grenzwert von 20 mg Fe^{++}/l für eisenhaltige Quellen, die oft fälschlicherweise als Stahlquellen bezeichnet werden, kann in Wässern von sehr verschiedener Charakteristik überschritten werden. So gibt es gewöhnliche Wässer, die lediglich einen erhöhten Eisengehalt aufweisen (sog. einfache Eisenquellen; bis zu 45 mg Fe^{++}/l). Die Löslichkeit des zweiwertigen Eisens als Hydrogenkarbonat und die Stabilisierung der Lösung durch freie Kohlensäure führen zu mäßig starken Eisen-II-Gehalten der Hydrogenkarbonatquellen und Säuerlinge (bis zu 50 mg Fe^{++}/l). Auch in Natrium-Chlorid-Quellen werden Eisengehalte dieser Größenordnung angetroffen (Analysenbeispiel in Tabelle 3.33). In den selteneren Sulfatwässern kann der Eisengehalt sehr hohe Werte erreichen und das Eisen zum dominierenden Kation werden. Dabei ist oft neben dem Eisen II auch Eisen III enthalten, das bei Anwesenheit von HCO_3 kaum in Lösung geht (sog. Vitriolquellen). Meist führen eisenhaltige Quellen auch noch außergewöhnlich hohe Gehalte an anderen Schwermetallen. Da bei Luftzutritt und Entweichen der Kohlensäure das zweiwertige Eisen leicht oxidiert und als bräunliches Ferrioxidhydrat (Eisenocker) ausfällt, kommt der unmittelbaren Nutzung am Quellort besondere Bedeutung zu.

Tabelle 3.33. Analysenbeispiel eines eisenhaltigen Heilwassers. (Moritzquelle 2, Bad Elster)

	Massen-konzentration (mg/l)	Äquivalent-konzentration (mmol/l)	Äquivalentanteil (%)
Kationen			
Natrium (Na^+)	710	30,88	77,11
Kalium (K^+)	20,1	0,51	1,28
Magnesium (Mg^{++})	48,4	3,98	9,95
Kalzium (Ca^{++})	58,8	2,93	7,32
Ammonium (NH_4^+)	0,45	0,03	0,06
Strontium (Sr^{++})	0,32	0,01	0,02
Lithium (Li^+)	2,0	0,28	0,71
Mangan (Mn^{++})	1,1	0,04	0,10
Eisen ($Fe^{++/+++}$)	38,5	1,38	3,44
Summe	880	40,05	100
Anionen			
Chlorid (Cl^-)	505	14,23	35,55
Fluorid (F^-)	0,22	0,012	0,03
Bromid (Br^-)	2,4	0,03	0,07
Sulfat (SO_4)	807	16,79	41,94
Nitrat (NO_3^-)	1,4	0,02	0,06
Hydrogenkarbonat (HCO_3^-)	546	8,95	22,36
Summe	1862	40,03	100
Gelöste Gase			
Kohlenstoffdioxid (CO_2)	2422		

Häufig werden die Heilwässer, insbesondere die Versandheilwässer, zur Vermeidung von Niederschlägen enteisent.

6.8.2 Wirkungsbedingungen

Eisen ist das biologisch wichtigste Schwermetall, v. a. als Bestandteil des Hämoglobins und zellulärer Biokatalysatoren (Zellhämine, Zytochrome, Katalasen, Flavoproteine). Der Organismus enthält etwa 4 g Eisen, davon 2 g als Hämoglobin. Etwa 1,5 g befinden sich als Depoteisen in besonderen proteingebundenen Speicherformen (Ferritin, Hämosiderin), v. a. in Milz und Leber sowie in der Darmschleimhaut. Im Blutserum sind nur 3–4 mg Eisen in komplexer Bindung an ein spezifisches Transportglobulin (Transferrin) enthalten. Serumeisenspiegel und Depoteisen stehen im Gleichgewicht. Der Serumeisenspiegel stellt daher ein Maß für die Größe der Eisendepots dar, und der

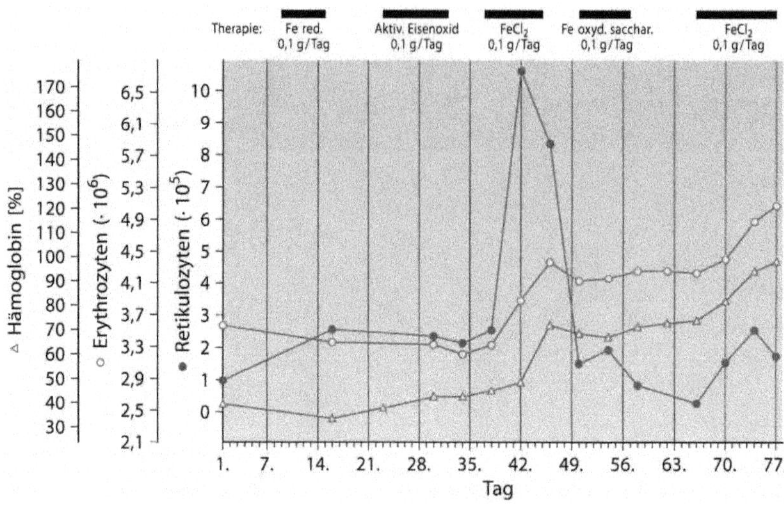

Abb. 3.108. Wirkung verschiedenartiger Eisensalze bei sekundärer Anämie, dargestellt am Verlauf von Erythrozytenzahl, Retikulozytenzahl und Hämoglobinkonzentration. (Nach Reimann et al. 1936; mod. aus Zörkendörfer 1962 d)

Ferritingehalt der Darmmukosa ist mit seiner resorptionsblockierenden Wirkung ein wichtiges Steuerglied bei der Regelung der Eisenaufnahme.

Obwohl allein bei der Blutmauserung pro Tag 15–18 mg Eisen umgesetzt werden, beträgt die tägliche Eisenausscheidung nur etwa 1–2 mg. Das anfallende Eisen wird also zu 90% wiederverwendet, auch das mit der Galle ausgeschiedene fast restlos rückresorbiert. Bei der Frau treten allerdings durch Menstruation (25 mg) sowie Schwangerschaft und Geburt (500 mg) erhebliche Eisenverluste auf. Der Serumeisenspiegel der Frau liegt im Mittel 20% niedriger.

Die Eisenverluste müssen durch Zufuhr mit der Nahrung gedeckt werden. Die Resorption durch die Darmwand betrifft ausschließlich Eisen-II-Ionen (Abb. 3.108), sie ist vom Ferritingehalt der Mukosa und somit vom Bedarf abhängig. Die Ausnutzungsquote des peroral zugeführten Eisens liegt beim Gesunden unter 20% und kann bei Anämie auf 70% steigen. Die im Durchschnitt notwendige Eisenzufuhr liegt daher für den Erwachsenen bei 6–10 mg Fe^{2+} pro Tag (Literaturübersichten bei Zörkendörfer 1962 d; Forth u. Rummel 1988 b).

An diesen Daten gemessen, können dem Körper mit eisenhaltigen Heilwässern durchaus Eisenmengen angeboten werden, die auch einen pathologisch erhöhten Bedarf übersteigen. Mit Eisen-Sulfat-Wässern von extrem hohem Eisengehalt und stark eisenhaltigen Solen lassen sich allerdings auch nur Tagesdosen von 100–200 mg Fe^{++} erreichen, weil solche Wässer nur in sehr kleinen Mengen aufgenommen werden können. Für regelrechte Trinkkuren eignen sich praktisch nur hypotone Wässer.

Besonders wichtig ist es, daß das Eisen in den Mineralquellen in der Regel als Eisen-II-Ion vorliegt und damit in der Form, in der allein es resorbiert wird. Nach vergleichenden Untersuchungen wird das Eisen aus eisenhaltigen Hydrogenkarbonatwässern sogar vollständiger resorbiert und zur Blutbildung genutzt als bei Anwendung galenischer Eisen-II-Präparate (Literaturübersicht bei Zörkendörfer 1962 d). Eisen-III-Ionen werden dagegen leicht hydrolysiert und wirken eiweißfällend bzw. stark adstringierend, wodurch eine Resorption verhindert wird.

Resorbiertes Eisen wird unmittelbar zur Blutbildung verwendet, es läßt sich schon nach 4 h in den Erythrozyten nachweisen. Ein Überschuß wandert in die Depots, deren Vorrat bei erhöhtem Bedarf maßgeblich für die Blutregeneration werden kann.

Da die Blutbildung aus Depot- und Gewebeeisen bevorzugt wird, kann auch bei normalem Blutbild schon Eisenmangel bestehen und durch Eisendefizit der Gewebe mit Störung der biokatalytischen Funktionen zu Krankheitssymptomen führen. Manifeste Anämie ist dann Spätsymptom der Eisenmangelkrankheit (vgl. Seidel et al. 1971).

6.8.3 Anwendungsformen und spezielle Wirkungen

Die Trinkkur mit eisenhaltigen Heilwässern zielt in erster Linie im Sinne einer Substitution auf die Beseitigung eines Eisenmangels, ihr Hauptindikationsgebiet sind die primären Eisenmangelanämien. Die Besserung des Blutbildes unter Zufuhr zweiwertigen Eisens ist vielfach nachgewiesen (vgl. Abb. 3.108, S. 402; vgl. Seidel et al. 1971). Bei anämisierten Tieren wurden bei Anwendung eisenhaltiger Wässer Anstiege von Serumeisen- und Hämoglobingehalt sowie Eisenanreicherung in der Leber objektiviert (Ciglar et al. 1955; Stern et al. 1955). Da eine Normalisierung des Blutbildes bereits vor Sättigung der Eisendepots eintritt, muß die Behandlung noch darüber hinaus fortgesetzt werden (Bingold u. Stich 1954). Die Trinkkur ist daher auch als Nachbehandlung bedeutsam.

Auch unter Berücksichtigung einer erhöhten Ausnutzungsquote erfordern die zur Behandlung einer Anämie nötigen Eisenmengen bei eisenhaltigen Heilwässern mit 20–50 mg Fe^{++}/l tägliche Trinkmengen von 1–2 l. Der hohe Verdünnungsgrad steigert zwar Ausnutzungsquote und Verträglichkeit, die Flüssigkeitsbelastung kann aber nur Kreislaufgesunden zugemutet werden.

Bei der Beurteilung von Eisentrinkkuren ist aber zu berücksichtigen, daß die Heilwässer in der Regel als Spurenelemente weitere Schwermetalle enthalten, die biokatalytische Wirkungen haben und speziell für Erythropoiese bzw. Hämoglobinsynthese wichtig sind (Kupfer, Kobalt, Mangan, Arsen). So fanden sich in Tierversuchen Wachstumsbeschleunigungen bei Zufuhr gleicher Eisenmengen in Form von Mineralwässern im Vergleich zu reinen chemischen Präparaten (Literaturübersicht bei Zörkendörfer 1962 d). Auch die bei einer Kurbehandlung möglichen zusätzlichen klimatischen Wirkungen (Höhenreiz) können den Effekt der Eisenbehandlung fördern.

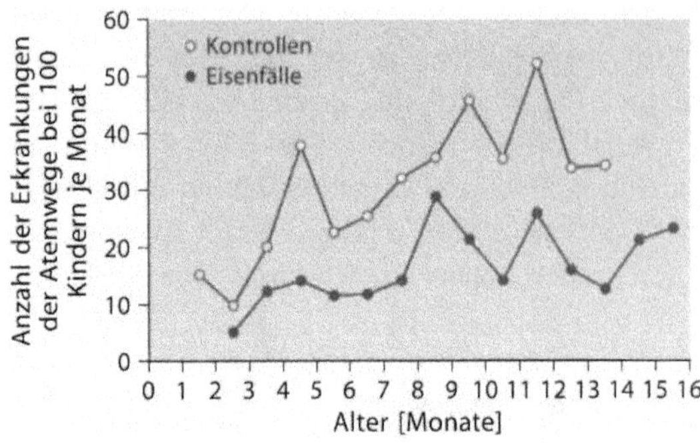

Abb. 3.109. Herabsetzung der Anfälligkeit von Kleinkindern gegen Infekte durch Eisenbehandlung. (Nach Mackay 1935; aus Zörkendörfer 1962 d)

Es ist durchaus zweifelhaft, ob der Gesichtspunkt der Substitution für das Verständnis der Trinkkurwirkung eisenhaltiger Heilwässer allein ausreicht. So liegen zahlreiche Hinweise darauf vor, daß den Schwermetallen und besonders auch dem Eisen eine anregende Reizwirkung auf die blutbildenden Organe zukommt, die zu überschießenden Reaktionen führen kann (Literaturübersicht bei Hildebrandt 1985b). Nähere Aufschlüsse setzen systematische Längsschnittbeobachtungen voraus, die aber bisher nicht vorliegen, obwohl die starke Abhängigkeit der Erythropoiese von reaktivperiodischen vegetativen Mitreaktionen gut belegt ist (Literaturübersichten bei Nunhöfer 1975; Klemp 1976; Schlacke 1991).

Alter Erfahrung entspricht die günstige Beeinflussung von Schwächezuständen verschiedener Art durch eisenhaltige Heilwässer. Diese roborierende und „erholungsfördernde“ Wirkung des Eisens ist nach derzeitiger Auffassung gleichfalls vorwiegend substitutiver Natur. Die mit Anämie verbundene Einschränkung des Sauerstofftransportes, besonders aber auch die durch Eisenmangel bedingten Störungen der extravaskulären Sauerstoffübertragung und der fermentativen Prozesse im Gewebe beeinträchtigen die Leistungsfähigkeit. Müdigkeit, Adynamie und kompensatorische Tachykardie lassen sich daher durch Auffüllung der Eisendepots beheben. Resorptionsstörungen sowie Eisenverluste durch Blutungen, Schwangerschaft u. a. sind häufige Ursachen eines latenten Eisenmangels, der insbesondere bei Frauen sehr häufig ist. Die roborierende Wirkung erstreckt sich auch z. B. auf eine Minderung der Infektanfälligkeit, wie sie nach älteren Erfahrungen auch bei Kleinkindern durch Eisengaben erreicht werden kann (Mackay 1935) (Abb. 3.109). Wahrscheinlich spielen bei der roborierenden Trinkkurbehandlung aber auch unspezifische reaktive Umstellungen im Sinne der Normalisierung eine Rolle, zumal auch mit Wässern, deren Eisengehalt nur wenig über dem Grenzwert von 20 mg Fe^{++}/l liegt, gute Erfolge erzielt werden können.

Bei der *Bäderbehandlung* mit eisenhaltigen Heilwässern spielt die Eisenaufnahme durch die Haut wegen der minimalen Resorptionsquoten sicher keine Rolle. Dafür kann hier die adstringierende Wirkung des Eisens therapeutisch genutzt werden, speziell die des Eisen-III-Ions, das sich in den hochkonzentrierten Eisen-Sulfat-Wässern findet. Auch bei den Trinkkuren

Tabelle 3.34. Indikationen und Kontraindikationen eisenhaltiger Heilwässer

Indikationen
Trinkkuren
– Manifeste und larvierte Eisenmangelzustände:
Eisenmangelanämien
Eisenverluste durch Schwangerschaft, Zyklusstörungen sowie durch andere Blutverluste
– Allgemeine Roborierung und Erholungsförderung, insbesondere nach Infekten
– Katarrhalische Erkrankungen im Magen-Darm-Bereich
Bäder
– Nutzung der adstringierenden Eisen-III-Wirkung
Kontraindikationen und Nebenwirkungen
Trinkkuren
– Jede Zufuhr größerer zusätzlicher Trinkmengen setzt ein suffizientes Herz-Kreislauf-System und eine hinreichende Nierenfunktion voraus.
– Gastrointestinale Beschwerden (z. B. Stuhlverstopfung)
– Unbekömmlichkeitserscheinungen
Bäder
– s. allgemeine Kontraindikationen der Bäder

kann die adstringierende Wirkung der Eisenwässer katarrhalische Erscheinungen dämpfen und die Magensekretion normalisieren (Literaturübersicht bei Zörkendörfer 1940 f, 1962 d). Zudem wirkt das Eisen durch Bindung des peristaltikanregenden Schwefelwasserstoffs stopfend (vgl. Gutenbrunner u. Hildebrandt 1994).

Die Indikationen und Kontraindikationen der eisenhaltigen Heilwässer zeigt Tabelle 3.34.

6.9 Arsenhaltige Heilwässer

6.9.1 Allgemeine balneologische Vorbemerkungen

Während Arsen als ubiquitäres Element in den Mineralwässern als Spurenelement sehr häufig in kleinen Mengen vertreten ist, sind arsenhaltige Wässer mit mehr als 1 mg $HAsO_2$ (=0,7 mg As bzw. 1,3 mg $HAsO_4$) relativ selten. Sie können verschiedenen Heilwasserklassen angehören (z. B. Säuerlinge, Kochsalzwässer, Hydrogenkarbonatwässer), am häufigsten finden sie sich unter den Vitriolquellen. Arsen kommt in den Wässern in fünfwertiger ($HAsO_4^{2-}$) und dreiwertiger Bindung ($HAsO_2^-$) vor, in der dreiwertigen Form bildet sich bei schwachem Dissoziationsgrad ein Gleichgewicht mit AsO_2^- aus.

6.9.2 Wirkungsbedingungen

Entsprechend der weiten Verbreitung in der Natur finden sich Spuren von Arsen auch in den Nahrungsmitteln und im menschlichen Körper (z. B. in den Haaren bis zu 0,03 mg pro 100 g). Mangelerscheinungen oder andere Hinweise auf eine physiologische Bedeutung sind aber nicht bekannt. Lösliche Arsenverbindungen werden von Schleimhäuten und Wundflächen schnell aufgenommen, nicht aber durch die intakte Haut. Die Resorption im Darm erfolgt, wahrscheinlich in Abhängigkeit vom jeweiligen Arsenspiegel, nur unvollständig, auch aus den schwach konzentrierten Mineralwässern. Bei wiederholter Gabe nimmt die Ausnutzungsquote durch Darmblockade ab (Arsenikesser), was bei einer Therapie durch ansteigende Dosierung ausgeglichen werden muß. Im Laufe der Zeit stellt sich ein Gleichgewicht zwischen Ausscheidung und Aufnahme ein (Hesse 1947). Die Empfindlichkeit der Gewebe gegen Arsen bleibt aber unvermindert.

Das resorbierte Arsen wird zunächst in der Leber, später besonders in der Haut und ihren Anhangsorganen deponiert, was mit der besonderen Affinität zu Sulfhydrilgruppen (SH) zusammenhängt. Nur das dreiwertige Arsen ist im Organismus beständig und wirksam, fünfwertiges wird aber zu dreiwertigem reduziert. Daher ist es belanglos, auf welcher Oxidationsstufe Arsen in Mineralwässern zugeführt wird. Die Ausscheidung, hauptsächlich durch die Nieren, erfolgt sehr langsam (Hauptmenge in 1–2 Wochen), so daß die Gefahr der Kumulation besteht (Literaturübersicht bei Zörkendörfer 1940 f, 1962 d; vgl. Henschler 1988).

Gemessen an den zulässigen Maximaldosen (3,8 mg As pro Dosis; 11,0 mg/Tag) können bei der Trinkkur mit arsenhaltigen Heilwässern durchaus Arsenmengen zugeführt werden, die der Therapie mit galenischen Präparaten vergleichbar sind. Bei der Dürkheimer Maxquelle*, die den höchsten Arsengehalt in Deutschland aufweist (19,6 mg arsenige Säure/l), ist die Einzelmaximaldosis bereits in etwa 250 ml enthalten. Zur Vermeidung toxischer Effekte sind daher strenge Indikationsstellung und Dosierung der Trinkkur erforderlich. In der Bundesrepublik Deutschland werden arsenhaltige Wässer nicht mehr als Heilwässer vertrieben.

6.9.3 Wirkungen

Nach älteren Untersuchungen führt Arsen in therapeutischen Dosen infolge seiner hohen Affinität zu Sulfhydrilgruppen zu einer Blockade ihrer Funktion im Redoxsystem, speziell zu einer Minderung des Glutathions. Die dadurch bedingte Dämpfung der inneren Atmung sowie wahrscheinlich auch eine gleichzeitige Hemmung schwefelhaltiger Enzyme schränken den Gewebestoffwechsel ein. Die zu erwartende Senkung des Energieumsatzes wurde jedoch unter Ruhebedingungen nicht von allen Untersuchern gefunden, sie tritt offenbar erst bei höherer Dosierung und bei Belastung hervor (Literaturübersicht bei Zörkendörfer 1962 d). Vor allem wird die über die Schilddrüsenhormone endokrin gesteuerte Stoffwechselsteigerung durch Arsen stark gehemmt. So kann z. B. im Tierexperiment die chronische Thyroxinvergiftung durch Zufuhr arsenhaltiger Wässer weitgehend behoben werden (Hesse et al. 1933). Die Hemmung der Thyroxinwirkung auf den Gewebestoffwechsel infolge der durch arsenhaltige Wässer herabgesetzten Sauerstoffkapazität konnte auch an einer Unterdrückung der beschleunigenden Wirkung des Thyroxins auf die Metamorphose beim Axolotl demon-

* Zur Zeit wird die Dürkheimer Maxquelle gemäß amtlicher Weisung nur noch enteisent therapeutisch verwendet.

striert werden (Brandt 1936). Neben der peripheren Wirkung des Arsens wurde auch ein hemmender Einfluß auf die Schilddrüsensteuerung diskutiert (Literaturübersicht bei Hildebrandt 1985 b).

Die Hemmung der oxidativen Prozesse fördert Assimilation und Stoffansatz, was sich im Tierversuch besonders am wachsenden Organismus bei Tränkung mit arsenhaltigen Wässern nachweisen läßt. Auch beim Menschen führt Arsengabe zu Einschränkung des Eiweißabbaus und Fettansatz, zugleich wird der Appetit angeregt. Gewichtsanstieg und allgemeine trophotrope Umstellung bei Anwendung arsenhaltiger Wässer („Mastkuren") sind mehrfach objektiviert worden (Literaturübersicht bei Zörkendörfer 1962 d).

Therapeutisch nutzbar ist auch die starke (indirekte) Reizwirkung des Arsens auf das erythropoietische System, die auch beim Gesunden zu einer kräftigen Ausschwemmung von Retikulozyten führt (Wichels u. Höfer 1933). Diese Anregung der Blutbildung kann als adaptiv-kompensatorische Reaktion auf die Hemmung der Gewebeatmung aufgefaßt werden. Die Reaktion ist um so stärker ausgeprägt, je niedriger die Ausgangslage der Erythropoiese ist, und führt zu keiner nennenswerten Polyglobulie (Abb. 3.110). Da das Arsen, ähnlich dem Kupfer, nicht selbst am Hämoglobinaufbau beteiligt ist, ist seine Wirkung von der Verfügbarkeit des notwendigen Eisens abhängig, dessen Mobilisierung und Ausnutzung es aber fördert. Von besonderem Wert ist es daher, daß die arsenhaltigen Heilquellen häufig auch höhere Eisengehalte aufweisen.

Obwohl die günstigen Wirkungen arsenhaltiger Wässer mit unterschiedlichen Eisengehalten auf das Blutbild vielfach objektiviert wurden (Literaturübersicht bei Zörkendörfer 1962 d), fehlt es auch hier an systematischen Längsschnittkontrollen, die auch die zeitliche

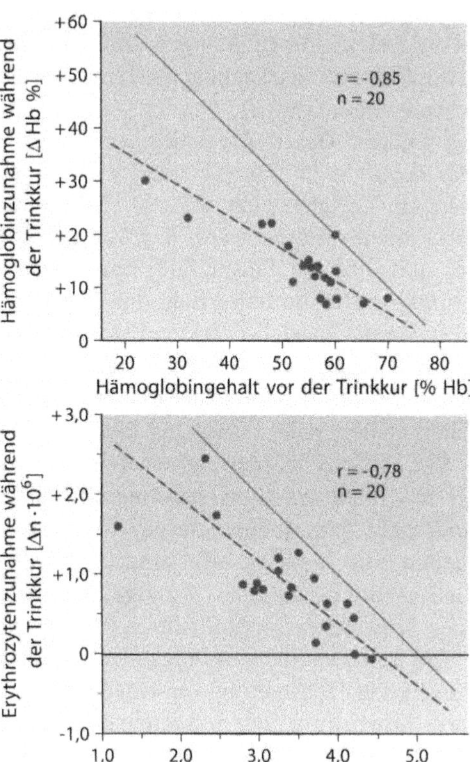

Abb. 3.110. Veränderungen von Hämoglobingehalt und Erythrozytenzahl von 20 Patienten mit Anämie während einer Trinkkurbehandlung mit arsenhaltigem Wasser (Dürkheimer Maxquelle). Die Veränderungen sind in Abhängigkeit von der individuellen Ausgangslage aufgetragen. Die Steilheit der *eingezeichneten 45°*-Linie entspräche einer vollkommenen Normalisierung. Die *gestrichelten Linien* stellen die mittleren Regressionsgeraden dar. (Nach Daten von Brenner 1909)

Dynamik der adaptiven Reaktion des erythropoietischen Systems einer näheren Analyse zugänglich machen würden.

Überdosierungen von Arsen können zu Knochenmarksschädigung mit aplastischer Anämie führen. Eine Dämpfung der Leukopoiese kann sogar schon mit therapeutischen Dosen erzielt werden, was früher zur balneologischen Leukämiebehandlung während der Bestrahlungsintervalle genutzt wurde.

Die mit der Beeinflussung des Zellstoffwechsels verbundene Mitosehemmung führt bei sehr langfristiger Arsenexposition außer den bekannten toxischen Arsenschäden auch zu einer erhöhten Disposition für maligne Tumoren, was in neuerer Zeit zur Ablehnung der Arsentherapie geführt hat. Die kontrollierte Arsenbehandlung während einer zeitlich begrenzten Trinkkur kann aber demgegenüber als unbedenklich gelten, zumal die Gefahr einer Überdosierung bei den meisten natürlichen Heilwässern kaum gegeben ist (vgl. Lendle 1959).

Die selektive Anreicherung des Arsens in der Haut, die bei Störungen der epidermalen Barriere auch durch Bäder gefördert werden kann, war früher wegen der schwerpunktmäßigen Beeinflussung des Hautstoffwechsels die Grundlage für verschiedene dermatologische Indikationen der balneologischen Arsenbehandlung, v. a. bei hyperkeratotischen Hautleiden (Psoriasis, Lichen ruber, chronisches Ekzem). Vom Standpunkt der klinischen Dermatologie gilt aber heute die Therapie mit arsenhaltigen Wässern nicht mehr als indiziert, vielmehr wird vor einer Arsenbehandlung gewarnt (Gottron 1954; Lendle 1959).

6.10 Schwefelhaltige Heilwässer (Schwefelwässer)

6.10.1 Allgemeine balneologische Vorbemerkungen

Im Gegensatz zu den Sulfatwässern enthalten die Schwefelwässer den Schwefel in viel kleineren Mengen, aber auf niedrigeren Oxidationsstufen in der biologisch sehr wirksamen zweiwertigen Form. Entscheidend ist hier v. a. der Schwefelwasserstoff (H_2S), der – ähnlich wie CO_2 – als schwache Säure und frei gelöstes Gas (Schwefelwasserstoffquellen) und zugleich als ionogen primär gebundenes Gas (SH) auftreten kann, wobei zwischen den beiden Formen ein Gleichgewicht besteht. Infolge der starken Neigung des Schwefels zur Komplexbildung kann das Sulfidion durch Schwefelanlagerung in Disulfid und höhere Polysulfide übergehen. Die jodometrische Titration als Grundlage für die Bewertung des Gehaltes der Wässer an titrierbarem Schwefel (Gesamtschwefel) erfaßt außer Schwefelwasserstoff, Sulfiden und Polysulfiden auch einige ihrer Oxidationsprodukte (Sulfit, Dithionit, Thiosulfat). Die Werte für den Gesamtschwefel können über 100 mg/l erreichen (Tabelle 3.35) (Literaturübersicht bei Gruber 1967).

Der sulfidische Schwefel entsteht in der Regel durch die Tätigkeit anaerober Bakterien aus Gips, vulkanischer Schwefelwasserstoff kommt in Deutschland nicht vor. Außer Schwefel-Gips-Quellen finden sich einfache Schwefelquellen mit niedriger Gesamtmineralisation. Darüber hinaus können aber auch sämtliche anderen Hauptgruppen von Heilquellen, z. T. auch als Thermen, Schwefelwasserstoff führen (Analysenbeispiel in Tabelle 3.36).

Die hohe Reduktionsfähigkeit des Schwefels führt bei Zutritt des Luftsauerstoffs zur Entstehung verschiedener Oxidationsprodukte, die miteinander unter Mitwirkung von Schwefelbakterien weiterreagieren. Dabei entsteht auch kolloidaler Schwefel, der das Wasser milchig trübt. Bei langdauernder Sauerstoffeinwirkung geht der Sulfidschwefel in vier- und sechswertigen Schwefel

Tabelle 3.35. Beispiele für schwefelhaltige Heilquellen. (Mod. nach Hildebrandt 1985b)

Quelle	Gesamtschwefel (mg/l)
Bad Neudorf-Soldorf, Neue Landgrafenquelle	137,0
Wiessee, König-Ludwig-Quelle	121,4
Wiessee, Wilhelmina-Quelle	104,2
Schinznach (Schweiz)	81,0
Nenndorf, Trinkquelle	62,3
Deutsch-Altenburg, Fieberbrunnen	61,0
Mingolsheim	61,0
Sebastiansweiler, Obere Quelle	59,2
Eilsen, Julianen-Quelle	56,8
Nenndorf, Gewölbe-Quelle	56,2
Eilsen, Georgen-Quelle	47,1
Salzhausen, Schwefelquelle	27,1
Hohenems	26,2
Bentheim, Alte Quelle	24,1
Aachen, Pockenbrunnen	23,4
Baden bei Wien, Ursprung	21,5
Boll, Schwefelquelle	16,1
Baden bei Wien, Josefsbadquelle	15,9
Nenndorf, Badequelle	14,8
Nenndorf, Soldorfer Sole	11,7
Fallersleben, Hoffmann-Quelle	11,5
Baden bei Wien, Sauerhofbadquelle	9,7
Schallerbach	6,4
Aachen, Rosen-Quelle	6,1
Gögging, Stinker	5,9
Bentheim, Neue Quelle	4,9
Aachen, Kaiser-Quelle	3,8
Deutsch-Altenburg, Schwefelquelle	3,2
Goisern	3,2
Oberdorf	1,1

über. Diese Instabilität der Schwefelwässer, die durch Entgasung noch gefördert wird, macht es notwendig, die Analyse unmittelbar am Nutzungsort (Wanne, Ausschank) vorzunehmen.

Manche Schwefelquellen führen organische Abscheidungen der Schwefelbakterien in größeren Mengen (sog. Barégin, nach dem franz. Schwefelbad Barége), die als therapeutisch besonders wirksam angesehen werden. Der charakteristische Geruch des Schwefelwasserstoffs und die Trübung durch Abscheidung kolloidalen Schwefels machen die schwefelhaltigen Wässer zu so

Tabelle 3.36. Analysentabelle eines schwefelhaltigen Heilwassers. (Gewölbequelle, Bad Nenndorf)

	Massen-konzentration (mg/l)	Äquivalent-konzentration (mmol/l)	Äquivalentanteil (%)
Kationen			
Natrium (Na^+)	135	5,87	15,98
Kalium (K^+)	4,0	0,10	0,28
Magnesium (Mg^{++})	94,0	7,73	21,04
Kalzium (Ca^{++})	461,0	23,00	62,58
Ammonium (NH_4^+)	0,76	0,04	0,11
Lithium (Li^+)	0,17	0,02	0,07
Eisen ($Fe^{++/+++}$)	0,05	0,00	0,00
Summe	695	36,76	100,00
Anionen			
Chlorid (Cl^-)	112	3,16	8,47
Fluorid (F^-)	0,56	0,03	0,08
Bromid (Br^-)	0,33	0,00	0,01
Jodid (J^-)	0,15	0,00	0,00
Sulfat ($SO_4^=$)	1230	25,61	68,67
Nitrat (NO_3^-)	11,0	0,18	0,48
Hydrogensulfid (HS^-)	12,0	0,36	0,97
Hydrogenkarbonat (HCO_3^-)	485	7,95	21,31
Summe	1839	37,29	100,00
Undissoziierte Stoffe			
Kieselsäure (meta) (H_2SiO_3)	23,4		
Borsäure als HBO_2	5,6		
Summe (gelöste feste Bestandteile)	2575		
Gelöste Gase			
Kohlenstoffdioxid (CO_2)	207,0		
Schwefelwasserstoff	38,2		

auffälligen Naturerscheinungen, daß ihre therapeutische Nutzung wahrscheinlich zu den ältesten Formen der Balneotherapie zählt.

6.10.2 Wirkungsbedingungen und Anwendungsformen

Der Körper enthält ca. 0,21% Schwefel, hauptsächlich an Eiweiß gebunden. Schwefelhaltige Peptide und Proteine finden sich als Redoxsysteme (z. B.

Glutathion), in Hormonen (z. B. Insulin) und bilden als Keratin das Gerüsteiweiß von Haut, Haaren und Nägeln. Eiweißschwefel liegt stets in den Atomgruppierungen des Zystins, Zysteins und Methionins vor. Der Mensch kann Zystein nicht selbst synthetisieren, ist also auf die Zufuhr von Zystein oder Methionin angewiesen. Etwa 1/3 des Gesamtschwefels (ca. 50 g) liegt als esterartiges Sulfat an Chondroitin, Hyaluronsäure oder Mukoitin gebunden in den Bindegeweben von Haut, Gefäßwänden, Knorpel, Synovia und anderen bradytrophen Geweben vor.

Bei einem Tagesumsatz von etwa 3 g Schwefel beträgt die tägliche Ausscheidung beim Erwachsenen etwa 1 g Schwefel. Sie erfolgt zu 80% durch den Harn, davon wiederum mehr als 80% als anorganisches Sulfat, der Rest als Neutralschwefel (freie Aminosäuren, Glutathion etc.) und Esterschwefelsäuren. Das eiweißfreie Blutserum des Menschen enthält etwa 30–50 mg Schwefel pro Liter, davon 46% als anorganisches Sulfat und 42% als Neutralschwefel. Der Nahrungsschwefel besteht zu 2/3 aus organisch gebundenem Sulfidschwefel, im übrigen aus anorganischem Sulfat. Tierisches Eiweiß, aber auch ein Teil unserer pflanzlichen Nahrungsmittel enthalten 2–4 g Schwefel pro Kilogramm, so daß die täglichen Schwefelverluste durch die Nahrung leicht ausgeglichen werden können.

Der bei der *Trinkkur* zugeführte sulfidische Schwefel wird als H_2S leicht vom Darm resorbiert. Die Darmschleimhaut kann elementaren Schwefel zu H_2S reduzieren. Vier- und sechswertiger Schwefel können in geringem Umfange von der Bakterienflora des Dickdarms zu H_2S reduziert werden. Selbst mit 1 l Trinkmenge können aber mit schwefelhaltigen Wässern maximal nur bis zu 100 mg Schwefel pro Tag zugeführt werden.

Beim *Baden* in schwefelhaltigem Wasser wird H_2S relativ leicht durch die Haut aufgenommen (vgl. Abb. 3.40, S. 271), zugleich aber auch inhaliert. Auch elementarer Schwefel und Polysulfide können durch die organische Substanz der Haut zu H_2S reduziert und resorbiert werden. Während qualitative Nachweise der perkutanen Schwefelaufnahme schon früher geführt wurden (z. B. durch Schwarzfärbung subkutaner Wismutdepots; Maliwa 1926), sind quantitative Grundlagen erst mit Hilfe der radioaktiven Schwefelmarkierung gewonnen worden (Dirnagl et al. 1956). Danach erfolgt die Sulfidresorption etwa proportional der Konzentration im Badewasser und der exponierten Hautfläche, zugleich aber abhängig vom pH-Wert von Haut und Badewasser. Bei pH 7 liegen nur etwa 50% des Sulfidschwefels als resorbierbarer Schwefelwasserstoff vor, unter pH 6 sind es 90% und ab pH 5 praktisch 100%, so daß Schwefelbäder stets einen sauren pH-Wert aufweisen sollten (Pratzel 1991).

Während eines warmen Vollbades von 30 min Dauer und einem Sulfidgehalt von 50 mg/l werden z. B. etwa 1,5 mg Schwefel aufgenommen. Größere Sulfidmengen lagern sich aber in den äußeren Epidermisschichten und den Haaren ab, wo sie zwar wochenlang festgehalten, aber in Oxidationsprodukte überführt werden, so daß die Nachresorption aus diesem Hautdepot im wesentlichen nach 24 h abgeschlossen ist (Job 1965). Der aus dem Bad resorbierte Schwefel wird bereits nach 15 min im Venenblut nachweisbar, ein

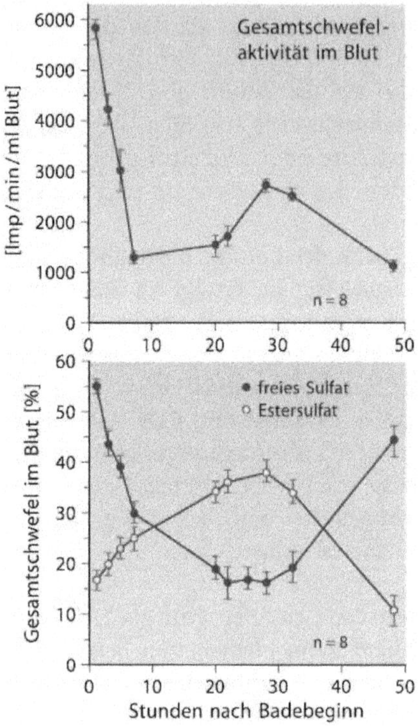

Abb. 3.111. Verlauf des Gesamtschwefelgehaltes im Blut (*oben*) sowie der relativen Anteile von freiem Sulfat und Estersulfat (*unten*) während der ersten 48 h nach Beginn eines Schwefelschlammbades des Unterarms (45° C; 1 h Dauer). Die *Klammern* bezeichnen den Bereich des mittleren Fehlers der Mittelwerte. (Nach Daten von Ebermaier u. Hartmann 1967)

1. Maximum der Konzentration wird innerhalb der ersten 3 h erreicht (vgl. Andrejew u. Selenezkaja 1991). Ihm folgen weitere wellenförmige Anstiege, in denen aber der Schwefel in verschiedenen Bindungsformen auftritt, so daß sie nicht mehr allein den Resorptionsverlauf, sondern auch den Stoffwechsel des aufgenommenen Schwefels und die von ihm ausgelösten Reaktionen widerspiegeln (Abb. 3.111). Obwohl sich die Resorption radioaktiven Schwefels durch Steigerung der Hautdurchblutung auf das 3fache erhöhen kann (Stüttgen u. Wüst 1955), erreicht die perkutane Schwefelaufnahme aus einem Vollbad einschließlich der Nachresorption bestenfalls nur wenige Promille des täglich mit der Nahrung aufgenommenen zweiwertigen Schwefels (Job 1965). Die Resorption von Sulfatschwefel erreicht sogar nur 0,7% von der des Sulfidschwefels (Dirnagl et al. 1956; Lotmar 1958 a). Durch die Inhalation des aus dem Badewasser entweichenden Schwefelwasserstoffgases werden vom Badenden aber zusätzliche Schwefelmengen aufgenommen, die die perkutane Resorption bis um das 15fache übertreffen können (Job 1965). Der Schwefelwasserstoff der Atemluft wird offenbar vollständig aufgenommen, genauere quantitative Untersuchungen fehlen aber noch.

Die *Inhalation* von etwa 0,15 mg H_2S/l wirkt beim Menschen lediglich atmungsanregend, Konzentrationen von 0,20–0,25 mg/l reizen die Schleimhäute (Konjunktiven, Atemwege) und rufen bei längerer Exposition Brechreiz, Kopfschmerzen und Unruhe hervor. Die Einatmung von 0,75 mg H_2S/l wirkt in 15–30 min tödlich, bei 1,5 mg/l tritt der Tod durch Atemlähmung genauso blitzartig ein wie bei Blausäure. Die Umgehung der biologischen Barrieren in Haut und Intestinaltrakt durch Inhalation überfordert demnach sehr schnell die entgiftende Oxidationskapazität und führt zur Blockade der Gewebeatmung. Bei der künstlichen Zerstäubung schwefelhaltiger Wässer zur Inhalation wird der Sulfidschwefel so schnell oxidiert, daß kein Schwefelwasserstoff mehr nachweisbar bleibt (Evers 1962). Inwieweit dabei kolloidaler Schwefel inhaliert werden kann, ist nicht hinreichend untersucht. Dagegen ist durch einfaches Zerspritzen des Schwefelwassers (Springbrunnen) eine wirksame Schwefelwasserstoffinhalation möglich, ein Verfahren, das seit über 150 Jahren in Gebrauch ist. Nach dem Prinzip des Springbrunnens werden auch sog. Schwefelgasbäder bereitet, in denen der Patient bei 28° C Raumtemperatur entkleidet sitzt.

Der resorbierte Schwefel findet sich im Blut zunächst zum überwiegenden Teil als freies anorganisches Sulfat (vgl. Abb. 3.111, S. 412). Dieses verteilt sich rasch und gleichmäßig über den gesamten extrazellulären Raum. Der zweiwertige Schwefel wird im Organismus demnach schnell zum sechswertigen Schwefel oxidiert. An dem 1. Maximum des Schwefelgehaltes im Blut, das je nach Applikationsart nach 2–12 h abgeklungen ist, ist außer dem freien Sulfat allerdings anfangs auch Sulfidschwefel beteiligt. Estersulfat und Neutralschwefel finden sich währenddessen nur in relativ geringen Konzentrationen. Der folgende Abfall des Schwefelgehaltes im Blut wird nach Beendigung der Resorption größtenteils durch die schnell einsetzende Ausscheidung hervorgerufen. Diese erfolgt ganz überwiegend mit dem Harn, und zwar zu 85% als freies Sulfat, während die Harnkonzentration an Estersulfaten und Neutralschwefel nur wenig zunimmt. Die Schwefelausscheidung mit dem Stuhl liegt nur in der Größenordnung von 10% (Literaturübersicht bei Ebermaier u. Hartmann 1967). Unabhängig von der Applikationsart des Schwefels sind etwa 50% bereits nach 4 h eliminiert, innerhalb des 1. Tages 70–75% und nach 3 Tagen 80–85%. Dieser schnell ausgeschiedene Anteil stellt offenbar den unverwertet gebliebenen Schwefel dar. Der hohe Sulfatgehalt des Harns sinkt zunächst nur langsam, um nach 36 h rasch abzufallen.

Nach etwa 30 h erreicht die Kurve des Gesamtschwefelgehalts im Blut ein zweites Maximum (vgl. Abb. 3.111, S. 412). Dieses ist aber durch einen Anstieg des Neutralschwefels und v. a. der Estersulfate bedingt, während der freie Sulfatgehalt gleichzeitig ein Minimum durchläuft. Die Fraktion der Estersulfate setzt sich vorwiegend aus Mukopolysacchariden und Phenolsäureestern zusammen, der Neutralschwefel besteht überwiegend aus S-Aminosäuren (Zystin, Methionin, Glutathion). Es handelt sich also um Schwefelfraktionen, die bereits in den Schwefelstoffwechsel einbezogen wurden. Dieser Anteil wird mit 5–15% angegeben, liegt aber im wachsenden Organismus und bei Schwefelmangelzuständen höher.

Die intrazelluläre Schwefelaufnahme beginnt nachweislich schon nach 20 min. Wahrscheinlich wird ein kleiner Teil des retinierten Schwefels zur Synthese schwefelhaltiger Aminosäuren herangezogen, der überwiegende Teil aber zur Synthese der sulfatierten Mukopolysaccharide verwendet. Nach Applikation radioaktiven Schwefels findet sich dieser v. a. im Knorpel- und Knochengewebe, in der Grundsubstanz der elastischen Arterien, in Kornea und Sklera des Auges, in den bradytrophen Geweben des Herzens, in der Haut und ihren Haarfollikeln sowie in der Schleimhaut des gesamten Intestinaltraktes. Im Knorpel wird das Aktivitätsmaximum nach 24 h erreicht, in der Folgezeit sinkt die Konzentration nur sehr langsam ab (vgl. Andrejew u. Selenezkaja 1991).

Mit dem Anstieg von Estersulfat und Neutralschwefel im Blut nimmt auch deren Ausscheidung im Harn stark zu. Die schwefelhaltigen Mukopolysaccharide erscheinen bereits 12–24 h nach dem Bad im Harn. Nach 28 h werden offenbar keine aktiven Mukopolysaccharide mehr gebildet. Inwieweit Estersulfat und Neutralschwefel im Blut nach Schwefelbädern aus Stoffwechselprozessen in der gebadeten Haut stammen, ist nicht geklärt (Literaturübersicht bei Ebermaier u. Hartmann 1967).

6.10.3 Spezielle Wirkungen der Schwefelwässer

Mesenchym

Der bevorzugte Einbau des retinierten Schwefelanteils in die sulfatierten Mukopolysaccharide und die bekannte Tatsache, daß bei Kranken mit Gelenkrheumatismus ein Schwefeldefizit mit auffallend vermindertem Schwefelgehalt von Haaren und Nägeln, bei Arthrosen auch des Knorpels, besteht, haben immer wieder die Vorstellung bestärkt, die günstige Wirkung der Schwefelwässer bei rheumatischen Erkrankungen des Bewegungsapparates beruhten auf einem Substitutionseffekt. Schon rein mengenmäßig kommt aber ein solcher Wirkungsmechanismus nicht in Betracht. Trotzdem werden bei Bäder- und Trinkkuren Besserungen der Schwefelbilanz beobachtet. So geht z. B. die Schwefelausscheidung bei Rheumatikern im Laufe der Kur deutlich zurück, auch in Relation zum Stickstoffumsatz. Bäder- und Trinkkuren steigern den Glutathiongehalt des Blutes und den der SH-Gruppen in den Geweben. Es ist aber nicht gesichert, daß dieser Effekt auf einer erhöhten Synthese durch Ausgleich eines Schwefeldefizits beruht, zumal der Mensch Zystein nicht selbst synthetisieren kann (Literaturübersicht bei Evers 1962; Job 1965).

Da vieles dafür spricht, daß der chronische Rheumatismus mit einer Störung des Schwefelstoffwechsels verbunden ist, liegt die Annahme näher, daß die therapeutischen Wirkungen der Schwefelbehandlung über eine Beeinflussung der Regulationen des mesenchymalen Stoffwechsels zustandekommen und hier zu Normalisierungseffekten führen. Die starke Affinität des Schwefels zu den enzymatischen Prozessen könnte dabei maßgebend sein. Die Schwefelpolysaccharide (Chondroitinsulfate) werden als Bausteine des Gelenkknorpels und des Bindegewebes mit einer Halbwertszeit von etwa 2 Wochen ständig erneuert. Der Schwefeleinbau in das Chondroitin erfolgt über eine aktivierte Schwefelsäure (PAPS). Die Einbaurate ist in Reparationsgeweben, bei lokalen Entzündungen oder nach Injektion pyrogener Stoffe erhöht. Durch entzündungswidrige und antirheumatische Medikamente wird sie vermindert, und zwar über eine Drosselung der ATP-Bildung, wodurch die Synthese von Sulfatestern beeinträchtigt wird. Die Natur der Schwefeleinwirkung ist aber bisher nicht geklärt (Literaturübersicht bei Evers 1962; Job 1965; Pratzel et al. 1991).

Als weiterer Hinweis darauf, daß die Schwefelbadekur in die Steuerung mesenchymaler Vorgänge eingreift, konnte gezeigt werden, daß die Hyaluronidaseaktivität im Serum von Rheumatikern nach der Kur auf etwa 30% des Ausgangswertes absinkt, wobei sich zugleich der erhöhte Serumkupferspiegel normalisiert. Diese Verminderung der bei rheumatischen Erkrankungen erhöhten Hyaluronidaseaktivität bedeutet eine Senkung der Depolymerisationsrate der Hyaluronsäure, wodurch die Viskosität des Bindesgewebes zunimmt und seine Permeabilität abnimmt (vgl. Job 1965). Daß für diesen Effekt eine spezifische Schwefelwirkung in Betracht kommt, wird allerdings auch bezweifelt. Auch der tierexperimentelle Befund, daß die Formaldehydarthritis der Ratte bei intraperitonealer Gabe eines Schwefelwassers eher abheilt (Messina et al. 1953; Cardinali 1954), belegt keineswegs einen spezifischen Schwefeleffekt.

Im Rahmen immunhistochemischer Untersuchungen wurde eine konzentrationsabhängige Hemmung der epidermalen Langerhans-Zellen durch Schwefelbäder nachgewiesen, die bereits nach einmaliger Bäderanwendung länger als eine Woche anhielt (Abb. 3.46, S. 281; Artmann u. Pratzel 1987, 1991). Ein Schwefelbad mit 40 mg Schwefelwasserstoff pro Liter führte zu einer 50%igen Hemmung der Aktivität der Langerhans-Zellen, denen eine entscheidende Rolle bei der Regulation der zellulär vermittelten Immunantwort zukommt. Durch ihre Blockierung und das Abfangen von Sauerstoffradikalen durch den durch die Haut eingedrungenen Schwefel ist eine direkte Hemmung von Entzündungsreaktionen, auch allergischer Genese, zu erwarten.

Eine weitere wichtige Einwirkungsmöglichkeit der Schwefelbehandlung bei rheumatischen Erkrankungen ist über die Beeinflussung des peripheren Kreislaufs gegeben. So bestehen bei Polyarthritis Störungen im spontanen und reaktiven Verhalten der Hautgefäße mit Veränderungen der Durchblutungsrhythmen, Verzögerung der reaktiven Hyperämie und Erniedrigung der Hauttemperatur (Betz 1955; Mauler 1956). Diese können durch Schwefelbäder, aber auch durch andere Kurmaßnahmen, nachweislich gebessert werden (Literaturübersicht bei Evers 1962; Gruber 1964). Inwieweit die klinisch beobachtbare schmerzlindernde Wirkung der Schwefelbäder (vgl. Saller et al. 1991) auf einer spezifischen Schwefeleinwirkung auf die Rezeptoren beruht, ist offen (vgl. S. 418).

Kreislauf

Schwefelbäder haben eine charakteristische lokal-chemische Reizwirkung, die auch bei indifferenten und niedrigeren Badetemperaturen jenseits einer bestimmten Schwefelkonzentration (6–10 mg/l) eine Hautrötung (Schwefelerythem) hervorruft (Abb. 3.112). Diese überdauert das Bad individuell unterschiedlich um Minuten bis Stunden. Höhere Temperaturen und vorhergehende mechanische Hautreize (z. B. Druck der Kleidung) intensivieren das Erythem. Nach anfänglichen Mißempfindungen des Brennens und Juckens bildet sich mit dem Erythem ein deutliches Wärmegefühl aus. Im weiteren Verlauf des Bades findet sich bei Untersuchung der Hautsinne außer der gesteigerten Wärmeempfindung eine Herabsetzung von Kälte-, Schmerz- und Juckreizempfindlichkeit, ein Befund, der auch bei Einwirkung von gasförmigem H_2S erhoben werden konnte (Weigmann 1953; Schindewolf 1953).

Kapillarmikroskopisch erweist sich das Schwefelerythem als Hyperämie mit Verlängerung und Verbreiterung der arteriellen Schenkel sowie Öffnung von Reservekapillaren (Maliwa 1933; Döring 1940). Bei der Laser-Doppler-Flowmetrie zeigt sich neben der Steigerung des Durchblutungsniveaus in der Regel auch eine Zunahme der Vasomotionsamplitude (Schnizer 1991). Diese Hyperämie ist auf die exponierten Hautareale beschränkt, was auf die lokalchemische Auslösung hinweist (Evers 1962). Die Begrenzung scheint aber weniger scharf zu sein als beim CO_2-Bad, wofür die Ausbreitung vasoaktiver Substanzen verantwortlich gemacht wird (Gruber 1964). Die Durchblutungssteigerung der Haut kann das Mehrfache der durch CO_2 hervorgerufenen erreichen (Abb. 3.112). Drosselung des venösen Abflusses unterhält das Erythem (Evers

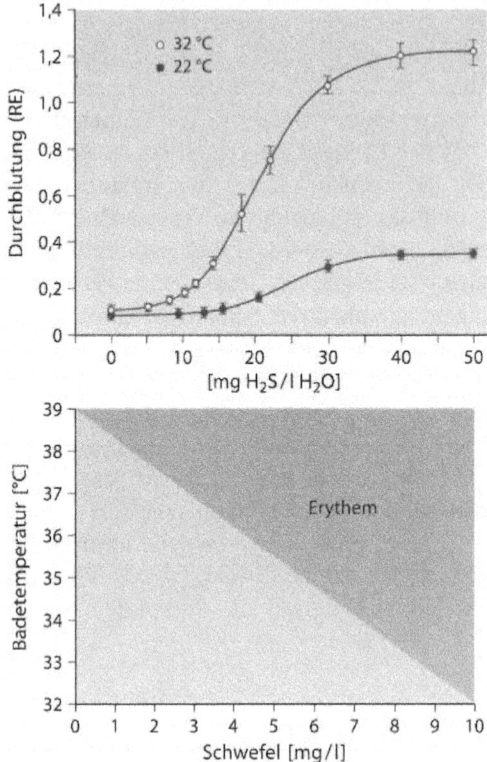

Abb. 3.112. *Oben:* Dosis-Wirkungs-Beziehung der die Hautdurchblutung steigernden Wirkung von Schwefelwässern bei 22 und 32° C. (Nach Schnizer 1991). *Unten:* Verlauf der Schwelle für das Auftreten eines Hauterythems im Schwefelbad in Abhängigkeit von der Badetemperatur und der Schwefelkonzentration. (Nach Gruber 1964)

1958). Dem Schwefelwasserstoff wird zwar auch eine direkt gefäßerweiternde Wirkung zugeschrieben, maßgebend für die Hyperämie der Haut im Schwefelbad ist aber die Freisetzung vasoaktiver Stoffe (Azetylcholin, Histamin, H-Substanzen, Peptone u. a.). Nach Schwefelbädern wurde auch eine Erhöhung des Adenylsäuregehaltes im peripheren Blut gefunden (Freund 1933).

Die im Schwefelbad eintretende Hautdurchblutungssteigerung führt im Gegensatz zum CO_2-Bad während des Bades zu keiner wesentlichen Umstellung des Gesamtkreislaufs, die sich gegenüber einem gleichtemperierten Süßwasserbad abgrenzen ließe. Die unspezifischen Badefaktoren lösen vielmehr nur eine gleichgroße Senkung des systolischen und diastolischen Blutdrucks sowie eine leichte Pulsfrequenzsteigerung aus, die nach Verlassen des Bades schnell ausgeglichen werden (Hille et al. 1964 c; vgl. Winterfeld et al. 1991).

Bei wiederholter Anwendung der Schwefelbäder im Kurverlauf treten v. a. Normalisierungseffekte hervor (vgl. Winterfeld et al. 1991; Siewert et al. 1991). Bei Patienten mit Ekzem, Gelenkrheumatismus und Kreislauferkrankungen verschiedener Art konnte eine Normalisierung der Kapillarfunktionen objektiviert werden (Döring 1940). Die Verbesserung der Hautdurchblutung und überhaupt der Extremitätendurchblutung wurde, unabhängig von der Reaktion auf das einzelne Schwefelbad, auch bei peripheren Durchblutungsstörungen durch Gefäßerkrankungen und Verletzungen sowie nach Amputationen festgestellt. Bei den Gefäßerkrankungen wird auch eine spezifische Schwefelwirkung auf die bradytrophe Gefäßmedia diskutiert (Literaturübersicht bei Evers 1962).

Die vielerorts berichtete Blutdrucksenkung im Laufe von Schwefelbadekuren betrifft systolische wie diastolische Werte in gleichem Maße und ist um so stärker, je hypertoner die Ausgangslagen sind. In Rußland ist arterielle Hypertonie eine Hauptindikation für H_2S-Bäder (Evers 1962; vgl. Bogoljubow 1991). Vergleichsuntersuchungen mit physikalisch-therapeutischen Kuren (Hille et al. 1964 c; Winterfeld et al. 1991) sowie mit CO_2-Bäderkuren (Siewert et al. 1991) ergaben aber keine größeren Effekte der Schwefelbadekur, so daß die langfristig blutdrucksenkende Wirkung wahrscheinlich gleichfalls einen unspezifischen adaptiven Normalisierungseffekt darstellt.

Obwohl die immediate Kreislaufumstellung im Schwefelbad derjenigen im CO_2-Bad nur bedingt vergleichbar ist, werden Schwefelbadekuren auch bei Kranken mit arterieller Verschlußkrankheit, Myokardschäden, beginnender Herzinsuffizienz u. a. empfohlen und mit günstigen Erfolgen durchgeführt. Dies dürfte um so mehr auf die Bedeutung unspezifischer reaktiver Vorgänge im autonomen System hinweisen.

Stoffwechselwirkungen

Nach Modellversuchen mit Hefezellen tritt bei einer Sulfidkonzentration von 0,3 mg/l eine vollständige Atmungshemmung mit Steigerung der Gärung ein. Es wird vermutet, daß Sulfid die Oxidationsfermente durch Beschlagnahme des Eisens in ähnlicher Weise blockiert wie z. B. auch Zyanid. Eine entsprechende Reaktion mit dem Oxyhämoglobin führt zur irreversiblen Bildung von Sulfhämoglobin. In dieser stoffwechselblockierenden Wirkung der Sulfide wird ein entscheidender Faktor der Schwefeltherapie vermutet (Hille 1961; Evers 1962; Job 1965; Pratzel et al. 1991). Zwar reichen die im Bad einschließlich der Inhalation aufgenommenen Sulfidmengen – schon wegen der schnellen Oxidation zu Sulfat – wahrscheinlich nur zu einer vorübergehenden Atmungsbeeinträchtigung besonders empfindlicher Gewebe aus, doch können von einer ausgedehnten Blockade im Hautstoffwechsel mit Entstehung vasoaktiver Substanzen und abnormer Metabolite umfassende unspezifische Allgemeinreaktionen ausgelöst werden.

Die hohe Affinität der Sulfide zu Schwermetallen, mit denen sie schwer dissoziierbare Komplexverbindungen bilden und sie so zur Ausscheidung bringen, wird auch heute noch durch die Anwendung von Schwefelbade- und -trinkkuren zur Entgiftung bei chronischen Blei-, Quecksilber- und Arsenvergiftungen therapeutisch genutzt. Auch zur Behandlung der Thalliumintoxikationen werden H_2S-Lösungen empfohlen (Literaturübersicht bei Evers 1962). Diese Effekte zeigen zudem, daß allgemeinere Sulfidwirkungen im Organismus trotz der schnellen Oxidation nicht nur nach Inhalation von Schwefelwasserstoff möglich sind.

Vor allem in der französischen, italienischen und schweizer Literatur wird den schwefelhaltigen Wässern, und insbesondere auch der Inhalation von

Schwefelwasserstoff, eine blutzuckersenkende und antidiabetische Wirkung zugeschrieben. Neuere Prüfungen des Blutzuckerverhaltens beim Menschen nach Schwefelbädern ergaben aber keine einheitlichen Befunde. Insulineinsparungen konnten auch bei Zufuhr größter Trinkmengen von Schwefelwasser nicht erzielt werden (Evers 1962). In Langzeitversuchen an Tieren erhöht Schwefelwasser allerdings den Glykogengehalt der Leber. Dieser Effekt bleibt aber nach Vagusdurchschneidung aus, was auf die Mitwirkung vegetativer Umstellungen hinweist (Literaturübersicht bei Evers 1962; Job 1965). Im Gegensatz zu der akuten Wirkung des Schwefelbades tritt bei kurmäßiger Anwendung keine Senkung des Grundumsatzes ein.

Die Gicht zählt zwar zu den althergebrachten Indikationen der Schwefelkurbehandlung (vgl. Hillebrand 1995), die günstige Beeinflussung des Harnsäurestoffwechsels mit Sinken des Harnsäurespiegels im Blut und Erhöhung der Ausscheidung ist aber bisher nicht hinreichend als spezielle Wirkung des Schwefelwassers belegt. Bemerkenswert ist, daß im Kurverlauf trotz Diät und hoch dosierter Trinkkur häufig Gichtanfälle beobachtet werden (Evers 1962). Eine Zuordnung zur Reaktionsdynamik des Kurverlaufs ist aber auch hier noch nicht vorgenommen.

Haut

Bei ausreichender Konzentration wirkt Schwefelwasserstoff zelltoxisch, wodurch Parasiten auf der Haut abgetötet werden können, jedoch ist die bakterizide Wirkung von Schwefelbädern nur gering und bezieht sich nur auf Aerobier, z. B. Staphylokokken (Literaturübersicht bei Pratzel u. Schnizer 1992).

Die Kaltempfindung der Haut wird durch Schwefelwasserstoff herabgesetzt, die Wärmeempfindung gesteigert (Weigmann 1953; Schindewolf 1953). Auch die Schmerzempfindlichkeit der Haut wird durch Schwefelbäder erheblich gesenkt, während für eine Beeinflussung des Juckreizes widersprüchliche Erfahrungen vorliegen (Pratzel u. Schnizer 1992).

Die keratolytische Wirkung des Schwefels wird seit langem auch bei balneotherapeutischen Anwendungen genutzt. Sie kommt vermutlich dadurch zustande, daß über die Bildung von Polysulfiden Schwefelatome in die Zystinbrücken des Keratins eingefügt werden und deren Stabilität herabsetzen (Literaturübersicht bei Job 1965). Diese sicher rein lokale Wirkung wird durch die Schwefeldepotbildung in der Haut begünstigt. Intrazelluläre Schwefelspeicherung im Stratum granulosum läßt sich z. B. bis zu 20 h nach der Applikation nachweisen (Literaturübersicht bei Evers 1962).

Auch der Kohlenhydratstoffwechsel der Haut wird durch Schwefelbäder nachweislich beeinflußt. Beim Gesunden beträgt der Hautzuckergehalt, d. h. die Summe der reduzierenden Substanzen der Haut, nur etwa 50% des Blutzuckergehaltes. Bei Kranken mit Furunkulose oder spätexsudativem Ekzematoid waren die Werte zu Kurbeginn im Mittel auf das Doppelte, teilweise sogar das Vierfache erhöht und normalisierten sich bis zum Kurende vollständig. Süßwasserbäder hatten keinen Einfluß auf den Hautzuckergehalt, Solebäder führten sogar zu einem Anstieg (Literaturübersicht bei Evers 1962). Die Wirkung der Schwefelbäder wird insbesondere mit der nachweisbaren Erhöhung des Redoxpotentials infolge Anreicherung der Haut mit Sulfhydrilkörpern in Zusammenhang gebracht (Richter 1939; Stüttgen 1991). Gerichtete Änderungen der Hautreagibilität, z. B. auf Histamin, konnten dagegen nicht festgestellt werden.

Es ist sehr wahrscheinlich, daß die sulfidische Schwefelwirkung in der Haut vornehmlich eine am Fermentsystem angreifende Stoffwechselblockierung darstellt, die wegen der großen Angriffsfläche weitreichende reaktive Vorgänge im Organismus auslöst. Tatsächlich werden auch nach Schwefelbädern besonders ausgeprägte phasische Reaktionen des vegetativen Systems mit mehrstündiger Phasendauer beobachtet (Evers 1960), die an den verschiedensten Parametern verfolgt werden können.

Atemwege

Trotz der ungünstigen Voraussetzungen, die für eine Sulfidschwefelwirkung bei der Inhalation von unter Druck zerstäubtem Schwefelwasser bestehen (vgl. S. 233), liegen zahlreiche Berichte über Heilwirkungen bei katarrhalischen Erkrankungen der Atemwege vor (Literaturübersicht bei Evers 1962). Mit der Schwefelgasinhalation, wo demgegenüber der reine H_2S zur Wirkung kommt, werden günstige Effekte bei eitrigen Bronchitiden und Bronchiektasien erzielt (Winckler 1926). Tierversuche zur Abklärung der Wirkungskomponenten ergaben, auch bei Injektion des Schwefelwassers, Hinweise auf eine Steigerung der Granulopexie in der Lunge und allgemeine Zunahme der phagozytotischen Aktivität. In Untersuchungen an Flimmerepithelien führte Schwefelwasser zu einer als toxisch aufgefaßten Hemmung der Flimmerbewegung, eine Beurteilung solcher Wirkungen ist aber ohne hinreichende Berücksichtigung des Zeitverlaufs nicht möglich (Literaturübersicht bei Evers 1962). Die zahlreichen Empfehlungen zur Anwendung von schwefelhaltigen Wässern bei Rhinitis, Ozaena, Tubenkatarrhen, chronischen Nebenhöhlenerkrankungen, Erkrankungen der Mundschleimhaut und insbesondere auch bei allergischen Krankheiten der Atemwege (Asthma) sind wissenschaftlich noch wenig fundiert und werden daher kontrovers diskutiert (Vergnes u. Wurms 1991; Flurin 1991). Zur Schleimhautbehandlung des Nasen-Rachen-Raums sind spezielle Techniken (vgl. S. 235 f.) erforderlich.

6.10.4 Unspezifische Allgemeinwirkungen

Vor allem bei der Behandlung der rheumatischen Erkrankungen steht nach übereinstimmender Auffassung vieler Autoren eine unspezifische Allgemeinwirkung der Schwefelbäder im Vordergrund, die zur Steigerung der Abwehrkräfte und Änderung der Reaktionslage führt und im Prinzip nicht von der Reizwirkung anderer balneologischer Maßnahmen abweicht (Hille 1961; Evers 1962; Gruber 1964; Job 1965; Pratzel u. Schnizer 1992; u. a.). Die reaktiven Vorgänge sind allerdings bei den Schwefelkuren besonders intensiv. Als auslösender Reiz wird die vorübergehende Stoffwechselblockierung mit der Entstehung intermediärer Stoffwechselprodukte und Freisetzung von Gewebehormonen diskutiert. Bemerkenswert ist in diesem Zusammenhang, daß auch die intramuskuläre Injektion von 20–100 mg Schwefel nach 12–24 h eine fieberhafte Reaktion mit Lokalreaktionen an erkrankten Gelenken auslöst, die therapeutisch sehr wirksam ist (Job 1965).

Hinreichend systematische Längsschnittuntersuchungen, die eine nähere Analyse der Reaktionsdynamik des Kurverlaufs, auch im Hinblick auf reaktionstypologische Unterschiede, erlauben würden, liegen aber bisher nur in ersten Ansätzen vor (Evers et al. 1960; Callies et al. 1991; Saller et al. 1991). Besonders heftig sind bei den Schwefelkuren die Badereaktionen, nicht nur hinsichtlich der subjektiven Beschwerden bei den Mitreaktionen der Krankheitsherde und der Aktivierung alter Prozesse, sondern auch in der Stärke der objektiv faßbaren Veränderungen von Körpertemperatur, Blutkörperchensenkungsgeschwindigkeit und anderen Indikatoren der Abwehrlage sowie der vegetativen Gesamtsituation (vgl. Hillebrand 1995). Deutlich und vielseitig ausgeprägt sind auch die im Kurverlauf sich ausbildenden adaptiven Normalisierungsvorgänge, z. B. des Blutdrucks, des Serumeiweißbildes, des vegetativen Tonus und der reaktiven Eigenschaften. Nachweisbar sind schließlich auch Zunahmen der körperlichen Leistungsfähigkeit als Ausdruck der verbesserten Regulationsleistungen (Gruber 1957).

6.10.5 Indikationen (Tabelle 3.37)

Die ableitbaren Heilanzeigen für schwefelhaltige Wässer umfassen in erster Linie die entzündlichen und degenerativen Gelenkerkrankungen, einschließlich der Wirbelsäulenschäden. Mancherorts wird auch die Behandlung von Lähmungen, einschließlich der Nachbehandlung von Poliomyelitis, in den Indikationsbereich der Erkrankungen des Bewegungsapparates mit einbezogen. Auch ein breites Spektrum von juckenden und entzündlichen Hauterkran-

Tabelle 3.37. Indikationen und Kontraindikationen schwefelhaltiger Heilwässer

Indikationen
Bäder
– Entzündliche und degenerative Gelenkerkrankungen einschließlich Wirbelsäulenschäden
– Unterstützende Behandlung von Lähmungen einschließlich Nachbehandlung von Poliomyelitis
– Periphere Kreislaufstörungen
– Hyperkeratotische Formen von Hauterkrankungen
Trinkkuren
– Entzündliche und degenerative Gelenkerkrankungen
– Metallvergiftungen (Blei, Quecksilber, Arsen, Thallium)
– Hyperurikämie mit Gichtmanifestation
– Störungen der Schwefelbilanz
Inhalationen
– Katarrhalische Erkrankungen der Atemwege
Kontraindikationen
– Bäder und Trinkkuren setzen eine hinreichende Leistungsfähigkeit des Herz-Kreislauf-Systems und der Nierenfunktion voraus

kungen (z. B. Seborrhöe, Furunkulose, Psoriasis vulgaris, Neurodermitis) sowie auch Dermatomykosen sind praktisch bewährte Indikationen der Schwefelbäder. Weitere Indikationen sind essentielle Hypertonie und periphere Kreislaufstörungen. Auch die katarrhalischen und entzündlichen Erkrankungen der Atemwege sowie der Mundhöhle (z. B. Parodontose) werden mit schwefelhaltigen Wässern behandelt.

6.11 Jodhaltige Heilwässer (Jodwässer)

6.11.1 Allgemeine balneologische Vorbemerkungen

Da in chloridhaltigen Wässern häufig auch die anderen Halogene vorkommen, sind Jod- (und Brom-) Quellen in der Regel zugleich Kochsalzwässer oder Solen (Tabelle 3.38). Nur selten finden sich Hydrogenkarbonatwässer mit höherem Jodgehalt (über 1 mg/l) oder gar einfache Jodquellen. Das Jod, das von allen Halogenen die größte therapeutische Bedeutung hat, ist in den natürlichen Mineralwässern zunächst fast ausschließlich als Jodid enthalten. Dieses wird aber durch Berührung mit der Luft, durch Lichteinfluß sowie durch oxidierend wirkende Bakterien langsam zu elementarem Jod oxidiert, das leicht flüchtig ist und daher im Umkreis der Jodquellorte ein jodreiches Milieu schafft. So wurden in Trinkwasser, Nahrungsmitteln und Luft 3- bis 10fach erhöhte Jodgehalte gefunden. Die biologische Wirksamkeit eines solchen Milieus ist daran ablesbar, daß in Kropfgegenden die Jodquellorte kropfarme Inseln bilden. Beim Gradieren von jodhaltigen Solen werden Oxidation und Entweichen von freiem Jod besonders beschleunigt. Enthält das Wasser zugleich Schwefel (vgl. Tabelle 3.38), so wird wegen der reduzierenden Wirkung des Schwefelwasserstoffs die Oxidation des Jods verhindert. Meerwasser enthält 50 μg Jodid/l, in den Meeresalgen (Seetangen) findet man es aber zu hohen Konzentrationen gespeichert (7–12 mg%), so daß auch die Meeresküste zu den jodreichen Milieus zählt.

6.11.2 Wirkungsbedingungen

Der Jodbestand des Körpers beträgt 6–14 mg, wovon mehr als die Hälfte auf die Schilddrüse entfällt. 500 μg kreisen im Blut, je zur Hälfte in organischer Bindung und als ionisiertes Jodid. Der Tagesbedarf beträgt etwa 50–150 μg und kann durch anorganisches Jod gedeckt werden, obwohl vielerorts ein alimentärer Jodmangel besteht. Im Vergleich zu diesen Daten ist der Jodgehalt der Mineralquellen (vgl. Tabelle 3.38) beträchtlich. Bei günstigen Voraussetzungen für die Resorption ist die pharmakologische Tagesmaximaldosis von 4 mg mit den meisten Wässern leicht zu erreichen. Spezifische Jodwirkungen sind daher wesentlicher Bestandteil der Kurbehandlung mit Jodwässern. Allein die unkontrollierte Jodaufnahme aus dem jodreichen Kurortmilieu wurde für einen Ort mit 330 μg/Tag geschätzt (Literaturübersicht bei Brücke u. Hellauer 1956; Eichler u. Winkler 1994).

Tabelle 3.38. Analysenbeispiel eines jodhaltigen Heilwassers (Tassilo-Quelle, Bad Hall)

	Massen-konzentration (mg/l)	Äquivalent-konzentration (mmol/l)	Äquivalentanteil (%)
Kationen			
Natrium (Na^+)	5661,12	246,24	92,69
Kalium (K^+)	26,95	0,69	0,26
Magnesium (Mg^{++})	100,26	8,25	3,11
Kalzium (Ca^{++})	163,70	8,17	3,08
Ammonium (NH_4^+)	33,27	1,84	0,69
Strontium (Sr^{++})	12,92	0,29	0,11
Barium (Ba^{++})	3,28	0,05	0,02
Lithium (Li^+)	0,76	0,11	0,04
Eisen ($Fe^{++/+++}$)	0,71	0,03	0,01
Summe	6002,97	265,67	100
Anionen			
Chlorid (Cl^-)	9210,75	259,80	97,75
Fluorid (F^-)	0,98	0,05	0,02
Bromid (Br^-)	96,87	1,21	0,46
Jodid (J^-)	33,12	0,26	0,10
Sulfat ($SO_4^=$)	<0,20	0,00	0,00
Hydrogenkarbonat (HCO_3^-)	271,72	4,45	1,67
Summe	9613,55	265,77	100,00
Undissoziierte Stoffe			
Kieselsäure (meta) (H_2SiO_3)	11,15		
Borsäure (meta) HBO_2	88,02		
Summe (gelöste feste Bestandteile)	15715,69		

Bei der *Trinkkur* wird Jod in jeder Form vollständig und noch schneller als Chlorid in Magen und Dünndarm resorbiert. Schon nach wenigen Minuten erscheint es in Harn und Drüsensekreten (Abb. 3.113). Der Blutjodgehalt erreicht nach 2 h sein Maximum. An der Retention hat die Schilddrüse den bei weitem höchsten Anteil; sie speichert bei Euthyreoten ca. 25% des zugeführten Jods, das sich schon nach 30 min in organischer Bindung findet (jodierte Aminosäuren, Jodthyreoglobulin). Der Hauptanteil des Überschusses wird innerhalb von 12 h ausgeschieden, größtenteils mit dem Harn.

Im *Bad* ist die Jodresorption durch die intakte Epidermis vergleichsweise gering (vgl. Abb. 3.40, S. 271). Die beim Menschen gegenüber dem Tierversuch relativ große Jodidaufnahme von etwa 70 μg/20 min Badedauer ge-

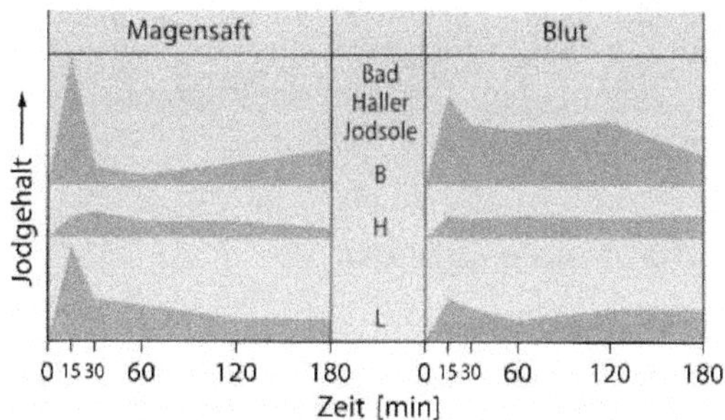

Abb. 3.113. Verlauf der mit radioaktiver Markierung gemessenen Jodkonzentration in Blut und Magensaft während der ersten 3 h nach einem Jodsolebad von 20 min Dauer (*B*) und einem ebensolchen Bad unter Ausschluß einer Inhalation durch Maskenatmung von Frischluft (*H*), so daß Jod lediglich durch die Haut aufgenommen werden konnte, sowie nach einer gleichlangen Inhalation der Badeluft im Sitzen neben der Wanne (*L*). (Nach Hofmann-Credner u. Spitzy 1954)

schieht wahrscheinlich zum größten Teil durch die Drüsen und mitexponierten Schleimhäute (Vagina). Die Nachresorption aus dem in der Haut deponierten Jodbestand übertrifft allerdings die während des Bades aufgenommene Menge um ein Vielfaches. Große Unterschiede bestehen hier zwischen elementarem Jod und Jodid. Elementares Jod wird einerseits schneller durchgeschleust, zum anderen wird es in der Haut durch Adsorption an Eiweiße fester gebunden und ist nicht mehr auswaschbar, so daß die Nachresorption bis zu etwa 50mal größer sein kann (Spitzy u. Hellauer 1954). Vor allem wird aber bei Anwesenheit des leicht flüchtigen elementaren Jods vom Badenden zusätzlich ein Mehrfaches durch Inhalation aufgenommen (vgl. Abb. 3.113; Hofmann-Credner u. Spitzy 1954; Klieber 1989)).

Auch durch die Kornea des Auges wird beim Besprühen Jod aufgenommen, wobei nach 30 min im Kammerwasser ca. 1% der applizierten Jodkonzentration erreicht wird. Auch dabei liegen die Werte für elementares Jod 10- bis 50fach höher als bei Jodid, sinken allerdings auch schneller wieder ab. Die Jodanreicherung betrifft auch Uvea und Glaskörper.

Zur Vermeidung der hydrostatischen Badebelastung kann Jod auch in Form von Sprühbädern appliziert werden.

Bei der *Inhalation* werden etwa 30% des elementaren Jodgehaltes der eingeatmeten Luft schnell ins Blut aufgenommen und größtenteils in der Schilddrüse angereichert. Die Jodidaufnahme ist dagegen vorwiegend auf den Alveolarraum beschränkt und setzt daher eine entsprechend kleintropfige Verneblung der Jodwässer voraus (Literaturübersicht bei Eichler u. Winkler 1994). Respiratorisch aufgenommenes elementares Jod findet sich zunächst schwerpunktmäßig im Blut, was für die besondere Kreislaufwirkung der Inhalation in Anspruch genommen wird, während nach intravenöser Applikation das Maximum der Jodkonzentration zum gleichen Zeitpunkt in Harn und Magensaft beobachtet wurde (Hofmann-Credner u. Spitzy 1954; vgl. auch Krizek et al. 1977).

Abgesehen von den unterschiedlichen Resorptionsbedingungen sind freies Jod und Jodid im Organismus wirkungsgleich, da sie leicht ineinander umgewandelt werden. Der Einbau in organische Verbindungen erfolgt als elementares Jod.

6.11.3 Spezielle Wirkungen

Schilddrüsenfunktion

Bei der hohen physiologischen Affinität des Jods zur Schilddrüse führt jede Form einer fortgesetzten Jodzufuhr zur Anreicherung der Drüse an Thyreoglobulin und Steigerung der Hormonproduktion (Thyroxin, Trijodthyronin). Dementsprechend geht die Jodspeicherkapazität im Kurverlauf deutlich zurück. Grundsätzlich ist damit die Möglichkeit einer substitutiven Behandlung von Jodmangelkropf und Myxödem mit Jodwässern gegeben, zugleich allerdings auch die Gefahr einer Überdosierung mit Umschlag in die toxische Struma, so daß Kontrollen der Schilddrüsenfunktion erforderlich sind.

Die Jodzufuhr greift zugleich in die komplizierte Regelung der Schilddrüsentätigkeit ein. Außer der substitutiven Anregung der Hormonproduktion wirkt Jod direkt auf die Hypophyse (Literaturübersichten bei Zörkendörfer 1962 e; Eichler u. Winkler 1994). Die Zunahme des Plasmaspiegels der Schilddrüsenhormone hemmt die Ausschüttung des thyreotropen Hormons (TSH) aus der Adenohypophyse und wahrscheinlich auch die Freisetzung seines Releasing-Hormons (Thyreotropin-releasing-Hormon, TRH) im Hypothalamus. Der Plasmaspiegel wird aber zugleich durch reaktive Schwankungen des Hormonabbaues in den peripheren Geweben beeinflußt (vgl. Brück 1980). Unterschiedliche Zeitkonstanten der hemmenden und fördernden Effekte sind offenbar die Ursache für die bekannte ambivalente bzw. mehrphasische Jodwirkung auf die Schilddrüsenfunktion: Zunächst tritt eine Verminderung der Hormonausschüttung mit Rückgang von Grundumsatz und proteingebundenem Jodplasmaspiegel ein (Plummer-Effekt), die sekundäre Anregung der TSH-Ausschüttung mit ihrem stimulierenden Effekt auf das Schilddrüsenwachstum führt im weiteren Verlauf aber zur Funktionssteigerung. Nach 6monatiger Jodbehandlung lagen z. B. die Grundumsatzwerte unabhängig von der Ausgangslage im Mittel um 30–40% über dem Ausgangswert (Häusler 1954).

Dementsprechend findet man bei der Längsschnittkontrolle des Grundumsatzes während Jodkurbehandlung ein initiales Absinken und anschließendes Wiederansteigen der Werte, die in der 4. Kurwoche das Ausgangsniveau übersteigen. Zugleich nimmt die Größe der spezifisch-dynamischen Reaktionen auf Aminosäureapplikation gegenüber dem Kurbeginn zu (Häusler 1954). Nähere Analysen der Verlaufsdynamik fehlen jedoch noch. Bei Jodbalneotherapie wird entgegen theoretischer Erwartung die Entwicklung von Myxödem oder Hyperthyreose nicht beobachtet (Deutsch u. Klieber 1982).

Jodspeicherung und -proteinbindung beschränken sich nicht allein auf die Schilddrüse, sondern sind auch z. B. im Ovar möglich. Dieser Tatbestand wird für günstige Wirkungen von Jodkuren bei vegetativ-endokrinen Störungen diskutiert. Wichtiger noch ist vermutlich die starke Beeinflußbarkeit der Schilddrüsensteuerung durch thermische, körperliche und psychische Streßbelastungen, die während der Kur fortfallen.

Kreislaufwirkungen

Vergleichsuntersuchungen mit Süßwasser- und Solebädern zeigen, daß thermoindifferente Jod-(Sole-)Bäder als Immediateffekt innerhalb weniger Minuten zu einer Kreislaufumstellung führen, die – ähnlich dem CO_2-Bad – durch eine ausgeprägte Entspannung des arteriellen Systems mit Abfall des systolischen und besonders des diastolischen Blutdrucks, des peripheren Kreislaufwiderstandes und der Pulswellengeschwindigkeit in der Aorta gekennzeichnet ist. Trotz eher leicht erhöhter Herzfrequenz und Zunahme des Herzminutenvolumens resultiert mit Zunahme des Schlagvolumens und Verlängerung der Austreibungszeit des Ventrikels eine ökonomisch günstige verminderte Spannungsbelastung des Herzens (Häusler 1954; Siedeck 1954; Pozenel u. Ritschel 1974; Klieber 1976). Zugleich nimmt durch Flüssigkeitseinstrom aus dem extravasalen Raum der Blutwassergehalt zu.

Die Befunde über eine periphere Durchblutungszunahme sind nicht einheitlich. Quaddelresorptionsversuche erwiesen eine Hautdurchblutungssteigerung. Eine Zunahme der Nierendurchblutung bei gleichzeitiger Abnahme des Glomerulumfiltrats ist bis zu 5 h nach Jodapplikation nachweisbar (Kirchmayr et al. 1956).

Die charakteristische Schoneinstellung des Kreislaufs hält 2 h nach dem Bad an und wird sogar noch durch einen vorübergehenden Abfall des Herzminutenvolumens verstärkt (Pozenel 1969). Sie tritt auch nach intravenöser und inhalativer Jodapplikation auf. Bei rascher und hochdosierter Jodzufuhr können die Wirkungen jedoch durch gegenregulatorische Effekte überdeckt werden. Besonders ausgeprägt sind die kreislaufentspannenden Wirkungen bei hypertoner Ausgangslage (Literaturübersicht bei Eichler u. Winkler 1994).

Für das Zustandekommen der im Prinzip trophotropen Kreislaufeinstellung nach Jodgabe werden einerseits Wirkungen auf das vegetative System unter Beteiligung von Mediatorfunktionen der Haut diskutiert (Siedeck 1954; Pozenel 1969). Andererseits wird das wirksame Prinzip in erster Linie in der quellend-auflockernden Wirkung des Jods auf die kollagenen und elastischen Strukturelemente des Gefäßbindegewebes gesehen, die in vitro schon nach wenigen Minuten nachweisbar ist (Hellauer 1969). Darüber hinaus werden Senkungen des Cholesterinspiegels und Abnahmen der Blutviskosität unter Jodbehandlung beobachtet (Kühnau 1962 a; Moser et al. 1985), atheromatöse Auflagerungen verschwinden im Tierexperiment unter kleinsten Jodgaben („Verjüngung der Gefäßwände“) (Literaturübersicht bei Zörkendörfer 1962 e).

Auch die Langzeitwirkung der kurmäßigen Jodbehandlung, deren Dynamik noch unzureichend erforscht ist, muß unter verschiedenen Gesichtspunkten betrachtet werden. Solange die hemmende Wirkung auf die Schilddrüsenfunktion anhält, wird auch eine Verstärkung der Trophotropie durch Hemmung aller katecholaminergen Reaktionen erzielt (Abb. 3.114). Die Sen-

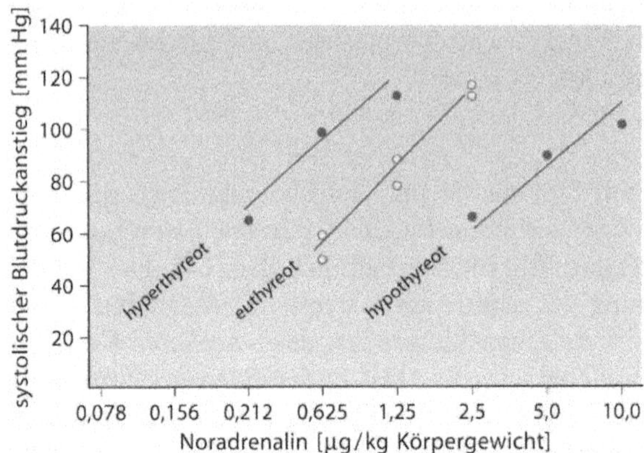

Abb. 3.114. Die am systolischen Blutdruckanstieg beurteilte Empfindlichkeit von Ratten mit unterschiedlichem Funktionszustand der Schilddrüse gegenüber Gaben von Noradrenalin. (Nach Daten von Hsieh et al. 1966; mod. aus Brück 1980)

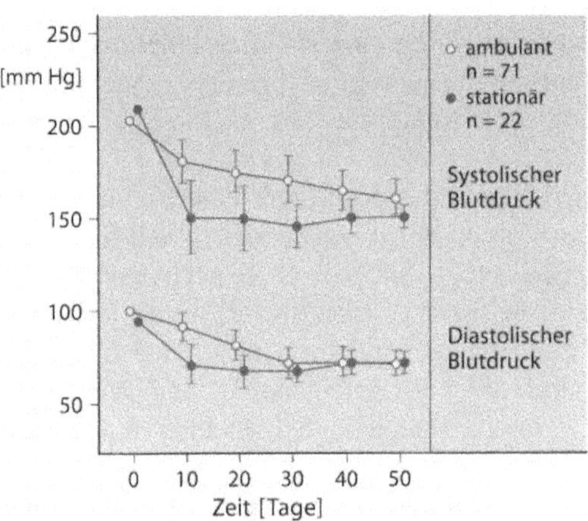

Abb. 3.115. Mittlerer Verlauf der systolischen und diastolischen Blutdruckwerte in 2 Gruppen von Patienten mit Hypertonie, von denen die eine stationär, die andere ambulant mit 1–12 mg elementarem Jod pro Tag behandelt wurde. Die *Klammern* bezeichnen den Bereich der Standardabweichung. (Nach Daten von Siedeck 1954)

kung des Grundumsatzes stellt zugleich eine Kreislaufentlastung dar. Ein Übergang in eine hyperthyreotische Situation wird, wie erwähnt, bei der üblichen Kurdauer nicht beobachtet. Sie würde die günstigen trophotropen Effekte aufheben, auch ohne daß eine besondere Jodempfindlichkeit (Jodismus) besteht. Besonders bemerkenswert ist es, daß die ausgeprägte Blutdrucksenkung auch bei länger dauernder Jodbehandlung mit Grundumsatzsteigerung bestehen bleibt (Abb. 3.115). Dies spricht dafür, daß die spezifische Jodwirkung auf die Gefäßwandelastizität eine dominierende Bedeutung hat.

Lokale Jodwirkungen

Jod, besonders als elementares Jod, entfaltet lokale Reizwirkungen. Infolge seiner extremen physikochemischen Eigenschaften (niedriger Lösungsdruck) wirkt Jodid ausgesprochen quellend auf Kolloide und Gewebe (Winkler

1988). Dabei wird angenommen, daß insbesondere die Quervernetzungen der Fadenmoleküle des Bindegewebes aufgelockert werden (Hellauer 1969). Jodid begünstigt die Wasserretention noch stärker als Chlorid.

Über die schon genannten Gefäßwirkungen hinaus haben diese Eigenschaften des Jods besondere Bedeutung für die Erweichung chronisch entzündlicher und narbiger Gewebe, Kontrakturen und Degenerationsprozesse des Bewegungsapparates sowie für die Behandlung degenerativer Veränderungen und Trübung der optischen Medien des Auges. Speziell die Wirksamkeit von Jodkuren auf die Sehfunktionen wurde mit verschiedenen Methoden einwandfrei nachgewiesen (Rieger 1973, 1988a, 1992; vgl. S. 717). Wichtig ist in diesem Zusammenhang die seit langem bekannte Jodanreicherung in spezifischen Granulationsgeweben. Auch die pharmakologisch vielfältig genutzte sekretionsanregende Wirkung des Jods, z. B. als Expektorans, kann mit balneologischen Anwendungsformen erreicht werden (vgl. Eder u. Klieber 1978).

Die Beschleunigung der Resorption entzündlicher Exsudate unter Jodbehandlung, z. B. bei Arthritis, rheumatischen Affektionen und degenerativen Augenerkrankungen, ist sowohl auf die Beeinflussung der Gewebediffusion als auch auf die Steigerung der peripheren Durchblutung zu beziehen, wenn auch letztere sehr von der Ausgangslage des Gefäßtonus abhängig ist (Literaturübersicht bei Siedeck 1954). Inwieweit an den klinischen Effekten auch die experimentell nachgewiesenen Eigenschaften des Jods als „Radikalfänger“ (Winkler u. Moser 1993) beteiligt sind, bedarf noch weiterer Klärung. Zusammen mit einer Reihe von anderen Antioxidanzien (z. B. Superoxiddismuthase, Katalase, Glutathionperoxidase, Ascorbinsäure) kann das Jodid toxische Faktoren, die im Stoffwechsel auftreten, neutralisieren. Moser et al. (1991) prüften z. B. den Einfluß einer 4wöchigen Trinkkur auf den antioxidativen Status von Typ-II-Diabetikern. Signifikante Anstiege des Plasmajodids und der Plasmaglutathionperoxidase waren spezifische Effekte der Jodsoletrinkkur.

6.11.4 Reaktive Allgemeinwirkungen

Trotz ihrer spezifisch-pharmakologischen Aspekte bietet die Kurbehandlung mit Jodwässern auch Anzeichen dafür, daß ein nicht unbeträchtlicher Teil der Kureffekte unspezifischen Begleitreaktionen zugeordnet werden muß (vgl. Siedeck 1954). Dabei ist allerdings bisher keine nähere Abgrenzung möglich, inwieweit Jod selbst neben den anderen Kurfaktoren unspezifische Stressorwirkungen hat (vgl. dazu Balaz et al. 1965b). So ist bekannt, daß sich das Ansprechen des Patienten auf ein Jodbad im Verlaufe der Kur in charakteristischer Weise ändert. Im Bereich des 5.–12. Kurtages ist die Abnahme von Pulswellengeschwindigkeit und Blutdruck nach dem Bad am stärksten ausgeprägt, so daß vorübergehend eine auffällige Kollapsneigung besteht. Zugleich soll allerdings das proteingebundene Jod im Plasma ein Maximum durchlaufen (Lauda 1956). In der älteren Literatur finden sich Hinweise auf eine besondere Vielgestaltigkeit der Badereaktionen bei Jodku-

Tabelle 3.39. Indikationen und Kontraindikationen jodhaltiger Heilwässer

Indikationen
- Jodmangelzustände, z. B. euthyreote Jodmangelstruma (zur unterstützenden Behandlung)
- Essentielle Hypertonie, besonders auf atherosklerotischer Grundlage (zur unterstützenden und zeitlich begrenzten Anwendung)
- Schleimlösung im Respirationstrakt, Förderung der Expektoration
- Chronisch-degenerative und narbige Bewegungseinschränkungen
- Degenerative Augenleiden, Glaskörperblutungen (zur unterstützenden Behandlung)
- Vegetativ-hormonale Regulationsstörungen, speziell im gynäkologischen Bereich

Kontraindikationen
- Herz-Kreislauf- bzw. Niereninsuffizienz
- Latente und manifeste Hyperthyreosen
- Jodüberempfindlichkeit (Jodallergie, Jodismus)

Besondere Hinweise
- Bei der Kurbehandlung mit jodidhaltigen Heilwässern sind mögliche Additionswirkungen von jodidhaltigem Milieu, Inhalation, Trinkkur und Badekur zu berücksichtigen
- Wegen der Gefahr einer Überdosierung sind bei längerdauernder Zufuhr jodidhaltiger Heilwässer Kontrollen der Schilddrüsenfunktion erforderlich

ren. Auch über umfassende Normalisierungseffekte im Kurverlauf (z. B. Blutbild, Grundumsatz), die auf eine Äquilibrierung der vegetativen Tonuslage bezogen werden können, wird berichtet (Presch 1954). Eine nähere Analyse der Reaktionsdynamik steht aber noch aus. Auf die Möglichkeit allergischer Reaktionen (Jodismus) im Rahmen der balneologischen Jodanwendungen muß ausdrücklich hingewiesen werden.

6.11.5 Indikationen (Tabelle 3.39)

Die Heilanzeigen der Jodwässer umfassen demnach Schilddrüsenfunktionsstörungen und v. a. hypertone bzw. atherosklerotische Kreislauferkrankungen, besonders auch im geriatrischen Bereich. Darüber hinaus werden sie aber auch bei den chronisch-entzündlichen und degenerativen Erkrankungen des Bewegungsapparates, bei vegetativ-hormonalen Regulationsstörungen, speziell im gynäkologischen Bereich, sowie bei entzündlichen und degenerativen Augenerkrankungen einschließlich der Glaskörperblutungen mit Erfolg angewendet.

6.12 Radioaktive Wässer

6.12.1 Allgemeine balneologische Vorbemerkungen

Die radioaktiven Eigenschaften natürlicher Heilwässer beruhen auf dem Gehalt an schweren Stoffen, die dem spontanen radioaktiven Zerfall unterliegen. Von den drei natürlich vorkommenden radioaktiven Stofffamilien sind balneologisch in erster Linie die Isotope der Uran-Radium-Reihe von Interesse

Tabelle 3.40. Ausschnitt aus der Uran-Radium-Zerfallsreihe

Element bzw. Isotop	Chemisches Symbol	Abgegebene Strahlung	Halbwertszeit	Bemerkung
Radium	Ra^{226}	Alpha, (Gamma)	1620 Jahre	
Radon (Radiumemanation)	Rn^{222}	Alpha	3,82 Tage	Edelgas
Radium A	Po^{218}	Alpha, (Beta)	3,05 min	sog. kurzlebiger aktiver Niederschlag
Radium B	Pb^{214}	Beta, (Gamma)	26,8 min	
Radium C	Bi^{214}	(Alpha), Beta, (Gamma)	19,7 min	
Radium C'	Po^{214}	Alpha	0,00015 s	
Radium D	Pb^{210}	Beta, (Gamma)	22 Jahre	
Radium E	Bi^{210}	Beta, (Gamma)	5 Tage	
Radium F	Po^{210}	Alpha	138 Tage	
Radium G (Blei)	Pb^{206}	–	–	

(Tabelle 3.40). Daneben sind radioaktive Stoffe der Uran-Aktinium- und -Thoriumreihe in vielen Quellen nachgewiesen (z. B. Aktinon, Thoron und ihre Folgeprodukte), doch sind sie meist von untergeordneter Bedeutung bzw. noch nicht hinreichend untersucht (Literaturübersichten bei Kühnau 1940a; Schoger u. Kern 1962; Herold 1995).

Von den Stoffen der Uran-Radium-Reihe sind es wiederum in erster Linie Radium (Ra^{226}) sowie *Radon* (Radiumemanation oder chemisch Niton, Rn^{222}) und seine kurzlebigen Folgeprodukte, die balneologisch und therapeutisch wichtig sind. Tabelle 3.41 gibt eine Übersicht über den Ra^{226}- und Rn^{222}-Gehalt radioaktiver Quellen. Die Radiumwässer entstammen meist radiumreichen Eruptivgesteinen oder Salz- und Erdöllagerstätten, in denen sich das Radium, dessen Salze schwer löslich sind, anreichert. Da Radon unmittelbares Folgeprodukt des Radiums ist, enthalten radiumsalzhaltige Wässer in der Regel auch Radon, allerdings nicht in konstanter Proportion. Der Gehalt an Radiumelement (Radiumsalzen) wird als Restaktivität nach Entfernung des Radons bestimmt, er wird in der Regel gewichtsmäßig angegeben.

Radon wird als gasförmiger Stoff auch direkt aus gaserfüllten Hohlräumen oder von den schwerer löslichen Radiumsalzen an den Wänden der Quellkanäle von den Wässern aufgenommen, so daß Radonquellen nicht unbedingt Radium enthalten müssen. Die Löslichkeit des Radons in Wasser beträgt allerdings nur etwa 3% von der in Gestein und nur 30% von der in Luft. Sie nimmt außerdem mit steigender Wassertemperatur und höherem Salzgehalt ab, mit höherem CO_2-Gehalt dagegen zu. Radon kommt aufgrund dieser Eigenschaften auch als ungelöstes Begleitgas von Quellen sowie als Bestandteil von Stollen- und Höhlenluft vor.

Hinsichtlich der übrigen Zusammensetzung finden sich neben einfachen kalten Quellen, die häufig Bergwerksstollenquellen sind, radioaktive Ther-

Tabelle 3.41. Radon- und Radiumgehalte radioaktiver Quellen. (Mod. nach Hildebrandt 1985 b)

Quelle	Radongehalt (nCi/l)	Radiumgehalt (nCi/l = 10–9 g/l)
Oberschlema, Hindenburgquelle	4900	0,06
Joachimstal, Grubenwasser	750	–
Brambach, Wettinquelle	725	0,046
Masutomi (Japan)	390	–
Ischia, Altrömische Quelle	134	–
Mikaria (Griechenland)	116–147	–
Badgastein, Elisabethquelle	68	0,062
Kreuznach, Theodorshalle	62	1,1
Suludervent (Bulgarien)	58	–
Steben, Tempelquelle	56	–
Landeck, Schwefeltherme	54	–
Bagnéres de Luchon (Frankreich)	42	–
Villnößtal (Tirol), Eisenquelle	36	–
Montecatini, Quelle Testuccio	27	–
Münster am Stein, Hugoquelle	21	0,30
Aix-les-Bains, Alaunquelle	20	–
Disentis (Schweiz)	17–19	–
Karlsbad, Mühlbrunnen	12	–
Heidelberg, Radiumsole	1,4	1,79
Gebra-Lohra (Thüringen)	–	2,2
Volkenroda (Thüringen)	–	5,5
Saalfeld	–	10,9
Pistyan, Schlamm (Cratoquelle)	–	40,1
Urgeirica (Portugal)	–	215
Val Sinestra (Schlamm; bezogen auf Trockensubstanz)		2800

men und hoch mineralisierte Quellen verschiedener Zusammensetzung sowie Säuerlinge. Sulfathaltige Wässer sind allerdings in der Regel radiumarm, da Radiumsulfat schwer löslich ist.

In jüngerer Zeit werden neben den natürlichen radioaktiven Heilwässern und Heilgasen auch in größerem Umfang künstlich hergestellte Radonlösungen und andere Präparate zur Balneotherapie verwendet, v. a. in Rußland (Tauchert 1972; Andrejew 1985, 1988; Pratzel u. Schnizer 1992).

6.12.2 Physikalische Grundlagen

Den natürlichen radioaktiven Erscheinungen liegen drei verschiedene Prozesse zugrunde, die vom Kern des Atoms ausgehen und von äußeren physikalischen und chemischen Bedingungen (Druck, Temperatur, chemische Bindung usw.) unabhängig sind:

- Bei der *α-Umwandlung* eines Atoms entsteht ein Element, dessen Ordnungszahl um 2 Einheiten, dessen Massenzahl um 4 Einheiten erniedrigt ist (vgl. Büll u. Mitarb. 1994). Dabei erfolgt die spontane Emission eines 2fach positiv geladenen Heliumkernes, der aus 2 Protonen und 2 Neutronen aufgebaut ist (sog. α-Strahlung). Die Heliumkerne dieser korpuskulären Strahlung wandeln sich durch Einfangen von Elektronen (Ionisation) aus der Umgebung schließlich in neutrale Heliumatome, d. h. zum Edelgas Helium um. Die Anfangsgeschwindigkeit der α-Teilchen beträgt $1–2{\cdot}10^9$ cm/s. Sie verlieren durch die Ionisation ständig an Energie, so daß die Reichweite in Luft wenige Zentimeter, in tierischem Gewebe höchstens 0,1 mm beträgt. Auf seinem nahezu geradlinig verlaufenden Weg erzeugt ein α-Teilchen mehrere hunderttausend Ionenpaare, da sich die herausgeschlagenen Elektronen jeweils sofort an ein neutrales Atom oder Molekül anlagern und dieses zum negativen Ion machen, während der Elektronenverlust ein positives Ion erzeugt. Das α-Teilchen kann seine Energie auch durch Aktivierung chemischer Verbindungen (z. B. Photoemulsion) und durch sog. Anregung von Atomen und Molekülen zur Emission von Röntgenstrahlung oder sichtbarem Licht (Fluoreszenz) abgeben, wodurch der Nachweis der Strahlung ermöglicht wird.
- Bei der *β-Umwandlung*, die den insgesamt häufigsten radioaktiven Prozeß darstellt, bleibt die Massenzahl konstant, während die Kernladung durch Emission eines negativen Elektrons (β^--Prozeß) oder eines Positrons (β^+-Prozeß) um eine Einheit vergrößert oder verringert wird. Bei dieser Umwandlung entsteht also ein neues Element, das dem ursprünglichen im periodischen System als folgendes oder vorhergehendes benachbart ist. In beiden Fällen entsteht bei der auslösenden Kernumwandlung noch ein elektrisch neutrales Teilchen von sehr kleiner Masse (Neutrino). Die β-Strahlung ist also gleichfalls korpuskulärer Natur. Die aus den radioaktiven Kernen herausgeschleuderten Elektronen haben Anfangsgeschwindigkeiten von $1–3{\cdot}10^{10}$ cm/s. Sie verlieren ihre Energie durch elastische Streuung (Richtungsänderung durch Atomkerne und Atomelektronen), besonders aber durch Ionisation, bei der starke Energieverluste und Bahnablenkungen auftreten, sowie durch Bremsung der Elektronen im elektrischen Kernfeld mit Entstehung der sog. Röntgenbremsstrahlung. Positive Elektronen (Positronen) unterliegen der sog. Paarvernichtung durch Zerstrahlung, wobei sich das Positron mit einem Elektron vereinigt und zwei in entgegengesetzte Richtung fliegende γ-Quanten bildet. Die Ionisierungsdichte der β-Teilchen ist erheblich geringer als bei den α-Teilchen, ihre Reichweite entsprechend größer. Sie beträgt in Luft einige Meter, in tierischem Gewebe bis 1 cm.
- Die *γ-Strahlung* tritt häufig gleichzeitig mit der α- und β-Umwandlung auf und ist durch überschüssige Kernenergie bedingt. Es handelt sich um eine immaterielle elektromagnetische Wellenstrahlung, die aus dem Atomkern stammt und wesentlich energiereicher ist. Sie bewirkt keine materielle Änderung des Isotops. Die γ-Strahlung ist sehr durchdringend, hat aber nur ein geringes Ionisationsvermögen. Ihr Energiegehalt ist umgekehrt proportional der Wellenlänge, bei hohen Energien nimmt sie immer mehr korpuskulären Charakter an (sog. γ-Quanten). Beim Durchtritt durch die Materie unterliegt die γ-Strahlung Richtungsänderungen durch Streuung. Die Energieabsorption an Atomen erfolgt bei geringer Energie unter Aussendung eines Elektrons (Photoeffekt), bei höherer Energie fliegt das γ-Quant nach der Ionisation des getroffenen Atoms mit verminderter Energie und entsprechend größerer Wellenlänge weiter (sog. Compton-Effekt), bei noch größerer Energie verschwindet das γ-Quant unter Bildung eines gewöhnlichen Elektrons und eines Positrons (Paarbildung und Paarvernichtung).

Wie das Beispiel der Uran-Radium-Reihe in Tabelle 3.40 (S. 429) zeigt, stellen die einzelnen Zerfallsschritte teils reine α-Umwandlungen dar, teils kommen aber auch duale Umwandlungen vor, bei denen das Isotop sowohl α- als auch β-Strahler ist und in einem bestimmten Mengenverhältnis 2 Folgeelemente bildet, wobei aber meist eine der beiden Zerfallsarten stark überwiegt (nähere Einzelheiten s. Schoger u. Kern 1962).

Die *Aktivität* jedes Isotops, d. h. die Zahl der Zerfälle, die in einer bestimmten Menge davon pro Sekunde vor sich gehen, ist für jedes Isotop charakteristisch. Sie wird am besten durch die Halbwertszeit definiert, die die Zeitspanne angibt, nach deren Ablauf die Hälfte aller Atome einer gegebenen radioaktiven Substanzmenge zerfallen ist.

Zur *Messung der Radioaktivität* können die von den radioaktiven Strahlen hervorgerufenen Photoeffekte (Fluoreszenz), Ionisationen und deren elektrostatische oder optische Folgeerscheinungen sowie die Effekte der chemischen Aktivierung genutzt werden. Das bekannteste Meßprinzip ist das des Geiger-Müller-Zählrohres, bei dem der Eintritt von Elementarteilchen in einen gasgefüllten Hohlraum durch Ionisation die Leitfähigkeit steigert und elektrische Stromstöße auslöst, es ist allerdings für balneologische Zwecke mit begrenzter Meßdauer nicht empfindlich genug. Abbildung 3.116 gibt eine Übersicht über die Empfindlichkeitsgrenzen verschiedener Methoden zur Radonbestimmung in Quellwässern (weitere Einzelheiten s. Pohl u. Pohl-Rüling 1954; Dirnagl 1959; vgl. auch Büll u. Mitarb. 1994).

An *Maßeinheiten der Radioaktivität* sind in der Literatur noch verschiedene gebräuchlich, wobei Mengenmaße und Konzentrationsmaße unterschieden werden müssen. Tabelle 3.42 gibt eine Zusammenstellung der erforderlichen Umrechnungsfaktoren.

Die Maßeinheiten sind folgendermaßen definiert:

- *Mengenmaße der Radioaktivität:*
  - 1 Ci (Curie) = 3,7 $\cdot 10^{10}$ Zerfälle pro Sekunde, entspricht der Aktivität von 1 g Radium,

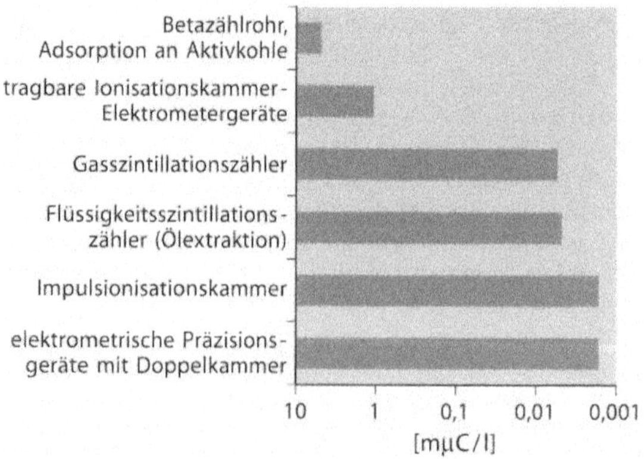

Abb. 3.116. Ungefähre Empfindlichkeitsgrenzen verschiedener Methoden zur Radonbestimmung in Quellwässern (maximale Wassermenge 1 l, Meßdauer 10 min, Fehlergrenze ±10 %). (Nach Dirnagl, aus Schoger u. Kern 1962)

Tabelle 3.42. Beziehungen zwischen den Maßeinheiten der Radioaktivität. (Mod. nach Schoger u. Kern 1962)

Aktivitätsmaße (Mengenmaße der Radioaktivität)				
Aus dem Aktivitätswert in der Maßeinheit	enthält man den Aktivitätswert in der Maßeinheit			
	Bequerel	Rutherford	Curie (Ci)	Stat (St)[a]
	durch Multiplikation mit dem Faktor			
Bequerel (Bq)	1			
Rutherford (rd)		1	$27 \cdot 10^{6}$	74,3
Curie (Ci)	$3{,}7 \cdot 10^{10}$	$37 \cdot 10^{3}$	1	$2{,}75 \cdot 10^{6}$
Stat (St)[a]		$13{,}5 \cdot 10^{-3}$	$0{,}364 \cdot 10^{-6}$	1
Konzentrationsmaße der Radioaktivität				
Aus der Aktivitätskonzentration in der Maßeinheit	enthält man den Wert der Aktivitätskonzentration in			
	Rutherford pro Liter	Curie pro Liter	Eman	Mache-Einheit[a]
	durch Multiplikation mit dem Faktor			
Rutherford pro Liter (rd/l)	1	$27 \cdot 10^{-6}$	$0{,}27 \cdot 10^{6}$	$74{,}3 \cdot 10^{3}$
Curie pro Liter (Ci/l)	$37 \cdot 10^{3}$	1	$1 \cdot 10^{10}$	$2{,}75 \cdot 10^{9}$
Eman (Eman)	$3{,}7 \cdot 10^{-6}$	$1 \cdot 10^{-10}$	1	0,275
Mache-Einheit[a] (M.E.)	$13{,}5 \cdot 10^{-6}$	$0{,}364 \cdot 10^{-9}$	3,64	1

[a] Es ist zu beachten, daß Mache-Einheit und Stat nur für Radon 222 definiert und auf andere radioaktive Stoffe nicht anwendbar sind. Die heute gebräuchliche Einheit ist das Bequerel.

- 1 rd (Rutherford) = $1{,}0 \cdot 10^{6}$ Zerfälle pro Sekunde,
- 1 St (Stat) = diejenige Radonmenge (mm^3), die durch Ionisation der Luft in einer Sekunde eine absolute elektrostatische Einheit erzeugt,
- 1 Bq (Bequerel) = 1 Zerfall pro Sekunde;

• *Konzentrationsmaße der Radioaktivität:*
  - 1 Eman = $1 \cdot 10^{-10}$ Ci/l,
  - 1 M.E. (Mache-Einheit) = $1 \cdot 10^{-3}$ St/l.

An sich ist die Verwendung besonderer Konzentrationsmaße durchaus überflüssig. Für die Radiobalneologie wird neuerdings statt nCi/l das auch physikalisch gebräuchliche Konzentrationsmaß mrd/l (Milli-Rutherford pro Liter) empfohlen (vgl. Tabelle 3.42), wobei die Aktivitäten der therapeutisch genutzten radioaktiven Wässer etwa zwischen 0,5 und 10 mrd/l betragen. Die Mindestaktivität radonhaltiger Wässer von 50 M.E. (vgl. S. 208) entspricht 0,673 mrd/l bzw. 666 Bq/l=18,2 nCi/l.

6.12.3 Eigenschaften des Radon

Hauptträger der Radioaktivität in den natürlichen Quellwässern ist, wie die Zusammenstellung der Tabelle 3.41 (S. 430) erkennen läßt, Radon, während Radium als Spurenelement nur in Ausnahmefällen stärker vertreten ist und sich wegen seiner schweren Löslichkeit besonders in Quellsintern angereichert finden kann. Radon ist einerseits leichter in Wasser löslich, andererseits auch wegen seiner wesentlich kürzeren Halbwertszeit (3,82 Tage) eine stärkere Quelle radioaktiver Strahlung.

Radon (Rn 222) ist ein reiner α-Strahler, auch seine kurzlebigen Folgeprodukte in der Zerfallsreihe (vgl. Tabelle 3.40, S. 429) geben insgesamt zu etwa 90% α-Strahlung ab. Die Behandlung mit radioaktiven Wässern ist daher im wesentlichen eine α-Strahlungs-Behandlung, im Gegensatz zur radiologischen Radiumelement-Behandlung, bei der durch Filterung v. a. die γ-Strahlung genutzt wird.

Die ständig entstehenden Folgeprodukte des gasförmigen Radons sind sämtlich feste Körper, die wiederum schwerer löslich sind und den sog. aktiven Niederschlag bilden. Bei einer bestimmten Ausgangsmenge Radon nimmt die Gesamtstrahlung infolge der sehr viel kürzeren Halbwertszeit der zunächst entstehenden Folgeprodukte während der ersten 3–4 h auf das Doppelte zu, um dann zunächst rasch, dann langsamer abzuklingen, weil die weiteren Isotope der Zerfallsreihe sehr viel langsamer zerfallen, bis sie in das inaktive Endprodukt Pb 206 übergehen (vgl. Tabelle 3.40, S. 429).

Radon ist in geringen Spuren in allen Quellen und Gewässern anzutreffen, es ist als Bestandteil der Bodenluft auch Hauptträger der natürlichen Radioaktivität der Atmosphäre sowie auch derjenigen innerhalb des Organismus. Zur Erzielung differenter therapeutischer Effekte müssen daher bestimmte Mindestkonzentrationen in den radioaktiven Heilwässern überschritten werden (vgl. S. 208).

6.12.4 Wirkungsbedingungen

Da Radon außer in Luft und Wasser besonders gut in Fetten löslich ist, wird es sowohl beim Trinken und Inhalieren als auch im Bad durch die Haut in den Körper aufgenommen. Resorptionsgrößen und therapeutische Ausnutzung sind aber bei den verschiedenen Applikationsformen sehr unterschiedlich, so daß früher auch die Grenzwerte des Radongehaltes für radioaktive Heilwässer nach den Anwendungsweisen differenziert wurden. Die Ausscheidung erfolgt größtenteils durch die Lungen (60%), geringere Mengen verlassen den Körper auch durch Haut (40%), Niere (0,1–1%) und Drüsensekrete. Etwa 0,5% des inkorporierten Radons zerfallen in den Geweben (Literaturübersicht bei Pratzel u. Schnizer 1992).

Im *Bad* erreicht die Aufnahme des Radons in und durch die Haut wirksame Mengen. Gemessen an der Ausatmungsluft steigt der Radongehalt des Körpers innerhalb von 40 min bis zu einem Sättigungsmaximum an und fällt nach dem Bad schnell wieder ab. Die Sättigungswerte im Blut erreichen im

Durchschnitt 1,7% der Radonkonzentration des Badewassers. Die Größe der Radonresorption durch die Haut kann durch Einfetten erhöht werden. Sie ist aber auch beträchtlich von der Badetemperatur bzw. der Hautdurchblutungsgröße abhängig, sie nimmt z. B. von 31–38°C Wassertemperatur um das Fünffache zu (Janitzky 1935). Entsprechend wird auch aus CO_2-haltigen Wässern mehr Radon resorbiert. Schließlich nehmen Radonaufnahme (und -ausscheidung) durch die Haut mit höherem Alter ab. Obwohl etwa 10% der in einem Bad enthaltenen Gesamtaktivität durch Diffusion in die überstehende Luft entweichen, kommt der zusätzlichen Aufnahme von Radon durch Einatmung im Bad keine nennenswerte Bedeutung zu, da die Radonkonzentration in der Ausatmungsluft etwa 5mal größer ist als in der Luft über dem Bad (Happel-Heller 1935, 1936). Der inhalierte Anteil kann aber durch Austreiben des Radons mit Luftperlen aus dem Badewasser gesteigert werden (vgl. S. 237 f.), so daß die Gesamtausnutzung der im Bad enthaltenen Aktivität von sonst nur 3,3% beträchtlich erhöht wird. Die Badedauer wird bei indifferenter Wassertemperatur wegen der schnellen Wiederausscheidung des Radons länger gehalten als bei anderen Bäderformen, bis zu 40 min. Nach dem Bad wird die Haut nicht abgetrocknet, um den aktiven Niederschlag der Folgeprodukte des Radons auszunutzen.

Beim *Trinken* radonhaltiger Wässer werden etwa 2/3 des vom Magen-Darm-Trakt resorbierten Radons bei der ersten Lungenpassage wieder ausgeatmet, so daß die resorbierte Gesamtdosis nur sehr kurzzeitig und schwerpunktmäßig im Bereich von Pfortader, Leber und Pulmonalarterien zur Wirkung kommt. Nur 1/3 der Dosis wird über den großen Kreislauf im Körper verteilt (Vaternahm 1924; Strasburger 1931). Nach einmaligem Trinken auf nüchternen Magen steigt der Radongehalt des Blutes steil an und erreicht nach wenigen Minuten ein Maximum, von dem er in exponentiellem Verlauf abfällt und die Nullinie nach etwa 3–4 h praktisch wieder erreicht (Abb. 3.117). Für das in Blut und Gesamtorganismus nach peroraler Aufnahme verbleibende Radon wurde eine Halbwertszeit von 40 min gefunden, es

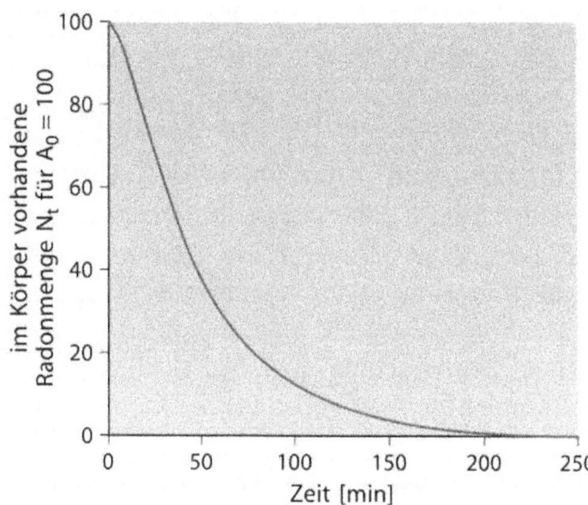

Abb. 3.117. Relativer Radongehalt des Körpers in Abhängigkeit von der Zeit in Prozent des Ausgangswertes nach Zufuhr eines radioaktiven Wassers. (Nach Fernau u. Smereker 1933)

bestehen aber offenbar konstitutionelle Unterschiede (Markl 1934). Eine breitere zeitliche Verteilung von Radonaufnahme und -ausscheidung läßt sich durch Trinken in kleinen Schlucken (sog. Nippkuren) sowie durch Trinken bei gefülltem Magen erreichen, insbesondere wenn der Mageninhalt reichlich Fettstoffe enthält. Eine bestimmte Radonmenge, die sonst innerhalb 30 min ausgeatmet würde, verläßt den Körper dabei erst innerhalb 150 min. Die integrale Gesamtwirkung dürfte allerdings keineswegs in gleichem Maße gesteigert werden, da die α-Strahlung des Radons erst nach der Resorption wirksam wird. Bilanzuntersuchungen unter Berücksichtigung der mittleren Blutkonzentration ergaben zwar nur eine, ähnlich dem Bad, sehr niedrige Ausnutzungsquote des bei Trinkkuren zugeführten Radons (Markl 1934), doch wird ein besonderer Wert dieser Applikationsform in der schwerpunktmäßigen Wirkung im Intestinal- und Pfortaderbereich gesehen.

Bei der *Inhalation* radonhaltiger Wässer bzw. Luft bestehen hinsichtlich Ausnutzungsgrad, Verteilungsform und Dosierbarkeit die weitaus günstigsten Voraussetzungen. Die Radonausnutzung ist etwa 10fach größer als bei der Trinkkur und etwa 100fach größer als beim Baden (Andrejew 1985), so daß für Inhalationszwecke auch schwächer radonhaltige Wässer noch geeignet sind. Die Aufnahme des Radons durch die Lungen erfolgt außerordentlich rasch, es diffundiert nach rein physikalischen Gesetzen in das Blut und wird über den großen Kreislauf verteilt. Schon nach kurzer Inhalationsdauer wird ein Gleichgewichtszustand erreicht, bei dem die Radonkonzentration im Blut stets 29% der dann inspiratorisch wie exspiratorisch gleichen Konzentration der Atemluft beträgt.

Im Hinblick auf eine rationelle Verwertung verfügbarer Radonmengen verdient die Einzelinhalation (Maskeninhalation) den Vorzug vor der Rauminhalation in sog. Emanatorien. Die bei der Maskeninhalation mit ca. 30° C angebotene radonhaltige Luftmenge soll das 4fache des Ruheatemminutenvolumens betragen. Die Inhalationsdauer wird bis zu 2 h und darüber ausgedehnt.

Besondere Wirkungsbedingungen liegen beim Aufenthalt in Emanatorien, die mit hochaktiver Bodenluft, Quellgasen bzw. zerstäubten Wässern beschickt werden, sowie bei der Therapie im Böcksteinstollen (bei Badgastein) vor, wo die Aufnahme des Radons aus der bis 41,5° C warmen und fast wasserdampfgesättigten Stollenluft durch die gleichzeitige Körperüberwärmung offenbar stark gesteigert wird (Scheminsky 1965). Trotz der niedrigen Radonaufnahme durch die Haut ist die Adsorptionsrate in der Haut größer als im Radonwasserbad (Andrejew 1988).

Hinsichtlich der *Ausscheidung* des zugeführten Radons ist zu bedenken, daß zwar innerhalb von 5 h nach Beendigung der Zufuhr praktisch das gesamte Radon aus dem Körper ausgeschieden wird, daß aber innerhalb dieser Zeit schon etwa 3,7% des zugeführten Radons zunächst in den kurzlebigen aktiven Niederschlag (vgl. Tabelle 3.40, S. 429), in weiteren 6–7 h restlos in die langlebigen Folgeprodukte übergegangen sind. Dabei lagern sich etwa 25% des aktiven Niederschlags zunächst im Respirationstrakt ab. Die langlebigen Folgeprodukte stellen nur eine sehr schwache, aber doch mindestens teilweise (ca. 4%) in den Geweben fixierte und ständig wirksame Strahlungsquelle dar. Tierversuche und Bilanzrechnungen haben allerdings übereinstimmend ergeben, daß bei den balneologischen Radonanwendungen die Strahlenbelastung des Körpers weit unter der Toleranzgrenze bleibt. Die üblichen Radondosen liegen bei 0,1% der toxischen Dosen. Dem entsprechen auch die negativ ausgefallenen epidemiologischen Untersuchungen an Bewohnern von radioaktiven Quellorten, die solche Wässer gewohnheitsmäßig zum Baden und Trinken verwenden oder dem erhöhten Radongehalt der Luft ständig ausgesetzt sind (Pohl-Rüling u. Fischer 1977).

Auch nach dem derzeitigen Kenntnisstand stellt die im Millirembereich liegende Strahlenbelastung durch eine Radonkur keine Gefährdung der Patienten dar. Für solch niedrige Strahlendosen wird sogar eine biopositive Wirkung durch Stimulierung körpereigener Schutzmechanismen („Hormesis“) mit gesteigerter DNA-Reparatur angenommen (Literaturübersicht bei Herold u. Günther 1995; Dirnagl 1984; Deetjen 1988; Jöckel 1989). Dennoch unterliegen die mit Radon arbeitenden Kureinrichtungen den Strahlenschutzbestimmungen.

Bei der Nutzung radiumhaltiger Wässer muß dagegen die Frage einer *Strahlenschädigung* durch Retention und Ablagerung langlebiger radioaktiver Stoffe besonders beachtet werden. Radiumsalze werden sowohl vom Darm als auch durch die Haut und die Lunge resorbiert. Die Ausscheidung des aufgenommenen Radiums erfolgt in erster Linie durch die Galle und den Darm, aber auch durch die Niere, und zwar wesentlich langsamer als beim Radon. Sie ist erst im Laufe eines halben bis ganzen Jahres abgeschlossen. Dabei bleibt aber stets eine bestimmte Restradiummenge im Körper fixiert und wirkt als lebenslange Strahlungsquelle weiter, nach peroraler Zufuhr 0,5–1,0%, nach parenteraler Zufuhr sogar 2,0–5,0% (Rajewsky 1936). 98% des retinierten Radiums werden im Knochen fixiert, der Rest in parenchymatösen Organen. Die besondere Affinität des Radiums zum Knochen erklärt, daß nach Trinkkuren mit radiumhaltigen Wässern schon bei mäßiger Überdosierung Störungen des Kalkeinbaus und Knochenveränderungen beobachtet wurden (Knochenkrebs war der Berufskrebs der Leuchtziffernmaler). Noch stärkere Retentionsneigung haben die radioaktiven Elemente der Thoriumzerfallsreihe, doch sind diese unter balneologischen Gesichtspunkten nicht hinreichend untersucht.

Der durchschnittliche *Normalgehalt* des menschlichen Körpers an radioaktiver Substanz wird mit 18,5 Bq/kg Körpergewicht angegeben. Nach Versuchen an Tieren und überlebenden Geweben liegt die wirksame Mindestdosis (sog. Toleranzdosis) radioaktiver Substanzen bei dauernder Einwirkung etwa 10- bis 20mal höher als der Normalgehalt. Die toxische Mindestdosis (sog. Verträglichkeitsdosis) liegt etwa 25- bis 100mal höher als die wirksame Mindestdosis (Literaturübersichten bei Kühnau 1940a; Komant 1951; Schoger u. Kern 1962).

6.12.5 Wirkungen

Man kann davon ausgehen, daß es sich bei den Wirkungen der Balneotherapie mit radioaktiven Wässern im wesentlichen um α-Strahlen-Effekte handelt, nicht nur, weil Radon und seine Folgeprodukte zu 90% α-Strahlen abgeben, sondern auch, weil sich die Wirkungen der anderen Strahlenarten infolge ihres größeren Durchdringungsvermögens diffuser auf die Gewebe verteilen.

Entscheidend für die biologischen Auswirkungen der α-Strahlung ist deren starker ionisierender Effekt, der einer „Ätzwirkung" (Rajewsky 1936) vergleichbar ist. Das Chromatin der Zellkerne ist gegen α-Strahlen besonders empfindlich, 3 α-Strahlen-Treffer im Kern bringen eine Zelle zum Absterben (Hercik 1939). Kernsubstanzreiche Zellen (Leukozyten, Knochenmark) sprechen daher besonders frühzeitig und intensiv auf die α-Strahlen-Behandlung an. Die starke Ionisierungsleistung der α-Strahlung auf kleinstem Raum führt weiter über eine Ladungsverminderung elektronegativer Kolloide zu einer Vergröberung des Dispersionsgrades und Ausflockung (Denaturierung) von kolloidalem Eiweiß. Mit Radon vorbehandeltes Eiweiß verliert seine anaphylaktogene Fähigkeit (Benedicenti u. Mascherpa 1957). Die durch solche Effekte hervorgerufenen Veränderungen des kolloidalen Milieus der Zellen und Zellwände, deren Folgen für die Permeabilität der Zellmembran z. B. an der veränderten osmotischen Resistenz der Erythrozyten nachweisbar werden, kann als Grundlage einer intensiven unspezifischen Reizwirkung der Radonbehandlung angesehen werden.

Auch Stoffwechsel und Atmung der Zellen werden durch α-Strahlung meßbar verändert, z. B. dadurch, daß die Bildung ungesättigter Radikale des Wassers zur Entstehung von H_2O_2 führt (Scheminsky 1965). Gewebekulturen zeigen unter Radoneinwirkung Hemmung von Atmung und anaerober Glykolyse (Inouye 1939).

Alle geschilderten Effekte der α-Strahlen erhalten eine gewisse topographisch schwerpunktmäßige Spezifität dadurch, daß infolge ungleichmäßiger Verteilung des Radons im Organismus bestimmte Organe und Gewebe bevorzugt von der α-Strahlung betroffen werden und zugleich zellreiche Gewebe empfindlicher sind. So reichert sich das Radon wegen seiner besonderen Affinität zu Fetten und Lipoiden in lipoidreichen Geweben und Organen an, v. a. in Nebenniere, Milz, subkutanem Fettgewebe, Lipoiden des Zentralnervensystems und in den Erythrozyten. Darüber hinaus sind alle endokrinen Drüsen wegen ihres Zellreichtums besonders exponiert.

Dementsprechend sind unter Radonbehandlung v. a. Funktionsänderungen der Nebennieren nachweisbar, und zwar sowohl im Sinne einer Funktionshemmung des Nebennierenmarks als auch besonders einer Anregung der Nebennierenrinde. Diese ist auch histologisch im Tierversuch gesichert und kommt zugleich als Ursache für die nach Radoneinwirkung auftretende Eosinopenie und Lymphozytenverminderung in Betracht. Aktivierende Effekte betreffen aber auch Hypophyse und Keimdrüsen, was gleichfalls funktionell und histologisch nachweisbar ist (Günther et al. 1979b). In Tierversuchen wurden Förderung der Geschlechtsreife und Steigerung der Sexualfunktionen nachgewiesen (Wense 1954). Die „Jungbrunnenwirkung" aufgrund solcher tiefgreifenden hormonalen Umstellungen gehört zum alten Erfahrungsgut der Balneologie. Auch die Schilddrüsenfunktion sowie die endokrine Pankreasfunktion sind davon betroffen, doch sind die Befunde hinsichtlich der Richtung der Funktionsänderungen nicht eindeutig (Literaturübersichten bei Schoger u. Kern 1962; Scheminsky 1965; Herold u. Günther 1995).

Verständlich ist angesichts der besonderen α-Strahlen-Empfindlichkeit des Zellkerns ein starker Einfluß der Radontherapie auf den Purin- und Harnsäurestoffwechsel, der auch den alten Ruf der radioaktiven Quellorte als „Gichtbäder" begründet. Eine Steigerung der Harnsäureausscheidung durch Radonwässer wird zum gesicherten Bestand der Balneologie gerechnet, obwohl der Mechanismus noch nicht geklärt ist, sogar gegensinnige Befunde vorliegen und klinische Besserungen von Gichtkranken auch ohne nachweisbare Steigerung der Harnsäureausscheidung mitgeteilt wurden (Literaturübersicht bei Schoger u. Kern 1962).

Auch der Mineralstoffwechsel reagiert ambivalent auf die Zufuhr radioaktiver Substanzen. Besonders betroffen wird der Kalkhaushalt. Während kleine Dosen von Radium oder Radon die antirachitische Wirkung von Vitamin D verstärken und die Kallusbildung fördern, führen größere Radiumdosen zur Ausschwemmung von Kalzium aus den Knochen.

Auch bei der Reaktion der blutbildenden Organe auf α-Strahlungs-Behandlung lassen sich schon in Abhängigkeit von der Dosierung sowohl anregende als auch depressorische Wirkungen feststellen. Klinische Untersuchungen haben gezeigt, daß die mit der chronischen Polyarthritis einhergehende Entzündungsanämie durch die Radonbalneotherapie signifikant gebessert werden kann (Henn 1965). Insgesamt reagiert das erythropoietische System offenbar empfindlicher als das leukopoietische, dessen Reaktionen auch im Zusammenhang mit den Umstellungen des endokrinen Systems gesehen werden müssen. Hierzu gehören auch die Veränderungen der allergischen Reaktionsbereitschaft sowie der Aktivität immunkompetenter Lymphozyten (Gastl et al. 1988).

Auf eine Anreicherung des Radons in den lipidreichen Markscheiden der Nerven wird die klinisch seit jeher auffällige, aber noch unzureichend kontrollierte schmerzlindernde Wirkung radioaktiver Wässer zurückgeführt, die für die mobilisierende Behandlung von besonderem Wert ist. Dabei dürften allerdings auch die gewebeentquellenden Effekte durch Änderung von Zellpermeabilität und Kolloidstruktur der Gewebe begünstigende Faktoren sein. Der klinische Erfolg der Radonkuren bei Patienten mit chronischer Polyarthritis konnte auch in vergleichenden klinischen Untersuchungen gesichert werden (Abb. 3.118) (Herold u. Günther 1995). Patienten mit rheumatischen Beschwerden berichteten in über 70% der Fälle über eine Abnahme der Beschwerden mit Besserung der Gelenkfunktion (Günther et al. 1976) und Abnahme der erforderlichen medikamentösen Therapie (Morinaga 1988). Die Besserung der Gelenkfunktion zeigte sich nicht nur als Immediateffekt während und unmittelbar nach der Kur, sondern hielt bis zu 6 Monaten nach der Kur an (Herold u. Günther 1986; vgl. auch Pratzel et al. 1993).

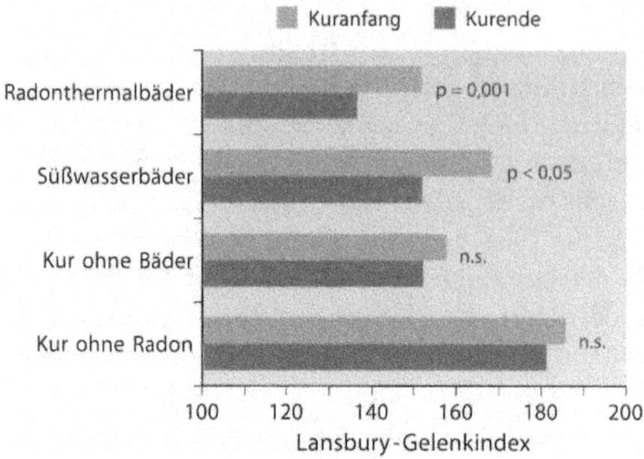

Abb. 3.118. Änderungen des Landsbury-Gelenkindexes bei 10 Männern mit chronischer Polyarthritis während 3wöchiger Kurbehandlungen in verschiedenen Kurorten mit vergleichbarem Klima und Behandlung mit Radonthermalbädern, Süßwasserbädern oder ohne Bäder. (Nach Herold u. Günther 1995)

Die althergebrachte Meinung, radioaktive Wässer hätten eine spezifische diuretische Wirkung und rechtfertigten daher die Anwendung bei Steinleiden der abführenden Harnwege sowie pathologischer Wasserretentionsneigung, kann nicht mehr aufrechterhalten werden (Günther 1967 a; Günther et al. 1968 a). Systematische Längsschnittkontrollen der Nachtharnmenge ergaben vielmehr deutliche Hinweise darauf, daß Wasser- und Elektrolytausscheidung während der Trinkkur adaptiven Umstellungen mit bestimmter zeitlicher Gliederung unterliegen.

Unter dem Gesichtspunkt einer phasisch-periodischen Reaktionsform des Organismus sind die Funktionsänderungen unter kurmäßig applizierten α-Strahlungs-Reizen noch keineswegs hinreichend untersucht, obwohl gerade die Balneotherapie mit radioaktiven Wässern als Prototyp einer unspezifischen Reizbehandlung mit schwerpunktmäßiger Reizakzentuierung gelten kann. So weisen bisher vorwiegend allgemein klinische Beobachtungen auf die reaktiv-periodische Gliederung des Kurverlaufs hin. Dazu gehören v. a. die besonders intensiven Kurkrisen mit allgemeiner und lokaler Symptomatik, die in Abhängigkeit von der Ausgangssituation des Patienten die Unterscheidung eines frühen Kurkrisentermins (nach einer Kurwoche) von einem späten (am Ende der 3. Kurwoche) zulassen (Inama 1956). Speziell bei Radonkuren wird darüber hinaus etwa 6–8 Wochen nach der Kur eine weitere, meist ebenfalls sehr intensive Spätreaktion beobachtet (Heiner 1939), die auf eine sehr langwellige Reaktionsperiodik hinweist (vgl. auch Pratzel et al. 1993.

Überdies lassen zahlreiche Einzelbefunde einen phasischen Reaktionsverlauf nach α-Strahlungs-Behandlung erkennen, was darauf hinweist, daß die Wirkungen der Radonkurbehandlung im wesentlichen die reaktiven Gesetzmäßigkeiten des behandelten Organismus zum Ausdruck bringen (Hildebrandt 1985 b).

Unter diesen Gesichtspunkten scheint es nicht mehr berechtigt, von Immediateffekten der Radonbehandlung sowie von Funktionsänderungen, die nur bestimmten Phasen des Reaktionsablaufs zugeordnet sind, auf therapeutische

Dauerwirkungen zu extrapolieren. Dazu gehört z. B. die Funktionssteigerung der Nebennierenrinde, die häufig im Sinne einer permanenten „endogenen Kortisolsubstitution“ oder „Dauerinfusion von ACTH“ (Henn 1965) als das entscheidende therapeutische Prinzip bei der Radonbehandlung der chronisch-entzündlichen Erkrankungen des Bewegungsapparates angesehen wird, obwohl eine phasenhafte Nebennierenunterfunktion bzw. -erschöpfung während der Kurkrisen gut belegt ist (Literaturübersicht bei Scheminsky 1965). Insbesondere dürfte dies aber auch für die Herz-Kreislauf-Wirkungen der Kurbehandlung mit radioaktiven Wässern gelten. So kommt es während der Radoneinwirkung im Bad oder bei Inhalationen zu einer deutlich trophotropen Einstellung der Herz- und Kreislauffunktionen, die auch bei gleichzeitiger Hyperthermie während der Stollenbehandlung ausgeprägt ist (Halhuber u. Jungmann 1954; Henn 1956; De San Roman 1958). Die gut belegte Senkung hypertoner Blutdruckveränderungen im Laufe der Kurbehandlung bei zugleich beobachtetem Anstieg hypotoner Werte läßt sich aber nur als Ausdruck einer Normalisierung mit allgemeiner Steigerung regulatorischer und koordinativer Leistungen befriedigend interpretieren. Die Steigerung der Hautdurchblutung unter der Radonbehandlung (vgl. Knorr et al. 1990), die zugleich als Grundlage für die dermatologischen Indikationen gilt, ist unter solchen modernen Aspekten unzureichend untersucht. Normalisierungseffekte im Kurverlauf sind auch für Serumcholesterin beobachtet worden (Morinaga et al. 1957).

6.12.6 Indikationen (Tabelle 3.43)

Die Indikationen der Radonbehandlung sind, dem Charakter einer unspezifischen Reiztherapie entsprechend, besonders breit, lassen aber zugleich die geschilderten Wirkungsschwerpunkte hervortreten: Chronisch entzündliche und degenerative Krankheiten des rheumatischen Formenkreises einschließlich der rheumatischen Nerven- und Muskelerkrankungen; Kollagenkrankheiten wie Sklerodermie und Psoriasis; Folgezustände nach Lähmungen traumatischer und infektiöser Genese; chronisch-entzündliche Erkrankungen der Atemwege; chronisch-entzündliche Adnexerkrankungen; Altersbeschwerden, präklimakterische und klimakterische Störungen; endokrine und vegetative Regulationsstörungen; allergische Erkrankungen; Erkrankungen des Gefäßsystems, des Herzens sowie des peripheren Kreislaufs; Blutdruckregulationsstörungen (Bogoljubow 1988; Böttcher et al. 1994). Auch die Lokalbehandlung schlecht heilender Wunden und Geschwüre mit radonhaltigen Salben soll in diesem Zusammenhang erwähnt werden (vgl. Komant 1951).

Tabelle 3.43. Indikationen und Kontraindikationen der Radonbehandlung

Indikationen
- Chronisch entzündliche und degenerative Krankheiten des rheumatischen Formenkreises
- Rheumatische Nerven- und Muskelerkrankungen
- Kollagenkrankheiten wie Sklerodermie und Psoriasis
- Folgezustände nach Lähmungen traumatischer und infektiöser Genese
- Chronisch entzündliche Erkrankungen der Atemwege
- Chronisch entzündliche Adnexerkrankungen
- Altersbeschwerden
- Präklimakterische und klimakterische Störungen
- Endokrine und vegetative Regulationsstörungen
- Allergische Erkrankungen
- Erkrankungen des Gefäßsystems, des Herzens und des peripheren Kreislaufs
- Blutdruckregulationsstörungen
- Schlecht heilende Wunden und Geschwüre (Lokalbehandlung mit radonhaltigen Salben)

Kontraindikationen
- Herz- und Kreislaufinsuffizienz

Besondere Hinweise
- Wegen der starken allgemeinen Reizwirkung ist für die Dosierung eine Abschätzung der individuellen Reaktionsfähigkeit besonders wichtig
- Radioaktive Heilwässer dürfen nur im Rahmen einer zeitlich begrenzten Kur angewendet werden

6.13 Spurenelemente

6.13.1 Allgemeine balneologische Vorbemerkungen

In der Balneologie werden als Spurenelemente (Mikro-, Oligoelemente; Spurenstoffe) solche Inhaltsstoffe der Wässer bezeichnet, die für gewöhnlich in Konzentrationen unter 1 mg/l bis hin zur Grenze der qualitativen Nachweisbarkeit enthalten sind. Solche Spurenelemente lassen sich in allen Heilwässern in großer Zahl nachweisen, wobei aber ihre Konzentrationen um mehrere Zehnerpotenzen differieren können. Sie finden sich in der Regel in ionisierter Form. In einzelnen Quellen wurden bis zu 47 verschiedene Elemente gefunden, insgesamt sind bisher etwa 60 Elemente als Quellbestandteile nachgewiesen worden.

Auch die Zusammensetzung der Spurenelementgarnitur der Mineralquellen hängt von den geologisch-mineralogischen Voraussetzungen des Untergrundes ab. Im allgemeinen sind Sedimentgesteine und Tone reich, Sandsteine, Sandböden und felsbildende Mineralien wie Granit arm an Spurenelementen.

Auch im Meerwasser finden sich Spurenelemente in ähnlich großer Zahl, wenn auch meist in viel geringerer Konzentration (Tabelle 3.44). Sie können sich jedoch in maritimen Organismen zu teilweise beträchtlichen Konzentrationen anreichern, und zwar nicht nur durch adsorptive Vorgänge, sondern auch infolge einer selektiven Speicherfunktion, durch die extrem hohe Kon-

Tabelle 3.44. Spurenstoffgehalte von Mineralwässern sowie Meerwasser. In *Klammern* gesetzte Zahlen beziehen sich auf seltene Extremwerte. (Mod. nach Hildebrandt 1985b)

Spurenstoffe mit balneologisch festgelegter Mindestgrenze (vgl. S. 208)

Schwefel (s. schwefelhaltige Wässer, S. 408ff.)
Eisen (s. eisenhaltige Wässer, S. 400ff.)
Fluorid (s. fluoridhaltige Wässer, S. 456f.)
Jod (s. jodhaltige Wässer, S. 421ff.)
Radon (s. radioaktive Wässer, S. 428ff.)

Spurenstoffe ohne balneologisch festgelegte Mindestgrenze

Essentielle und wahrscheinlich essentielle Spurenstoffe

Element	Vorkommen oder maximale Konzentration in Mineralquellen (mg/l)	Konzentration im Meerwasser (mg/l)	Aufnahme mit der Nahrung (mg/Tag)	Tagesbedarf (mg/Tag)
Silizium	120,0	0,00068	28,0	?
Vanadium	1,9	0,0003	?	?
Chrom	0,014	0,000053	?	0,03–0,08
Mangan	2,6 (6,1)	0,0005	4,3	2,0–3,0
Kobalt	3,4	0,00068	0,08	0,005
Kupfer	1,5 (28,9)	0,0005	2,3	1,0–2,0
Zink	4,4	0,005	6,0–40,0	10,0–15,0
Selen	?	0,0004	Spuren	Spuren
Molybdän	häufig	0,010	0,35	0,0002
Spurenstoffe mit funktionsfördernder oder umstrittener Bedeutung				
Lithium	27,4 (270)	0,110	–	
Aluminium	selten	0,600	10,0–40,0	
Titan	häufig	0,0009	–	
Nickel	häufig	0,00075	0,25–0,42	
Brom	häufig	66,0	–	
Rubidium	–	0,200	–	
Zinn	häufig	–	17,0	
Gold	–	0,000004	–	
Uran	–	0,002		

Sonstige Spurenstoffe

Beryllium	Zäsium
Bor (meta-Borsäure) (vgl. S. 459f.)	Barium
Phosphor	Quecksilber
Galliium	Blei
Niobium	Polonium
Silber	Thorium (vgl. S. 428ff.)
Kadmium (vgl. S. 458f.)	Radium (vgl.. S. 428ff.)
Thallium	

zentrationsgradienten (bis zu 1 : 700000) aufrechterhalten werden können (Literaturübersicht bei Kühnau 1962 b).

Für einige biologisch sehr wirksame Elemente, deren Konzentration in bestimmten Mineralquellen so hoch sein kann, daß sie den Charakter der Quelle bestimmen, sind Grenzwerte festgelegt (vgl. S. 208), bei deren Überschreiten die Quellen einer eigenen Klasse zugeordnet werden. Tabelle 3.44 gibt eine Übersicht über die Spurenstoffe, aus der auch weitere Einzelheiten entnommen werden können (Literaturübersichten bei Kühnau 1940 b, 1962 b; Eigelsreiter 1959).

In den meisten Fällen dürften die Spurenelemente nur eine begleitende, den Haupttypus der Quelle modifizierende oder akzentuierende Funktion ausüben, die aber auch zur therapeutisch ausschlaggebenden werden kann.

6.13.2 Allgemeine Wirkungsbedingungen

Auch bei der elementaren Zusammensetzung der menschlichen Körpersubstanz lassen sich sog. Mengenelemente, die in größeren Konzentrationen vorkommen, von Spurenelementen unterscheiden. So werden etwa 99,5% der Körpersubstanz von nur 11 Elementen gebildet, während an den restlichen 0,5% etwa 40 weitere Elemente beteiligt sind (Tabelle 3.45). Diese Spurenelemente der Körpersubstanz entsprechen mit wenigen Ausnahmen denen der Mineralquellen.

Tabelle 3.45. Elementare Zusammensetzung des menschlichen Körpers. (Nach Daten von Shermann 1947; aus Glatzel 1955)

Element		Prozent des Körpergewichts
Sauerstoff		65,0
Kohlenstoff		18,0
Wasserstoff		10,0
Stickstoff		3,0
Kalzium		1,5
Phosphor		1,0
Kalium		0,35
Schwefel		0,25
Natrium		0,15
Chlor		0,15
Magnesium		0,05
	Summe:	99,45
Spurenelemente (ca. 40)		0,55
	Summe:	100,00

Trotz geringer Konzentration haben manche Spurenstoffe im Körper wichtige Funktionen, einige von ihnen sind sogar für das Leben unentbehrlich. Andere sind zwar entbehrlich, gelten aber als funktionsfördernd. Schließlich gibt es Spurenelemente, die als bloße Begleitstoffe zu gelten haben, und solche, die als Fremdstoffe des Körpers toxikologisch von Interesse sind.

Im Rahmen der Lebensvorgänge dienen die Spurenstoffe nicht wie die konstitutiven Hauptelemente als Bau- und Betriebsstoffe, sondern sind Träger lebenswichtiger Leistungen („anorganische Vitamine"), v. a. durch ihre katalytischen Funktionen, die sie als Bestandteile oder Aktivatoren von Wirkstoffen (Fermenten, Hormonen, Vitaminen) ausüben.

Im Körper finden sich die Spurenstoffe in einem zirkulierenden (Blut, Serum) und einem fixierten Anteil, wobei die einzelnen Elemente jeweils an bestimmten Prädilektionsstellen zu Depots angereichert werden. Diese können auf bestimmte funktionelle Beziehungen hinweisen, es kann sich dabei aber auch um Ablagerungen inaktiven Charakters handeln. Die bei Spurenstoffmangel beobachteten Ausfallserscheinungen sind meist nicht Ausdruck der Schädigung einzelner Organe, sondern weisen auf eine Störung allgemein lebenswichtiger vegetativer Leistungen hin, z. B. Abmagerung, Wachtumshemmung, Abwehrschwäche, Sterilität, Stoffwechselstörungen.

Gerade auch die lebenswichtigen Spurenstoffe werden im Vergleich zum Tagesbedarf bzw. zur Größe der täglichen Ausscheidung i. allg. mit der Nahrung im Überschuß zugeführt (vgl. Tabelle 3.44, S. 443) (Glatzel 1955; Deutsche Gesellschaft für Ernährung 1991). Es ist daher eine berechtigte Frage, ob von einer weiteren Zufuhr durch Trinken von Mineralwässern überhaupt Wirkungen zu erwarten sind, auch wenn dieses zusätzliche Angebot größenordnungsmäßig leicht die mit der Durchschnittsnahrung zugeführte Menge überschreitet. Dabei ist einerseits zu bedenken, daß Spurenelemente in den Nahrungsmitteln vielfach in einer nicht resorbierbaren oder vom Organismus nicht verwertbaren Form vorliegen. In ähnlicher Weise wie für Eisen ist dies v. a. für Kupfer und Zink bekannt (Literaturübersichten bei Kühnau 1962 b; Forth u. Rummel 1988 c). Andererseits weist die Häufigkeit von Spurenelementmangelkrankheiten bei Haus- und Weidetieren darauf hin, daß einseitige Ernährungsbedingungen auch beim Menschen zu Mangelzuständen führen können.

Demgegenüber werden Spurenstoffe in den Mineralwässern in der Regel in ionisierter und damit optimal resorbierbarer Form angeboten, zugleich auch in einer mehr oder weniger komplexen Spurenstoffgarnitur. Dabei muß auch in Betracht gezogen werden, daß Trinkkuren am Kurort mit einer Ortsveränderung und damit zugleich einer Änderung der für den Spurenstoffgehalt maßgebenden Umgebungs- und Untergrundbedingungen verbunden sind.

Schließlich ist bei der Beurteilung der Wirkungsvoraussetzungen für Spurenelemente besonders auch ihre gegenseitige – synergistische oder antagonistische – Beeinflussung der Funktionen zu berücksichtigen, wofür v. a. aus Erfahrungen der Tierernährungslehre und Tierpathologie klare Belege vorliegen. So führt z. B. Überzufuhr von Molybdän zu Kupfermangel, während zwischen Kupfer und Kobalt synergistische Beziehungen bestehen. Es darf demnach angenommen werden, daß die Spurenelemente nicht unabhängig voneinander wirken, sondern als Spurenelementgarnitur eine funktionelle Einheit höherer Ordnung darstellen (vgl. Kühnau 1962 b).

Die Möglichkeit substitutiver Wirkungen der Spurenelemente unterliegt aber auch regulativen Leistungen des Organismus. Gerade bei der langzeitigen Zufuhr im Rahmen der Trinkkur können diese adaptiven Charakter gewinnen und dadurch überdauernde Änderungen in der Spurenstoffgarnitur des Organismus herbeiführen (vgl. Kühnau 1962 b; Hildebrandt 1985 b).

6.13.3 Spezielle balneologische Bedeutung einzelner Spurenelemente

Mangan

Mangan ist in natürlichen mineralstoffhaltigen Wässern bzw. Heilwässern weit verbreitet und liegt in zweiwertiger, leicht oxidierbarer Form vor. Der Mangangehalt mancher Heilwässer ist ausreichend zur Substitution bei Mangelerscheinungen.

Mangan ist in allen Körpergeweben enthalten, in besonders hoher Konzentration in der anorganischen Matrix des Knochens, in Hypophyse und Zirbeldrüse, in Leber und Retina. Es wird in Mitochondrien und Zellkernen gespeichert. Im Plasma wird Mangan durch ein spezifisches Globulin (Transmanganin) transportiert. Die Ausscheidung erfolgt nur durch den Darm, der Harn ist normalerweise manganfrei.

Die physiologische Bedeutung des Mangans liegt in seiner Funktion als Aktivator von Enzymen des Eiweiß- und Energiestoffwechsels, des Ossifikationsprozesses sowie der Lipidsynthese (Desoxyribonuklease, Phosphatasen, Arginase, Karboxylase, Prolidase u. a.; vgl. auch Henschler 1987). Bei zahlreichen Tierspezies ist der Nachweis der Unentbehrlichkeit erbracht. Manganentzug führt im Tierexperiment zu Wachstumshemmung, Knochenschäden, Infertilität, Anämie und Kropf. Beim Menschen sind Folgen eines Manganmangels nicht sicher bekannt, es werden Beziehungen zum chronischen Gelenkrheumatismus vermutet. Manganintoxikationen führen zu Stammhirnerkrankungen (Literaturübersichten bei Glatzel 1955; Kühnau 1962 b; Strohmeyer 1970; Heiby 1988).

Der Manganbedarf (ca. 3 mg/Tag) wird nicht unter allen Umständen aus der Nahrung gedeckt (vgl. Tabelle 3.44, S. 443). Die Zivilisationskost (Weißbrot, Fleisch, Milch, Gemüse) ist arm an Mangan, im Gegensatz zu Vollkorn, Hülsenfrüchten und Nüssen. Mit dem Vorkommen von Manganmangelsituationen muß demnach gerechnet werden. Als mögliche Indikationen für manganhaltige Heilwässer (>1 mg/l) werden Krankheiten des Bewegungsapparates und Störungen der Genitalfunktionen diskutiert, auch bei dysurischen Beschwerden soll Mangan günstig wirken (Feiber 1970).

Zink

In den *Begriffsbestimmungen für Heilwässer* (Deutscher Bäderverband 1991) wird der Zinkgehalt der natürlichen mineralstoffhaltigen Wässer nicht besonders berücksichtigt. Dieser kann aber größenordnungsmäßig Werte von über

4,0 mg Zink/l erreichen. In den derzeit zugelassenen Versandheilwässern beträgt der maximale Zinkgehalt 2,6 mg/l.

Der menschliche Körper enthält 2–3 g Zink, von denen sich 98% intrazellulär befinden (vgl. auch Gutenbrunner u. Hildebrandt 1994). Der normale Plasmaspiegel liegt beim Erwachsenen bei 60–150 μg/100 ml (Schmidt u. Baier 1983, 1988; Stahl 1988). Besonders konzentriert findet sich Zink in der dorsalen Prostata, in der Haut und ihren Anhangsgebilden, im Knochen, in den Hoden sowie in Retina und Chorioidea. Zink wird nur langsam vom Darm resorbiert. Die Ausscheidung erfolgt über die Galle und den Stuhl (ca. 10 mg/Tag); die geringfügige Zinkausscheidung mit dem Harn ist zufuhrunabhängig und entstammt wahrscheinlich dem Umsatz der zinkhaltigen Enzyme. Hohen Zinkgehalt haben auch das menschliche Sperma (0,1%) sowie die Muttermilch, besonders das Kolostrum.

Zink ist für den Organismus unentbehrlich als Bestandteil und Aktivator zahlreicher Enzyme und Hormone, von denen einige, z. B. auch Insulin und ACTH, Metalloenzyme mit konstantem Zinkgehalt sind. Andere stellen leicht dissoziierbare Zink-Protein-Komplexe dar, bei denen Zink teilweise die Rolle eines Aktivators spielt. Weiter hat Zink eine wesentliche Bedeutung für die Immunabwehr, Regeneration und Reparation sowie bei der Streßverarbeitung. Zink ist auch für die Gonadenreifung und die testikuläre Steroidgenese erforderlich. Das intrazelluläre Zink ist im Zellkern angereichert, wo es für die enzymatische Steuerung der Nukleinsäuresynthese notwendig ist. Die Anwesenheit von Zink ist Voraussetzung für die Stimulation von Abwehrzellen sowie für die humorale Immunantwort (Kruse-Jarres 1989). In den Langerhans-Inseln des Pankreas ist Zink als Komplexbildner für Insulin und Glukagon erforderlich.

Zinkmangel führt im Tierversuch zu Wachstumshemmung, hyperkeratotischen und entzündlichen Haut- und Schleimhautveränderungen, Haarausfall und Gonadenatrophie mit entsprechenden hormonalen Ausfallserscheinungen. Beim Menschen, wo regional (China, Ägypten, Iran) Zinkmangelsituationen bestehen, werden Zwergwuchs, Hypogonadismus, Anämie und Hepatosplenomegalie beobachtet. Zinkmangel wird z. B. auch bei Vitamin-B_6-Mangel angetroffen. Chronische Leberschäden, die zu Störungen der Zinkverwertung führen, und erhöhte Zinkverluste durch den Harn bei Albuminurie können relativen Zinkmangel hervorrufen. Außerdem besteht ein Antagonismus zwischen Zink, Kalzium und Phosphor.

Normalerweise wird der Zinkbedarf (15 mg/Tag) mit der Durchschnittsnahrung gedeckt (Deutsche Gesellschaft für Ernährung 1991). Der Zinkgehalt der Mineralquellen kann durchaus Größenordnungen erreichen, die bei längerer Zufuhr während einer Trinkkur therapeutische Bedeutung gewinnen können. Die bei Acrodermatitis enteropathica notwendigen hohen Zinkzulagen können allerdings nicht erreicht werden (vgl. Forth u. Rummel 1988 c).

Wegen der allgemein anzunehmenden Unterversorgung mit Nahrungszink wird heute eine generelle Zinksubstitution gefordert (Literaturübersicht bei Stahl 1988).

Die therapeutische Wirksamkeit einer erhöhten Zinkzufuhr zum Ausgleich eines manifesten Zinkmangels ist für folgende Krankheiten belegt (Literaturübersicht bei Forth u. Rummel 1988 c; Stahl 1988):

- Acrodermatitis enteropathica, bei der es sich um eine angeborene Zinkresorptionsstörung handelt und orale Zufuhr nur in sehr hohen Dosen wirksam ist.
- Schwangerschaftsstörungen: Abortneigung, erhöhte Mißbildungsrate sowie verminderte Fruchtbarkeit.
- Zinkmangelsyndrome bei Laktation und bei Jugendlichen.
- Zinkmangelbedingte Wundheilungsstörungen, Hautulzera und Immunstörungen, Acne vulgaris (Einsparung von Antibiotika- und Vitamin-A-Säure-Gaben).

Als weitere Indikationsbereiche werden diskutiert: Erkrankungen des rheumatischen Formenkreises, Morbus Crohn und Lebererkrankungen (vgl. Stahl 1988).

Kupfer

In den *Begriffsbestimmungen für Heilwässer* (Deutscher Bäderverband 1991) sind die kupferhaltigen Heilwässer nicht gesondert berücksichtigt, obwohl in Frankreich die kupferhaltigen Wässer als „Eaux couvreuses“ klassifiziert und seit langem therapeutisch im Gebrauch sind (vgl. Kühnau 1962b). Kupfer ist in den deutschen mineralstoffhaltigen Wässern weit verbreitet und kann Konzentrationen bis 1,5 mg/l erreichen. In den derzeit zugelassenen Versandheilwässern beträgt der Kupfergehalt maximal 0,3 mg/l.

Der menschliche Körper enthält etwa 80–150 mg Kupfer (Literaturübersicht bei Gutenbrunner u. Hildebrandt 1994). Die Hauptmenge befindet sich in der Leber als speziellem Speicherorgan sowie in Muskulatur und Haut. Auch das Zentralnervensystem zeichnet sich durch hohen Kupfergehalt aus. Der Kupferbestand der Organe hängt weitgehend von der Größe der Zufuhr ab, infolge antagonistischer Verdrängung wird er durch Zufuhr von Molybdän reduziert. Die Resorption des Kupfers durch den Darm erfolgt sehr langsam, sie wird bei Anwesenheit von Sulfat- oder Sulfidschwefel durch CuS-Bildung verhindert.

Im Körper liegt Kupfer in Form komplexer Eiweißverbindungen vor, teils in Transportform (Hämokuprein, Zäruloplasmin) und Speicherform (Hepatokuprein), teils als „Funktionskupfer“, d. h. in den Kupferproteiden, von denen die biologischen Wirkungen des Kupfers ausgehen. Hier handelt es sich v. a. um Enzyme zur Oxidation spezifischer Substrate (Zytochrom, Fettsäuren, Askorbinsäure, Polyphenole) (vgl. Forth u. Rummel 1988c). Störungen des Kupfertransportes infolge Versagens der Zäruloplasminsynthese führen zu atypischer Speicherung in Leber und Gehirn (Wilson-Krankheit).

Abgesehen von den lange bekannten Folgen einer Störung des Kupfertransportes mit atypischer Kupferspeicherung in Leber, Gehirn, Nieren und Kornea (Kayser-Fleischer-Ring; hepatolentikuläre Degeneration) ist die vielgestaltige Kupfermangelsymptomatik sowohl tierexperimentell als auch epidemiologisch gut belegt (Literaturübersicht bei Kühnau 1962b; Hildebrandt 1985b; Ebner 1988; Forth u. Rummel 1988c; Schmidt u. Bayer 1988). Im Vordergrund steht dabei die Anämie, die sowohl als hypochrome mikrozytäre (Forth u. Rummel 1988 c; Schmidt u. Bayer 1988) als auch in normo- und makrozytärer Form auftreten kann (Kühnau 1962b). Kupfer wird vom Organismus zur Mobilisierung der Eisendepots, zum Eiseneinbau in das Hämoglobinmolekül und zur Bildung und Reifung der Erythrozyten benötigt. Diese Funktionen können schon eingeschränkt sein, ohne daß der Kupferspiegel im Plasma vermindert ist (Kühnau 1962b). Kupfermangel bewirkt dabei eine Überladung der Eisendepots mit Hemmung der Eisenresorption sowie einer Anstauung unreifer Erythrozyten im Knochenmark mit Abnahme der Retikulozytenzahl im strömenden Blut. Zudem ist die Zahl der Leukozyten und Granulozyten im strömenden Blut bei Kupfermangel vermindert. Der Ausfall kupferhaltiger Enzyme führt über Störungen im Aminosäurestoffwechsel auch zu Synthesestörungen der Immunglobuline, während Kupfergaben die Immunleistungen fördern können (Kieffer 1989).

Da Kupfer Baustein der Zytochromoxidase und der Superoxiddismutase ist, können beim Fehlen von Kupfer durch die Persistenz von aggressiven Sauerstoffoxidationsstufen Schädigungen in Geweben mit hohem Stoffwechsel auftreten, z. B. Myokardschäden.

Kupfermangel blockiert die Aktivität der Osteoblasten, so daß Ossifikationsstörungen (Osteoporose) und ossäre Mißbildungen auftreten können (Literaturübersicht bei Kühnau 1962c; Schmidt u. Bayer 1988). Störungen der Elastinbildung (Lysyloxidasemangel) durch Kupfermangel führen zu Elastizitätsverlusten der Bindegewebe mit der möglichen Folge von Gefäßwandaneurysmen und spontanen Gefäßrupturen (Schmidt u. Bayer 1988).

In der Haut führt Kupfermangel zu Pigmentstörungen sowie zur Störung der Haarentwicklung durch Ausfall der durch kupferhaltige Enzyme vermittelten oxidativen Leistung der Keratinbildung. Eine besondere Form dieser Störung stellt das autosomal-rezessiv vererbte Syndrom „Menke's kinky hair disease“ dar (Forth u. Rummel 1988 c). In Tierversuchen ließen sich diese Folgen nicht nur durch Kupfermangel, sondern auch durch Überdosierung von Molybdän erzeugen.

Der bei Kupferdefiziten auftretende Mangel an Zytochromoxidase führt zu einer Blockierung der Phosphatidsäurebildung, die bei Tieren Degenerationserscheinungen von Gehirn und Rückenmark, beim Menschen in fortgeschrittenen Stadien des Kupfermangels neurologische Symptome, insbesondere Ataxien, hervorruft (Schmidt u. Bayer 1988). Nach Ebner (1988) sind neurologische Störungen infolge Kupfermangels mit Störungen der Neurotransmittersynthese weit verbreitet; bei Epileptikern wurde ein verminderter Kupfergehalt des Gehirns beschrieben.

Als weitere Auswirkung des Kupfermangels wird die Entstehung eines Diabetes mellitus Typ I als Folge einer Pankreasentzündung vermutet (Sorenson 1984). Auch Beziehungen zu rheumatischen Gelenkerkrankungen werden diskutiert, weil die Viskosität der Gelenkflüssigkeit bei Kupfermangel abnimmt (Ebner 1988).

Im Hinblick auf therapeutische Möglichkeiten sind auch die pharmakologischen Effekte des Kupfers von Interesse. In kleinsten Dosen wirkt Kupfer inaktivierend auf Phenolderivate (Adrenalin, Noradrenalin, Thyroxin), hemmt dadurch adrenerge Stoffwechseleffekte und steigert die Thyroxintoleranz. Auch von der Möglichkeit einer Insulineinsparung wird berichtet (Kühnau 1962c; vgl. auch Sorenson 1984). Experimentelle Magengeschwüre heilen im Tierversuch durch Kupfergaben beschleunigt ab. In Tierversuchen vermindern Kupferkomplexe das Tumorwachstum und verlängern das Leben der Tumortiere. Auch in Zellkulturen ist eine hemmende Wirkung nachgewiesen (Ebner 1988; vgl. auch Heiby 1988). Kupferinfusionen konnten erfolgreich in der Rheumabehandlung eingesetzt werden (Sorenson 1982; Sorenson u. Kishore 1984). Kupfergaben (1 mg/Tag) werden zur Behandlung von Mißbildungssyndromen empfohlen (Forth u. Rummel 1988 c). Kupferbehandlung fördert die Antikörperbildung und katalysiert den Vitaminstoffwechsel (Kühnau 1962c). Besserungen sind bei (eisenrefraktären) Kupfermangelanämien sowie bei Kupfermangel nach Blutverlusten beschrieben.

Der Kupfergehalt vieler Wässer ist hinreichend, um therapeutische Effekte erwarten zu können (vgl. Tabelle 3.44, S. 443; Literaturübersicht bei Glatzel 1955; Kühnau 1962 c; Strohmeyer 1970; vgl. auch Gutenbrunner u. Hildebrandt 1994).

In der balneologischen Literatur werden für Trinkkuren mit kupferhaltigen Heilwässern folgende Indikationen genannt bzw. diskutiert:

- Anämien,
- Diabetes mellitus,
- Morbus Basedow,
- Koronarerkrankungen,
- Abwehrschwäche,
- Frauenkrankheiten.

Eine spezielle Bewertung dieser Indikationen ist nach dem derzeitigen Stand der wissenschaftlichen Literatur nicht möglich, wenn sich auch beim Vergleich mit den Auswirkungen eines Kupfermangels zahlreiche Entsprechungen ergeben.

Kobalt

Als Bestandteil mineralstoffhaltiger Wässer ist Kobalt offenbar weit verbreitet, teilweise auch in recht beträchtlichen Konzentrationen (Literaturübersicht bei Kühnau 1962c; Pichotka 1973; u. a.), in den *Begriffsbestimmungen für Heilwässer* (Deutscher Bäderverband 1991) ist es allerdings nicht berücksichtigt.

Die lebenswichtige physiologische Bedeutung des Kobalts besteht in erster Linie darin, daß es Bestandteil (4%) des Vitamin B_{12}-Moleküls („extrinsic factor") ist, dessen Fehlen perniziöse Anämie und ihre Folgeerscheinungen verursacht. Zur Synthese dieses höchst wirksamen Naturstoffes sind lediglich Bakterien befähigt. Auch die Dickdarmbakterien des Menschen können Vitamin B_{12} synthetisieren, doch kann dieses in den unteren Darmabschnitten nicht mehr resorbiert werden. Die Resorption bzw. Verwertung des mit der

Nahrung zugeführten Vitamins B_{12} setzt eine Bindung an den in der Magenschleimhaut produzierten „intrinsic factor" (Castle-Ferment) voraus. Der Bedarf an Vitamin B_{12} ist sehr gering, er entspricht einer Kobaltmenge von höchstens 0,005 mg/Tag (Forth u. Rummel 1988c).

Kobalt ist außerdem Bestandteil einiger antianämisch unwirksamer Vitamin-B_{12}-Analoga (Kobamide), die für den Eigenstoffwechsel der Darmflora und für bestimmte Teilprozesse des Intermediärstoffwechsels, die die Verwertbarkeit pflanzlicher Eiweiße verbessern, unentbehrlich sind. Schließlich spielt Kobalt auch bei der Synthese von Nukleinsäuren eine Rolle (Glatzel 1955).

Bei den sehr verbreiteten Kobaltmangelsyndromen im Tierreich stehen neben der Anämie Wachstumsstörungen, Abmagerung, Darmstörungen, Fellveränderungen und Fortpflanzungsstörungen im Vordergrund. Auch kommen Analoga zur funikulären Myelose des Menschen vor, die durch Kobaltgaben geheilt werden können.

Da die physiologischen Wirkungen des Kobalts nur vom Vitamin B_{12} und seinen Analogen ausgehen, ist es fraglich, ob dem Kobaltgehalt der Mineralquellen therapeutische Bedeutung zukommen kann. Immerhin gibt es auch pharmakodynamische Effekte des anorganischen Kobalts, und zwar in Gestalt einer Anregung der Erythropoiese. Diese „Reizwirkung" auf das Knochenmark kann bei hohen Dosen so stark sein, daß Knochenmarkshyperplasie und Polyzythämia vera bei Mensch und Tier auftreten, allerdings mit einer Reihe schädlicher Nebenwirkungen verbunden (Henschler 1988).

Molybdän

Auch Molybdän ist ein in kleinen Mengen weit verbreiteter Bestandteil der Mineralwässer wie des Meerwassers. Bei einer therapeutischen Verwendung dieses Spurenelementes ist wegen seiner antagonistischen Beziehungen zum Kupfer besondere Vorsicht geboten; schon relativ geringe Molybdänüberschüsse können im Tierversuch durch Kupferverdrängung toxisch wirken.

Molybdän ist Bestandteil des Enzyms Xanthinoxidase, das für den normalen Purinstoffwechsel unentbehrlich ist, sowie des Enzyms Nitratreduktase, das möglicherweise für den Speichelstoffwechsel wichtig ist. Beim Fehlen von Molybdän treten im Tierversuch infolge Mangels an Xanthinoxidase Nierensteine auf (vgl. S. 661), die vorwiegend aus Xanthin bestehen. Unzureichender Molybdängehalt der pflanzlichen Nahrung, wie er auf molybdänarmen Böden beobachtet wird, erhöht die Kariesanfälligkeit, während Zufuhr von Molybdän durch gesteigerte Fluoridretention (vgl. S. 456f.) und möglicherweise auch durch Aktivierung der Nitratreduktase im Speichel die Kariesresistenz erhöht. Bei Pflanzen führt Molybdängabe zu einer Steigerung des Vitamin-C-Gehaltes (Rausch 1960).

Obwohl die genaue Größe des minimalen Molybdänbedarfs nicht sicher bekannt ist (vgl. Tabelle 3.44, S. 443) und insbesondere die pflanzliche Nahrung in der Regel hinreichend Molybdän enthält, wird auch beim Menschen mit der Möglichkeit von Molybdänmangelsituationen gerechnet (Literaturübersicht bei Kühnau 1962c). Insbesondere bei langfristigem Gebrauch sulfathaltiger Abführmittel und Mineralwässer erhöht sich die Gefahr einer Molybdänverarmung, da auch ein Antagonismus zwischen Sulfat und Molybdat besteht und das Molybdation im Körper durch das Sulfation verdrängt werden kann.

Chrom

Chrom ist in geringen Konzentrationen in den Mineralquellen weit verbreitet, wird auch in Quellsintern abgelagert und liegt in der erforderlichen dreiwertigen Form vor.

Das Element Chrom ist als Spurenstoff in allen Organen sowie in pflanzlichen und tierischen Nahrungsmitteln enthalten. Es liegt in den Zellen in enger Bindung an Nukleinsäuren vor. Chrom ist unentbehrlicher Bestandteil des sog. Glukosetoleranzfaktors (GTF), der die Glukoseaufnahme in das Gewebe und die Glykogensynthese steigert und an der Umwandlung von Zucker in Fett in Gegenwart von Insulin mitwirkt (Forth u. Rummel 1988 c). Das Enzym Phosphoglukomutase wird durch Spuren von Chrom stark aktiviert. Voraussetzung für diese im Prinzip physiologischen antidiabetischen Wirkungen ist, daß das Chrom in dreiwertiger Form vorliegt. Als Chromat und in stabilen Komplexbindungen ist es nicht wirksam, weshalb nur ein Teil des ohnehin schwer resorbierbaren Nahrungschroms verwertbar ist. Der Tagesbedarf liegt unter 0,005 mg/Tag.

Selen

Die mögliche balneotherapeutische Bedeutung des Selens, z. B. für Prophylaxe und Therapie von Leberschäden, ist nicht erforscht. Es fehlen auch hinreichende Selenanalysen der Mineralwässer (Literaturübersichten bei Kühnau 1962 c; Forth u. Rummel 1988 c).

Während schon Tagesmengen von mehr als etwa 1 mg Selen (z. B. durch selenreiche Nahrungspflanzen) Vergiftungen mit Leberverfettung und Leberzirrhose hervorrufen, sind sehr geringe Mengen von Selen offenbar lebensnotwendig. Im Tierversuch schützen Selengaben vor Lebernekrosen und degenerativen Organschäden, die sonst bei Vitamin-E-armer Ernährung mit Torulahefe oder bei Hyperthyreose entstehen. Der Schutzfaktor ist als organische Selenverbindung identifiziert worden. Auf selenarmen vulkanischen Böden treten bei Weidetieren Selenmangelkrankheiten auf, die sich durch Selengaben verhüten lassen. Der Wirkungsmechanismus des Selens ist nicht näher bekannt, eine unspezifische antioxygene Wirkung auf subzellulärem Niveau wird vermutet. Die Bedeutung des Selens für den Menschen ist noch nicht ausreichend geklärt. Für die Selenversorgung scheint die Milch wichtig zu sein.

Vanadium

Zahlreiche Mineralquellen enthalten Vanadium in der biologisch aktiven drei- oder vierwertigen Form und in nicht unbeträchtlichen Mengen (bis zu 1,9 mg/l).

Ob Vanadium als Spurenelement lebenswichtig ist, wurde bisher nicht sicher entschieden. Immerhin tritt es bei Wirbellosen als Bestandteil des Blutfarbstoffes auf und wird in besonderen Blutzellen (Vanadozyten) transportiert. Von besonderem therapeutischen Interesse ist die antiatherosklerotische Wirkung kleinster Vanadiumgaben. Industriearbeiter in Vanadiumbetrieben haben einen auffallend niedrigen Cholesterinblutspiegel, und Gaben von drei- und vierwertigem Vanadium vermindern den Cholesteringehalt von Blut und Geweben im Tierversuch wie auch beim Menschen und verhindern Cholesterinablagerungen in der Aorta, wahrscheinlich über eine Hemmung der Cholesterinsynthese. Vanadium aktiviert außerdem Vitamin B_6, das gleichfalls antiatherosklerotische Wirkung hat (Literaturübersicht bei Kühnau 1962 a). Es muß daher die Möglichkeit einer balneotherapeutischen Einflußnahme auf Cholesterinhaushalt und Atherosklerose mit vanadiumhaltigen Wässern in Betracht gezogen werden, zumal auch Beziehungen zwischen dem Vanadiumgehalt des Grundwassers und der Sterblichkeit an Koronarsklerose gefunden wurden. Dabei ist zu berücksichtigen, daß Chrom antagonistisch zum Vanadium wirken kann (Literaturübersicht bei Kühnau 1962 c).

Lithium

In den Mineralwässern ist Lithium ein weit verbreitetes Kation. Es wird durch hydrolytische Spaltung aus Lithiumsilikaten frei und findet sich besonders angereichert in den dem Zechstein entstammenden Kalziumchlorid- und Solequellen und Säuerlingen. Konzentrationen betragen häufig 10–20 mg/l und übersteigen im Extrem 100 mg/l (Literaturübersicht bei Plötner 1974). Während zu Beginn des Jahrhunderts Wässer mit mehr als 3 mg/l in Deutschland als Lithiumwässer (Lithionwässer) eine besondere Klasse bildeten, gelten Grenzwerte für Lithiumwässer (1 mg/l) heute nur in der Schweiz und Ungarn.

In den natürlichen mineralstoffhaltigen Wässern besteht ein relativ konstantes Verhältnis zwischen dem Natriumgehalt und dem Gehalt an Lithium ($r = 0{,}41$) (Nevoral 1988; vgl. auch Gutenbrunner u. Hildebrandt 1994).

Lithium findet sich in Spurenmengen in nahezu allen Organen der Tiere und des Menschen. Obwohl ein exakter Nachweis durch Langzeitversuche bis heute aussteht, wird aufgrund der zahlreichen physiologischen und pharmakologischen Effekte angenommen, daß Lithium ein essentielles Spurenelement darstellt (Plötner 1974).

Über den Lithiumgehalt der Nahrungsstoffe liegen bisher keine verläßlichen Angaben vor, das Element Lithium ist in den Empfehlungen für die Nährstoffzufuhr der Deutschen Gesellschaft für Ernährung (1991) nicht enthalten. Die Lithiumgehalte der Leitungswässer liegen nur zwischen 0,2 und 150 μg/l bei einem Mittelwert von ca. 2,0 μg/l (Nevoral 1988).

Oral aufgenommenes Lithium wird rasch resorbiert. Schon 1 h nach Verabreichung von Lithiumkarbonat ist der Lithiumspiegel im Blutserum erhöht (Nevoral 1988). Die Aufnahme in die einzelnen Organe verläuft aber verschieden schnell, insbesondere vom Gehirn wird Lithium nur langsam aufgenommen. Nach Einstellung eines Gleichgewichtes liegen die Lithiumkonzentrationen in Knochen und Muskeln höher als im Extrazellulärraum, im Gehirn nur etwa halb so hoch. Lithium kann bis zu einem gewissen Grade im Knochen gespeichert werden (Coper 1987).

Nach Plötner (1974) besteht eine quantitative Beziehung zwischen der durchschnittlichen täglichen Lithiumzufuhr und dem Lithiumgehalt der Organe, so daß anzunehmen ist, daß die Speicherkapazität des Körpers für Lithium eng begrenzt ist. Darüber hinaus besteht eine niedrige Reabsorptionsrate für Lithium in den Nieren (20–30%), es wird daher relativ rasch mit dem Harn ausgeschieden. Die Rückresorptionsrate steht in Konkurrenz mit der Natriumrückresorption, so daß die Lithiumausscheidung von der Natriumzufuhr beeinflußt wird. Die Halbwertszeit für Lithium beträgt bei durchschnittlichem Natriumgehalt der Nahrung nur 16–24 h (Coper 1987; vgl. auch Plötner 1974). Demzufolge kann einerseits bei natriumarmer Kost Lithium leicht im Körper kumulieren, andererseits kann – insbesondere bei überhöhter Natriumzufuhr – leicht ein Lithiummangel entstehen, wenn die Lithiumzufuhr unzureichend ist.

Infolge seiner engen chemischen Verwandtschaft mit dem Natrium kann Lithium dieses in seinen Funktionen nachahmen. Unter experimentellen Bedingungen ersetzt es das Natrium im Suspensionsmedium eines Nerven, ohne daß dabei das Ruhepotential verändert wird. Nach der Aufnahme in den intrazellulären Raum wird Lithium mit Hilfe der Natriumpumpe wieder heraustransportiert. Die Transportgeschwindigkeit erreicht aber nur etwa 1/25 bis 1/10 der des Natriums. Zudem wird der Kaliumeinstrom entsprechend gehemmt, wodurch der intrazelluläre Kaliumgehalt abnimmt. Auch eine Hemmung der Freigabe und eine Steigerung der Wiederaufnahme von Noradrenalin in den Synapsen sind experimentell nachgewiesen. Als weitere Lithiumwirkung ist eine Hemmung der Adenylatzyklase bekannt, was als Ursache für den unter hochdosierter Lithiumbehandlung auftretenden Diabetes insipidus und eine euthyreote Struma angesehen wird (Coper 1987).

Weiter wird eine Verschiebung des Noradrenalinstoffwechsels von der Sauerstoffmethylierung zur intraneuralen Desaminierung sowie eine gleichzeitige Beeinflussung des Serotoninstoffwechsels durch Lithium angegeben (Literaturübersicht bei Plötner 1974; Nevoral 1988). Experimentelle Untersuchungen haben auch Anhaltspunkte dafür erbracht, daß Lithiummangel die Regulationsmechanismen der Neurohormone Noradrenalin und Serotonin beeinträchtigt.

Lithiumbehandlung soll auch die Wirkung von Angiotensin, Renin und Vasopressin auf den Blutdruck einschränken, die Glukosetoleranz steigern und die Harnsäureausscheidung erhöhen. Selbst niedrige Lithiumkonzentrationen können nach Berichten der Literatur die genannten Hemmwirkungen auf die Synapsen ausüben, die Verteilung der Elektrolyte im Körper beeinflussen und auf die oxidative Phosphorylierung sowie den Aminosäure- und Fettstoffwechsel wirken (Literaturübersicht bei Plötner 1974; Nevoral 1988).

Neuerdings haben die Lithiumwirkungen auf die Eigenfrequenz des zirkadianen Systems großes Interesse gefunden. Verlängerungen der Periodendauer wurden bei Pflanzen, Tieren und beim Menschen sicher nachgewiesen

(Literaturübersicht bei Reinberg u. Smolensky 1983; Schmid u. Engelmann 1987), wobei beim Menschen auch die Wirkung auf den Aktivitätszyklus untersucht wurde (Johnsson et al. 1979).

Aufgrund tierexperimenteller Beobachtungen über eine sedierende Wirkung von Lithiumsalzen wurde Lithium in die Therapie der *manisch-depressiven Erkrankungen*, insbesondere der manischen Phasen, eingeführt (Cade 1949). Lithium ist darüber hinaus effektiv in der Behandlung manischer Zustände und der Unterdrückung von Zwangsvorstellungen und Stimmungslabilität (Literaturübersicht bei Plötner 1974), wobei die normalen psychischen Funktionen nicht beeinträchtigt werden (Coper 1987). Diese therapeutischen Wirkungen setzen aber das Erreichen von Serumspiegeln von 0,8–1,2 mmol Li^+/l voraus, was bei einer täglichen Lithiumgabe je nach dem verwendeten Lithiumsalz zwischen ca. 20 und 240 mg Lithium erreicht werden kann. Mit zunehmendem Alter werden aber niedrigere Serumspiegel (0,6–0,8 mmol Li^+/l) empfohlen.

Nachdem bei manisch-depressiven Erkrankungen Störungen der Zirkadianrhythmik mit internen Desynchronisationen und Änderungen der Eigenfrequenz im Sinne einer verkürzten Periodendauer aufgedeckt worden sind, stellt die verlängernde Wirkung des Lithiums auf die zirkadiane Periode einen plausiblen Wirkungsmechanismus dar (Literaturübersicht bei Reinberg u. Smolensky 1983).

Erfahrungen mit lithiumhaltigen Heilwässern liegen in der Literatur aber nicht vor. Auch fehlen Untersuchungen über die mit lithiumhaltigen Heilwässern erreichbaren Serumspiegelerhöhungen. Es kommen aber durchaus Heilwässer vor, deren Lithiumgehalt (über 40 mg Li^+/l) eine therapeutisch wirksame Lithiumzufuhr mit zumutbaren Tagestrinkmengen erlauben würde. Dabei steht allerdings der meist hohe Natriumgehalt der Wässer einer höheren Dosierung entgegen (vgl. Gutenbrunner u. Hildebrandt 1994).

Weitere Indikationen für lithiumhaltige Heilwässer ergeben sich im Sinne der Substitution eines Lithiummangels. Aus epidemiologischen Untersuchungen ist z. B. bekannt, daß die Sterberate weißer Männer in den USA mit höheren Lithiumgehalten des Trinkwassers der Wohnorte signifikant abnimmt ($r = -0{,}399$) (Blachly 1969). Nach Befunden von Dawson et al. (1972) ist die Selbstmord- und Mordrate in Städten mit Trinkwasser von höherem Lithiumgehalt deutlich geringer. Allerdings liegen die dabei gefundenen Lithiumkonzentrationen im Trinkwasser mit 0,2–150 μg Li^+/l auffallend niedrig, so daß eine rein substitutive Verknüpfung wenig wahrscheinlich ist. Gleichwohl wird in letzter Zeit das Trinken von lithiumhaltigen Heilwässern zur Vorbeugung *ischämischer Herzkrankheiten* diskutiert (Plötner 1974; Nevoral 1988). Dies scheint berechtigt, nachdem die hemmenden Wirkungen auf die Noradrenalinaktivität und das Renin-Angiotensin-System gut belegt sind (Literaturübersicht bei Plötner 1974). Darüber hinaus werden günstige Einflüsse des Lithiums auf eine Reihe von wichtigen Risikofaktoren der Atherosklerose diskutiert: Hypertonie, Diabetes mellitus, erhöhter Harnsäurespiegel der Gewebe, erhöhte Serumlipidspiegel sowie hypomanisches sog. Typ A-Verhalten (Literaturübersicht bei Plötner 1974).

Tabelle 3.46. Indikationen und Kontraindikationen lithiumhaltiger Heilwässer

Indikationen
- Unterstützende Behandlung manisch-depressiver Erkrankungen, vor allem Prophylaxe neuer Krankheitsschübe und bei Störungen des Zirkadianrhythmus
- Nervöse Überregbarkeit und Stimmungslabilität
- Substitution von Lithiummangelzuständen, insbesondere Prophylaxe der Atherosklerose und anderer Risikofaktoren der ischämischen Herzkrankheit
- Unterstützende Behandlung von Diabetes mellitus und Harnsäurestoffwechselstörungen

Kontraindikationen
- Die Zufuhr größerer Trinkmengen setzt ein suffizientes Herz-Kreislauf-System und eine hinreichende Nierenfunktion voraus
- Morbus Addison
- Erkrankungen mit gestörtem Natriumhaushalt
- Erste 4 Schwangerschaftsmonate

Von den *Stoffwechselwirkungen* des Lithiums sind insbesondere eine Zunahme der Kohlenhydrattoleranz und eine vermehrte Harnsäureausscheidung nachgewiesen worden (Literaturübersicht bei Plötner 1974).

Unter den genannten Gesichtspunkten sind die in Tabelle 3.46 genannten Indikationen zu diskutieren. Mögliche Nebenwirkungen und Kontraindikationen für Trinkkuren mit lithiumhaltigen Heilwässern sowie Hinweise zur Dosierung finden sich bei Gutenbrunner u. Hildebrandt (1994).

Fluor

Als fluoridhaltige Heilwässer werden natürliche mineralstoffhaltige Wässer bezeichnet, die mindestens 1 mg/l Fluorid in gelöster Form enthalten (Deutscher Bäderverband 1991). Wie im Trinkwasser ist Fluor in den Mineralquellen in Spuren häufig anzutreffen, in Hydrogenkarbonatsäuerlingen kann Fluorid auch in größeren Mengen auftreten (Gübeli 1962).

Alle tierischen und menschlichen Gewebe enthalten regelmäßig Fluor. In besonders hoher Konzentration findet es sich in Knochen und Zähnen (Fluorapatit), jedoch ist auch hier der Fluorgehalt von der Größe der Zufuhr abhängig. Die durchschnittliche Tagesaufnahme an Fluorid schwankt zwischen 0,5 und 1,5 mg (Glatzel 1955). Fluorid wird im Magen-Darm-Trakt gut resorbiert und teilweise in die anorganischen Körpersubstanzen eingelagert. Die Ausscheidung erfolgt über Harn und Schweiß.

Fluor hat besonders medizinisches Interesse wegen seiner Fähigkeit, das Auftreten von Zahnkaries einzuschränken. Bei regelmäßiger Zufuhr von Trinkwasser mit Fluorgehalten ab etwa 1 mg/l tritt signifikant weniger Karies auf (Henschler 1988). Auch lokale Fluorapplikation an den Zähnen ist wirksam. Entsprechende prophylaktische Maßnahmen sind vielfach mit Erfolg durchgeführt worden, es ist jedoch keineswegs berechtigt, Zahnkaries als Fluormangelsymptom anzusehen. Bei erhöhter Zufuhr (über 2 mg/Tag) wirkt Fluor toxisch und führt im Kindesalter zu fleckigen Verkalkungsdefekten an

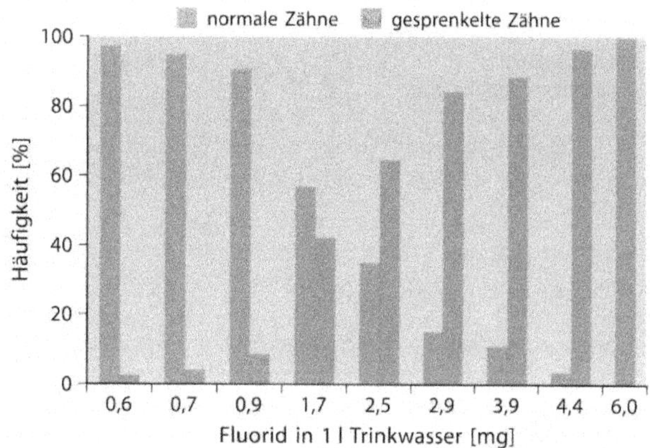

Abb. 3.119. Fluoridgehalt des Trinkwassers und Häufigkeit der Dentalfluorose. (Nach Glatzel 1955)

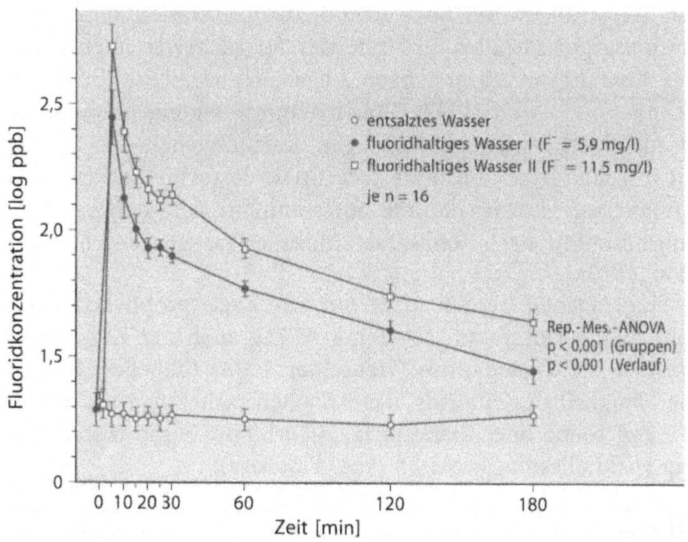

Abb. 3.120. Mittlere Verläufe der Speichelfluoridkonzentration gesunder Versuchspersonen nach Aufnahme von je 500 ml verschiedener fluoridhaltiger Heilwässer im Vergleich zu entsalztem Wasser. Die *Klammern* bezeichnen die Bereiche der mittleren Fehler der Mittelwerte. (Nach Gundermann u. Gutenbrunner 1994)

den Zähnen („mottled teeth"), nach Aufnahme größerer Fluormengen auch zu Osteosklerose und Osteoporose (Abb. 3.119).

Die zahnkarieshemmende Fluoridwirkung wird für das Erwachsenenalter heute noch kontrovers diskutiert, obwohl zahlreiche neuere Untersuchungen für diesen Effekt sprechen: Da die Fluoridkonzentration des Zahnschmelzes auch im höheren Lebensalter noch vom Trinkwasserfluoridgehalt abhängt

Tabelle 3.47. Indikationen und Kontraindikationen fluoridhaltiger Heilwässer

Indikationen
- Alimentärer Fluoridmangel
- Zahnkariesprophylaxe bei Kindern und Jugendlichen, in der Schwangerschaft zur Kariesprophylaxe des Feten sowie im unterstützenden Sinne auch im Erwachsenenalter
- Unterstützende Behandlung der Osteoporose (nur fluoridhaltige Wässer mit mehr als 10 mg Fluorid/Liter)

Besondere Hinweise
- Bei Überdosierung (mehr als 2 mg Fluorid/Tag) ist die Entwicklung von Zahnschmelzschäden („mottled teeth") möglich
- Langdauernde überhöhte Zufuhr von mehr als 20 mg Fluorid/Tag wirkt toxisch (sog. Fluorose)

(Isaac et al. 1958; Speirs 1981), kann davon ausgegangen werden, daß die Speichelfluoridkonzentration für die Zahnerhaltung bedeutsam ist.

Für Heilwässer mit Fluoridgehalten im Bereich von 2–11 mg/l konnte nachgewiesen werden, daß diese Fluoridzufuhr zu statistisch hochsignifikanten Steigerungen der Speichelfluoridkonzentration führt, wobei die Konzentrationsgipfel etwa bis zu 500% des Ausgangswertes ausmachen können und das Ausgangsniveau erst nach 2 h wieder erreicht wird (Abb. 3.120) (Gutenbrunner u. Heydari 1992; Gundermann u. Gutenbrunner 1994). Dieser Effekt wurde durch einen gleichzeitigen Kalziumgehalt bis 130 mg/l nachweislich nicht gemindert. Eine gute intestinale Resorbierbarkeit des in Heilwässern enthaltenen Fluorids konnte auch anhand der Steigerung der Harnfluoridkonzentration nach Heilwasserzufuhr erwiesen werden (vgl. auch Fresenius et al. 1979).

Fluoridgaben werden nicht nur zur Kariesprophylaxe genutzt, sondern in sehr hohen Dosen von 40–60 mg F^-/Tag auch zur Behandlung verschiedener Formen der Osteoporose (Henschler 1988) (Tabelle 3.47). Dabei nutzt man die Fähigkeit des Fluorids, das Knochenwachstum zu stimulieren.

Längerdauernde, mehrjährige überhöhte Fluoridzufuhr von über 20 mg/Tag wirkt allerdings toxisch (sog. Fluorose).

Kadmium

Kadmium kommt in der Erdkruste wie in den Mineralwässern hauptsächlich in Gemeinschaft mit Zink vor, dem es chemisch sehr ähnlich ist. Biochemisch unterscheidet es sich vom Zink allerdings stark durch seine Toxizität. Sie beruht auf der Eigenschaft, sich im Laufe des Lebens besonders in Leber und Niere anzureichern und hier die von Kupfer, Kobalt und Zink katalysierten enzymatischen Vorgänge zu inhibieren und z. B. die oxidative Phosphorylierung zu entkoppeln. Zudem werden Beziehungen zwischen Kadmiumintoxikation und arterieller Hypertonie vermutet (Literaturübersicht bei Plötner u. Puchta 1971). Umfangreiche neuere Untersuchungen ergaben eine strenge Korrelation zwischen dem Zink- und dem Kadmiumgehalt in den Mineralquellen, wobei das mittlere Verhältnis Cd : Zn 1 : 368 betrug. Mit Ausnahme von wenigen hochmineralisierten Wässern, die ohnehin nicht zur Trinkkur verwendbar sind, lagen die Kadmiumgehalte unterhalb der Grenze, die für Kadmium als gesundheitsgefährdenden Stoff im Trinkwasser gelten. Ein Teil des Kadmiums dürfte aus dem Verrohrungsmaterial der Quellen stammen (Einzelheiten s. Plötner u. Puchta 1971).

Bor

Bor ist für den Menschen nicht lebensnotwendig. Es ist im Pflanzenreich als Spurenelement weit verbreitet und wird bei gemischter Kost in Mengen von 3–4 mg/Tag aufgenommen. In den Mineralquellen ist Bor als meta-Borsäure oder ortho-Borsäure enthalten, in einzelnen Quellen so konzentriert (bis zu 148 mg Bor/l), daß bei einer Trinkmenge von 500 ml mehr als das 20 fache der normalen täglichen Aufnahme zugeführt werden kann.

Die letale toxische Dosis liegt zwischen 0,5 und 5 g Bor, Vergiftungserscheinungen mit gastrointestinalen Symptomen werden schon nach 0,25 g Bor beobachtet. Chronische Borvergiftung kommt gewerblich und als Therapieschaden (z. B. nach Borwasserblasenspülungen) vor. Auch perkutane Borresorption kann v. a. bei Kindern und geschädigter Haut zu Vergiftungen führen.

Nachdem aus diesen Gründen medizinische Boranwendungen bis auf wenige Ausnahmen abgelehnt werden, besteht die Frage, ob Mineralquellen mit relativ hohem Borgehalt unbedenklich sind, zumal während der Trinkkur mit solchen Wässern gastrointestinale Störungen beobachtet werden können. Untersuchungen während Trinkkuren mit täglicher Borzufuhr von 62 mg ergaben, daß der Borblutspiegel im Mittel auf das 2,5 fache, maximal auf das 5 fache des Normalwertes ansteigt und dabei noch unter 50% des noch als unbedenklich angesehenen Grenzwertes (20 mg Bor/l) bleibt (Meier 1973). Bilanzuntersuchungen zeigten, daß das zugeführte Bor, das vollständig resorbiert wird und sich gleichmäßig im Körperwasser verteilt, von der intakten Niere um so schneller ausgeschieden wird, je mehr zugeführt wird. Dabei wird durch eine Art von Schwellenmechanismus ein Ansteigen des Borblutspiegels über 3 mg/l wirkungsvoll verhindert, zumindest bei mäßiger und fraktionierter Zufuhr. Die zeitlich begrenzte Trinkkur mit stark borhaltigen Mineralwässern kann daher als toxikologisch unbedenklich angesehen werden (Job 1973).

6.14 Peloide

6.14.1 Allgemeine balneologische Vorbemerkungen

Da die Peloide zur Anwendung in Form von Bädern, Packungen u. a. in der Regel erst aufbereitet werden müssen und sich im noch nicht aufbereiteten Zustand leicht transportieren und lagern lassen, ist ihre Verfügbarkeit in Heilbädern und Kurorten nicht an örtliche Naturvorkommen gebunden. So wird verständlich, daß Peloide in mehr als 2/3 aller deutschen Heilbäder als Kurmittel angeboten werden. Nur in einem Teil davon (ca. 60%) stellen die

Peloide das Hauptkurmittel dar und können in allen Applikationsformen, v. a. auch als Vollbreibäder, abgegeben werden. Unter den speziellen Peloidheilbädern dominieren in Deutschland bei weitem die Moorbäder, während Schlick- und Schlammbäder wenig zahlreich sind. Als Material für Peloidpackungen dient am häufigsten fein gemahlener vulkanischer Tuff (sog. Fango), teilweise in einer Mischung mit Paraffin (Parafango); zunehmend werden gebrauchsfertige Einmalpackungen mit zusätzlichem Wärmeträger verwendet (vgl. Kleinschmidt 1995).

Während die physikalischen und insbesondere die thermophysikalischen Wirkungen bei anderen balneologischen Anwendungen meist nur Nebenbedingungen darstellen, sind sie für die therapeutische Wirksamkeit der Peloide von dominierender Bedeutung. Daneben kommen aber, je nach Art des verwendeten Peloids, auch chemische Wirkungen löslicher Bestandteile auf die Haut oder den Gesamtorganismus in Betracht, wobei für den Stoffaustausch durch die Haut infolge der sorptiven Eigenschaften der Peloide besondere Bedingungen gelten (Literaturübersicht bei Goecke u. Lüttig 1987).

Von den in Schlammen und auch in Mooren natürlich vorkommenden Mineralbestandteilen ist der Sulfidschwefel von der größten therapeutischen Bedeutung (schwefelhaltige Peloide). Er erreicht den Schwefelwässern vergleichbare Konzentrationen. Die Schwefelresorption aus dem Peloidbad ist experimentell seit langem nachgewiesen (Weiss 1935). Heilschlamme, die in Mineralquellen oder im Meerwasser entstehen, oder Peloide, die mit Heilwässern aufbereitet werden, enthalten deren Mineralstoffe in ähnlicher Konzentration oder Zusammensetzung. Ihre perkutane Aufnahme dürfte die von den Mineralbädern bekannten Mengen (vgl. S. 270 ff.) nicht überschreiten. Die zu erwartenden besonderen Wirkungen müssen in den entsprechenden speziellen Abschnitten nachgelesen werden. Dies gilt auch für die radioaktiven Bestandteile. Insbesondere in vulkanischen Schlammen können sich hohe Aktivitäten finden (bis zu 4000 nCi/kg). Es ist jedoch zu berücksichtigen, daß Peloide infolge des sehr langsamen Wasseraustausches praktisch nur langlebige Strahler (Radium, Thorium, Mesothorium) und kein Radon enthalten. Die stets radioaktiven Eruptivgesteine liegen bereits mit ihrem durchschnittlichen Radiumgehalt über dem für Mineralwässer geltenden Grenzwert (10^{-10} g/l). Besondere Probleme ergeben sich auch durch den Gehalt an östrogen wirkenden Substanzen (Aschheim u. Hohlweg 1933; Pihlaja 1987; Naucke 1988), die regelmäßiger Bestandteil der Torfe sind, aber auch in bituminösen Schlammen vorkommen (vgl. S. 220).

6.14.2 Wirkungsbedingungen der Peloide

Mechanische Wirkungen

Das spezifische Gewicht liegt bei Moorbreibädern und -packungen im Bereich der Mineralbäder, bei Moorerde und Schlick kann es jedoch bis auf 2,0 ansteigen. In solchen Peloidbädern sind also hydrostatische Druckwirkungen und Auftrieb entsprechend verstärkt (vgl. S. 241 ff.). Bei Packungen muß u. U. die erhöhte Gewichtslast berücksichtigt werden. Bei den üblichen

Schichtdicken bis zu 4 cm überschreitet der Auflagedruck allerdings in keinem Falle den Bereich von 10 p/cm^2, oberhalb dessen in muskelarmen Regionen bereits druckpassive Einschränkungen der Hautdurchblutung zu erwarten sind (Golenhofen et al. 1963).

Die hohe Viskosität des Peloidbreies wirkt im Bad als Widerstand gegen Bewegungen aus jeder Ausgangslage und unterstützt die Ruhigstellung. Bei Normalkonsistenz (vgl. S. 216) beträgt die Kraft zur Überwindung des zähen Widerstandes in Moorbädern ca. 25 p/cm^2 (Zörkendörfer 1938), durch Überschreiten der Wassersättigungsgrenze kann diese dosiert vermindert werden. Ruhigstellung und Entlastung durch Auftrieb sind wie die Lockerung durch die Wärme wichtige Bedingungen des Peloidbades.

Die besonderen mechanischen Verhältnisse des Peloidbades stellen allerdings für die Atembewegungen eine Behinderung dar, die bei Normalkonsistenz in Vollbädern fast die Erträglichkeitsgrenze erreicht. Während die hydrostatische Unterstützung der Exspiration durch die Viskosität vermindert wird, wirkt der Inspiration außer dem hydrostatischen Druck auch der hohe Reibungswiderstand des Bademediums entgegen. Dabei resultiert eine exspiratorische Verschiebung der Atemmittellage, die stärker als im Wasserbad ist und zu einem höheren Anstieg des intrathorakalen Druckes führt (Zörkendörfer 1962 b). Die Gefahr einer Überlastung durch die mechanischen Faktoren des Peloidbades erfordert in manchen Fällen eine Herabsetzung der Badehöhe. Die hohe Viskosität des Bademediums modifiziert auch die hydrostatischen Kreislaufwirkungen des Peloidbades gegenüber dem Wasserbad (vgl. S. 242 f.). So ist die Verbreiterung des Herz- und Gefäßschattens als Prallfüllungssymptom im Moorbreibad geringer und nimmt mit steigender Konsistenz ab (De Cillia 1938).

Thermische Wirkungen

Thermophysikalische und -physiologische Bedingungen

Peloide werden in der Regel zur lokalen und allgemeinen Wärmebehandlung verwendet, es interessieren daher in erster Linie ihre thermophysikalischen Eigenschaften als Wärmeträger und Wärmeüberträger. Während für die Wärmekapazität (Wärmeinhalt bei gegebener Temperatur) v. a. die Höhe des Wassergehaltes ausschlaggebend ist (vgl. S. 217 f.), wird der Wärmeübergang auf den Körper von der Wärmeleitfähigkeit des Peloids (Wärmeleitzahl) maßgeblich mitbestimmt. Der Wärmetransport innerhalb des Peloidbreies erfolgt ausschließlich durch Konduktion, schon bei dünnbreiiger Konsistenz wird jegliche Konvektion unterbunden, wenn sie nicht, etwa durch Bewegungen im Bad, erzwungen wird.

Die effektive Größe des Wärmestroms durch die Hautoberfläche, dessen treibende Kraft stets eine Temperaturdifferenz ist, wird aber nicht nur durch die Wärmeleitfähigkeit des Peloids bestimmt, sondern ist auch von den Bedingungen des Wärmeabtransportes von der Haut in den Körper abhängig, der physiologischen Gesetzmäßigkeiten unterliegt. Während die Wärmeleitzahlen für undurchblutetes Gewebe, mit Ausnahme der niedrigeren Werte

Tabelle 3.48. Größenordnungen für die Teilwiderstände des Wärmestroms aus dem Peloid- und Wasserbad in den Körper. (Nach Messungen von Dirnagl 1956; vgl. Ipser 1958)

Teilwiderstand des Wärmeübergangs	$\frac{cm^2 \cdot sec \cdot C}{cal}$
Äußerer Wärmewiderstand	
zwischen Peloid und Haut	500–10 000
zwischen Wasser und Haut	20–100
Innerer Wärmewiderstand	
zwischen Haut und Körper	200–2000

des Fettgewebes, in gleicher Größenordnung wie die der Peloide liegen, kann der in starkem Maße veränderliche konvektive Wärmetransport mit der Durchblutung den effektiven Wärmestrom erheblich beeinflussen. Dabei kann das Blut je nach den herrschenden Temperaturdifferenzen sowohl als Heiz- als auch als Kühlstrom wirken. Auch die unter der Peloidanwendung selbst eintretenden regulatorischen Durchblutungsänderungen können daher zu schwer analysierbaren zeitlichen Schwankungen und auch regionalen Unterschieden des Wärmeübergangs führen.

Vergleicht man die für den Wärmestrom maßgeblichen äußeren und inneren Wärmewiderstände (Kehrwerte der Wärmeleitzahlen) größenordnungsmäßig in verschiedenen Bademedien (Tabelle 3.48), so ergibt sich, daß im Peloidbad der äußere Wärmewiderstand (Peloid-Haut) den inneren (Haut-Körper) übertrifft und somit den Wärmeübergang stärker bestimmt, während im Wasserbad der innere Wärmewiderstand als der deutlich größere Teilwiderstand maßgebend für den effektiven Wärmestrom durch die Hautoberfläche sein muß (Dirnagl 1956). Aufgrund dieser Verhältnisse wird der Hautoberfläche im heißen Wasserbad praktisch die Badetemperatur aufgezwungen, wobei das Temperaturgefälle zwischen Wasser und Körperinnerem in der Körperschale liegt. Bei einer heißen Peloidanwendung liegt dagegen ein großer Teil des Temperaturgefälles schon im Bademedium, so daß sich eine Art Isolierschicht mit der Hauttemperatur angeglichener Temperatur im Bademedium ausbildet und die Hauttemperatur einen Zwischenwert zwischen Peloid- und Gewebetemperatur annimmt (Abb. 3.121). Diese Verhältnisse lassen sich z. B. dadurch veranschaulichen, daß sich um einen Finger, der in heißes flüssiges Paraffin (z. B. 80° C) getaucht wird, ein isolierender Mantel aus erstarrtem Paraffin ausbildet (Lampert 1937). Die Höhe der Hauttemperatur ist für die subjektive Erträglichkeit der Peloidanwendung und damit für die maximal mögliche Wärmezufuhr maßgebend.

Direkte Messungen des Wärmestroms durch die Hautoberfläche im zeitlichen Verlauf (Dirnagl 1964) ergaben, daß die Werte im Moorbrei unmittelbar nach Beginn der Wärmeapplikation ein steiles Maximum durchlaufen, dann aber schnell auf ca. 15% des initialen Maximums und weiter zurückgehen. Im Wasserbad fand sich dagegen eine geringere anfängliche Überhöhung der Kurve, und die Werte gingen viel langsamer auf nur etwa 30% des Initialmaximums zurück. Bei Messungen der Gewebetemperaturen ließen sich solche Unterschiede allerdings nicht mehr erfassen (Zörkendörfer 1960).

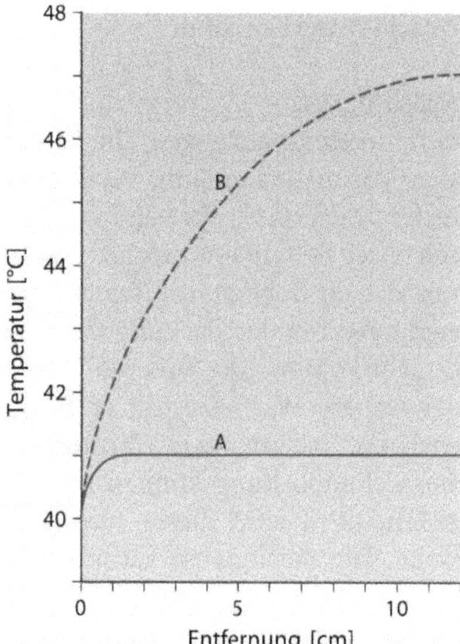

Abb. 3.121. Temperaturverlauf in der Grenzschicht zwischen Bademedium und Hautoberfläche. A im Wasserbad von 41° C; B im Moorbreibad von 47° C. *Abszisse:* Entfernung der Meßstelle von der Hautoberfläche. *Ordinate:* Temperatur des Bademediums an der Meßstelle. (Nach Ipser 1958; aus Göpfert 1970)

Bei gleicher Temperatur der applizierten Wärmeträger ist der Wärmeübergang aus dem Peloidbrei selbstverständlich immer kleiner als aus dem Wasserbad, er kann aber durch Erhöhung der Badetemperatur wegen der niedriger bleibenden Hauttemperatur stärker gesteigert werden. Dementsprechend liegt auch der Thermoindifferenzpunkt für die Peloidanwendung mit etwa 38° C über der normalen Körpertemperatur, und damit in einem Bereich, in dem der Wärmestrom bereits zum Körper hin gerichtet ist.

Die bei Peloidanwendung im Vergleich zum Wasser starke initiale Überhöhung des Wärmestromes dürfte darauf beruhen, daß wegen der verzögerten Wärmenachlieferung aus dem breiförmigen Medium keine paradoxe Konstriktion der Hautgefäße („Schockwirkung") ausgelöst wird (Literaturübersicht bei Quentin 1961; Zörkendörfer 1962 b; vgl. auch Dirnagl u. Drexel 1961), während diese initiale Schockwirkung bei Einwirkung heißen Wassers sehr ausgeprägt ist.

Insgesamt zeichnet sich aber die Wärmeübertragung vom Peloidbrei auf den Körper im weiteren Verlauf der Anwendung durch eine besonders gleichmäßige Verteilung der Wärmestromdichte über die Körperoberfläche aus, und zwar auch hinsichtlich der örtlichen Unterschiede zwischen gut und schlecht durchbluteten Hautbezirken. Man hat daher auch von einer „schonenden" bzw. reizarmen Wärmewirkung der Peloide gesprochen. So gelingt es zwar, grundlegende Unterschiede des Wärmeübergangs aus Peloid- und Wasserbädern abzugrenzen (Literaturübersicht bei Hildebrandt 1985 b). In bezug auf die thermische Gesamtbilanz lassen sich diese aber weitgehend durch Steuerung der Temperatur des Wärmeträgers ausgleichen, so daß beim heutigen Stand der Forschung die Sonderstellung der Peloide vom Standpunkt der Thermotherapie allein noch keineswegs als hinreichend abgeklärt betrachtet werden kann.

Peloidpackungen

Bei den Peloidpackungen, die in der Regel mit plastischer Konsistenz zur lokalen Wärmebehandlung verwendet werden, muß besonders berücksichtigt werden, daß ohne Verwendung zusätzlicher Wärmeträger der Wärmeabfluß nach zwei Seiten hin erfolgt. Dadurch bildet sich im Inneren der meist 2–5 cm dicken Schicht ein Temperaturmaximum aus, von dem ausgehend nur der innere Teil der Packung für den therapeutisch nutzbaren Wärmestrom in Betracht kommt. Die äußeren Wärmeverluste lassen sich aber durch Isolation oder weitere Wärmezufuhr (z. B. durch Bestrahlung) vermindern oder kompensieren. Verwertbarer Wärmeinhalt und Gleichmäßigkeit des Wärmestroms einer Peloidpackung können zwar durch Steigerung der Schichtdicke erhöht werden, doch sind dieser wegen des zunehmenden Auflagedrucks Grenzen gesetzt. Die thermophysikalischen Unterschiede der Peloidmaterialien werden bei den Packungen bedeutsamer, da die Konsistenz des Packungsmaterials durch geringeren Wassergehalt meist höher gehalten wird als bei den Breibädern (vgl. S. 241). Organische Peloide mit niedrigerer Wärmeleitung bieten bessere Bedingungen für einen konstanten Wärmestrom.

Das Hauptziel der Packungsbehandlung, die örtliche Gewebeerwärmung, wird je nach Ausdehnung der Packung und Abdeckung anderer Körperoberflächen im Laufe der Zeit schon durch Auffüllung des Wärmebestandes des Organismus erreicht. Darüber hinaus gelingt es aber im Bereich der Pakkung, durch lokale Wärmezufuhr die Gewebetemperaturen über die Blut- bzw. Kerntemperatur hinaus anzuheben, allerdings nur im Bereich der Subkutis bis zur Muskelschicht (Abb. 3.122) (Marticke 1952; vgl. auch Kleinschmidt 1989). Lediglich bei zirkulärer Anwendung im Bereich der Extremi-

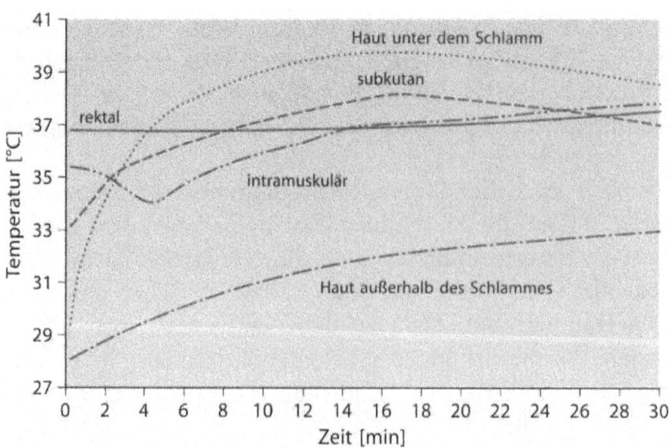

Abb. 3.122. Mittlerer Verlauf von Rektaltemperatur, Hauttemperaturen unter und außerhalb des Schlamms sowie Subkutan- und Muskeltemperatur während einer großen Schlammpackung von 45 °C. (Nach Marticke 1952)

täten sind besondere Tiefenwirkungen möglich. Im allgemeinen sorgt die mit der Erwärmung steigende Durchblutung für schnellen Abtransport und Verteilung der zugeführten Wärme. Infolge des reziproken thermoregulatorischen Verhaltens von Haut- und Muskelstrombahn findet sich anfangs ein Muskeltemperaturabfall. Die Kerntemperatur steigt bei der Packungsbehandlung je nach Ausdehnung und thermischer Ausgangslage des Körpers um wenige Zehntelgrad an, wobei naturgemäß auch Dauer und Temperatur der Pakkung Einfluß haben (vgl. Tabelle 3.49).

Die therapeutisch wichtige Durchblutungssteigerung wird sowohl durch die direkte Wärmeeinwirkung auf die Gefäßmuskulatur als auch durch reflektorische Gefäßerweiterung ausgelöst. Sie dehnt sich konsensuell auf andere Gefäßgebiete aus und greift über segmentale Verbindungen auch auf die inneren Organe über. Eine Freisetzung vasoaktiver Stoffe (z. B. Histamin) ist offenbar besonders nach brüsken Heißreizen, die primär zu paradoxer Gefäßkonstriktion führen, beteiligt. Die Wärmehyperämie überdauert die Peloidanwendung um 1–2 h. Je nach der Größe des erwärmten Bezirks bzw. der Wärmezufuhr rufen örtliche und konsensuelle Durchblutungssteigerung mehr oder weniger ausgedehnte Kreislaufumstellungen mit kompensatorischer Durchblutungseinschränkung anderer Stromgebiete (z. B. Muskulatur) hervor. Dabei ist die Reaktion des Gesamtkreislaufs deutlich phasisch gegliedert (Reinhold u. Jordan 1961).

Therapeutisch unmittelbar wirksam sind: der spasmolytische Effekt der Wärme, das erhöhte Blutangebot, die örtliche Stoffwechselsteigerung, die Förderung der Resorption und lokalen Gewebeabwehr, die vermehrte Gewebedurchsaftung mit Steigerung des Lymphstromes (Tabelle 3.50) sowie der schmerzstillende Effekt. Hinzu kommt noch als Allgemeinwirkung der

Tabelle 3.49. Durchschnittliche maximale Körpertemperatursteigerung bei axillärer Messung in Abhängigkeit von der Anzahl der gleichzeitig applizierten Packungen (Parafango di Battaglia). (Nach Jahnke 1953)

Anzahl der Packungen	1	2	3	4
Maximale Erhöhung der Körpertemperatur (°C)	0,40	0,45	0,50	0,75

Tabelle 3.50. Histologisch nachgewiesene Tuschepartikel in den abführenden Lymphknoten nach Tuscheinjektionen in die unteren Extremitäten eines Kaninchens bei rechtsseitiger Anwendung einer heißen Peloidpackung. (Nach Jahnke 1953)

Zeit	Lnn. popliteae dextr. (gepackte Seite)	Lnn. popliteae sin.	Lnn. subilici
Nach 45 min	(+)	–	–
Nach 2 h	+	–	(+)
Nach 4 h	+	–	–
Nach 6 h	+	–	+
Nach 24 h	++	+	+

schweißtreibende Effekt der Wärmezufuhr, der durch eine anschließende Trockenpackung protrahiert werden kann.

Peloidbreibäder

Im Peloidbad erreicht man bei gebräuchlicher Temperierung zwischen 38 und 45° C je nach Dauer, Badehöhe und Art des Peloidmaterials eine allgemeine Überwärmung des Körpers mit Kerntemperatursteigerungen bis zu 2° C und darüber (Beispiele in Abb. 3.123). Systematische Dosierungstabellen, die sich am Grade der erzielten Hyperthermie orientieren, fehlen aber bisher. Die Aufwärmung der anfangs kühleren Körperschale geht an den Extremitäten am schnellsten vor sich, da hier die mit dem Venenblut abgeführte Wärme teilweise im Wärmekurzschluß auf die Arterien übergehen kann. Die Wärmezufuhr zum Kern beginnt erst, wenn die Schalentemperatur die Kerntemperatur übersteigt. So steigt die Kerntemperatur erst nach einer Latenz von ca. 10 min an. Im Winter muß darauf geachtet werden, daß die Patienten das Peloidbad nicht mit einem größeren Wärmedefizit beginnen.

Alle Versuche, über die sich rein aus der thermischen Bilanz ergebende Hyperthermie im Peloidbad hinaus spezielle therapeutisch günstige Effekte aus den besonderen Wärmeübergangsbedingungen des Breibades abzuleiten, sind bislang kaum überzeugend begründet worden (Literaturübersicht bei Zörkendörfer 1962 b; Dirnagl 1964; Quentin u. Drexel 1968; Kleinschmidt 1995). Dabei sind v. a. die topographischen Verhältnisse noch zu wenig berücksichtigt.

Trotz der initialen Überhöhung der Wärmestromdichte im Peloidbad wird immer wieder eine auch subjektiv spürbare „mildere Wärmewirkung" und geringere Reizbelastung hervorgehoben. Solche Vergleiche zwischen Peloid- und Wasserbädern sind aber schwer standardisierbar, da bei den geschilderten unterschiedlichen Wärmeübergangsbedingungen Gewöhnungseffekte mitspielen und äquivalente Bedingungen kaum einwandfrei abgrenzbar sind. Die Wärmeempfindung an der Haut ist jedenfalls, wenn gleiche Hauttemperaturen bestehen, im Wasser- und Peloidbad nicht verschieden (Dirnagl u. Kamm 1952). Sicher ist allerdings, daß größere Bewegungen im Peloidbad die lokale Wärmezufuhr stoßartig erhöhen und dadurch zusätzliche Reizbelastungen mit sich bringen können.

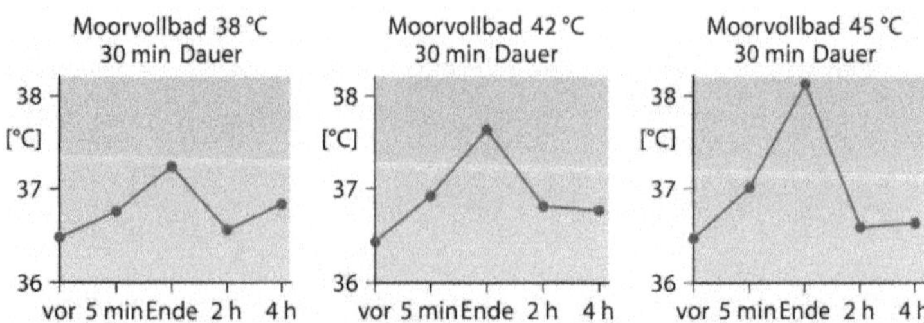

Abb. 3.123. Steigerung der Körpertemperatur in Moorbädern von gleicher Dauer und verschiedener Temperatur. (Nach Guthmann 1937; aus Zörkendörfer 1962 b)

Die im heißen Peloidbad erzielte Hyperthermie bleibt nicht auf die eigentliche Applikationszeit beschränkt, sie kann vielmehr durch eine anschließende Ruhezeit in einer Trockenpackung über längere Zeit unterhalten werden. Dazu muß allerdings auch die Temperatur der sich an das Bad anschließenden Reinigungsprozedur entsprechend hoch gewählt werden.

Die allgemeine Hyperthermie dehnt zwar im Prinzip die Effekte der lokalen Gewebeerwärmung auf den gesamten Körper aus (vgl. dazu S. 259 ff.), doch ist dabei zu beachten, daß die Kreislaufumstellung nicht mehr gleichmäßig und ausschließlich im Dienst der gesteigerten Gewebedurchblutung steht, sondern dem dominierenden Anspruch thermoregulatorischer Bedürfnisse folgt (vgl. Abb. 3.33, S. 260). Dies bedeutet, daß Eingeweide- und Muskeldurchblutung zugunsten einer maximal gesteigerten Hautdurchblutung eingeschränkt werden. Herzfrequenz, Minutenvolumen und aktive Blutmenge nehmen mit dem Grade der Hyperthermie zu. Die Blutdruckamplitude wird durch Absinken des diastolischen bei individuell unterschiedlichem Verhalten des systolischen Blutdrucks gesteigert (Schüller u. Weskott 1955, 1956; Inama 1961), der periphere Kreislaufwiderstand sinkt ab. Diese überwiegend thermoregulatorisch angetriebene Steigerung der Kreislaufleistung führt bei beschleunigtem Blutumlauf zu verminderter peripherer Sauerstoffausschöpfung, so daß die arteriovenöse O_2-Differenz vermindert und das Venenblut hellrot wird. Je nach dem Grade der Hyperthermie, die sowohl durch die gewählte Badetemperatur und Badedauer als auch durch die Badehöhe (z. B. Halbbad) dosiert werden kann, können beträchtliche Kreislaufbelastungen zustandekommen, die das nicht ausreichend leistungsfähige Herz gefährden können (Schüller u. Weskott 1955, 1956; Inama 1961).

Im Gegensatz zu den Peloidteilpackungen, wo dem Körper zur Wärmeabgabe freie Oberflächen verbleiben, wird im Peloidvollbad der thermoregulatorische Effekt des profusen Schwitzens fast völlig unterbunden. Die Schweißsekretion geht natürlich an den vom Peloid bedeckten Flächen unvermindert weiter, wobei die sorptiven Eigenschaften des Badebreies für die Stoffausscheidung durch die Haut besondere Bedingungen schaffen (vgl. S. 219). Die Schweißsekretion in und nach Peloidbreibädern soll die bei mit anderen Maßnahmen erzielter gleichhoher Hyperthermie übertreffen (Quentin u. Drexel 1968).

Der thermische Diskomfort der passiven Hyperthermie im Peloidbad läßt sich erfahrungsgemäß in vielen Fällen durch lokale Kühlung (z. B. wasserdurchströmte Herz- und Kopfkühler) lindern. Dabei wird allerdings die Kerntemperatur nicht wesentlich vermindert, die Herzfrequenz aber reflektorisch herabgesetzt (Cordes et al. 1971).

Die extreme Weitstellung der Kreislaufperipherie und der Fortfall des hydrostatischen Druckes erhöhen beim Aufstehen aus dem Peloidbad die Gefahr eines orthostatischen Kollapses. Sie kann durch kalte tonisierende Hautreize (sog. kalter Flachguß) vermindert werden (Cordes et al. 1964). Obwohl aus Gründen der Kollapsgefahr von vielen Autoren für die dem Peloidbad folgende Reinigung ein ähnlich temperiertes Wasserbad gefordert wird (Inama 1961; u. a.), hat sich die wirtschaftlichere Duschenreinigung heute weitgehend eingebürgert.

Wirkungen auf die Haut

Die im Moorbrei enthaltenen Huminsäuren und Gerbstoffe, dreiwertige Eisen- und Aluminiumionen wirken adstringierend auf die Haut, indem sie, wie auch Kalzium- und andere mehrwertige Kationen, die Entquellung fördern und zusätzlich Eiweiße durch Koagulation oder Komplexbindung ausfällen. Diese Gerbung der Haut durch Huminsäuren stellt übrigens die Grundlage für die dauerhafte Konservierung der Moorleichen dar. Therapeutisch nutzbar ist der entzündungswidrige Effekt adstringierender Stoffe.

Demgegenüber wirken die alkalisch reagierenden Schlamme quellend auf die Haut. Insbesondere der Gehalt an Schwefelalkalien steigert diesen Effekt zur keratolytischen Wirkung, die nicht allein für kosmetische Effekte nutzbar ist.

Naturgemäß beeinflussen die genannten Wirkungen auch die Permeabilität der Haut, wobei sich durch Umladungsvorgänge auch qualitative Verschiebungen zwischen Kationen- und Anionenpermeation ergeben können. Nach Untersuchungen an Ferkelhaut ist nach Mooreinwirkung mit diffusen Veränderungen im physikochemischen Zustand der Haut mit Depolymerisation der sauren Mukopolysaccharide zu rechnen, die bei histochemischer Kontrolle nach 5- bis 7tägiger Behandlung gegenüber Wasserbädern maximal erhöht gefunden wurden (Jankowiak u. Majewski 1959). Auch die im Vergleich zu gleichtemperierten Wasserbädern höheren Hauttemperaturen nach Moorbrei- und Moorextraktbädern deuten auf besondere physikochemische Wirkungen von Moorinhaltsstoffen auf die Haut (Schnelle 1953; vgl. auch Heerd u. Burkandt 1988).

Für den Stoffaustausch zwischen Haut und Peloidbrei sind auch die sorptiven Eigenschaften (Adsorption und Absorption) der Peloide von Bedeutung. Insbesondere organische Peloide mit hohem Kolloidanteil haben ein hohes Sorptionsvermögen, wodurch lösliche Stoffe an die feste Phase gebunden werden können (vgl. S. 219). Dabei kommen durch sauren oder basischen Charakter der sorbierenden Stoffe auch selektive Effekte in Betracht.

Die durch Sorption eintretende Konzentrationsminderung löslicher Stoffe in der wäßrigen Phase hemmt einerseits die perkutane Resorption aus dem Bademedium, was an der vielfach höheren Schwellenkonzentration toxischer Stoffe (z. B. Strychnin) im Moorbad nachweisbar ist (Literaturübersicht bei Zörkendörfer 1962 b). Andererseits wird für die aus der Haut austretenden Stoffe durch sorptive Bindung ein höheres Konzentrationsgefälle aufrechterhalten, die Ausscheidung durch die Haut also gefördert. Dieser Effekt wurde auch in Tierversuchen mit radioaktiv markiertem Sulfat nachgewiesen, in denen unter Moorbreiauflagen und bei Benetzung der Haut mit Moorschwebstoffen im Vergleich zu Wasser ein signifikant höherer Stoffaustritt aus der Haut festgestellt werden konnte (Lotmar 1958 b). Weitere Untersuchungen mit Hochmoortorf ergaben allerdings nur für Anionen eine geringe Sorption, nicht dagegen für Kationen (Quentin 1961).

Die therapeutische Bedeutung der sorptiven Effekte von Peloiden kann insgesamt noch keineswegs als hinreichend geklärt angesehen werden, zumal ihre fördernde Wirkung auf die Hautausscheidung durch die fehlende Konvektion im Peloidbrei z. T. wieder aufgehoben wird. Auch die mögliche sorptive Bindung von Bakterien ist in ihrer Bedeutung fragwürdig. So muß es auch offen bleiben, ob die Behandlung mit Fango-Paraffin-Mischungen der Verwendung von reinem Fango wegen der fehlenden sorptiven Eigenschaften unterlegen ist (vgl. Hintzelmann 1960).

Die aus den sorptiven Fähigkeiten des Moorbreies ableitbare Vermutung, es würden lösliche organische Torfbestandteile adsorptiv festgehalten und nur zur Wirkung kommen, wenn der Badetorf nicht mit Wasser bis zur Suspension verdünnt wird (Schwebstoffbäder), ist einwandfrei widerlegt. Vielmehr nimmt mit steigender Torfmenge eines Bades auch die Menge der gelösten organischen Stoffe in definierter Form zu (Dirnagl et al. 1960; Sommer u. Quentin 1960). Die vielfach empfohlenen sog. *Moorschwebstoffbäder* unterscheiden sich daher von den in der Kurortbehandlung üblichen Moorbreibädern in erster Linie durch das Fehlen der diesen eigentümlichen thermophysikalischen Eigenschaften (vgl. S. 216ff.). Die zahlreichen in der Literatur mitgeteilten Erfahrungen, nach denen die therapeutische Wirksamkeit der Moorsuspensionsbäder derjenigen der Moorbreibäder gleichwertig oder sogar überlegen sei (Leichsenring 1957; Leutiger 1957; u. a.), ist durch direkte Vergleichsuntersuchungen weitgehend widerlegt worden (Dirnagl et al. 1960; Kleinschmidt 1989). Wegen der großen methodischen Schwierigkeiten solcher Vergleiche kann aber die Frage nach der therapeutischen Bedeutung der Moorschwebstoffbäder wie auch der chemisch vorbehandelten Moorextraktbäder (Moorlaugenbäder) keineswegs als endgültig beantwortet gelten.

Resorptive Wirkungen

Während für die löslichen Mineralstoffe der Peloide der Angriffspunkt ihrer Wirkung wie bei den Heilwasserbädern primär in der Haut, d. h. im Sinne einer Hautreizwirkung (vgl. S. 279ff.) liegt, enthalten die organischen Peloide, v. a. die Torfe, eine Reihe von biologisch wirksamen Stoffen mit grundsätzlich resorptiven Wirkungsmöglichkeiten. Von diesen haben die Stoffe mit östrogener Wirkung (Östrogene) das größte Interesse. Sie sind in sehr unterschiedlicher Konzentration biologisch nachgewiesen (vgl. Tabelle 3.12, S. 221), chemisch aber noch nicht aufgeklärt. Wahrscheinlich handelt es sich nicht um echte Östrogene (C-18-Steroide), so daß man besser von „östrogen wirksamen Stoffen“ sprechen sollte (Quentin 1961; Dahnert 1963; Literaturübersicht bei Naucke 1988).

Die perkutane Aufnahme von wirksamen Mengen dieser Stoffe aus dem Moorbad war zwar durch die Untersuchungen von Hosemann (1960) an Tieren sowie am Menschen bereits von vielen Seiten als erwiesen betrachtet worden (Literaturübersicht bei Quentin 1961; Zörkendörfer 1962b; Baatz 1967b; u. a.), doch konnte dies durch mehrfache Nachuntersuchungen nicht ohne weiteres bestätigt werden (Braitenberg u. Velikay 1963; Cee et al. 1966). Auch die Untersuchungen des Vaginalepithels bei Frauen mit Ovarialinsuffizienz vor und am Ende einer Moorbadekur erbrachten nur geringfügige Veränderungen, die zwar qualitativ einer Östrogenwirkung entsprachen, die aber durchaus auch im Rahmen einer vegetativen Gesamtumstimmung, z. B.

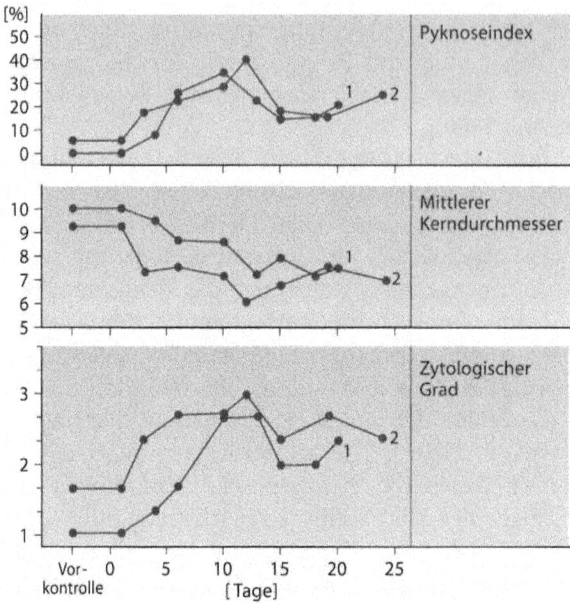

Abb. 3.124. Zellgrad, Pyknoseindex und mittlerer Kerndurchmesser der Vaginalepithelien von zwei ovariektomierten Frauen während einer Serie von Moorpackungen auf Bauch und Rücken. (Nach Daten von Hosemann 1960b)

durch Steigerung der Östrogenempfindlichkeit, hervorgerufen sein können (Velikay 1967). Da auch die Befürworter der perkutanen Östrogenresorption die bei wiederholter Moorapplikation beobachteten phasischen Schwankungen des Östrogeneffektes (Abb. 3.124) auf eine hypophysär gesteuerte Gegenregulation beziehen (Hosemann 1960b), lassen sich die widersprechenden Befunde am ehesten so zusammenfügen, daß die östrogenartigen Wirkungen der Moorbadekur in entscheidender Weise von den vegetativ-hormonal ausgelösten Gesamtumschaltungen des Kurverlaufs mitbestimmt werden. In jedem Falle stellt daher die Moorbadekur keine einfache hormonale Substitutionsbehandlung dar, die ja auch mit einfacheren Mitteln und zudem besser dosierbar durchzuführen wäre (vgl. Quentin u. Drexel 1968). Diese Auffassung entspricht auch der Erfahrung, daß der Erfolg von Moorbadekuren bei gynäkologischen Indikationen nicht von dem oft sehr unterschiedlichen Östrogengehalt des Peloids abhängig ist und daß die Östrogensubstitution bei solchen Erkrankungen der Moorbäderbehandlung unterlegen ist (Velikay 1957).

Zu den gesicherten perkutanen chemischen Wirkungen der verschiedenen Mooranwendungen zählt die *Hyaluronidasehemmung*, die sowohl mit dem sog. Spreading-Test (Farbstoffquaddelmethode) als auch an der Auswanderungsgeschwindigkeit markierter Ionen aus der Haut nachgewiesen ist (Lotmar 1959; Mathies 1964; Literaturübersicht bei Quentin 1961). Ihre therapeutische Bedeutung wird v. a. im Hinblick auf die bei rheumatischen Erkrankungen verminderte Hyaluronidasehemmung und die damit verbundene Strukturveränderung der Zwischenzellsubstanz und erhöhte Permeabilität diskutiert. Die Hemmwirkung einer Mooranwendung ist auch am Menschen bis zu 120 min verfolgt worden, es ist aber bisher nicht hinreichend geprüft, inwieweit sich die meßbare lokale Wirkung am Integument auch auf andere Organe und Gewebe erstreckt. Die am Ende einer Schwefelschlammbadekur erhöhte Hyaluronidasehemmung im Blut darf jedenfalls nicht einfach als fixierte Immediatwirkung angesprochen werden (Evers 1960). Stärke und Dauer der akuten Hemmwirkung sind von der Art der Mooranwendung abhängig (Mathies et al. 1960; Mathies 1964). Durch Vergleichsuntersuchungen ist weitgehend gesichert, daß Hyaluronidasehemmung nicht durch physikalische Effekte, sondern durch Wirkstoffe des Moores ausgelöst wird. Huminsäuren können dafür nicht verantwortlich sein, vielmehr werden die Östrogene des Moores in Betracht gezogen (Lotmar 1959). Bei salizylierten Huminsäuren ist der Hemmeffekt auf die Salizylsäure zurückzuführen. Neuere tierexperimentelle Untersuchungen haben allerdings ergeben, daß die adhäsionshemmende Wirkung von Moor- und Moorextraktbädern im wesentlichen auf die enthaltenen Huminsäuren bezogen werden muß (Ünlü et al. 1988).

Wesentlich ist nun, daß die Hyaluronidasehemmung durch die Mooranwendung wiederum nur unter Mitwirkung umfassender vegetativer Umstellungen zustandekommt. Sie bleibt im Tierversuch z. B. nach Nebennierenentfernung aus, wobei sowohl adrenerge Effekte und deren Gegenregulationen als auch eine Beteiligung der Nebennierenrindenfunktion nachweisbar sind (Literaturübersicht bei Quentin 1961). Eine nähere Analyse der Wirkungsketten, die auch die zeitliche Gliederung beachten müßte, steht noch aus. Die therapeutische Wertung der Hemmwirkung setzt aber in erster Linie systematische Kurverlaufsuntersuchungen am Menschen voraus, die bisher völlig fehlen (vgl. Mathies 1964).

Die chemischen Wirkungskomponenten des Moorbreies, insbesondere Östrogenwirkung und Hyaluronidasehemmung, haben auch zu zahlreichen Versuchen geführt, diese Effekte auch mit anderen Mooraufbereitungen als Breibädern zu erzielen (Schwebstoffbäder, Moorextrakt- und Moorlaugenbäder, Huminsäurepräparate u. a.). Auch besondere lokale Anwendungsformen, wie Moortrinkkuren, intravaginale Moortamponaden (Eggert 1964) sowie auch Moorkosmetika (Salben etc.) sind empfohlen worden (Literaturübersicht bei Quentin 1961).

Reaktive Allgemeinwirkungen

Die kurmäßige Peloidbehandlung, speziell in Form heißer Peloidbäder, zählt zu den Kurformen, bei denen die unspezifischen reaktiven Allgemeinwirkungen am stärksten hervortreten und deshalb auch für den therapeutischen Wirkungsmechanismus am ehesten in Betracht kommen (Literaturübersicht bei Neumaier 1934; Zörkendörfer 1956, 1962 b; Quentin u. Drexel 1968; Kleinschmidt 1988 b). Charakteristisch sind die häufig heftigen Kurreaktionen (Kurkrisen), die besonders bei chronisch entzündlichen Krankheitsformen auftreten und mit Herdreaktionen einhergehen. Je nach Reizstärke der Anwendungen und individueller Reaktionslage können jedoch hinsichtlich Vollständigkeit und Stärke der humoralen, hämatologischen und immunologischen wie auch der subjektiven Symptome alle Grade der Ausprägung beobachtet werden (vgl. S. 162ff.). Nach Maßgabe der Blutkörperchensenkungsgeschwindigkeit kommen auch Kurverläufe ohne Kurreaktionen vor (Neumaier 1934). Bei kombinierten Schwefelschlammbadekuren wurden bei sämtlichen Patienten Kurreaktionen mit Herderscheinungen, bei der Mehrzahl von ihnen auch mit Allgemeinbeschwerden, festgestellt. Diese traten bei chronisch entzündlichen Erkrankungen früher auf als bei den degenerativen Krankheitsformen (Marticke 1956). Auch eine größere Zusammenstellung (Kukowka 1956) von Erfahrungen aus zahlreichen Peloidheilbädern ergab, daß die Kurreaktionen zwei verschiedene Termine im Kurverlauf bevorzugen, die häufigeren frühen Reaktionen das Ende der 1. oder den Anfang der 2. Kurwoche, die späten Reaktionen die 3. oder 4. Kurwoche.

Obwohl die aus solchen Erfahrungen abzuleitenden Reaktionsmuster des Kurverlaufs (vgl. S. 88ff.) gerade bei Peloidkuren noch nicht hinreichend durch systematische Kurlängsschnittuntersuchungen abgegrenzt wurden, sind die vegetativen Allgemeinreaktionen aufgrund verschiedener Indikatoren von zahlreichen Untersuchern übereinstimmend als Ausdruck eines phasisch gegliederten prozeßhaften Verlaufs beschrieben worden (Literaturübersicht bei Zörkendörfer 1940 a, 1956, 1962 b; Quentin u. Drexel 1968; u. a.). So kennzeichnen die Zunahme von Dysproteinämie und Blutkörperchensenkungsgeschwindigkeit, die Steigerung von Serumkupfergehalt und Hyaluronidaseaktivität, ein Absinken des Properdinspiegels sowie eine Linksverschiebung des weißen Blutbildes die ergotrope Reaktionsphase, die in der Kurkrise ihren Höhepunkt findet und von einer Kompensationsphase mit gegensinnigen Veränderungen gefolgt wird (Literaturübersicht bei Zörkendörfer 1962 b; Quentin u. Drexel 1968). Besonders die hämatologischen Veränderungen zeigen den phasischen Verlauf deutlich an (Groll 1958). Die diesem Reaktionsprozeß zugehörigen Normalisierungsvorgänge, die mit einer verstärkt trophotropen Einstellung der vegetativen Regulationen einhergehen, sind gleichfalls objektiv nachweisbar, z. B. am Plasmaeiweißspektrum (Evers et al. 1951), an Blutbildveränderungen und zahlreichen weiteren Parametern (Groll 1958). Sie treten nicht nur bei Moorbadekuren, sondern auch bei Fangokuren auf (Giordano et al. 1969).

Demgegenüber war es zunächst enttäuschend, daß bei der ausgesprochen starken Reizwirkung der heißen Peloidanwendungen die zu erwartenden „Streß"-Reaktionen des Hypophysen-Nebennierenrinden-Systems nicht regelmäßig nachgewiesen werden konnten (Literaturübersicht bei Quentin 1961; Quentin u. Drexel 1968; Schmidt 1975), um so mehr, als dessen Aktivierung auch als plausibler Wirkungsmechanismus im Sinne einer körpereigenen Kortisonbehandlung angesprochen wurde (Hiller 1954; Mielke u. Schäfer 1959; Lungu et al. 1963; u. a.). Immerhin liegen gerade durch Tagesprofiluntersuchungen eindeutige Belege für eine Streßwirkung der Moorbäder vor (Abb. 3.125 a–d). Weiter konnten Tierversuche zeigen, daß nach Entfernung

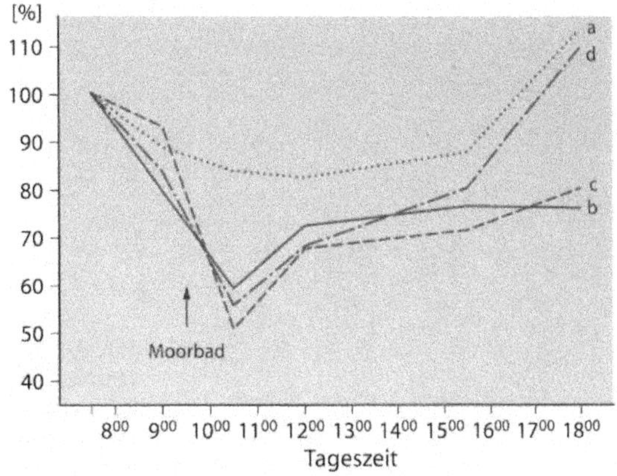

Abb. 3.125 a–d. Tagesgänge der Eosinophilenzahl im strömenden Blut in Prozent des Frühwertes (7.30 Uhr). **a** vor der Moorbadekur (n = 50 Patienten); **b** am Tage des 1. Moorbades (n = 17); **c** am Tage des 4.–6. Moorbades (n = 14); **d** am Tage des 10.–12. Moorbades (n = 11). Moorbäder von 42° C und 20 min Dauer. (Nach Mielke u. Schäfer 1959)

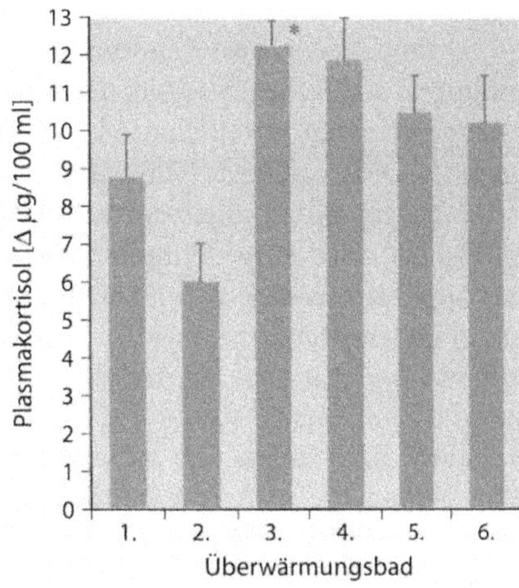

Abb. 3.126. Zunahme der Plasmakortisolkonzentration nach Überwärmungsbädern. Mittelwerte und Streuung von 10 gesunden Versuchspersonen. Die Steigerung nach dem 3. Bad unterscheidet sich signifikant von der nach dem 1. Bad. (Nach Knapp u. Günther 1977)

beider Nebennieren eine experimentelle Arthritis durch Peloidbäder nicht mehr beeinflußt werden kann (Guglielmi et al. 1957). Neuere Untersuchungen der Plasmakortisolveränderungen bei Menschen, deren Körpertemperatur mit Überwärmungsbädern um etwa 2° C erhöht wurde, wiesen denn auch eindeutige Steigerungen nach, die allerdings erst nach dem 3. Bad statistisch signifikant wurden (Knapp u. Günther 1977; Bühring et al. 1984; vgl. auch Kröling et al. 1980) (Abb. 3.126). Ähnliche Hinweise auf die Auslösung eines übergeordneten Reaktionsprozesses durch wiederholte Peloidanwendungen lagen schon früher vor (Mielke u. Schäfer 1959), auch für die Fangotherapie (Literaturübersicht bei Dinculescu 1974). Bei Peloidpackungsbehandlungen wurden vorübergehende Anstiege der Kortikosteroidausscheidung gefunden (Jahnke 1953). Die Beteiligung des endokrinen Systems an den unspezifischen Allgemeinreaktionen muß vorerst auch als wichtigste Grundlage für

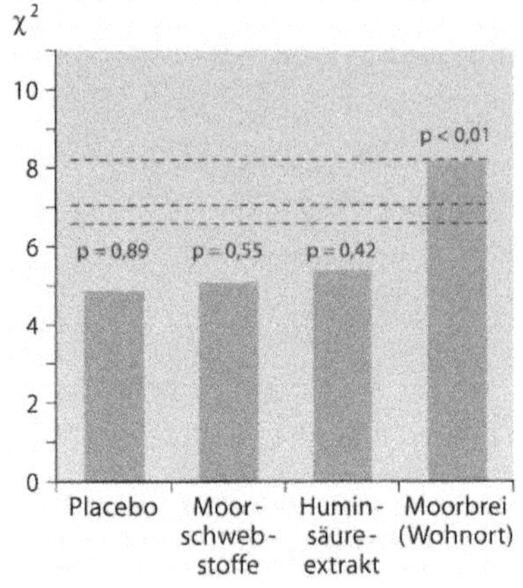

Abb. 3.127. Summenmaß zum Therapieerfolg nach verschiedenen Bäderserien. Mit wäßrigen Bädern war ein geringerer Therapieeffekt zu erzielen als mit gleichtemperierten Moorbreibädern. (Nach Dirnagl et al. 1960, aus Kleinschmidt 1989)

die therapeutische Beeinflussung der weiblichen Genitalfunktionen durch Peloidkuren angesehen werden, zumal die perkutane Aufnahme hinreichender Östrogenmengen zweifelhaft ist (Velikay 1957, 1967; Joachimovits 1958; Quentin 1961; vgl. auch Schneider et al. 1988).

Da ausgeprägte Allgemeinreaktionen nur bei Verabreichung von Peloidvollbädern oder ausgedehnteren Packungen auftreten und auch mit steigender Applikationstemperatur zunehmen, kann vermutet werden, daß der Grad der erzielten Hyperthermie in erster Linie als auslösender Reiz in Betracht kommt. Die mit der Hyperthermie verbundene Stoffwechselsteigerung und die während der Anwendung effektlose Hitzegegenregulation rufen einen massiven Kreislaufantrieb mit hochgradiger (Luxus-) Durchblutungssteigerung hervor, die u. U. eine beträchtliche Belastung des Organismus darstellen und zu vegetativen Mitreaktionen führen kann. Es ist aber z. B. auch daran zu denken, daß allein die durch den profusen Schweißausbruch entstehenden Wasserverluste über den Aldosteronmechanismus zu vegetativ-hormonalen Reaktionen Anlaß sein können (vgl. Schmidt 1975).

Groß angelegte Vergleichsuntersuchungen von Kureffekt und Kurerfolg zwischen gleichtemperierten Moorbrei-, Moorschwebstoff-, Moorextrakt-, Huminsäure- und Wasserbädern führten allerdings zu dem Schluß, daß die Moorbreibäder bei Erkrankungen des rheumatischen Formenkreises eine intensivere Kurwirkung und einen besseren therapeutischen Erfolg hatten (Dirnagl et al. 1960; vgl. Kleinschmidt 1989) (Abb. 3.127). Es ist aber noch nicht zu entscheiden, ob und in welchem Maße die besonderen physikalischen oder chemischen Eigenschaften der Breibäder diese besondere Wirksamkeit der Peloidkuren begründen (vgl. Quentin u. Drexel 1968). Gerade hinsichtlich der vergleichenden Beurteilung von unspezifischen Allgemeinwirkungen der verschiedenen Kurmittel wird man in Zukunft auf eine systematische Kontrolle der ausgelösten Reaktionsmuster des Kurverlaufs nicht verzichten können.

Tabelle 3.51. Indikationen und Kontraindikationen der Peloidbehandlung

Indikationen
- Chronisch entzündliche und degenerative Erkrankungen des Bewegungsapparates, rheumatischer Formenkreis
- Kollagenosen, Gicht
- Neuritiden, Neuralgien (Ischias)
- Knochen- und Knorpelerkrankungen
- Folgezustände nach Verletzungen und operativen Eingriffen
- Osteoporose

- Frauenleiden
- Chronische Entzündungen der Genitalorgane und Folgezustände
- Zyklusstörungen, Ovarialinsuffizienz, Sterilität
- Orthopädische Leiden im Bereich der Gynäkologie
- Klimakterische Beschwerden
- Postoperative Nachbehandlungen
- Adhäsionsprophylaxe

- Chronische urologische Erkrankungen
- Erkrankungen im Bereich der Harn- und Samenwege (unspezifische Prostatitis)
- Chronische Erkrankungen des Magen-Darm-Bereiches, der Leber und der Gallenwege (Sekretionssteigerung, Spasmolyse)

Kontraindikationen
- Bei Peloidbädern gelten die allgemeinen Kontraindikationen der Bäderbehandlung

Besondere Hinweise
- Der vergleichsweise starke Reizcharakter der Peloidbäder verlangt besondere Sorgfalt bei der Indikationsstellung

6.14.3 Indikationen (Tabelle 3.51)

Sowohl die lokalen Wärmewirkungen der Peloidpackungen als auch die umfassenden reaktiven Allgemeinwirkungen der zu Hyperthermie führenden Peloidbäder machen die Peloidanwendungen in erster Linie zur Behandlung der chronisch entzündlichen und degenerativen Erkrankungen des Bewegungsapparates, v. a. des rheumatischen Formenkreises, geeignet. Inwieweit dabei auch spezifische Effekte, z. B. durch perkutane Resorption von Moorinhaltsstoffen, die zu einer Hyaluronidasehemmung in der Haut führen, in Betracht kommen, ist nicht hinreichend gesichert und überdies von Art und Aufbereitung des verwendeten Peloids abhängig. Obwohl die Peloidanwendungen nach Temperatur, Dauer, Ausdehnung und Art des Materials in weitem Rahmen variabel sind, verlangen der im Vergleich zu anderen balneologischen Anwendungen stärkere Reizcharakter, besonders der Peloidbäder, (vgl. Kolberg 1964) und die u. U. erhebliche Kreislaufbelastung eine sorgfältige Indikationsstellung. Die reaktiven Allgemeinwirkungen können auch bei den Begleitarthritiden verschiedener Grundkrankheiten (Kollagenosen, Gicht u. a.) zusätzliche positive Wirkungen haben. Die überwiegend thermotherapeutischen Wirkungen der Peloidbehandlung eignen sich auch zur Behandlung von Wirbelsäulensyndromen, Neuritiden und Neuralgien sowie bei Knochen- und Knorpelerkrankungen, Folgezuständen nach Verletzungen und operativen Eingriffen und bei Osteoporose.

Der zweite große Indikationsbereich, die Frauenleiden, nutzt neben den thermotherapeutischen Wirkungen v. a. die vegetativ-endokrinen Umstellungen und Normalisierungsvorgänge, die im Rahmen der unspezifischen Allgemeinreaktionen der Peloidkuren erfolgen, während die früher vermuteten hormonalen Substitutionseffekte durch östrogene Substanzen kaum in Betracht kommen. Als Hauptindikationen gelten die chronischen Entzündungen der Genitalorgane und ihre Folgezustände, Zyklusstörungen, Ovarialinsuffizienz und Sterilität, klimakterische Beschwerden und postoperative Nachbehandlungen (Literaturübersicht bei Baatz 1962, 1979).

Weitere Indikationsgebiete gründen sich wiederum vorwiegend auf die lokalen und reflektorisch (segmental) vermittelten thermotherapeutischen Wirkungen der Peloidanwendung. Dazu gehören z. B. die chronischen urologischen Erkrankungen, v. a. die unspezifische Prostatitis, aber auch andere Störungen im Bereich der Harn- und Samenwege (Literaturübersicht bei Gutenbrunner u. Schultheis 1995). Die Applikation von Peloidpackungen verschiedenen Ausmaßes ist eine häufige Zusatzbehandlung bei den chronischen Erkrankungen des Magen-Darm-Bereichs, der Leber und der Gallenwege (Hegenbarth 1995). Eine Steigerung des Gallenflusses durch warme Schlammpakkungsbehandlung ist in älteren Untersuchungen nachgewiesen (Aiskinowitsch u. Bratkowski 1933), auch die spasmolytischen Effekte sind in diesem Bereich wichtig.

Kapitel 4: **Medizinische Klimatologie**

G. Jendritzky, K. Bucher, G. Laschewski, E. Schultz
und H. Staiger

1 Grundlagen

1.1 Aufbau der Atmosphäre

Die Erdatmosphäre ermöglicht die Existenz von Leben auf unserem Planeten. Sie stellt einen wichtigen Teil des menschlichen Lebensraumes dar und prägt in starkem Maße dessen wesentliche Eigenschaften. Als Schauplatz komplexer physikalischer und chemischer Vorgänge schafft sie für den Menschen eine große Vielfalt von sich ständig verändernden äußeren Lebensbedingungen.

Die Lufthülle der Erde besteht aus einem Gemisch von Gasen. Ein Teil dieser Gase liegt in Konzentrationen vor, die seit Jahrmillionen nahezu unverändert sind. Man spricht daher von *permanenten* Gasen. Für den Ablauf der Lebensprozesse auf der Erde sind dabei Stickstoff und Sauerstoff die wichtigsten Bestandteile (Abb. 4.1). Sie machen zusammen bereits 99% des gesamten Volumens aus. Hinzu kommen in sehr geringen Konzentrationen Wasserstoff sowie die Edelgase Argon, Neon, Helium, Krypton und Xenon. Der vorherrschende *nichtpermanente* Bestandteil der Luft ist der in lokal und zeitlich variabler Konzentration auftretende Wasserdampf. In seinen verschiedenen Aggregatzuständen spielt er eine ausschlaggebende Rolle beim Wettergeschehen (Bewölkung, Niederschlag, Verdunstung). Zusammen mit dem Wasserdampf beeinflussen hauptsächlich Kohlendioxid und Ozon die energetische Situation der Atmosphäre. Die Kenntnis dieser Tatsache ist deshalb wichtig, weil sich aus physikalischer Sicht alle meteorologischen Prozesse als Folge von Energieumwandlungen darstellen. Das Kohlendioxid ist daher nicht nur für den biologischen Kreislauf der Natur (Photosynthese), sondern auch für die Vorgänge in der Atmosphäre von großer Bedeutung. Hinzu kommen weitere Spurengase und Luftbeimengungen wie Schwefeldioxid, Methan, Stickoxide und Fluorchlorkohlenwasserstoffe, deren Ursprung v. a. in menschlichen Aktivitäten gesehen wird. Außerdem enthält die Atmosphäre sog. Aerosole (feste und flüssige Schwebteilchen), die durch Verwitterung des Bodens, Bildung aus Gasen, Vulkaneruptionen, Waldbränden, Seesalz und Partikelemissionen in die Atmosphäre gelangen.

Die Zusammensetzung der Atmosphäre an permanenten Gasen bleibt infolge dauernder Durchmischung bis in Höhen von 100 km nahezu konstant (Homosphäre). Darüber setzt verstärkt Entmischung ein (Heterosphäre), wobei sich der Anteil der leichteren Gase (Wasserstoff, Helium) auf Kosten der

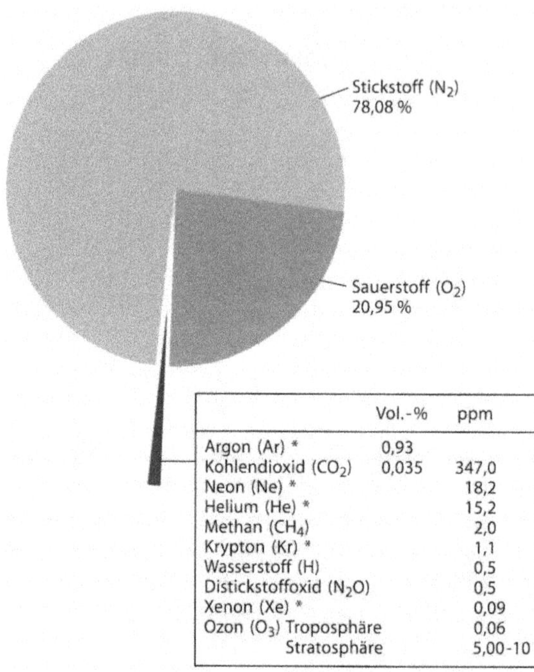

	Vol.-%	ppm
Argon (Ar) *	0,93	
Kohlendioxid (CO_2)	0,035	347,0
Neon (Ne) *		18,2
Helium (He) *		15,2
Methan (CH_4)		2,0
Krypton (Kr) *		1,1
Wasserstoff (H)		0,5
Distickstoffoxid (N_2O)		0,5
Xenon (Xe) *		0,09
Ozon (O_3) Troposphäre		0,06
Stratosphäre		5,00-10

Abb. 4.1. Chemische Zusammensetzung der Atmosphäre. Die durch einen *Stern* gekennzeichneten Gase sind sog. Edelgase, die chemisch fast völlig inaktiv sind, darunter Argon mit einem bemerkenswert hohen Anteil. Die Atmosphäre enthält weitere wichtige Spurengase (Schwefelwasserstoff, Stickstoffdioxid, Ammoniak, Chlorfluormethan, Kohlenmonoxid) sowie Aerosolpartikel. *ppm:* parts per million"; 1 ppm = 10^4 Volumenprozent (Vol.-%). Mittelwerte für feuchte Luft: N_2: 76,08 Vol.-%, O_2: 20,4 Vol.-%, H_2O (Wasserdampf): 2,6 Vol.-%, Ar: 0,91 Vol.-%. (Nach Schirmer et al. 1989)

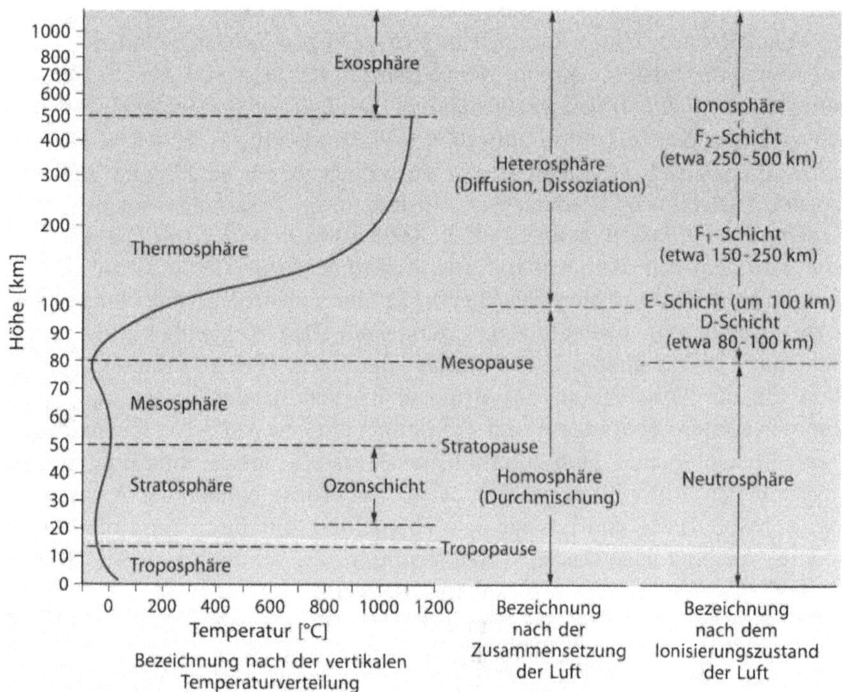

Abb. 4.2. Vertikaler Aufbau der Atmosphäre. (Nach Schirmer et al. 1989)

schwereren (Stickstoff, Sauerstoff, Argon) vergrößert. Beim Übergang in den Weltraum besteht die Luft dann überwiegend aus Wasserstoff. Der Wert der Luftdichte geht im interplanetaren Raum asymptotisch gegen Null. Daher läßt sich die Obergrenze der Atmosphäre nicht exakt angeben. Sie wird in der Regel fiktiv in einer Höhe von etwa 1000 km angenommen.

In der Meteorologie ist eine Gliederung der Atmosphäre in Stockwerke nach dem Kriterium der mittleren vertikalen Temperaturverteilung üblich (Abb. 4.2). Das Wettergeschehen spielt sich hauptsächlich in der sog. Troposphäre ab. Sie erstreckt sich im Mittel von der Erdoberfläche bis in Höhen von 8 km (Polargebiete) bzw. 16 km (Tropen). Charakteristisch ist eine mittlere Temperaturabnahme von 0,65 Kelvin pro 100 m. Man muß dabei jedoch beachten, daß von diesem mittleren Wert räumlich und zeitlich markante Abweichungen auftreten können. Als Ursache dafür kommen eine Reihe von Prozessen wie z. B. die Heranführung unterschiedlich temperierter Luftmassen oder Besonderheiten des Energieumsatzes an der Erdoberfläche in Frage.

1.2 Energietransporte

Alle atmosphärischen Prozesse sind mit Energieumwandlungen verbunden. Energieumsetzungen bestimmen das räumliche und zeitliche Verhalten von Temperatur, Luftfeuchtigkeit und Luftdruck, mit denen weitere meteorologische Parameter wie Bewölkung, Niederschlag, Wind, Sicht etc. gekoppelt sind. Im Prinzip kann man unsere Atmosphäre als riesige Wärmekraftmaschine verstehen, deren Energiequelle die Strahlung der Sonne darstellt. Das solare Energieangebot ist nicht konstant, sondern unterliegt zeitlichen und räumlichen Variationen. Am bekanntesten sind die täglichen Veränderungen, hervorgerufen durch die Erdrotation, sowie die jahreszeitlichen Schwankungen aufgrund der Neigung der Erdachse gegenüber der Ekliptik (Ebene der Erdumlaufbahn um die Sonne).

Vergleicht man die am Erdboden ankommende Sonnenstrahlung mit der an der Obergrenze der Atmosphäre eintreffenden, so erkennt man Unterschiede (Abb. 4.3). Diese werden durch Wechselwirkungen der Strahlung mit der Materie der Erdatmosphäre hervorgerufen. Gasmoleküle, Aerosole und Wolken verursachen eine selektive Extinktion (Absorption und Streuung) der Strahlung. Infolge der Richtungsänderung gelangt nur ein Teil der gestreuten Strahlung (die diffuse Sonnenstrahlung) zur Erdoberfläche. Zusammen mit der direkten Sonnenstrahlung wird sie als Globalstrahlung bezeichnet. Die Erdoberfläche empfängt im räumlichen und zeitlichen Mittel etwa die Hälfte der Energie, die von der Sonne am fiktiven oberen Rand der Atmosphäre ankommt.

Die Absorption der Sonnenstrahlung in der Atmosphäre führt nur in geringem Maße zu einer direkten Energiezufuhr. Der überwiegende Anteil des Energieumsatzes erfolgt über den Erdboden. Dessen vielfältige Oberflächenarten mit ihren unterschiedlichen physikalischen Eigenschaften nehmen damit Einfluß auf das Geschehen in der Atmosphäre. Die kurzwellige Sonnen-

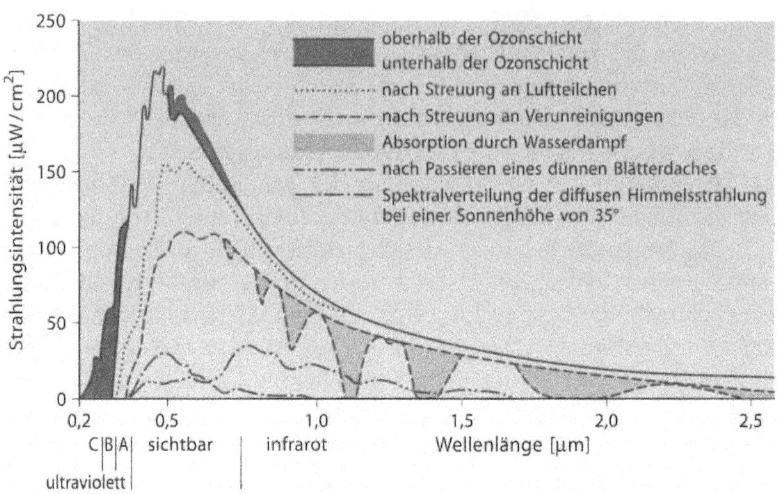

Abb. 4.3. Spektralverteilung der Sonnenstrahlung: Veränderungen beim Durchgang durch die Atmosphäre. (Nach Häckel 1990)

strahlung wird an der Erdoberfläche absorbiert und in Wärmeenergie umgewandelt. Die von der Erdoberfläche emittierte langwellige Strahlung wird v. a. von atmosphärischem Wasserdampf und Kohlendioxid, aber auch von Wolken absorbiert und nach Umwandlung in Wärmeenergie in Form langwelliger Strahlung zum großen Teil wieder zur Erde zurückgestrahlt (atmosphärische Gegenstrahlung). Da die Temperatur der Erdoberfläche im Mittel annähernd konstant bleibt, muß der von der Erdoberfläche durch Absorption der Globalstrahlung und die atmosphärische Gegenstrahlung eingenommene Energiebetrag durch eine Energieabgabe in gleicher Größe ausgeglichen werden. Dies geschieht durch die Ausstrahlung der Erde, durch Verdunstung von Wasser (latente Energie) und durch den Transport fühlbarer Wärme in die Atmosphäre. Bei der Verdunstung wird das Wasser an der Erdoberfläche in Wasserdampf umgewandelt. Die wasserdampfhaltige Luft wird gleichzeitig von unten her erwärmt, steigt auf und transportiert fühlbare Wärme nach oben. Bei der Kondensation des Wasserdampfes (Wolkenbildung) wird die zur Verdunstung benötigte Energie (Verdunstungswärme) als Kondensationswärme wieder freigesetzt und der umgebenden Luft zugeführt. Auf diese Weise beeinflussen die durch unterschiedliche Strahlungsbilanzen bedingten Austauschvorgänge nicht nur die der Erdoberfläche benachbarten Luftschichten, sondern das Wettergeschehen der Atmosphäre.

Im einzelnen spielen jahreszeitliche und räumliche Unterschiede eine wesentliche Rolle. Sie führen sowohl im globalen als auch im regionalen und lokalen Maßstab zur Ausbildung von Zirkulationen verschiedener Größenordnungen, die den Energieausgleich bewerkstelligen. Die globalen mittleren Strömungsverhältnisse der Atmosphäre, die neben den Meeresströmungen den meridionalen Wärmetransport von den tropischen Wärmeüberschuß- zu den polaren Wärmedefizitgebieten übernehmen, bezeichnet man als allgemeine Zirkulation der Atmosphäre. Nach heutiger Auffassung sind die großräumigen Wirbel- und Wellenbewegungen der Atmosphäre (Hoch- und Tiefdruckgebiete, planetarische Wellen) die primären Elemente der globalen Zirkulation. Im kleineren Maßstab gibt es die Zirkulation in den Hoch- und Tiefdruckgebieten (s. S. 482 ff.). Wichtig sind außerdem lokale und regionale Windsysteme, die Zirkulationen darstellen, etwa Land-Seewind-Zirkulation oder Berg-Talwind-Zirkulation (s. S. 497 ff.).

1.3 Begriffsbestimmungen

Die meteorologischen Erscheinungen lassen sich unter zeitlichen Gesichtspunkten als Wetter, Witterung und Klima bezeichnen. Der Begriff Witterung findet jedoch nur im deutschen Sprachgebrauch Verwendung.

Das *Wetter* ist der physikalische Zustand der Atmosphäre zu einem bestimmten Zeitpunkt an einem bestimmten Ort. Er wird gekennzeichnet durch die meteorologischen Elemente und ihr Zusammenwirken. Hauptelemente sind Strahlung, Lufttemperatur, Luftdruck, Luftfeuchte und Wind. Die übrigen Wetterelemente wie Bewölkung, Niederschlag, Sichtweite u. a. hängen von den Hauptelementen ab und können von diesen abgeleitet werden. Die räumliche und zeitliche Veränderung der meteorologischen Elemente ist ein Ausdruck für das Wettergeschehen. Das Wettergeschehen spielt sich hauptsächlich in der Troposphäre ab. Notwendig zur Erfassung des Wetters ist die Gleichzeitigkeit der Wetterbeobachtungen in einem größeren Gebiet, so daß Luftdruckgebilde, Luftmassen, Frontalzonen und Fronten (s. auch S. 484 ff.) bestimmt werden können.

Als *Witterung* bezeichnet man den allgemeinen, durchschnittlichen oder auch vorherrschenden Charakter des Wetterablaufes eines bestimmten Zeitraumes von einigen Tagen bis zu Jahreszeiten. Die Witterung ist das Gleichbleibende in der Aufeinanderfolge von Wetterzuständen während mehrerer Tage. Die Dauer einer Witterungsperiode wird weitgehend durch die vorherrschende Großwetterlage bestimmt. Zu den Unterscheidungsmerkmalen der Witterungstypen gehören v. a. die vorherrschende Windrichtung, die Strahlungsbilanz und die Vertikalbewegungen, die ihrerseits für die Ausbildung von Niederschlägen maßgeblich von Bedeutung sind.

Das *Klima* ist die Zusammenfassung der Wettererscheinungen, die den mittleren Zustand der Atmosphäre an einem bestimmten Ort charakterisieren. Repräsentiert wird das Klima durch die statistischen Gesamteigenschaften der Klimaelemente (z. B. Mittelwerte, Andauerwerte, Häufigkeiten extremer Ereignisse) über eine ausreichend lange Periode; i. allg. wird eine Zeitdauer von 30 Jahren als sog. klimatologische Normalperiode verwendet. Das Klima und seine unterschiedlichen Ausprägungen entstehen unter dem Einfluß der klimatischen Wirkungsfaktoren (s. auch S. 498 ff.). Zu den wichtigsten Klimaparametern gehören die Solarkonstante, die Strahlungsbilanz, die Ströme latenter und fühlbarer Wärme sowie die Wärmespeicherung und Bewegungsenergie der Ozeane, die Bewegungsenergie der allgemeinen Zirkulation der Atmosphäre. Eine Unterteilung des Klimas nach der Größenordnung der untersuchten Gebiete bzw. der Meßhöhe der Klimaelemente über dem Erdboden führt zu den Begriffen Makro-, Meso- und Mikroklima.

1.4 Wettervorgänge

1.4.1 Druckgebilde, Luftmassen und Fronten

Tief- und Hochdruckgebiete sind die wichtigsten für das Wettergeschehen maßgebenden Druckgebilde. Beide sind Luftwirbel unterschiedlichen Ausmaßes mit vertikaler Achse, deren Rotationsrichtung von der Corioliskraft bestimmt wird. Auf der Nordhalbkugel weht der Wind in einem Tiefdruckgebiet grundsätzlich entgegen dem Uhrzeigersinn (Abb. 4.4), in einem Hochdruckgebiet im Uhrzeigersinn (Abb. 4.5), jedoch i. allg. mit geringerer Geschwindigkeit. Auf der Ostseite der Tiefdruckgebiete und an der Westflanke der Hochdruckgebiete strömt damit Warmluft nach Norden sowie auf der Westseite des Tiefs und der Ostseite des Hochs Kaltluft nach Süden. Dabei

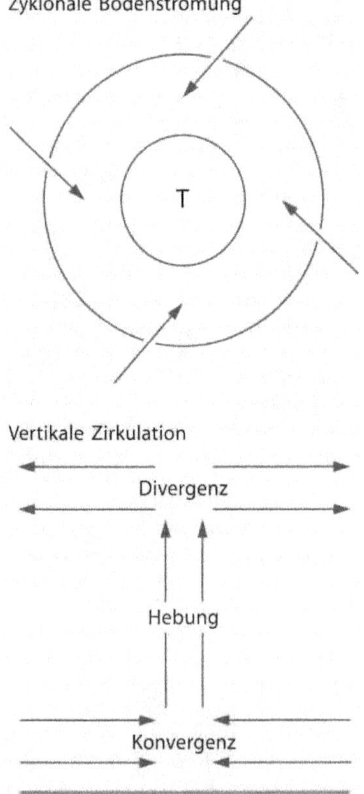

Abb. 4.4. Luftströmung in einem Tiefdruckgebiet. (Nach Schirmer et al. 1989)

erfährt der Wind in den unteren Luftschichten aufgrund der Reibung eine Ablenkung in das Tief hinein und aus dem Hoch hinaus.

Für die Entstehung eines Tiefdruckgebietes (Zyklogenese) ist das Vorhandensein von zwei unterschiedlich temperierten Luftmassen erforderlich. Als Luftmasse bezeichnet man eine großräumige Ansammlung von Luft einheitlichen Charakters. Luftmassen haben eine horizontale Ausdehnung von weit mehr als 500 km und eine vertikale Mächtigkeit von mehr als 1000 m, oft bis in die Stratosphäre. Der einheitliche Charakter einer Luftmasse bildet sich in einem mehrtägigen Prozeß, bei dem die gleichen physikalischen Einflüsse (z. B. Strahlung, turbulenter und konvektiver Austausch sowie Verdunstung vom jeweiligen Untergrund) auf sie einwirken. Unterschiedliche Bedingungen ergeben sich dabei durch die geographische Breite und die Verteilung von Land, Meer und Eis. Eine längere Verweilzeit setzt geringe Luftbewegung voraus. Dies ist in den quasistationären Hochdruckgebieten der Fall, die daher auch als Quellgebiete der Luftmassen bezeichnet werden. So wird in den Hochdruckgebieten der Subtropen Warmluft und in den Polargebieten, im Winter auch in den Kältehochs Zentralasiens, Sibiriens und Kanadas, Kaltluft produziert. Aufgrund des geringeren Luftdrucks der Umgebung strömen die

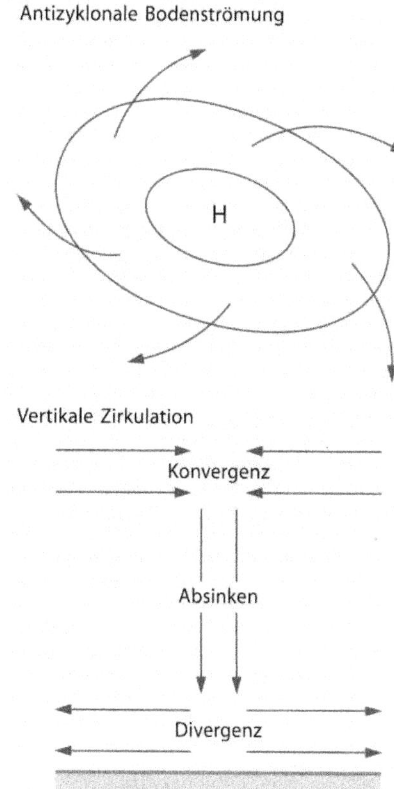

Abb. 4.5. Luftströmung in einem Hochdruckgebiet. (Nach Schirmer et al. 1989)

Luftmassen aus den Hochdruckgebieten heraus und werden von der atmosphärischen Zirkulation in andere Regionen geführt. Bei einem raschen Transport bringen sie die im Entstehungsgebiet erworbenen Eigenschaften weitgehend mit. Bei weiten Transportwegen werden die Luftmassen durch Einflüsse des Untergrundes und der Strahlung allmählich transformiert. Die Veränderlichkeit der Witterung in den gemäßigten Breiten ist eine Folge des ständigen Wechsels unterschiedlicher Luftmassen.

Zwischen Luftmassen unterschiedlicher Temperatur bilden sich geneigte Grenzflächen, an denen sich die schwerere Kaltluft keilförmig unter die leichtere Warmluft schiebt. Eine solche Grenzfläche wird als Frontfläche bezeichnet, ihre Schnittlinie mit der Erdoberfläche als Front im engeren Sinn. Im allgemeinen Sprachgebrauch wird jedoch meist unter dem Begriff Front das gesamte System verstanden. In der Realität treten Fronten als mehr oder weniger breite Übergangsschichten auf. Als Folge der unterschiedlichen Temperaturen beiderseits der Front und der daraus resultierenden Luftdruckgegensätze entwickelt sich oberhalb der Front ein Bereich stark gebündelter Höhenströmung, den man Frontalzone nennt.

Bei der Zyklogenese werden Luftmassen mit unterschiedlichen Eigenschaften bei einer bestimmten Druckverteilung im Bereich einer Frontalzone gegeneinander geführt. Dadurch wird eine großräumige Vertikalbewegung der Luft eingeleitet, die zu Wolken- und Niederschlagsbildung führt. Die dabei freiwerdende Kondensationswärme begünstigt die Hebung der Luft. In höheren Schichten der Troposphäre strömt die Luft horizontal auseinander, d. h. sie divergiert. Da bei einem zyklogenetischen Prozeß die Divergenz in der Höhe größer ist als die Konvergenz in den unteren Schichten, kommt es in der Luftsäule zu einem Massenverlust, so daß der Luftdruck am Boden fällt und ein Tiefdruckgebiet entsteht. Durch die wirksam werdenden Kräfte, im wesentlichen aufgrund der unterschiedlichen Druckgradienten und der Erdrotation, setzt eine horizontale Rotation der Luft ein.

1.4.2 Wettererscheinungen einer Zyklone

Bei der Entwicklung eines Tiefs laufen im Prinzip immer die gleichen physikalischen Prozesse ab. Idealisiert kann man daher ganz bestimmte zeitliche Abläufe bei den Wettererscheinungen feststellen.

Auf der Vorderseite eines Tiefs gleitet in der Höhe Warmluft auf die vorgelagerte kältere Luft auf. Vor der Warmfront (Front, an der wärmere Luft gegen kältere vordringt) bildet sich daher eine breite Zone mit Aufgleitniederschlägen. Auf der Rückseite des Tiefs dringt frische Kaltluft nach Südosten vor. In der Regel wird ihre vordere Begrenzung, die Kaltfront, durch eine schmale Zone schauerartiger Niederschläge gekennzeichnet.

Vor der Zyklone findet man im Zwischenhoch windschwaches und heiteres Wetter vor. Anzeichen einer Wetteränderung sind hakenförmige Cirruswolken, die der Warmfront bis etwa 1000 km vorausgehen. Der Luftdruck beginnt zu fallen; das Aufgleiten der Warmluft wird durch einen dünnen, weißen Wolkenschleier (Cirrostratus) erkennbar, der den Himmel nach kurzer

Zeit völlig bedeckt. Allmählich wird die Wolkendecke grauer. Sonne oder Mond scheinen nur noch anfangs durch den Altostratus, dessen Untergrenze weiter absinkt. Später ist dann mit einem gleichmäßigen, mitunter auch mehrere Stunden andauernden Landregen aus dichtem Nimbostratus zu rechnen. Normalerweise hat ein solches präfrontales Niederschlagsgebiet eine Breite von 100–300 km. Mit Annäherung der Warmfront dreht der Wind (meist von Süd auf Südwest) und frischt etwas auf; der Luftdruck fällt etwas stärker, und die Temperatur steigt bereits leicht an. Gleichzeitig verschlechtert sich die Sicht; es kann sogar Nebel auftreten. Nach dem Durchgang der Warmfront hört der Niederschlag auf, die Wolkendecke reißt auf, es ist wärmer. Das Wetter im Warmsektor ist i. allg. freundlich, tagsüber sonnig; im Winter kann es aber auch neblig-trüb bleiben, oder es kann Sprühregen aus niedrigen Schichtwolken fallen. Mit der nachfolgenden Kaltfront ziehen mächtige Cumulus- und Cumulonimbuswolken heran, wobei häufig Schauer bzw. Gewitter, z. T. auch verbunden mit Graupel oder Hagel, auftreten. Der Wind frischt dabei stark böig auf und ändert erneut seine Richtung (häufig von Südwest auf Nordwest). Der kurz vor der Kaltfrontpassage fallende Luftdruck steigt danach kräftig an; die Luft wird rasch kälter. Nach Abzug der Kaltfront lockert die Bewölkung auf, meist entwickeln sich in der nachströmenden Kaltluft noch Schauer. Dieses charakteristische Rückseitenwetter klingt dann allmählich ab, wenn bei ansteigendem Luftdruck das nachfolgende Zwischenhoch wetterbestimmend wird (Abb. 4.6).

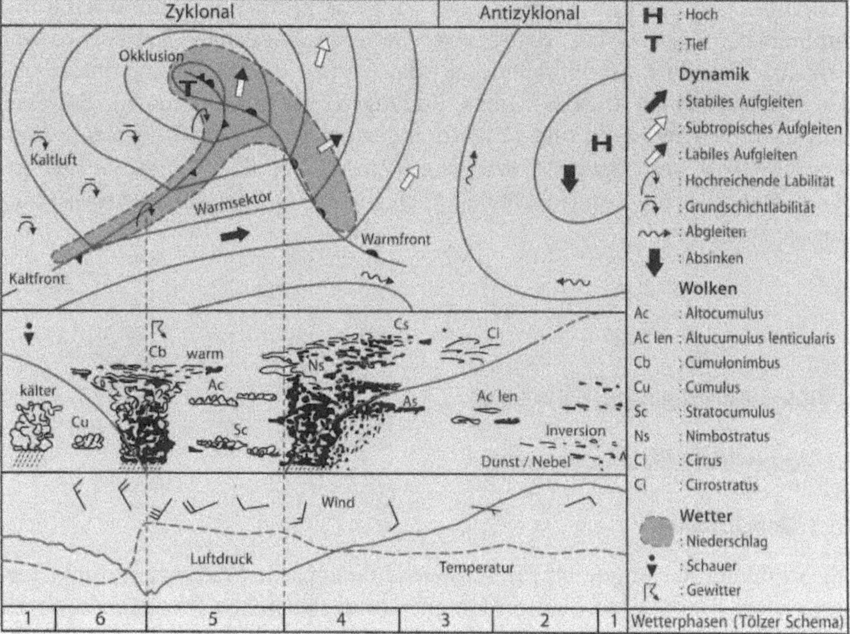

Abb. 4.6. „Idealzyklone" mit Wettervorgängen. (Nach Bucher 1992)

1.5 Klimatologische Wirkungsfaktoren

1.5.1 Natürliche Wirkungsfaktoren

Ein maßgeblicher natürlicher klimatologischer Wirkungsfaktor ist die geographische Breite. Von ihr hängen die Sonnenhöhe und damit die Strahlungsintensitäten im Lebensraum des Menschen ab. Weitere Faktoren sind Bodenart, Bodenbedeckung und Oberflächenbeschaffenheit. Sie bestimmen den Wärmeumsatz an der Erdoberfläche durch unterschiedliche physikalische Eigenschaften wie spezifische Wärme, Wärmeleitfähigkeit, Albedo und Bodenrauhigkeit. Wegen des unterschiedlichen Verhaltens von Land und Meer in Bezug auf den Wärmeumsatz tritt auch die Entfernung vom Meer (Kontinentalität bzw. Maritimität) als klimatologischer Wirkungsfaktor in Erscheinung. Diesem überlagert ist die Änderung der Klimaelemente mit zunehmender Höhe über dem Meeresspiegel. Zusätzlich bewirkt die Orographie (Geländeneigung, Geländeform, Exposition) die Ausbildung von lokalklimatischen Besonderheiten (s. auch S. 496 ff.).

1.5.2 Anthropogene Wirkungsfaktoren

Das durch die natürlichen klimatologischen Wirkungsfaktoren geprägte Klima wird i. allg. durch vom Menschen verursachte Änderungen der Flächennutzung modifiziert. Beispielsweise wird der Energiehaushalt der bodennahen Luftschicht durch die mit einer Besiedelung einhergehenden Veränderungen der physikalischen Eigenschaften des Untergrundes beeinflußt. Auswirkungen auf das Klima haben aber auch die Emissionen von Wärme und Luftbeimengungen durch Hausbrand, Gewerbe, Industrie, Kraftwerke und Verkehr. Über ihre Einflußnahme auf das Windfeld, den Wärmeumsatz und den Wasserhaushalt wirken zudem Rodungen und Aufforstungen, Bewässerungen, Entwässerungen und Kultivierungen sowie die Schaffung neuer Wasserstraßen als anthropogene Wirkungsfaktoren auf das Klima. Gezielt geplante Nutzungsänderungen können auch für Zwecke der Klimaverbesserung eingesetzt werden.

2 Biometeorologische Parameter

2.1 Ausgewählte Bioklimaelemente

2.1.1 Globalstrahlung

Die Strahlung der Sonne ist für zahlreiche biologische Wirkungen direkt verantwortlich. Darüber hinaus werden alle atmosphärischen Prozesse durch die Strahlung der Sonne als primäre Energiequelle angetrieben, die damit indirekt auch die Auswirkungen der Atmosphäre auf den Menschen vermittelt.

Beim Durchgang durch die Atmosphäre erfährt die extraterrestrische Sonnenstrahlung aufgrund von Streuung und Absorption durch die atmosphärischen Bestandteile eine Modifikation. Es gelangt sowohl direkte Sonnenstrahlung als auch diffuse Strahlung zum Boden. Beide Anteile bilden zusammen die sog. Globalstrahlung. Der Anteil des sichtbaren Lichtes (380–780 nm) mit einem Maximum im gelb-grünen Farbbereich macht etwa die Hälfte der Strahlungsintensität aus; etwas mehr als 40% werden von den Infrarotanteilen (IR-A 780–1400 nm und IR-B 1400–4000 nm) belegt, und der biologisch besonders wirksame UV-Bereich am kurzwelligen Ende des Spektrums nimmt den verbleibenden Anteil ein (Kasten 1989; Schulze 1970; Verein Deutscher Ingenieure 1990).

Einflußgrößen auf die Intensität der Globalstrahlung sind neben der Länge des Weges der Strahlung durch die Atmosphäre auch die Trübung der Atmosphäre und die Bewölkungsverhältnisse. Diese Wirkungen begründen zusammen die sog. optische Weglänge. Ein deutlicher Jahres- und Tagesgang der bodennahen Stahlungsintensität ist Ausdruck der Abhängigkeit der optischen Weglänge vom Sonnenstand. In Übereinstimmung mit den üblicherweise zu machenden Erfahrungen ist die Trübung der Atmosphäre in städtisch-industriellen Ballungsgebieten deutlich höher als in Reinluftgebieten.

Beim Auftreffen der Globalstrahlung auf die Erdoberfläche erfolgt eine partielle Reflexion der Strahlung entsprechend der Albedo (Reflexionsvermögen). Helle Oberflächen wie z. B. frisch gefallener Schnee reflektieren gut, dunkle Oberflächen schlecht. Der nicht reflektierte Anteil der Globalstrahlung erfährt eine Absorption, die zu einer direkten Erwärmung der absorbierenden Schicht führt.

Die Strahlungsverhältnisse sind eine entscheidende Größe für die komplexen Bedingungen der Wärmeabgabe des Menschen (Jendritzky et al. 1990; Verein Deutscher Ingenieure 1990). Zur Einschätzung der Globalstrahlungsverhältnisse für das Gebiet der Bundesrepublik Deutschland wurden mit

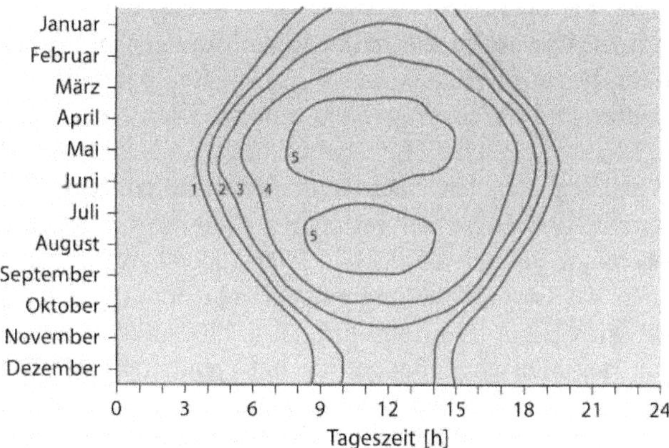

Abb. 4.7. Mittlerer Tages- und Jahresgang der Sonnenscheindauer in Zehntelstunden. Münster, 1951–1980. (Deutscher Wetterdienst 1989)

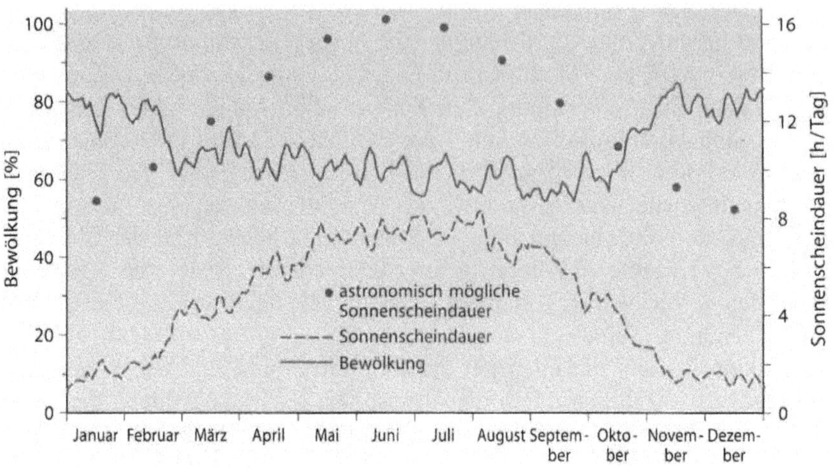

Abb. 4.8. Mittlerer Jahresgang der Bewölkung und der Sonnenscheindauer. Gleitende Mittel über 5 Tage, Karlsruhe, 1951–1980. Zum Vergleich Monatswerte der astronomisch möglichen Sonnenscheindauer. (Nach Höschele u. Kalb 1988)

Hilfe eines geographischen Imformationssystems Monatskarten berechnet (Czeplak 1991). Die einfach zu messende Sonnenscheindauer gilt als ein indirektes Maß für die Strahlungsverhältnisse (Abb. 4.7, 4.8).

2.1.2 Strahlung und Wärmehaushalt

Die komplexen Bedingungen der Wärmeabgabe des Menschen werden entscheidend durch die Strahlungsverhältnisse mitgeprägt. Dazu zählen die direkte und die diffuse Sonnenstrahlung, der reflektierte Anteil dieser Strahlung, die atmosphärische Gegenstrahlung und die Strahlung der Umgebungsflächen. Entscheidende Einflußparameter für diese Größen sind die Sonnenhöhe, die optische Weglänge, die Trübung der Atmosphäre, die Bewölkungsverhältnisse sowie die teilweise anthropogen beeinflußte Flächennutzung mit veränderten physikalischen Eigenschaften bezüglich Albedo, Emissionskoeffizienten und daraus folgenden modifizierten Oberflächentemperaturen.

Die Atmosphäre (Gegenstrahlung) und auch alle Umgebungsflächen des Menschen strahlen nach dem Stefan-Boltzmann-Gesetz entsprechend ihrer Temperatur. Diese terrestrischen Anteile der langwelligen Strahlungsflüsse liegen im Bereich des IR-C (4000–100000 nm). Auch im kurzwelligen Spektrum der Globalstrahlung existiert ein Bereich, der als IR-Strahlung bezeichnet wird (IR-A 780–1400 nm, IR-B 1400–4000 nm) und für den Wärmehaushalt des Menschen Bedeutung hat (Jendritzky et al. 1990; Verein Deutscher Ingenieure 1990). Die Strahlungsflüsse zeigen einen ausgeprägten Jahres- und Tagesgang. In Abhängigkeit von der Umgebung sind auch äußerst kleinräumige Differenzierungen möglich (Jendritzky u. Sievers 1989; Munn 1987). So zeigen Berechnungen, daß der Unterschied zwischen Sonne und Schatten für den Wärmehaushalt des Menschen bei Windstille den gleichen Einfluß haben kann wie eine Lufttemperaturänderung um 15° C. Bei bereits erschwerten Bedingungen der Wärmeabgabe des Menschen kann folglich durch die Strahlungsverhältnisse eine markante zusätzliche Belastung gegeben sein; unter kalten Bedingungen ist entsprechend eine Entlastung möglich.

2.1.3 Lufttemperatur

Die Lufttemperatur stellt für den Wärmehaushalt des Menschen einen wichtigen Parameter dar. Sie wird in 2 m Höhe unter Verwendung eines Strahlungsschutzes gemessen.

In Deutschland liegen die vieljährigen Jahresmitteltemperaturen zwischen 10° C in Freiburg und -4,7° C auf der Zugspitze. Der mittlere Jahresgang der Lufttemperatur zeigt einen annähernd sinusförmigen Verlauf mit einem Minimum im Januar und einem Maximum im Juli (Abb. 4.9). Die Abweichung der Lufttemperatur von den mittleren Verhältnissen weist im Winter deutlich größere Beträge auf als im Sommer. Ohne Berücksichtigung der Bergstationen liegt die mittlere Jahresschwankung zwischen 16 und 19 K, die Spannweite der Extremwerte bei 69 K.

Bei Strahlungswetterlagen treten besonders ausgeprägte Tagesschwankungen der Lufttemperatur auf. Die Unterschiede zwischen Maximum und Minimum können in der gleichen Größenordnung liegen wie beim mittleren Jahresgang der Temperatur (Abb. 4.10).

In der Troposphäre nimmt die Lufttemperatur im Mittel mit der Höhe ab, wobei ein vertikaler Temperaturgradient von 0,65 K/100 m als Standardwert

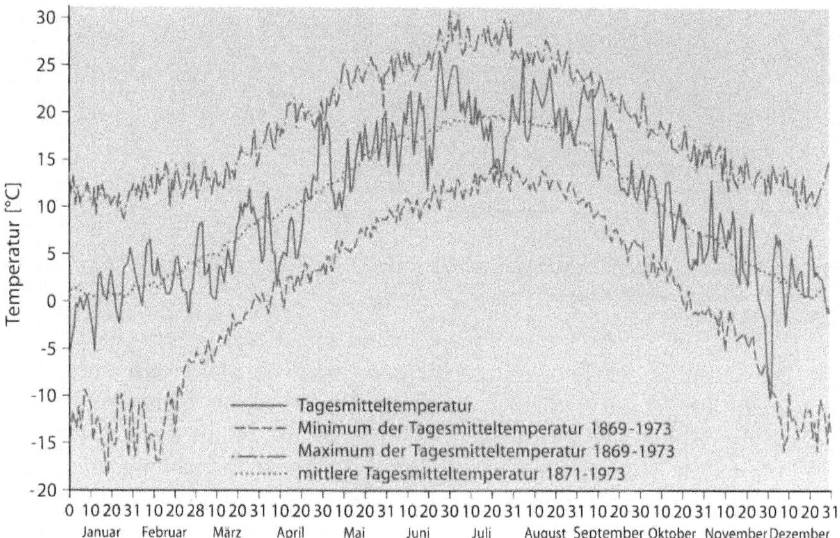

Abb. 4.9. Jahresverlauf der Tagesmitteltemperaturen für das langjährige Mittel (mit Schwankungsbereich) und für das Jahr 1973 in Karlsruhe. (Nach Höschele u. Kalb 1988)

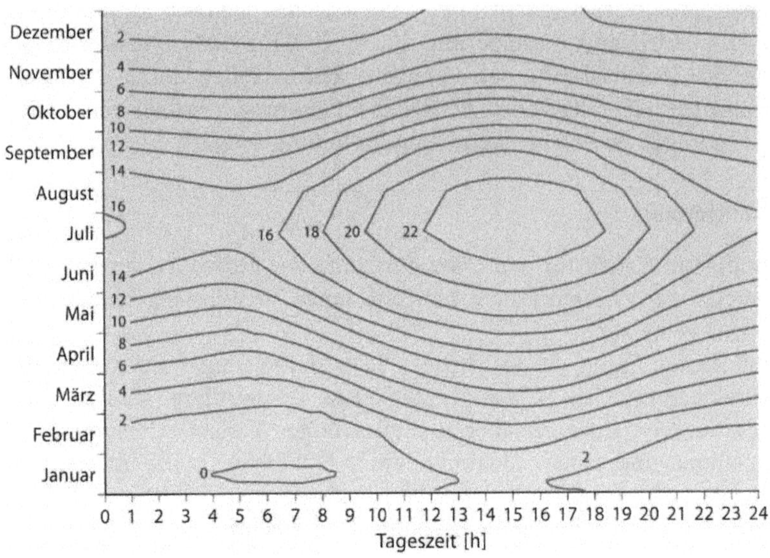

Abb. 4.10. Mittlerer Tages- und Jahresgang der Lufttemperatur. Karlsruhe, 1951–1980. *Linien* entsprechen Isothermen (in Grad Celsius). (Nach Höschele u. Kalb 1988)

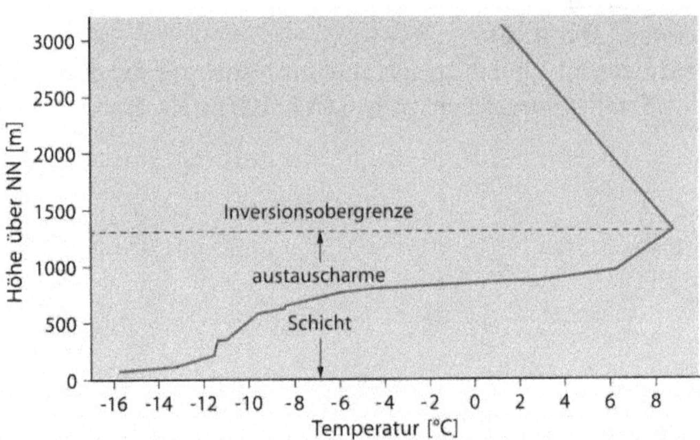

Abb. 4.11. Vertikale Temperaturschichtung über Mannheim während einer Smog-Lage am 15. 1. 1982 um 7.00 Uhr MEZ. (Nach Schultz 1988)

gilt. Die Stabilität der Temperaturschichtung wird normalerweise anhand des vertikalen Temperaturgradienten beurteilt. Bei Inversion (Temperaturzunahme mit der Höhe) werden vertikale Transporte und damit der Luftaustausch verhindert. Ein Beispiel einer ausgeprägten Inversionsschichtung, die mit einer austauscharmen Wetterlage verbunden war, ist in Abb. 4.11 dargestellt.

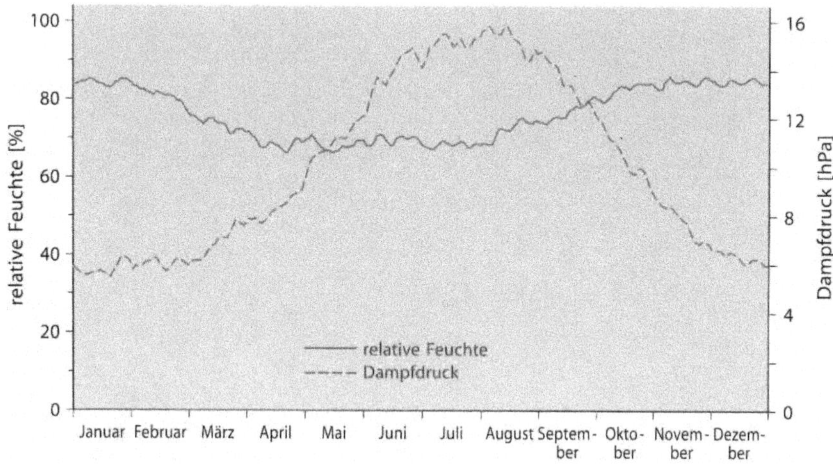

Abb. 4.12. Mittlerer Jahresgang des Wasserdampfdrucks und der relativen Luftfeuchte. Gleitende Mittel über 5 Tage, Karlsruhe, 1951–1980. (Nach Höschele u. Kalb 1988)

2.1.4 Luftfeuchte und Nebel

Die Luftfeuchte macht eine Aussage über den Wasserdampfgehalt der Luft. Dieser bewegt sich im Bereich von 0,1 bis ca. 2,5 Volumenprozent. Der Wasserdampfdruck gilt als konservative Luftmasseneigenschaft. Im Winter kann der Dampfdruck in kalter Kontinentalluft bis unter 1 hPa absinken, im Sommer in feuchter Subtropikluft bis über 25 hPa ansteigen. Der mittlere Jahresgang des Wasserdampfdruckes (Abb. 4.12) zeigt einen ähnlichen Verlauf wie der der Lufttemperatur. Der vertikale Gradient des Wasserdampfdruckes ist größer als der des Luftdruckes.

Es gibt eine ganze Reihe von Feuchtemaßen. Häufig wird der Begriff der relativen Feuchte verwendet, der das Verhältnis des aktuellen Dampfdruckes zum Sättigungsdampfdruck bei der gegebenen Temperatur beschreibt (Abb. 4.13). Der Tagesgang der relativen Feuchte verläuft invers zum Tagesgang der Lufttemperatur, da mit steigender Temperatur der Sättigungsdampfdruck zunimmt und sich ohne Luftmassenwechsel der Wasserdampfgehalt der Luft im wesentlichen nur durch Kondensation (Taubildung), Verdunstung oder vertikalen Austausch ändern kann. So entspricht beispielsweise ein Wasserdampfdruck von 6,1 hPa bei 0° C Lufttemperatur 100% relativer Feuchte, bei 22° C jedoch nur noch 23% relativer Feuchte.

Bildung, Andauer und Struktur von Nebel werden durch die Temperatur- und Feuchteverhältnisse der Atmosphäre bestimmt. Nebel bezeichnet per Definition eine Tröpfchendichte, die die horizontale Sichtweite auf unter 1 km beschränkt. Es gibt verschiedene physikalische Prozesse, die für die nebelbildenden Kondensationsvorgänge verantwortlich sein können. Neben der Abkühlung feuchter Luft bis zum Taupunkt oder der Zunahme des Wasserdampfgehaltes der Luft beispielsweise durch Verdunstung von darunterliegen-

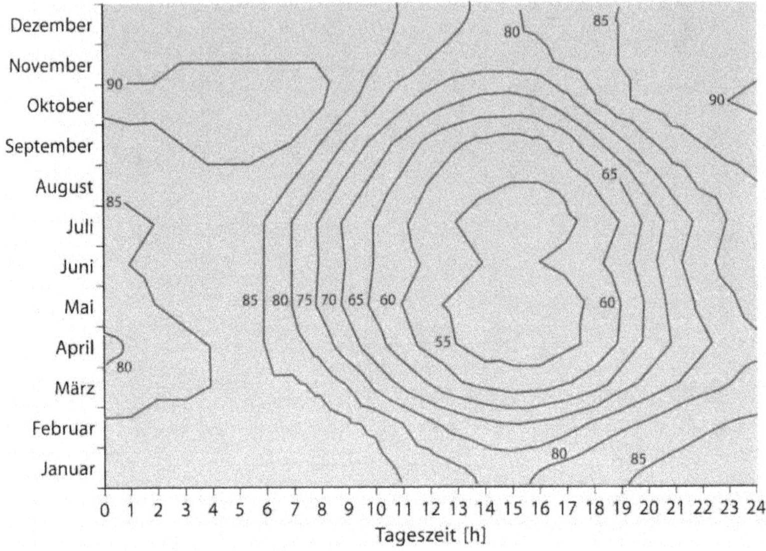

Abb. 4.13. Mittlerer Tages- und Jahresgang der relativen Luftfeuchte. Karlsruhe, 1951–1980. *Linien* entsprechen Isohumiden (in Prozent). (Nach Höschele u. Kalb 1988)

den feuchten Oberflächen kann auch die Mischung von feuchtwarmer und kalter Luft zur Nebelbildung führen (Landsberg 1970; Schirmer et al. 1989). Die wichtigsten Nebelarten sind Strahlungsnebel, Hochnebel und Wolkennebel.

Zur Ausbildung von Strahlungsnebel kann es nachts aufgrund der langwelligen Ausstrahlung des Erdbodens kommen. Die Ausstrahlung führt zu einer Abkühlung des Erdbodens und der darüberliegenden Luftschicht. Wird der Taupunkt erreicht, setzt Kondensation und damit Nebelbildung ein. Das Auftreten von Strahlungsnebel zeigt einen ausgeprägten Tagesgang mit einem Minimum am Tag und einem Maximum am frühen Morgen kurz nach Sonnenaufgang. Häufig kann man Strahlungsnebel in Form von Wiesen-, Boden- oder Talnebel beobachten.

Hochnebel tritt bevorzugt bei winterlichen Hochdruckwetterlagen auf und gilt als charakteristische Begleiterscheinung von austauscharmen Wetterlagen. Typischerweise entsteht Hochnebel durch Abkühlung an den dunstreichen Obergrenzen von Inversionen, die sich in den unteren Luftschichten der Atmosphäre befinden. Die Bildung der Nebelschicht erfolgt durch zunehmende Ausweitung der bis zum Kondensationspunkt abgekühlten Schicht nach unten. Auf diese Weise sind häufig die höheren Lagen der Mittelgebirge vom Hochnebel betroffen, während die Täler unter der Hochnebelschicht freibleiben.

Während Strahlungsnebel und Hochnebel typische Erscheinungen von Hochdruckwetterlagen sind, kann bei Advektionswetterlagen Wolkennebel auftreten. Solche Wetterlagen sind mit höheren Windgeschwindigkeiten und häufig auch Niederschlägen verbunden. Berge können in vorbeiziehende Wolken gehüllt werden, was sich vor Ort als Wolkennnebel bemerkbar macht.

Nebel gilt aus biometeorologischer Sicht als ein wichtiger Parameter, da er häufig in Verbindung mit austauscharmen Wetterlagen auftritt und die lufthygienischen Verhältnisse stark beeinflußt. Außerdem ist besonders im Herbst und Winter die Beeinträchtigung der Licht- und UV-Strahlungsverhältnisse zu beachten.

Als grobes Maß für die örtlichen Nebelverhältnisse läßt sich die Anzahl der Nebeltage verwenden. Weitere Angaben über die Häufigkeit des Auftretens von Nebel und seine Andauer sowie Informationen zur Nebelstruktur wie z. B. die Lage von Ober- und Untergrenze des Hochnebels kann man Klimaatlanten entnehmen (Deutscher Wetterdienst 1989).

Aufgrund seiner biometeorologischen Bedeutung darf Nebel (einschließlich Frühnebel bis 10:00 Uhr MEZ) in heilklimatischen Kurorten von April bis September nur an maximal 15 Tagen auftreten, im übrigen Jahr an nicht mehr als 50 Tagen (Deutscher Bäderverband 1991).

2.1.5 Wind

Der biometeorologische Parameter Wind ist eine vektorielle Größe und wird daher durch die Angabe von Windrichtung und Windgeschwindigkeit beschrieben. Routinemäßig erfolgt nur eine Messung der Horizontalkomponente (Abb. 4.14). Die Vertikalgeschwindigkeit liegt im räumlichen und zeitlichen Mittel mindestens 2 Größenordnungen niedriger als der Horizontalwert. Im Unterschied zum relativ ungestörten Windfeld der freien Atmosphäre

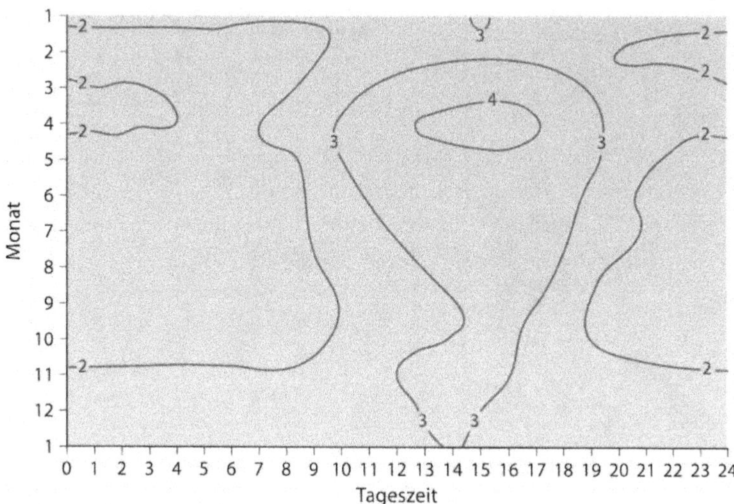

Abb. 4.14. Mittlerer Tages- und Jahresgang des Stundenmittels der Windgeschwindigkeit in Meter pro Sekunde. Stuttgart-Echterdingen, 1971–1980. (Nach Christoffer u. Ulbricht-Eissing 1989)

kann das Windfeld in Bodennähe durch verschiedene Einflüsse z. T. beträchtlich verändert sein. Die Modifikation erstreckt sich dabei sowohl auf die Windgeschwindigkeit als auch auf die Windrichtung. Als Einflußparameter wirkt neben unterschiedlichen geographischen Bedingungen (Furger et al. 1989; Wanner 1983) auch die unterschiedliche Flächennutzung, da sie die Reibungsverhältnisse in Bodennähe bestimmt (Abb. 4.15).

Charakteristisch für das Windfeld ist eine Zunahme der Windgeschwindigkeit mit der Höhe, was sich auch im Vergleich der Werte der Windgeschwindigkeit von Mulden- und Kuppenlagen widerspiegelt. Auf exponierten Kup-

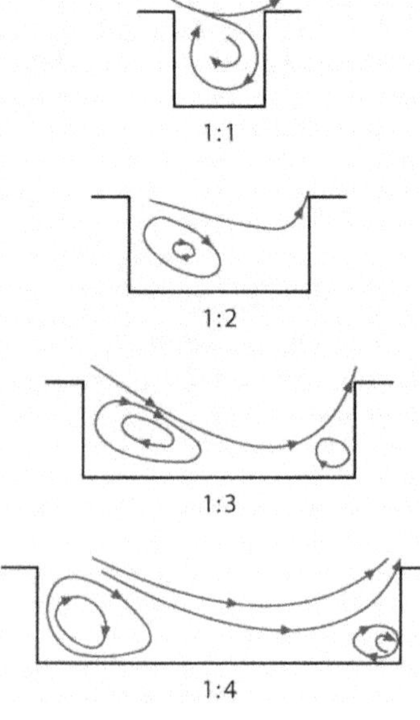

Abb. 4.15. Stromlinien in Straßenschluchten für verschiedene Verhältnisse von Häuserhöhe und Straßenbreite. (Nach Beckröge 1987)

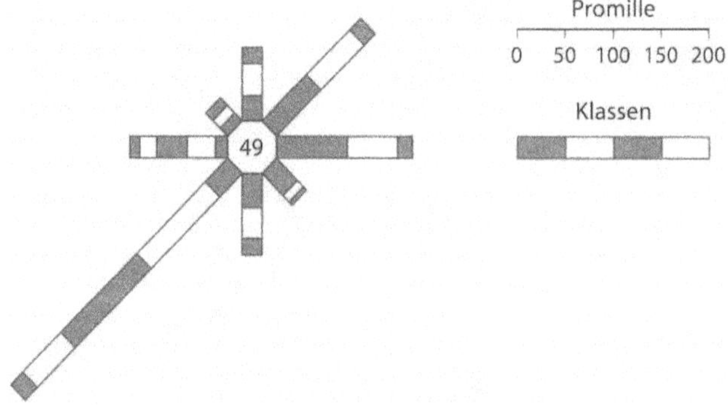

Abb. 4.16. Stärkewindrose in Promille. Karlsruhe, Januar 1951 bis Dezember 1980. (Nach Höschele u. Kalb 1988). Klasse 1: 0,1–1,5 m/s; Klasse 2: 1,6–3,3 m/s; Klasse 3: 3,4–5,4 m/s; Klasse 4: 5,5–7,9 m/s; Klasse 5: 8,0–10,7 m/s; Klasse 6: 10,8–17,1 m/s; Klasse 7: 17,2–99,9 m/s

pen mißt man die größten Windgeschwindigkeiten, Muldenlagen zeigen aufgrund des Windschutzes durch die Umgebung geringere Windgeschwindigkeiten und eine größere Häufigkeit von Schwachwindbedingungen. Üblicherweise werden Stärkewindrosen benutzt, um die Abhängigkeit der Windgeschwindigkeit von der Richtung in Form einer Häufigkeitsverteilung zu beschreiben (Abb. 4.16). Besonders für lufthygienische Fragestellungen ist die Beschreibung der Lage eines Ortes in bezug auf ihn potentiell beeinträchtigende Schadstoffquellen mittels Schadstoffwindrosen (Abb. 4.17) nützlich (Fett 1988).

Die biometeorologische Bedeutung des Windes liegt hauptsächlich in seiner Funktion für den Transport fühlbarer und latenter Wärme von der Oberfläche des Menschen zur Atmosphäre. Im Sommer wird die Wärmeabfuhr häufig durch geringe Windgeschwindigkeiten oder Windstille erschwert und so das Auftreten von Bedingungen mit Wärmebelastung begünstigt. Im Winter kann das Gegenteil der Fall sein. Hohe Windgeschwindigkeiten führen zu starkem Wärmeentzug, der bei Überschreitung des tolerierbaren Maßes für den Organismus Kältestreß bedeuten kann.

Biometeorologisch ist außerdem die Ausbreitung von Luftbeimengungen von Interesse. Windrichtung und Windgeschwindigkeit einschließlich ihrer Schwankung als Maß für den dynamischen Turbulenzzustand (Gerhardt u. Ebert 1991) sowie die vertikale Temperaturschichtung als Kriterium für den thermischen Turbulenzzustand der Atmosphäre bestimmen die Ausbreitungsverhältnisse. Bei entsprechenden Bedingungen wird in diesem Zusammenhang der Begriff der austauscharmen Wetterlage verwendet. Dies ist der Fall,

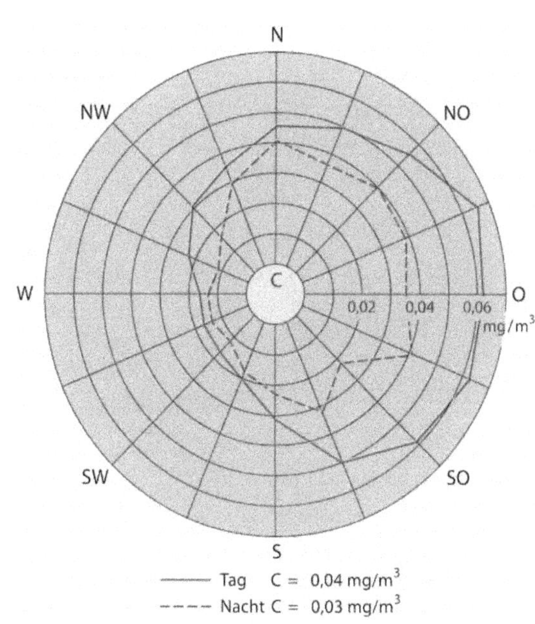

Abb. 4.17. Schadgaswindrose für Schwefeldioxid, getrennt nach Tag (*durchgezogene Linie*) und Nacht (*gestrichelte Linie*). Stuttgart-Feuerbach, Juni 1981 bis Mai 1982. (Nach Baumüller u. Reuter 1984)

wenn sich eine Inversion (vertikale Temperaturzunahme) unterhalb von 700 m über dem Erdboden befindet, die Windgeschwindigkeit in Bodennähe seit mehr als 12 h im Mittel weniger als 3 m/s beträgt und aufgrund der meteorologischen Beurteilung der Lage nicht auszuschließen ist, daß diese Wetterlage länger als 12 h anhalten wird (Wichmann et al. 1987).

2.2 Lokalklimatisch bedeutsame Phänomene

2.2.1 Lokale Bildung und Abfluß von Kaltluft

Lokale Bildung von Kaltluft tritt bei Strahlungswetterlagen auf, wenn kaum Wolken vorhanden sind und höchstens eine schwache großräumige Luftströmung vorherrscht.

Die nächtliche Ausstrahlung des Erdbodens führt zu einer Abkühlung der obersten Bodenschicht und der darüberliegenden bodennahen Luftschicht. Die Stärke der Abkühlung hängt von den physikalischen Eigenschaften des Erdbodens und vom Bewuchs ab. Die entstandene flache Kaltluftschicht fließt in geneigtem Gelände dem Gefälle nach ab und wird in den oberen Hanglagen der Täler durch wärmere Luft aus darüberliegenden Schichten ersetzt. Dort befindet sich daher die warme und nebelarme Hangzone, ein Bereich mit bevorzugten bioklimatischen Bedingungen (Abb. 4.18). Hangneigung und Rauhigkeit des Untergrundes bestimmen die Intensität des Abflusses. Der Prozeß des Abfließens der Kaltluft macht sich als Hangabwind bemerkbar. In den Tälern wird ebenfalls entsprechend dem Bewuchs Kaltluft produziert. Die von den umliegenden Hängen abfließende Kaltluft sammelt sich im Tal und strömt bei entsprechendem Gefälle entlang der Talsohle abwärts. Stehen der abfließenden Kaltluft Hindernisse wie etwa Bebauung, Waldstreifen oder Dämme im Weg, die weder um- noch überströmt werden, so können sich Kaltluftstaus bilden. In solchen Gebieten ist die Frostgefahr erhöht, und das Lokalklima kann durch eine größere Häufigkeit von Talnebel geprägt sein.

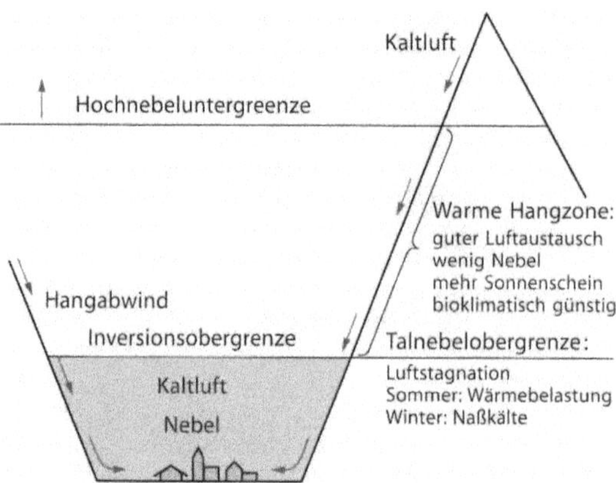

Abb. 4.18. Lokalklimatische Phänomene. (Mod. nach Schirmer et al. 1989)

2.2.2 Kleinräumige Zirkulationen

Kleinräumige Zirkulationen werden thermisch angetrieben. Ihre Ausbildung setzt daher eine vorherrschende Hochdruckwetterlage mit starker Sonneneinstrahlung voraus. Durch Überlagerung mit großräumigen Luftströmungen wird das Auftreten kleinräumiger lokaler Zirkulationen in der Regel unterdrückt.

Ein typisches Beispiel für eine solche Erscheinung ist die Berg- und Talwindzirkulation. Aufgrund ihrer Exposition werden am Tage die besonnten Berghänge stärker erwärmt als die über dem Talboden befindliche Luft. Der damit verbundene Auftrieb der hangnahen Luft macht sich als Hangaufwind bemerkbar (Abb. 4.19). Im Laufe des Vormittags bildet sich dann der Talwind aus. Der Talwind ist eine Ausgleichsströmung für horizontale Luftdruckunterschiede aufgrund lokal unterschiedlicher Erwärmung. Er ersetzt als talaufwärts gerichtete Luftströmung die an den Hängen aufsteigende Luft von unten her. Durch den sich ändernden Sonnenstand wird zunehmend mehr hangnahe Luft in die Zirkulation einbezogen; der Talwind erreicht am Nachmittag seine stärkste Ausprägung.

Nach Sonnenuntergang kühlt sich die Luft durch die nächtliche Ausstrahlung an den Hängen stärker ab als die Luft im gleichen Niveau über dem Tal. Unter dem Einfluß der Schwerkraft fließt die kältere Luft hangabwärts, strömt im Tal zusammen und formiert sich als talauswärts gerichteter Bergwind (Abb. 4.20). Im allgemeinen ist der Bergwind schwächer ausgeprägt als

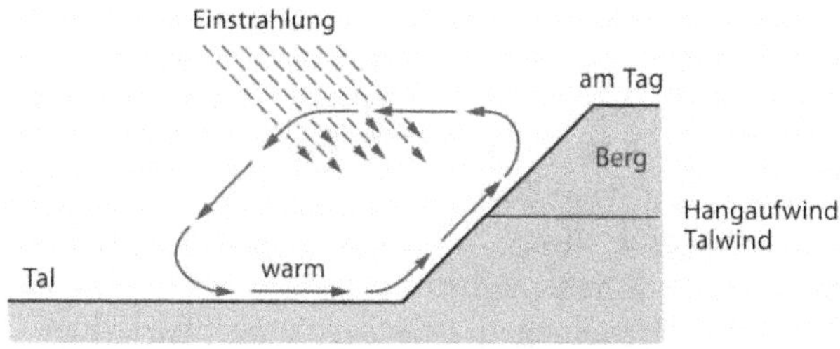

Abb. 4.19. Bergwind-Talwind-System: Talwind (Aufsteigen leichterer Warmluft am Hang). (Nach Schirmer et al. 1989)

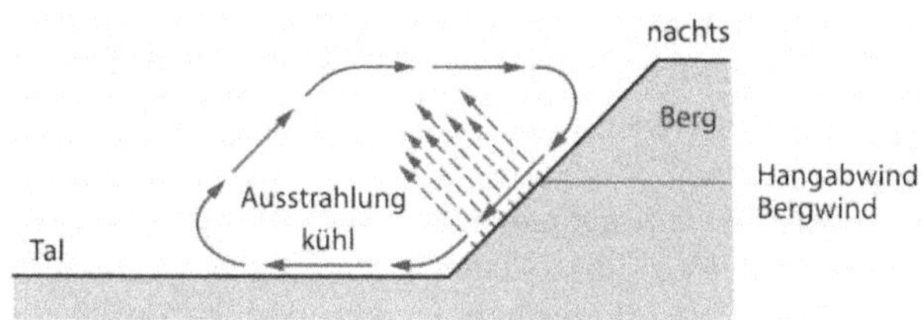

Abb. 4.20. Bergwind-Talwind-System: Bergwind (Absinken schwerer Kaltluft am Hang). (Nach Schirmer et al. 1989)

der Talwind. Seine Bewertung aus biometeorologischer Sicht ist jahreszeitlich unterschiedlich. Positiv einzuschätzen ist insbesondere in der warmen Jahreszeit die durch ihn bewirkte gute Durchlüftung der Gebirgstäler mit kühlerer Luft. Dagegen kann es in der kalten Jahreszeit v. a. in engen oder teilweise abgeschlossenen Tälern zu Kaltluftstaus kommen, die mit größerer Nebelhäufigkeit und lufthygienischen Problemen verbunden sein können und folglich negativ zu bewerten sind.

Trotz der vom physikalischen Prinzip her immer gleichartig ablaufenden Prozesse können die regionalen Charakteristiken der Berg- und Talwind-Zirkulation im einzelnen durchaus unterschiedlich sein, da hier die verschiedenen Konfigurationen der Berghänge, die Ausrichtung und Geometrie des Tales sowie Bewuchs und Beschaffenheit der Erdoberfläche eine Rolle spielen.

3 Biometeorologische Wirkungskomplexe

Die physikalischen und chemischen Eigenschaften der Atmosphäre und damit Wetter und Klima sind Teil unserer Umwelt. Der Organismus des Menschen setzt sich permanent mit diesen atmosphärischen Umweltbedingungen auseinander, um Gesundheit, Wohlbefinden und Leistungsfähigkeit zu erhalten. Anpassungsreaktionen des Organismus werden dementsprechend als Reizantwort auf Störungen durch die Atmosphäre aufgefaßt.

Gegenstand der Humanbiometeorologie als des hier relevanten Teils der Umweltmeteorologie sind die direkten Auswirkungen der atmosphärischen Bedingungen der Wärmeabgabe, der Sonnenstrahlung, der Luftbelastung mit Schadstoffen u. ä. auf den Organismus. Daneben sind, insbesondere bei der Betrachtung der Auswirkungen von möglichen Klimaänderungen, Einflüsse von Wetter, Witterung und Klima auf die Nahrungsmittelproduktion, die Verfügbarkeit von Trinkwasser, die Verbreitung von Infektionskrankheiten (Vektoren und Viren), Überschwemmungen und andere Naturkatastrophen als indirekte Effekte zu beachten.

Um die Beziehungen zwischen atmosphärischen Umweltfaktoren und Gesundheit zu untersuchen, Grenzwerte festzulegen und das Gefährdungspotential zu ermitteln, werden in der Humanbiometeorologie der Umweltmedizin analoge epidemiologische Methoden angewandt. Wegen zahlreicher konfundierter Variablen müssen die Ergebnisse unscharf bleiben; die Komplexität der Materie erlaubt keine einfachen Ursache-Wirkungs-Beziehungen. Aus negativen Ergebnissen darf deshalb nicht auf das Fehlen eines Zusammenhanges zwischen Gesundheit und der atmosphärischen Umwelt geschlossen werden.

In der Forschung macht sich der Mangel an räumlich und zeitlich hochaufgelösten Morbiditätsdaten nachteilig bemerkbar. Zusätzliche Komplikationen bei epidemiologischen Studien werden durch die Fähigkeit des Organismus zur Akklimatisation (der Adaptation an die atmosphärische Umwelt) hervorgerufen. Darin begründet sich der Ansatz, Klima therapeutisch einzusetzen. Die Tatsache, daß die Ergebnisse epidemiologischer Untersuchungen nur im „Durchschnitt" für eine Gruppe, nicht für ein Individuum, gelten, d. h. nur eine gewisse Eintrittswahrscheinlichkeit angeben, deutet jedoch auf das unlösbare Generalitäts-Individualitäts-Dilemma.

Gesundheitseffekte der atmosphärischen Umweltbedingungen gehen in der Regel nicht von einem einzelnen meteorologischen Element aus; die Atmosphäre wirkt vielmehr komplex im Akkord auf den Organismus. So werden z. B. bei Smog während austauscharmer Wetterlagen im Winter in städtisch-industriellen Ballungsgebieten meist gleichzeitig Kältestreß und Luftbelastung beobachtet. Bei sommerlichen Hochdruckwetterlagen können Wärmebelastung, hohe UV-Strahlungsintensitäten und höhere Immissionskonzentrationen von Photooxidanzien auftreten. Gleichwohl lassen sich drei Hauptthemen unterscheiden (Abb. 4.21):

- die Strahlung der Sonne im UV-, sichtbaren (Licht) und IR-Bereich (*aktinischer Wirkungskomplex*) (s. S. 507);
- die komplexen Bedingungen des Wärmeaustausches des Menschen mit seiner Umgebung mit dem Ziel, thermisches Gleichgewicht zu erhalten (*thermischer Wirkungskomplex*) (s. S. 500);
- Lufthygiene (*lufthygienischer Wirkungskomplex*) (s. S. 530).

Faßt man die biometeorologischen Erkenntnisse zusammen, ergibt sich folgendes Bild von Streßfaktoren durch atmosphärische Umwelteinflüsse:

- extreme Hitze oder Kälte,
- Luftbelastung (auch durch Allergene),
- intensive oder zu geringe UV-Strahlung,
- zu geringer Sauerstoffpartialdruck,
- ausgeprägte Wetterwechsel,
- Reisen in ungewohnte Klimate,
- unangepaßtes Verhalten.

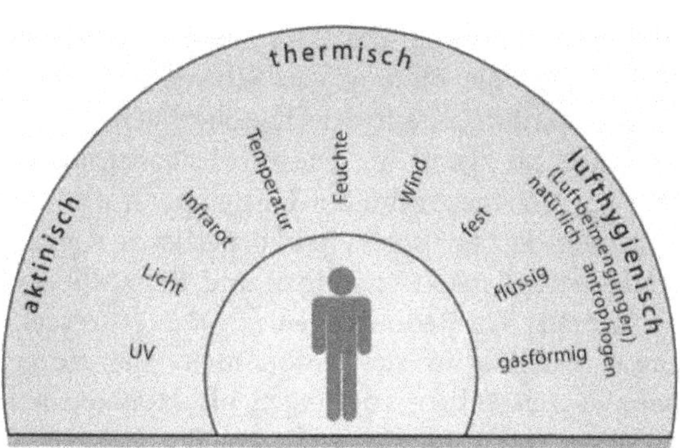

Abb. 4.21. Atmosphärische Wirkungskomplexe

3.1 Thermischer Wirkungskomplex

3.1.1 Thermophysiologische Grundlagen

Der menschliche Organismus befindet sich in dauernder Auseinandersetzung mit den thermischen Umgebungsbedingungen. Wärmeproduktion (metabolische Rate: Grund- und Aktivitätsumsatz) und Wärmeabgabe müssen ins Gleichgewicht gebracht werden, um eine konstante Körperkerntemperatur zu gewährleisten.

Dies wird durch eine Reihe von autonomen, d. h. unwillkürlich ablaufenden physikalischen und chemischen Regulationsmechanismen erreicht. Zusätzlich unterstützen bestimmte Verhaltensweisen im wesentlichen über „Diskomfortempfindungen“ die Thermoregulation. Abweichungen aus dem Gleichgewicht im Behaglichkeitsbereich empfindet das Individuum als unangenehm, mit der möglichen weiteren Steigerung bis zu Leiden, Angst und Schmerz. Obwohl das Behaglichkeitsempfinden des Individuums von Tag zu Tag schwankt, ist die interindividuelle Streuung etwa doppelt so groß wie die intraindividuelle.

Unter thermisch indifferenten Bedingungen weisen die Thermoregulationsmechanismen minimale Aktivität auf, die integrale Hauttemperatur liegt im Behaglichkeitsbereich, und die Wärmebildung spielt innerhalb der Thermoregulation keine Rolle (metabolische Neutralität). Bei nur geringen Abweichungen von diesen thermisch neutralen Bedingungen erfolgt die Regelung vorwiegend vasomotorisch, d. h. der Wärmetransport vom Kern zur Schale wird über Änderungen der peripheren Durchblutung (kutane Vasokonstriktion bzw. Vasodilatation) gesteuert. Mit zunehmender Wärme- oder Kältebelastung ist das Herz-Kreislauf-System bei der Thermoregulation zunehmend gefordert. Zusätzlich zur vasomotorischen Regelung erfolgen bei Kälte eine Zunahme der Wärmebildung (chemische Temperaturregulation), Steigerung des Muskeltonus, Kältezittern und zitterfreie Thermogenese. Unter warmen Bedingungen, bei denen die Regulationen vorwiegend von den inneren Rezeptoren ausgelöst werden, steigt über die Vasodilatation die Durchblutung der Körperschale und damit auch die Hauttemperatur an. Damit werden die Möglichkeiten der Wärmeabgabe an die Umgebung durch Konvektion und Abstrahlung verbessert. Für einen wirksamen Wärmefluß vom Körperkern zur Schale sollte aber die Hauttemperatur möglichst niedrig gehalten werden. Hierzu dient die Bildung von Schweiß in den Schweißdrüsen der Haut; der Schweiß verdunstet auf der Hautoberfläche, entzieht ihr Verdampfungswärme und kühlt sie damit ab. Dieser Mechanismus ist die wesentliche Voraussetzung zur Wärmeabgabe bei Lufttemperaturen in der Nähe der Körpertemperatur oder darüber sowie bei körperlicher Arbeit.

Die Erträglichkeit von Hitze und Kälte, die Anpassung an die Änderungen der thermischen Bedingungen mit den Jahreszeiten lassen sich durch chronische Umstellungen des autonomen Thermoregulationssystems verbessern. Diese in Zeiträumen von Tagen bis Monaten ablaufenden Akklimatisationen bewirken einen ökonomischeren Einsatz der Thermoregulationsmechanismen. Bei Hitzeakklimatisation findet man eine deutlich gesteigerte Schweißproduktion (1 l/h) und statt profuser Schweißausbrüche eine gleichmäßigere Sekretion mit geringerer Elektrolytkonzentration. Bei langfristigem Aufenthalt in heißem Klima vermehrt sich darüber hinaus die Zahl der aktiven Schweißdrüsen.

Bei ungenügender Entwärmung, z. B. bei Behinderung der Verdunstung durch fehlende Ventilation bei hohem Wasserdampfgehalt der Luft, durch unangepaßte Bekleidung und Aktivität oder durch Wärmegewinn bei Sonneneinstrahlung, steigt trotz maximal arbeitender Stellglieder im Regelkreis die Körpertemperatur an. Es kommt insbesondere bei älteren kreislauflabilen Menschen zum Hitzekollaps durch Blutdruckabfall und entsprechende Unterschreitung eines bestimmten Schwellenwertes für die Gehirndurchblutung, weil infolge der starken Vasodilatation der Hautgefäße ein Mißverhältnis zwischen zirkulierender Blutmenge und Gefäßkapazität entsteht. Die beiden Regelkreise für Blutdruck und Kerntemperatur sind „vermascht", und in Konkurrenzsituationen unterliegen die gefäßverengenden Impulse der Blutdruckregulation den gefäßerweiternden der Thermoregulation. Mit zunehmender Hyperthermie verliert der Hypothalamus seine Fähigkeit zur Thermoregulation. Die Schweißrate sinkt drastisch, und damit auch die Wärmeabgabe. Hohe Körperkerntemperaturen von 41–43° C im Gehirn führen zur irreversiblen Zerstörung von Neuronen. Delirium, Krämpfe und Bewußtseinsschwund kennzeichnen das Erscheinungsbild dieser als Hitzschlag oder Sonnenstich bezeichneten Krankheit.

Unter starker Abkühlung kommt es ebenfalls zu Bewußtseinsstörungen und Irregularitäten bei der Herzarbeit. Bei 27° C Körperkerntemperatur tritt Kältetod durch Kammerflimmern ein.

3.1.2 Epidemiologische Untersuchungen

Korrelationsstatistische Untersuchungen über die Beziehung von Mortalitätsdaten von ischämischen Herzerkrankungen, Hirngefäßerkrankungen, Pneumonie, chronischer Bronchitis und Grippe zu den thermischen Bedingungen zeigen generell einen Jahresgang mit Maximum im Februar (also 3–4 Wochen nach dem Temperaturminimum) und Minimum im August. Im gemäßigten Klima Mitteleuropas ist der Jahresgang stärker ausgeprägt als im kälteren Nordeuropa.

Die Zuordnung der täglichen Gesamtmortalitätsrate zur thermischen Belastung in Baden-Württemberg ergibt, daß das Minimum unter Behaglichkeitsbedingungen auftritt (Abb. 4.22). Mit zunehmendem Kältestreß steigt die Mortalitätsrate an. Für die Sterbezahlen an Herz- und Kreislauferkrankungen nach ICD 390–459 ergibt sich ein sehr ähnliches Bild.

Mit zunehmender Wärmebelastung steigt – zeitlich im saisonalen Minimum der Mortalität – die Mortalitätsrate ebenfalls an (s. Abb. 4.22). Untersuchungen in USA, Kanada, Griechenland (1987 bei einer Hitzewelle 4000 Tote über dem Erwartungswert innerhalb einer Woche, davon allein 2000 in Athen) und China zeigen, daß die Effekte häufig erst nach der Überschrei-

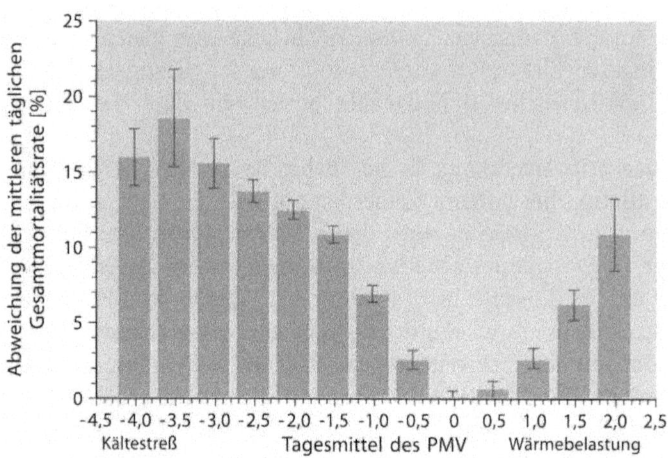

Abb. 4.22. Relative Abweichung der mittleren täglichen Gesamtmortalitätsrate in Baden-Württemberg 1968–1992 in Abhängigkeit von der thermischen Belastung. Der *PMV-Wert* ("predicted mean vote", durchschnittliches Empfinden auf einer psychophysischen Skala) ist ein Maß für die thermische Belastung, berechnet mit einem Wärmebilanzmodell entsprechend Abb. 4.23

tung einer Wärmebelastungsschwelle, die in den verschiedenen Klimaten unterschiedlich liegt, auftreten. Betroffen sind überwiegend Personen mit Herz-Kreislauf-Erkrankungen.

Die Mortalitätsrate folgt den extremen Änderungen in den thermischen Bedingungen (Kaltlufteinbrüchen, Hitzewellen) erst mit einer Phasenverschiebung von 1–2 Tagen. Insbesondere bei Hitzewellen wirken sich die ersten Ereignisse im Jahr deutlicher aus als spätere, selbst wenn diese eine höhere Intensität aufweisen. Dies liegt einmal an dem Effekt, daß moribunde Personen bei späteren Wellen bereits verstorben sind, aber auch daran, daß die Überlebenden sich physiologisch oder durch Verhaltensanpassung akklimatisiert haben.

Weitergehende Untersuchungen des Zeitverhaltens von Mortalitätsdaten zeigen, daß die Zunahme bei Hitzewellen nicht vollständig durch eine anschließende Mindersterblichkeit ausgeglichen wird. Damit liegt nicht allein Vorsterblichkeit vor, sondern durchaus Übersterblichkeit, d. h. es sterben auch Personen, die ohne diese temporäre Belastung noch lange hätten leben können.

Auch wenn die medizinische Relevanz der thermischen Umweltbedingungen über die Betrachtung von Mortalitätsdaten besonders deutlich wird, muß angenommen werden, daß bei extremen Bedingungen auch sonst Gesunde in Leistungsfähigkeit und Wohlbefinden beeinträchtigt werden, Menschen mit krankheitsbedingter mangelhafter Anpassungskapazität aber schon bei geringeren äußeren Störungen mit einer Verschlechterung ihres Zustandes reagieren.

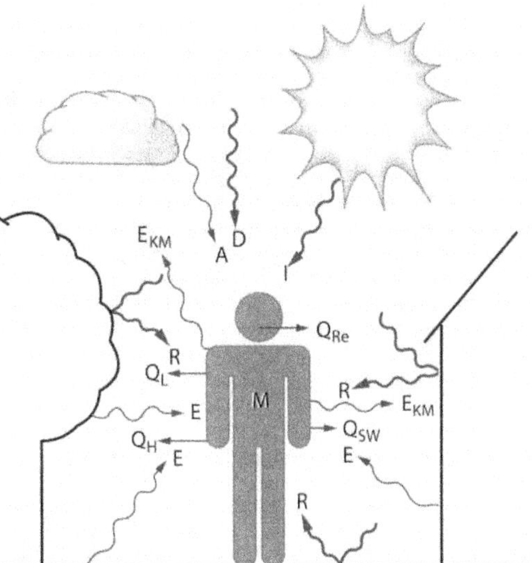

Abb. 4.23. Der thermische Wirkungskomplex. *M:* Gesamtenergieumsatz, *QH:* turbulenter Fluß fühlbarer Wärme, *QSW:* turbulenter Fluß latenter Wärme (Schweißverdunstung), *QL:* Fluß latenter Wärme durch Wasserdampfdiffusion, *QRe:* Wärmefluß über Atmung (fühlbar und latent), *I:* direkte Sonnenstrahlung, *D:* diffuse Sonnenstrahlung, *R:* Reflexstrahlung (kurzwellig), *A:* Wärmestrahlung der Atmosphäre, *E:* Wärmestrahlung der Umgebungsoberflächen, *EKM:* Wärmestrahlung des Menschen

3.1.3 Der Wärmehaushalt des Menschen

Der Wärmeaustausch des Organismus mit seiner Umgebung erfolgt über konvektiven Transport von fühlbarer und latenter (Verdunstung) Wärme, über die kurz- und langwelligen Strahlungsflüsse sowie - meist unbedeutend - über Wärmeleitung (Abb. 4.23). Bei der Konvektion spielt neben dem Gradienten (Temperatur- bzw. Dampfdruckdifferenz zwischen Oberflächen und Atmosphäre) die Windgeschwindigkeit eine Rolle, die dafür sorgt, daß aus einem rein diffusiven ein um 4–6 Größenordnungen effizienterer turbulenter Transport wird. Auch in extrem tropischen Luftmassen im Hochsommer sind im Klima Mitteleuropas die Wasserdampfgehalte maximal nur halb so hoch, wie dies dem Sättigungsdampfdruck bei 33° C mittlerer Hauttemperatur entspricht (50 hPa). Der Wasserdampfgradient ist folglich immer noch groß. Selbst geringe Windgeschwindigkeiten (z. B. durch Fächeln) sorgen für hinreichende Verdunstung und die damit verbundene Abkühlung.

Häufig wird das subjektive Empfinden bei Behinderung der Wärmeabgabe mit dem Begriff „Schwüle“ beschrieben. Für die Benetzung der Hautoberfläche wird dabei die hohe Luftfeuchte verantwortlich gemacht. Hohe Luftfeuchten sind jedoch auch ein Indiz für geringe Windgeschwindigkeiten und damit unzureichenden turbulenten Transport. Mit zunehmendem Wind geht die Belastung deutlich zurück, weil das Wasser auf der Haut leicht verdunsten kann. Die Erklärung für das subjektive Empfinden von Schwüle über die Luftfeuchte beruht also ganz wesentlich auf einer Fehlinterpretation der Beobachtung.

Das unangenehme Gefühl von feuchtklebriger Haut und Kleidung dürfte zumindest im Klima Mitteleuropas eine ebensolche Rolle spielen wie die objektive Belastung. Dies weist auf Einflüsse im psychischen Bereich der Wahrnehmung hin, die durch soziokulturelle und klimatische Erfahrungen und Erwartungen bedingt sind; der thermische Status des Menschen hängt also nicht allein von physiologischen Parametern ab.

Direkte Sonneneinwirkung stellt eine bedeutende Wärmezufuhr für den Organismus dar. Bei Windstille bedeutet der Unterschied zwischen direkter Sonne und Schatten für den Wärmehaushalt des Menschen soviel wie ein Lufttemperaturunterschied von 15° C! Dies entspricht klimatologisch etwa der Temperaturamplitude im Tagesgang an einem Tag ohne Bewölkung oder auch der Differenz der Monatsmittel der Lufttemperatur im Januar und Juli. Durch Aufsuchen von Schatten läßt sich die Wärmebelastung tagsüber häufig vermindern.

3.1.4 Quantifizierung des Wärmehaushaltes

Wesentliche Eigenschaften eines „therapeutisch einsetzbaren Klimas" werden durch die mit Ort und Zeit rasch wechselnden komplexen Bedingungen der Wärmeabgabe geprägt. Eine dosierte Applikation der thermischen Reize erfordert eine Quantifizierung oder zumindest Abschätzung der thermischen Reizstärke, denen der Organismus ausgesetzt wird.

Man bedient sich dazu eines Wärmebilanzmodells entsprechend Abb. 4.23 (S. 503). Nach VDI-3787, Blatt 2, gilt neben ähnlichen Modellen die Diskomfortgleichung (PMV, „predicted mean vote") von Fanger (1972) als „Stand der Wissenschaft". Diese Gleichung, die neben einem Strahlungsmodell den wesentlichen Baustein des „Klima-Michel-Modells" (Jendritzky et al. 1990) darstellt, verknüpft die Wärmeproduktion aufgrund des aktivitätsabhängigen Energieumsatzes unter Berücksichtigung der Bekleidung mit den aktuellen meteorologischen Bedingungen der Wärmeabgabe, die von Lufttemperatur, Luftfeuchte, Windgeschwindigkeit und mittlerer Strahlungstemperatur abhängen. Das Klima-Michel-Modell ist damit in der Lage, physiologisch relevante Aussagen über die thermische Reiz- bzw. Belastungsstärke zu machen.

In Tabelle 4.1 sind exemplarische Werte für den auf 1 m^2 Oberfläche (A_{Du} = Oberfläche des Menschen) bezogenen Gesamtenergieumsatz M bei unterschiedlichen Aktivitäten enthalten. In Abhängigkeit von Lebensalter, Geschlecht, Kondition, Übung und anderen interindividuellen Unterschieden muß insbesondere bei höherer Leistung mit Abweichungen um bis zu ± 25 % von den in Tabelle 4.1 aufgelisteten Umsätzen gerechnet werden. Bei der Berechnung des Wärmehaushaltes mit dem Klima-Michel-Modell wird ein kontinuierlicher mathematischer Ansatz für den Energieumsatz verwendet, in den Gewicht, Anstiegssteilheit (bzw. Gefälle) und Gehgeschwindigkeit eingehen (Laschewski et al. 1994).

Die Bedingungen der Wärmeabgabe können darüber hinaus durch die Wahl der Bekleidung über die Beeinflussung des Wärmeübergangswiderstandes (Tabelle 4.2) zwischen Haut- und Bekleidungsoberfläche entscheidend verändert werden (Verhaltensregulation). Bei gegebenen meteorologischen Bedingungen lassen sich demnach über die beiden nichtmeteorologischen

Tabelle 4.1. Gesamtenergieumsatz und mechanischer Wirkungsgrad bei verschiedenen Aktivitäten. (Nach Fanger 1972)

Aktivität	Fortbewegungs-geschwindigkeit v_F (km/h)	Gesamtenergieumsatz bezogen auf 1 m² Körperoberfläche M/A_{Du} (Wm^{-2})	Mechanischer Wirkungsgrad $\eta(\eta = W/M)$
Schlafen		41	0
Sitzen, ruhig		58	0
Stehen, entspannt		70	0
Gehen:			
in der Ebene	3,2	116	0
	4,8	150	0
	6,4	220	0
aufwärts Steigung:			
5%	3,2	175	0,10
15%	3,2	270	0,19
25%	1,6	210	0,20
Gymnastik		175 bis 230	0 bis 0,1
Tennis		270	0 bis 0,1
Autofahren (Innenstadt)		170	0
Schwere Arbeit (z. B. Straßenbau)		250	0 bis 0,1
Büroarbeit		110	0

Tabelle 4.2. Wärmedurchgangswiderstand der Bekleidung I_{cl} (1 clo = 0,155 Km^2 W^{-1}). (Nach Fanger 1972)

Bekleidungsart	I_{cl} (clo)
Nackt	0,0
Shorts	0,1
Freizeitkleidung mit Shorts	0,3 bis 0,4
Leichte Sommerkleidung	0,5 bis 0,6
Korrekter Straßenanzug	1,0
Anzug und Baumwollmantel	1,5
Schwerer Anzug und Wintermantel	2,0
Polarkleidung	3,0 bis 4,0

Variablen Bekleidung und Aktivität in weitem Bereich die thermischen Reizstärken „einstellen".

Klimatologisch angewendet wird das genannte Verfahren z. B. bei der Berechnung der thermischen Reizstärke eines Kurortes im Jahresgang und damit bei der grundsätzlichen Bestimmung der saisonalen Unterschiede in der klimatherapeutischen Eignung eines Kurortes (s. entsprechende Tabellen im

Deutschen Bäderkalender (Deutscher Bäderverband 1995)) und bei der Zahl der Tage mit Wärmebelastung. Nach den Begriffsbestimmungen des Deutschen Bäderverbandes (1991) darf in einem heilklimatischen Kurort und Luftkurort, einem Kneipp-Heilbad und Kneipp-Kurort im langjährigen Durchschnitt an nicht mehr als 20 Tagen im Jahr Wärmebelastung auftreten. Diese ist dabei definiert als rein rechnerische Abweichung von einer ausgeglichenen Wärmebilanz von 60 Wm^{-2} bei Sommerkleidung (0,5 clo = 0,0775 Km^2W^{-1}) und einem Energieumsatz von 116 Wm^{-2} (Spazierengehen). Auch die Bioklimakarte der Bundesrepublik Deutschland (Jendritzky 1995; s. auch Deutscher Bäderverband 1995) wurde über eine Analyse der 30jährigen Beobachtungen und Messungen an den deutschen Wetterstationen mit Hilfe des Klima-Michel-Modells erzeugt.

Als Basis für Klimatherapiekonzepte und Kurortentwicklungsplanung wurde das Modell KURKLIM entwickelt (Laschewski et al. 1994), das ebenfalls auf dem Klima-Michel-Modell basiert. KURKLIM evaluiert hochaufgelöst die klimatherapeutischen Möglichkeiten auf der Gemarkung eines Kurortes (s. S. 555 ff.) durch Anwendung der Technik des geographischen Informationssystems (GIS). Eingangsdaten sind Landnutzung (Wald, Freifläche, Siedlungsflächen, Gewässer), Topographie im 10-m-Raster sowie das Terrainkurwegenetz. Daraus erfolgt auch die bioklimatologische Bewertung des für die Bewegungs- und Klimatherapie geforderten Wegenetzes nach Belastungsstufen. Wegen der dabei zu berücksichtigenden raschen Änderungen im Energieumsatz (Änderungen der Anstiegssteilheit) und der thermischen Bedingungen (z. B. Unterschied Wald/Freiland oder Exposition) wurde der Klima-Michel-Ansatz um das nichtstationäre Energiebilanzmodell IMEM (Höppe 1989) erweitert, das unter diesen Bedingungen physiologisch noch realistischere Ergebnisse liefert. Für die tägliche Klimatherapie werden aktuelle meteorologische mit den oben beschriebenen hochaufgelösten bioklimatologischen Daten verknüpft, ggf. unter zusätzlicher automatisierter Nutzung allgemeiner und biometeorologischer Vorhersagen. Damit stehen die für die aktuelle Dosierung notwendigen Informationen grundsätzlich zur Verfügung.

Die originale Diskomfortgleichung von Fanger (1972) liefert die Einschätzung der thermischen Bedingungen als PMV-Wert auf der psychophysischen Ashrae-Skala; Null bedeutet Behaglichkeit (minimale Anforderungen an die Thermoregulation), negative Werte bedeuten zunehmend kalte, positive Werte zunehmend warme Bedingungen. Die Skala wird manchmal als schwer verständlich betrachtet. Für den praktischen Einsatz wird deshalb durch ein mathematisches Verfahren statt dessen eine sog. „gefühlte Temperatur" berechnet. Diese vergleicht die tatsächlich vorgefundenen äußeren Bedingungen mit der Temperatur, die in einer Standardumgebung herrschen müßte, um ein identisches Wärme-, Behaglichkeits- oder Kältegefühl zu haben. Die Standardumgebung ist ein tiefer Schatten, z. B. ein Wald, bei dem die Temperatur der Umgebungsflächen, der Blätter, gleich der Lufttemperatur ist und in der nur ein leichter Windzug von 0,1 m/s herrscht. Da der Mensch im Freien meist Aktivität entfaltet, wird eine Leistung angenommen, die einem Gehen mit 5 km/h entspricht. Der betroffene Mensch versucht, seine Kleidung so-

Tabelle 4.3. Thermisches Empfinden und physiologische Belastung in bezug zur gefühlten Temperatur

Gefühlte Temperatur (°C)	Thermisches Empfinden	Physiologische Belastungsstufe
< −39	sehr kalt	extremer Kältestreß
−39 bis −26	kalt	starker Kältestreß
−26 bis −13	kühl	mäßiger Kältestreß
−13 bis +5	leicht kühl	schwacher Kältestreß
+5 bis +17	behaglich	Komfort möglich
+17 bis +26	leicht warm	schwache Wärmebelastung
+26 bis +32	warm	mäßige Wärmebelastung
+32 bis +38	heiß	starke Wärmebelastung
> +38	sehr heiß	extreme Wärmebelastung

weit anzupassen, daß er möglichst im Behaglichkeitsbereich bleibt. An Bekleidung steht der Bereich von sommerlich, d. h. kurzärmeliges Hemd und leichte lange Hose, bis winterlich, d.h. Anzug mit Wintermantel und Hut, zur Verfügung. Die gefühlte Temperatur bewertet dann in Grad Celsius das thermische Empfinden eines Mannes, der 1,75 m groß ist, 75 kg wiegt und etwa 35 Jahre alt ist. Für Frauen gelten entsprechend abgewandelte Bedingungen.

Die gefühlte Temperatur unterscheidet sich meist deutlich von der nach meteorologischen Regeln in 2 m Höhe im Schatten gemessenen Lufttemperatur. Sie steigt unter warmen, sonnigen und windschwachen sommerlichen Bedingungen viel schneller als die Lufttemperatur an und kann im Extremfall in Mitteleuropa bis 15° C über der Lufttemperatur liegen. Bei angenehmen, milden Bedingungen mit schwachem bis mäßigem Wind kann sie aber auch unter die Lufttemperatur absinken, weil mit raschem Gehen und einem Anpassen der Bekleidung gerechnet wird. Unter kalter, insbesondere windstarker äußerer Umwelt sinkt die gefühlte Temperatur um bis zu 15° C unter die Lufttemperatur ab. Die gefühlte Temperatur ist nach der VDI-Richtlinie 3787, Blatt 2 (Entwurf), entsprechend Tabelle 4.3 in eine physiologisch gerechte Bewertung des thermischen Empfindens umzusetzen. Die Lage des Behaglichkeitsbereichs, ausgedrückt mit der gefühlten Temperatur, ergibt sich aus der Annahme eines flotten Gehens und der oben beschriebenen weitgehenden Anpassung der Bekleidung.

3.2 Aktinischer Wirkungskomplex

Aus dem Weltraum fallen sämtliche bekannten Strahlungen in die Erdatmosphäre ein (Schulze 1970). Bei der (masselosen) elektromagnetischen Strahlung sind dies insbesondere kosmische Ultrastrahlung (Wellenlänge unter 10^{-12} m), Röntgenstrahlung (10^{-12} bis 10^{-7} m), UV-Strahlung (100–400 nm), sichtbares Licht (400–800 nm), Infrarotstrahlung (800 nm bis 1 mm), Mikrowellen (1 mm bis 12 cm), Hochfrequenzstrahlung und Radiofrequenzen (unterhalb von 12 cm). Der größte Teil des Frequenzspektrums ist unsichtbar.

Die Atmosphäre ist für weite Bereiche des Spektrums ein so starker Filter, daß die Strahlung den Erdboden nicht oder nur in extrem geringen Bestrahlungsstärken von über 10^{-9} Wm^{-2} erreicht. Die Atmosphäre hat jedoch Fenster für elektromagnetische Strahlung, das optische Fenster zwischen 280 nm und ca. 2 μm, das Infrarotfenster zwischen 8 und ca. 20 μm und das Radiofenster zwischen ca. 1 cm und 100 m Wellenlänge. Im Infrarotfenster führen Spurengase wie CO_2 zunehmend zu einer Verminderung der Abstrahlungsmöglichkeiten der Erdoberfläche in den Weltraum. Aufgrund ihrer Temperatur hat die Erdoberfläche im Bereich des Infrarotfensters ein Maximum der Strahlung, so daß eine verminderte Ausstrahlung bei unveränderter Zustrahlung von Sonnenenergie im optischen Bereich zu einer Erwärmung der unteren 5 km der Erdatmosphäre führt, dem Glashauseffekt.

Neben der von Weltraum und Sonne einfallenden Strahlung entsteht natürlicherweise auch in der Atmosphäre elektromagnetische Strahlung. Dies sind aufgrund der Temperatur der Luft (und des Erdbodens) Strahlung im infraroten Bereich (langwellige Gegenstrahlung der Atmosphäre und langwellige Ausstrahlung des Bodens und anderer Oberflächen) und die von Gewittern ausgehenden „sferics". Sferics sind elektromagnetische Strahlen im Bereich der Radiolangwelle mit einer Wellenlänge bis ca. 30 km. Daneben ist Strahlung aus künstlichen Quellen zu beachten.

Der aktinische Wirkungskomplex umfaßt alle direkten Strahlungswirkungen auf den menschlichen Organismus. Direkte Wirkungen haben in erster Linie die UV-Strahlung und der sichtbare Strahlungsbereich, bei dem neben dem Sehen direkte Wirkungen auf das System Hypothalamus-Hypophyse und damit auch auf endokrine Vorgänge und Psyche belegt sind. Die Wärmewirkung wird auf S. 500 ff. behandelt.

Bei den im sehr langwelligen Teil des Spektrums (im Bereich von Kilometern) auftretenden Sferics ist auch heutzutage umstritten, ob von einer direkten Strahlungswirkung ausgegangen werden kann. Ruhenstroth-Bauer et al. (1994) tendieren aufgrund des Einflusses von künstlich erzeugten Spherics im 10-kHz-Band auf die In-vitro-Aktivität von C6-Glioma-Zellen zu einer direkten Strahlungswirkung. Reiter (1991) billigt Sferics keinerlei direkte biologische Wirkungen zu, sondern sieht sie ausschließlich als Indikatoren für biotrope Wetterbedingungen, die allerdings in vielfachen Untersuchungen gut belegt sind und mit spezifischen Wetterlagen gut korrelieren. Zur Wetterbiotropie s. S. 562 ff.; Grundlagen zur Physik und Meteorologie von Sferics und ihrer Verbindung zur Wetterbiotropie und elektrischen und magnetischen Felder mit extrem niedriger Frequenz sind den Arbeiten von Volland (1982), Reiter (1960), König (1975) sowie der WHO (1984, 1987) zu entnehmen.

3.2.1 Licht

Die menschliche Netzhaut ist lichtempfindlich in einem Bereich zwischen 380 (violett) und 780 nm (rot) mit Maximum bei 550 nm (gelbgrün). Nach

Hollwich et al. (1977) gelangen Lichtreize über einen vom „optischen Anteil“ der Sehbahn unabhängigen „energetischen Anteil“ zum Hypothalamus. Die Lichtinformation wird von der Retina über den retinohypothalamischen Trakt zum suprachiasmatischen Nukleus (SCN) übertragen (Wirz-Justice 1987), dem primären Schrittmacher für zirkadiane Rhythmen. Von hier aus stimulieren Lichtreize über Releasing-Faktoren die biologischen Regelkreise Hypophyse–periphere Hormondrüsen (Hollwich et al. 1977). Auswirkungen auf Kortisol und auf kortisolbeeinflußte Stoffwechselparamter sind nachgewiesen. Der Lichteinfluß hat auch einen induzierenden Einfluß auf Aldosteron, Testosteron, Wachstumshormon (HGH) und schilddrüsenstimulierendes Hormon (TSH). Ein wichtiger neuraler Weg führt vom SCN zur Epiphyse, die über das Hormon Melatonin die Licht-Dunkel-Information an den Gesamtorganismus weitergibt (Wirz-Justice 1987).

Die saisonal abhängigen Depressionsformen (SAD) sind durch regelmäßige, in Herbst und Winter auftretende Depressionen gekennzeichnet, die mit nichtdepressiven Perioden im Frühjahr und Sommer abwechseln (Kasper et al. 1988). Es kommt neben einer charakteristischen depressiven Verstimmung zum Auftreten von erhöhter Schlafdauer, erhöhtem Appetit mit Gewichtzunahme sowie einem typischen Kohlenhydratheißhunger. In mehreren kontrollierten Studien ist ein signifikanter Effekt der Phototherapie mit hellem, weißem, fluoreszierendem Licht mit vollem Spektrum auf SAD nachgewiesen. Eine signifikante Überlegenheit der Augenexposition vor der Hautexposition ist gesichert. Die SAD-Patienten profitieren vorzugsweise von dieser Therapie, wenn sie über Müdigkeit, Angst und inverse Tagesschwankungen klagen.

Die Lichtintensität muß 2500 Lux überschreiten, damit die Phototherapie wirksam wird (Kasper 1991). Die Beleuchtungsstärke durch normale Raumbeleuchtung beträgt etwa 500 Lux. Behandlungen morgens oder morgens *und* abends erbringen bessere Erfolge als Behandlungen mittags. Im Freien werden unter Bedingungen ohne Horizonteinschränkungen bei wolkenlosem Himmel mittags auch im Winter Globalbeleuchtungsstärken von 30 kLux auf die horizontal liegende Fläche erreicht, die bei sommerlichem Sonnenhöchststand Werte von 100 kLux leicht überschreiten (Abb. 4.24). Bei einem mit tiefen Wolken bedeckten Himmel werden in den Wintermonaten in der Mittagszeit 5000 Lux nur noch geringfügig überschritten. Entsprechend dem Sonnenstand sind die Werte um 8.00 Uhr morgens gegenüber den Mittagswerten wesentlich erniedrigt.

Das natürliche Lichtangebot in Räumen hängt in starkem Maße von der Orientierung der Fenster und ihrer Größe ab. An einem Hochsommermittag ist an einem nach Norden ausgerichteten Fenster nur noch mit einer Beleuchtungsstärke von ca. 18 kLux zu rechnen. Bei einen Fenster von 1 m^2 unterschreitet dann die Beleuchtungsstärke in einem Raum im Abstand von einem Meter vom Fenster den Wert 2500 Lux deutlich. An einem nach Süden ausgerichteten Fenster wird etwa die 3fache Beleuchtungsstärke gemessen.

Erwachsene Menschen halten sich zu durchschnittlich mehr als 80% ihrer Zeit in Innenräumen auf. Die Beleuchtungsstärken liegen hier häufig unter 1000 Lux. Ein regelmäßiger Aufenthalt im Freien kann sich deshalb über die

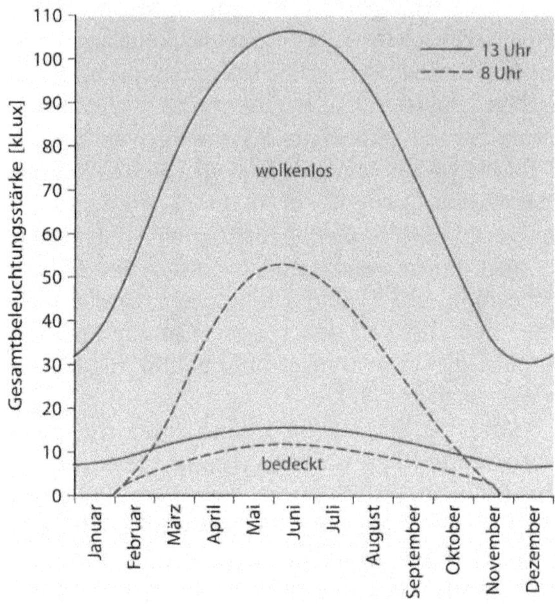

Abb. 4.24. Globalbeleuchtungsstärke in Freiburg an Tagen mit wolkenlosem und bedecktem Himmel

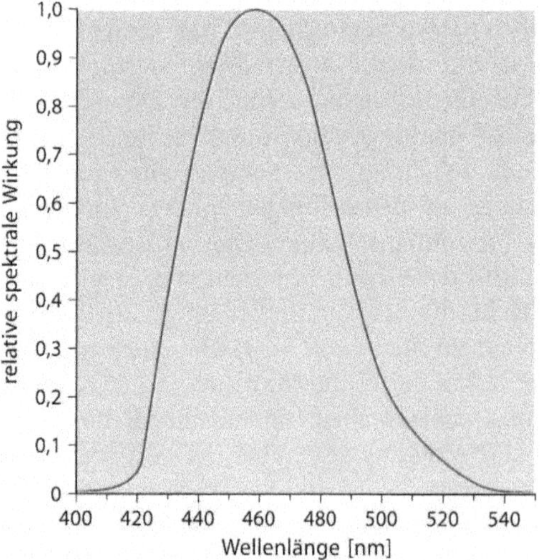

Abb. 4.25. Relative spektrale Wirkungsfunktion der Bilirubindissoziation (DIN 5031/10 1979)

Lichtwirkung günstig auf Vegetativum und Stimmungslage auswirken und meteoropathologischen Störungen (Klinker 1989) gegensteuern und ist ein wesentlicher Faktor der Therapie im Kurort.

Klinische Bedeutung hat das sichtbare Licht auch bei der Behandlung des Icterus neonatorum. Durch Bestrahlung der Neugeborenen mit vorwiegend blauem Licht (410–550 nm) kann der Bilirubingehalt des Serums deutlich ge-

Tabelle 4.4. Spektrale Unterteilung des Ultravioletts (UV)

UV-Einteilung	Wellenlänge λ (nm)	Klassifizierung	Hauptwirkung
UV-A	400–315		
$UV\text{-}A_1$	400–340	langwelliges UV	Pigmentierung
$UV\text{-}A_2$	340–315		
UV-B	315–280	mittelwelliges UV	Erythem
UV-C	280–100	kurzwelliges UV	Bakterienabtötung

senkt werden. Die relative spektrale Wirkungsfunktion des Lichts für die Bilirubindissoziation entsprechend DIN 5031, Teil 10 (1979), zeigt Abb. 4.25. Das Bilirubin wird durch das Licht in nichttoxische Produkte zerlegt, die ausgeschieden werden.

3.2.2 Ultraviolette Strahlung

Der spektrale Bereich der UV-Strahlung (UV) reicht von 100 bis 400 nm Wellenlänge und ist von besonderer photobiologischer und damit auch therapeutischer Bedeutung. Er wird nach der biologischen Wirkung grob entsprechend Tabelle 4.4 unterteilt. Im langwelligen Anteil (UV-A) wird nach neueren Erkenntnissen über die photobiologischen und therapeutischen Wirkungen noch nach den Anteilen UV-A1 und UV-A2 unterschieden (Piazena u. Meffert 1994). Die außerhalb der Atmosphäre von der Sonne angebotene Energie im UV-Bereich ist mit 8% der gesamten zugestrahlten Energie verhältnismäßig klein und wird durch Absorption in der Atmosphäre absolut und relativ weiter geschwächt. Die Energie im UV-Bereich hat dann nur noch einen Anteil von ca. 5% an der gesamten Bestrahlungsstärke am Erdboden, der Anteil des UV-B beträgt ca. 0,3%. Die biologische Wirkung ist jedoch beträchtlich, da die Energie des einzelnen Photons mit abnehmender Wellenlänge λ proportional zu $1{,}24/\lambda$ zunimmt (Feister u. Dehne 1994).

Atmosphäre und UV-Strahlung

Die von der Sonne zugestrahlte Energie wird von der Erdatmosphäre wellenlängenabhängig durch Streuung an Molekülen, Wassertröpfchen, Eiskristallen und Aerosolen sowie durch Absorption insbesondere durch Ozon, aber auch durch (anthropogene) Luftbeimengungen als einem der Mechanismen des photochemischen Smog abgeschwächt. Da bei niedrig stehender Sonne der Weg durch die Atmosphäre besonders lang ist, sind die Bestrahlungsstärken sehr viel niedriger als bei hochstehender Sonne; geographische Breite, Jahres- und Tageszeit bestimmen damit primär die den Erdboden erreichende Strahlungsenergie. Der gestreute (diffuse) Anteil der Strahlung ist bei niedrigem Sonnenstand besonders hoch, entsprechend geht der direkte Anteil auf geringe Werte zurück.

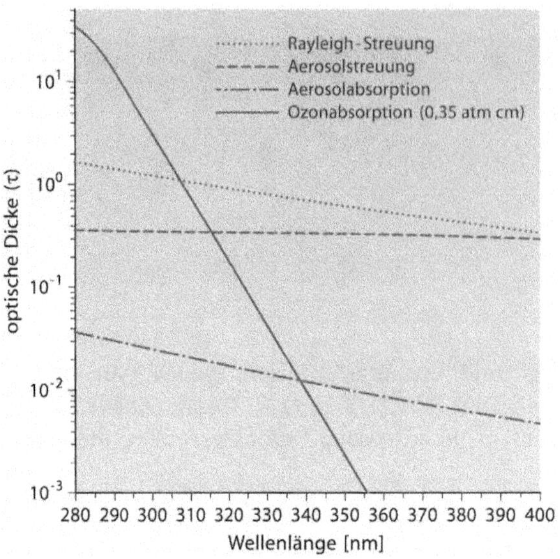

Abb. 4.26. Wellenlängenabhängigkeit von Streuungs- und Absorptionsprozessen durch die Atmosphäre im Ultraviolett. (Nach Green 1983)

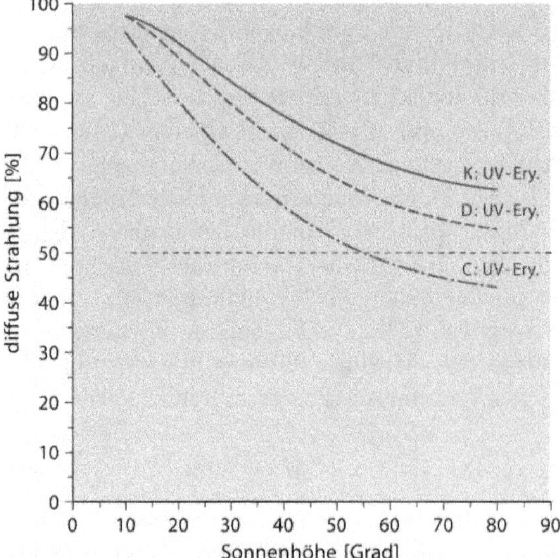

Abb. 4.27. Diffuser Anteil der erythemwirksam gewichteten UV-Strahlung für verschiedene Aerosolgehalte. Meereshöhe, Gesamtozongehalt 330 DU. Aerosolmodelle C und D nach Dave u. Halpern (1976), K nach Shettle u. Fenn (1979), Inversionshöhe 1500 m, Luftfeuchte 50%

Der Terminus *Rayleigh-Streuung* bezeichnet die Streuung an den Molekülen der Atmosphäre. Sie ist proportional zu λ^{-4}, d. h. nimmt mit abnehmender Wellenlänge schnell zu (Abb. 4.26). Entsprechend wird die UV-Strahlung und hier insbesondere das UV-B sehr viel stärker diffus angeboten als das sichtbare Licht. Die Strahlung kommt verstärkt aus dem gesamten sichtbaren Himmelsgewölbe und ist auch im Schatten noch mit verhältnismäßig hohen Anteilen vertreten. Selbst bei hohem sommerlichen Sonnenstand unterschrei-

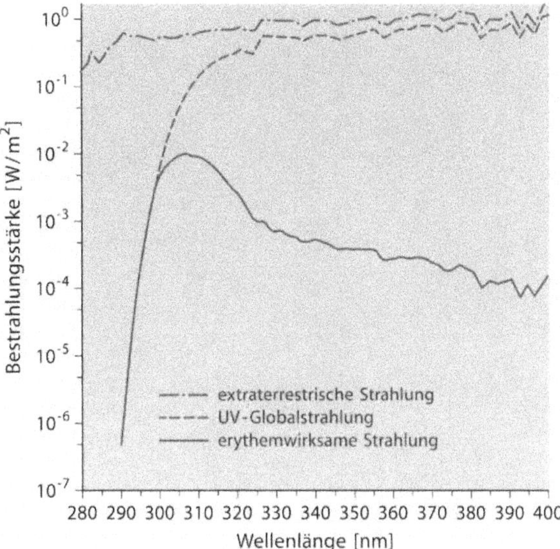

Abb. 4.28. Spektralverteilung der extraterrestrischen Sonnenstrahlung, der UV-Global- und der erythemwirksamen (CIE 1987) Globalstrahlung in Meereshöhe. Gesamtozon: 330 DU

tet der sonnenbrandwirksame Anteil an der diffusen Himmelsstrahlung nur bei Sichweiten größer 50 km (Hintergrundaerosol) die 50%-Marke (Abb. 4.27). Bei den verbreiteteren terrestrischen Aerosolen kontinentalen Ursprungs liegt der diffuse erythemwirksame Anteil im Sommer bei ca. 70%. Im Vergleich dazu beträgt der diffuse Anteil des Lichts bei diesen Bedingungen nur etwa 30%. Wegen der starken Streuung ist die UV-B-Strahlung gleichmäßiger über das Himmelsgewölbe verteilt als das längerwellige UV-A oder gar der sichtbare Spektralbereich, in dem bei hohem Sonnenstand und wolkenlosem Himmel mehr als 50% der Himmelsstrahlung aus der Umgebung der Sonne kommen können.

Die Absorption durch Ozon ist extrem wellenlängenabhängig. Unterhalb $\lambda = 290$ nm erreicht die UV-Strahlung den Erdboden de facto nicht mehr. Die Absorption ist in der wirksamen Hartley-Bande (200–300 nm) so groß, daß eine Schicht reinen Ozons von 0,15 mm mehr als 99% der Strahlung absorbiert (Feister u. Dehne 1994). In der Huggins-Bande (300–350 nm) nimmt die Ozonabsorption rasch um mehrere Größenordnungen ab (s. Abb. 4.26). Es entsteht die charakteristische UV-B-Kante hin zu geringeren Wellenlängen (Abb. 4.28). Der stratosphärische Ozongehalt ist daher die Größe, die bei wolkenlosem Himmel und gleicher Sonnenhöhe die die Erdoberfläche erreichende UV-B-Strahlung am stärksten modifiziert.

Das Ozon in der Atmosphäre hat ein ausgesprochenes Höhenprofil, ca. 90% konzentrieren sich in der Stratosphäre oberhalb etwa 10 km Höhe, mit einem Maximum bei etwa 25 km (Abb. 4.29). Nur 10% finden sich in der Troposphäre, bei großen Schwankungen nur etwa 1% in den unteren 1000 m. Das langjährige Jahresmittel des Gesamtozongehalts, gemessen am Hohenpeißenberg bei München, beträgt 334 Dobson-Einheiten (DU). Würde

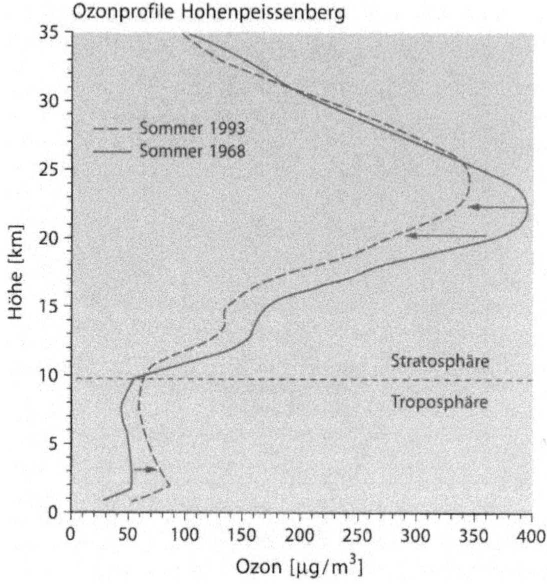

Abb. 4.29. Höhenprofil des Ozons in der Atmosphäre. (Deutscher Wetterdienst 1994)

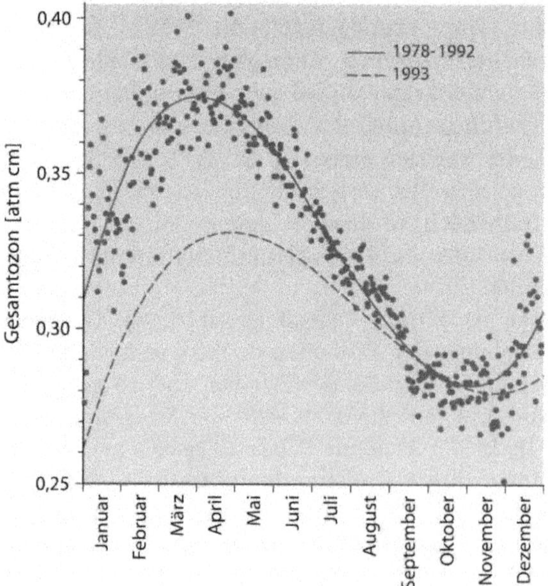

Abb. 4.30. Jahresgang des Gesamtozons über Süddeutschland (1978–1992) und Abweichungen 1993 durch den Einfluß des Pinatubo-Ausbruchs 1991

man das Ozon unter Bodendruck und bei 0° C zusammenziehen, ergäbe dies eine Schicht von 0,334 cm Höhe. Das Ozon zeigt in den höheren Breiten einen auffallenden Jahresgang mit Maximum in den Frühjahrsmonaten und Minimum im Oktober/November (Abb. 4.30). Die Strahlung im UV-B ist deshalb im Herbst-Äquinoktium trotz gleichen Sonnenstandes höher als im Frühjahrsäquinoktium. Der Gesamtozongehalt ist breitenkreisabhängig. Die geringsten Ozonmengen finden sich in den Tropen mit nur ca. 250 DU. Maximale Werte mit bis zu 440 DU treten in den Frühjahrsmonaten der hohen nördlichen Breiten ein. Die Variationen von Tag zu Tag, die wesentlich von den Luftmassenwechseln in der unteren Stratosphäre geprägt sind, sind beträchtlich und können bis zu 30% erreichen.

UV-Strahlung mit Wellenlängen unterhalb von 200 nm kann das zweiatomige Sauerstoffmolekül O_2 in zwei Atome zerlegen. Bei der Kombination mit einem O_2-Molekül kann das dreiatomige Sauerstoffmolekül O_3, Ozon, entstehen. Durch die längerwelligen Anteile des UV wird es wieder in seine Bestandteile gespalten, wobei als Nettoreaktion wieder O_2 entsteht. Dieses dynamische Gleichgewicht zwischen Ozonbildung und -zerstörung wird aufgrund der in die Stratosphäre diffundierten Fluorkohlenwasserstoffe auf ein niedrigeres Niveau reduziert. Während man in den Tropen noch keine Abnahme des Gesamtozons feststellen kann, ist über Mitteleuropa derzeit eine Verminderung um ca. 0,3% pro Jahr gesichert (Enquete-Kommission 1993), wobei sich der Trend zur Abnahme seit etwa 1987 zu beschleunigen scheint. Die Abnahme des Gesamtozons ist v. a. auf die Winter- und Frühjahrsmonate konzentriert. In der Antarktis werden zum Ende des Südwinters Gesamtozonwerte von weniger als 100 DU beobachtet. Verantwortlich sind die bei den tiefen Temperaturen entstehenden stratosphärischen Wolken, die sich bei hochkommender Sonne auflösen, wobei mit Chlor und Brom Substanzen freigesetzt werden, die katalytisch wirkend zu einem verstärkten Ozonabbau beitragen.

Die Aerosolstreuung, d. h. die Streuung der Strahlung an luftgetragenen Eiskristallen und Wolkentröpfchen und besonders an den anthropogenen Luftbeimengungen in den unteren 1500–2500 m über dem Erdboden, verläuft im wesentlichen unabhängig von der Wellenlänge (s. Abb. 4.26, S. 512). Die Schadstoffbelastung variiert in höherem Maße die Höhenabhängigkeit des (erythemwirksamen) UV in den unteren 1000–2000 Höhenmetern (Abb. 4.31). Bei Hintergrundaerosol ist von einer Zunahme der UV-Bestrahlungsstärken von etwa 7% pro 1000 Höhenmeter auszugehen. Bei realistischem Aerosolgehalt für Deutschland und bei einer Inversion von ca. 1500 m Höhe nimmt das erythemwirksame UV um 12–15% pro 1000 Höhenmeter zu.

Die Absorption durch Aerosole ist wieder stärker wellenlängenabhängig (s. Abb. 4.26, S. 512); sie spielt für das erythemwirksame UV jedoch eine nur untergeordnete Rolle und hat ihre Bedeutung v. a. in photochemischen Prozessen mit Spurenstoffen in der unteren Atmosphäre (Sommer-Smog).

Aufgrund des hohen diffusen Anteils ist die Abschwächung der erythemwirksamen UV-Strahlung durch Wolken nicht so stark wie im sichtbaren Spektralanteil. Bei Cirren durch verstärkte Vorwärtsstreuung und bei Cumuluswolken durch Reflexion an den Seitenwänden können sogar etwas erhöhte Strahlungsstärken beobachtet werden. Eine spürbare Abschwächung der Bestrahlungsstärke ist erst ab 6/8-Bedeckung mit mittelhohen oder tiefen Wolken zu erwarten (Abb. 4.32). Die Abschwächung hängt wesentlich von der

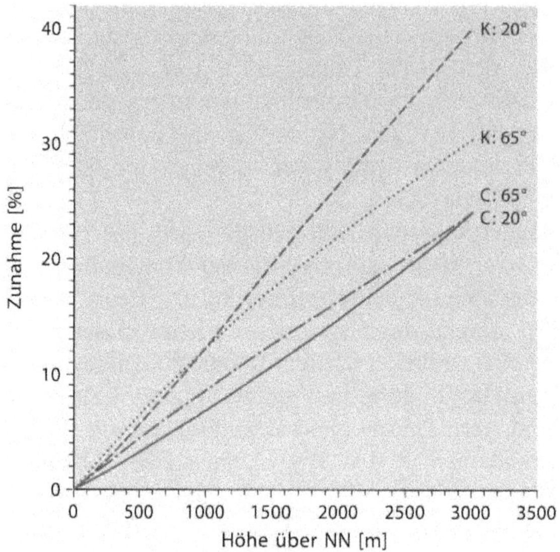

Abb. 4.31. Höhenabhängigkeit der erythemwirksamen UV-Strahlung für verschiedene Sonnenhöhen und Aerosolmodelle (s. Abb. 4.27, S. 512). Gesamtozon: 330 DU. (Modellrechnung nach Schippnick u. Green 1982)

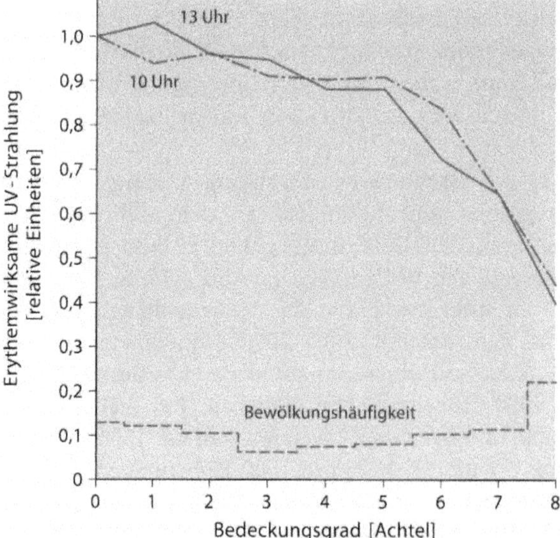

Abb. 4.32. Einfluß des Bedeckungsgrades auf die erythemwirksame UV-Strahlung. Messungen Heiligendamm/Ostsee, Mai bis Juli, 1986–1990

optischen Dicke der Wolken ab (durchscheinend oder opak). In den höheren Lagen der Alpen muß deshalb trotz bedeckten Himmels mit sonnenbrandwirksamen Bestrahlungsstärken gerechnet werden.

Auch die Art des Untergrundes kann die UV-Bestrahlungsstärke durch Reflexion erhöhen. Der Anteil der Albedo ist jedoch mit 2–4% meist gering. Schnee, besonders Neuschnee, reflektiert aber stark und trägt zu einer Erhöhung der erythemwirksamen UV-Strahlung auf die Horizontalfläche von bis zu 25% bei. Die Gefahren sind besonders beim Skifahren erhöht (Schneeblindheit). Auch bei weißem Dünensand, wenn er trocken ist, kann sich die UV-Bestrahlungsstärke um 15% erhöhen. Mit erhöhter Reflexion durch Wasserflächen ist nur im Fall völlig glatter Oberflächen zur rechnen, die an den Küsten i. allg. nicht anzutreffen sind.

Erythemwirksamkeit und UV-Index

Die biologische Wirkung der optischen Strahlung wird wesentlich durch das Streuungs- und Absorptionsverhalten der in den Hautschichten enthaltenen Moleküle sowie deren Dichte bestimmt und weist i. allg. eine starke spektrale Abhängigkeit auf (Abb. 4.33). Biologische Systeme absorbieren selektiv durch bestimmte Komponenten, die Chromophoren. Ihre photochemische Veränderung kann als notwendige, aber nicht hinreichende Bedingung den Ausgang für biologische Effekte bilden (Kiefer 1977).

Der für die Haut dominante akute biologische Effekt ist das Erythema solare, der Sonnenbrand. Die biologische Wirkung ist stark wellenlängenabhängig. Zur Beschreibung des UV-Erythems der menschlichen Haut wird heute die relative spektrale Wirkungsfunktion nach der Definition der Internationalen Beleuchtungsagentur (CIE 1987) verwendet (Abb. 4.34). Die maximale Wirksamkeit, Faktor 1, wird für Wellenlängen kleiner 299 nm erreicht, die Wirksamkeit fällt dann stark exponentiell bis 328 nm auf einen Faktor von $1{,}51 \cdot 10^{-3}$ und von dort bis 400 nm flacher auf $0{,}12 \cdot 10^{-3}$ ab. Die erythemwirksame Bestrahlungsstärke $E_\varepsilon(\mathrm{Wm}^{-2})$ ist dann die mit der relativen Erythemwirksamkeit $\varepsilon(\lambda)$ spektral über λ = 280 bis 400 nm gefaltete Globalbestrahlungsstärke $E_\lambda(\lambda)$ (Wm^{-2}):

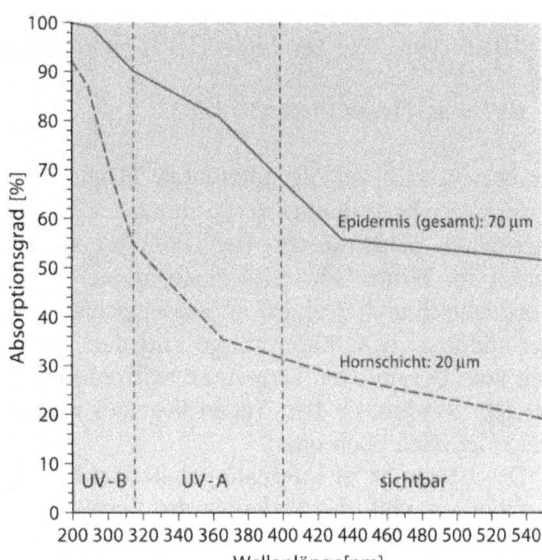

Abb. 4.33. Spektrale Absorption im Stratum corneum und der Epidermis insgesamt. (Nach Bruls et al. 1984)

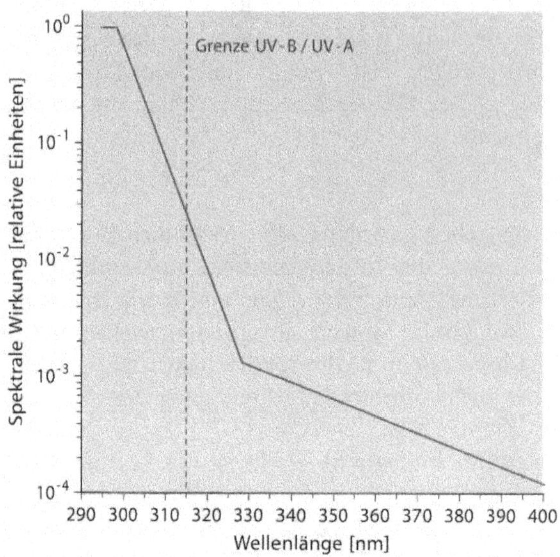

Abb. 4.34. Relative spektrale Wirkungsfunktion für das UV-Erythem der menschlichen Haut. (Nach CIE 1987)

$$E_\varepsilon(\lambda)\ (\mathrm{Wm^{-2}}) = E_\lambda(\lambda) \cdot \varepsilon(\lambda) \cdot d\lambda.$$

Die exponentielle Abnahme der Erythemwirkung mit zunehmender Wellenlänge und damit zunehmender UV-Bestrahlungsstärke führt dazu, daß das Maximum der Erythemwirksamkeit bei ca. 307 nm zu beobachten ist (Abb. 4.35). Insbesondere das UV-A_2 trägt noch ca. 20% zur Ausbildung des Sonnenbrands bei.

Die Weltorganisationen für Gesundheit (WHO) und für Meteorologie (WMO) haben 1995 der Einführung des solaren UV-Index zugestimmt (ICNIRP 1995). Der UV-Index (UVI) ist eine dimensionslose Größe:

$$\mathrm{UVI} = E_\varepsilon\ (\mathrm{Wm^{-2}}) \cdot 40\ (\mathrm{W^{-1}m^2}).$$

Er bezieht sich auf die horizontale Fläche. Die Multiplikation der erythemwirksamen Bestrahlungsstärke mit dem konstanten Faktor 40 führt zu gut merkbaren Zahlenwerten. Der UV-Index variiert in Deutschland zwischen 0 und 1 im Winter sowie im Hochsommer mit Werten zwischen 6 und 7 in Norddeutschland, 7 und 8 in Süddeutschland und bis zu 9 in den Hochlagen der süddeutschen Mittelgebirge und den Alpen (s. Abb. 4.35). In Abhängigkeit vom Gesamtozon können an wolkenlosen Einzeltagen auch höhere Werte erreicht werden. In den Tropen liegt das mittlere Maximum bei 12. Der UV-Index ist nach oben offen.

Der UV-Index ist international standardisiert. Seine Einführung zielt in erster Linie darauf, das Verhalten der Bevölkerung gegenüber der Sonnenexposition zu beeinflussen. Er hat den Vorteil, nicht auf einen speziellen Hauttyp abgestimmt zu sein. Er betont den Aspekt des Sonnenbrandes nicht überpro-

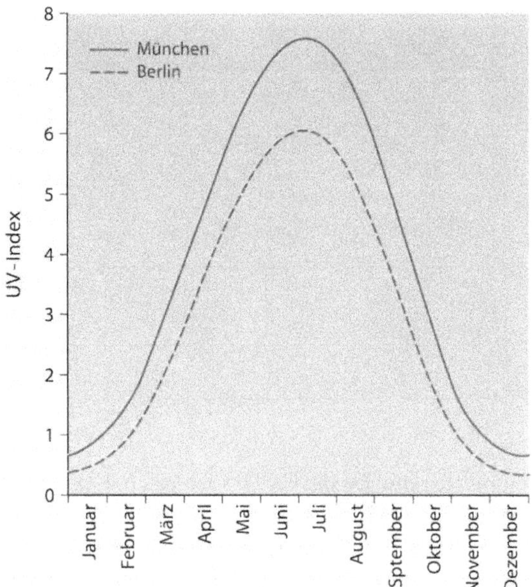

Abb. 4.35. Mittlerer Jahresgang des solaren UV-Index für wolkenlose Bedingungen in Nord- und Süddeutschland in den Jahren 1978–1991

Tabelle 4.5. Schutzempfehlungen für verschiedene Bereiche des UV-Index sowie Sonnenbrandzeiten für den Hauttyp II. (Nach Strahlenschutzkommission 1995)

UV-Index	Belastung	Sonnenbrand möglich	Schutzmaßnahmen
≥ 88	sehr hoch	in weniger als 20 min	unbedingt erforderlich
7–5	hoch	ab 20 min	erforderlich
4–2	mittel	ab 30 min	empfehlenswert
≤1	niedrig	unwahrscheinlich	nicht erforderlich

portional und ermuntert daher besser dazu, die Lebenszeitdosis zu vermindern. Der UV-Index wird der Öffenlichkeit als Tagesmaximum der erythemwirksamen Strahlung berichtet. Bei den Vorhersagen des Deutschen Wetterdienstes und des Bundesamtes für Strahlenschutz werden die Variationen durch die Bewölkung und zumindest die längerfristig anhaltenden Abweichungen des Gesamtozons vom langjährigen Gang sowie durch die Schneedecke berücksichtigt. Zu Empfehlungen für Schutzmaßnahmen in Deutschland hat die Strahlenschutzkommission (1995) einer Gliederung des UV-Index in 4 Stufen zugestimmt (Tabelle 4.5).

Die Erythemschwelle, d. h. die Dosis sonnenbrandwirksamer UV-Strahlung, ab der nach einer Latenzzeit von einigen Stunden gerade eine erkennbare Hautrötung der bestrahlten Areale feststellbar wird, ist sehr stark abhängig vom Hauttyp (Tabelle 4.6) und von vorangegangener UV-Exposition. Die Übergänge zwischen den Hauttypen sind fließend. Als minimale ery-

Tabelle 4.6. Hauttypen und Erythemschwelle. (Nach Greiter 1984)

Hauttyp	Häufigkeit (%)	Hautreaktion und ethnische Zuordnung	Schwellendosis (Jm^{-2})
I	2	immer schnell Sonnenbrand, kaum oder keine Bräunung auch nach wiederholten Bestrahlungen (keltischer Typ)	200
II	12	fast immer Sonnenbrand; mäßige Bräunung nach wiederholten Bestrahlungen (hellhäutiger europäischer Typ)	250
III	78	mäßig of Sonnenbrand, fortschreitende Bräunung nach wiederholter Bestrahlung (dunkelhäutiger europäischer Typ)	350
IV	8	selten Sonnenbrand, schnell einsetzende und deutliche Bräunung (mittelmeerischer Typ)	450

themwirksame Dosis (MED) ist nach CIE (1987) die Schwellendosis für die nicht vorbestrahlte Haut definiert; für den Hauttyp II beträgt sie 250 Jm^{-2}. Die Dosis Jm^{-2} wird berechnet aus der Expositionszeit s multipliziert mit der mittleren erythemwirksamen Bestrahlungsstärke Wm^{-2} während der Exposition.

Physiologische Wirkungen der UV-Strahlung

Die photobiologischen Wirkungen des UV-B konzentrieren sich zu den wesentlichen Teilen auf die Epidermis, in der mehr als 90 % der einfallenden Strahlung absorbiert werden (s. Abb. 4.33, S. 517). Vom UV-A erreichen schon etwas höhere Anteile (20–30 %) auch die darunter anschließende Dermis und haben in dieser schon mit Blutgefäßen versorgten Schicht ihre Wirkung.

Unter UV-Bestrahlung wird in Abhängigkeit vom Hauttyp die Pigmentierung in Gang gesetzt, die je nach betrachtetem photobiologischem Ziel (Erythem, Hautkrebs) sehr unterschiedliche Schutzwirkungen aufweist (Kollias et al. 1991). Es sind zwei Mechanismen zu unterscheiden (IRPA/INIRC 1991; WHO 1994). Die direkte Pigmentierung beginnt unmittelbar mit der Exposition durch UV-Strahlung, wobei UV-A am effektivsten wirkt und das bereits vorhandene Melanin dunkelt (Abb. 4.36). Direkte Pigmentierung tritt nur bei Personen mit einer zumindest geringen konstitutiven Bräunung ein, sie verblaßt einige Tage nach Exposition. Die Spätpigmentierung (Melanogenese) benötigt mehr als 3 Tage zur Entwicklung. Sie wird am effektivsten durch UV-B angeregt. Sie ist dauerhafter als die direkte Pigmentierung, was aus einer Erhöhung von Anzahl, Größe und Pigmentgehalt der Melanosomen und nicht einer Erhöhung der Zahl der Melanozyten resultiert.

In der Basalschicht sind zwischen den Keratinozyten Melanozyten zu finden, die für die Pigmentierung (Hautfärbung) verantwortlich sind. Sie produzieren Melanin unterschiedlichen Reifungsgrades und Typs. Die Melanozyten bilden dabei häufig auch zusätzliche dendritische Ausläufer, über die Pigment in die Keratinozyten gelangen kann (Schallreuter 1992) und letztend-

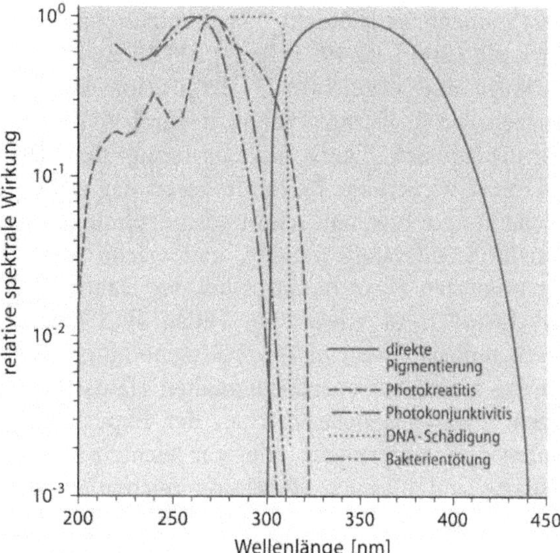

Abb. 4.36. Relative spektrale Wirkungsfunktionen für Pigmentierung, Photokeratitis, Photokonjunktivitis und Bakterientötung (DIN 5031, Teil 10 1979) sowie DNA-Schädigung (Sutherland et al. 1994)

lich über die Hornschüppchen abschilfert. Eumelanin (schwarz) und Phäomelanin (rot) sind in variablem Verhältnis entsprechend der genetischen Disposition gemischt und in Melaninkörnern, den Melanosomen, konzentriert (Cesarini 1987).

Bei entsprechendem Reifungsgrad trägt das Melanin zu verstärkter Streuung und Absorption von Strahlung ohne bevorzugte Absorptionsbanden bei und vermindert dadurch unerwünschte physiologische Wirkungen. Als Reaktion auf UV-B-Bestrahlung kommt es langfristig zu einer Hyperplasie der Epidermis, der sog. Lichtschwiele. Dabei wird vermehrt Keratin gebildet, wodurch sich durch Umwandlung der Keratinozyten im Stratum granulosum die Hornschicht verdickt. Die Hyperplasie der Epidermis ist durch Abschwächung, Absorption und Streuung schon in der Hornschicht der wichtigste UV-B-Schutz. Gut pigmentierende Personen können damit im Extremfall adaptiv Eigenschutzfaktoren bis zum 40fachen einer minimalen Erythemdosis (MED) aufbauen (Wiskemann 1992). Da UV-A nicht zu einer Vedickung der Epidermis beiträgt, schützt die UV-A-Pigmentierung nicht so wirksam gegen weitere UV-Exposition wie eine vergleichbare Pigmentierung, die durch UV-B hervorgerufen wurde (WHO 1994).

Schäden durch UV-B-Bestrahlung entstehen durch Überdosierung. Es sind akute, i. allg. reversible und chronische, irreversible Schäden zu unterscheiden. Akute Effekte entstehen schnell und sind von kurzer Dauer, chronischen Effekten geht eine langanhaltende und wiederholte Exposition voraus (Breitbart 1993).

Akute UV-Wirkungen

Der Sonnenbrand, die sog. Lichtentzündung, ist die verbreitetste akute UV-Wirkung (Breitbart 1993; Kiefer 1977). Er ist eine akute Verletzung der Haut als Folge einer exzessiven UV-Exposition. Die Rötung entsteht nach einer Latenzzeit von 3 bis maximal 12 h durch die Erweiterung des Gefäßplexus der Dermis. Die Schädigung läuft bevorzugt über DNA-Läsionen, genauer die abschattend wirkenden Pyrimidinbasen der DNA (Roza et al. 1987), und zahlreiche andere biochemische und morphologische Veränderungen, z. B. durch aktivierte Sauerstoffprodukte, hauptsächlich im Zellkern ab (Sage 1993). In der mildesten Form bleibt es bei der Hautrötung, die innerhalb einiger Tage verschwindet. In schwereren Fällen sind Ödem, ab ca. 3facher minimaler Erythemdosis (Cesarini 1987) Blasenbildung, Schmerzhaftigkeit und Abschälen der zerstörten oberflächennahen Hautschichten (Desquamation) nach einigen Tagen graduelle Zeichen der Expositionsintensität. In der Epidermis finden sich Änderungen, die von leichten Kern- und Plasmaschäden bis zur Nekrose und blasigen Abhebung reichen. In der darunterliegenden Dermis stehen Ödem und Gefäßerweiterung im Vordergrund; Leukozytenemigration und Blutungen weisen auf schwere Entzündungsgrade hin. Sekundär sind damit Infektionen und systemische Effekte, ähnlich Hautverbrennungen ersten und zweiten Grades, verbunden. Narbenbildung tritt nur auf, wenn die Nekrose über die Basalschicht hinausgegangen ist. Die spektrale Wirksamkeit der UV-Strahlung wird durch das Aktionsspektrum der Haut beeinflußt (CIE 1987).

Auf zellulärer Ebene bilden insbesondere Proteine, Nukleinsäuren (DNA, RNA), Urokaninsäure und Lipide Angriffspunkte der UV-Strahlung. Von besonderer Bedeutung ist der Effekt auf die DNA, wobei Einzel- und Doppelstrangbrüche, Dimerisation des Pyrimidin und die Bildung von Protein-cross-Links auftreten. Diese können über Exzisionsreparatur, Photoreaktivierung, bei der wiederum UV eine Rolle spielt, und Postreplikationsreparatur behoben werden (Britt 1994; Tevini 1993; Roza et al. 1987). Infolge von Strahlungsüberdosierungen ist mit einer erhöhten Wahrscheinlichkeit fehlerhafter Reparaturen zu rechnen, die zu Mutationen und Schädigungen der Zelle Anlaß geben.

Die Epidermis stellt als äußerste aktive Grenzschicht zwischen Umwelt und Organismus eines der wichtigsten Immunorgange dar (Urbach 1987; Krutmann u. Elmets 1989; Morison 1989; Barth 1992; Piazena u. Meffert 1994). Eine UV-Exposition der Haut kann sowohl immunstimulierende als auch -suppressive Wirkungen haben. Lokale Immunsuppression in der Haut wird bereits durch relativ geringe UV-B-Strahlendosen ausgelöst. Sie ist mit einer funktionellen und/oder strukturellen Veränderung der Langerhans-Zellen in Richtung auf verminderte antigenpräsentierende Eigenschaften verbunden und wird später durch Einwanderung anderer Zellen überwunden und von einer Phase verstärkter Antigenpräsentation abgelöst. Folge der lokalen Immunsuppression sind Affektionen, z. B. in Form des rezidivierenden Herpes simplex. In der Diskussion ist, ob diese Immunsuppression möglicherweise gegen Autoimmunreaktionen schützt. Keratinozyten synthetisieren Interleukin 1, das metabolische, immunologische und hämatologische Wirkungen vermittelt, das ZNS beeinflußt und die akut entzündlichen Reaktionen anstößt. Sehr hohe Strahlungsdosen führen zu systemischer Immunsuppression, die mit einem Verlust antigenpräsentierender Fähigkeiten von Milzzellen und mit der Ausbildung spezifischer T-Suppressor-Lymphozyten einhergeht.

Akute Effekte am Auge sind insbesondere (Photo-) Keratitis und Konjunktivitis. Die Keratitis ist eine Entzündung der Hornhaut des Auges ähnlich dem Sonnenbrand (s. Abb. 4.36, S. 521) mit hohen Wirkungen im UV-B-Spektrum; Schwellendosis 40 Jm^{-2} (Bernhardt u. Matthes 1987). Betroffen sind i. allg. die Epithelzellen der Vorderfläche. Nach einer Latenzzeit von 6–12 h, invers zur Schwere der Exposition, treten Schmerzen auf, die einem Gefühl von Sand in den Augen entsprechen, sowie Photophobie, Tränen und Spasmen der Augenlider. Die Symptome verschwinden nach 24, in schweren Fällen nach 48 h. Es gibt Hinweise auf eine Verminderung der Dicke der Hornhaut als Langzeitfolge. Eine Toleranz gegenüber UV, wie etwa die Lichtschwiele der Haut, entwickelt das Auge nicht, sondern es wird bei wiederholter Exposition empfindlicher. Die spektrale Wirkung für die Konjunktivitis liegt überwiegend bei Wellenlängen unterhalb von 300 nm und ist somit vom natürlichen UV-Angebot weniger betroffen; die Schwellendosis beträgt 50 Jm^{-2} (Bernhardt u. Matthes 1987). Zu beachten ist die Geometrie des Auges, die Wirkungen bei niedrigeren Sonnenständen begünstigt (Sliney 1994), d. h. insbesondere auch bei stark UV-reflektierendem Boden, also über Schnee, besonders stark Neuschnee (Reflexionsvermögen ca. 85%), und auch über trockenem, weißem Dünensand (15–18%).

Bei der Photosensibilisierung (BGA 1987; WHO 1994) handelt es sich um eine immer eintretende Reaktion, die in der Regel durch bestimmte Pflanzen, Lebensmittel, Kosmetika und v. a. Medikamente verursacht wird, die der Haut von innen zugeführt, aber auch lokal auf die Haut aufgetragen wurden. Zu den äußerlich angewendeten Stoffen zählen dazu insbesondere Teerinhaltsstoffe und Antimykotika, zu den innerlich angewandten Sulfonylharnstoff, Sulfonamide und auch einige Antibiotika (Matthes 1994). Daneben wurden empfindlichkeitssteigernde Pharmaka (Psoralen/PUVA) entwickelt, die gezielt appliziert werden, und ihre Wirkung nur an Stellen entwickeln, die UV-A-bestrahlt werden.

Chronische UV-Wirkungen

Die durch langanhaltende und wiederholte Exposition (auch ohne akute Prozesse) hervorgerufenen chronischen Effekte sind in deterministische, z. B. Hautalterung und Linsentrübung, und stochastische Effekte, z. B. Hautkrebs, zu trennen.

Frühzeitige Hautalterung, die sog. Elastose (Swicord u. Godar 1993), entsteht durch kumulative Exposition der Haut gegenüber UV-B und UV-A. Geschädigt sind überwiegend die elastischen Fasern, das Kollagen (Kligman 1991) und die Mikrogefäße der Dermis. Sonnenschutzcremes mit Breitbandwirkung (UV-B plus UV-A) schützen vor Hautalterung besser als solche nur mit UV-B-Schutz. Pterygium und Alterskatarakt (Marshall 1987; IRPA/INIRC 1991; WHO 1994) sind chronische Effekte am Auge.

Hautkrebs ist in der weißen Bevölkerung die häufigste Krebsart (Cesarini 1987; Mampel u. Franke 1990; IRPA/INIRC 1991; Keck et al. 1991; Wiskemann 1992; Breitbart 1993; WHO 1994). Sie hat in den letzten 4 Jahrzehnten einen überproportionalen Anstieg der Inzidenz erlebt, z. B. mit einem Faktor von 10 im Süden der USA. Wesentlicher Grund ist das geänderte Freizeitverhalten mit erhöhten Aktivitäten im Freien bei bewußt angestrebter sportlicher Hautbräunung. Es wird zwischen Nicht-Melanomen (Basaliomen und Spinaliomen) und malignen Melanomen unterschieden. Die Nicht-Melanome und das sich aus Pigmentflecken entwickelnde Lentigo-maligna-Melanom sind praktisch ausschließlich auf den immer unbedeckten Körperpartien (Gesicht, Nacken, Hände) sowie spezifischen Sonnenterrassen des Körpers (Glatze, Nasenrücken, Unterlippe, Ohrhelix, Unterarmen und Fußrücken) lokalisiert. Die Melanome kommen in allen Hautpartien vor, bei Männern vorwiegend am Rumpf, bei Frauen an den Unterschenkeln.

Nicht-Melanome sind stochastisch als abhängig von der kumulierten Lebenszeitdosis erythemwirksamer Strahlung anzusehen. Dies wird aus Tierversuchen geschlossen, weil die Wirkungskurven für Erythem beim Menschen und für die Erzeugung von Spinaliomen bei haarlosen Mäusen weitgehend identisch sind (Urbach 1987). Bei ca. 90% wird mit einer UV-Induktion gerechnet (Keck et al. 1991).

Bei Melanomen ist der Einfluß der UV-Strahlung weniger eindeutig nachweisbar, aus epidemiologischen Schlüssen aber wohl gerechtfertigt (Koh et al. 1990). Melanome manifestieren sich 20–30 Jahre früher als Nicht-Melanome (Wiskemann 1992). Das individuelle Risiko von Personen mit einer größeren Anzahl von Naevi (Muttermalen) und von Personen des Hauttyps I und II ist höher. Heute wird davon ausgegangen, daß intermittierende, kurzzeitig exzessive Bestrahlung die Induktion setzt (Keck et al. 1991; Schöpf 1994), da die Repairmechanismen für DNA-Schäden und die Immunlage gestört sind. Häufigere und stärkere Sonnenbrände in der Kindheit sind ein erheblicher Risikofaktor (Matthes 1994).

Die Wirkung einer Verminderung des Gesamtozons um 1% auf biologische Systeme über die damit zunehmende UV-Strahlung wird als Strahlungsverstärkungsfaktor (RAF) angegeben. Aus einer Verminderung des Gesamtozongehaltes um 1% ergibt sich deshalb eine Zunahme der Inzidenz für Nicht-Melanome von jährlich 2–3% (van der Leun u. de Gruijl 1993), für das maligne Melanom von ca. 1% (Breitbart 1993).

Zur Vermeidung chronischer Schäden empfehlen Strahlenschutzkommission (1995) und IRPA/INIRC (1991):

- Sonnenbrand immer vermeiden, da sich schädliche Wirkungen zu intensiver Sonnenstrahlung im Laufe des Lebens addieren.
- Mehr als 50 Sonnenbäder im Jahr einschließlich der Nutzung von Solarien sind nicht empfehlenswert (Anstieg des Hautkrebsrisikos).
- Angepaßte Kleidung und eine UV abweisende Sonnenbrille sind der beste Sonnenschutz.

- An längere Sonnenbestrahlung sollte die Haut langsam gewöhnt werden.
- Die Stunden zwischen 11 und 15 Uhr sollten im Schatten verbracht werden, da die Sonnenbrandgefahr mehrfach erhöht ist.
- Es sollten Sonnenschutzmittel mit ausreichendem Lichtschutz verwendet und mindestens 30 min vor dem Sonnenbad aufgetragen werden. Für nicht lichtgewöhnte Haut sind Lichtschutzfaktoren zu verwenden, die mindestens dem doppelten Wert des UV-Index entsprechen, für Kinder mindestens 15. Sonnenschutzmittel sind kein Freibrief für Sonnenbäder.
- Auf Parfüms, Deodorants und andere Kosmetika sollte beim Sonnenbad wegen der Gefahr von Allergien und Hautreizungen verzichtet werden. Bei regelmäßiger Medikamenteneinnahme ist auf Auswirkungen auf die Lichtempfindlichkeit zu achten.

Günstige UV-Effekte

Eine allgemein akzeptierte günstige Auswirkung der UV-B Strahlung ist die Initiierung der Vitamin-D_3-Synthese aus 7-Dehydrocholesterin der Basalschichten der Haut, die Störungen des Phosphor- und Kalzium-Stoffwechsels (antirachitischer Effekt) entgegenwirkt (WHO 1994; Saller 1992). Dazu reichen einmalige Dosen aus, die mit weniger als 200 Jm^{-2} unter der Erythemschwelle der nicht vorbestrahlten Haut liegen. Vitamin D_3 bzw. seine in den Nieren metabolisierte biologisch aktive Form, das 1,25-Dihydroxyvitamin-D_3 (WHO 1994), zeigt die Wirkung eines Steroidhormons und greift in starkem Maße in das endokrine System ein (Saller 1992; Merke 1988) - ein Grund für die Wirksamkeit von Therapien mit UV-Strahlen und der Heliotherapie. Über diese Mechanismen wird in Immunantworten und Makrophagenfunktionen, in Muskel-, Gefäß- und Myokardstoffwechsel sowie in zahlreiche proliferierende Zellsysteme auch der Epidermis eingegriffen. Sonnenschutzmittel unterdrücken die Synthese von Vitamin D_3 in der Haut.

Mit der UV-Therapie sind zahlreiche positive Langzeiteffekte zu erzielen (Barth 1992), etwa eine Verbesserung der dem Immunsystem vorgeschalteten unspezifischen Resistenz, die die Infektanfälligkeit vermindert. Unter serieller künstlicher (Bühring 1986) und unter natürlicher UV-Bestrahlung (Meffert 1992) kommt es zu einer signifikanten Verminderung des Laktatgehaltes des Blutes. Die Resultate entsprechen den Veränderungen nach körperlichem Training. Ob neben einer entscheidenden Umstellung der vegetativen Kreislaufregulation und der Erhöhung der arteriovenösen Sauerstoffspannungsdifferenz damit auch eine Verbesserung des Muskelstoffwechsels verbunden ist, ist noch umstritten. Bäumler et al. (1988) sehen eine Ökonomisierung des Kreislaufs, die im Zusammenhang mit den hormonell-vegetativen Umstellungen steht, und eine Verbesserung der Fließeigenschaften des Blutes.

Natürliche UV-Strahlung in der Therapie

Therapeutisch nutzbar ist das natürliche UV-Angebot (Piazena u. Meffert 1994; Schultze u. Jungmann 1992) primär in der Prävention durch Erreichen der Normaldosierung insbesondere an Vitamin D_3, sekundär durch Stimulierung mit kontrollierter leichter Überdosierung, dem klassischen Verfahren der Kurortbehandlung, bei dem UV positiv als Stressor (Eustreß) im Sinne des allgemeinen Adaptationssyndroms nach Selye eingesetzt wird.

Die wichtigsten Indikationen für die Heliotherapie sind *Hautkrankheiten*. Im Vordergrund steht die Psorias vulgaris, die auch kombiniert mit Thermalsole (Thermalsolephototherapie, TSPT) erfolgen kann (Ständer 1992). Teilweise sind hier auch Erythemdosen indiziert (Schmidt-Kessen 1995). Mit Dosierungen unter oder bis zur Erythemschwelle gibt es Indikationen für die Neurodermitis, besonders bei starker vegetativer Fehlregulation, sowie selteneren Dermatosen, wie Ichthyosis, Prurigo, Lichen ruber, Urtikaria, Dishydrosis, Pyodermie, Akne juvenilis und vulgaris.

Problem der Therapie im natürlichen Sonnenlicht bleibt immer die Dosierung, besonders wenn berücksichtigt wird, daß Sonnenschutzmittel die Vitamin-D_3-Synthese unterbinden können (WHO 1994). Meßwerte der erythemwirksamen Strahlung werden i. allg. bezogen auf die horizontale Fläche ange-

Tabelle 4.7. Bestrahlungszeit in Minuten für die nicht sonnengewohnte Haut bis zur Erythemshwelle für den Hauttyp II, Erythemdosis 250 Jm^{-2}. Modellrechnung für Norderney bei wolkenlosem Himmel, maritimem Aerosol, trockenem Dünensand und mittlerem Jahresgang des Gesamtozons entsprechend Potsdam 1978–1991. (Erythemwikrung nach CIE (1987))

	Sommerzeit								
	9	10	11	12	13	14	15	16	17
April									
1.			96	67	57	56	65	89	
10.			77	56	48	48	55	75	
20.		101	63	47	41	41	47	63	101
Mai									
1.		81	53	41	36	36	41	54	83
10.		71	47	37	33	33	37	48	73
20.	110	63	43	34	30	30	34	44	65
Juni									
1.	98	57	39	31	28	28	31	40	58
10.	93	55	38	30	27	27	30	38	54
20.	91	54	37	29	26	26	29	36	51
Juli									
1.	93	54	37	29	26	25	28	35	50
10.	97	55	37	29	26	25	28	35	50
20.	106	58	39	30	26	26	28	36	52
August									
1.		64	42	31	27	27	30	38	57
10.		71	45	33	29	28	32	41	63
20.		81	50	37	32	31	35	47	74
September									
1.		99	59	42	36	36	42	57	96
10.			68	49	41	42	49	70	
20.			84	59	50	51	61	91	

geben, können also für den liegenden Patienten gut verwendet werden. Für solche Messung ist eine Filterung oder Wichtung spektraler Messungen mit dem Wirkungsspektrum der CIE (1987) erforderlich. Einfachstgeräte erfüllen diese Forderung häufig nicht. Tabellen 4.7 und 4.8 enthalten Bestrahlungszeiten bis zur Erythemschwelle des Hauttyps II, 250 Jm^{-2}, mit nicht vorbestrahlter Haut. Die Zeiten gelten für eine horizontale Fläche, wolkenlosen Himmel und mittlere Jahresgänge des Gesamtozons in Nord- und Süddeutschland. Die Bestrahlungszeiten sind verglichen mit früheren Berechnungen (Schultze u. Jungmann 1992) deutlich kürzer, weil sich die Definitionen von Erythemwirksamkeit und Schwellendosis geändert haben und genauere mittlere Werte des Gesamtozons bekannt sind. Die Umrechnung auf individuelle Bestrahlungszeiten erfolgt durch Multiplikation mit dem Verhältnis der individuellen minimalen Erythemdosis (Jm^{-2}) zu 250. Die individuelle Erythemschwelle läßt sich z. B. mit einer Lichttreppe bestimmen. Die Heliotherapie sollte vorsichtig dosierend begonnen werden (Schmidt-Kessen 1995; Piazena u. Meffert

Tabelle 4.8. Bestrahlungszeit in Minuten für die nicht sonnengewohnte Haut bis zur Erythemschwelle für den Hauttyp II, Erythemdosis 250 Jm^{-2}. Modellrechnung für Schönwald/Schwarzwald, Höhe 1000 m, bei wolkenlosem Himmel, ländlichem Aerosol, Wiese und mittlerem Jahresgang des Gesamtozons entsprechend Hohenpeißenberg 1978–1991. Erythemwirkung nach CIE (1987)

	Sommerzeit								
	9	10	11	12	13	14	15	16	17
April									
1.			75	52	44	43	51	74	
10.		109	62	44	38	38	45	63	113
20.		86	52	38	33	33	39	55	94
Mai									
1.		71	44	33	29	30	35	38	79
10.		62	40	31	27	27	32	43	70
20.	107	56	37	28	25	25	29	39	63
Juni									
1.	96	52	34	26	24	24	27	36	56
10.	92	50	33	26	23	23	26	34	53
20.	91	49	32	25	22	22	25	33	50
Juli									
1.	93	49	32	25	22	22	25	32	49
10.	97	51	33	25	22	22	25	32	49
20.	105	53	34	25	22	22	25	32	50
August									
1.	119	58	36	26	23	23	26	34	54
10.		63	38	28	24	24	27	37	60
20.		70	41	30	26	26	30	41	69
September									
1.		83	47	34	29	29	34	49	89
10.		98	54	38	32	33	40	59	114
20.			64	44	38	39	48	75	

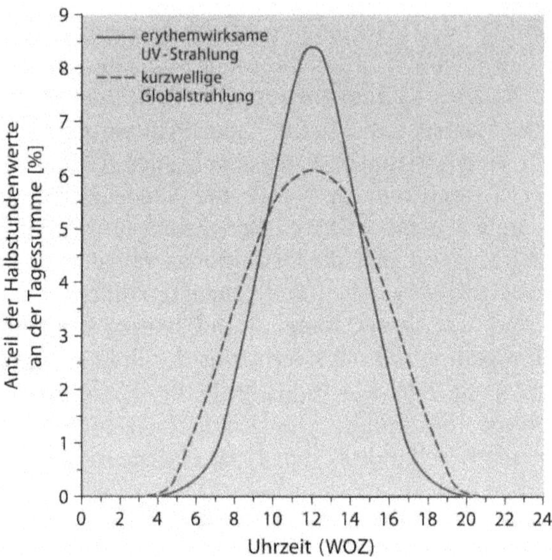

Abb. 4.37. Relativer Tagesgang der erythemwirksamen UV-Strahlung und der Globalstrahlung im sichtbaren Bereich für einen Hochsommertag aus Messungen in Freiburg; *WOZ* = wahre Ortszeit

1994; Schultze u. Jungmann 1992) und mit Ausnahmefällen suberythemal bleiben. Begonnen werden kann mit ca. 80% der individuellen Erythemschwelle. Steigerungen von Tag zu Tag um ca. 20% der Vortagesdosis sind möglich. Exponiert werden sollte nur einmal täglich. Bei Mehrfachexpositionen sind stärkere Erythemwirkungen als bei der gleichlangen Einzelexposition zu erwarten.

Die tageszeitliche Verteilung der erythemwirksamen Strahlung verläuft wegen der starken Streuung und der Ozonabsorption sehr viel steiler als die im sichtbaren Spektralbereich (Abb. 4.37). Die relativen Strahlungsdosen bezogen auf die Tagessumme sind zum Sonnenhöchststand (in der Bundesrepublik zwischen 13.00 und 13.40 Uhr Sommerzeit) um knapp 50% höher als bei der Globalstrahlung. Vor ca. 11.00 und nach ca. 16.00 Uhr Sommerzeit fällt der relative Anteil unter den des Lichts. Dosierung von UV der Sonne bietet sich deshalb in den Nachmittagsstunden an, wo die Zeiten bis zum Sonnenbrand sich bereits wieder verlängern (s. Tabelle 4.7 und 4.8) und wegen der vergleichsweise rasch abnehmenden erythemwirksamen Bestrahlungsstärke das exakte Beachten des Bestrahlungsendes nicht so kritisch ist wie am Vormittag und Mittag.

Wesentliche Bestrahlungsunterschiede ergeben sich aus geometrischen Gründen zwischen liegenden oder aufrechtstehenen Personen (Abb. 4.38) für die jeweils der Sonne zugewandten Körperseite. Weil der direkten Strahlung eine weitaus geringere Angriffsfläche geboten wird, wird die wirksame Bestrahlung überwiegend vom diffusen und vom Untergrund reflektierten, ebenfalls als diffus anzunehmenden Anteil bestimmt. Die beiden Positionen unterscheiden sich im Strahlungsempfang vor 10.00 und nach 17.00 Uhr Sommerzeit nur noch geringfügig, in den Mittagsstunden empfängt der Auf-

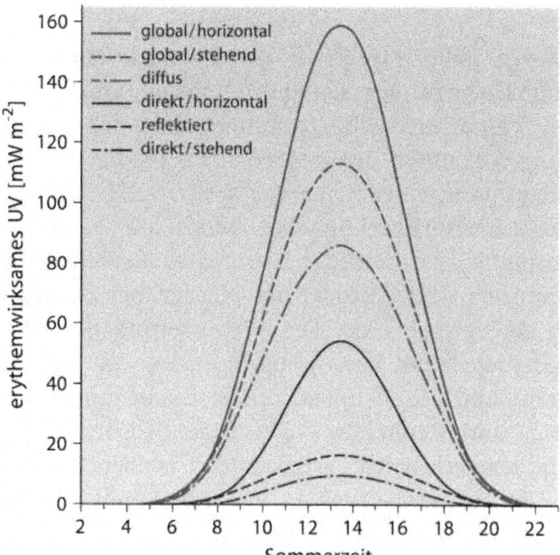

Abb. 4.38. Erythemwirksame Bestrahlungsstärke für den liegenden und den stehenden Menschen bei wolkenlosem Himmel. Norderney, 21. Juni; Ozon 370 DU, Dünensand

rechtstehende auf der sonnenzugewandten Körperseite jedoch nur ca. 70% der Strahlungsdosis des Liegenden. Bei der Berechnung wurde der Körper als rotationssymmetrisch (Jendritzky et al. 1990) angenommen. Da die Erythemwirkung ihren Haupteffekt bei einer Wellenlänge von 307 nm hat, wurde der erythemwirksame Strahlungsanteil in grober Näherung als isotrop, d. h. gleichmäßig über das Himmelsgewölbe verteilt angesehen. Die Isotropie liegt auch dem reflektierten Strahlungsanteil zugrunde, der bei trockenem Dünensand vergleichsweise hoch ist. Die Annahme der Isotropie führt für den Stehenden zu höheren Dosen als bei einer verstärkten Anisotropie, bei der aus Sonnennähe ein erhöhter diffuser Anteil kommt, im UV-A_1 20–30%.

Diese aus der Geometrie des Körpers resultierenden Dosisunterschiede ermöglichen es, das natürliche UV gefahrloser anzuwenden. Dabei darf jedoch nicht übersehen werden, daß die Überlegungen den Gesamtkörper betreffen. Die „Sonnenterrassen" des Körpers, Glatze, Unterlippe, Ohrhelix, Schulter- und Nackenbereich, Unterarme und Fußrücken, sind der Bestrahlung verstärkt ausgesetzt. Die flächenmäßig zwar begrenzten Partien, die senkrecht zur einfallenden Sonne gerichtet sind, können höhere Dosen erhalten als die horizontale Fläche. Heliotherapie sollte deshalb ±1,5 h um den Sonnenhöchststand unterbleiben. Der starke diffuse Anteil der erythemwirksamen Strahlung, der auch noch relativ gleichmäßig über das Himmelsgewölbe verteilt ist, kann auch im Schatten zu Sonnenbrand führen, insbesondere wenn, wie es im Strandkorb möglich ist, ein großer Teil des Himmelsgewölbes sichtbar bleibt.

3.3 Lufthygienischer (luftchemischer) Wirkungskomplex

In den Ballungsgebieten der Industriestaaten hat der Anteil verschiedener Luftbeimengungen aus anthropogenen Quellen den Beitrag natürlicher Quellen weit überflügelt. Zusammen mit ungünstigen meteorologischen Bedingungen konnten dadurch noch bis in die 70er Jahre auch in West- und Mitteleuropa in einer Reihe von spektakulären Fällen Konzentrationen anthropogener Luftverunreinigungen beobachtet werden, die akute Wirkung auf den Gesundheitszustand der betroffenen Bevölkerung zeigten. Besonders bekannt geworden sind Episoden im Maastal bei Lüttich 1930, in London 1952 sowie im Ruhrgebiet 1963. Die Verbesserung der Situation wurde u. a. aufgrund dieser spektakulären Smog-Episoden als gesellschaftspolitische Aufgabe erkannt und Maßnahmen zur Emissionsminderung ergriffen. Die Schwefeldioxid- und Staubemission konnten dadurch seit den 80er Jahren in Deutschland kontinuierlich zurückgeführt werden (Abb. 4.39, 4.40).

Die Luftreinhaltung in den Kur- und Erholungsgebieten wurde im Zuge dieser Immissionsschutzmaßnahme als gleichgewichtige Aufgabe erkannt, da wesentliche Voraussetzung für die Durchführung und den Erfolg jeder Klimatherapie eine ausreichende Luftqualität ist. Durch Fehlentwicklungen bei der Verkehrsplanung in den deutschen Kurorten und durch einen immer noch zunehmenden Individualverkehr werden diese Voraussetzungen in Frage gestellt (Hartog 1978). Die Kurorte unternehmen seit den 80er Jahren jedoch verstärkte Anstrengungen zur Reduzierung einer verkehrsbedingten Schadstoffbelastung. Die Handlungsmöglichkeiten sind im kommunalen Be-

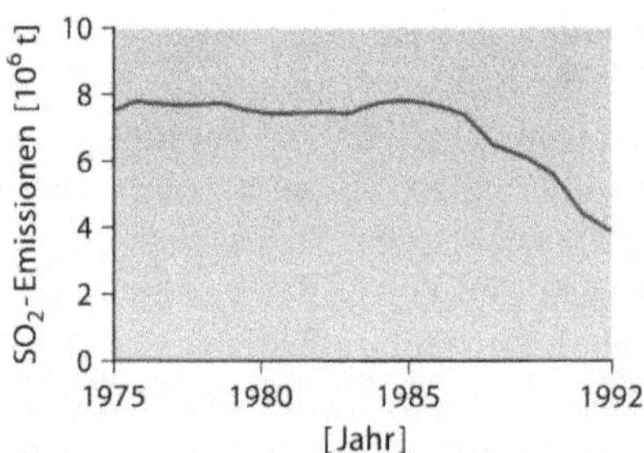

Abb. 4.39. Verlauf der Schwefeldioxidemissionen in Deutschland seit 1975 in 10^6 t pro Jahr. (Nach Umweltbundesamt 1995)

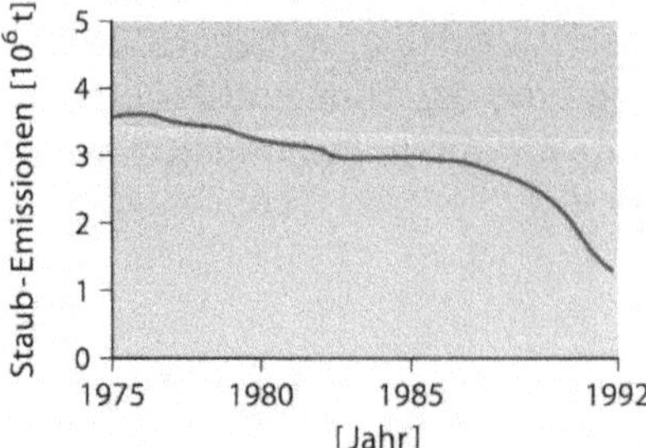

Abb. 4.40. Verlauf der Staubemissionen in Deutschland seit 1975 in 10^6 t pro Jahr. (Nach Umweltbundesamt 1995)

reich aber vielfach eingeschränkt, so daß die Kurorte auch auf die Unterstützung durch Bund und Länder angewiesen sind.

3.3.1 Die atmosphärische Luft

Die reine atmosphärische Luft hat die in Tabelle 4.9 angegebene Zusammensetzung und enthält naturbedingte Bestandteile in wechselnder Konzentration, wie z. B. Wasserdampf. Dazu gehören auch die angegebenen Spurengase. Ihre Konzentration bleibt jedoch auch in extremen Fällen unter 1 ppm. Die Gehaltsangabe „ppm" stellt ein Volumenmaß dar („parts per million") entsprechend der Anzahl von cm^3 des betreffenden Gases pro m^3 Luft unter Normalbedingungen (0° C, 1013,25 hPa).

Tabelle 4.9. Chemische Zusammensetzung der trockenen troposphärischen Luft, Bezugsjahr 1989 (Enquete-Kommission 1990)

	Gas	Mischungsverhältnis[a]	Quellen[b]
Stickstoff	N_2	78,1%	V, B
Sauerstoff	O_2	20,9%	B
Argon	Ar	0,93%	R
Kohlendioxid	CO_2	354 ppm	V, B, A
Neon	Ne	18,2 ppm	V
Helium	He	5,2 ppm	R
Krypton	Kr	1,1 ppm	R
Xenon	Xe	0,09 ppm	R
Methan	CH_4	1,72 ppm	B, A
Wasserstoff	H_2	0,5 ppm	P, B, A
Distickstoffoxid	N_2O	310 ppbv	B, A, P
Ozon[c]	O_3	10–100 ppb[d]	P
Schwefeldioxid[c]	SO_2	bis 0,2 ppb[d]	V, A, P
Stickstoffdioxid[c]	NO_2	10–100 ppt[d]	P, B
Stickstoffoxid[c]	NO	5–100 ppt[d]	P, A, B
Ammoniak[c]	NH_3	0,1–1 ppb	B, A
Kohlenmonoxid[c]	CO	40–150 ppb[d]	B, P, A
Salpetersäure	HNO_3	50–1000 ppt[d]	P
Formaldehyd	HCHO	0,1–1 ppb	P, A
FCKW 11	$CFCl_3$	280 ppt	A
FCKW 12	CF_2Cl_2	480 ppt	A

[a] Mischungsverhältnisse (Molenbrüche) sind bei geringerer Häufigkeit der Komponente angegeben in ppmv = 10^{-6}, ppbv = 10^{-9}, pptv = $^{-12}$.
[b] V = Vulkanismus, B = Biosphäre, E = Verdunstung, R = radioaktiver Zerfall, A = anthropogene Emission, P = Photochemie.
[c] Spurengase mit stark schwankenden Mischungsverhältnissen.
[d] Außerhalb von Belastungsgebieten, in denen noch höhere Konzentrationen auftreten.

Als Luftverunreinigungen werden nach der *Technischen Anleitung zur Reinhaltung der Luft* (TA-Luft, 1. Allgemeine Verwaltungsvorschrift zum Bundes-Immissionsschutzgesetz) feste, flüssige und gasförmige Stoffe definiert, die die natürliche Zusammensetzung der Atmosphäre ändern. Im üblichen Sprachgebrauch hat der Begriff „Verunreinigung" die Bedeutung einer nachteiligen Eigenschaft. In der Praxis wird man daher erst von „Luftverunreinigungen" oder „Schadstoffen" sprechen, wenn die betreffenden Stoffe in belästigenden oder schädigenden Konzentrationen auftreten. In diesem Sinne lautet die Definition der Weltgesundheitsorganisation (WHO): „Eine Luftverunreinigung liegt vor, wenn sich ein luftverunreinigender Stoff oder mehrere in solcher Menge und solange in der Außenluft befinden, daß sie für Menschen, Tiere, Pflanzen und Eigentum schädlich sind, zur Schädigung beitragen oder das Wohlbefinden oder die Besitzausübung unangemessen stören können".

Natürliche Luftverunreinigungen stammen aus Quellen, die von Menschen nicht oder nur mittelbar beeinflußt sind. Dazu zählen anorganische Bestandteile, die durch die Aufwirbelung von Bodenpartikeln, vulkanische Exhalationen und durch Suspension von Salzpartikeln in die Atmosphäre gelangen, sowie biogene Beimengungen, die ihre Quelle überwiegend in der Vegetationsdecke der Erdoberfläche haben. Dies sind v. a. Pollen, Sporen, Bakterien, Pflanzenreste und von der Pflanzenwelt freigesetzte Kohlenwasserstoffe (ätherische Öle, Terpene), die auch zur Bildung fester Luftbeimengungen beitragen (Went 1967; Schütz et al. 1989).

Als anthropogene Luftverunreinigungen werden Beimengungen bezeichnet, die ihren Ursprung in menschlichen Aktivitäten haben und v. a. in dichtbesiedelten Gebieten der Erde auftreten. Während die natürlichen Luftverunreinigungen über der ganzen Erde mehr oder weniger verbreitet und gleichmäßig auftreten, ist die z. T. extreme örtliche und zeitliche Kumulation ein charakteristisches Merkmal für die anthropogenen Luftverunreinigungen. Die wichtigsten Quellen stellen Hausbrand, Abgase der Kraftfahrzeuge und Industrie dar.

Die Einwirkung von Luftverunreinigungen verläuft in drei Stufen:

- Austritt an die offene Atmosphäre (Emission),
- Ausbreitung in der Atmosphäre (Transmission),
- Übertritt auf einen aktiven oder passiven Akzeptor (Immission).

Die Beziehung zwischen Emission und Immission ist durch das Ausbreitungsverhalten der Atmosphäre bestimmt. Numerische Simulationsmodelle für die Ausbreitung von Luftverunreinigungen geben heute grundsätzlich die Möglichkeit, aus Emissionsdaten die Immissionsverhältnisse zu berechnen. Rasche zeitliche Schwankungen der meteorologischen Parameter sowie lokal- und mikroklimatische Eigenheiten des jeweils betrachteten Raumes modifizieren jedoch sehr stark das Ausbreitungsverhalten der Atmosphäre, so daß in den Modellen notwendige, aber meist vereinfachende Annahmen über die Randbedingungen der atmosphärischen Transmission gemacht werden müssen, die die Belastbarkeit der Modellergebnisse erheblich einschränken können (Dietze 1977). Immissionsmessungen werden daher auch in Zukunft unumgänglich sein zur Validierung von Modellergebnissen und/oder zur Erfassung einer Grundbelastung, von der die Modellrechnung ausgehen kann. Für den Menschen ist allerdings nicht nur die Immission an der Außenluft von Bedeutung, sondern aufgrund der typischen Lebensweise in unserer Industriegesellschaft auch die Schadstoffbelastung in Wohn- und Arbeitsräumen, die zur Beurteilung einer möglichen Gesundheitsschädigung mit berücksichtigt werden muß (Speizer et al. 1980; Seifert 1984; Moschandreas 1985).

Von einer Gesundheitsschädigung ist auszugehen, wenn durch Einwirkung von Schadstoffen funktionelle und/oder morphologische Veränderungen des menschlichen Organismus eintreten, die die natürliche Variationsbreite eindeutig überschreiten. Die Anwendung von Immissionsgrenzwerten soll eine Gesundheitsschädigung durch Luftverunreinigungen verhindern. Grundlage für die Grenzwertfestlegung ist im Idealfall eine bekannte Dosis-Wirkungs- oder Dosis-Eintrittsbeziehung. Der Grenzwert gibt dann für den gesunden Menschen die höchste unbedenkliche Dosis („no adverse level") bzw. eine Schwellendosis („no response level") mit einem gesundheitlichen „Nullrisiko" an (Pott 1978).

Sowohl die Unbedenklichkeitsdosis als auch die Schwellendosis sind jedoch unter realen Bedingungen nicht als scharfe Grenzen aufzufassen, sondern sie bilden fließende Übergänge („Grauzonen"), wie sie in Abb. 4.41 und 4.42 dargestellt sind. Eine Dosis-Wirkungs- oder Dosis-Eintritts-Beziehung kann für einen Schadstoff aufgrund epidemiologischer Untersuchungen mit einer bestimmten statistischen Wahrscheinlichkeit angegeben werden. Diese Angabe hat jedoch nur Gültigkeit für eine Bevölkerungsgruppe und macht keine Aussagen über das Individualrisiko. Außerdem lassen epidemiologische Untersuchungsergebnisse keinen Schluß auf kausale Zusammenhänge zu, wie es bei toxikologischen Untersuchungen der Fall ist. Bei diesen Untersuchungen stellt sich jedoch das Problem, daß Ergebnisse aus Tierversuchen nicht ohne weiteres auf den Menschen übertragbar sind. Die Festlegung und die Anwendung von Grenzwerten für die Luftverunreinigung ist daher grundsätz-

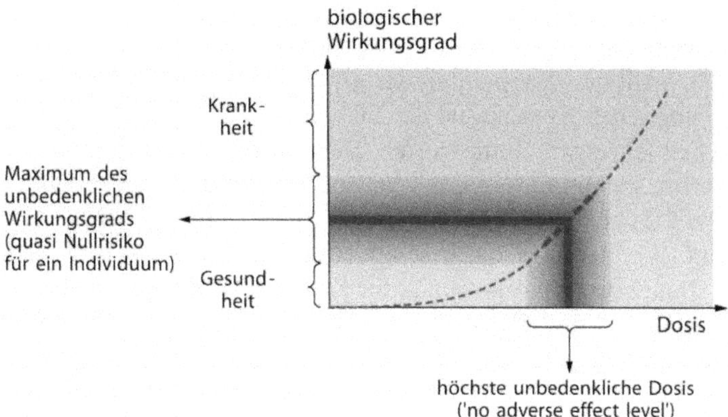

Abb. 4.41. Unsicherheitsbereiche (*Grauzonen*) bei der Grenzwertfindung aus Dosis-Wirkungs-Beziehungen *und* Verdichtung auf einen einzelnen Schwellenwert. (Nach Pott 1978)

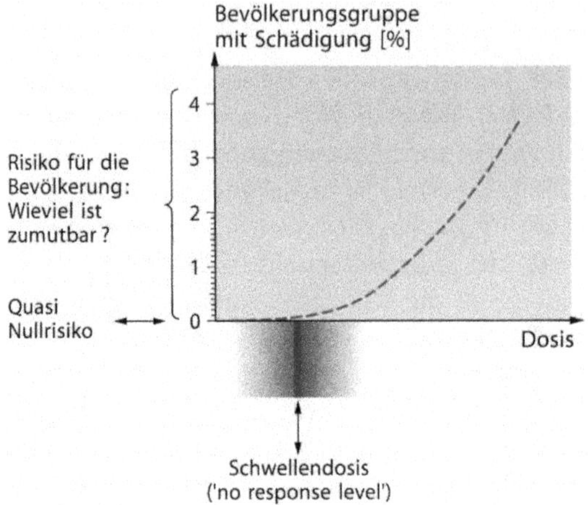

Abb. 4.42. Unsicherheitsbereich (*Grauzone*) bei der Angabe der Schwellendosis einer bestimmten gesundheitlichen Schädigung für die Bevölkerung *und* Verdichtung auf einen einzelnen Schwellenwert. (Nach Pott 1978)

lich mit erheblichen Unsicherheiten verbunden. Bezugsgröße ist dabei in der Regel der gesunde Mensch. Das Problem eines besonderen Risikos für Kranke, Heilungssuchende, aber auch genesende und ältere Menschen wird wegen der beschriebenen Schwierigkeiten in der Regel ausgespart.

In der Klimatherapie sollte dieser Aspekt allerdings beachtet werden. In einem Kurort sind daher wesentlich strengere Maßstäbe an die Luftreinheit anzulegen. In den *Begriffsbestimmungen für Kurorte, Erholungsorte und Heilbrunnen* (Deutscher Bäderverband 1991) sind aus diesem Grunde Richtwerte für die Immission von Luftverunreinigungen angegeben, die unterhalb des Vorsorgewertes (60% der Grenzwerte nach TA-Luft) gemäß Bundesimmissionsschutzgesetz liegen. Die derzeit gültigen maximalen Immissionswerte in einem Kurort entsprechen den Vorsorgewerten der Weltgesundheitsorganisation (WHO 1995).

3.3.2 Die wichtigsten gasförmigen Luftbeimengungen

Kohlendioxid

CO_2 stellt den Hauptanteil der atmosphärischen Spurengase dar. Durch einen biologischen Kreislauf ist der CO_2-Gehalt der Atmosphäre einem charakteristischen Jahresgang unterworfen. Dieser Kreislauf wird hervorgerufen durch den Verbrauch von CO_2 in der Wachstumsphase der Pflanzen und der Rückbildung von CO_2 bei der Zersetzung abgestorbener organischer Substanz. Dieser Kreislauf ist in der Lage, das gesamte atmosphärische CO_2 in 20 Jahren umzuwälzen.

Daneben ist ein geologischer Kreislauf durch den Einbau von organischem Kohlenstoff und Karbonaten in die Sedimente und deren Freisetzung im Zusammenhang mit der Verwitterung gegeben. Die Umwälzzeit beträgt hier etwa 10^5 Jahre. Durch Verbrennung des organischen Kohlenstoffs in den Sedimenten und eine beschleunigte Oxidation des organischen Kohlenstoffs in den tropischen Böden durch Urbarmachung und landwirtschaftliche Nutzung stört der Mensch das Gleichgewicht dieser Kreisläufe empfindlich. Seit Ende

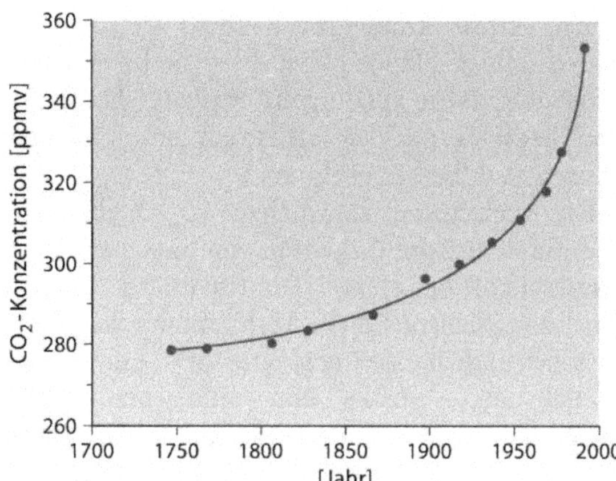

Abb. 4.43. Anstieg der CO_2-Konzentration in der Erdatmosphäre seit 1750. (Enquete-Kommission 1990)

des vorigen Jahrhunderts ist der atmosphärische CO_2-Gehalt durch den Verbrauch fossiler Brennstoffe von ca. 290 auf 330 ppm angestiegen (Abb. 4.43). Der CO_2-Gehalt der Atmosphäre hat eine große Bedeutung für den Strahlungshaushalt der Erde (vgl. S. 589ff.). Ursache dafür sind die sehr wirksamen Absorptionsbanden des CO_2 für die terrestrische Wärmestrahlung im Wellenlängenbereich von 13 bis 17 μm. Die aufgenommene Energie wird vom CO_2 in Form der atmosphärischen Gegenstrahlung im Wellenlängenbereich von 5 bis 15 μm wieder an die Erde zurückgegeben. Zu diesem „Glashauseffekt" tragen auch der Wasserdampf und das Ozon sowie die Spurengase CH_4, N_2O, NH_3 und Chlorfluormethane wie $CFCl_3$, CF_2Cl_2 bei. Der sichere Nachweis einer anthropogenen Klimaänderung ist wegen der immer noch erheblichen Lücken im Verständnis der physikalischen und chemischen Koppelungseffekte in dem System Atmosphäre/Erde z. Z. noch nicht möglich, auch wenn inzwischen verschiedene Hinweise in diese Richtung deuten.

Eine Unterscheidung zwischen CO_2 der nicht verunreinigten Atmosphäre und CO_2 aus der Verbrennung fossiler Brennstoffe ist über den Gehalt des radioaktiven ^{14}C möglich. Fossile Brennstoffe enthalten aufgrund der Halbwertszeit des ^{14}C von 5570 Jahren das radioaktive Isotop praktisch nicht mehr.

Der menschliche Organismus verträgt höhere CO_2-Konzentrationen der Atemluft ohne Schaden. Die noch zulässige maximale Arbeitsplatzkonzentration beträgt 5000 ppm. Dieser Wert kann nur in abgeschlossenen Räumen erreicht und überschritten werden, er kann dann allerdings zu tödlichen Unfällen führen.

Schwefeldioxid

SO_2 ist das am besten untersuchte atmosphärische Spurengas. Ursachen dafür sind der auffällige Geruch und Geschmack, die große Menge, die aus anthropogenen wie natürlichen Quellen in die Atmosphäre gelangt, die vielseitige Schadwirkung sowie die einfache und genaue analytische Bestimmbarkeit.

Der SO_2-Gehalt wurde daher schon früh als Maß für den Grad der anthropogenen Luftverunreinigung benutzt. Mit dem Rückgang der SO_2-Emissionen in den Industrieländern hat dieses Reizgas seine Funktion als Leitgas im Laufe der 80er Jahre zunehmend verloren. Für eine Bewertung der Luftbelastung sind heute je nach Belastungssituation Stickoxide, Kohlenwasserstoffe und Schwebstaub besser geeignet.

Die wichtigsten natürlichen SO_2-Quellen sind vulkanische Exhalationen und die natürliche Oxidation von biogenen Schwefelverbindungen wie Schwefelwasserstoff (H_2S) und Dimethylsulfid ($(CH_3)_2S$). Die wichtigste anthropogene SO_2-Quelle stellt die Verbrennung von Kohle und Öl dar. Sie liefert etwa 90% des anthropogen erzeugten SO_2. Eine wichtige industrielle Quelle ist zusätzlich das „Abrösten" von sulfidischen Erzen. Durch eine verbesserte Abgasreinigung und Weiterentwicklung der Produktionsverfahren konnte seit 1985 eine drastische Abnahme der industriellen SO_2-Emission in der Bundesrepublik erreicht werden (s. Abb. 4.39, S. 530).

Besondere meteorologische Bedingungen haben in der Vergangenheit zeitlich und örtlich begrenzt zu physiologisch bedenklichen SO_2-Konzentrationen von mehr als 1 mg/m^3 geführt.

Die Schadwirkung des SO_2 beim Menschen wird von den Begleitstoffen mit beeinflußt. Reines SO_2 wird aufgrund seiner guten Wasserlöslichkeit weitgehend von den Schleimhäuten der oberen Atemwege absorbiert. Durch die Bindung an Aerosole wird dieser Reinigungsmechanismus behindert, das SO_2 kann in absorbierter Form bis in die Lungen eindringen. Insbesondere bei Gegenwart katalytisch wirksamer Eisen- und Manganverbindungen wird das Schadgas hier in die hochwirksame Schwefelsäure umgewandelt (Leithe 1975).

Stickstoffoxide

Die Stickstoffoxide NO und NO_2 werden häufig unter der Bezeichnung NO_x zusammengefaßt. Dabei liegt die Annahme zugrunde, daß NO in Gegenwart des Luftsauerstoffs in kurzer Zeit vollständig in das physiologisch stark wirksame NO_2 umgewandelt wird. Bei den NO-Konzentrationen der Außenluft im ppm-Bereich verläuft diese Umwandlung jedoch nur relativ langsam. Von 1 ppm NO sind bei 20° C, einem Luftdruck von 1013,2 mbar und Normaldruck in 8 h erst 10% zu NO_2 umgesetzt. Erst bei Anstieg der Photooxidanzienkonzentration in den Sommermonaten kommt es zu einer merklichen Beschleunigung dieser Reaktion. Eine gemeinsame Behandlung der beiden Gase ist daher auch wegen ihrer stark unterschiedlichen Giftwirkung nicht angebracht.

Die Bildung von NO erfolgt bei hohen Temperaturen und/oder bei elektrischen Entladungen aus den Hauptbestandteilen der atmosphärischen Luft. Eine wichtige natürliche Quelle stellt der Blitz dar. Zu den wichtigsten anthropogenen Quellen zählen die Abgase der Verbrennungsmotoren in den Automobilen. Bei „kaltem" Motor und unvollständiger Verbrennung wird das NO weitgehend zu elementarem Stickstoff reduziert, so daß der NO-Gehalt stark abfällt, dagegen steigen die CO- und Kohlenwasserstoffgehalte stark an.

Eine wichtige NO-Quelle stellen auch die Verbrennungsvorgänge bei der Wärme- und Energiegewinnung im Haushalt sowie in Kraftwerken dar.

Die Schadwirkung des NO besteht in der Blockierung des Hämoglobins des Blutes als Sauerstoffträger. Mit Zunahme der NO-Konzentration in der Luft kommt es zu einer beschleunigten Umwandlung in das wesentlich wirksamere NO_2. Stickstoffdioxid ist schon in Konzentrationen von 0,1 ppm durch Geruch wahrnehmbar. Durch Gewöhnung steigt mit allmählicher Zunahme der NO_2-Konzentration die Geruchsschwelle bis 25 ppm an. NO_2 hat eine starke Reizwirkung auf Augen und Atmungsorgane. Bei Konzentrationen von 20–50 ppm treten bereits stärkere Reaktionen in den Schleimhäuten dieser Organe auf. Die besondere Gefährlichkeit des NO_2 besteht darin, daß nach einer anfänglichen Reizphase eine vorübergehende Erholung und Gewöhnung eintritt, die dann bei gesteigerter Atemtätigkeit zu einem Lungenödem führen kann.

Ozon

Natürliche Ursache für vorübergehend erhöhte Ozongehalte der bodennahen Luftschicht bis zu 30 ppb („parts per billion") sind hochreichend vertikale Austauschvorgänge bei Schauern und Gewittern, die das in der unteren Stratosphäre vorhandene Ozon nach unten verfrachten.

Künstliche Quellen sind energiereiche Strahlenquellen in Fotokopierern, UV-Lampen, Röntgenröhren sowie elektrische Entladungen insbesondere bei großtechnischen Prozessen wie der Abluftentstaubung mit hochgespanntem Gleichstrom, das Aufladen von Akkumulatoren, Batterien etc. Von wesentlich größerer Bedeutung ist jedoch die Bildung von Ozon aus organischen Peroxidradikalen und Stickoxiden bei intensiver Sonnenbestrahlung. In Deutschland wurden maximale Ozonkonzentrationen von 664 $\mu g/m^3$ in Mannheim (1976) und 548 $\mu g/m^3$ in Köln (1981) gemessen. Diese hohen Ozonkonzentrationen waren durch industrielle Emissionen der Großchemie bedingt. Ein kontinuierlicher Anstieg der Ozonhintergrundbelastung ist dagegen auf die zunehmenden Emissionen von Vorlaufsubstanzen NO_x und Kohlenwasserstoffen durch die Kraftfahrzeuge zurückzuführen (Schmidt 1994). Seit Anfang der 90er Jahre scheint dieser Anstieg gestoppt, an einigen Meßstationen ist sogar ein leichter Rückgang zu beobachten (Scheel et al. 1995). Ozon ist schon in niedrigen Konzentrationen ein stark toxisches Reizgas. Eine ozonreiche Waldluft, wie sie früher in der Werbung einiger Kurorte hervorgehoben wurde, existiert nicht. Ozon ist ein sehr starkes Oxidationsmittel und vermag andere atmosphärische Spurengase zu oxidieren, gleichzeitig werden dadurch erhöhte Ozongehalte abgebaut. Ein Beispiel dafür ist der Ozonabbau im Straßenbereich durch Oxidation von NO zu NO_2.

Die biologische Wirkung des Ozons ist durch seine extreme Reaktionsbereitschaft bedingt. Durch seine geringe Wasserlöslichkeit wird es dabei in viel geringerem Maße als z. B. SO_2 in den oberen Atemwegen zurückgehalten. Das Ozon dringt dadurch vermehrt bis in die Lungenperipherie ein und trifft hier auf ein Gewebe, das keine schützende Schleimhaut mehr besitzt. Neben dem Ozon treten im Sommer-Smog eine Vielzahl von photochemischen Oxidanzien auf. Die starke Augenreizung des Sommer-Smog wird dabei nicht durch das Ozon ausgelöst, sondern von Stoffen wie Peroxiazetylnitrat, Arcolein, Formaldehyd etc. Der Anteil dieser Stoffe am Sommer-Smog liegt bei etwa 10%. Bis zu 90% des Oxidanzienanteils stellt das Ozon.

Folgende Wirkungen des Ozons wurden beim Menschen beobachtet:
- subjektive Befindensstörungen wie Reizung der Atemwege, Kopfschmerzen und Atembeschwerden ab 200 $\mu g/m^3$,
- Veränderungen von Lungenfunktionsparametern, z. B. Abnahme des forcierten Ausatemvolumens, ab 160–300 $\mu g/m^3$ je nach Expositionsdauer und körperlicher Belastung,
- Reduzierung der physischen Leistungsfähigkeit ab 240 $\mu g/m^3$,
- entzündliche Reaktionen des Gewebes ab 160 $\mu g/m^3$ bei 7stündiger Exposition mit intermittierender körperlicher Belastung,
- Zunahme der Häufigkeit von Asthmaanfällen ab 240–300 $\mu g/m^3$.

Die angegebenen Werte sind die niedrigsten Konzentrationen, bei denen die angegebenen Wirkungen nach mehrstündiger Exposition bei gleichzeitiger körperlicher Belastung auftraten (Wagner 1991). Es scheint danach gesichert, daß erst Konzentrationen oberhalb 350 μg Ozon/m^3 bei entsprechend langer Exposition und gleichzeitiger körperlicher Anstrengung zu länger anhaltenden gesundheitlichen Beeinträchtigungen führen können. Vom Gesetzgeber wurde eine Warnschwelle bei 360 $\mu g/m^3$ festgelegt. Schon ab einer Schwelle von 180 $\mu g/m^3$ werden Verhaltensempfehlungen an die Bevölkerung gegeben. Ab diesem Wert sollten Personen, die erfahrungsgemäß besonders empfindlich gegenüber Ozon oder auch anderen Luftschadstoffen reagieren, langanhaltende, körperlich anstrengende Tätigkeiten im Freien vermeiden.

Aufgrund der zeitlich und räumlich verzögerten Ozonentstehung aus den Vorläufersubstanzen werden die Ozonspitzenkonzentrationen erst außerhalb der Großstädte und Ballungszentren gemessen. Bei stabilen, strahlungsreichen Hochdrucklagen im Sommer kann es zur Ausbildung ausgedehnter „Oxidanzienpakete" mit hohen Ozonkonzentrationen kommen, die relativ unverdünnt in geringer Höhe über mehrere hundert Kilometer verfrachtet werden können, wobei ständig weiter Ozon produziert wird. Aus diesem Grund werden in den Reinluftgebieten zeitweise höhere Ozonkonzentrationen gemessen als in den Ballungsgebieten. Davon sind auch die Kurorte betroffen. Folgende Faktoren sollten aber bei einer Beurteilung des Ozonproblems in den Kurorten berücksichtigt werden:
- In den höher gelegenen Kurorten führt das aus der Stratosphäre in Bodennähe verfrachtete, natürliche Ozon zu einem erhöhten Jahresmittel der Ozonbelastung, die unbedenklich und ein Indiz für saubere Luft ist.
- Erhöhte Tagesmittel der Ozonbelastung werden in den Kurorten durch den nur schwachen Ozonrückgang während der Nachtstunden verursacht. Ursache ist die größere Beständigkeit des Ozon bei der niedrigen Belastung durch Primärschadstoffe.
- Erhöhte Ozonwerte treten an sonnigen und meist heißen Sommertagen auf. Die Spitzenwerte fallen typischerweise mit den höchsten Temperatu-

ren in den Nachmittagsstunden und damit mit der Gefahr einer Überwärmung zusammen, die vom gesundheitlichen Standpunkt das höhere Risiko bedeuten kann.

- Gesundheitliche Risiken können in beiden Fällen einfach dadurch vermieden werden, daß zu dieser Zeit keine ungewohnten körperlichen Anstrengungen unternommen und Aktivitäten allgemein in die kühleren Vormittags- und Abendstunden verlegt werden.
- Der Kur- oder Ferienaufenthalt am Kurort bietet ohne die zeitliche und räumliche Bindung wie im Alltagsleben ideale Voraussetzungen für ein dem Klima und den Umweltbedingungen angepaßtes Verhalten mit der Möglichkeit, auch gesundheitliche Risiken zu vermeiden.

Für die Biosphäre ist die Existenz einer Ozonschicht in der unteren Stratosphäre mit einem Konzentrationsmaximum von 0,2 ppm in etwa 23 km Höhe von besonderer Bedeutung. Ozon absorbiert fast vollständig den kurzwelligen Strahlungsanteil des Sonnenlichtes mit einer Wellenlänge λ unterhalb von 290 nm und schützt damit die Biosphäre unseres Planeten vor einer energiereichen, zellschädigenden Strahlung. Die dabei absorbierte Energie ist die Hauptquelle für die Erwärmung der oberen Stratosphäre.

Ein langfristiger Einfluß auf die Ozonkonzentration in der Stratosphäre geht von den als Treibmitteln in Spraydosen und als Kälteflüssigkeiten verwendeten Fluorkohlenwasserstoffen aus (Fabian 1981). Diese Gase sind chemisch weitgehend inert und in der Troposphäre sehr beständig. Erst in der Stratosphäre werden diese Verbindungen unter dem Einfluß der UV-Strahlung gespalten. Die entstehenden Radikale leiten katalytisch chemische Reaktionen ein, die das photochemische Gleichgewicht der Ozonkonzentration stören und zu einer Verdünnung der Ozonschicht führen. Auf die Konsequenzen für die UV-Strahlung in Bodennähe wird auf S. 592 eingegangen.

3.3.3 Aerosole

Begriffe

Als Aerosole werden nach Schmauss und Wiegand (1929) die festen und flüssigen Beimengungen der atmosphärischen Luft bezeichnet. Dieser Bezeichnung liegt die Vorstellung der Atmosphäre als kolloiddisperses System zugrunde, in dem die Aerosole in feinster Verteilung vorliegen. Dabei wird vorausgesetzt, daß die Bestandteile dieser Suspension sich selbst überlassen eine gewisse Zeit in dem System verbleiben. Obwohl keine bestimmte Aufenthaltsdauer festgelegt ist, schließt diese Definition üblicherweise nur Partikel bis zu einem Partikeldurchmesser von etwa 100 μm ein. Die Festlegung einer oberen Grenzgröße ist aufgrund der rasch zunehmenden Sinkgeschwindigkeit mit wachsendem Partikeldurchmesser sinnvoll. Für kugelförmige Partikel mit einer Dichte von 1 g/cm^3 lassen sich die in Tabelle 4.10 angegebenen Endsinkgeschwindigkeiten in ruhender Luft bei 0°C und 1013,5 mbar angeben.

Tabelle 4.10. Endsinkgeschwindigkeiten kugelförmiger Aerosolpartikel einer Dichte von $p_0 = 1$ g cm^{-3} in ruhender Luft in Abhängigkeit vom Tröpfchendurchmesser

Durchmesser (µm)	Endsinkgeschwindigkeit ($cm \cdot s^{-1}$)
0,1	$8{,}7 \cdot 10^{-5}$
1	$3{,}5 \cdot 10^{-3}$
10	0,3
100	25
1000	390

Die untere Grenzgröße ist theoretisch durch die Größe eines Moleküls gegeben, die etwa bei 0,001 μm (1 nm) liegt. In der Regel werden Partikel aber erst ab einer Größe von einigen 10 nm (Molekülcluster) den Aerosolen zugerechnet.

Für eine quantitative Beschreibung der physikalischen und chemischen Eigenschaften der atmosphärischen Aerosole eignen sich folgende Konzentrationsangaben (Jaenicke 1978):

- Anzahlkonzentration N, Angabe in Anzahl/cm^3,
- Oberflächenkonzentration S, Angabe in cm^2/cm^3,
- Volumenkonzentration V, Angabe in cm^3/m^3.

Die Anzahl ist die wesentliche Kenngröße für die Rolle der Aerosole als Kondensationskerne. Die Oberfläche oder der Querschnitt ist die maßgebende Größe für die chemische Reaktivität und die elektrische Leitfähigkeit. Das Aerosolvolumen bzw. die Aerosolmasse stellt schließlich ein Maß für die atmosphärischen Absorptionseigenschaften der Aerosole sowie ihre physiologische Wirkung bei Deposition im Atemtrakt des Menschen dar (vgl. S. 326ff.).

Physikalische Eigenschaften

Die Aerosoleigenschaften Anzahl (N), Oberfläche (S) und Volumen (V) zeigen in dem Größenbereich von 0,01 μm bis 100 μm Partikeldurchmesser d_p logarithmisch normale Häufigkeitsverteilungen. Die Aerosolgrößenverteilung für Anzahl, Oberfläche und Volumen zeigt drei typische Populationen (Abb. 4.44). Die Populationen der einzelnen Verteilungen existieren weitgehend unabhängig voneinander und haben verschiedene Entstehungsursachen. Jede dieser Populationen weist bei logarithmischer Einteilung der Abszisse eine glockenförmige Verteilung auf.

Von besonderem Interesse innerhalb dieser Größenverteilung sind die Aerosole mit einem aerodynamischen Durchmesser unter 10 μm:

- Partikel mit einem Durchmesser von 10 μm und darunter sind vollständig atembar und deshalb von besonderer gesundheitlicher bzw. toxikologischer Bedeutung.
- Aufgrund ihrer größeren Oberfläche relativ zu ihrem Volumen haben insbesondere Partikel unterhalb von 1 μm Partikeldurchmesser eine große reaktive und adsorptive Kapazität. In der Atmosphäre werden v. a. von die-

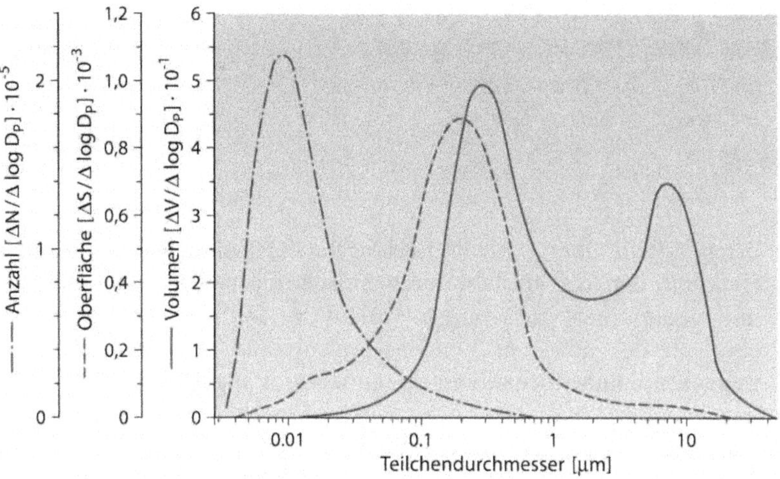

Abb. 4.44. Größenverteilungen des Aerosols nach Anzahl, Oberfläche und Volumen der Partikel. (Nach Whitby u. Sverdrup 1978)

sen Partikeln weitere Elemente und Verbindungen durch chemische Reaktion oder durch Kondensation und Koagulation aufgenommen.

- Der Partikelgrößenbereich von 0,1 bis 1,0 μm beinhaltet den Wellenlängenbereich des sichtbaren Lichts. Diese Partikel haben daher die höchste Effektivität bei Streuung und Absorption des Sonnenlichtes und sind deshalb maßgebend für die atmosphärische Trübung.

Räumliche Verteilung und Bildungsmechanismen

Die Eigenschaften der Aerosole variieren stark mit ihrem räumlichen Auftreten. Extreme sind dabei einerseits sehr saubere Bereiche der Erde, wie die Polarregionen, die Meeresgebiete oder die obere Atmosphäre, andererseits bestimmte Bereiche der Kontinente mit hoher natürlicher Aerosolproduktion (Wüsten, Wälder) sowie Gebiete mit hoher anthropogener Luftverunreinigung. Es hat sich dabei aus praktischen Erwägungen als sinnvoll erwiesen, global 3 Aerosolgruppen zu unterscheiden (Junge 1963):

- Mechanisch erzeugte *kontinentale Aerosole* mit Quellgebieten über den Festländern, deren vertikale Ausbreitung bis zur mittleren Höhe der Wolken über den Kontinenten in 5 km reicht. Nur die feinsten Anteile dieser Partikel mit Durchmessern unter 0,1 μm gelangen auch in höhere „Stockwerke der Atmosphäre", da ihr Verbrauch als Kondensationskerne niedrig liegt.
- Mechanisch erzeugte *Seesalzaerosole* mit Quellgebiet über den Ozeanen. Durch ihre Größe und ihre Hygroskopizität sind diese Aerosole sehr wirksame Kondensationskerne. Die vertikale Ausbreitung wird dadurch auf die mittlere Höhe der Wolken über den Ozeanen in 3 km beschränkt.
- Vorwiegend durch Kondensations- und Koagulationsprozesse entstandene *Hintergrundaerosole* globaler Entstehung und Verbreitung. Nur die grö-

Tabelle 4.11. Größenbereiche natürlicher Aerosole

Kerngrößenbereich		d_p [μm])
Aitken-Kerne	(Nukleationsbereich)	≤ 0,1
Große Kerne	(Akkumulationsbereich)	0,1–2,0
Riesenkerne	(Grobstaubbereich)	> 2,0

beren Anteile über 1 μm Partikeldurchmesser sind teilweise kontinentaler Herkunft, der Rest entsteht durch Anlagerungsprozesse von anorganischen und organischen gasförmigen Vorläufern. Der Bereich der Troposphäre oberhalb des mittleren Kondensationsniveaus ist mit diesem chemisch weitgehend einheitlichen Hintergrundaerosol angefüllt.

Das atmosphärische Aerosol stellt über den Ozeanen bis zu einer Höhe von 3 km eine Mischung aus einem maritimen und einem Hintergrundaerosol dar. Über dem Festland ist das kontinentale Aerosol bis zu einer Höhe von 5 km ebenfalls mehr oder weniger stark durch das Hintergrundaerosol „verdünnt". Nach einer groben Schätzung von Jaenicke (1980) beträgt der Anteil der kontinentalen Aerosole in der Troposphäre 15%, der Anteil der maritimen Aerosole 20% und der der Hintergrundaerosole 65%.

Das Größenspektrum der Aerosole überdeckt mehr als 5 Größenordnungen. Aufgrund unterschiedlicher physikalischer und chemischer Merkmale ist es dabei sinnvoll, die in Tabelle 4.11 dargestellten Größenbereiche zu unterscheiden.

Mit zunehmender Partikelkonzentration steigt die Wahrscheinlichkeit eines Zusammenstoßes, hervorgerufen durch die unregelmäßige Brown'sche Bewegung der Teilchen, rasch an. Dieser Mechanismus begrenzt die maximale Partikelkonzentration auf etwa $5 \cdot 10^6$ Partikel/cm^3 und begünstigt die Anlagerung der kleineren beweglichen Partikel mit einem Durchmesser von 10 nm an die größeren und trägeren Partikel von einigen 100 nm Durchmesser. Überläßt man ein solches Aerosol sich selbst, kommt es zu einer raschen Abnahme der Partikelzahl, verbunden mit einer Zunahme der Partikelgröße. Dieser Prozeß stellt die wichtigste Quelle für die Entstehung von Partikeln im Größenbereich 0,1 bis 2,0 μm dar.

Die Darstellung der Oberflächenverteilung in Abhängigkeit von der Partikelgröße zeigt neben dem Hauptmaximum im Aitkenkernbereich ein Nebenmaximum im Bereich der großen Kerne. Die Volumen- bzw. Massenverteilung zeigt schließlich das Hauptmaximum im Bereich der Riesenkerne und ein nur noch schwach ausgeprägtes sekundäres Maximum im Bereich der großen Kerne. Grundsätzlich zeigt jede der Verteilungen diese drei Maxima. Die Ursache liegt in der gleichzeitigen Wirkung der Kernbildung im Bereich der Aitken-Kerne, der Akkumulation durch Kernvergrößerungsprozesse im Bereich der großen Kerne und der mechanischen Kernerzeugung im Bereich der Riesenkerne (Willeke u. Whitby 1975).

Die großen Konzentrationsunterschiede lassen jedoch die Darstellung in einem Diagramm nicht zu. Unter Vernachlässigung einer Konzentrationsan-

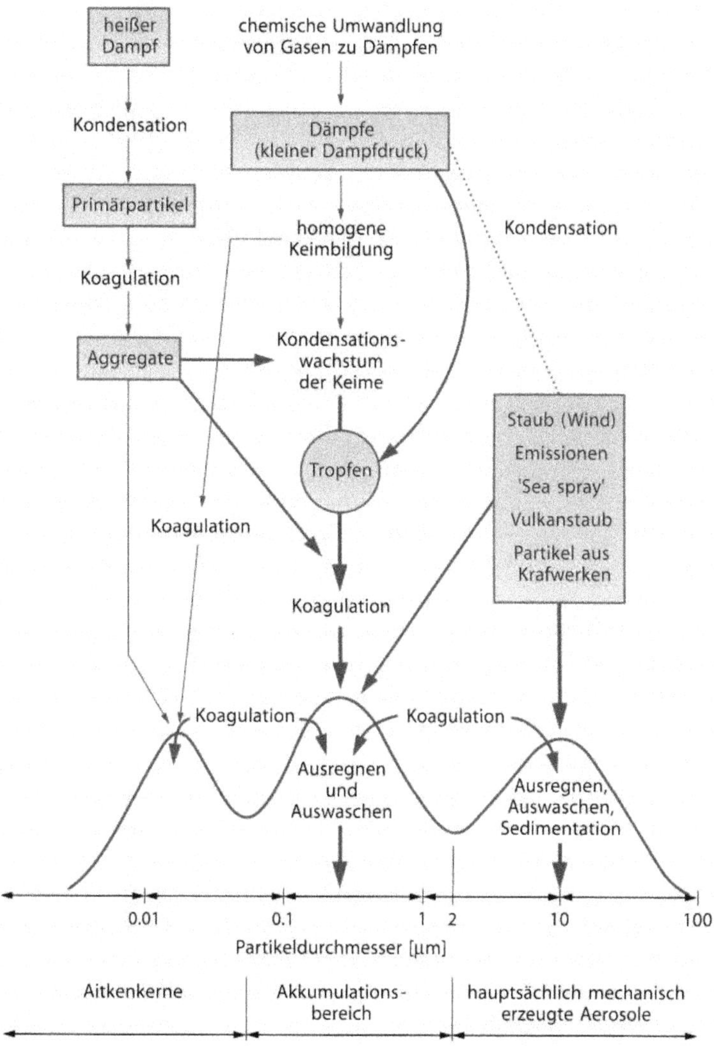

Abb. 4.45. Schematische Darstellung der Oberflächenverteilung des atmosphärischen Aerosols und Angabe der wichtigsten Quellen und Senken der Aerosolentstehung. (Nach Dlugi u. Jordan 1984)

gabe sollen daher in Abb. 4.45 nur die grundlegenden Verhältnisse sichtbar gemacht werden. Ein Anwachsen von submikronen Partikeln in den Bereich der Riesenkerne durch Kondensations- oder Akkumulationsprozesse ist unter normalen meteorologischen Bedingungen kaum zu beobachten. Durch Sedimentation, Impaktion und/oder Anlagerung tritt andererseits ein ständiger Massenverlust bei den Riesenkernen ein. Ein „gealtertes“ Aerosol, das fernab von irgendwelchen Quellen für längere Zeit nur den verschiedenen Einflüssen überlassen wurde, zeigt daher für jede der drei Aerosoleigenschaften nur noch ein Maximum.

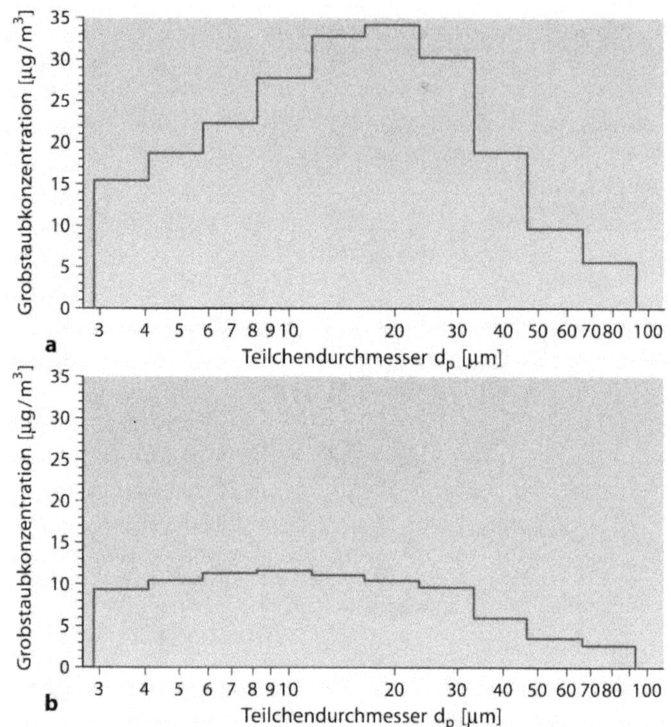

Abb. 4.46 a, b. Mittlere standortabhängige Größenverteilung der Grobstaubbelastung in Kurorten aus Messungen des DWD im Zeitraum 1988–1995: **a** an der örtlichen Durchgangsstraße, **b** im Klimatherapiebereich

Die Auswirkung von mechanisch erzeugtem Staub auf die Massenverteilung ist Abb. 4.46 zu entnehmen. Die lokale Staubentwicklung durch den Verkehr führt zu einem starken Anstieg des Massenanteils bei den Riesenkernen. Die Messung von Partikeln im Bereich der Riesenkerne läßt allerdings wegen der unterschiedlichen Entstehung nur eingeschränkt Aussagen über die Verhältnisse in den anderen Größenbereichen zu.

Die Größe der Partikel bestimmt wesentlich ihr physikalisches und chemisches Verhalten. Eine Größenangabe für die Partikel wird jedoch durch die häufig sehr unregelmäßige Gestalt erschwert. Außerdem beruhen zahlreiche wichtige Meßverfahren auf einer indirekten Messung der Partikelgröße über verschiedene physikalische Effekte, wie dem Streuvermögen des Lichtes, dem aerodynamischen Verhalten und den elektrischen Eigenschaften, so daß eine Größenangabe hier nur nach Eichung des Gerätes mit einem Aerosol bekannter Größenverteilung möglich ist. Die Festlegung der Partikelgröße erfolgt daher in Abhängigkeit von der jeweiligen Meßmethode durch verschiedene Hilfsgrößen.

Bei einer aerodynamisch fraktionierenden Aerosolmessung erfolgt eine Abscheidung der Partikel in Abhängigkeit von dem aerodynamischen Äqui-

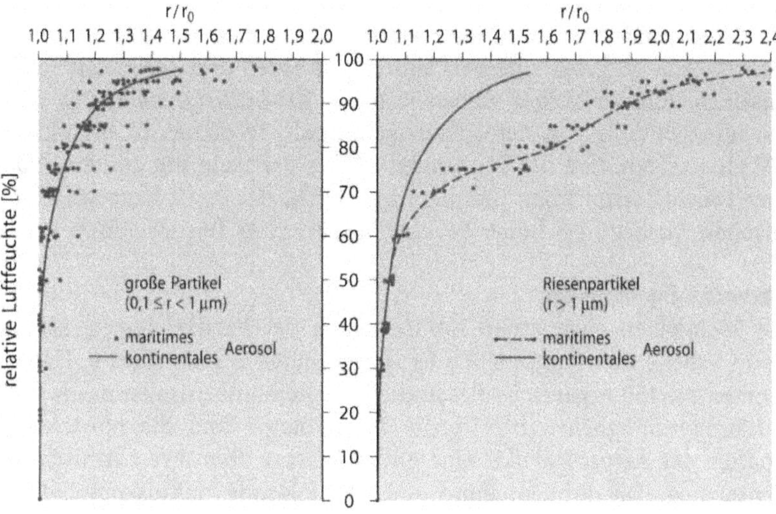

Abb. 4.47. Wachstumskurven von Aerosolpartikeln maritimer und kontinentaler Herkunft für unterschiedliche Größenbereiche. Als Maß für das Wachstum ist das Verhältnis des aktuellen Partikelradius (r) zum Ausgangsradius (r_0) als Funktion der relativen Luftfeuchte aufgetragen. (Nach Schütz et al. 1989)

valentdurchmesser. Dieser ist definiert nach Fuchs (1964) als der Durchmesser einer Kugel mit der Dichte ρ von 1 g/cm^3, die bei ruhender Luft die gleiche Endsinkgeschwindigkeit erreicht wie das betrachtete Teilchen. Partikel verschiedener Größe, Gestalt und Dichte können gemäß dieser Definition durchaus den gleichen aerodynamischen Durchmesser annehmen. In der Aerosolmeßtechnik wird die Partikelgröße konventionsgemäß durch den aerodynamischen Durchmesser bzw. Radius beschrieben.

Die Teilchengröße kann je nach Art des Teilchens mehr oder weniger stark mit der Luftfeuchte variieren. Die Größenänderung wird maßgeblich durch den Anteil löslicher Bestandteile im Aerosol bestimmt. NaCl-Kristalle gehen danach bei 75% relativer Luftfeuchte in einen Lösungstropfen über, verbunden mit einer Größenzunahme um den Faktor 2. Bei wieder abnehmender relativer Luftfeuchte kommt es erst bei ca. 40% zur Kristallisation des NaCl aus dem Lösungstropfen (Hystereseffekt). Andere Salze verhalten sich ähnlich (Junge 1963).

Einige typische Wachstumskurven atmosphärischer Aerosolpartikel mit der relativen Feuchte sind in Abb. 4.47 dargestellt. Auf der linken Seite sieht man das Wachstum der Partikel im Radiusbereich 0,1–1 μm, auf der rechten Seite das der Partikel mit Radien r oberhalb von 1 μm, jeweils für maritimes und kontinentales Aerosol. Während Partikel mit Radien zwischen 0,1 und 1 μm ähnliches Wachstum für beide Luftmassentypen aufweisen, sind für das Wachstum der Partikel mit Radien über 1 μm große Unterschiede zu beobachten. Seesalzteilchen haben ihre Hauptmasse in diesem Radiusbereich. Wegen ihres großen Gehaltes an NaCl nehmen sie bei 75% relativer Feuchte verstärkt Wasser auf.

Wasseraufnahme und -abgabe von Partikeln haben wichtige Konsequenzen für deren chemische Zusammensetzung. Bei hoher relativer Feuchte ist der Wassergehalt so groß, daß sich Spurengase lösen und chemische Reaktionen einsetzen. Ein verstärkter Abbau von SO_2 bei hohen Feuchten in Rauchfahnen unter Bildung von Aerosolpartikeln bzw. - tröpfchen ist bekannt. Ebenso läßt sich zeigen, daß der Säureanteil in den Partikeln mit zunehmender relativer Feuchte steigt. Zum Beispiel liegt HNO_3, das sonst hauptsächlich in der Gasphase vorliegt, bei hoher Feuchte bevorzugt in Tröpfchenform vor.

Chemische Eigenschaften

Die wichtigsten chemischen Komponenten der Partikel lassen sich grob in die in Tabelle 4.12 dargestellten Gruppen einteilen. Ketserides u. Hahn (1975) konnten ca. 150 organische Bestandteile in Reinluftaerosolen nachweisen.

Häufig ermöglichen bereits die Morphologie und die optischen Eigenschaften der Aerosolpartikel eine grobe Aussage über ihre chemische Zusammensetzung. Die Probennahme und nachfolgende mikroskopische Untersuchung für eine Unterscheidung und Identifizierung der Riesenpartikel kann z. B. nach der Haftfolienmethode vorgenommen werden (Verein Deutscher Ingenieure 1991).

Die chemische Analyse der Aerosole stellt wegen der geringen Probenmengen besondere Anforderungen an die Analysetechnik. Die verwendeten Verfahren sind sämtlich physikalische Analysemethoden, z. B. Röntgenfluoreszenzanalyse, Massenspektrometrie.

Atmosphärische Aerosolpartikel, die in der Nähe der Erdoberfläche gesammelt werden, sind in ihrer chemischen Zusammensetzung stark von den wichtigsten natürlichen Quellen der Erdkruste und dem Meer beeinflußt. Um den Beitrag der verschiedenen Quellen auf die chemische Zusammensetzung eines atmosphärischen Aerosols abzuschätzen, werden die Anreicherungsfaktoren der verschiedenen chemischen Komponenten berechnet.

Als Indikator für das Krustenmaterial der Erde können die Elemente Silizium, Aluminium und Eisen verwendet werden. Ein charakteristisches Element für ein Seesalzaerosol ist Natrium. Chemische Komponenten, die zu diesen Elementen einen Anreicherungsfaktor nahe 1 aufweisen, haben typischerweise die Erdkruste bzw. das Meer als Hauptquelle. Erreicht dagegen

Tabelle 4.12. Chemische Komponenten natürlicher Aerosole

	Hauptbestandteile
Wasserlösliche Komponenten (anorganisch)	Kationen: Na^+, K^+, NH_4^+, Ca^{2+}, Mg^{2+} Anionen: SO_4^-, Cl^-, NO_3^-
Wasserunlösliche Komponenten (anorganisch)	Minerale (Tonminerale, Quarz, Feldspäte, Kalzit, Gips), verschiedene Metalloxide
Kohlenstoffhaltige Komponenten (organisch)	Kohlenwasserstoffe (höhere Fettsäuren, polyaromatische Kohlenwasserstoffe, Aliphate), pflanzliche Bestandteile (Polen, Sporen, Pflanzenreste)

der Anreicherungsfaktor Werte deutlich höher als 1, so können für diese Komponenten anthropogene Quellen angenommen werden.

Die Schätzungen verschiedener Autoren über den Beitrag natürlicher wie anthropogener Quellen zur globalen Aerosolproduktion liegen bezüglich des anthropogenen Beitrages relativ dicht beieinander, während der natürliche Beitrag sehr unterschiedlich eingeschätzt wird. Eine Zusammenstellung mit groben Schätzwerten für den natürlichen Beitrag gibt Tabelle 4.13.

Die Herkunftsgebiete der Luftmassen beeinflussen in charakteristischer Weise die chemische Zusammensetzung der Aerosole (Tabelle 4.14). Die Verhältniswerte SiO_2/Na^+, SiO_2/CaO, SiO_2/NO_3^- und SiO_2/NH_4^+ sind in kontinental polaren Luftmassen deutlich erhöht. Hierin drückt sich der hohe SiO_2-Gehalt der Erdkruste aus. Ähnliches gilt für das Al_2O_3. In Mitteleuropa ist auch bei den maritimen tropischen Luftmassen zeitweilig eine kontinentale SiO_2-Komponente durch den Saharastaub gegeben. Andererseits sind v. a. die maritim-polaren Luftmassen auch über Land in größerer Entfernung von den Ozeanen durch merklich erhöhte Na^+-Konzentrationen gekennzeichnet. Die maritime Cl^--Konzentration geht dagegen schon im Küstenbereich durch Reaktionen mit kontinentalen Aerosolen stark zurück. Die Aerosoleigenschaften der verschiedenen Luftmassen werden in Gebieten mit hoher anthropogener Quelldichte (Ballungsräume) weitgehend überformt. Die Änderungen in den Aerosolverhältnissen bei einem Luftmassenwechsel treten daher in Ballungs-

Tabelle 4.13. Produktionsstärke natürlicher und anthropogener Partikelquellen (nach Jaenicke 1988). Angaben in 10^6 t pro Jahr.

Quelle	Globale Quellstärke	
Natürliche Quellen		
Seesalz	1500	
Mineralstaub	2000	
Vulkane	50	
Verbrennen von Biomasse	100	
Biogenes Material	100	
Summe		3750
Sulfate	200	
Nitrate	600	
Kohlenwasserstoffe	500	
Summe		1300
Summe aller natürlichen Quellen		5050
Anthropogene Quellen		
Summe		130
Sulfate	200	
Nitrate	30	
Kohlenwasserstoffe	50	
Summe		280
Summe aller anthropogenen Quellen		410

Tabelle 4.14. Mittlere Konzentration von Ionen, Oxiden und Elementen des atmosphärischen Aerosols in verschiedenen Luftmassen (nach Jaenicke 1988). Angaben in $\mu g/m^3$, TOM = Gesamtorganische Masse

Chemische Spezies	Luftmassencharakter			
	kontinental		maritim (Atlantik)	polar (Arktis)
	urban (England)	Reinluft (Wank, Alpgen)		
$SO_4^{=}$	13,80	2,15	2,58	2,32
NO_3^-	3,00	0,85	0,05	0,055
Cl^-	3,18	0,087	4,64	0,013
Br^-	0,07		0,015	
OH^-			0,08	
NH_4^+	4,84	1,00	0,16	0,23
Na^+	1,18	0,047	2,91	0,042
K^+	0,44	0,045	0,11	0,023
Ca^{++}	1,56	0,082	0,17	0,073
Mg^{++}	0,60		0,40	0,032
H^+			0,08	
Al_2O_3	3,63	0,20		
SiO_2	5,91	0,51		0,24
Fe_2O_3	5,32	0,10	0,14	0,91
CaO		0,09		
PbO		0,02		
ZnO		0,02		
Cu		0,002		
Cd		0,001		
TOM	56	4	2	0,14
Summe	99,5	9,2	13,3	3,3

räumen nur in abgeschwächter Form, in Reinluftgebieten dagegen stärker hervor. Die lokalen Aerosolverhältnisse werden im wesentlichen von 3 Faktoren beeinflußt:

- *Zahl, Dichte und Stärke der Aerosolquellen:* Bei anthropogenen Quellen wird unterschieden zwischen Punktquellen (isolierte Schornsteine), Linienquellen (stark befahrene Verkehrswege) und Flächenquellen (städtische Bereiche, Industriereviere).
- *Austauschbedingungen sowie „wash-out"- bzw. „rain-out"-Prozesse in der Atmosphäre.* Als wichtige meteorologische Größen gehen hier ein: Windgeschwindigkeit, vertikaler Temperaturgradient, Wolkenbildung, Niederschlag.
- *Topographische Gegebenheiten:* Ungünstig wirkt sich die Lage anthropogener Quellen in windgeschützten Tälern, Mulden oder Kesseln aus, die zur Ausbildung von Kaltluftseen (Inversionen) neigen.

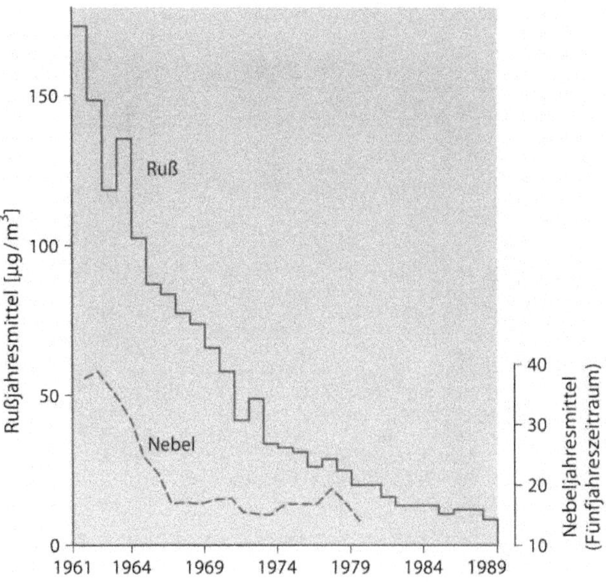

Abb. 4.48. Zeitlicher Verlauf der Rußkonzentration und der Nebelhäufigkeit seit 1961 in Lincoln/England. (Nach Eggleston et al. 1992)

Die vertikale Ausbreitung der anthropogenen Aerosolpartikel ist überwiegend auf die Troposphäre beschränkt. Durch die Ausbildung von Inversionen (Temperaturumkehrschichten) innerhalb der Troposphäre wird die für eine Verdünnung der Emissionen zur Verfügung stehende Schicht weiter eingeschränkt. Dieser Effekt tritt in Bodennähe durch Wärmeabstrahlung besonders im Herbst und im Winter mit zunehmender Nachtlänge in Erscheinung.

Temperaturinversionen entstehen jedoch nicht nur vom Boden aus. Großräumige Absinkvorgänge in der Atmosphäre, die im Zusammenhang mit „dynamischen“ Hochdruckgebieten stehen, führen von der Höhe her durch adiabatische Erwärmung der absinkenden Luftmasse zur Ausbildung von Absinkinversionen. Bei Zusammentreffen beider Vorgänge und längerer Andauer dieser Situation, die in der Regel durch geringe Windgeschwindigkeiten gekennzeichnet ist, kann es im Bereich von Industrieansiedlungen und in Großstädten zur Ausbildung des Winter-Smogs kommen. Die berüchtigten Winter-Smog-Situationen, z. B. in London 1952, zeichneten sich durch hohe Immissionen gas- und partikelförmiger Schadstoffe aus, die bei der Verbrennung fossiler Brennstoffe in den Wintermonaten verstärkt anfielen. Dabei wurde die Nebelbildung durch die hohe Konzentration von sehr wirksamen Kondensationskernen begünstigt, so daß Nebel schon bei weniger als 80% relativer Luftfeuchte auftreten konnte. Durch Emissionsminderungsmaßnahmen im Bereich der privaten Heizungen konnte in England in den 50er und 60er Jahren der Verbrennungsanteil im Aerosol („black smoke“) nachhaltig gesenkt werden (Eggleston et al. 1992). Untersuchungen konnten zeigen, daß damit auch eine Abnahme der Nebelhäufigkeit einherging (Abb. 4.48).

Tabelle 4.15. Gegenüberstellung der typischen Merkmale und Wirkungen von Sommer- und Winter-Smog (nach Kuttler 1979).

Kennzeichnung/Wirkung	Sommer-Smog (Ozon-Smog)	Winter-Smog (Schwefeldioxid-Smog)
Lufttemperatur	25–35 °C	−3 °C bis +5 °C
Relative Luftfeuchte	unter 70%	über 80%
Windgeschwindigkeit	unter 2 m/s	unter 2 m/s
Sicht	800–1600 m	0–30 m
Notwendige Strahlungsbedingungen	Erhöhung der UV-Strahlung ($\lambda \leq 400$ nm)	nicht notwendig einflußnehmend
Inversionstyp	Absinkinversion	Boden-/Absinkinversion
Häufigstes Auftreten	Sommer–Frühherbst (Juli–Oktober)	Winter (November–Januar)
Schadstoffindikatoren	*Ozon* (Stickoxide, Kohlenwasserstoffe)	*Schwefeldioxid* und Umwandlungsprodukte, Ruß
Bildung vorwiegend durch Verbrennen von:	Öl und Benzin	Kohle und Ölprodukten
Entstehung	innerhalb kurzer Zeit in der Luft durch photoinduzierte Reaktionen	in den Verbrennungsräumen der Emittenten
Art der Luftverunreinigung	überwiegend gasförmig	partikelgebunden und gasförmig
Erreichen der maximalen Konzentrationen	sommerlicher, mittäglicher Sonnenhöchststand (Sommersmog)	morgens und abens im Winter (Wintersmog)
Wirkt chemisch:	oxidativ	reduktiv
Wirkung auf Mensch, Pflanze und Materialien	Bindehautreizung; Ozonflecken bzw. Blattpigmentschäden; Gummizersetzung	Reizung der Atemorgane; Schädigung von Nadelbäumen; Zersetzung von Sandstein

Voraussetzung für die Entstehung des „Los-Angeles-Smog“ oder Sommer-Smog ist wie beim Winter-Smog das Vorhandensein einer austauschhemmenden Inversion bei gleichzeitiger Windarmut. Diese Bedingungen sind im Sommer im Bereich des subtropischen Hochdruckgürtels und sich davon ablösender Hochdruckzellen gegeben, die über mehrere Tage stationär bleiben können. Die hier auftretenden Photooxidanzien in Form von Ozon und organischen Peroxiden entstehen aus Kohlenwasserstoffen der Autoabgase unter photochemischer Einwirkung des Sonnenlichtes und katalytischer Mitwirkung von Stickstoffoxiden, die ebenfalls den Autoabgasen entstammen. In Tabelle 4.15 sind die charakteristischen Merkmale und Wirkungen der verschiedenen Smog-Typen angegeben, wie sie von Kuttler (1979) zusammengestellt wurden.

Wirkung auf den Menschen

Die gesundheitliche Bedeutung der Aerosole ist neben ihren physikalischen und chemischen Eigenschaften auch von den physiologischen und anatomischen Gegebenheiten des Akzeptors Mensch abhängig. Dabei wird die Deposition der Aerosole im Atemtrakt des Menschen im wesentlichen von folgenden Mechanismen gesteuert (vgl. dazu S. 326ff. u. S. 622ff.):

Impaktion

Bei rascher Richtungsänderung des Atemstromes im oberen Atemtrakt folgen die Aerosole aufgrund ihrer Trägheit der ursprünglichen Bahn und prallen auf die Oberfläche der Atemwege auf. Dieser Effekt ist proportional zur Geschwindigkeit des Atemstromes und den aerodynamischen Eigenschaften der Partikel. Die Deposition durch Aufprall tritt überwiegend im Bereich der oberen Atemwege bis zu den Bronchien auf und erfaßt besonders wirksam die Aerosole mit einem aerodynamischen Durchmesser über 2 μm.

Sedimentation

Mit abnehmender Geschwindigkeit des Atemstromes gewinnt dieser Mechanismus an Bedeutung. Die Partikel fallen unter dem Einfluß der Schwerkraft aus. Die Depositionswahrscheinlichkeit durch diesen Effekt ist besonders hoch im Bereich der inneren Bronchien, der Bronchiolen sowie im Alveolarbereich. Die Wirksamkeit der Sedimentation geht für Partikel mit einem aerodynamischen Durchmesser von unter 0,5 μm aufgrund der rasch abnehmenden Sinkgeschwindigkeit stark zurück. Besonders wirksam ist die Sedimentation im Atemtrakt im Größenbereich von 1–5 μm aerodynamischen Durchmessers.

Diffusion

Partikel mit Durchmessern unter 1 μm vollführen als Folge der Stöße durch Gasmoleküle eine zunehmend ungeordnete Bewegung. Mit wachsender mittlerer Auslenkung aus ihrer Bahn und abnehmendem Durchmesser der Atemwege bis in den Größenbereich dieser Bahnabweichungen steigt die Depositionswahrscheinlichkeit stark an. Die Diffusion erfaßt v. a. Partikel mit einem geometrischen Durchmesser unter 0,2 μm.

Neben diesen drei wichtigsten Mechanismen kann eine Deposition auch durch das Einfangen insbesondere faserförmiger Aerosole erfolgen (Interzeption). Die Depositionswahrscheinlichkeit ist dabei v. a. eine Funktion der Faserlänge und weniger abhängig von den aerodynamischen Eigenschaften.

Die Depositionswahrscheinlichkeit der Aerosole im menschlichen Atemtrakt ist bei der Abscheidung durch Impaktion und Sedimentation in erster Linie abhängig von den aerodynamischen Eigenschaften, bei der Abscheidung durch Diffusion vorwiegend eine Funktion der geometrischen Abmessungen der Partikel (Abb. 4.49). Untersuchungen der Depositionswahrscheinlichkeit für verschiedene Regionen des menschlichen Atemtraktes (Heyder 1981) ergaben eine maximale Belastung der extrathorakalen und alveolaren Region bei Mundatmung (Abb. 4.50). Durch eine Geschwindigkeitszunahme des mittleren Atemstromes oder durch Nasenatmung kann die alveolare Deposition zu Lasten der extrathorakalen wesentlich reduziert werden. Für größere Teilchen erweisen sich sowohl die extrathorakalen als auch die bronchialen Atemwege als zunehmend wirksame Aerosolfilter. Aus diesem Grund

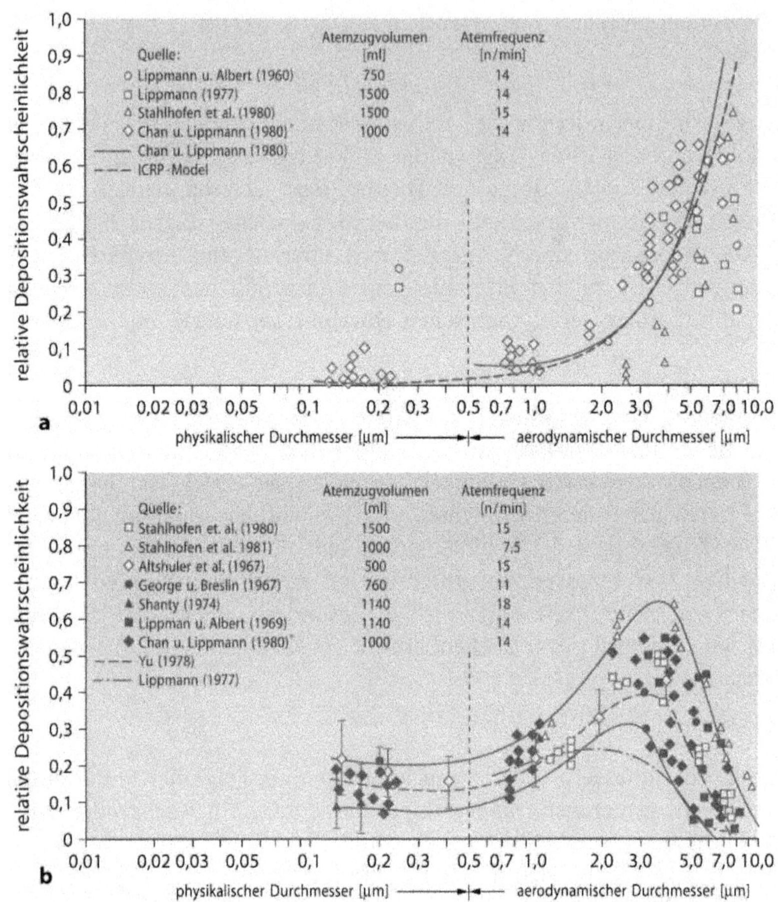

Abb. 4.49 a, b. Größenabhängige Depositionswahrscheinlichkeit eingeatmeter Aerosolpartikel nach Untersuchungen verschiedener Autoren: **a** im tracheobronchialen, **b** im alveolaren Bereich des menschlichen Atemtraktes. (Nach Milford u. Davidson 1985; Literaturangaben s. dort)

erreicht die Alveolardeposition für Partikel mit einem aerodynamischen Durchmesser von 3 μm ein Maximum und nimmt für größere Teilchen rasch ab. Partikel mit einem aerodynamischen Durchmesser von mehr als 10 μm sind bereits vor Erreichen der Alveolarregion vollständig abgeschieden.

Durch Wasseraufnahme können hygroskopische Partikel im feuchtegesättigten Lungenraum auf mehr als das Doppelte ihrer ursprünglichen Größe anwachsen (Junge 1963). Damit sind auch Depositionsverhalten und Depositionsort starken Veränderungen unterworfen. Die meisten Aerosolpartikel im Größenbereich von 0,1–1 μm Durchmesser enthalten wasserlösliche Säuren und/oder Salze. Etwa 80% dieser Partikel bestehen aus Schwefelsäure oder Ammoniumsalzen der Schwefelsäure, die sich bereits weit unterhalb einer relativen Luftfeuchte von 100% von einem Kristall in den Tropfen einer ent-

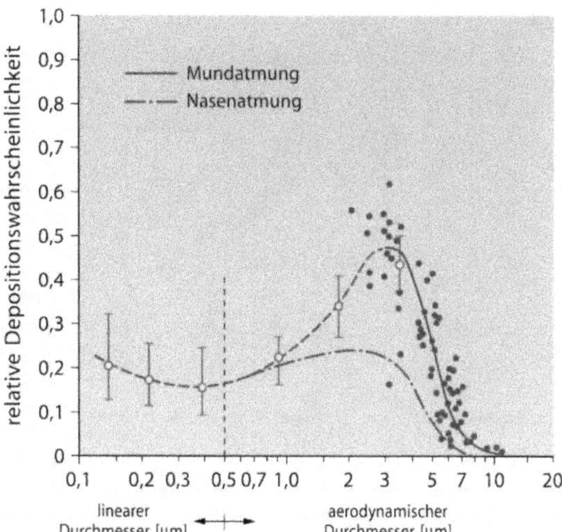

Abb. 4.50. Größenabhängige Depositionswahrscheinlichkeit eingeatmeter Aerosolpartikel im alveolaren Bereich bei Mund- und Nasenatmung. (Nach Lippmann u. Albert 1969)

sprechend hochkonzentrierten Lösung umwandeln können. Durch die Tropfenbildung wachsen die Aerosolteilchen in den Bereich der Riesenkerne hinein und werden vermehrt im Bronchialsystem abgeschieden.

Die Wirkung der deponierten Aerosole ist stark von ihren Aufenthaltszeiten im menschlichen Körper abhängig. Bei einem gesunden Menschen betragen diese Aufenthaltszeiten bei Deposition im oberen Atemtrakt einschließlich des tracheobronchialen Bereichs in der Regel weniger als 24 h. Innerhalb dieser Zeit hat der Körper über verschiedene rasch wirkende Reinigungsmechanismen die Partikel wieder ausgeschieden. Bei Deposition der Partikel im Alveolarbereich können die Aufenthaltszeiten im Körper auf Monate bis Jahre ansteigen, wobei Dauer und/oder Wirkung stark mit den chemischen und physikalischen Eigenschaften der Partikel variieren.

Nach Ihrer Wirkung können die Aerosole wie folgt unterschieden werden:

- Aerosolpartikel, die die Lungenfunktion nicht oder nicht ungünstig beeinflussen, z. B. Seesalz, ätherische Pflanzenöle;
- Aerosolpartikel ohne spezifische Wirkung, z. B. Silikatpartikel oder Kohlenstaub. Ihre Ablagerung kann jedoch zu einer Beeinträchtigung der Lungenfunktion und zur Irritation des Gewebes führen;
- Toxisch wirkende „spezifisch-pathogene“ Aerosolpartikel, z. B. Schwefelsäure, Ammoniumsulfat, Schwermetallverbindungen, partikelgebundene polyzyklische aromatische Kohlenwasserstoffe;
- Allergene, gegen die eine besondere Empfindlichkeit entstehen kann und die nach spezifischer Sensibilisierung allergische Reaktionen auslösen, z. B. Pollen oder Sporen.

Die Abschätzung des gesundheitlichen Risikos durch Einatmung partikelförmiger Schadstoffe muß von der kombinierten Wirkung aller vorkommenden,

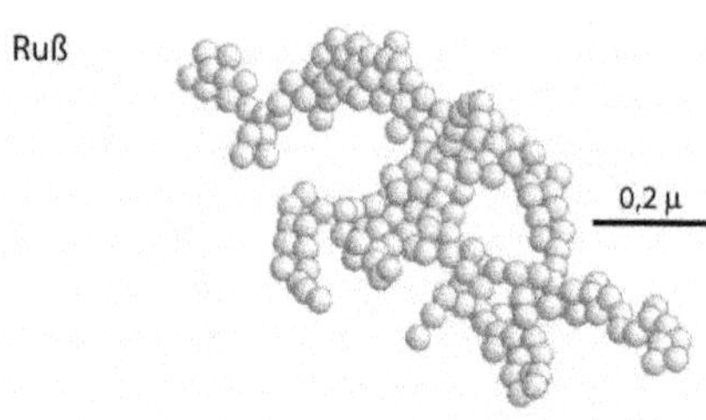

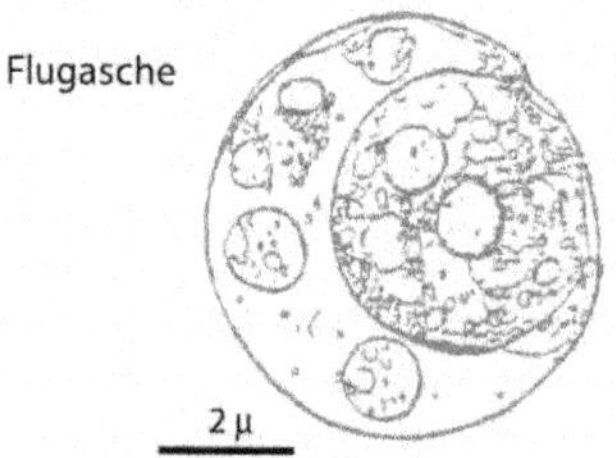

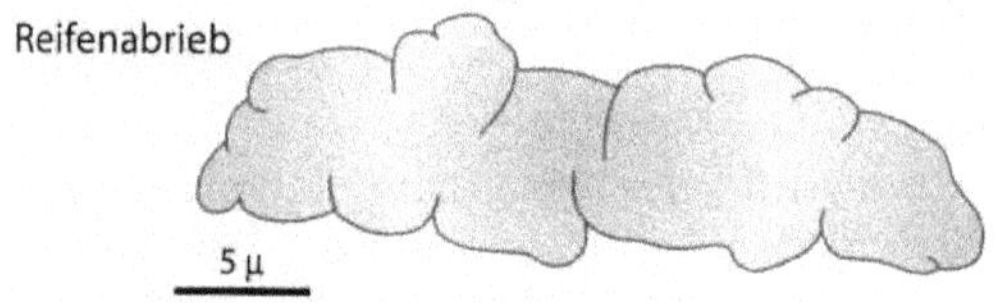

Abb. 4.51. Typische Gestalt und durchschnittliche geometrische Abmessungen schwarzer, kohlenstoffhaltiger Aerosolpartikel in Immissionsproben

auch gasförmigen Stoffe ausgehen. Eine synergistische Steigerung der biologischen Schadwirkung durch das kombinierte Auftreten verschiedener Komponenten konnte nachgewiesen werden (Goetz 1961; Amdur u. Unterhill 1968; Amdur 1969; McJilton et al. 1973). Es werden zwei Gründe für diese Wirkung angegeben:

- *Physikalische Deutung:* Gasförmige Schadstoffe werden von der Oberfläche der Aerosole absorbiert und gelangen mit den Aerosolen in höheren Konzentrationen an besonders empfindliche Bereiche des Atemtraktes und/oder akkumulieren aus aerodynamischen Gründen an bestimmten Stellen der Atemwege, z. B. Verzweigungen.
- *Chemische Deutung:* Chemische Komponenten aus dem Stoffbestand von partikelförmigen und/oder gasförmigen Schadstoffen reagieren im Vergleich zu den Ausgangsstoffen zu einer neuen Verbindung höherer Toxizität.

Die Voraussetzungen für diese synergistischen Wirkungsmechanismen sind bei den Rußpartikeln aufgrund ihrer Herkunft und Oberflächeneigenschaften in besonderem Maße gegeben (Abb. 4.51). Rußpartikel sind Träger einer ganzen Reihe toxischer und kanzerogener Substanzen, die bei unvollständigen Verbrennungsprozessen entstehen. In den partikelförmigen Verbrennungsrückständen verschiedener industrieller Quellen und aus Dieselabgasen konnten neben SO_2 und Stickoxiden mehr als 100 organische Verbindungen nachgewiesen werden. Dazu gehören insbesondere Derivate des Pyrens, Naphtalins sowie Perylens (Metzger 1976; Lewtas 1982; Stöber 1987; Blome et al. 1990). Neben einer kanzerogenen Wirkung dieser Begleitstoffe wird vermehrt auch ein kanzerogenes bzw. mutagenes Potential des „nackten" Rußpartikels diskutiert (Heinrich 1991).

Pollen

Einen entscheidenden jahreszeitlich schwankenden Anteil am lufthygienischen Wirkungskomplex haben die Pollen. Mehr als 10% der Bevölkerung sind Pollenallergiker, und die Tendenz ist zunehmend.

Der Deutsche Wetterdienst erstellt in Zusammenarbeit mit der Stiftung Deutscher Polleninformationsdienst Vorhersagen des Fluges allergologisch wirksamer Blütenpollen. Diese Vorhersage ist sinnvoll, da der Blühbeginn der Pflanzen in Mitteleuropa witterungsbedingt um bis zu 6 Wochen schwanken kann. Zudem hängt dann die Konzentration der freigesetzten Pollen ganz entscheidend vom aktuellen Wetter ab. Die gezielte Prophylaxe für Pollenallergiker kann deshalb durch eine täglich aktualisierte Pollenflugvorhersage erheblich verbessert werden.

Eine Studie in Nordrhein-Westfalen konnte nachweisen, daß durch die Pollenflugvorhersage Medikamente gezielter und damit wirksamer eingesetzt werden können. Diese Tatsache bedeutet eine Erleichterung für die Betroffenen und dient der Erhaltung der Leistungsfähigkeit in Schule und Arbeitsleben. Die Arbeitsausfalltage durch Pollinosebeschwerden konnten deutlich eingeschränkt werden. Verbreitet werden die Pollenfluginformationen über den privaten Informationsdienst der Telekom (PID), Printmedien, Rundfunk, Fernsehen und Bildschirmtext.

3.3.4 Die Luftqualität in Kurorten

Eine typische Luftqualität läßt sich für den ländlichen Raum, in dem Kurorte bevorzugt liegen, nicht angeben, da die Konzentration natürlicher und anthropogener Luftbeimengungen auch in diesen Gebieten erheblichen Schwankungen unterworfen ist. Auf der Basis von Jahresmittelwerten lassen sich jedoch für den ländlichen Raum einige charakteristische Konzentrationen angeben und vergleichbaren Werten in Städten gegenüberstellen. In Tabelle 4.16 sind die Jahresmittel seit 1975 für einige Leitsubstanzen der Luftbelastung im ländlichen Raum zusammengestellt (Umweltbundesamt 1995).

Als natürliche Grobstaubquellen treten in Reinluftgebieten die Aufwirbelung von Bodenmaterial durch Winderosion und pflanzliche Emissionen von Pollen und Sporen hervor. Die Bedeutung dieser Quellen ist einem ausgeprägten Jahresgang mit einem Maximum im Frühjahr und Frühsommer unterworfen.

Tabelle 4.16. Luftbelastung im ländlichen Raum; AL = Alte Bundesländer, NL = Neue Bundesländer

(Jahresmittelwert)		1975	1980	1985	1990	1991	1992	1993
Schwefeldioxid (μg/m³)	AL	10	12	13	5	6	4	4
	NL	–	–	34	18	–	17	16
Stickstoffdioxid (μg/m³)	AL	8	8	10	8	8	8	7
Schwebstaub (μg/m³)	AL	36	42	36	29	27	24	23
	NL	–	–	42	33	–	30	29
Blei (Schwebstaub) (ng/m³)	AL	129	76	40	22	21	14	15
Ozon (μg/m³)	AL	–	66	68	77	71	66	69
	NL	–	–	38	52	–	60	58
Kohlendioxid (ppm)	AL	338	346	353	360	363	362	364

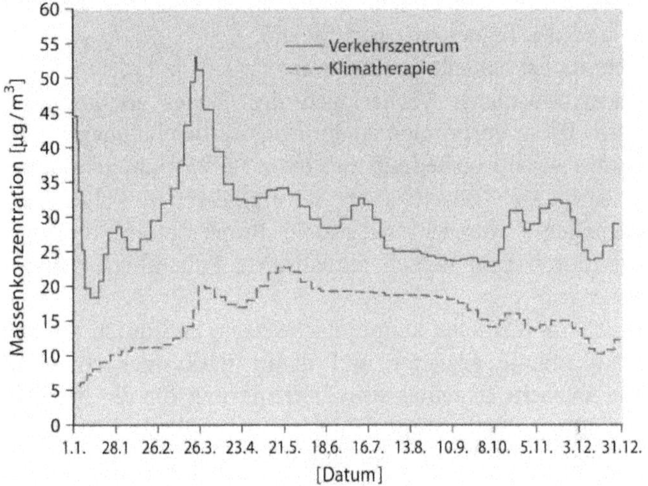

Abb. 4.52. Typischer Jahresgang der Grobstaubkonzentration in Kurorten im Klimatherapiebereich (2057 Proben) und an der Ortsdurchfahrt (2061 Proben) aus wöchentlichen Messungen des DWD nach der Haftfolienmethode (Verein Deutscher Ingenieure 1991)

Dazu tragen folgende Faktoren bei:

- häufigeres Abtrocknen der Böden, Straßen und anderer staubführender Oberflächen,
- Bearbeitung landwirtschaftlich genutzter Flächen,
- geringere relative Luftfeuchte und Niederschlagshäufigkeit,
- sekundäres Windmaximum im Jahresgang,
- Pollen- und Sporenflug im Zusammenhang mit der Blüte von Bäumen und Sträuchern, Gräsern und Kräutern.

Die genannten Quellen tragen hauptsächlich zu einer Grobstaubbelastung mit Partikeldurchmessern über 2 μm bei und werden vollständig von Staubdepositionsmessungen erfaßt. Langjährige Staubdepositionsmessungen nach der Haftfolienmethode geben den beschriebenen Jahresgang wieder (Abb. 4.52).

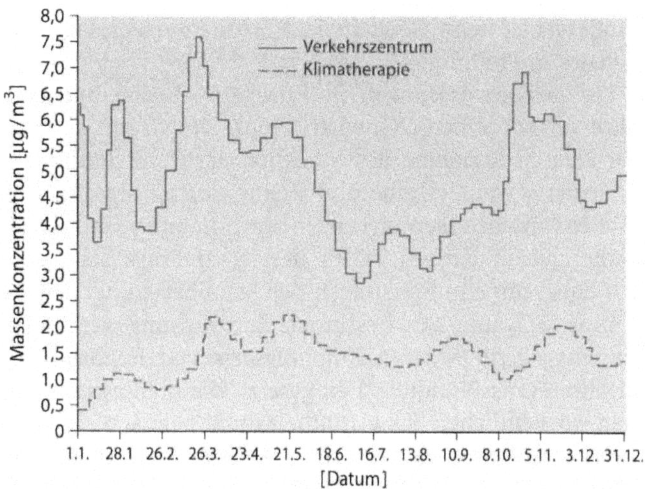

Abb. 4.53. Typischer Jahresgang einer schwarzen Partikelkomponente im Grobstaub in Kurorten im Klimatherapiebereich (2057 Proben) und an der Ortsdurchfahrt (2061 Proben) aus wöchentlichen Messungen des DWD nach der Haftfolienmethode

Kurzperiodische Schwankungen in dem dargestellten Verlauf machen den aktuellen Witterungseinfluß sichtbar.

In Abb. 4.53 ist ein typischer Verlauf der Staubbelastung in Kurorten durch eine schwarze Partikelkomponente im Grobstaub dargestellt. Diese Partikelkomponente entsteht abseits von Straßen vornehmlich durch Emissionen des Hausbrandes. In Straßennähe trägt zusätzlich der rußhaltige Reifenabrieb wesentlich zu dieser stark verschmutzenden Partikelkomponente bei. Die Entstehung und Mobilisation der Reifenabriebpartikel ist mechanisch bedingt und folgt deshalb dem Jahresgang der allgemeinen Grobstaubbelastung. Die Ruß- und Flugascheemissionen des Hausbrandes sind dagegen auf die Heizperiode beschränkt und folgen dem temperaturabhängigen Gang des Heizbedarfs. Ein erstes auffälliges Maximum im Herbst wird außerdem durch die häufiger eingeschränkten Ausbreitungsverhältnisse und Ausbildung von bodennahen Inversionen begünstigt.

Bei Feststoffheizungen trägt zusätzlich die intermittierende Heizweise zu Beginn der Heizperiode zu einem Anstieg des Schadstoffausstoßes bei. Im Laufe der 80er Jahre hat die Bedeutung der Hausbrandemissionen in den Kurorten der alten Bundesländer stark abgenommen. Ein wesentlicher Grund war die zunehmende Umstellung auf emissionsärmere Öl- und Erdgasfeuerungen in den 70er und 80er Jahren. Insbesondere die Erdgasfeuerung stellt aufgrund der vernachlässigbaren Schwefelgehalte und anderer Verunreinigungen sowie der sehr kurzen Einstellzeit auf optimale Brennbedingungen die Heiztechnik der Wahl für den Kurort dar.

Voraussetzung für die Prädikatisierung als Kurort sind in der Bundesrepublik u. a. unbedenkliche Ergebnisse bei den Luftqualitätsmessungen. Diese Messungen werden vom Deutschen Wetterdienst im Rahmen des sog. Kurortklimadienstes durchgeführt. Die Auswertung erfolgt zentral für das ganze Bundesgebiet beim Geschäftsfeld Medizinmeteorologie des Deutschen Wetterdienstes in Freiburg.

Luftqualitätsmessungen in Kurorten wurden bereits zu Beginn der 60er Jahre aufgenommen (Neuwirth 1963). Der Grund dafür war, daß in den Kurorten durch Zunahme des Verkehrs, der Verdichtung der Bebauung und der Ansiedlung von Gewerbe und Kleinindustrie eine Verschlechterung der Luftreinheitsverhältnisse eingetreten war, die eine sinnvolle Anwendung der Klimatherapie in einigen Fällen bereits in Frage stellte. Zunächst handelte es sich dabei nur um Messungen der Staubbelastung. Seit 1987 werden auch die Reizgase SO_2 und NO_2 bestimmt. Zur Messung werden gemäß den *Begriffsbestimmungen für Kurorte, Erholungsorte und Heilbrunnen* integrierende Meßverfahren (Passivsammler) eingesetzt, die die Bestimmung der durchschnittlichen wöchentlichen Schadstoffbelastung zulassen.

Die bedeutendste Quelle für Luftverunreinigungen stellt in deutschen Kurorten inzwischen der Kraftfahrzeugverkehr dar. Untersuchungen im Zentrum von Westerland auf Sylt ergaben schon in den 70er Jahren in den Sommermonaten eine ähnliche hohe Bleibelastung der Außenluft wie in Gelsenkirchen (Abshagen 1979). Die wichtigsten Schadstoffe, die bei der Kraftstoffverbrennung in den Motoren in die Außenluft gelangen, sind Stickstoffoxide und Kohlenwasserstoffe. Eine charakteristische Komponente ist beim Ottomotor außerdem das Kohlenmonoxid. Beim Dieselmotor entstehen zusätzlich Ruß sowie in Abhängigkeit vom Schwefelgehalt das Schwefeldioxid.

Die Bleigehalte konnten in der Bundesrepublik Deutschland nach Inkrafttreten der verschiedenen Stufen des Benzinbleigesetzes drastisch gesenkt werden. Nach Einführung bleifreier Benzinqualitäten in Zusammenhang mit der Katalysatortechnik gehört die verkehrsbedingte Bleibelastung der Vergangenheit an. Auch der Schwefeldioxidausstoß konnte durch Absenkung des Schwefelgehaltes im Dieselkraftstoff erheblich vermindert werden. Bei Stickoxiden und Kohlenwasserstoffen hat sich dagegen durch eine weitere Zunahme der Kraftfahrzeuge die Situation kaum verbessert. Damit haben die Maßnahmen zur Abgasreinigung bei den Kraftfahrzeugen bisher noch keine nachhaltige Besserung gebracht. Für Kurorte stellt aus diesem Grund eine verkehrsbedingte Schadstoffbelastung weiterhin das größte Luftqualitätsproblem dar. Zu der Schadstoffbelastung durch die Abgase kommt noch eine Grobstaubbelastung durch die mechanische Staubproduktion des Straßenverkehrs.

Zunehmende lufthygienische Probleme bei der Bestätigung von Kurortprädikaten sind in erster Linie auf diese verkehrsbedingte Beeinträchtigungen der Luftqualität zurückzuführen. Im Interesse der Luftreinheit werden in den amtlichen Luftqualitätsgutachten regelmäßig folgende Maßnahmen empfohlen: Bau einer Umgehungsstraße, Anlage von innerörtlichen Fußgängerzonen, Sperrung der Kurbereiche für den Individualverkehr, Verkehrsberuhigung der Wohnbereiche.

Der großräumige Transport anthropogener Luftbeimengungen war insbesondere im Grenzbereich zu den östlichen Nachbarstaaten für deutsche Kurorte zeitweilig zu einem erheblichen lufthygienischen Problem geworden. Nicht nur das Reizgas Schwefeldioxid, sondern auch feine Aerosolpartikel mit einer Aufenthaltsdauer von einigen Tagen werden mit einer östlichen Luftströmung über weite Strecken transportiert (Jaenicke 1980). Durch diesen Effekt traten auch in den mittleren und höheren Gebirgslagen Mitteleuropas zeitweilig erhebliche Schadstoffkonzentrationen auf. An Schneeproben im Fichtelgebirge konnte für die Hochlagen sogar eine wesentlich höhere Schwermetallbelastung festgestellt werden als im Talbereich (Schrimpf 1980).

Die regionale Ausbreitung gasförmiger Luftverunreinigungen wuchs sich in Europa in den 60er und 70er Jahren zu einem zwischenstaatlichen Problem aus. Insbesondere die skandinavischen Länder waren durch erhöhte SO_2-Immissionen und SO_4-haltigen Regen betroffen. Andererseits wurden auch Reinluftstationen in der Bundesrepublik Deutschland von Emissionen jenseits der Landesgrenzen in Mitleidenschaft gezogen. Auch heute noch ist auf dem Brotjacklriegel im Bayerischen Wald eine deutliche Zunahme der SO_2- und Staubimmissionen bei Luftzufuhr aus den nordöstlich und östlich gelegenen Industriezentren um Plauen, Karlsbad, Prag und Pilsen festzustellen. Trotz vorherrschend westlicher Windrichtung stand 1992 der SO_2-Import aus der ehemaligen Tschechoslowakei nach Deutschland mit 75,4 Mio. Tonnen an erster Stelle. Deutlich dahinter rangieren Großbritannien mit 57,7, Frankreich mit 49,8 und Polen mit 30,3 Mio. Tonnen SO_2 (Umweltbundesamt 1995). Für Dauer und Intensität solcher Episoden mit stark erhöhten Schadstoffimmissionen spielen die Ausbreitungsbedingungen der Atmosphäre die entscheidende Rolle. Voraussetzung für eine Schadstoffanreicherung in Bodennähe sind grundsätzlich folgende Bedingungen:

- relativ geringe Windgeschwindigkeiten (unter 1,5 m/s) am Boden und nur schwacher Höhenwind,
- stabile Temperaturschichtung der Atmosphäre verbunden mit dem Auftreten von Inversionen niedriger Untergrenze und mit starkem Temperatursprung,
- Andauer dieser Bedingungen über mehrere Tage.

Das gleichzeitige Auftreten dieser Bedingungen ist in Zahl und Ausmaß regional sehr unterschiedlich. Es lassen sich in Deutschland drei Bereiche mit zunehmender Anfälligkeit für die Ausbildung und Andauer austauscharmer Situationen unterscheiden:

- Küstenbereich und Binnenflachland nördlich der Mittelgebirgsschwelle,
- Bereich der Mittelgebirge bis Hunsrück, Taunus, Thüringer Wald, Erzgebirge,
- Bereich südlich davon bis zum Alpenvorland.

Die regionalen Unterschiede haben ihren Grund in der großräumigen Zirkulation unserer Breiten und in der Topographie. Das Flachland nördlich der Mittelgebirge sowie das Küstengebiet setzen der Luftbewegung aufgrund der wenig gegliederten Oberfläche eine nur geringe Bodenreibung entgegen. Außerdem liegt dieser Bereich besonders im Winterhalbjahr im Einflußbereich atlantischer Tiefdrucksysteme, die mit ihren Fronten von der Nordsee ungehindert bis an die Mittelgebirgsschwelle vordringen. Diese führen eine feuchte, turbulent gut durchmischte Luftmasse mit sich, die bei Zufuhr polarer Meeresluftmassen hochreichend labil geschichtet ist. Die Luftmasseneigenschaften sind hier noch überwiegend von dem jeweiligen Ursprungsgebiet geprägt. Der nach Süden anschließende Raum weist durch seine topographisch wesentlich stärkere Gliederung eine höhere Rauhigkeit auf. Die atlantischen Störungsfronten verlieren daher bereits im nördlichen Mittelgebirgsraum an Wetterwirksamkeit und erreichen Süddeutschland meist nur noch in abgeschwächter Form.

Hinzu kommt, daß die großräumige Zirkulation über Mitteleuropa nach Süden hin mit zunehmender Entfernung vom mittleren Grenzbereich zwischen polaren und gemäßigten bis subpolaren Luftmassen an Intensität verliert. Ein Luftmassenwechsel findet seltener statt, die Luftmassen verlieren ihre ursprünglichen Eigenschaften und werden zunehmend von den physikalischen Eigenschaften des Untergrundes und von anthropogenen Einwirkungen beeinflußt.

Das Klima weist dadurch in dem Bereich südlich der Mittelgebirgsschwelle einen zunehmend kontinentalen Charakter auf.

Die mittleren Austauschverhältnisse eines Raumes werden in erster Linie durch die mittlere Windgeschwindigkeit und die Strahlungsverhältnisse bestimmt. Der Wind fördert dabei die horizontale Ausbreitung und Verdünnung von Luftverunreinigungen, während die Sonneneinstrahlung über die Aufheizung des Erdbodens und die damit einhergehende Labilisierung der bodennahen Luftschichten den vertikalen Austausch anregt. Die mittlere Windgeschwindigkeit zeigt in fast allen Bereichen der Bundesrepublik einen ausgeprägten Jahresgang. Eine Ausnahme bilden nur die Tallagen der Alpen.

Typischer Verlauf für den maritim geprägten Jahresgang Norddeutschlands ist ein Windmaximum im November und ein weiteres, sekundäres im Februar/März. Mit zunehmendem kontinentalen Einfluß gewinnt das Frühjahrsmaximum an Bedeutung und verschiebt sich zum April hin, während das Novembermaximum zurücktritt. Die Monate Mai bis September weisen an der Küste wie im Binnenland eine deutlich erniedrigte mittlere Windgeschwindigkeit auf (Deutscher Wetterdienst 1978).

Dem sommerlichen Windminimum steht ein Maximum im Strahlungsangebot der Sonne gegenüber, das der Ausbildung bzw. längeren Andauer austauscharmer Situationen entgegenwirkt. Im Winter kehren sich die Verhältnisse um, so daß eine Kumulation von Luftverunreinigungen durch den verstärkten horizontalen Austausch verhindert werden kann. Das im Vergleich zur norddeutschen Tiefebene deutlich schwächer ausgeprägte und in den Gebirgstälern gänzlich fehlende winterliche Windmaximum Süddeutschlands ist daher lufthygienisch ein wesentlicher Nachteil für diesen Raum.

Innerhalb dieser grob unterschiedenen Klimabereiche der Bundesrepubik treten lokal klimatische Modifikationen durch folgende topographische Eigenschaften auf (Dietze 1977):

- See- und Küstenlage,

- Berg- oder Kuppenlage,
- Hanglage,
- Tal-, Kessel-, Becken- oder Muldenlage,
- Hochebene.

Hinzu kommt der kleinräumige Einfluß durch Bewuchs und Bebauung.

Becken-, Tal-, Mulden- oder Kessellagen wirken bei andauernden austauscharmen Wetterlagen als ausgesprochene Fallen für anthropogene Schadstoffe. Die Schadstoffimmissionen können dabei räumlich begrenzt in einem auffälligen Kontrast zu den großräumigen Emissionen stehen. So lagen die SO_2-Emissionswerte des Ruhrgebietes nach dem Emissionskataster 1971 in der Bundesrepublik weit an der Spitze, trotzdem wurden in der nördlichen Oberrheinebene im Raum Frankfurt/Ludwigshafen/Karlsruhe ähnliche, im Einzelfall sogar höhere SO_2-Immissionswerte als im Ruhrgebiet gemessen (Lahmann 1973).

Eine lufthygienisch entlastende Funktion können lokale Berg-Tal-Windsysteme übernehmen. In den Genuß der lufthygienisch positiven Wirkung eines Luftaustausches durch solche Windsysteme kommen v. a. Hangzonen oder hangnahe Talbereiche. Die bündelnde Wirkung eines Talsystems mit mehreren Seitentälern kann diesen Effekt noch erheblich verstärken. Gerade bei antizyklonalen austauscharmen Wetterlagen entfalten diese Windsysteme ihre volle Wirkung und führen durch Zufuhr schadstoffarmer Luft lokal zu einer Verbesserung der lufthygienischen Situation. Der damit verbundene Kaltluftzufluß in das inversionsgefährdete Gebiet trägt jedoch auch zu einer weiteren Stabilisierung der Schichtung bei, so daß eine lokale Verbesserung der lufthygienischen Verhältnisse durch eine großräumige Verschlechterung erkauft wird (Eriksen 1975).

Die lokal sehr unterschiedlichen Ausbreitungsverhältnisse beruhen auch auf der Höhenabhängigkeit der beiden wichtigsten Ausbreitungsparameter Wind und vertikaler Temperaturgradient. Dieser Zusammenhang wird besonders sichtbar an dem scharfen Kontrast der Verhältnisse unterhalb und oberhalb einer mehrere Tage anhaltenden winterlichen Inversion. Der Bereich unter der Inversion liegt dabei innerhalb der bodennahen Kaltluftschicht mit hoher relativer Luftfeuchtigkeit, schlechter Sicht, geringen Windgeschwindigkeiten und häufig abgeschirmt durch eine Hochnebeldecke, deren Obergrenze mit der Inversionsuntergrenze zusammenfällt. Die Herausbildung dieser typischen Merkmale wird durch anthropogene Aerosolemissionen in einem Selbstverstärkungsprozeß unterstützt und beschleunigt. Andererseits kann die anthropogene Wärmeproduktion in den Städten (Wärmedom) durch Labilisierung und Anheben der Inversion sowie Ausbildung eines lokalen Zirkulationssystems (Flurwind) diesem Prozeß entgegenwirken.

Eine besonders hohe Konzentration einer anthropogenen Schadstoffbelastung tritt nach Becker (1972) an der Obergrenze der bodennahen Kaltluftschicht auf. Die Hangzone der Mittelgebirge kann in dieser Situation zeitweilig einer besonders hohen Schadstoffbelastung ausgesetzt sein, wobei durch

Stärkeänderungen lokaler Windsysteme und/oder großräumige Höhenänderungen der Inversion zeitlich und räumlich rasche Änderungen auftreten („Nebelkampfzone"). Oberhalb der Inversion - im Mittel oberhalb einer Höhe von 600-800 m über NN - herrschen dagegen lufthygienisch ideale Bedingungen bezüglich des thermischen, strahlungsabhängigen und luftchemischen Wirkungskomplexes. Vor allem die winterlichen Hochdrucklagen bringen aufgrund dieser Verhältnisse eine starke lokalklimatische Differenzierung des Bioklimas mit seinen unterschiedlichen Wirkungen auf den Menschen mit sich (Schulz 1960).

4 Meteoropathologie

4.1 Biotropie des Wetters

Die physikalischen Vorgänge in der unteren Atmosphäre, die sich uns über meteorologische Zustände bzw. Zustandsänderungen kurzfristig als Wetter, langfristig als Klima darstellen, sind natürliche Einflußfaktoren für den menschlichen Organismus. Ausgelöste Reaktionen sind deshalb meist normale physiologische Vorgänge zur Adaptation und Akklimatisation an geänderte Wettersituationen bzw. ungewohnte klimatische Bedingungen. Die Art der sog. meteorotropen Reaktion ist eine Funktion der Intensität der Einflußfaktoren, des individuellen Anpassungsvermögens sowie der verhaltens-, orts- und zeitabhängigen Exposition. Die biologische Wirkung des Wetters, auch Biotropie genannt, kann dabei unterschiedlich prädikatisiert werden und reicht von „konditionierend" über „belastend" bis hin zu „gesundheitsgefährdend".

Die Aufgabe der Medizinmeteorologie hinsichtlich des Wettereinflusses besteht einmal darin, einen Beitrag zu leisten bei der Lösung und Diskussion der erörterten Beziehungsfunktion im sog. biosynoptischen Zeitbereich. Zum anderen werden die Ergebnisse zur Abschätzung der Umweltbedingungen des Menschen angewendet. Die Biosynoptik ist damit durch ihre Bedeutung im Rahmen der Prävention Teil der Umweltmedizin. Anwendung finden die Forschungsergebnisse in der medizinmeteorologischen Beratung zur Verbesserung der Lebensbedingungen durch Einbeziehung und Berücksichtigung des Wetters in die Lebens- und Verhaltensweise, zur Optimierung therapeutischer und prophylaktischer Maßnahmen und bei der Prävention bzgl. umweltbedingter Gesundheitsrisiken.

Die Grundlage für die Beurteilung der Wirkung des Wetters auf den Menschen bildet die Analyse der meteorologischen Vorgänge nach medizinmeteorologischen Kriterien (Bucher 1992). In der Vergangenheit konnte nachgewiesen werden, daß kein einzelnes meteorologisches Element aus der physikalischen Umwelt für die Biotropie des Wetters, also das Zusammenwirken von meteorologischen Elementen einer Wetterlage auf den Organismus in psychischer und physischer Hinsicht alleinverantwortlich ist. Vielmehr wirken zahlreiche, meist voneinander abhängige Elemente als Akkord, mit jahreszeitlicher, geo- oder orographischer sowie persönlichkeitsbedingter Unterschiedlichkeit der Bedeutung der Einzelelemente.

Aus dieser Erkenntnis heraus stellt die Lösung der Frage nach der Kausalität der Zusammenhänge vorerst noch ein sekundäres und in bezug auf die kollektive Relevanz nahezu unlösbares Problem dar. Im Vordergrund steht auf der Basis des bereits seit der Antike bekannten Wissens der Koinzidenzen meteorologischer und biologischer Vorgänge die Erforschung spezifischer, synergistischer Bedingungen im meteorologischen Bereich. Die zeitlichen Bezugsebenen liegen im Bereich Wetter, Witterung und Klima und sind voneinander nicht unabhängig.

Zur Definition der Bezugsebene Wetter und als Basis für bioklimatologische Betrachtungsweisen ist eine medizinmeteorologisch relevante Ordnung der den Bezugsbereich charakterisierenden meteorologischen Elemente notwendig. Dazu wurden Verfahren entwickelt, die eine objektive Analyse des Wetters nach medizinmeteorologischen Kriterien erlauben und damit als Grundlage für die Beratung und Forschung dienen.

4.1.1 Wetteranalyse unter medizinmeteorologischen Gesichtspunkten

Eine sinnvolle Zusammenfassung meteorologischer Größen läßt sich durch die Klassifizierung des Wetters erreichen, wobei charakteristische Merkmale der einzelnen Klassen einmal durch bestimmte meteorologische Zustände, zum anderen durch deren zeitliche Änderungen dargestellt werden können. In der Vergangenheit erfolgte dies in der Regel mit überwiegend qualitativen Methoden, heute werden die synoptischen Charakteristika der verschiedenen Wetterlagen anhand objektiver Kriterien erfaßt und analysiert. Eine nach einheitlichen Kriterien vorgenommene Analyse und Klassifizierung des Wetters ist die Voraussetzung medizinmeteorologischer Untersuchungen sowie für die aktuelle Beratung. Folgende Bedingungen müssen erfüllt sein:

- Die Klassifikation muß medizinmeteorologisch relevant sein.
- Sie muß weitgehend objektiv sein.
- Die Klassifikationskriterien müssen für relevante Bezugszeiträume repräsentativ sein.
- Es müssen sowohl meteorologische Zustände als auch Zustandsänderungen zur Definition der Klassen beitragen.
- Die Intensität der Zustandsänderungen muß erfaßbar sein.
- Die Klassifikation muß für klimatisch ähnliche Bereiche repräsentativ sein.

Die Beziehung zum Menschen kann mangels Kenntnis kausaler Zusammenhänge zwischen menschlicher Reaktion und meteorologischen Vorgängen nur über stochastische Modelle hergestellt werden, die je nach Problemstellung durch unterschiedliche Bewertung meteorologischer Einzelelemente dabei spezifiziert werden können. Eine entscheidende Bedingung bei der Analyse des Wetters hinsichtlich seiner Biotropie ist es, den Wetter- oder Klimazustand durch geeignete Parameter derart zu erfassen, daß auf der einen Seite den physikalischen Prozessen in der Atmosphäre Genüge geleistet wird, auf der anderen biologische Reaktionen in direkten Zusammenhang mit dem Wetterablauf gebracht werden können (Reuter 1982).

4.1.2 Physiologisch relevante Wetterklassifikationen

Bei den Untersuchungen des Wettereinflusses auf den Menschen erwies sich in den vergangenen 4 Jahrzehnten die qualitative Typisierung des Wetters durch Zuordnung zu einem schematisierten Wetterablauf, also die Folge Hoch–Tief–Hoch mit den entsprechenden Übergangsbereichen, als geeignetes Verfahren zur Klassifizierung der meteorologischen Vorgänge, die mit biologischen Daten in Beziehung gebracht werden können. Der Deutsche Wetterdienst hat ein Klassifikationsverfahren entwickelt, das eine objektive Analyse und Vorhersage aller in den gemäßigten Breiten mit hinreichender Intensität auftretender Wetterphasen ermöglicht, die sich in der großen Zahl statistischer Untersuchungen als besonders biotrop erwiesen haben, wie warm- und kaltluftadvektive Tiefvorder- bzw. -rückseiten. Als objektive Parameter zur Berechnung der einzelnen Wetterphasen oder -klassen werden die „vorticity" (Wirbelgröße) und das sog. Temperatur-Feuchte-Milieu verwendet. Die Vorticity ist eine in den allgemeinen meteorologischen Analyse- und Vorhersagemodellen zur Berechnung der dynamischen Verhältnisse in der unteren Atmosphäre verwendete Größe, die eine Angabe über die Intensität von Druckgebilden bzw. deren Änderung und den damit verbundenen Wettervorgängen erlaubt.

Eine weitere Differenzierung der hieraus resultierenden Klassen wird durch die Einbeziehung des Temperatur-Feuchte-Milieus (TFM) erreicht. Unter TFM versteht man die Abweichung von Temperatur und Luftfeuchtigkeit gegenüber einer meteorologischen Vorgeschichte auf der Zeitskala eines Witterungsabschnittes (etwa 7 Tage). Es wird berechnet als Differenz der Temperatur und Feuchte des aktuellen Tages vom gleitend gewichteten Mittel der 7 Vortage, wobei der erste Vortag am stärksten, der letzte am schwächsten gewichtet wird (Jendritzky 1978). Mit Hilfe des Wertes der absoluten Vorticity im 850-hPa-Niveau als Maß für die Zyklonalität am Anfang eines zu klassifizierenden Zeitraumes, der Änderung der vertikalen Verteilung der Vorticity als dynamischer Parameter und dem TFM können 13 Klassen berechnet werden, die den synoptischen Bereichen in Abb. 4.54 zugeordnet werden können und in Tabelle 4.17 meteorologisch definiert werden.

Das objektive Klassifikationsverfahren ermöglicht eine aktuelle Analyse und Prognose des Wetters unter biosynoptischen Gesichtspunkten durch Zugriff auf die Ergebnisse der numerischen Wetteranalyse und -vorhersage.

Mit Hilfe der entsprechenden Datenbanken können sowohl regional differenzierende, retrospektive Berechnungen von Wettersituationen, die mit biologischen Daten in Beziehung gesetzt werden können, durchgeführt werden als auch mit Hilfe aktueller Daten Aussagen über die aktuelle Biotropie des Wetters gemacht werden. Es ist zudem möglich, die in der Vergangenheit mit verschiedenen Klassifikationsmethoden erzielten Ergebnisse medizinmeteorologischer Untersuchungen dem neuen objektiven biosynoptischen Schema zu-

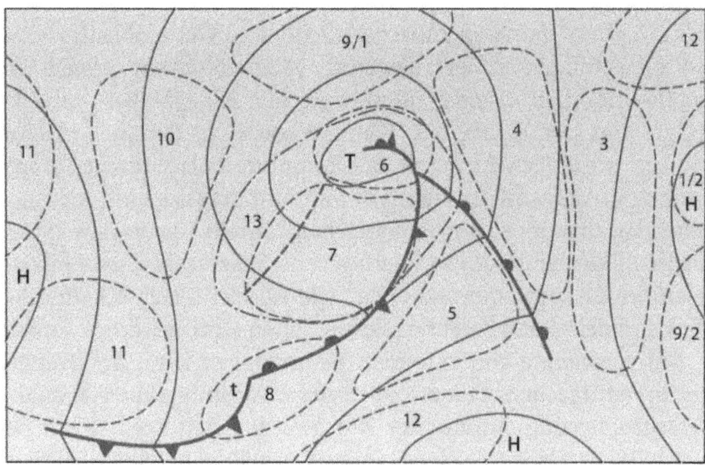

Abb. 4.54. Biotropiebereiche als Grundlage einer objektiven Wetterklassifikation unter medizin-meterologischen Gesichtspunkten. (▲▲ Warmfront, ▲▲ Kaltfront, H = Hoch, T = Tief, t = Teiltief)

Tabelle 4.17. Wetterklassen

1	Hochdruckgebiet (Zentrum) ohne Inversion
2	Hochdruckgebiet (Zentrum) mit Inversion
3	Föhnartiges Abgleiten an Hochdruckflanke
4	Warmluftadvektive Tiefvorderseite
5	Warmsektor
6	Tiefzentrum
7	Kaltluftadvektive Tiefrückseite
8	Schleifzone (anhaltende Schlechtwetterzone)
9	Ostlage (1 = zyklonal, 2 = antizyklonal)
10	Wetterberuhigung bzw. keine markanten Änderungen
11	Kaltes Hoch
12	Warmluftzufuhr am Hochrand
13	Höhentief oder -trog

zuordnen und damit auf ein einheitliches Wetterklassenschema zu transformieren.

4.2 Reaktionen des Organismus auf das Wetter

Markante aperiodische Wetteränderungen können bei einzelnen meteorologischen Elementen Sprünge hervorrufen, die die Amplitude der Jahresgänge noch übertreffen und damit einer Versetzung des Organismus in ein anderes Klima gleichkommen (Schulze 1949). Empirisch ist längst bekannt, daß mit solchen Änderungen Morbiditäten und Mortalitätshäufigkeiten korrelieren können (de Rudder 1952). Es wurde vielfach versucht, als wirksame biotrope Faktoren einzelne Wetterelemente zu isolieren, etwa Luftdruck, Lufttemperatur, Feuchtigkeit oder ihre Änderungen. Linke forderte jedoch bereits 1935: „Für das Studium der medizinischen Seite des Wetterablaufes müssen geeignete Komplexgrößen und Begriffe aus der Meteorologie dargestellt werden, erst später (könne) man zu einer physiologischen Klimaanalyse zurückkehren". Linke prägte dazu den Begriff des „Wetterakkords" als Summenmaß hinsichtlich aller biotrop wirkenden Elemente der komplexen Struktur des Wetters. Die Änderung des „Akkords" ist identisch mit der kurzzeitigen Änderung der physikalischen Parameter der atmosphärischen Umwelt (Brezowsky 1965). Die Wirkung dieser Akkordänderungen überlagert die jahreszeitlichen Einflüsse, die die Disposition für „Saisonkrankheiten" (de Rudder 1952) schaffen, wie sie z. B. im Wintergipfel akuter Infektionskrankheiten zum Ausdruck kommt.

Mit Ausnahme von extremen Bedingungen kann das Wetter keine Krankheiten verursachen, es kann aber zur Auslösung akuter Krankheiten oder zur Verschlechterung chronischer Beschwerden beitragen, wenn der Organismus durch Wetterreize in seiner Anpassungsfähigkeit überfordert wird. Eine gewisse Zahl von Organismen befindet sich am Rand ihrer Belastungskapazität und reagiert deshalb unterschiedlich, je nach den meteorologischen Bedingungen und nach den betroffenen Organsystemen, mit Störungen, die von leichten Beeinträchtigungen des Allgemeinbefindens bis zur Auslösung des Todes bei prämortalen Patienten reichen (Wichmann 1985).

Dabei ist wie bei jedem Streß nicht allein eine negative Komponente von Bedeutung (Disstreß), vielmehr können die wetterbedingten Änderungen in der Atmosphäre bei richtiger Dosierung die Anpassungsfähigkeit des Organismus trainieren (Eustreß). Zum adäquaten Verhalten in Abhängigkeit vom Wetter gehört ebenso die Nutzung günstiger Bedingungen besonders für den unter unseren Lebensbedingungen oft zu seltenen Freiluftaufenthalt wie der Schutz vor zu starken Anpassungsforderungen im Falle eines besonders empfindlichen oder vorgeschädigten Organismus.

Zur Klärung der Beziehungen zwischen Wetter und Mensch wurden immer wieder statistische Untersuchungen mit wechselndem Erfolg durchgeführt. Wenn auch die methodische Qualität vieler Arbeiten in Zweifel gezogen werden muß, gibt es doch eine größere Zahl von Befunden, die bei unabhängigen Untersuchungen mehrfach reproduziert werden konnten und deshalb heute als gesichert angesehen werden. Die vielfältigen Schwierigkeiten, die bei den Bemühungen des Nachweises von Wetterwirkungen auf den Organismus aufgetreten sind, weisen darauf hin, daß es sich um ein sehr kompliziertes Problem handelt, stellen doch sowohl der menschliche Organismus als auch die Atmosphäre komplexe Systeme höherer Ordnung dar, die sich nicht einfach in Beziehung setzen lassen. Deshalb hat es vielfältige Versuche gegeben, diese komplexen Beziehungen durch das Aufstellen von Ordnungssystemen überschaubar zu machen.

Auf der Seite des menschlichen Organismus werden nach der Stärke der Antwort auf den Wetterreiz 3 Arten der Reaktionen unterschieden:

- *Wetterreaktion*: Dabei handelt es sich um wetterbedingte Reaktionen im Sinne physiologischer Anpassungsvorgänge ohne negative Bewertung;

- *Wetterfühligkeit:* Auftreten von funktionellen Störungen mit Beeinträchtigung des Allgemeinbefindens und Symptomen wie Kopfschmerzen, Schlafstörungen oder psychischen Mißempfindungen, die keinen direkten Krankheitswert besitzen;
- *Wetterempfindlichkeit:* Auftreten pathologischer Erscheinungen nach Vorschädigungen wie chronisch-obstruktiver Bronchitis oder Herz-Kreislauf-Erkrankungen.

Die Grenzen zwischen diesen Reaktionsstufen sind fließend. Sie hängen von der Stärke der Reize, vom Grad der Schädigung des Organismus und einer Vielzahl anderer Einflußfaktoren ab.

4.2.1 Das Wetter als Wirkungsakkord

Die Ergebnisse der Korrelation medizinischer Daten mit dem Wetter, die in den letzten 4 Jahrzehnten im Rahmen medizinmeteorologischer Forschung durchgeführt wurden, basieren zwar auf z. T. unterschiedlichen Klassifikationen und statistischen Methoden, ergaben aber dennoch ein ziemlich einheitliches Bild der Zusammenhänge. Es kristallisierten sich bestimmte meteorologische Bereiche heraus, in denen Häufungen von Ereignissen in verschiedenen medizinischen Formenkreisen hochsignifikant nachgewiesen werden konnten. Die Zusammenhänge lassen sich wie folgt beschreiben:

- Das Maximum der biotropen Intensität liegt im Bereich der stärksten Wetteränderung, wobei die Biotropie mit der Intensität der Änderung zunimmt.
- Die mit Luftmassenwechsel verbundene Änderung des thermischen Milieus beeinflußt maßgebend die Art der meteorotropen Reaktion. Ihr Maximum liegt einmal auf der warmluftadvektiven Tiefdruckvorderseite, zum anderen im Bereich der meist labil geschichteten Kaltluft auf der Tiefrückseite.
- Das Minimum der Biotropie ist im Hochzentrum zu finden; bei stärkerer Inversionsbildung in der unteren Troposphäre sind ggf. thermische und lufthygienische Belastungsfaktoren zu berücksichtigen.
- Die biotrope Wirkung des Wetters wird von landschaftsklimatischen, jahres- und tageszeitlichen Faktoren mitgeprägt, wobei die Reaktion des Menschen von pathogenetischen und individuellen Voraussetzungen abhängt.

Eine Auswahl von Forschungsergebnissen zeigt Tabelle 4.18. Hier werden die statistischen Zusammenhänge zwischen den 13 Wetterklassen der Freiburger objektiven Wetterklassifikation und verschiedenen medizinischen Formenkreisen dargestellt, wobei Überschneidungen nicht auszuschließen sind.

Die Häufung der Zusammenhänge bei den warmluftgeprägten Wetterphasen 3, 4 und 5 sowie bei Kaltluftadvektion (Klasse 7) ist deutlich zu erkennen. Einzelne Formenkreise weisen Beziehungen mit mehreren Wetterphasen auf, weil hier überwiegend die zeitliche Änderung die biotrope Belastung darstellt. Bei einigen Formenkreisen wie Unfallbereitschaft, Schlafstörungen,

Tabelle 4.18. Wetter und Krankheiten (Auswahl). Literaturauswertung medizinmeteorologischer Untersuchungen. – Ungünstiger Einfluß, + günstiger Einfluß. (Nach Bucher 1992)

Wetterklasse	1	2	$3/9_2$	4	5	6	7	$8/9_1$	10	11	12	13
Migräne				–						–		
Kopfschmerz		–	–	–		–	–					
Schlaftiefe			–	–	–		+					
Subjektive Beschwerden		–	–	–	–							–
Unfallbereitschaft				–	–							
Blutungen			–	–								
Thrombose				–								
Embolie				–	–							
Entzündliche Prozesse				–	–						–	
Hypotone Reaktionsformen			–	–						+		
Herzinfarkt	+			–	–	–	–			+		
Herzinsuffizienz	+			–			–			+		
Apoplexie							–					
Angina pectoris	+						–	–				
Rheumatoide Arthritis						–	–	–				
Hypertone Reaktionsformen							–					–
Spasmen			–				–					
Koliken							–	–				
Stumpfschmerz			–			–						
Diabetes						–						
Depressionen		–		–	–							

Wetterklasse:
1 Hochdruckgebiet (Zentrum) ohne Inversion
2 Hochdruckgebiet (Zentrum) mit Inversion
3 Föhnartiges Abgleiten an Hochdruckflanke
4 Warmluftadvektive Tiefvorderseite
5 Warmsektor
6 Tiefzentrum
7 Kaltluftadvektive Tiefrückseite
8 Schleifzone (anhaltende Schlechtwetterzone)
9 Ostlage (1 = zyklonal, 2 = antizyklonal)
10 Wetterberuhigung bzw. keine markanten Änderungen
11 Kaltes Hoch
12 Warmluftzufuhr am Hochrand
13 Höhentief oder -trog

Embolien und Herzinfarktereignissen führen neben der Änderung der meteorologischen Umweltbedingungen (Klasse 4) auch stationäre, belastende thermische Bedingungen (Klasse 5) zu einer Erhöhung der Eintrittshäufigkeiten.

4.2.2 Kausalgrößen und ihre Bedeutung in den verschiedenen Wirkungskomplexen

Zur Charakterisierung der Wirkungskomplexe und ihrer Bedeutung im Wirkungsakkord des Wetters können Einzelelemente herangezogen werden, wenn sie die Funktion eines Leitparameters besitzen, der den Komplex am stärksten bestimmt oder für den eine kausale Beziehung zum Menschen bekannt ist.

Für den thermischen Wirkungskomplex stellt die Temperatur einen sehr unscharfen und für die thermischen Umgebungsbedingungen des Menschen oft falschen Leitparameter dar. Unter Einbeziehung der Strahlungsverhältnisse im kurz- und langwelligen Bereich, der Bewölkung und der Luftbewegung wurde in bezug auf die Wärmeabgabe des menschlichen Organismus die Behaglichkeitsgröße PMV („predicted mean vote") entwickelt, die sehr gut zur Parametrisierung des thermischen Wirkungskomplexes geeignet ist (Fanger 1972; Jendritzky 1990a). Daraus abgeleitet wurde die sog. gefühlte Temperatur, die von der gemessenen Temperatur bei bestimmten Wettersituationen entscheidend abweichen kann. Sie bildet im Vergleich zu anderen thermischen Bewertungsgrößen das Wärme- oder Kälteempfinden physiologisch richtig ab und läßt sich dadurch in eine gerechte Bewertung des thermischen Empfindens umsetzen (Verein Deutscher Ingenieure 1991).

Zur Charakterisierung des photoaktinischen Wirkungskomplexes stehen häufig nur Sonnenscheindauer und Bewölkung in verschiedenen Stockwerken zur Verfügung. Es bestehen jedoch enge Korrelationen zu Globalstrahlung, UV-Strahlung und Licht. Über Strahlungstransfermodelle lassen sich unter Einbeziehung der mittels Satelliten gemessenen Ozonkonzentration kausale Größen wie der erythemwirksame Anteil der UV-Strahlung berechnen und vorhersagen. Die Sonnenstrahlung im sichtbaren Bereich hat ebenfalls kausale Bedeutung. Licht wirkt über die energetischen Sehbahnen auf den Hypothalamus und kann hier die Hormonproduktion beeinflussen. Eine therapeutische Bedeutung bekommt das Licht bei der Behandlung saisonal bedingter Depressionen, insbesondere der Winterdepression (Wirz-Justice 1987; Kasper et al. 1990).

Für den lufthygienischen Wirkungskomplex finden meist Schwefeldioxid und Staub als Leitparameter im Winter und Ozon im Sommer Verwendung. Eine große Rolle spielen im Frühling und Sommer die Pollen, deren Konzentrationen stark wetterabhängig sind.

4.3 Medizinmeteorologische Informationssysteme

Die mittleren Varianzaufklärungen für verschiedene medizinische Ereignisse durch meteorologische Faktoren oder Komplexgrößen liegen zwischen 10 und 20%, bei extremen meteorologischen Bedingungen auch wesentlich höher. Dies entspricht etwa dem Anteil, den bestimmte Risikofaktoren wie Rauchen, Übergewicht, hoher Blutdruck und Cholesterinspiegel im Herz-Kreislauf-Bereich besitzen. Die Bedeutung des Einflußfaktors „Wetter", der im übrigen auch verstärkend auf andere Risikofaktoren wirken kann, bewegt sich also in einer Größenordnung, die eine aktuelle Information bestimmter Risikogruppen erforderlich macht. Der Deutsche Wetterdienst bietet deshalb sowohl für die Öffentlichkeit als auch für medizinische Einrichtungen medizinmeteorologische Hinweise an, die über verschiedene Medien (Fernsprechansagedienst, Presse, elektronische Medien) verbreitet oder durch Einzelverträge geregelt abgegeben werden. Grundlage ist das umfangreiche Material, das in den letzten 40 Jahren international von verschiedenen medizinmeteorologischen Arbeitskreisen und Forschungseinrichtungen unabhängig voneinander auf statistischer Basis geschaffen wurde. Durch die Möglichkeit der objektiven biosynoptischen Analyse des Wetters, der Berechnung von Wärmebelastung und Kältereiz, der ortsabhängigen Berechnung und Vorhersage der erythemwirksamen UV-Strahlung (UV-Index) und des wetterabhängigen Pollenfluges kann sowohl aktuell als auch prognostisch eine Verbindung hergestellt werden zwischen meteorologischen Bedingungen und Reaktionen des Menschen bzw. seines Organismus. Damit ist es möglich, einmal wetterbedingte Wirkungsfaktoren anzugeben, die für Arzt und Patient eine Hilfe für richtiges Verhalten, Diagnose und Therapie darstellen, zum anderen für den Gesunden zur Verbesserung bzw. Optimierung seiner Lebensqualität dienen können. Weitere Nutzungsziele medizinmeteorologischer Informationen sind (Floto et al. 1986) folgende:

- ein gewisser Beruhigungseffekt, da momentane Beschwerden oder Leistungsminderungen wetterbedingt sein können;
- mögliche Anpassung einer (Dauer-) Medikation in Absprache mit dem Arzt (z. B. für Herzkranke, Migräne- oder Schmerzpatienten);
- Ausrichtung körperlicher Betätigung auf die Wetterlage, Vermeidung von Überanstrengungen;
- Anpassung des Kurmittels bei Kurpatienten;
- Einstellung auf wetterbedingte Beschwerden bei Reisen in ungewohnte Klimate;
- Einstellung auf erhöhte Gefahren von Zwischenfällen in Anästhesie und operativer Prophylaxe von Embolien und Nachblutungen;
- richtige Dosierung der Sonnenstrahlung und damit Verhinderung von Hautschäden;
- Möglichkeit des Aufsuchens weniger belastender Gebiete (Pollenallergiker).

Für die Klimatherapie stellen aktuelle medizin-meteorologische Informationen eine wichtige Grundlage zur indikationsgerechten Dosierung wetterabhängiger Reize dar. Die damit verbundene Optimierung der therapeutischen Anwendung des Bioklimas kann zum Training der Anpassungsfähigkeit der autonomen Regulationssysteme an sich ändernde Umweltbedingungen dienen und damit eine konditionsfördernde Wirkung auf den Organismus ausüben. Schließlich können die medizin-meterologischen Informationen zur Verminderung des Risikos von Zwischenfällen beitragen.

5 Bioklimate

5.1 Bioklimatologische Schon-, Reiz- und Belastungsfaktoren

Die Auswirkungen des Klimas auf den Menschen werden in der Regel unter bewertenden Gesichtspunkten beschrieben. Es ist von Interesse, ob die klimatischen Gegebenheiten der Gesundheit förderlich sind, ob das Wohlbefinden beeinträchigt oder aber die Leistungsfähigkeit stimuliert wird. Daher ist eine Einteilung der Klimabedingungen nach Schon-, Reiz- und Belastungsfaktoren üblich, auch wenn man im Detail auf witterungsbedingte und jahreszeitliche Unterschiede achten muß und letztlich die Konstitution des Organismus entscheidet, welche aktuellen meteorologischen Bedingungen belastend, schonend oder als Reiz wirksam werden. Zudem können Faktoren aus verschiedenen Kategorien gleichzeitig auftreten.

Bei der Klassifizierung betrachtet man in Fortführung der auf S. 499 vorgenommenen Einteilung hauptsächlich die thermischen Bedingungen, die lufthygienische Situation und die Strahlungsverhältnisse.

Zu den charakteristischen Belastungsfaktoren zählt die Behinderung der Wärmeabgabe des Menschen. Diese Wärmebelastung tritt bei hohen Werten von Lufttemperatur und Wasserdampfdruck auf, wenn der Organismus bei geringer Luftbewegung einem hohen Strahlungsgenuß ausgesetzt ist. Daher ist insbesondere im Sommer bei Hochdruckwetterlagen auf solche Bedingungen zu achten. Belastend wirken außerdem ungünstige lufthygienische Bedingungen sowie die Behinderung der kurzwelligen Strahlung insbesondere im UV-Bereich infolge von niedrigen Wolken oder Nebel, starker Horizonteinschränkung und großer Trübung. Verhältnisse mit mehr unspezifischen Merkmalen wie häufig stagnierende Luft, Naßkälte im Winter und Boden- oder Hochnebel werden ebenfalls als belastend angesehen. Mit dem Auftreten der Belastungsfaktoren muß überwiegend in den großen Graben- und Beckenlandschaften gerechnet werden, in denen sich meist auch die städtisch-industriellen Ballungsgebiete befinden. Typisch für diese Bedingungen ist, daß sie den Aufenthalt im Freien erschweren und man in der Regel kaum Möglichkeiten hat, ihnen zu entrinnen. Sie sind für die Klimatherapie nicht geeignet.

Im Gegensatz zu den Belastungsfaktoren sind Schonfaktoren klimatherapeutisch nutzbar. Aus lufthygienischer Sicht zählen ein möglichst hoher Grad der Luftreinheit sowie Allergenarmut zu den Schonfaktoren. Außerdem wirken thermisch ausgeglichene Bedingungen schonend, wenn der Mensch durch einfache Verhaltensanpassung über Variation seiner Bekleidung einen Zustand der Behaglichkeit erreichen kann. Als günstig gilt es, wenn Lufttemperatur und Feuchte keine starken Tagesschwankungen zeigen und eine ständige schwache Luftbewegung vorhanden ist. Bei ganzjährig günstigen Strahlungsverhältnissen mit relativ hohen Intensitäten ist es besonders wichtig, daß zur Vermeidung von Wärmebelastung im Sommer die Möglichkeit zum Aufenthalt im Wald mit seinen gedämpften Strahlungsverhältnissen besteht. Anzutreffen sind schonklimatische Bedingungen vorwiegend in den mittleren bis hohen Lagen der waldreichen Mittelgebirge, wobei die Kuppen- und Muldenlagen davon i. allg. ausgenommen sind. Andererseits kann der Einfluß der Schonfaktoren in den Übergangsjahreszeiten selbst in solchen Landschaftsräumen überwiegen, die im Sommer und Winter durch ein Belastungsklima gekennzeichnet sind.

Bioklimatische Reize werden verursacht durch eine verstärkte Abkühlung des Organismus aufgrund von niedrigen Temperaturen und höheren Windgeschwindigkeiten mit starker Tagesschwankung. Neben diesen Kältereizen wirken außerdem geringe Werte des Sauerstoffpartialdrucks und des Wasserdampfgehaltes der Luft, häufig böige Winde sowie eine erhöhte Intensität der Sonnenstrahlung (einschließlich der UV-Anteile) als Reizfaktoren. Für die Anwendung in der Klimatherapie, aber auch für einen gesundheitsfördernden Urlaub, sind die Reizfaktoren hervorragend geeignet. Sie zeichnen sich meist durch eine gute Dosierbarkeit aus und sie sind - mit Ausnahme des spezifischen Reizfaktors „geringer Sauerstoffpartialdruck" - überwiegend entrinnbar. Reizfaktoren können auch belastend wirken. In der Regel wird dies jedoch nur bei falscher Dosierung, wie etwa zu großer Intensität des Reizes oder zu langer Expositionszeit (bezogen auf die individuelle Konstitution des Kurpatienten) der Fall sein.

5.2 Ausgewählte Bioklimate

5.2.1 Küsten- und Seeklima

Charakteristisch für das Bioklima der Inseln und Küsten sind gegenüber dem Binnenland verringerte Tages- und Jahresschwankungen von Lufttemperatur und Luftfeuchte, erhöhte Windstärken sowie verbesserte Strahlungsverhältnisse durch geringen Bedeckungsgrad, weiten Horizont und Luftreinheit.

Dabei sind die häufig hohen Windgeschwindigkeiten als Belastungsfaktor einzustufen, während die Reinheit und der leicht erhöhte Wasserdampfgehalt der Luft sowie die fehlende Wärmebelastung wirken. Der Organismus wird durch die erhöhten Abkühlungsreize und die verstärkte Sonnenstrahlung (einschließlich des UV-Anteils) stimuliert. Einen besonderen Wirkungsfaktor stellt das Seesalzaerosol in der Brandungszone dar.

5.2.2 Flachlandklima

Normale Tages- und Jahresgänge der meteorologischen Elemente sind typisch für das Flachlandklima. Südlich der Mittelgebirge ist eine verminderte Windstärke zu verzeichnen. Bei der bioklimatologischen Klassifizierung ergeben sich jahreszeitlich unterschiedliche Bedingungen: Die Winter sind häufig naßkalt mit verstärkter Neigung zu Nebel und Hochnebel sowie austauscharmen Wetterlagen und damit verbundenem verminderten UV-Strahlungsangebot; die Sommer sind geprägt durch einen höheren Strahlungsgenuß und eine gegenüber dem Durchschnitt erhöhte Anzahl von Tagen mit Wärmebelastung.

Die Bedingungen des Flachlandklimas mit verminderter Luftqualität sowie Wärmebelastung bei verspätet einsetzender nächtlicher Abkühlung sind der Kategorie der Belastungsfaktoren zuzuordnen.

5.2.3 Mittelgebirgsklima

In Abhängigkeit von der topographischen Lage (Tal, Kuppe, Hang und seine Ausrichtung) zeigen die Klimaelemente im Mittelgebirge eine große Variationsbreite. Man findet orographisch bedingte Windsysteme sowie eine verminderte Anzahl von Tagen mit Wärmebelastung und einen frühzeitig einsetzenden nächtlichen Temperaturabfall. Im Luv des Gebirges tritt verstärkt Bewölkung auf, während im Lee mehr Sonnenstrahlung genossen werden kann. Auf den Kuppen sind erhöhte Windgeschwindigkeiten zu verzeichnen.

Der verstärkte Abkühlungsreiz in freien Kuppenlagen, die vermehrte UV-Strahlung und der mit der Höhe verminderte Wasserdampfdruck üben eine stimulierende Wirkung auf den menschlichen Organismus aus. Einen schonenden Einfluß haben der Wald als Schutz vor zu intensiver Abkühlung und Sonneneinstrahlung, die geringe Häufigkeit von Situationen mit Wärmebelastung und die relativ hohe Luftreinheit. Bei der Bildung von Kaltluftseen kann jedoch in Mulden eine verminderte Luftqualität als Belastungsfaktor in Erscheinung treten.

5.2.4 Hochgebirgsklima

Kennzeichnend für das Hochgebirgsklima sind mit der Höhe zunehmende Werte der direkten UV-Strahlung und der Windgeschwindigkeit sowie der Andauer der Schneedecke, wohingegen die Temperatur und die Partialdrücke von Sauerstoff und Wasserdampf mit zunehmender Höhe abnehmen.

Der verminderte Wasserdampf- und Sauerstoffgehalt der Luft wirkt in der Regel neben den starken Abkühlungsreizen und den hohen Werten der UV-Strahlung als Stimulans; aber ein zu geringer Sauerstoffpartialdruck in größeren Höhen wirkt belastend. Als Schonfaktoren gelten im Hochgebirge die fehlende Wärmebelastung und die Reinheit, insbesondere die Allergenarmut, der Luft.

5.2.5 Bioklima in städtisch-industriellen Ballungsgebieten

In städtisch-industriellen Ballungsgebieten ist das Klima durch den Einfluß des Menschen modifiziert. Prägend dafür sind Faktoren wie Art und Dichte der Bebauung, Versiegelung des natürlichen Erdbodens und weitgehendes Fehlen von Vegetation sowie Emissionen von luftverunreinigenden Stoffen und Abwärme.

Die Stadt erzeugt ein den Menschen belastendes Bioklima. Am markantesten sind die Unterschiede in den thermischen Bedingungen (Wärmeinseleffekt) zum nichtbesiedelten Umland und die Belastung durch die Luftverschmutzung.

Die Bebauung in der Stadt bildet ein Hindernis für Luftströmungen und führt durch die reibungsbedingte Reduktion der Windgeschwindigkeit auch zu einer Verminderung der turbulenten Transporte von Wärme und Luftbeimengungen. Emissionen aus niedriger Quellhöhe in Straßenschluchten (hauptsächlich von Kraftfahrzeugverkehr) werden nur schlecht verteilt und verdünnt. Die für die belastete Stadtluft typische Dunstglocke vermindert insbesondere im Winter die biologisch wirksame UV-Strahlung deutlich.

Der Wärmeinseleffekt äußert sich mit zunehmender Verdichtung der Siedlungsstruktur in einer Zunahme von Wärmebelastung nach Häufigkeit und Intensität. Verantwortlich dafür sind das in der Stadt erhöhte Niveau der Lufttemperatur, das maßgeblich durch die physikalischen Eigenschaften (Wärmekapazität und Wärmeleitfähigkeit) der Gebäude und versiegelten Oberflächen mitbestimmt wird, die geringe Windgeschwindigkeit und der teilweise erhöhte Strahlungsgenuß. Der eingeschränkte Himmelsausschnitt in Straßenschluchten und Innenhöfen verringert die nächtliche Wärmeabgabe über Ausstrahlung; die schwache nächtliche Abkühlung beeinträchtigt durch die Verminderung der Schlaftiefe die notwendige Erholung des Organismus.

5.3 Bioklimatische Situation in der Bundesrepublik Deutschland

Die Stärke der biometeorologischen Anforderungen an die Thermoregulation des Organismus wird in ihrer räumlichen Verteilung durch die Karte „Das Bioklima in der Bundesrepublik Deutschland" (Deutscher Bäderverband 1995) veranschaulicht. Dargestellt ist die Häufigkeit des Auftretens von „Wärmebelastung" im Sommerhalbjahr und von „Kältereizen" im Winterhalbjahr.

Verantwortlich für die Ausprägung der regionalen Häufigkeitsunterschiede sind mesoskalig wirkende Klimafaktoren. Generell sind im Bundesgebiet in Abhängigkeit von der geographischen Lage mehr maritime oder mehr kontinentale Eigenschaften des Klimas charakteristisch. Nach Süden nimmt die Häufigkeit der Wärmebelastung zu und die Häufigkeit der Kältereize ab. Diese Abhängigkeit von der geographischen Breite ergibt sich aufgrund des Zusammenhangs mit der Sonnenhöhe und der Lage der die Witterung bestimmenden Frontalzone. Zunehmende geographische Länge bedingt im Sommer eine größere Häufigkeit der Wärmebelastung, im Winter vermehrt Kältereize. Überlagert werden diese Effekte durch die Höhenabhängigkeit der Klimaelemente. Mit zunehmender Höhe nehmen die Kältereize zu und die Wärmebelastung ab. Eine zusätzliche Differenzierung wird im topographisch gegliederten Gelände durch die Einflüsse unterschiedlicher Geländeformen bewirkt. So sind Muldenlagen oder enge Flußtäler aufgrund des Windschutzes häufiger durch Wärmebelastung geprägt und windexponierte Kuppenlagen häufiger durch Kältereize bestimmt als Ebenen. Wärmebelastung tritt hauptsächlich bei sommerlichen strahlungsreichen Hochdruckwetterlagen mit geringer Luftbewegung auf, während Kältereize mit niedrigen Lufttemperaturen und höheren Windgeschwindigkeiten verknüpft sind.

Die Variation der Bioklimate spiegelt daher die Vielfalt der Geländeformen, die Verschiedenheit der Bodenarten und Bodenbedeckungen einschließlich des Waldreichtums der Mittelgebirge sowie der unterschiedlichen Siedlungsformen, verschiedene lokale Windsysteme und nicht zuletzt die unterschiedlichen Höhenlagen wider.

Die Bioklimakarte ermöglicht es, aus den im Bundesgebiet vorhandenen Bioklimaten für Erholung, Rekonvaleszenz oder Dauerwohnsitz unter Berücksichtigung des Jahresablaufes das am besten geeignete Bioklima auszusuchen. Es ist zu bedenken, daß bei kürzerem Aufenthalt die aktuelle Witterung deutlich von den zu erwartenden mittleren Verhältnissen abweichen kann. Bei Klimawechsel sollte ein Kontrast zum gewohnten Bioklima des Heimatortes bestehen.

6 Klimatherapie

6.1 Grundprinzipien

Die Bezeichnung Klimatherapie beinhaltet die Behandlung Kranker durch Veränderung ihrer Exposition gegenüber den äußeren atmosphärischen Umweltbedingungen.

Die Klimatherapie wird mit dem Ziel eingesetzt, durch die Auseinandersetzung mit den wechselnden atmosphärischen Bedingungen eine *konstitutionelle Umstellung des Organismus* zu erreichen. Diese spiegelt sich in einer Erhöhung der Stabilität des Gesamtorganismus und einer Verbesserung des funktionellen Zustandes seiner Systeme wider. Ausdruck dessen sind beispielsweise eine normalisierte Reaktionsfähigkeit des Organismus, trainierte Abwehrkräfte und eine verringerte Empfindlichkeit auf Umweltreize (Hildebrandt u. Jungmann 1985; Bokscha u. Boguzki 1981; Jendritzky 1990b).

Die Anpassung an die vielfältigen und sich ständig verändernden natürlichen Umweltfaktoren stellt das wichtigste Element der Klimatherapie dar. Diese Adaptation wird vermittelt über ein Training der körpereigenen Reaktionsmechanismen infolge der vermehrten und wechselnden Aufnahme natürlicher Reize und kann mit einer Steigerung der Leistungsbreite gekoppelt sein. Zu den Auswirkungen zählen z. B. eine Ökonomisierung der Reaktionen des kardiopulmonalen und des metabolisch-endokrinen Systems, eine Verbesserung der Immunabwehr oder eine Steigerung der Kälte-, Hitze- oder Sauerstoffmangeltoleranz durch entsprechende Akklimatisation.

Ein weiteres wesentliches Element der Klimatherapie ist die Ausschaltung von belastenden oder schädigenden atmosphärischen Bedingungen, die durch einen Wechsel des Kranken in eine Region mit geeigneterem Klima erreicht werden kann. Typische Beispiele für solche Bedingungen sind thermische Belastungen wie Kältestreß oder Wärmebelastung, aber auch Allergene und Luftverschmutzung bis hin zum Auftreten von Smog. Häufig sind ungünstige klimatische Verhältnisse jahreszeitabhängig, wie winterliche Inversionswetterlagen und sommerliche Wärmebelastung in den Grabenlandschaften oder das an die Blütezeit gebundene Auftreten von Pollinosen. Dabei kann ein Klimawechsel durch das Ausweichen ins Gebirge oder an die See vorteilhaft sein. Am Meer werden die auf S. 577 ff. aufgeführten Klimaexpositionsverfahren in Form der Thalassotherapie praktisch immer zusammen mit Seewasseranwendungen durchgeführt. Neben Meeresbädern als aktivster Form der Thalassotherapie erfolgen u. a. Meerwassertrinkkuren, Schlick- und Planktonpackungen sowie Sandbäder. In den Mittelgebirgen finden die auf S. 577 ff. genannten Klimaexpositionverfahren in Form der sog. Orotherapie Anwendung. Genutzt werden die besonderen thermisch-hygrischen Gebirgsbedingungen mit in der Regel niedrigeren Lufttemperaturen und Wasserdampfkonzentrationen im Vergleich zum Flachland und den damit verbesserten Bedingungen für die Wärmeabgabe bzw. Kälteexposition sowie die Strahlungsbedingungen mit der Möglichkeit zur Exposition gegenüber intensiverer UV-Strahlung.

Die Beziehung des Menschen zu seiner physikalischen Umwelt ergibt sich aus dem von den atmosphärischen Bedingungen ausgehenden Reiz und der bei Überschreiten bestimmter Schwellenwerte folgenden stets sowohl physischen als auch psychischen Reizantwort, der „Reaktion". Die natürlichen Reizmuster werden durch die Eigenschaften der Klimaelemente gebildet. Die Reaktion auf die atmosphärischen Stimuli hängt von der Reizstärke und vom Zeitverhalten des Reizes ab.

Klimaelemente, deren Einfluß im Prinzip überall vorhanden ist, können folglich aufgrund veränderter Intensität oder Einwirkdauer therapeutisch wirksam sein. In Abhängigkeit vom reaktiven Ausgangszustand des Organismus kann die gleiche klimatologische Größe in unterschiedlicher Dosierung daher das gesamte Wirkungsspektrum von Schonung bis zu starkem Reiz überdecken. Dabei ist zu beachten, daß die in der Klimatherapie gewünschten Trainingseffekte unter Schonbedingungen nicht realisierbar sind; vielmehr ist auf Dauer eine erhöhte Empfindlichkeit des Organismus zu verzeichnen. In Abhängigkeit von Reizintensität und Einwirkdauer kommt es zu funktionellen Anpassungen sowie zu metabolischen, humoralen und auch morphologischen Veränderungen. Bereits mäßig intensive klimatische Reize können bei wiederholter Einwirkung zu einer vegetativ-nervösen Stabilisierung führen.

Die verschiedenen klimatherapeutischen Expositionsverfahren bedienen sich des Trainings spezifischer Reaktionsmechanismen – wie z. B. der Übung der Thermoregulation bei der Kälteexposition –, um die ihrem Wesen nach eher nichtspezifischen Wirkungen der Therapie zu erreichen. Zudem lassen sich synergetische Effekte erzielen, die sich in einer verbesserten Adaptation auch gegenüber nicht direkt angewendeten Streßfaktoren äußert (positive Kreuzadaptation, vgl. S. 81 ff.). Meist werden bei der Klimatherapie mehrere Reizmodalitäten wirksam, beispielsweise beim Begehen von Terrainkurwegen in der Kombination von Arbeitsreiz mit Kältereiz bzw. den Einflüssen der Höhe.

Die Klimatherapie ist für Prävention, Therapie und Rehabilitation nutzbar. Die Vorbeugung von Erkrankungen erfolgt durch Verbesserung der Kondition, über den Abbau von Risikofaktoren sowie die Verminderung oder die Beseitigung von Funktionsstörungen als Vorstadien organischer Erkrankungen. Auch bei der Behandlung chronischer Krankheiten und der Rehabilitation nach schweren Erkrankungen oder Operationen kann die therapeutische Anwendung geeigneter Klimabedingungen förderlich sein.

Während jede Form der Kurorttherapie, z. B. physikalisch- oder balneotherapeutische Maßnahmen, in dem lokal herrschenden Klima stattfindet und an dessen positiven Effekten partizipiert, läßt sich aus der dosierten Anwendung der durch die Klimaelemente vermittelten Reize besonderer Nutzen ziehen. Dies ist der Inhalt einer Therapie mit dem Klima bzw. einer Klimatherapie im eigentlichen Sinne.

Die Anwendung der natürlichen Klimareize in ungewohnter Intensität oder zeitlichem Ablauf löst eine Streßreaktion aus. Um den Streß als positiven Wirkfaktor nutzbar zu machen, ist eine sich an der Belastbarkeit des Patienten orientierende Dosierung der Klimareize erforderlich. Voraussetzung für die Anwendbarkeit der Klimatherapie ist folglich nicht nur die Fähigkeit des Patienten, auf Klimareize zu reagieren, sondern auch die Ermittlung der Belastbarkeit des Patienten bei der örtlichen Eingangsuntersuchung.

Die meteorologischen Elemente wirken in der Regel nicht einzeln, sondern als Akkord auf den Menschen. In der Klimatherapie benutzt man die Faktoren mit der biologisch stärksten Reizwirkung als maßgebendes Dosierungskriterium. So sind z. B. unter dem Gesichtspunkt der Ausnutzung gekreuzter Reize von Kälte und Arbeit bei Terrainkuren die Bedingungen der Wärmeabgabe des Menschen, hauptsächlich in Form der Strahlungs- und Windverhältnisse, eine entscheidende Dosierungsgröße.

Bei den verschiedenen Expositionsverfahren macht man sich z. T. außerdem die Tatsache zu nutze, daß durch Verhaltensanpassung wie Aufenthalt im Schatten oder Veränderung der Bekleidung eine Verminderung der Reizintensität erreicht werden kann. Die klimatherapeutischen Möglichkeiten werden durch die Tatsache erweitert, daß der häufige Wetterwechsel in Mitteleuropa zu einer erheblichen Variabilität der meteorologischen Bedingungen führt und daher sowohl zeitliche als auch räumliche Abweichungen von den mittleren, durchschnittlichen Bedingungen („Klima") möglich sind. Prinzipiell sollte deshalb in den Dosierungsverfahren für Zwecke der Klimatherapie die aktuelle Wetterlage Berücksichtigung finden.

6.2 Klimaexpositionsverfahren

6.2.1 Freiluftliegekur

Die Freiluftliegekur beinhaltet die Kombination von Ruhe während des Liegens mit einer Exposition gegenüber Kältereizen, insbesondere am Gesicht und an den oberen Atemwegen, sowie gegenüber reizärmeren Aerosolen in der Atemluft.

Bei der Freiluftliegekur wird über die Anpassung an Kältereize eine *Stabilisierung vegetativer, besonders kardiopulmonaler Regulationen* angestrebt. In

Verbindung damit werden regenerationsfördernde Mechanismen ausgelöst. Es kann außerdem eine leichte Verbesserung der körperlichen Ausdauerleistungsfähigkeit zu verzeichnen sein.

Im Gegensatz zum Stehen werden im Liegen auch die oberen Geschosse der Lunge stärker durchblutet. Weitere wesentliche *Effekte* bei der Freiluftliegekur werden über die Kältereize am Gesicht und den oberen Atemwegen vermittelt. Das Gesicht stellt ein besonders empfindliches Thermorezeptorengebiet dar. Es kommt zu einer Senkung der Herz- und Atemfrequenz bei gleichzeitig gesteigertem Herzschlag- und Atemvolumen, zu einer Tonisierung des Kreislaufes und zu einer Verringerung der Schweißsekretion. Unter der Bedingung, daß der Körper des Patienten ansonsten keiner Abkühlung ausgesetzt wird, erfahren die Atemwegschleimhäute bei Kaltluftatmung keine Vasokonstriktion. Durch die Kaltreize wird die Sekretion der Nasenschleimhaut angeregt und die Rückkondensation des Wassers bei der Ausatmung unterstützt. Trotz des bei kälterer Luft naturgemäß niedrigeren Wasserdampfgehaltes wird auf diese Weise eine gute Befeuchtung der Atemluft gewährleistet.

Ein weiteres Wirkprinzip der Freiluftliegekur stellt die Exposition gegenüber reizarmen Aerosolen in der Atemluft dar. Sie führt zu einer Verringerung des bronchialen Strömungswiderstandes und einer normalisierten Ziliartätigkeit.

Die Durchführung der Freiluftliegekur kann im Freien, in einer offenen Liegehalle, auf einer Veranda, Terrasse oder bei geöffnetem Fenster erfolgen. Neben der Einhaltung der Ruhe sind eine ausreichende Wärmeisolation des Kranken und eine gute Zirkulation der Luft zu beachten, wenn auch eine direkte Windexposition zu vermeiden ist, da sie in der Regel zu einer Auskühlung des Körpers führt. Die Bekleidung und Bedeckung des Kranken sollte so ausgelegt sein, daß er weder schwitzt noch friert, was an einem trockenem Nacken und warmen Füßen erkennbar ist (Schmidt-Kessen 1995). Es ist wichtig, daß die den Aufenthaltsort des Kranken umgebenden Flächen trokken und kühl sind. Da die Wirksamkeit der Freiluftliegekur auf einer Exposition gegenüber kühlen atmosphärischen Bedingungen beruht, ist sie nur bei Lufttemperaturen bis zu 26° C im Schatten durchführbar. Die Dosierung der Klimareize ist wegen des ruhigen Liegens ohne Berücksichtigung von physischen Leistungen möglich. In der Regel wird die Freiluftliegekur 1- bis 3mal täglich jeweils mindestens 2 h durchgeführt.

Als erfolgversprechendes, traditionelles Verfahren findet die Freiluftliegekur insbesondere bei noch bettlägerigen, nichtfiebernden Kranken Anwendung.

6.2.2 Freiluftnachtschlaf

Der Freiluftnachtschlaf beinhaltet heute im wesentlichen nur noch den Schlaf am offenen Fenster in Verbindung mit der Sicherstellung einer verstärkten Einwirkung von nächtlichen, kühlen atmosphärischen Bedingungen auf den Organismus. Möglich ist jedoch auch der Schlaf im Freien, auf gedeckten Veranden oder am Strand.

Die mit dem Freiluftnachtschlaf verbundenen vegetativ-nervösen und hormonellen *Umstellungen* führen zu einer Verbesserung von Wetterfühligkeit und Schlafstörungen sowie einer Stabilisierung der Kreislaufregulation. Die traditionelle Anwendung des Schlafes im Freien, die v. a. in Osteuropa stattfand, diente zur Behandlung von Frühstadien der Hypertonie und chronischer Bronchitis.

Während des Nachtschlafes durchläuft die Körperkerntemperatur ein Minimum. Dementsprechend dienen die Thermoregulationsmechanismen in der ersten Nachthälfte der Wärmeabgabe aus dem Körperkern, während in der zweiten Nachthälfte die Wärmeabgabe gedrosselt wird. Unter kühlen, jedoch nicht extrem kalten Bedingungen während der Nacht werden die vegetativnervösen und hormonellen Umstellungen erfahrungsgemäß günstig beeinflußt. So ist unter solchen Bedingungen eine niedrigere basale Herzfrequenz sowie eine Verbesserung der Leistungsfähigkeit am Morgen zu verzeichnen.

Wichtig für die *Durchführung* des Freiluftnachtschlafes ist es, den Durchgriff der kühlen, nächtlichen Luft auf den Organismus zu gewährleisten. Zu vermeiden sind Bedingungen mit einer Behinderung der Wärmeabgabe beispielsweise aufgrund eines zu hohen Wasserdampfdruckes. Die jahreszeitlich unterschiedliche Anpassung an ein bestimmtes Temperaturniveau muß berücksichtigt werden, da sich zu kalte Bedingungen negativ auswirken können (z. B. Behinderung des Einschlafens durch kalte Füße, unruhiger Schlaf durch vermehrte Körperbewegungen und häufigeres kurzes Aufwachen).

6.2.3 Luftbad

Das Luftbad beinhaltet den Aufenthalt im Freien bei geringer Aktivität und fehlender oder stark reduzierter Bekleidung. Im Unterschied zur Freiluftliegekur erfolgt beim Luftbad eine vollständige Exposition des Körpers gegenüber abkühlenden atmosphärischen Bedingungen.

Beim Luftbad wird eine *Kälteadaptation* angestrebt, wobei sich die stimulierende Wirkung auch auf den Stoffwechsel erstreckt. Mit der Anpassung an Kältereize ist außerdem eine Stabilisierung der Kreislaufregulation verbunden.

Primär erfolgt beim Luftbad ein *Training der physiologischen Kältegegenregulation.* Außerdem sind positive psychische Wirkungen zu verzeichnen.

Entscheidend für die Stärke des Kaltreizes sind die Bedingungen der Wärmeabgabe des Menschen. Ein wesentlicher Teil der Wärmeabgabe erfolgt unter kalten Umgebungsbedingungen durch Abstrahlung, deren Wert maßgeblich von der Bilanz der atmosphärischen Strahlungsflüsse beeinflußt wird. Die Abkühlung durch Abstrahlung hat jedoch nur eine relativ geringe physiologische Wirkung. Bedingungen mit leichter turbulenter Luftbewegung rufen dagegen eine ausgeprägte vasomotorische Kältereaktion mit Stoffwechselsteigerung hervor.

Ein verbesserte Anpassung an Kältereize äußert sich v. a. durch Abnahme der Diskomfortempfindung, durch vermindertes Kältezittern, schnellere vasomotorische Reaktionen und eine bessere Durchblutung der Körperschale. In

Verbindung mit diesen Adaptationsvorgängen werden zusätzlich weitere besonders wichtige Mechanismen beeinflußt: Man kann eine Verbesserung der Ausdauerleistungsfähigkeit im submaximalen Bereich, eine wirksamere allgemeine Streßresistenz und eine verbesserte Infektresistenz der Atemwegschleimhäute erreichen. Außerdem lassen sich kardiopulmonale Reaktionen wie höhere Herzschlag- und Atemvolumina, eine größere arteriovenöse Sauerstoffspannungsdifferenz und ein höherer diastolischer Blutdruck nachweisen. Daher kann das Luftbad bei Erwachsenen mit hypotonen Regulationsstörungen des Kreislaufs bevorzugt eingesetzt werden. Kinder reagieren zudem mit einer Zunahme der Vitalkapazität, der Muskelmasse und des Appetits (Schmidt-Kessen 1995).

Wesentlich für die Durchführung des Luftbades ist die Exposition des Körpers gegenüber atmosphärischen Bedingungen, die Kältereize ausüben. Bei der Durchführung des Luftbades sollte daher eine Erwärmung des Körpers durch direkte Sonneneinstrahlung vermieden werden. Generell ist folglich ein Aufenthalt des Patienten im Schatten empfehlenswert. Es muß jedoch beachtet werden, daß auch im Schatten ein Strahlungsgewinn möglich ist, wenn die Sonne bei wolkenlosem Himmel einen hohen Stand hat. Unter den Bedingungen starker Wärmeabgabe aufgrund konvektiver Prozesse, welche bei hoher Windgeschwindigkeit und/ oder sehr niedriger Lufttemperatur gegeben sind, kann jedoch auch eine Überkompensation des durch Einstrahlung bedingten Wärmegewinns auftreten. Dann wird ein Aufsuchen des Schattens nicht zwingend notwendig sein. Es ist darauf zu achten, daß der Körper zu Beginn des Luftbades warm und zur Verhinderung der Wärmeabgabe durch Verdunstungsprozesse trocken sein muß.

Das Luftbad sollte möglichst windgeschützt und bei leichter Bewegung, d. h. geringer metabolischer Rate, begonnen werden. Ein anfängliches Frösteln verschwindet normalerweise rasch. Eine einfache, am subjektiven Empfinden orientierte Dosierung des Kaltreizes kann durch ein Abbrechen des Luftbades durch den Patienten beim Einsetzen des zweiten anhaltenden Fröstelns erfolgen. Eine weitere Dosierungsmöglichkeit ergibt sich über die Berechnung der Kaltreizstärke mit Hilfe meteorologischer Daten und die Vorgabe der Luftbaddauer unter vorheriger Auswahl der Dosissteigerung. Grundsätzlich sollten Luftbäder zu Beginn nicht bei Lufttemperaturen unter 10° C erfolgen und eine Dauer von 10 min nicht übersteigen. Bei evtl. kürzerer Expositionsdauer kann das Luftbad nach einigen Tagen auch bei niedrigeren Temperaturen erfolgen. Wegen der raschen Zunahme der subjektiven Toleranz ist relativ schnell eine wesentliche Dosissteigerung möglich. Erfahrungen zeigen, daß unter windstillen Bedingungen in der zweiten Woche bereits ein mehrstündiger unbekleideter Aufenthalt bei Lufttemperaturen nur wenig über dem Gefrierpunkt toleriert wird (Jendritzky 1990b). Eine Modifikation der Kältereize ist durch Veränderung der Windexposition (stärkerer Kältereiz bei größerer Windgeschwindigkeit) und die Ausnutzung der veränderten Werte der meteorologischen Elemente im Laufe des Tages (z. B. morgens normalerweise niedrigere Lufttemperatur als nachmittags) möglich.

6.2.4 Terrainkur

Die Terrainkur beinhaltet die *Kombination* von dosiertem Gehen im Gelände mit einer Exposition gegenüber leichten Kältereizen sowie gegenüber reizärmeren Aerosolen in der Atemluft. Traditionell wird die Terrainkur nach Oertel auf ansteigenden Wegen durchgeführt.

Jedes Dauerleistungstraining mit begünstigter oder vermehrter Wärmeabgabe entspricht den Bedingungen der Terrainkur (Schmidt-Kessen 1995).

Bei der Terrainkur werden durch das körperliche Training *physiologische Adaptationsprozesse* in Vegetativum und Metabolismus ausgelöst. Angestrebt werden Erhaltung und Verbesserung der körperlichen Leistungsfähigkeit durch Verbesserung des Gewebestoffwechsels (Mitochondrienbildung) und der hormonalen Reaktionen. Die Terrainkur kann zur Behandlung von Herz-Kreislauf- und Stoffwechselerkrankungen eingesetzt werden. Neben einer Ökonomisierung der Regelsysteme des Organismus und einer verbesserten neuromuskulären Koordination werden auch positive psychische Effekte im Sinne einer allgemeinen Stabilisierung (Steßtoleranz, Selbstbewußtsein, Lebensfreude) erreicht (Schnizer 1984).

Im Rahmen der Klimatherapie ist die Terrainkur z. Z. das wichtigste und am häufigsten gebrauchte Klimaexpositionsverfahren.

Die wesentlichen *Wirkungen* der Terrainkur werden durch die körperliche Aktivität und die leichten Kaltreize vermittelt. Charakteristisch für die Terrainkur ist es, die aerobe Energiebereitstellung für Dauerleistungen über längere Zeit zu trainieren (Ausdauertraining). Dadurch werden Anpassungsvorgänge des Herz-Kreislauf-Systems ausgelöst, die sich durch höhere maximale Sauerstoffaufnahme, eine höhere aerobe Schwelle, verbesserte Ausdauer sowie eine Senkung der Herz- und Atemfrequenz bei gleichzeitig gesteigerten Herzschlag- und Atemvolumina in Ruhe und unter Belastung äußern. Kälteadaptation hat einen verstärkenden Einfluß auf diese Effekte (Vogelare et al. 1984; Olschewski u. Bruck 1988). Außerdem bewirkt das Ausdauertraining eine Leistungssteigerung des Muskelstoffwechsels.

Das körperliche Training hat zudem Einfluß auf das respiratorische System. Arbeit senkt den nasobronchialen Strömungswiderstand und hemmt den Reflexmechanismus bei der Einatmung von Reizstoffen, so daß die Exposition gegenüber reizärmeren Aerosolen eine unbedingt zu beachtende Kopplung zu den anderen Wirkprinzipien der Terrainkur darstellt.

Bei einer Terrainkur sollen sich die Auswirkungen des körperlichen Trainings und die günstigen Einflüsse des Klimas (leichte Kältereize, die eine Abhärtung bewirken) gegenseitig ergänzen. Dies bedeutet, daß die Belastung des Herz-Kreislauf-Systems infolge der Leistungsanforderungen beim Gehen und der Beanspruchung des Thermoregulationssystems dosiert werden muß. Nur so können Überlastungen vermieden und der gewünschte Kurerfolg gesichert werden.

Die Methode der Fahrradergometrie gilt als routinemäßiges Dosierungsverfahren für die Bewegungstherapie. Obwohl die wiederholte Durchführung von den Patienten in der Regel als wenig motivierend empfunden wird, ist die Ergometrie für eine grundsätzliche Ermittlung der individuellen Leistungsfähigkeit und Belastbarkeit der Patienten nützlich.

Als grobe Näherung zur Einschätzung der Belastung des Organismus kann beim Begehen von ansteigenden Terrainkurwegen die physikalische Leistung (Produkt aus Höhendifferenz und Körpergewicht dividiert durch die Gehzeit) berechnet werden. Dies ist jedoch in verschiedener Hinsicht kritisch. So können sich interindividuell Unterschiede durch Alter, Kondition und Güte der Koordination ergeben; beim Gehen im Gelände wirken sich Bodenbeschaffenheit und Schuhwerk aus (Spitzer et al. 1982); bei verschiedenen Bewegungsformen kann eine starke Streuung auftreten (Schuh 1984). Außerdem finden bei dieser Art der Dosierung die Anforderungen durch klimatische Reize keine Beücksichtigung. Zwar ist es prinzipiell möglich, die Bewegungstherapie im Sinn einer „Kur im Klima" auch ohne Beachtung der aktuellen Wetterbedingungen durchzuführen, jedoch wird man einer eigentlichen Ausschöpfung der therapeutischen Möglichkeiten der Terrainkur durch Verknüpfung von körperlichen und thermoregulatorischen Übungsbehandlungen dann nicht gerecht. Wegen der Vernetzung des Thermoregulationssystems mit dem Herz-Kreislauf-System kann es zudem bei meteorologischen Bedingungen, die die Wärmeabgabe des Organismus behindern, aufgrund des verstärkten Wärmeanfalls bei körperlicher Aktivität zu Problemsituationen kommen. Die Berücksichtigung und individuelle Dosierung der durch das aktuelle Wetter bestimmten Bedingungen der Wärmeabgabe ist daher ein wesentliches Element der Terrainkur („Kur mit dem Klima"). Dies entspricht auch dem Ziel einer systematischen Anwendung von kühlen Bedingungen (Regimen refrigerans nach Jessel 1977). Am Kurort muß dazu ein Netz von Übungswegen mit unterschiedlicher Anstiegssteilheit vorhanden sein, das es erlaubt, für die unterschiedlichen Wetterlagen und Tageszeiten Terrainkurwege nach Besonnung oder Schatten, Windschutz oder -exposition auszuwählen (Jendritzky 1990b).

Eine moderne Möglichkeit zur Beschreibung der Auswirkungen der meteorologischen Bedingungen auf den Wärmehaushalt des Menschen für die Zwecke der Dosierung in der Klimatherapie stellt die Computersimulation mit Hilfe physikalischer Modelle dar (z. B. das Kurortklimamodell KURKLIM des Deutschen Wetterdienstes; Laschewski et al. 1994). Mit KURKLIM ist es möglich, das Begehen eines Kurweges durch eine Testperson zu beschreiben, die damit verbundenen Energieumsätze zu berechnen und dadurch die Kurwege bezüglich des thermischen Empfindens und der Belastung der Kurpatienten grundsätzlich bioklimatologisch zu bewerten. Das Modell bestimmt auf der Grundlage der Daten über den Verlauf der Wege sowie der Topographie für jeden Weg ein Höhenprofil. Es werden dann die meteorologischen Bedingungen entlang des Weges in einer Höhe von 1 m über Grund ermittelt, wobei hier die unterschiedliche Landnutzung wie Siedlung, Freifläche, Wald einen wichtigen modifizierenden Einfluß ausübt. Daher können sich die Bedingungen beim Begehen der Wege innerhalb weniger Minuten signifikant ändern. Dies ist etwa beim Übergang vom Waldesinneren zur sonnenexponierten Freifläche der Fall. KURKLIM trägt dem Rechnung, indem die Energieumsätze des menschlichen Körpers als instationäre Prozesse betrachtet werden. Das Modell liefert eine Klassifikation aller vorhandenen Kurwege in Hinblick auf die Belastung der Kurpatienten anhand von physiologisch relevanten Parametern. Unter Berücksichtigung von persönlichen Daten (Größe, Alter, Geschlecht, Gewicht), des Gehverhaltens sowie des Ruhepulses des Kurpatienten lassen sich Angaben über die Herzfrequenz und das ergometrische Leistungsäquivalent beim Begehen der Wege machen. Auf dieser Grundlage können Empfehlungen gegeben werden, wie ein Training unter Einbeziehung der topographischen und klimatischen Gegebenheiten erfolgen kann. Es ist jeweils möglich, die über die örtliche Eingangsuntersuchung vorgegebenen Grenzwerte für die Belastung der Kurpatienten in das Konzept einzubeziehen. Unter der Voraussetzung, daß die Überwachung des Klimas mit einer automatischen Klimastation vor Ort erfolgt, sind die meteorologischen Meßwerte für die aktuelle Dosierung der Klimaexposition im Rahmen der Terrainkur nutzbar.

6.2.5 Heliotherapie

Die Heliotherapie beinhaltet die *Exposition* der gesamten Körperoberfläche oder erkrankter Bereiche gegenüber der direkten und/oder diffusen Solarstrahlung in Form eines Sonnenbades. Indikationen und Kontraindikationen sind in Tabelle 4.19 dargestellt.

Das hauptsächliche *Ziel* der Heliotherapie ist die Behandlung einer Reihe von Hautkrankheiten wie Psoriasis vulgaris, Parapsoriasis, Mycosis fungoides, Akne vulgaris oder dystrophischer Ulzera (Schmidt-Kessen 1995). Außerdem wird die Heliotherapie bei degenerativen Erkrankungen des Bewegungsapparates und zur Linderung von rheumatischen Beschwerden eingesetzt. Es ist eine Behandlung von saisonalen, v. a. winterlichen Depressionen möglich. Positive Wirkung hat die Heliotherapie des weiteren auf die intrakutane Vitamin-D-Photosynthese.

Weiterer Untersuchungen bedürfen dagegen andere Effekte wie vegetativnervöse Stabilisierung, verbesserte Infektresistenz und gesteigerte Leistungsfähigkeit.

Tabelle 4.19. Indikationen und Kontraindikationen der Heliotherapie

Indikationen
– Hautkrankheiten (Psoriasis vulgaris, Parapsoriasis, Mykosis fungoides, Akne vulgaris, dystrophische Ulzera)
– Saisonale Depressionen
– Vitamin-D-Mangel, Osteoporose
– Rheumatische Beschwerden, degenerative Erkrankungen des Bewegungsapparates
– Infektneigung, vegetative Regulationsstörungen
– Steigerung der Leistungsfähigkeit
Kontraindikationen
– Lichtdermatosen (auch medikamenteninduzierte)
– Akute und fieberhafte Erkrankungen
– Neoplasmen der Haut

Die therapeutischen *Wirkungen* der Heliotherapie hängen naturgemäß von den physiologischen Effekten der Solarstrahlung ab. In Abhängigkeit von der Wellenlänge dringen die verschiedenen Spektralanteile der Strahlung unterschiedlich tief in die Haut ein (vgl. S. 517ff.), wobei deutliche interindividuelle und hauttopographische Unterschiede zu verzeichnen sind. Es erfolgt eine teilweise Absorption der Strahlungsenergie, die zu einer Temperaturerhöhung des absorbierenden Gewebes führt. Mit abnehmender Wellenlänge nimmt die Energie der Strahlung zu, die Eindringtiefe dagegen ab. Während das energiearme rote Licht sowie die kurzwellige IR-Strahlung bis zu den tiefen kutanen Wärmerezeptoren gelangen und dort ein emotional entspannendes Körpergefühl auslösen kann, erreichen vom UV-A (315–400 nm) nur noch etwa 20% die Basalzellenschicht der Epidermis, vom UV-B (286–315 nm) nur noch etwa 5%. UV-C wird durch das Ozon in der Stratosphäre absorbiert und gelangt nicht mehr in den Lebensraum des Menschen.

Mit der Absorption der energiereicheren UV-Strahlung nimmt im Gewebe die Intensität der photochemischen Reaktionen zu. Bei einer hohen Strahlendosis ist das Auftreten von Gewebeschäden sehr wahrscheinlich. Bei überschwelligen Intensitäten kommt es zur Ausbildung einer Hautrötung, dem Erythem. Vergleichbar mit anderen, nicht photochemisch bedingten Entzündungen der Haut stellt das Erythem eine pathologische Reaktion dar, die mit morphologischen Schäden verbunden ist.

Dagegen führt eine geringe, suberythemale Strahlendosis noch vornehmlich zu einer Aktivierung der Schutzmechanismen der Haut, indem Reparaturprozesse zur Behebung geringer Strahlenschäden ausgelöst werden. Die Absorption der Strahlung bewirkt durch Initiierung einer Proliferation der Keratinozyten eine Verdickung der Hornschicht der Haut, die sog. „Lichtschwiele“. Außerdem werden zum Aufbau eines wirksamen und spezifischen Lichtschutzes die Melanozyten aktiviert. Die Produktion von Melanin, welches im Bereich der UV-B Strahlung maximal absorbiert, hemmt die Entstehung chronischer UV-Schäden. (Weitere Details s. S. 523ff..)

Um günstige Ergebnisse zu erreichen, sollte bei der *Durchführung* der Heliotherapie immer das gesamte Spektrum der Solarstrahlung appliziert werden. Aufgrund der hohen biologischen Wirksamkeit der UV-Strahlung, insbesondere im UV-B-Bereich, stellt diese eine entscheidende Dosierungsgröße dar. Die Energieumsetzung durch die kurzwelligen Strahlungsflüsse kann auch zu einer Wärmebelastung des Organismus führen. Die Dosierung der Wärmebelastung darf wegen der Vernetzung des Thermoregulationssystems mit dem Herz-Kreislauf-System nicht unterschätzt werden und kann mit einer weiteren Einschränkung für die Dauer des Sonnenbades verbunden sein.

Traditionell wird die Heliotherapie suberythemal und nicht überwärmend durchgeführt. Bei höheren Lufttemperaturen ist es daher vorteilhaft, die Bestrahlung im Schatten, möglichst bei ausreichender Luftbewegung durchzuführen. Da in der Atmosphäre die Strahlung mit kürzerer Wellenlänge stärker gestreut wird, kann man auch im Schatten mit einem UV-Anteil der Strahlung rechnen, der etwa so groß ist wie der der direkten Sonnenstrahlung. Die Erythemschwelle (Zeitdauer, bei der bei gegebener Strahlungsintensität gerade das Erythem auftritt) muß vor Beginn der Heliotherapie festgestellt werden. Dies kann durch Bestrahlung mittels Zeittreppe oder durch Zuordung der Pigmentreaktion des Patienten zu einem bestimmten Lichtempfindlichkeitstyp geschehen. Aus der Erythemschwelle ergibt sich die erste Bestrahlungsdosis. Für eine Direktpigmentierung ist etwa ein Drittel bis die Hälfte der Zeit bis zur Erythemschwelle ausreichend. Die Intensität der Strahlung und damit die Bestrahlungszeit wird von der sog. optischen Weglänge (Weg durch die Atmosphäre) bestimmt. Neben der Sonnenhöhe, die sich in Abhängigkeit von der geographischen Breite sowie der Jahres- und Tageszeit ändert, haben eine ganze Reihe weiterer Faktoren Einfluß auf die optische Weglänge. Zu berücksichtigen ist besonders die Höhe über NN, aber auch Unterschiede in den meteorologischen und Umgebungsbedingungen wie Bewölkung, Ozongehalt der Atmosphäre, Reflexion durch angrenzende Flächen (z. B. Schnee). Veränderungen bei der potentiellen Bestrahlungszeit können sich außerdem durch unterschiedliche Expositionen des Körpers gegenüber dem Strahlungsfeld der Atmosphäre ergeben. Bei jeder folgenden Bestrahlung kann die Dauer um jeweils ein Drittel gesteigert werden. Geachtet werden muß jedoch auf die besonders exponierte Haut von Nase, Wangen, Stirn und Schultern. Zur Vorbeugung von UV-Schäden ist eine Abdekkung des Kopfes empfehlenswert; die Augen sollten durch eine optisch einwandfreie Sonnenbrille vor Photoophthalmie geschützt werden. Die Verwendung von Lichtschutzmitteln führt zu einer Vervielfachung der Erythemschwellenzeit um den angegebenen Faktor.

Im Gegensatz zur Behandlung dermatologischer Erkrankungen ist zur Behandlung von rheumatischen Beschwerden und degenerativen Erkrankungen des Bewegungsapparates eine zeitweilige Überwärmung des Organismus erwünscht; zur Vermeidung von Komplikationen ist dabei jedoch eine Überwachung des Kreislaufes des Patienten erforderlich.

Bei der Beurteilung wiederholter Sonnenexpositionen ist zu bedenken, daß das Ausmaß vorzeitiger Hautalterung und die Häufigkeit von Basaliomen und Spinaliomen mit den im Laufe des Lebens akquirierten kumulativen UV-Dosen korrelieren und einer plausiblen Hypothese zufolge für die spätere Manifestation eines malignen Melanoms schwere Sonnenbrände im Kindes- und Jugendalter eine wesentliche Rolle spielen (Meffert 1992). Die Anwendung von mehr als suberythemalen Dosen bei klimatherapeutischen Expositionsverfahren ist daher einer kritischen Beurteilung zu unterziehen (Literaturübersicht bei Falkenbach 1995).

6.3 Therapeutische Wirkungen und Indikationen der wichtigsten Klimabereiche

In Mitteleuropa werden v. a. drei Klimabereiche (Hochgebirgsklima, Mittelgebirgsklima, Meeresküstenklima) therapeutisch genutzt. Entsprechend dem Wirkungsmechanismus der Klimabehandlung umfaßt der Indikationsbereich überwiegend chronische Krankheiten und Regulationsstörungen. Naturgemäß sind bei der Auswahl des geeigneten Klimakurortes die jahreszeitlichen Gegebenheiten besonders zu berücksichtigen. Besonders hingewiesen werden muß auf die günstigen Erfahrungen mit Winterkuren (im Hochgebirge oder an der Nordsee). Am größten ist die Indikationsbreite im Mittelgebirgsklima in niederen und mittleren Lagen, wo es auch keine speziellen Kontraindikationen gibt. Wenn weitere ortsgebundene Kurmittel genutzt werden sollen, empfiehlt es sich i. allg., eine reizarme Klimazone auszuwählen, bei der die klimatische Schonung im Vordergrund steht.

6.3.1 Hochgebirgsklima

Zur therapeutischen Nutzung eignen sich v. a. Höhenlagen zwischen 1000 und 2000 m über NN, wobei aber auch niedrigere Gebirgstäler und die voralpinen Zonen dazugerechnet werden können. Therapeutisch bedeutsam ist der komplexe Höhenreiz, wobei die Abnahme des Luftdruckes mit entsprechender Erniedrigung des Sauerstoffpartialdruckes eine Steigerung der Erythropoiese mit vermehrtem Eiseneinbau in die Erythrozyten bewirkt. Darüber hinaus ruft die Trockenheit der Luft Austrocknungseffekte an Haut und Schleimhaut hervor, die niedrige Lufttemperatur stellt mit jahreszeitlichen Unterschieden einen klimatischen Kaltreiz dar. Zu berücksichtigen ist allerdings die bei beständigen Schönwetterlagen auftretende Temperaturumkehr (Inversion, vgl. S. 490), bei der über den Tälern mit kalter, feuchter Luft in der Höhe milde Temperaturen mit ungehinderter Einstrahlung liegen. Weitere therapeutisch bedeutsame Charakteristika des Hochgebirgsklimas sind das Fehlen von Wärmebelastung, die Reinheit der Luft mit praktisch allergenfreien Zonen ab 1500 m über NN, die Zunahme der Globalstrahlung durch geringere Luftdichte und die stärkere Strahlungswirkung durch die größere mittlere Zahl von Sonnenscheinstunden. Bei beständiger Schneedecke ist die UV-Strahlung durch Reflexion weiter vermehrt, der Schnee bindet darüber hinaus Staub und dämpft Geräusche ab. Die thermische Reizintensität ist in Gipfellagen durch die im Mittel höhere Windgeschwindigkeit stärker als im

Tabelle 4.20. Indikationen und Kontraindikationen der Hochgebirgsklimatherapie

Indikationen
- Herz-Kreislauf-Erkrankungen: funktionelle Störungen, gut kompensierte Herzklappenfehler, atherosklerotische Durchblutungsstörungen, essentielle arterielle Hypertonie
- Erkrankungen der Atemwege: chronische Bronchitis, Asthma bronchiale, Katarrhe der Luftwege, Infektanfälligkeit, Lungentuberkulose (nur stationäre und produktive Formen)
- Hautkrankheiten: Psoriasis vulgaris, Akne vulgaris, chronische Ekzeme, Ichthyosis, allergische Dermatosen
- Allergische Erkrankungen: Heuschnupfen, allergisches Asthma, allergische Dermatosen
- Hypochrome und sekundäre Anämien
- Extrapulmonale Tuberkulose
- Rheumatische Erkrankungen (Windschutz!)
- Vegetative Regulationssstörungen

Kontraindikationen
- Verminderte Hypoxintoleranz
- Kontraindikation der Heliotherapie (s. S. 583)

windgeschützten Tal und bei Hanglage. Nördlich der Alpengebiete kann der zyklonale Fön für wetterempfindliche Patienten einen Störfaktor darstellen.

Indikationen und Kontraindikationen der Hochgebirgsklimatherapie sind in Tabelle 4.20 dargestellt.

6.3.2 Mittelgebirgsklima

Höhenreiz und Strahlungsfaktoren sind im Mittelgebirgsklima gegenüber dem Hochgebirgsklima deutlich abgeschwächt. Eine erhöhte Einstrahlung findet sich v. a. in Orten über 300–500 m über NN, sofern sie im Herbst und Winter oberhalb der Temperaturinversion liegen, sowie in Leelagen, in denen der wolkenauflösende Effekt der vorgelagerten Berge wirksam werden kann. Therapeutisch von Bedeutung sind im Mittelgebirgsklima v. a. die Schonfaktoren des Waldklimas. Sie bestehen in geringen Temperaturgegensätzen und Windschutz, gleichmäßigem Wasserdampfgehalt und geringerem Geräuschpegel. Der Wald mindert darüber hinaus den Gehalt der Luft an Staub und industriellen Schadstoffen. Die Bedeutung der von den Bäumen abgegebenen Terpene ist wegen ihrer geringen Konzentration noch umstritten. Tage mit Wärmebelastung kommen nur selten vor, in Tallagen kommt eine stärkere nächtliche Abkühlung durch abfließende Bergluft zustande. Als reizmild werden besonders die windgeschützten Lagen angesehen. Entsprechend der geringen Reizintensität eignet sich das Mittelgebirgsklima auch für Patienten mit verminderter Belastbarkeit. Es eignet sich auch zur Anwendung weiterer balneologischer Therapieformen (Behandlung im Klima). Die Indikationen der Mittelgebirgsklimatherapie sind in Tabelle 4.21 dargestellt.

6.3.3 Meeresküstenklima

Wegen starker regionaler Unterschiede der Klimacharakteristik müssen in Europa Nordseeküsten-, Ostseeküsten- und Mittelmeerküstenklima getrennt betrachtet werden. Allen gemeinsam ist die infolge der großen Wärmekapazität des Meeres auftretende Abschwächung der tages- und jahreszeitlichen Temperaturunterschiede.

Tabelle 4.21. Indikationen und Kontraindikationen der Mittelgebirgsklimatherapie

Indikationen
– Herz-Kreislauf-Erkrankungen: kompensierte Herzinsuffizient, koronare Herzerkrankung, Nachbehandlung nach Myokardinfarkten
– Atemwegserkrankungen: Lungenemphysem, Lungensilikose (auch fortgeschrittene Stadien), Asthma bronchiale, Lungentuberkulose
– Magen-Darm-Erkrankungen: Ulcus ventriculi et duodeni, Dyskynesien der Gallenwege, Störungen der Darmmotilität, Leberparenchymerkrankungen
– Rheumatische Erkrankungen des Bewegungsapparates
– Vegetative Regulationsstörungen, Erschöpfungszustände
Kontraindikationen
Keine

Nordseeküstenklima

Die Nordseeküste besitzt durch den ständigen Wind mit starkem Abkühlungsreiz und mechanischem Hautreiz auch in den Sommermonaten eine beträchtliche Reizintensität. Sie wird durch kalte See- und/oder Brandungsbäder noch intensiviert.

Die Seeluft hat insbesondere bei den häufigen Westwetterlagen eine geringe Staub- und Allergenkonzentration. Durch die Reinheit der Seeluft ist die Intensität der Himmelsstrahlung erhöht, wobei auch die Weite des Horizonts sowie die UV-Reflektion des Sandes berücksichtigt werden müssen. Entscheidend für die therapeutische Nutzung der Sonnen- und Himmelsstrahlung im Nordseeküstenklima ist, daß durch die besonderen thermischen Verhältnisse die Strahlung auch bei hohem Sonnenstand ohne wesentliche Hitzebelastung genutzt werden kann. Bei Atemwegserkrankungen ist auch das Luftkolloid von Bedeutung, das reich an Kochsalz und Jod ist und gleichzeitig einen geringen Allergengehalt besitzt, insbesondere auf den Nordseeinseln. Das Brandungsaerosol (vgl. S. 237 u. S. 626ff.) kann zur Freiluftinhalation genutzt werden. Wegen der häufigen und raschen Wetterwechsel bilden sich kaum dauerhaft belastende Wetterlagen aus.

Für die Dosierung ist zu beachten, daß Orte, die nicht an der offenen Küste liegen, die genannten therapeutischen Klimafaktoren nur in abgeschwächter Form beinhalten. Die wichtigsten Indikationen der Therapie im Nordseeküstenklima sind Tabelle 4.22 zu entnehmen.

Tabelle 4.22. Indikationen und Kontraindikationen der Therapie an der Nordseeküste

Indikationen
- Herz-Kreislauf-Erkrankungen: essentielle Hypertonie, hypotone Kreislaufregulationsstörungen
- Atemwegserkrankungen: chronische Bronchitis, Asthma bronchiale, Katarrhe der Luftwege, Sinusitiden, Erkältungsneigung
- Hautkrankheiten: allergische Dermatosen, Psoriasis, Akne vulgaris, chronische Ekzeme, Ichthyosis
- Extrapulmonale Tuberkulose (nur stationäre Formen; strenge Dosierung der Heliotherapie)

Kontraindikationen
- Hyperthyreose (?)
- Kontraindikationen der Heliotherapie

Tabelle 4.23. Indikationen und Kontraindikationen der Therapie an der Ostseeküse

Indikationen
- Herz-Kreislauf-Erkrankungen: kompensierte Herzinsuffizienz, koronare Herzkrankheit, Nachbehandlung nach Myokardinfarkt, kompensierte Herzklappenfehler, Atherosklerose, funktionelle Kreislaufstörungen
- Magen-Darm-Erkrankungen: funktionelle Störungen, insbesondere Magensekretionsstörungen
- Hautkrankheiten (s. Nordseeküstenklima, S. oben)
- Extrapulmonale Tuberkulose (s. Nordseeküstenklima, S. oben)

Kontraindikationen
(s. Heliotherapie, S. Tab. 4.19, S. 583)

Ostseeküstenklima

Das Ostseeküstenklima weist stärkere kontinentale Einflüsse auf und besitzt durch den Waldreichtum der Ostseeküste darüber hinaus einige Schonfaktoren. Daher stellt es eine mildere Dosierungsstufe der genannten seeklimatischen Einwirkungen dar. Zu beachten sind die großen regionalen Unterschiede. Für die Dosierung ist von Bedeutung, daß die an der Nordseeküste wirksamen Einflüsse des Golfstromes fehlen und somit die Seewassertemperaturen im Herbst schneller abfallen. Die wichtigsten Indikationen sind in Tabelle 4.23 zusammengefaßt.

Mittelmeerküstenklima

Das Mittelmeerküstenklima stellt ein trockenwarmes Küstenklima mit sehr milden Wintern dar. Charakteristisch sind die Regenarmut und die starke Sonneneinstrahlung. Belastend können starke nördliche Winde, besonders im Mündungsbereich der Rhône (Mistral), sein. Hier sind insbesondere schützende Buchten zu bevorzugen. Während die westliche Riviera (westlich Genua) trocken und milde ist, stellt die östliche Riviera (Levante) eine feuchtere Klimazone dar. Die Adria eignet sich besonders im Frühjahr und Herbst zur Freiluftbehandlung, da hier während der Sommermonate häufig belastende Überwärmungsbedingungen herrschen. Sie sind allerdings in waldreichen Gebieten gemildert. Die Indikationen entsprechen denen der anderen Seeklimate. Es ist allerdings zu beachten, daß die an der Nordseeküste durch die häufigen Westwetterlagen bedingte Staub- und Allergenarmut sowie der Aerosolgehalt der Luft geringer sind. Bei Patienten mit starken Einschränkungen der Leistungsfähigkeit ist der lange Anreiseweg u. U. problematisch.

7 Anhang: Klimaänderungen

Das Klima war nie konstant. Es gibt verschiedene natürliche Ursachen für die Variabilität. Der Mensch hat zuerst mit lokalen, später mit regionalen Auswirkungen in das Klimasystem eingegriffen. Inzwischen zeigt sich, daß die anthropogene Beeinflussung des Klimas wohl eine neue Dimension erreicht hat, weil die Pufferkapazität des Klimasystems sich auch global erschöpft mit noch unübersehbaren Auswirkungen, u. a. auch auf die Gesundheit des Menschen.

Das Klima in der Kreidezeit vor 140–160 Mio. Jahren war global 10–15 K wärmer als heute und wies ein Ökosystem auf, in dem Dinosaurier leben konnten. Die Konzentration des Treibhausgases („greenhouse gas“; GHG) CO_2 lag 4- bis 8mal höher. Während der letzten Eiszeit lag die bodennahe Temperatur auf der Erde nur 5 K niedriger als heute. Der Übergang von der Eiszeit in die gegenwärtige Zwischeneiszeit verlief sehr langsam über eine Periode von 5000–10000 Jahren (obwohl neueste Eiskernbohrungen sehr rasche Änderungen innerhalb von 5–10 Jahren als möglich zeigen), und die Erde erhielt ein völlig neues ökologisches Aussehen.

In der jetzigen Zwischeneiszeit während der letzten 10000 Jahre war die globale Temperatur bemerkenswert konstant, genau wie die Konzentration von CO_2 und anderer Treibhausgase. Der Temperaturunterschied zwischen dem Klimaoptimum vor 4000–6000 Jahren und der sog. kleinen Eiszeit im Mittelalter lag in der Größenordnung von nur 1 K.

Ohne die klimarelevanten Spurengase würde die globale Mitteltemperatur −18° C betragen. Die GHGs, in erster Linie der Wasserdampf, bewirken einen Anstieg um 33 K auf das komfortable Niveau von +15° C. Ähnlich wie das Glas in einem Treibhaus lassen die GHGs die kurzwellige Sonnenstrahlung durch die Atmosphäre weitgehend durch, wirken aber, vereinfacht gesagt, wie eine Falle für die Infrarotstrahlung.

Seit Beginn der industriellen Revolution trägt der Mensch zunehmend zur Emission von GHGs durch industrielle und landwirtschaftliche Produktion wie durch den Verbrauch von fossilen Energiequellen in Verkehr, Heizung und Klimatisierung bei. Die CO_2-Konzentration nahm um 25% auf heute 356 ppmv zu, ein Wert, der höher ist als zu irgendeinem anderen Zeitpunkt innerhalb der letzten 160000 Jahre. Die jährliche Zuwachsrate beträgt 0,5%. Die lokalen oder regionalen Emissionen sind dadurch zu einem globalen Problem geworden, weil die GHGs eine sehr hohe Lebensdauer besitzen und dementsprechend sich global ausbreiten. Dies führt zu einem zusätzlichen Treibhauseffekt, der dem natürlichen durch den Menschen aufgesetzt wird.

7.1 Klimabeobachtungen

Von zentraler Bedeutung für die Untersuchung von Klima und Klimaänderungen sind Klimabeobachtungen. Paläoklimatologische Daten liefern Erkenntnisse über die Reaktion des Klimasystems auf verschiedene historische Einflüsse (z. B. Änderungen in der Erdbahn und damit in der Sonnenbestrahlung). Messungen von Eiskernen, die bis zu 160000 Jahre zurückreichen, zeigen, daß die oberflächennahe Temperatur sehr eng mit der Konzentration von GHGs korreliert.

Erst seit etwa 100 Jahren gibt es Klimamessungen mit einigermaßen befriedigender globaler Verteilung. In Abb. 4.55 ist eine Temperaturzunahme um etwa ±0,45 K in den letzten 100 Jahren zu erkennen. Mit Ausnahme von 1944 lagen die 7 wärmsten Jahre im Zeitraum von 1983 bis heute. Der deutlichste Zuwachs erfolgte kurz nach Beginn dieses Jahrhunderts (d. h. vor der drastischen Zunahme der Treibhausgase!), und eine zweite Zunahme begann in den 80er Jahren. Genaue Analysen zeigen ausgeprägte saisonale und geographische Unterschiede. Bemerkenswert ist in vielen Gebieten der besonders deutliche Anstieg der Minimumtemperaturen, ein Hinweis auf die verminderte nächtliche Ausstrahlung durch Treibhausgase, insbesondere Wasserdampf, und/oder Bewölkung.

Die Oberflächentemperaturen der tropischen Ozeane sind in den letzten 40 Jahren um 0,5 K gestiegen, womit eine Erhöhung der Verdunstung um 16% verbunden ist. Der horizontale Temperaturgradient zwischen niedrigen und hohen geographischen Breiten auf der Nordhemisphäre hat wahrscheinlich zugenommen; dies bedeutet eine Intensivierung der atmosphärischen Zirkulation und entsprechend eine Zunahme der mittleren Windgeschwindigkeit. Aussagen über die Änderung in der Intensitätenverteilung des Niederschlags sind wegen der hohen Variabilität in Raum und Zeit und der unbefriedigenden Datengrundlage weniger sicher. In höheren Breiten scheint der Niederschlag zugenommen zu haben, aber die Schneebedeckung hat sich vermindert.

Während die Eismasse der Alpengletscher seit 1850 – mit einigen Unterbrechungen – um etwa 50% abgenommen hat und auch noch weiter abnimmt, wächst die Dicke des Grönlandeises. In der Antarktis ist kein Trend feststellbar; die Vermutung, daß das Abschmelzen der antarktischen Eiskappe zu einer Erhöhung des Meeresspiegels führen könnte, hat keinerlei Grundlage. Der Anstieg des Wasserspiegels ist eine Folge der thermischen Ausdehnung des Wassers und geringfügig auch des Abschmelzens von Gletschern.

Die beobachteten globalen Änderungen des Klimas sind konsistent mit Modellsimulationen, die den Einfluß der Treibhausgase berücksichtigen, wenn gleichzeitig Abkühlungseffekte durch Sulfataerosol in industrialisierten Gebieten, die stratosphärische Ozonabnahme und der Einfluß von Vulkanausbrüchen berücksichtigt werden. Weiter muß gesehen werden,

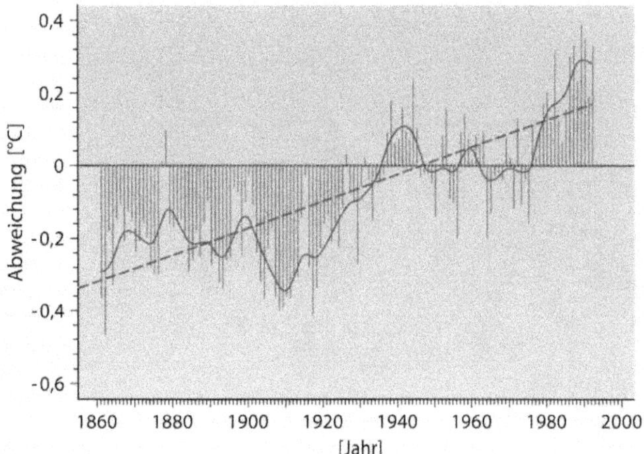

Abb. 4.55. Abweichung der bodennahen Weltmitteltemperatur vom Referenzmittelwert von 1951 bis 1980

daß die Ozeane Erwärmung verstecken. Wegen der natürlichen Variabilität des Klimas liegt allerdings ein zweifelsfreier Beweis für eine vom Menschen verursachte globale Klimaveränderung noch nicht vor.

7.2 Klimasystem und natürlicher Treibhauseffekt

Klima ist die Grundgesamtheit der atmosphärischen Bedingungen und Prozesse über einen längeren Zeitraum. Klima- und Wetterelemente wie Temperatur, Niederschlag, Strahlung, Windgeschwindigkeit sind identisch.

Die Zusammensetzung der Erdatmosphäre wird durch die Biosphäre bestimmt. Dies gilt für N_2 und O_2 wie für die Spurengase. Letztere, einschließlich Wasserdampf, Flüssigwasser in Wolken und Eispartikeln, tragen nur mit 3% zur Masse der Atmosphäre bei, dominieren aber den Strahlungstransfer. Hier liegt der Grund, warum der Mensch – wegen seiner Fähigkeit, die Spurengase signifikant zu beeinflussen –, einen sehr effektiven Hebel in der Hand hat, den er in der Vergangenheit nicht intelligent, sondern rein zufällig eingesetzt hat.

Die Abb. 4.56 zeigt, welch wichtige Rolle die Spurengase neben der direkten Sonnenstrahlung im Strahlungsantrieb des Klimasystems spielen. Von der in die Erdatmosphäre eindringenden Solarstrahlung werden im globalen Mittel etwa 30% reflektiert, ein Teil wird durch Ozon, Bewölkung, Aerosole und Wasserdampf absorbiert; der größte Teil erreicht die Erdoberfläche, wo er absorbiert, d. h., in Wärme umgesetzt wird.

Die von der warmen Oberfläche der Erde emittierte (langwellige) Infrarotstrahlung wird durch die Treibhausgase Wasserdampf, CO_2, O_3, N_2O, CH_4, FCKWs und von den Wolken absorbiert, die in sämtliche Richtungen zurückstrahlen. Entsprechend reduzieren die GHGs die Durchlässigkeit des Infrarotfensters der Atmosphäre mit dem Ergebnis eines geringeren Strahlungsverlustes in den Weltraum als bei Abwesenheit der GHGs.

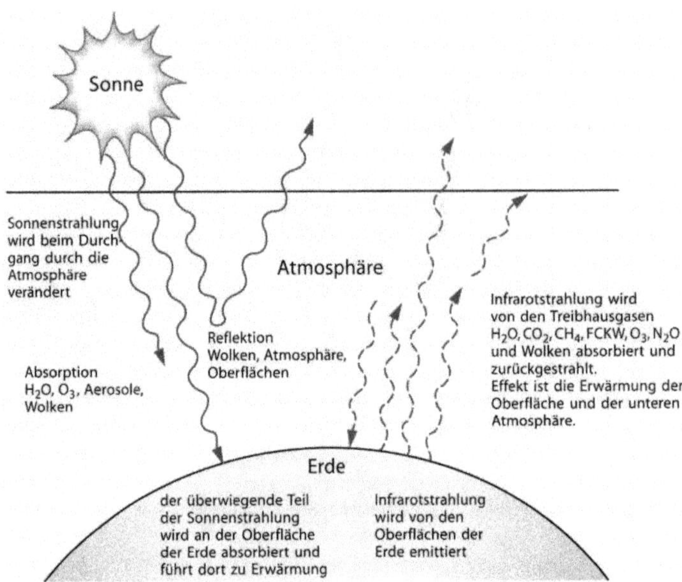

Abb. 4.56. Vereinfachte Illustration des Treibhauseffektes. (Mod. nach IPCC 1990)

Am Außenrand der Atmosphäre müssen einkommende solare und austretende terrestrische Strahlung im Gleichgewicht sein. Der Ausgleich erfolgt über Kondensationswärme bei der Bildung von Wolken, Niederschlag und entsprechenden Transporten vertikal und polwärts.

Atmosphärische Prozesse sind nichtlinear an die anderen in Abb. 4.57 dargestellten Komponenten gekoppelt, die zusammen das Klimasystem bilden. Externe Klimafaktoren wie Änderung in der solaren Einstrahlung (z. B. durch Änderung der Umlaufbahn der Erde um die Sonne, die wahrscheinlich für die Auslösung der Eiszeiten verantwortlich waren), Eruptionen von Vulkanen, wobei große Mengen von Partikeln und Gasen die höhere Atmosphäre erreichen, sowie vom Menschen verursachte Änderungen in der Zusammensetzung der Atmosphäre durch die Emission von Spurengasen und Aerosolen, Abholzen von Wäldern, Desertifikation usw. sind sämtlich in der Lage, das System zu stören.

Die nichtlinearen Kopplungen der einzelnen Klimakomponenten führen zu zahlreichen Rückkopplungen mit Auswirkungen auf die internen Klimaparameter wie Strahlung, Temperatur und Niederschlag. Eine positive Rückkoppelung verstärkt eine Erwärmung, eine negative verringert sie. Ein einfaches Beispiel einer positiven Rückkopplung ist die Zunahme des wichtigsten GHG Wasserdampf mit zunehmender Temperatur, das weitere Erwärmung bewirkt. Andere Rückkoppelungen treten auf durch Wechselwirkungen mit Schnee und Eis (Reflektionseigenschaften!), mit Wolken (niedrige Bewölkung verstärkt eine Abkühlung, hohe Wolken verstärken eine Erwärmung), mit der Biosphäre und dem Ozean.

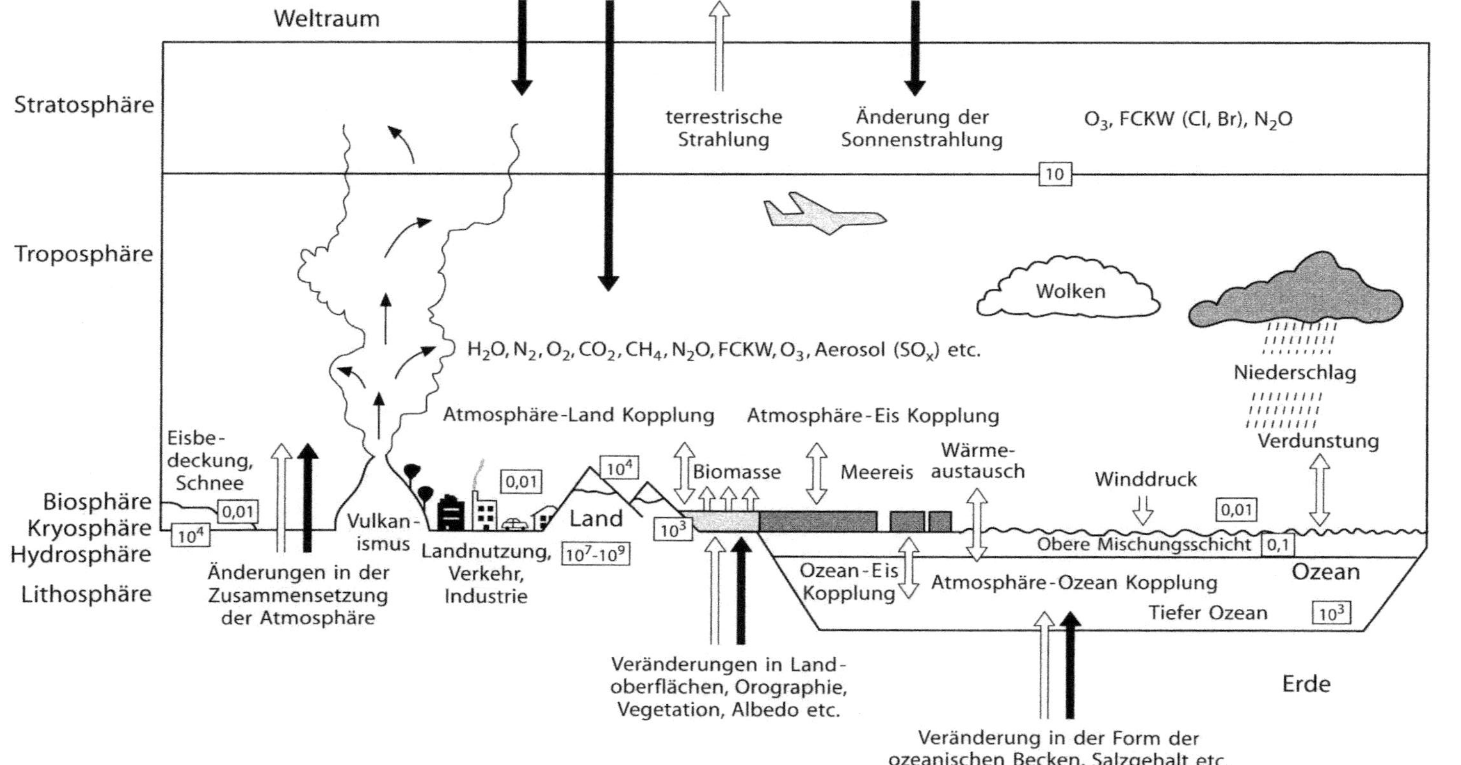

Abb. 4.57. Schematische Darstellung der Komponenten des gekoppelten Klimasystems Atmosphäre – Ozean – Eis – Biosphäre – Landmassen. *Ausgefüllte Pfeile* sind Beispiele für externe Prozesse, *offene* für interne Prozesse. *Zahlen* bezeichnen typische Zeitskalen. (Mod. nach Houghton 1984)

Die Kopplung von Ozean und Atmosphäre hat für das Klimasystem eine zentrale Bedeutung:

- Der Ozean ist eine Senke für CO_2.
- Er tauscht mit der Atmosphäre Wärme, Wasserdampf und Impuls aus und transportiert Eigenschaften über große Entfernungen.
- Er versteckt Wärme in tiefen Schichten, so daß eine Erwärmung der Atmosphäre verzögert wird.

Die Zeitskalen der Wechselwirkungen liegen im Bereich zwischen 10^{-2} und 10^9 Jahren. Ein nichtlineares gekoppeltes System dieser Art muß zwangsläufig ein variables Klima nach Zeit und Raum aufweisen. Es gilt aber allgemein als akzeptiert, daß von allen Klimafaktoren nur interne Wechselwirkungen und vom Menschen hervorgerufene Einflüsse zu der globalen Erwärmung der letzten 100 Jahre beigetragen haben können.

7.3 Quellen und Senken für anthropogene Treibhausgase und Aerosole

Seit der industriellen Revolution ist die Konzentration der atmosphärischen Treibhausgase angestiegen (Abb. 4.58), im wesentlichen durch menschliche Aktivitäten (Tabelle 4.24). Hauptgründe sind der Verbrauch an fossiler Energie und die landwirtschaftliche Produktionsweise. Die meisten dieser Spurengase haben Lebenszeiten in der Atmosphäre in einer Größenordnung von Jahrzehnten bis Jahrhunderten. Dadurch werden sie trotz ihrer lokalen Emis-

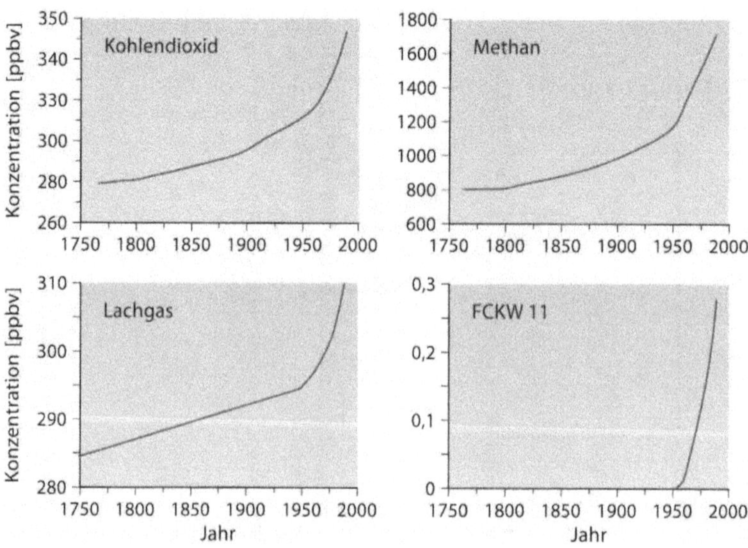

Abb. 4.58. Zeitlicher Verlauf der Konzentration von Kohlendioxid, Methan und Lachgas seit Mitte des 18. Jahrhunderts sowie FCKW nach dem Zweiten Weltkrieg. FCKW gibt es erst seit 1930. (Nach IPCC 1990)

Tabelle 4.24. Derzeitige Anteile der verschiedenen Verursacher am zusätzlichen, anthropogenen Treibhauseffekt weltweit. CO_2 = Kohlendioxid, CH_4 = Methan, NO_x = Stickoxide, CO = Kohlenmonoxid, NMVOC = flüchtige organische Verbindungen (außer Methan), FCKW = Fluorchlorkohlenwasserstoffe, N_2O = Distickstoffoxid = Lachgas

Verursacher-gruppen	Anteile (grob gerundet)	Aufteilung auf die Spurengase (grob gerundet)	Ursachen
Energie einschließlich Verkehr	50%	40% CO_2, 10% CH_4 u. O_3 (O_3 wid durch die Vorläufersubstanzen NO_x, CO und NMVOC gebildet)	Emissionen der Spurengase aufgrund der Nutzung der fossilen Energieträger Kohle, Erdöl und Erdgas sowohl im Umwandlungsbereich, insbesondere bei der Strom- und Fernwärmeerzeugung sowie in Raffinerien, als auch in den Endenergiesektoren Haushalte, Kleinverbrauch (Handwerk, Dienstleistungen, öffentliche Einrichtungen etc.), Industrie und Verkehr
Chemische Produkte (FCKW, Halone u.a.)	20%	20% FCKW, Halone etc.	Emissionen der FCKW, Halone etc.
Vernichtung der Tropenwälder	15%	10% CO_2, 5% weitere Spurengase, insb. N_2O, CH_4 und CO	Emission durch die Verbrennung und Verrottung tropischer Wälder einschließlich verstärkter Emissionen aus dem Boden
Landwirtschaft und andere Bereiche (Mülldeponien etc.)	15%	15%, in erster Linie CH_4, N_2O und CO_2	Emissionen aufgrund von: – anaeroben Umsetzungsprozessen (CH_4 durch Rinderhaltung, Reisfelder etc.) – Düngung (N_2O) – Mülldeponien (CH_4) – Zementherstellung (CO_2) etc.

sion global verteilt. Die Konzentration des troposphärischen Aerosols hat ebenfalls zugenommen, jedoch eher regional.

Sowohl die ozeanische wie die terrestrische Biosphäre bilden Senken für atmosphärisches CO_2. Wegen des geringen Austausches von CO_2 zwischen Oberflächenwasser und den tiefen Schichten des Ozeans wäre eine sofortige Reduktion der globalen anthropogenen Emission um 60–80 % notwendig, um die CO_2-Konzentration auf dem gegenwärtigen Niveau zu stabilisieren. Die Realisierung des Energieentwicklungsplanes von China bis ins Jahr 2025 wird einen 50 %igen Anstieg der CO_2-Konzentration ergeben, eine weltweite Verbrennung sämtlicher Kohle-, Öl- und Gasvorräte würde die CO_2-Konzentration verdreifachen.

Während eine Verdopplung oder Vervielfachung des CO_2 in der Klimageschichte durchaus vorgekommen ist, stellt eine Verschmutzung der zentralen Teile des atmosphärischen Infrarotfensters durch FCKW in so kurzer Zeit einen einzigartigen Vorgang dar. Allerdings ist durch das Montreal-Protokoll und durch die Folgekonferenzen (London-Amendments) die Herstellung der sehr langlebigen FCKW, die massiv in den stratosphärischen Ozonhaushalt (hier nicht weiter diskutiert) eingreifen, bereits reduziert. Wegen der Langlebigkeit dieser Stoffe werden unbedenkliche Konzentrationen aber wohl erst

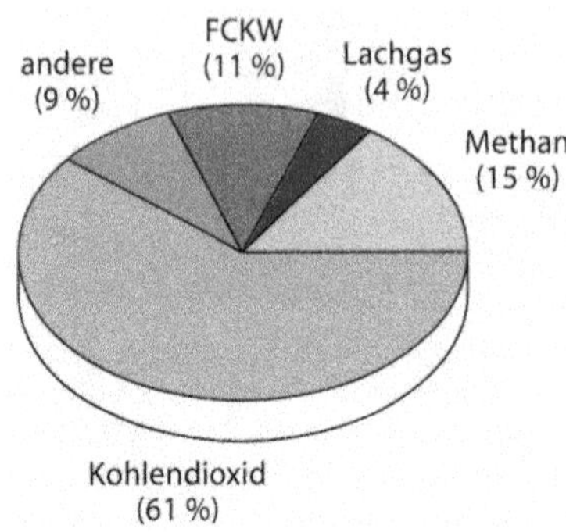

Abb. 4.59. Relativbeitrag der anthropogenen Treibhausgase, gemittelt über 100 Jahre

im Laufe des nächsten Jahrhunderts erreicht. Die kurzlebigeren Ersatzstoffe haben zudem ein bedeutsames Treibhauspotential.

In Abb. 4.59 ist der relative Anteil der Haupttreibhausgase unter Berücksichtigung ihrer Verweildauer, Konzentration und ihres Erwärmungspotentials dargestellt, das z. B. für ein FCKW-12-Molekül über 7000mal höher liegt als für ein CO_2-Molekül. Nicht aufgeführt ist das ebenfalls zur Erwärmung führende troposphärische Ozon wegen seiner starken räumlichen und zeitlichen Variabilität.

Um die möglichen anthropogenen Auswirkungen auf das Klimasystem zu untersuchen, werden Szenarien der zukünftigen GHGs und Aerosolemissionen benötigt. Wegen der notwendigen Annahmen können Szenarien keine Vorhersagen darstellen; mit zunehmendem Zeithorizont wird die Basis der Annahmen sehr spekulativ.

7.4 Schlußfolgerungen

Die vorhergesagten Klimaänderungen für Mitte des nächsten Jahrhunderts unter der Annahme „business as usual" sind größer, als sie in den letzten 10000 Jahren aufgetreten sind. Dies läßt gravierende ökologische und sozioökonomische Folgen erwarten, und die Mehrzahl der Menschen wird zu den Verlierern gehören. Die Auswirkungen von Klimaänderungen betreffen folgende Bereiche: Land und Forstwirtschaft; natürliche terrestrische und ozeanische Ökosysteme; Hydrologie und Wasserressourcen; Ozeane und Küsten; saisonale Schneebedeckung, Eis, Permafrost; Energie, Industrie, Transport, Siedlungswesen; Luftqualität; Gesundheit. Die Dritte Welt wird stärker betroffen sein als die industrialisierten Länder. Die Häufigkeit von klimainduzierten Katastrophen wird zunehmen, z. B. tropische Zyklonen, langandauernde Trockenheiten, gefolgt von extremen Niederschlägen mit Überflutungen. Dies behindert Landwirtschaft insbesondere in halbariden Gebieten, auch durch Versalzung und Erosion. Die mikrobielle Dekomposition wird CO_2 in Größenordnung des Verbrauchs von fossilen Energieträgern freisetzen und dadurch den Treibhauseffekt beschleunigen.

Mit dem Anstieg des Meeresspiegels ist die zunehmende Häufigkeit von Sturmfluten verbunden, und eine Reihe von fruchtbaren und teilweise dicht besiedelten Gebieten, z. B. in Flußdeltas und einigen pazifischen Inselstaaten, wird permanent überflutet werden. Die Anpassungsfähigkeit borrealer und tropischer Wälder und anderer natürlicher Ökosysteme könnte überfordert werden durch die Stärke und die Geschwindigkeit der Klimaänderung mit der Folge eines großräumigen Kollapses dieser Ökosysteme mit drastischen ökologischen und sozioökonomischen Auswirkungen. Auch vom Menschen kontrollierte landwirtschaftliche oder Waldökosysteme könnten durch die Änderungsraten unbeherrschbar werden.

Die Auswirkungen auf die Gesundheit des Menschen sind schwer abzuschätzen, vgl. Tabelle 4.25; die Klimasimulationsmodelle liefern z. B. keine Hitzewellen in der notwendigen regionalen Auflösung. Mittelwerte sind aber nicht relevant. Fragen der Akklimatisation sind noch weitgehend ungeklärt. Viele Gesundheitseffekte werden nicht direkt mit dem Wärmehaushalt des Menschen oder mit den – bisher überhaupt noch nicht abschätzbaren – lufthygienischen Bedingungen zusammenhängen, sondern indirekter Natur sein. Das betrifft z. B. Infektionskrankheiten durch eine geänderte räumliche Verteilung der Überlebensbedingungen von Vektoren, Fragen der Nahrungsmittelproduktion und -verteilung und die Verfügbarkeit von Trinkwasser.

Generell bestimmt also die Geschwindigkeit der Klimaänderung den Anpassungsdruck. Weniger die Veränderungen der Mittelwerte, als vielmehr die Zunahme der Extremereignisse werden nachhaltige Auswirkungen haben. Dabei wird insbesondere in den bereits problematischen Klimaten der Erde die Anpassungsfähigkeit eher überfordert. Bei der Komplexität des Klimasystems gelten globale Veränderungen und insbesondere Überraschungen als sicher.

Die notwendige Anwort auf die vom Menschen gemachte Klimaänderung besteht in folgenden Maßnahmen:

- Erhöhung der Effizienz beim Energieverbrauch (großes Einsparpotential in den Industrieländern),
- Substitution fossiler Brennstoffe durch erneuerbare Energien,
- Verbot der Produktion von FCKW,
- Stop der Waldrodungen,
- Änderung in der landwirtschaftlichen Produktion,
- Geburtenkontrolle,
- Transfer von Technologie und Know-how
- effektive, primäre Vorsorge,
- Umweltmanagement (Stadtplanung, Bewirtschaftung von Wasser etc.),
- Katastrophenschutz,
- Schutztechnologien (Häusergestaltung, Klimatisierung, Impfung etc.)
- Bewußtseinsbildung (Verhaltensweisen).

Der sparsame Umgang mit Ressourcen hat massiven Einfluß auf unsere Lebensbedingungen. Das Klimaproblem ist damit schon längst kein naturwissenschaftliches mehr; der Begriff „globale Klimaänderung“ geht über in „globalen Wandel“. Bei der Rio-Konferenz von 1992 wurde versucht, einen

Tabelle 4.25. Wirkungspfade von Klimaänderungen auf die Gesundheit des Menschen (WHO, 1996)

relevante Prozesse	Folgen für die Gesundheit
Klimaänderung: Temperatur, Niederschlag, Wetterabläufe	
direkt	
Exposition gegenüber thermischer Extrema (insbesondere Hitzewellen)	Veränderte Raten bei hitze- und kältebedingten Erkrankungen und Todesfällen (insbesondere Herzkreislauf- und Atemwegserkrankungen)
Veränderte Häufigkeit und/oder Intensität anderer extremer Wetterereignisse (Überschwemmungen, Stürme etc.)	Todesfälle, Verletzte und psychische Erkrankungen; Zerstörung der Infrastruktur des öffentlichen Gesundheitswesens
indirekt	
Störungen von Ökosystemen	
Effekte der Verbreitung und Aktivität von Zwischenwirten und infektiösen Parasiten	Änderungen in der geographischen Verbreitung und im Auftreten von Zwischenwirten übertragenen Infektionserkrankungen
Veränderungen lokaler Ökologie von wasser- und nahrungsmittelgetragenen Infektionen	Verändertes Auftreten von diarrhischen und bestimmten anderen Infektionserkrankungen
Veränderte Nahrungsmittelproduktivität (insb. bei Feldfrüchten) durch Klimaänderung, Wetterereignisse und damit verbundene Schädlinge und Pflanzenkrankheiten	Regional Mangelernährung und Hunger und daraus folgend bei Kindern Schwächung von Wachstum und Entwicklung
Anstieg des Meeresspiegels mit Verdrängung der Bevölkerung und Beschädigung der Infrastruktur (z. B. bei sanitären Einrichtungen)	Schäden, zunehmendes Risiko für verschiedene Infektionskrankheiten (wegen Wanderungsbewegungen, Übervölkerung, Verseuchung des Trinkwassers), psychische Erkrankungen
Ausmaß und biologische Auswirkungen von Luftverschmutzung einschl. Pollen und Sporen	Asthma und allergische Erkrankungen; andere akute und chronische Atemwegserkrankungen; Zunahme von Todesfällen
Soziale, ökonomische und demographische Verwerfungen durch nachteilige Auswirkungen von Klimaänderungen auf Wirtschaft, Infrastruktur und Zugriff auf Ressourcen	Weites Spektrum von Auswirkungen auf das Gesundheitswesen (z.B. seelische Gesundheit, Verschlechterung der Ernährung, Infektionskrankheiten, Bürgerkriege)
Stratosphärische Ozonabnahme	Hauttumore, Katarakt und Immunsuppression; indirekte Auswirkungen über verringerte Produktivität in Landwirtschaft und Fischerei

Anmerkung: Bevölkerungen mit unterschiedlichem Niveau an natürlichen, technologischen und sozialen Ressourcen werden sich auch in ihrer Verwundbarkeit bzgl. klimainduzierter Auswirkungen auf die Gesundheit unterscheiden.

Konsens über das wahrscheinlich bedeutendste Thema des 21. Jahrhunderts zu erreichen und über Strategien nachzudenken. Die Ergebnisse der Nachfolgekonferenz im Frühjahr 1995 in Berlin und die bisherigen Reaktionen in Politik und Wirtschaft, im Sinne des Vorsorgeprinzips vom bisherigen „business as usual" abzugehen, sind ernüchternd.

Kapitel 5: **Praxis der Balneo- und Klimatherapie**

1 Herz-, Gefäß- und Kreislauferkrankungen

B. Hartmann

Training, Schadenseliminierung und Entspannung sind die Grundlagen der konservativen Therapie chronischer Herz-, Gefäß- und Kreislaufkrankheiten (Buchwalsky u. Blümchen 1994). Die Kur enthält diese zur Kuration, Rehabilitation und Prävention notwendigen Faktoren in konzentrierter Form (Lühr 1977; Jordan 1980; Agishi u. Ohtsuha 1995). Heilbad und Heilklima mit ihren kodifizierten Normen garantieren spezifische therapeutische Stimuli, eine die Rekreation fördernde Umweltqualität sowie die zum „life style changing" notwendigen Verfahren und entsprechende Spezialkliniken (Deutscher Bäderverband 1995). Psychotherapie – als Psychosomatik durch Georg Groddeck (1866–1934) im Kurort im Kontext mit der Massage inauguriert –, Diät, Entspannung und Gesundheitsbildung sind schon immer integrale Bestandteile der ambulanten und klinischen Kuren (Will 1984).

Die dosierte Bewegungstherapie, von Hufeland (1817) sowie Werber (1862) beschrieben und von Oertel im Jahre 1885 als „Terrainkur" im Klima für Herzkranke spezifiziert, gilt in Kardiologie und Angiologie als therapeutischer Standard (Maas 1886; Claus et al. 1991; Buchwalsky u. Blümchen 1994). Für den Hypokinetiker wird aus Gewohnheit Reflex und Bedürfnis, wenn er lange genug trainiert (Jordan 1980; Scheibe et al. 1986).

Die Phlebologie nutzt zusätzlich die „Gelenkpumpenaktivierung" der unteren Extremitäten, den Wärmeentzug („Kaltreiz") und die externe Kompression, auch durch Hydrostase, alles – zumindest seit Prießnitz und Kneipp – klassische, in ihrer therapeutischen Wirksamkeit bestätigte Kurtherapieverfahren (Rudofsky 1980; Schmeller 1990). Perkutan appliziertes CO_2, Therapeutikum der sog. „Herzheilbäder", ist für Gefäß-, Herz- und Kreislaufkrankheiten ebenfalls evaluiert (Leith u. Edin 1896; Hartmann 1994).

Nach Adaptationskriterien strukturiert und dosiert, erzielt die Kur anhaltende Besserungen, wenn strikt und ausreichend lange trainiert bzw. die interaktiven Physiotherapeutika appliziert werden (vgl. Hildebrandt 1985a; Schmidt 1989c; Gutenbrunner u. Ruppel 1992a).

1.1 Behandlung einzelner Krankheitsbilder

1.1.1 Herzkrankheiten

Ausgeprägte Herzinsuffizienz höheren Grades ohne Kompensationsfähigkeit, Rhythmusstörungen sowie Vitien sind unter dem Gesichtspunkt der Entlastung Indikationen für die Klimatherapie (Schmidt-Kessen 1995). *Körperlicher Trainingsgewinn* entlastet das Herz, auch das mäßig insuffiziente, durch Ökonomisierung des Kreislaufs: Herzfrequenz und Blutdruck, peripherer Widerstand und Katecholamine nehmen ab, der Durchblutungs- und Sauerstoffbedarf der Arbeitsmuskulatur sinkt bei gleichzeitig erhöhter Sauerstoffaufnahme; in der trainierten Muskulatur nehmen das Volumen und die Zahl der Mitochondrien sowie die Kapillardichte, der Myoglobingehalt und die Zytochrom-C-Oxidase zu (Scheibe et al. 1986; Sorokina 1989; Buchwalsky u. Blümchen 1994).

Die aktivierende *Terrainkur* kombiniert diese Faktoren mit dem (entlastenden und stimulierenden) Heilklima: Wärmebelastung, Luftverunreinigungen und starker Wind fehlen, was für das Waldklima der Mittelgebirge ab 400 m über NN, wo Inversion und Schwüle fehlen, zutrifft (Amelung et al. 1986; Dirnagl 1989; Schmidt-Kessen 1995). Bis zu 700 m über NN ist die Sauerstoffpartialdruckabnahme der Atmosphäre irrelevant – allerdings berichten schwer Herzkranke oft schon in geringeren Höhen über Unverträglichkeiten. Training unter kühlenden Bedingungen vergrößert die aerobe Kapazität des Muskelstoffwechsels, der Trainingseffekt ist also größer als beim „in-door training"; starke und/oder abrupte Kältestimuli sollten wegen der dadurch auslösbaren Katecholamin- und Fibrinogenerhöhung vermieden werden.

Ab etwa 800 m über NN ist die O_2-Partialdruckabnahme ein zusätzlich zu berücksichtigender Stimulus: Die nichtinvasive Sauerstoffsättigungs- und/oder -partialdruckmessung ist sinnvoll bzw. sogar notwendig. Die auf Orographie und die aktuellen meteorologischen Daten abgestimmte „Terrainkur" ist also gleichzeitig Entlastung und Stimulation. Die Bedeutung und aktuelle Dosierung zusätzlicher *Klima*reize muß weiter überprüft werden. Unklar ist, welche therapeutische Wirksamkeit die Klimaexposition ohne körperliche Aktivität bei Zirkulationsstörungen hat: Wärme und Kälte beeinflussen natürlich die Hautdurchblutung; für die reine Abkühlung existieren tierexperimentelle und physiologische, bisher aber keine klinisch kontrollierten Studien. Allerdings erlauben die Untersuchungsergebnisse eine positive Bewertung der Nützlichkeit moderater klimatherapeutischer Abkühlung speziell bei arterieller Hypotonie (Schmidt-Kessen 1995).

Hydrostase, Temperatur, Antigravitation und Viskosität/Koheränz sind die Wirkfaktoren des Thermalwassers, von den Wasserinhaltsstoffen *(Heilwasser)* wirken CO_2 und (reduzierter) Schwefel sicher, Jod möglicherweise auf die normale und die gestörte Zirkulation (Schmidt 1989). Die aquale Immersion mit und ohne körperliche Aktivität ist wegen der zentripetal-intrathorakalen Volumenverlagerung im Niederdrucksystem mit Erhöhung des „preload" und des myokardialen Sauerstoffbedarfs eine relative Kontraindikation und setzt eine Mindestbelastbarkeit voraus: 1,5 W/kg beim Schwimmen bzw. 1 W/kg bei Gymnastik mit Wasserstand bis zum Manubrium sterni sowie beim Baden (Kinney et al. 1987; Bücking et al. 1990). In der Initialphase der Immersion sollen zusätzliche Gefährdungen durch Rhythmusstörungen infolge des „Tauchreflexes" bestehen (Heath u. Downey 1990).

Da bei Schwimmen, Wassergymnastik und Baden Risiken nicht auszuschließen sind, Komplikationen im Wasser schlechter beherrschbar sind als an Land und die durch Ergometrie gewonnenen Ergebnisse nur bedingt auf die Volumenbelastung im Wasser übertragen werden können, ist eine Wassertelemetrie empfehlenswert. Vor allem Multimorbide mit Erkrankungen des Stütz- und Bewegungssystems und konkomitierender Herzerkrankung müssen so auf eine optimale Therapie ihrer Grunderkrankung nicht verzichten.

Bisher ist nicht ausreichend bekannt, welche klinische Bedeutung die bei Normalpersonen gefundenen positiven Wirkungen der thermoneutralen und -differenten Immersion ohne und mit körperlicher Aktivität auf Sympathikus, vasodilatierende und nierenstimulierende Hormone, Mikrozirkulation und Blutrheologie haben - Erkenntnisse, die in „Herzheilbädern" gewonnen werden könnten und sollten (Guezenec et al. 1986; Green et al. 1990; Epstein 1992; Miyashita et al. 1994; Nakamitsu et al. 1994; Schnizer et al. 1995).

Zusätzliche *Wärme*zufuhr erhöht das venöse Pooling (Preload-Abnahme) und dilatiert die Arteriolen. Daher gilt der milde Stimulus temperaturansteigender Hauffe-Schweninger-Armbäder bei Herzinsuffizienz als indiziert. Sowohl für Wärme als auch für Abkühlung gelten die generellen Adaptationskriterien, ihre klinische Bedeutung bei Herzkranken ist jedoch nicht hinreichend untersucht (vgl. Hildebrandt 1985 a).

Von den in Heilwässern vorhandenen zusätzlichen *Inhaltsstoffen* gelten Jod, Schwefel und CO_2 als kreislaufwirksam. Wirkungen auf die Makro- und Mikrozirkulation inklusive des Herzens sind beschrieben, sie gehen mit einer arteriolären Vasodilatation der Hautstrombahn und resultierender Blutdrucksenkung sowie Verbesserung der Blutfließeigenschaften einher (vgl. Mitzkat u. Seboldt 1991).

Während Schwellenwerte und Dosierung für Jod weitgehend auf Erfahrungswerten beruhen, liegen für CO_2 und Schwefelwasserstoff (als Gas und in Wasser imprägniert) Schwellenwerte und Dosis-Wirkungs-Kurven vor, die Mechanismen sind plausibel und weitgehend aufgeklärt, die therapeutische Wirksamkeit in klinisch kontrollierten Studien nachgewiesen.

CO_2 wirkt perkutan ab einer Schwellendosis von 400 mg/l, also deutlich unter den z. Z. zur Deklaration erforderlichen 1000 mg/l (Schnizer et al. 1985; Komoto et al. 1988; Ito et al. 1989). CO_2 ist ein Stoffwechselendprodukt, dessen Konzentrationsänderungen sich u. a. auf Durchblutung, Sauerstoffutilisation, pH-Wert und Atmung auswirken. Analogien der perkutanen CO_2-Applikation zum Muskeltraining, bei dem ebenfalls in der Peripherie CO_2 produziert wird, werden diskutiert (Blair et al. 1960; Cruz et al. 1976; Kwant et al. 1988; Boekstegers et al. 1990). Zur Therapie steht natürliches ortsgebundenes CO_2 als Gas oder Wasserinhaltsstoff in der Regel in höherer Konzentration als das physikalisch oder chemisch hergestellte Produkt für eine stadien- und schweregradgerechte Dosierung zur Verfügung.

CO_2 bessert die Angina-pectoris-Symptomatik und die Herzinsuffizienz (Stadien I–II nach NYHA) in gegen Süßwasser kontrollierten Studien (Sorokokina et al. 1985 a, b; Barashkova et al. 1989). CO_2-haltiges Wasser mit 1200 mg CO_2/l wurde wegen der potientiellen Gefahr durch Preload-Erhöhung zunächst als „Vierextremitätenbad" (analog zum Vierzellenbad) und dann als Vollbad appliziert: CO_2 führte zu einer langanhaltenden Zunahme des Schlagvolumens und der Kontraktilität, der peripheren Sauerstoffutilisation und der Sauerstoffaufnahme in der Lunge mit Erhöhung des arteriellen Sauerstoffpartialdruckes (Lüderitz u. Noder 1964; Lüderitz 1970; Sorokina et al. 1985 a; Sorokina 1989; Hofmann u. Wagner 1989; Knopf et al. 1989). Süßwasser hatte in diesen Untersuchungen nur Akut-, aber keine Langzeiteffekte.

Perkutanes CO_2 kann also immer noch rationale Therapie der koronaren Herzkrankheit und der Herzinsuffizienz sein, komplementär oder alternativ zum Training. In Heilbädern steht dazu das gesamte differentialtherapeutische Repertoire (als Gas, in Wasser, Ganz- und Teilkörperimmersion) zur Verfügung, wobei Temperatur, Konzentration, Dauer und Intervall zu verordnen sind.

1.1.2 Arterien

CO_2-Gas ist für das Stadium IV der *arteriellen Verschlußkrankheit* in der Neuzeit seit Cobet (1930) und Ratschow (1959) indiziert; als Therapie des „Antoniusfeuers" wird CO_2 seit dem Spätmittelalter eingesetzt (Hartmann 1994). Die Interpretation der positiven Ergebnisse in den Stadien II (Claudicatio intermittens) und III (Ruheschmerz) ist schwerer, da außer Lokalwirkungen allgemeine Kreislaufeffekte im Rahmen adaptiver Kreislaufumstellungen in Betracht kommen. Sowohl bei perkutaner als auch inhalativer CO_2-Applikation steigen Muskel-pO_2 und arterielle Durchblutung an, per inhalationem erst nach einer Phase der primären passageren Vasokonstriktion (Blair et al. 1960; Boekstegers et al. 1990). Außerdem führt CO_2 in kurförmiger Applikation zu einer langanhaltenden Verbesserung der Blutfließeigenschaften (Ernst et al. 1990).

Die klinischen Ergebnisse der seriellen, kurmäßigen pestiutanen CO_2-Applikation mit Anstieg der kontrollierten Gehstrecke entsprechen dem gezielten Muskeltraining als „Goldstandard" der konservativen Therapie (Beutel u. Sobanski 1985). Allerdings kann nur jeder dritte Betroffene an Land trainieren, bei kardialer Insuffizienz ist CO_2 dann als Gas- oder Teilwasserbad die geeignete Alternative. Der Wasserauftrieb nützt den Patienten mit zusätzlichen Erkrankungen des Stütz- und Bewegungssystems.

Durch sinnvolle *Kombination* kommen Synergieeffekte zustande. CO_2-Gas- und -wasserbäder, kombiniert mit Gehtraining in CO_2-Wasser, angepaßt an die gestörte Hämodynamik und etwaige konkomitierende Erkrankungen des Stütz- und Bewegungssystems, wurden in Royat/Auvergne durchgeführt und evaluiert (Coudert et al. 1989; Delahaye et al. 1991). Kurz- und Langzeiteffekte waren überzeugend. Pedalergometrie (Wadenmuskulatur), „Standrad"-und Laufbandergometrie in CO_2-haltigem Wasser und Süßwasser können mit dem Landtraining verglichen werden. Wegen der Kohärenz/Viskosität des Wassers sind die Wirkungen stärker als beim Training in der Atmosphäre, CO_2 wirkte zusätzlich günstig.

Die Kombination von Bewegung unter Ausnützung des Wasserwiderstandes, der Gewichtsverminderung im Wasser (als Bein- oder Halb-Bewegungsbad) und verschluß- und stadiengerechter CO_2-Applikation, wird unter Berücksichtigung konkomitierender Erkrankungen z. Z. zunehmend praktiziert (Kohlrausch et al. 1983; Hartmann 1990).

Bei akraler funktioneller oder sklerodermieinduzierter Akrozyanose mit *Raynaud-Symptomatik* bessert sich sowohl durch intensiv-repetitive kurmäßige Thermalwasserapplikation von 36° C als auch CO_2-Handimmersion von 30–34° C die Beschwerdesymptomatik (Goodfield u. Rowell 1988; Hartmann 1994; Hartmann u. Schaff 1995).

Da CO_2 die Hirndurchblutung verbessert, wird der Kohlensäurebalneotherapie bei *zerebralen Durchblutungsstörungen* eine positive Wirkung zugesprochen (Betz 1967; Cadoux-Hudson et al. 1990). Allerdings besteht auch hier dringender Erklärungsbedarf, der nur durch aktuelle Forschung befriedigt werden kann.

1.1.3 Venen

Externe Kompression bessert die venöse Zirkulation bei chronisch venöser Insuffizienz. Kompression ohne Aktivität führt zur Muskelatrophie (Flügge et al. 1976). Kälte bessert ebenfalls die Venenfunktion. Ideal ist die kombinierte Therapie mit hydrostatischer Kompression und Bewegung im kühlen Bereich, in dem die Hautmikrozirkulation erhalten bleibt, z. B. Kneipp-Kuren oder Thalassotherapie an Nord- oder Ostsee sowie abkühlende Klimabewegungstherapie, jeweils mit externer Kompression. Auch regelmäßiges Training in Wasser knapp unter der Thermoneutralität hat Langzeiteffekte, sofern kurmäßig, d. h. interaktiv-dosiert trainiert wird (Hartmann et al. 1993). Dabei sind Übungen im Stehen günstiger als Schwimmen in Horizontallage.

Über die richtige Wassertemperatur wird kontrovers diskutiert und dabei oft ohne Berechtigung die Thermoneutralität von Luft auf Wasser übertragen. Die Hydrostase verbessert die venöse Hämodynamik, wird aber in jedem Fall durch die Wassertemperatur modifiziert: Temperaturen unter 32° C sind Kältereize und damit additiv wirksam. Über 35°C wird Wärme zugeführt, bei diesen hohen Temperaturen ist die Immersionsphase potentiell schädlich durch „Versacken" des Blutes mit Strömungsverlangsamung. Bei einem venösen Sekundärleiden bei Erkrankungen des Stütz- und Bewegungssystems sind Temperaturen bis 34° C (bei einem CO_2-Gehalt von 500 mg/l Wasser bis 36° C venenunschädlich (Hartmann et al. 1993). Das immer wieder kolportierte Dogma einer Schädlichkeit von Wassertemperaturen über 28° C ist weder physikalisch noch pathophysiologisch haltbar.

Bei Varikosis, postthrombotischem Syndrom sowie der resultierenden chronisch venösen Insuffizienz gilt der zusätzliche milde Kaltreiz unwidersprochen als nützlich. Ein unmittelbarer Kaltreiz (Kneipp-Guß) leitet schnell Wärme ab.

Da die Faktoren der aqualen Immersion in ihren Wirkungen bezüglich Schädlichkeit und Nützlichkeit im Einzelfall abzuwägen sind, gehören selbstverständlich Messungen der Temperatur und der Venenfunktion zur Therapiesteuerung.

CO_2 wird einerseits seit langem auch als venöses Kreislaufpharmakon bezeichnet, andererseits wird dem widersprochen: Hyperkarbie ohne Azidose konstringiert Venen, Azidose dilatiert Venen (Cruz et al. 1976; Hartmann et al. 1993). Klinisch bessert sich die venöse Hämodynamik in kohlendioxidhaltigem Thermalwasser auch bei externer Wärmezufuhr mit Wassertemperaturen von 35–36° C akut und seriell während einer Kur als intensive Immersions-(Trainings-)Therapie (Garreau u. Garreau-Gomez 1983, 1985; Hartmann et al. 1993).

In der konservativen Behandlung der Venenleiden gelten Venengymnastik in kühlem (33° C!) CO_2-haltigen Wasser in Kombination mit Dauerkompression als Therapie der Wahl, beginnend als intensive Kur, d. h. über mindestens 4 Wochen täglich, im Anschluß als Dauertherapie 2mal wöchentlich.

1.1.4 Lymphgefäße

Erkrankungen der Lymphgefäße werden physikalisch mit lymphentstauender Massage und anschließender Bandagierung bzw. starker Kompression (Klasse IV mit 60 mm Hg) therapiert. Es gibt keine primäre Indikation einer spezifischen Kurorttherapie (Kohlrausch et al. 1983).

1.1.5 Arterielle Hypertonie

Die essentielle Hypertonie leichterer Stadien läßt sich kurmäßig gut und nachhaltig durch ein „Kurregime“ mit den Elementen Bäder, Bewegung, Entspannung, Diät, Gewichtsnormalisierung und Gesundheitsbildung beeinflussen (vgl. Gutenbrunner u. Ruppel 1992a; Hartmann 1994). Die gewünschte dauerhafte Änderung des Lebensstils ist ideal trainierbar, die Chance der Integration in den Alltag generell größer als unter den jetzigen Strukturen am Wohnort, der Effekt sollte aber durch „Selbsthilfegruppen“ perpetuiert oder durch andere intelligente Verfahren gefördert werden (Hartmann 1994). Dabei scheinen die Blutdruckselbstmessung mit einer Aufklärung über die Blutdruckdynamik neben der Entlastung durch Orts- und „Milieu“-Wechsel wesentlich unterstützende Komponenten zu sein. Die berufliche und familiäre Belastung bei Rückkehr in den Alltag muß besser verarbeitet werden: Das Erlernen entsprechender Techniken erscheint essentiell.

Gültige Studien über die spezifischen Wirkungen der einzelnen ortsgebundenen Kurmittel sind schwer zu gewinnen. Dem Hochgebirgsaufenthalt wird blutdrucksenkende Wirkung zugesprochen, was pathophysiologisch erklärbar und meßbar ist. Den Aussagen wird aber inzwischen schon deshalb widersprochen, weil die Untersuchungen Jahrzehnte zurückliegen. Thermalwasser-

und Kohlensäure- sowie Jod- und Schwefelwasserapplikationen im „Kurregime" senken unbestreitbar erhöhten Blutdruck, dennoch werden zusätzliche kontrollierte Untersuchungen über die Spezifität der örtlichen Kurmittel gefordert (Siewert et al. 1991; Hartmann 1994). Unbestritten senken auch Gewichtsreduktion und körperliche Bewegung den arteriellen Druck, so daß über ein ganzes Bündel synergistischer Therapieverfahren während einer Kur diskutiert werden muß, wozu die thermoneutrale und CO_2-Wasser-Immersion, die „Terrainkur" und auch eine Verbesserung der Blutfluidität durch geeignete perorale Hydratation (Trinkkuren) gehören.

1.1.6 Hypotonie und orthostatische Regulationsstörungen

Kaltreize und die CO_2-Applikation wirken sicher bei Hypotonie und orthostatischer Regulationsstörung genau so stark wie Muskelaktivität (Hentschel 1963). Zunächst sollte eine physikalische Therapie am Wohnort durchgeführt werden, erst bei deren Erfolglosigkeit ist die Kur - als intensive Therapie - in Form der Thalasso-, Klima-, Kneipp- und CO_2-Therapie am Kurort (Heilbad/Heilklima) indiziert.

1.1.7 Mehrfacherkrankungen des Zirkulationssystems

Vor allem bei älteren Patienten können sowohl die Venen als auch die Arterien erkrankt sein. Für diese Patienten bietet sich die CO_2-Differentialtherapie an. Die spezifizierten Angaben über die einzelnen Heilbäder/Heilklimaorte mit ihren Indikationen im ambulanten und stationären Bereich enthält - analog zur „Roten" bzw. „Gelben Liste" - der Deutsche Bäderkalender (Deutscher Bäderverband 1995).

1.2 Schlußbemerkung

Kuren im Heilbad oder Heilklima sind ideal zur Behandlung von Zirkulationsstörungen geeignet: Die Balneo- und Klimatherapie kann die Atherosklerose mit ihren Folgen, die chronisch venöse Insuffizienz, funktionelle Durchblutungsstörungen sowie die arterielle Hypertonie und Hypotonie als Einzel- oder Kombinationserkrankung heilen, bessern oder zumindest entsprechende Beschwerden lindern, wenn die selbstverständlichen Voraussetzungen jeder Therapie und der interagierenden somatischen und psychischen Wirkfaktoren berücksichtigt werden.

Allerdings werden häufig empirisch bewährte und in ihrer Wirksamkeit dokumentierte Kurmittel wie „Heilwasser" und „Heilklima" einerseits als unwirksam, andererseits und merkwürdigerweise zugleich als gefährlich bzw. schädlich dargestellt. Die in ihrer Struktur-, Prozeß- und Ergebnis-Qualität nach gültigen Kriterien evaluierte Kur kann aber weiterhin zentraler Bestandteil einer wirksamen, spezifischen (und unspezifischen) nichtmedikamentösen Therapie sein, selbstverständlich vernetzt mit der klinischen und ambulanten Medizin am Wohnort unter Einbeziehung von Selbsthilfegruppen („Koronarsport", „Gefäßsport").

2 Rheumatische Erkrankungen und Erkrankungen des Bewegungssystems

K. L. Schmidt

Die Balneotherapie rheumatischer Erkrankungen gehört wohl zu den ältesten Formen einer Kurorttherapie überhaupt; Erkrankungen der Bewegungsorgane sind aber auch gegenwärtig eine führende, mitunter die einzige Indikation der europäischen Kurorte (Schmidt 1992). Dies liegt an der Häufigkeit dieser Leiden und ihrer Neigung zur Chronizität. Im Rheumabericht der Bundesregierung wird geschätzt, daß etwa 5% der Bevölkerung an rheumatischen Beschwerden leiden, die einer *langfristigen* Behandlung bzw. Überwachung bedürfen; ein Drittel dieser Patienten ist an entzündlich-rheumatischen Leiden erkrankt. Die Zahl von Patienten mit gelegentlichen, auch länger anhaltenden „rheumatischen" Beschwerden, z. B. Rückenschmerzen, ist aber viel höher.

Als Erkrankungen unbekannter Ätiologie und erst lückenhaft geklärter Pathogenese, die sich durch die Leitsymptome „Schmerzen" und „Behinderung" auszeichnen, sind die rheumatischen Erkrankungen durch Medikamente nicht kausal zu behandeln, und die Pharmakotherapie stellt nur eine, häufig nicht ausreichende Form der Therapie dar. Nichtmedikamentöse Maßnahmen können gegenüber Medikamenten durchaus Priorität haben. Die Neigung zur Progredienz, insbesondere bei manchen chronisch-entzündlichen Gelenkleiden, ist dafür verantwortlich, daß z. T. gravierende Funktionsbehinderungen resultieren; viele rheumatische Erkrankungen sind klassische Rehabilitationsleiden. Darum sind gerade die Kurorte mit ihren spezifischen, am Wohnort nicht imitierbaren Möglichkeiten in besonderer Weise geeignet, nicht nur therapeutische, sondern auch rehabilitative und präventive Aufgaben bei dieser großen Krankheitsgruppe zu übernehmen.

2.1 Wirkungskomponenten der Kurorttherapie

Die *Balneotherapie* – definitionsgemäß die Behandlung mit den natürlichen ortsgebundenen oder ortsspezifischen Heilmitteln (Heilquellen, Heilgase, Peloide, Klima; Applikationen als Bäder, Packungen und Inhalationen) – wirkt über mechanische, thermische und chemische Faktoren; sie ist aber immer auch eine Reiz- und Reaktionstherapie mit adaptiven Eigenschaften (Hildebrandt 1989) (Tabelle 5.1). Primärer Hauptangriffspunkt der Balneotherapie ist die Haut, die als größtes Immunorgan des Menschen wohl auch der Vermittler der sekundären Effekte am Krankheitsprozeß ist. Neuere Untersuchungen haben gezeigt, daß schon eine einfache Hauterwärmung die Stimu-

Tabelle 5.1. Balneotherapie rheumatischer Erkrankungen

Mechanische Wirkungen	
Auftrieb Viskosität Hydrostatischer Druck	
Wärmewirkungen	
Schmerzstillung Muskelentspannung Antiphlogistische Wirkung (vorwiegend bei chronischen Entzündungen) Muskeldetonisierung Verbesserte Dehnbarkeit des kollagenen Bindegewebes Stimulation der Phagozytose Stimulation der Diffusion Verbesserung der Synoviaviskosität Immunologische Wirkungen (?)	
Biophysikalische und chemische Wirkungen	
Solebäder (2–5% NaCl und mehr)	Veränderungen des osmotischen Milieus der Haut Stimulation der Mikrozirkulation Hemmung der Mitoserate der Haut (Tierexperimente!) Sensibilisierung der Haut gegenüber Ultraviolett Beeinflussung des Hautstoffwechsels und der Thermoregulation Muskeldetonisierung Entzündungsmodulation
CO_2-Bäder	Stimulation der Mikrozirkulation Senkung des Thermoindifferenzbereiches der Haut (mit leichter Hypothermie) Blutdrucksenkung Grundumsatzsenkung Entzündungsmodulation
Radonbäder	Analgesie Verbesserung der Kapillarisierung Steigerung der Harnsäureausscheidung Adrenalininaktivierung Neogenese steroidsynthetisierender Biomembranen Verringerung der DNA-Synthese, Stimulierung des DNA-„repair"
Schwefelbäder	Beeinflussung enzymatischer Prozesse in der Haut Stimulation der Mikrozirkulation Einbau von Schwefel in die bindegewebige Grundsubstanz Hemmung der Langhans-Zellen (lokale Immunsuppression?) Stimulation der Hyaluronidaseaktivität Entzündungsmodulation
Moorbäder	Besonders intensiver und gleichmäßiger Wärmeübergang Verbesserte Erwärmung von Akren Induktion einer mäßiggradigen Hyperthermie Direkte östrogenähnliche Effekte?
Unspezifische adaptive Wirkungen (nur bei iterativer Applikation)	
Vegetative Gesamtumschaltung mit Rhythmisierung, Synchronisation, Homogenisierung und Normalisierung physiologischer Kenngrößen, Trophotropie, Verbesserung adaptiver Leistungen, Hebung der unspezifischen Resistenz.	

lierbarkeit kutaner Lymphozyten und die Freisetzung von Interleukin 1 und 6 signifikant steigert (Olszewski et al. 1989; Sobieska et al. 1993), aber auch durch chemische Einflüsse ist die immunologische Homöostase der Haut nachhaltig zu beeinflussen (Artmann u. Pratzel 1991).

Nicht nur physikalische, sondern auch chemische Wirkungskomponenten der Balneotherapie können im Experiment Entzündungen modulieren (Schmidt 1992, 1995 a). Folgende Faktoren der chemischen Zusammensetzung von Heilquellen sind dabei zu berücksichtigen:

- 5%ige reine Sole wirkt im Tierexperiment antiphlogistisch.
- Reine CO_2-Wässer haben einen entzündungsverstärkenden Effekt.
- Etwa 3%ige Sole mit niedrigem CO_2-Gehalt wirkt entzündungsverstärkend.
- Etwa 3%ige Sole mit hohem CO_2-Gehalt wirkt wiederum antiphlogistisch.
- Schwefelwässer (1, 5 und 20 mg/l) verstärken alle Entzündungen; solche mit 10 mg/l hemmen die Sekundärreaktionen der Adjuvansarthritis.

Eine Erhöhung der Körpertemperatur, also die Erzeugung einer Hyperthermie, wie dies mit Moorbädern ohne weiteres möglich ist, bewirkt u. a. eine *Stimulierung der Transformation immunkompetenter Lymphozyten* durch Mitogene und ist auch darüber hinaus von erheblichen endokrinologischen und anderen Konsequenzen (Bühring 1985; Schmidt 1992). Mehrfache tägliche Wärmeapplikationen bei Lupusmäusen reduzierten pathologische Thy2.1+ B220+-Lymphozytensubpopulationen und wirkten auf diese Weise ebenfalls immunmodulierend (Becker et al. 1993). Die Beeinflussung des Immunsystems durch Balneotherapie (Peter 1990) gehört zu den faszinierendsten, freilich auch noch weitgehend unklaren Kapiteln der Kurorttherapie.

Aber auch andere Effekte der Balneotherapie sind therapeutisch relevant. Die schon immer beobachtete *analgetische Wirkung* von Radonbädern und -inhalationen konnte in jüngster Zeit auch durch aufwendige und streng kontrollierte vergleichende Studien eindeutig unter Beweis gestellt werden (Pratzel et al. 1993). Verschiedene Heilquellen verbessern die Mikrozirkulation; da diese bei vielen rheumatischen Leiden beeinträchtigt ist, ist hier ein weiterer therapeutischer Ansatz zu sehen (Vogtherr 1994).

Diese und viele andere, über Jahrzehnte zusammengetragene Untersuchungen stellen die Balneotherapie rheumatischer Erkrankungen auf eine sichere wissenschaftliche Basis, wenn auch viele Fragen noch offen sind. Dies betrifft insbesondere die möglichen Bindeglieder zwischen Wirkungen an der Haut und am Immunsystem einerseits und der Krankheit andererseits.

Die Wirkung von *Klimafaktoren* auf rheumatische Erkrankungen ist im Unterschied zu den Effekten der Balneotherapie in den letzten Jahren kaum untersucht worden. Es besteht aber kein Zweifel daran, daß viele rheumatische Beschwerden, insbesondere aus dem Gebiet des Weichteilrheumatismus, sich in warmen Klimazonen signifikant bessern, andererseits kalte und windreiche Klimazonen sich auf Arthritiden ungünstig auswirken. Dennoch kann eine moderne, mit Abhärtung und körperlicher Aktivierung kombinierte Klimakur bei manchen Formen des nichtentzündlichen Rheumatismus sinnvoll sein (Schuh 1990).

Es besteht seit langem Einigkeit darüber, daß eine „Monotherapie" nur mit einem ortsüblichen Heilmittel allein - der „Urform" der Kurorttherapie überhaupt - in den meisten Fällen nicht ausreichend und auch nicht mehr zeitgemäß ist. Vielmehr muß die Balneotherapie in ein „therapeutisches Konzert" eingebettet werden, das zusätzliche, sehr wichtige Komponenten enthält:

- Balneo-, Hydro- und Klimatherapie,
- physikalische und Ergotherapie,
- medikamentöse Therapie,
- diätetische Therapie,
- Ausschaltung schädlicher Umwelteinflüsse,
- psychologische Führung, ggf. Psychotherapie,
- Gesundheitsbildung, Patientenschulung,
- sozialmedizinische Maßnahmen.

Nur das kombinierte und komplexe Angebot der modernen Kurortmedizin, in dem freilich die natürlichen Heilmittel unverzichtbar sind, bietet Aussicht auf einen optimalen Erfolg in Therapie und Rehabilitation.

2.2 Behandlung einzelner Krankheitsbilder

2.2.1 Allgemeine Vorbemerkungen

Die Balneotherapie rheumatischer Erkrankungen bedarf eingehender rheumatologischer *und* balneologischer Erfahrungen. Als Form einer Reiz-Reaktions-Therapie kann sie insbesondere bei entzündlich-rheumatischen Erkrankungen bei unsachgemäßer Dosierung Schübe und Exazerbationen provozieren (Schmidt 1988). Darum sind immer folgende grundsätzliche Überlegungen vor der Einleitung einer kurörtlichen Therapie notwendig:

- Ausschluß allgemeiner und krankheitsspezifischer Kontraindikationen,
- Beachtung der unterschiedlichen Reizintensität der ortsgebundenen Heilmittel (Reizskala von schwach bis stark: Kochsalzthermen - Kochsalzsolen - Solethermen - Akratothermen - radioaktive Wässer - Schwefelquellen - Peloide),
- Beachtung des Kurortklimas (Reizklima/Schonklima),
- Beachtung von Krankheitsstadium, Funktionsklasse, Entzündungsaktivität und individuellem Krankheitsverlauf (Schubneigung, Irritiabilität durch physikalisch-medizinische Reize, Progredienz),
- Berücksichtigung der Art der Kur (offen/klinisch/Kompaktkur),
- Beachtung der kardiopulmonalen Belastbarkeit,
- Beachtung des Lebensalters.

Insbesondere ist die unterschiedliche Reizintensität der verschiedenen natürlichen Heilmittel und die „Kurform" („offene" Badekur oder „klinische" Kur) zu berücksichtigen. Für den Einsatz der natürlichen Heilmittel gilt das fundamentale Dosierungsprinzip, nach dem die Dosierung um so vorsichtiger („reizärmer") erfolgen muß, je akuter ein Krankheitsprozeß ist. Entzündliche Leiden sind prinzipiell durch äußere Reize stärker irritierbar als nicht entzündliche. Bei der Beurteilung der Entzündungsaktivität muß das gesamte Krankheitsbild und nicht nur die Blutsenkungsgeschwindigkeit als Parameter herangezogen werden. Für die *Kurdurchführung* gibt es weitere praktische Gesichtspunkte, die bedacht werden müssen:

- Gestaltung eines *individuellen* Therapie- und Rehabilitationsplanes unter Berücksichtigung des Tagesrhythmus;
- genügend lange Pausen zwischen den einzelnen Anwendungen (balneo-/physikalisch-therapeutisch);
- Nachruhe nach der Behandlung;
- keine Überfüllung des Tagesprogramms (viel hilft nicht viel, weniger oft mehr);
- wenn möglich 6tägige Behandlungszyklen, aber Therapiepause am 7. Tag (Reizerholungspause);
- mehrere belastende Maßnahmen (Balneotherapie, Unterwasserbewegungstherapie, große Thermotherapie, Hyperthermie etc.) nicht kurz nacheinander applizieren, sondern auf verschiedene Tage verteilen;
- um den 7. und 14. Tag der Behandlung evtl. Reduktion der Zahl und/oder Dosierung der Behandlungen, u. U. auch völlige Therapiepause;
- Cave: nicht kontrollierbare Zusatztherapie durch den Patienten selbst (Schwimmbäder, Fitneßcenter etc.);
- sorgfältige, engmaschige ärztliche Überwachung des Behandlungsprogramms, enger Kontakt zwischen Arzt und Behandlern.

2.2.2 Rheumatoide Arthritis (chronische Polyarthritis)

Die rheumatoide Arthritis (RA) ist gegenwärtig weltweit die häufigste, freilich auch die unberechenbarste entzündlich-rheumatische Erkrankung mit nach wie vor unbekannter Ätiologie, aber sicherer Immunpathogenese. Die Neigung zu Progredienz, Destruktion und Funktionsbeeinträchtigung in besonderen Fällen zwingt zum Einsatz aller verfügbaren therapeutischen Möglichkeiten. Für eine Kurorttherapie sind generell alle Stadien und Funktionsklassen geeignet; die Indikation dazu sollte aber früh im Krankheitsverlauf gestellt werden. Entzündliche und immunologisch sehr aktive Polyarthritiden sollten nicht im Rahmen einer offenen Badekur, sondern nur unter klinischen Bedingungen behandelt werden; schwere Schübe zwingen zum Absetzen der Balneotherapie und ggf. medikamentösem Abfangen der Schubsituation. Reizintensive Balneotherapie wie Schwefel- und Moorbäder muß sehr vorsichtig eingesetzt werden; bei starker Irritabilität ist Natriumchlorid- und Solebädern der Vorzug zu geben. Eine gleichzeitige physikalische Therapie ist unabdingbar (Tabelle 5.2). Dies gilt besonders für die krankengymnastische Bewegungstherapie, die die folgenden Behandlungsziele hat:

- Erhaltung, wenn möglich Verbesserung der Funktion der befallenen Gelenke,
- Erhaltung der Funktion benachbarter, noch gesunder Gelenke,

Tabelle 5.2. Physikalische und Kurortmedizin in der Behandlung der rheumatoiden Arthritis. (Nach Schmidt 1995 b)

Prinzip	Behandlungsform	Bemerkungen
Präventive und korrektive Lagerung	Flachbett, Orthesen, etvlt. Sandsack	Cave Knierolle!
Bewegungstherapie	Passive Bewegungen	Im vollen Bewegungsbereich
	Aktive Übungen Isometrische Spannungs- und Widerstandsübungen	Auch mit Geräten
	Bewegungsübungen im Teilbad	Besonders Hände (auch Fango u. Moor)
	Unterwasserbewegungsübungen	Im Therapiebad, krankengymnastisch geleitet
Massage	Vorwiegend klassisch	Auslassung der Gelenke
Hydrotherapie	Kühle Teilpackungen, wechselwarme Waschungen	
Kältetherapie	Eispackungen, Eiswasserbäder, gefrorene Gelbeutel	Zur Entzündungshemmung mindestens 20 min, evtl. mehrmals täglich
	Lokale Kaltlufttherapie	2–3 min, evtl. mit Krankengymnastik kombiniert
	Ganzkörperkaltlufttherapie	In geschlossenen oder offenen Systemen, wenige Minuten
	Fangokneten kühl	
Wärmetherapie	Packungen (Fango, Moor), Fangokneten warm	
	Dezimeterwellen, UKW	Milde Dosierung
	Überwärmungsbad	Schwache Hyperthermie, kurze Dauer
	Sauna	Nicht bei Herzinsuffizienz
Balneotherapie	Solebäder, NaCl-Thermen, Radon- und Schwefelbäder, Akratothermen, Peloide	Kombiniert mit physikalischer Therapie, besonders Übungstherapie. Beachte unterschiedliche Reizintensität

- Kräftigung der Muskulatur,
- Kontrakturbehandlung und -prophylaxe,
- Erhaltung, ggf. Wiedererlangung der Gehfähigkeit,
- Stabilisierung und Gelenkschutz,
- Verbesserung der trophischen Situation der Gelenke,
- Gehtraining mit individuell angepaßten Gehhilfen,
- Erhaltung der funktionellen Selbständigkeit und Unabhängigkeit des Patienten.

Der Bewegungstherapie werden auch immunologische Wirkungen zugeschrieben (Keast et al. 1988). Auch Ergotherapie, Schienenversorgung und Anpassung von Funktionshilfsmitteln sollten verfügbar sein; die Möglichkeit zur Einleitung auch einer evtl. notwendigen beruflichen Rehabilitation ist wünschenswert.

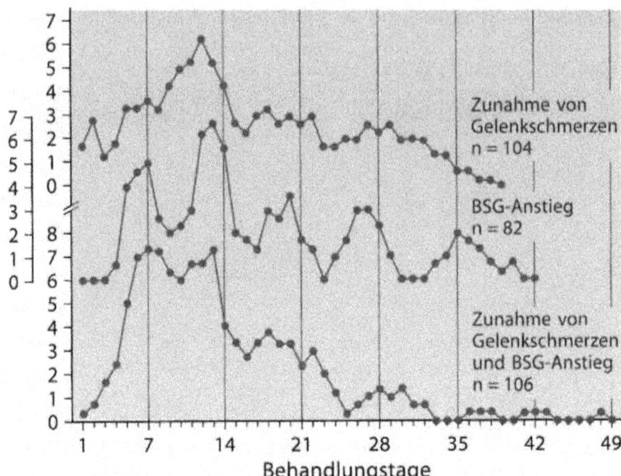

Abb. 5.1. Verhalten von Blutsenkungsgeschwindigkeit (*BSG*) und Gelenkschmerz bei 292 Patienten mit rheumatoider Arthritis im Laufe einer klinischen Behandlung mit intensiver physikalischer und balneologischer Therapie. Geglättete Häufigkeitsverläufe. (Daten von Schmidt, errechnet und graphisch dargestellt von Baier u. Hildebrandt; aus Schmidt 1988)

Die Dosierung der natürlichen Heilmittel orientiert sich an der Aktivität der Erkrankung, der Reizintensität des Heilmittels und an der Belastbarkeit (von 3mal pro Woche bis u. U. mehrmals täglich). Reine Hochgebirgsklimakuren, die Fellmann (1972) in früheren Jahren noch empfohlen hat, werden kaum noch durchgeführt, warmes Mittelmeerklima kann empfohlen werden, schützt aber nicht vor Schüben. Nordseeklima ist häufig ungünstig.

Aufgrund der besonderen Irritabilität gerade dieser Erkrankung durch äußere Reize ist es nicht verwunderlich, daß es um den 7. und 14. Tag bei vielen Patienten zu Zunahmen der Blutsenkungsgeschwindigkeit (BSG) und Verschlimmerungen der Schmerzen kommt, die nicht als echte Schubprovokation, sondern als Ausdruck des klassischen zirkaseptanen Kurverlaufs interpretiert werden müssen (Hildebrandt 1989) (Abb. 5.1). Es bedarf eigentlich keiner Erwähnung, daß die Pharmakotherapie sorgfältig fortgeführt, ggf. auch angepaßt werden muß, weswegen für den behandelnden Arzt eine ebenso hohe rheumatologische wie balneologische Qualifikation Conditio sine qua non ist. Zu einer modernen Kurortbehandlung gehören in den letzten Jahren in zunehmendem Maße auch Angebote zur Patientenschulung und Informationen über Gelenkschutzmaßnahmen.

Kontraindikationen für eine Kurorttherapie (oder während der Kur Indikation zur Unterbrechung der Balneotherapie) sind Zeichen des akuten Schubs, Fieber, Herzinsuffizienz, viszerale Beteiligung und – wie für jede Kurorttherapie – konsumierende und Infektionskrankheiten, Gravidität, schwere koronare Herzkrankheit, kurz zurückliegende apoplektische Insulte, nicht kontrollierbare Hypertonien und Epilepsien sowie nichtrheumatische entzündliche Herz- und Gefäßleiden.

Bei der Beachtung der *Altersgrenze* muß sicher das biologische, nicht das kalendarische Alter berücksichtigt werden; bei über 70jährigen, die Balneotherapie nicht schon gewöhnt sind, muß aber vor einer reizintensiven Anwendung natürlicher Heilmittel gewarnt werden. Insgesamt jedoch sind die früher geltenden strengen Kontraindikationen insofern relativiert worden, als viele Patienten mit dieser Erkrankung jetzt in kurörtlichen Rheumakliniken behandelt werden, die jede Intervention erlauben.

2.2.3 Arthritis und Spondylitis psoriatica

Auch die Arthritis psoriatica (Arthropathia psoriatica) zeigt eine große klinische Vielfalt und ein breites Spektrum ihrer Erscheinungsformen. Daraus resultieren wohl frühere widersprüchliche Aussagen zur Balneotherapie (Schmidt 1986). Durch die Einführung der Photosoletherapie (Ständer 1984) als Kopie der Psoriastherapie am Toten Meer hat aber auch die Balneotherapie der Arthritis und Spondylitis psoriatica neue Impulse erfahren. Wenn auch die Wirkungen der Balneotherapie auf die Haut und die Gelenke keinesfalls immer parallel gehen, so ist bei vielen Patienten ein therapeutischer Erfolg zu sichern (Sukenik et al. 1994). Die antipsoriatischen Wirkungen von Bädern in gering oder stärker konzentrierter Sole und die alte klassische Rheumaindikation unserer Solebäder sind eine neue erfolgreiche Verbindung eingegangen, nicht zuletzt auch deshalb, weil Sole ein ideales Medium der Unterwasserbewegungstherapie ist, das im Vergleich zu anderen natürlichen Heilwässern durch die Aufbereitung kaum „denaturiert" wird.

Neben Solewässern haben sich auch Schwefelwässer mit ihren keratoplastischen bzw. keratolytischen Effekten sowie Thermen und Radonapplikationen bewährt, wobei letzteren eine pathogenetisch begründete Wirksamkeit zugeschrieben wird (Günther et al. 1979a).

Die Thalassotherapie am Toten Meer ist freilich mit einer Photosoletherapie nicht vergleichbar, da hier auch noch andere therapeutische Komponenten eine Rolle spielen und die chemische Zusammensetzung des Toten Meeres nicht einer einfachen Sole entspricht (Sukenik et al. 1994). Aber auch die Thalassotherapie des Mittelmeeres hat sichere antipsoriatische Effekte. Bezüglich der Langzeittherapie und des praktischen Vorgehens sei auf S. 643ff. verwiesen, die Spondylitis psoriatica gehorcht den Therapieprinzipien der ankylosierenden Spondylitis.

Da nicht alle Psoriasisformen gut auf eine Balneotherapie ansprechen, ist eine fachdermatologische Überwachung notwendig; eine sehr schwere, z. B. exsudative Psoriasis kann auch eine Kontraindikation sein.

2.2.4 Andere chronische Arthritiden

Zur Abgrenzung von der häufigsten entzündlich-rheumatischen Erkrankung, der rheumatoiden Arthritis (chronischen Polyarthritis), hat man eine Gruppe von rheumafaktornegativen („seronegativen") chronischen Arthritiden zusammengefaßt, die wegen einer häufigen gleichzeitigen Wirbelsäulenbeteiligung auch „Spondarthritiden" oder „Spondarthropathien" genannt werden. Häufigste Indikation für eine Kurorttherapie ist das chronische Reiter-Syndrom, das heute als reaktive (postinfektiöse) Arthritis betrachtet wird und das in seltenen Fällen auch in eine entzündliche Wirbelsäulenerkrankung (ankylosierende Spondylitis) übergehen kann. Die anderen reaktiven Arthritiden zeigen nur sehr selten einen chronischen Verlauf. Besonderer therapeutischer Aufmerksamkeit bedürfen schmerzhafte Enthesiopathien, die für diese gesamte Krankheitsgruppe charakteristisch sind. Die Therapieprinzipien sind weitgehend identisch mit denen der rheumatoiden Arthritis.

2.2.5 Ankylosierende Spondylitis

Die ankylosierende Spondylitis (ASP; Spondylitis ankylosans, Strümpell-Marie-Bechterew-Erkrankung) ist eine der dankbarsten und international häufigsten Indikationen für eine kurörtliche Therapie und hier auch im Sinne der Prävention und Rehabilitation unersetzlich. Die meist im jugendlichen Alter beginnende (und überwiegend bei Männern auftretende) Erkrankung ist mit ihrer ungewöhnlichen Kombination von Entzündungs- und Verknöcherungsvorgängen der Wirbelsäule ein Unikat; die damit verbundene – keineswegs immer in gleicher Weise ausgeprägte! – Versteifung zwingt in jedem Fall zum frühestmöglichen (und auch immer wieder wiederholten!) Einsatz der Kur. Die natürlichen Heilmittel können hier in der Regel intensiver dosiert werden als bei der rheumatoiden Arthritis, denn die ASP ist i. allg. nicht so irritierbar wie andere rheumatische Leiden. Auch reizstärkere Balneotherapie wie mit Moor, Radon, Schwefelwässern, Akratothermen kann hier eingesetzt werden. Die analgetische Wirkung des Radons bei der ASP ist soeben überzeugend bewiesen worden (Lind-Albrecht 1994). Essentiell ist innerhalb der *begleitenden physikalischen Therapie* (Tabelle 5.3) die krankengymnastische Bewegungstherapie, auf deren lebenslange Fortführung auch schon im Kurort hingearbeitet werden muß. Therapeutische Ziele und Prinzipien sind die folgenden:

- Mobilisation der Wirbelsäule in allen Ebenen (unter Einbeziehung des Brustkorbes),
- Verhinderung oder Verzögerung der Wirbelsäulenversteifung,
- Verhütung und Behandlung von Fehlstellungen, Fehlhaltungen und Verkrümmung der Wirbelsäule und der Gelenke (präventiv u. a. durch Flachlagerung, Bauchlage, Dehnlagerungen),
- Erhaltung bzw. Verbesserung der Thoraxbeweglichkeit und der Atemtechnik (Aktivierung der kostosternalen und -abdominalen Atmung),
- Kräftigung zu schwacher (Strecker!) und Lockerung kontrakter (Beuger!) Muskulatur,
- falls mit betroffen, Erhaltung bzw. Verbesserung der Gelenkbeweglichkeit,
- Verbesserung der allgemeinen (auch kardiovaskulären) Belastbarkeit und Leistungsfähigkeit,
- Vermittlung eines überwachten häuslichen Übungsprogramms.

Tabelle 5.3. Mit der Bewegungstherapie kombinierbare physikalische Therapie der ankylosierenden Spondylitis. (Nach Schmidt 1995 b)

Prinzip	Behandlungsform	Bemerkungen
Präventive Lagerung	Nächtliche Flachlagerung	
Massage	Klassisch (besonders Rücken und Brustkorb)	
Wärmetherapie	Packungen Heißluft, Glühlicht Ultraschall Hochfrequenztherapie Überwärmungsbad Sauna	 Enthesiopathien 1mal wöchentlich
Elektrotherapie	Iontophorese Diadynamische Ströme Interferenzströme Stanger-Bäder	Auch bei Enthesiopathien!
Balneotherapie	Thermen-, Sole-, Schwefel- und Radonbäder Peloide (Bäder, Packungen)	Kombiniert mit physikalischer Therapie Cave: akute Schübe (Iridozyklitis!)

Die Kombination von Radon mit Hyperthermie wie im Thermalstollen Bad Gastein-Böckstein scheint überadditive Wirkungen zu entfalten. Überhaupt gehört die Kurorttherapie der ASP wohl zu den erfolgreichsten Verfahren überhaupt (Bastian u. Büttner 1980).

Kontraindikationen sind frische Iridozyklitiden, Aortitiden, dekompensierte Aortenvitien und extreme serologische Entzündungszeichen sowie (selten!) viszerale Beteiligung und akute begleitende Arthritiden.

2.2.6 Sklerodermie

Die lokalisierten Sklerodermieformen mit initialer ödematöser Aufquellung der Haut und späterem Übergang in Atrophie und Fibrosierung wie auch die leichteren Ausprägungen der generalisierten Sklerodermie mit Beteiligung innerer Organe können in besonderen Fällen auch Indikation zu einer Kurorttherapie unter Einschluß der Balneotherapie sein. Dies ist der Fall, wenn eine (der rheumatoiden Arthritis ähnliche) Gelenkbeteiligung dominiert oder wenn bindegewebige Kontrakturen (Sklerodaktylie) zur Funktionsbehinderung führen. Selbstverständlich ist der zugrundeliegende Fibrosierungsprozeß in keiner Weise zu beeinflussen, aber wenn die Haut nicht schon zu sehr verhärtet ist, kann die (immer gestörte) Mikrozirkulation u. U. günstig beeinflußt werden. CO_2-Bäder, Schwefelwässer, Thermen werden mit Bindegewebemassage, Krankengymnastik, Unterwasserbewegungstherapie und Elektrotherapie (elektrische Teilbäder) kombiniert. Für den Sklerodermiepatienten sind auch kleinste, für den Arzt kaum objektivierbare Verbesserungen seiner

Hauttrophik und Fingerbeweglichkeit schon von signifikantem Wert. Auch Patientenbefragungen haben eine positive Resonanz zum Thema Balneotherapie ergeben (Bühring et al. 1994).

Kontraindikationen sind selbstverständlich alle schweren generalisierten Sklerodermieformen, insbesondere mit Lungen- und Herzbeteiligung im Sinne einer schweren Allgemeinerkrankung.

2.2.7 Gicht (Arthritis urica)

Als Stoffwechselleiden mit konsekutiven, u. U. chronifizierten Gelenkentzündungen ist die Gicht keine rheumatische Erkrankung im engeren Sinne, nimmt aber eine Zwischenstellung zwischen den Arthrosen und den entzündlich-rheumatischen Erkrankungen ein. Von den verschiedenen klinischen Ausdrucksformen der Gicht sind die *chronische polyartikuläre Gicht* und die *sekundären Arthrosen gichtbefallener Gelenke* alte und bewährte Indikationen der Kurorttherapie. Die eingesetzten natürlichen Heilmittel sind Thermen, Sole- und Kochsalz- sowie Radonquellen, bei gleichzeitigen Arthrosen ganz besonders auch Schwefelquellen, wenngleich hier gelegentlich Harnsäure-Anstiege und Gichtanfälle beobachtet wurden (Hillebrand 1969). Begleitende Trinkkuren, besonders bei Nephrolithiasis, sind eine wichtige Ergänzungstherapie (s. S. 364 ff. und S. 655 ff.). In der Führung des Gichtpatienten spielen Gesundheitserziehung und Diätschulung eine ganz besondere Rolle; dies unterstreicht in besonderem Maß die präventiven Aufgaben und Möglichkeiten des Kurortes. Begleitende physikalische Therapie sowie Krankengymnastik gehorchen den Prinzipien der Arthrosebehandlung.

2.2.8 Arthrosen

Die große Häufigkeit der Arthrosen wie auch das Fehlen einer pharmakotherapeutischen Beeinflussungsmöglichkeit der zugrundeliegenden Chrondrozytendysfunktion sind dafür verantwortlich, daß diese Gelenkerkrankung ein therapeutisches und rehabilitatives Problem ersten Ranges ist und daß der Kurort hier auch essentiell präventive Aufgaben hat. Als natürliche Heilmittel sind prinzipiell alle Heilquellen und auch Moorbäder geeignet; Schwefelwässer haben eine besondere Tradition. Die Nutzung der Heilquellen zur Unterwasserbewegungstherapie, z. B. in Kombination mit Thermotherapie, an den befallenen Gelenken kann als eine „quasi-pathogenetische" Therapie der Arthrose angesehen werden, da hier insbesondere auch positive trophische Wirkungen am Knorpel zu erwarten sind (Schmidt 1988). Auch hier ist eine begleitende physikalische Therapie wichtig (Tabelle 5.4), etwa bei der *Fingerpolyarthrose*, wo folgendes Therapieprogramm angewendet werden kann:

Arthrose ohne entzündliche Reizung:
- Fangokneten warm bis heiß,
- Paraffinbäder,
- Zweizellenbäder,

Tabelle 5.4. Physikalische Therapie und Kurortbehandlung bei Arthrosen. (Aus Schmidt 1995 b)

Angriffspunkt	Behandlungsziel	Methode (Beispiel)
Trophische Störung	Hyperämisierung, Stoffwechselsteigerung	Wärme in jeder Form Bewegungstherapie (Krankengymnastik, Unterwasserbewegungstherapie) Niederfrequenztherapie (stabile Galvanisation, hydroelektrische Bäder, diadynamische Ströme) Ultraschall
Entzündete („aktivierte") Arthrose	Schonung (Druckentlastung), Entzündungsdämpfung, Schmerzstillung	Passagere Ruhigstellung (richtige Lagerung!) Kühlung evtl. vorsichtig dosierte Niederfrequenzthrapie
Dekompensierte Arthrose (begleitende Ligamentose, Tendomyosen etc.)	Schmerzstillung, Muskeldetonisierung, Muskelkräftigung, Hyperämisierung, Stabilisierung	Klassische Massagen (einschließlich Vibrationen, Schüttelungen) Unterwasserdruckstrahlmassagen Niederfrequenztherapie isometrisches Muskeltraining Bewegungstherapie Wärme, Ultraschall

- warme Handbäder,
- Schwämmchenkneten,
- Plastilinkneten,
- Fingergymnastik,
- Ergotherapie (Flechten, Weben, Handwerk),
- Bewegungsübungen im Wasserbad,
- Bewegungsübungen in natürlichem Heilwasser (Thermen, Kalzium-Chlorid- und Solewässer, Schwefel- und Radonwässer) oder im Moorbad.

Arthrose mit entzündlicher Reizung:
- Fangokneten kühl bis kalt,
- kühle bis kalte Handbäder,
- Zweizellenbäder (schwach dosiert),
- Kryotherapie (nach Abklingen der Entzündung Therapie wie oben).

In besonderen Fällen kann auch ein gelockertes Programm einer ambulanten Badekur mit Unterwasserbewegungstherapie und Originalapplikation des Heilwassers, evtl. in Kombination mit Massagen, sinnvoll und wirksam sein, ohne daß das gesamte therapeutische Konzept des Kurortes bemüht wird. Andererseits sind Gesundheitsbildung, Information über richtige Schuhversorgung, Gelenkschutz etc. essentiell.

Kommt es zu einer sekundären Entzündung an den arthrotischen Gelenken („aktivierte Arthrosen"), so erfolgt die Therapie vorübergehend nach den Prinzipien der Arthritisbehandlung, bis der Schub abgeklungen ist. Spezielle Kontraindikationen gibt es sonst nicht.

2.2.9 Postoperative Behandlung degenerativer Wirbelsäulenveränderungen

Was für die Häufigkeit und die sozialmedizinische Bedeutung der Arthrosen gesagt wurde, gilt in gleicher Weise für die degenerativen Wirbelsäulenerkrankungen mit ihren verschiedenen morphologischen Formen (Osteochondrose, Spondylarthrose, Bandscheibenvorfall, enger Spinalkanal etc.) und deren Folgen. Auch die Auswahl der balneologischen Therapiemittel kann von den Arthrosen ohne weiteres auf die Wirbelsäulenerkrankungen übertragen werden. Hingegen hat eine begleitende physikalische Therapie, insbesondere die Krankengymnastik, hier eher ein noch größeres Gewicht (Tabelle 5.5). Der chronische Rückenschmerz, für den sich bereits der Begriff „low back pain“ als sprachliche Alternative leider fest etabliert hat, ist eines der größten Probleme unserer Zeit; Angebote über Rückenschule und Rückendisziplin, Einleitung sozialmedizinischer und beruflich-rehabilitativer (Arbeitsplatzgestaltung!) Maßnahmen und spezielle krankengymnastische therapeutische Programme zum muskulären Rückenaufbau müssen in Zukunft zum festen Programm der Kurorte mit dieser Indikation gehören.

Dies gilt im weiteren auch für Patienten nach Gelenk- und Wirbelsäulenoperationen, die zu Anschlußheilbehandlungen oder auch in späteren Phasen der Wiederherstellung zum Kurort überwiesen werden. Die Besprechung der zahlreichen Einzelprobleme würde den vorgegebenen Rahmen sprengen. In jedem Falle ist es gerade bei dieser Krankheitsgruppe auch denkbar, daß die Kurorte in die wohnortnahe Rehabilitation in Form teilstationärer und ambulanter Maßnahmen mit einbezogen werden, denn ihre Möglichkeiten sind hier von unschätzbarem Wert.

2.2.10 Weichteilrheumatismus

Von den häufigen weichteilrheumatischen Erkrankungen (Periarthropathien, Tendomyosen, Insertionstendopathien) sind es nur die chronifizierten Formen, die für eine Kurorttherapie geeignet sind, und dies gilt in ganz besonderem Maße für die primäre Fibromyalgie (generalisierte Tendomyopathie), die sich in den letzten Jahren zu einem therapeutischen Problem ersten Ranges entwickelt hat. Diese Form eines fast universellen Schmerzsyndroms, begleitet von vegetativen Störungen und psychischen Auffälligkeiten, zeichnet sich durch eine geradezu beklemmende Therapieresistenz gegenüber fast allen – auch physikalischen! – Maßnahmen aus. In besonderen Fällen kann körperliches Fitneßtraining, auch in Verbindung mit einer Klimakur, wirksam sein (Senn 1988; Schuh 1990). Die aktivierende Krankengymnastik wird eher schlecht vertragen. Hingegen sind warme Solebäder – wohl wegen ihres nachgewiesenen muskeldetonisierenden und vegetativ äquilibrierenden Effektes – sehr beliebt, und man kombiniert sie mit Entspannungstechniken sowie weichen Massagen, also eher passiven Maßnahmen, mitunter mit gutem Er-

Tabelle 5.5. Physikalische Medizin und Balneotherapie bei degenerativen Erkrankungen der Wirbelsäule. (Nach Schmidt 1995b)

Prinzip	Behandlungsform	Bemerkungen
Halswirbelsäule		
Orthesen	Halskrawatte	Passager in akuten Situationen
Massage	Klassisch, evtl. Bindegewebemassage	Nach Tastbefund
Bewegungstherapie	Aktive oder stabilisierende Übungen der Schulter-Nackenregion, Isometrik, Krankengymnastik unter Extension, Entspannungsübungen, Unterwasserbewegungstherapie	Je nach Befund!
Manuelle Medizin	Mobilisation, ggf. Manipulation, Weichteiltechniken	Bei Begleitblockierungen
Extension	Im Liegen (kyphosierend)	Cave: Kontraindikationen!
Elektrotherapie	Diadynamische Ströme, mittelfrequente Ströme, Iontophoresen	Cave: Zerebralsklerose
Wärmetherapie	Moor- und Fangopackungen, Hochfrequenztherapie, Ultraschall	Hochfrequenztherapie wird nicht immer gut vertragen! Cave: Hohes Lebensalter
Hydrotherapie	Temperaturansteigende Armbäder	Besonders bei pseudoradikulären Syndromen
Balneotherapie	Thermal-, Sole-, Radon-, Schwefelbäder, Peloide (Bäder, Packungen)	Kombiniert mit physikalischer Therapie
Lendenwirbelsäule		
Entlastungslagerung	Bettbrett	Kryphosierung vermeiden
Massage	Klassisch, evtl. Bindegewebemassage, Unterwasserdruckstrahlmassage	Je nach Tastbefund
Bewegungstherapie	Isometrik, Unterwasserbewegungstherapie, Hockergymnastik, Bewegungsübungen in Bauchlage, Gangschule, Medizinball, Sprossenwand, Ringe u.v.a.	Ziel: Kräftigung der Rumpfmuskulatur und Stabilisierung! Cave: Forcierte Rumpfbeuge und -drehbeuge sowie schweres Heben mit gebeugtem Rücken Rückendisziplin!
Manuelle Medizin	Mobilisation, in besonderen Fällen Manipulation	Bei Begleitblockierungen. Cave: Akuter Bandscheibenvorfall!
Extension	Extensionstisch, apparative Verfahren, schiefe Ebene	Wenn vertragen!
Wärmetherapie	Packungen (Moor, Fango), Hochfrequenztherapie, Ultraschall	Bei akutem Ischias: Wärme wird oft nicht vertragen!
Elektrotherapie	Diadynamische Ströme, Mittelfrequenzströme, Histaminiontophorese, Stangerbad u.a.	Besonders bei akuten Lumbalgien
Balneotherapie	Thermen, Sole- Radon- und Schwefelbäder Peloide (Packungen, Bäder)	Kombiniert mit physikalischer Therapie

folg. Wegen des großen Leidensdrucks und den nicht selten vorliegenden depressiven Verstimmungen ist hier aber auch das Kurortmilieau von besonderem Gewicht und eine begleitende Psychotherapie auch zum Erlernen von Schmerzbewältigungsstrategien meist unerläßlich.

2.2.11 Osteoporose

Wegen ihrer Häufigkeit ist die Osteoporose als schmerzhaftes Skelettleiden inzwischen ein ebenso aktuelles Therapieproblem geworden wie die degenerativen Veränderungen der Bewegungsorgane. Während die medikamentöse Beeinflussung nach wie vor unbefriedigend ist, besteht kein Zweifel mehr daran, daß körperliche Aktivität den Einbau des Kalziums in den Knochen fördert (Martin u. Houston 1987) Eine krankengymnastische Trainingsbehandlung zusammen mit analgesierender physikalischer Therapie (Tabelle 5.6) ist in idealer Weise am Kurort möglich, da hier die muskelentspannenden, hyperämisierenden und schmerzlindernden Wirkungen der natürlichen Heilmittel zur Verfügung stehen (Schmidt 1989b; Minne 1993). In jüngster Zeit werden sog. „Kompaktkuren“ als intensive und engmaschig überwachte Gruppenkuren bei Osteoporose erprobt.

Tabelle 5.6. Möglichkeiten der physikalischen Therapie bei Osteoporose. (Aus Schmidt 1989b)

Behandlungsziel	Prinzip	Methoden
Schmerzstillung	Entlastende Lagerung	Individuelles Bettbrett (nicht immger günstig). Cave: Rundrücken- und Hohlkreuzbildung!
	Wärmetherapie	Moor- und Fangopackungen Kurz-, Mikro- und Dezimeterwellen
	Nieder- und Mittelfrequenztherapie	Ultraschall, diadynamische Ströme, stabile Galvanisation, Stanger-Bäder (bei großflächigem Schmerz), Interferenzstrom (vorsichtig dosieren!)
Entlastung überdehnter und verspannter Muskeln	Wärmethrapie (s. oben) Massagen	Überwiegend Streichungen (keine Klopfungen, Hackungen, tiefe Reibungen und zu kräftige Knetungen), Vorsicht mit Unterwasser-Druckstrahlmassagen!
Muskelkräftigung (Setzen funktioneller Reize), Haltungsschule	Bewegungstherapie	Vorsichtige isometrische Übungen, krankengymnastisches Programm je nach Haltungsanomalie: Aufrichtung der BWS bei Kyphose, Kräftigung der Bauch- und Rückenmuskeln, Kombination mit Atemgymnastik
Mobilisierung	Unterwasserbewegungstherapie	Nur bei ausreichender Leistungsfähigkeit
	Schlingentisch Krankengymnastik	Nicht bei akuten Beschwerden und frischen Wirbelsäulenkompressionen
Behandlung begleitender Tendomyosen und des Baastrup-Syndroms	Wärmetherapie (s. oben) Niederfrequenztherapie	Punktförmige Galvanisation, Ultraschall, diadynamische Ströme, Iontophorese mit Histamin, Antirheumatika, Lokalanästhetika

Spezielle Kontraindikationen sind natürlich in jedem Fall frische Wirbelkörperkompressionen.

2.3 Klinische Beurteilung

Wenn es auch eine gesicherte wissenschaftliche Basis für die Balneotherapie und die gesamte Kurorttherapie rheumatischer Erkrankungen gibt (Schmidt 1995b), so sind deren Ergebnisse doch vielen Ärzten weitgehend unbekannt. Dies dürfte einer der Gründe dafür sein, daß an der Bedeutung der natürlichen Heilmittel innerhalb der komplexen Kurorttherapie unverändert Zweifel geäußert werden. Freilich ist es auch schwer, deren therapeutischen Wert exakt zu definieren, und zwar vorwiegend aus zwei Gründen: Zum einen sind Doppelblindversuche gegen Plazebo kaum möglich, da der Proband das natürliche Heilmittel meist riecht, fühlt oder schmeckt, zum anderen ist diese Form der Behandlung nur *ein* Instrument im therapeutischen Konzert des Kurortes, dessen eigener Wert von dem der anderen Maßnahmen schwer abgrenzbar ist. Dennoch haben streng (auch gegen Plazebo!) kontrollierte Studien der letzten Zeit eindeutig gezeigt, daß die Kurorttherapie bei rheumatischen Krankheiten und Beschwerden wirksam ist und die Integration natürlicher Heilmittel einen eigenen, sehr wichtigen therapeutischen Stellenwert hat. Publikationen zu diesem Thema haben auch den strengen Reviewkriterien großer internationaler Zeitschriften standgehalten (Sukenik et al. 1990 1994; Elkayam et al. 1991; Konrad et al. 1992). Beim Vergleich einer kurörtlichen Therapie mit einer intensiven wohnortnahen Behandlung erwiesen sich beide - ebenfalls in einem kontrollierten Versuch! - als gleich wirksam, die Patienten zogen aber die Kurorttherapie einmütig vor (Steiner et al. 1986).

Nichtsdestoweniger bleibt die Kurortmedizin aufgefordert, durch weitere kontrollierte Studien Effektivität und Effizienz kombinierter Kuren bei rheumatischen Erkrankungen zu untermauern. Auch an der Jahrtausendwende ist die Indikation „rheumatische Erkrankungen und Erkrankungen der Bewegungsorgane“ krisensicher und zukunftträchtig; unsere Kurorte bieten dafür Möglichkeiten, die der Wohnort niemals anbieten kann. Wir sind aber alle gefordert, die verfügbaren Therapiemittel zu pflegen und als Kostbarkeiten der Natur zu achten.

3 Erkrankungen der Atemwege

U.H. Cegla

In der Behandlung von Erkrankungen der Atmungsorgane wird die medikamentöse Therapie durch klimatische und balneotherapeutische Effekte und Verordnungen ergänzt und positiv unterstützt. Viele dieser Anwendungen werden seit Jahrtausenden in der Erfahrungsmedizin benutzt (vgl. S. 753ff.), die Erklärung der Wirksamkeit konnte aber erst in den letzten Jahrzehnten gefunden werden. So empfahlen schon die Ärzte Galen und Arezius Meeresklima und Seefahrten zur Behandlung von Atemwegserkrankungen; der englische Arzt R. Russel (1700–1771) bemerkte, daß die am Meer lebende Bevölkerung von der damaligen Volksseuche Skrofulose verschont blieb, und stellte weiter fest, daß Fischer „free from all putrid coughs and fluxions" waren (Fischer 1994). Daraus entwickelte sich die Thalassotherapie (Meeresheilkunde), die ihre Protagonisten v. a. in J. Chr. Lichtenberg und Chr. W. Hufeland fand.

Über die heilsame Wirkung der Balneotherapie berichtete als erster J. Dryander (1500–1560) anhand der Wirkung der Emser Sole.

Die Erkenntnis, daß die Klimatherapie im Hochgebirge sich positiv auswirkt, geht auf die Heilstättenbewegung um die Jahrhundertwende zurück (vgl. S. 756f.).

Pragmatisch lassen sich folgende Therapieformen unterscheiden: 1. Inhalation, 2. Klimatherapie, 3. Bäder.

3.1 Therapiemittel und Anwendungsformen

3.1.1 Inhalationen

Die Inhalation ist mit der kutanen Applikation von Medikamenten vergleichbar, wobei das Aerosol direkt auf die Schleimhäute des Atemtraktes wirkt. Damit das Aerosol im Bronchialbaum wirken kann, sind bestimmte Tröpfchengrößen erforderlich. Ein für die Bronchien therapeutisch nutzbares Teilchenspektrum benötigt einen Partikeldurchmesser zwischen 0,5 und 10 μm. Für die Behandlung der oberen Atemwege, insbesondere für die Nase, können auch größere Tröpfchenspektren verwendet werden.

Inhalationen werden hauptsächlich aus folgenden Gründen durchgeführt:

- zur Befeuchtung;
- zur besseren Belüftung der oberen und unteren Atemwege;
- zur Behandlung von Schleimhäuten und den darunterliegenden Strukturen, in die das Aerosol gelangt.

Aerosole

Unter Aerosolen versteht man in Gasen (Luft) schwebende Partikel mit einem Durchmesser von 0,001 bis 100 μm. Sie können aus festen, flüssigen oder gemischten Partikeln bestehen (Avol et al. 1979).

Das in den Bronchien therapeutisch nutzbare Teilchenspektrum von Aerosolen wird einerseits durch die geringe Masse der Teilchen (unter 0,5 μm) und andererseits durch die fehlende Lungengängigkeit der Teilchen, die größer als 10 μm sind, begrenzt (Köhler et al. 1986). Dabei ist zu beachten, daß die Masse eines Partikels von 0,5 μm Durchmesser im Vergleich zu einem solchen von 10 μm nur 1/8000 beträgt. Da das Volumen eines Tropfens proportional der 3. Potenz des Durchmessers ist, müssen 4000 1 μm große Partikel zusammenkommen, um einen einzigen Tropfen von 40 μm Durchmesser zu bilden. Die großen Partikel tragen demnach die wesentliche Substanzmenge eines Inhalates.

Die Nützlichkeit des Aerosols hängt zum großen Teil von seiner Stabilität ab. Medizinische Aerosole haben ihre optimale Stabilität, wenn der Partikeldurchmesser zwischen 0,2 und 0,7 μm und die Konzentration zwischen 100 und 1000 Partikeln pro Kubikzentimeter Gas liegt (Brain u. Valberg 1979). Verallgemeinert kann angenommen werden, daß Wasserpartikel und auch Salzwasserpartikel eine akzeptable Stabilität aufweisen, wenn sie einen Durchmesser von 0,5–3 μm haben. Diese Partikel sind überwiegend kugelförmig (Allan 1966).

Ein medizinisches Aerosol muß die Bronchien durchwandern, in denen ein turbulenter Fluß die Regel ist. Wasser- oder Salzwasserlösungen ändern dabei ihre grundlegenden chemischen oder physikalischen Eigenschaften nicht, ihre Partikel haben allerdings eine Tendenz, sich zusammenzulagern, wenn sie miteinander in Kontakt kommen.

Flüssigkeitspartikel haben die Tendenz, Tröpfchen zu bilden, so daß dem Umgebungsgas die kleinste Oberfläche ausgesetzt ist. Durch die Turbulenz haben Tröpfchen, die in die Bronchien eingeatmet werden, die Tendenz, größere Partikel zu bilden.

Wie weit das Aerosol in die Lunge vordringt bzw. welcher Anteil des Aerosols in der Trachea oder den größeren Bronchien deponiert wird, hängt auch von weiteren Faktoren ab.

Aerosolerzeugung

Neben der Freiluftinhalation natürlicher Aerosole von Meeresbrandung oder an Gradierwerken werden bei Atemwegserkrankungen verschiedene Gerätetypen angewandt, die ein Aerosol aus Flüssigkeiten erzeugen. Außer Dosieraerosolen, die hier nicht berücksichtigt werden sollen, ist der *Prallkopfvernebler* (Druckluftvernebler) das häufigste Gerät zur Erzeugung eines inhalierbaren Aerosols (vgl. S. 232 ff.). Eine weitere Möglichkeit der Aerosolerzeugung ist der *Ultraschallvernebler.*

Ultraschallvernebler sind in der Lage, größere Nebeldichten als Prallkopfvernebler zu erzeugen, wobei v. a. im Spektrumbereich sehr kleiner Partikel höhere Partikelzahlen entstehen. Die Ultraschallverneblung spielt deshalb vor allen Dingen bei der Behandlung von Bronchiolitiden eine Rolle. In der Allgemeinpraxis ist die Verwendung eines Ultraschallverneblers nicht erforderlich.

Wir können unter „natürlich" einmal in der Natur vorkommende künstlich vernebelte Lösungen verstehen, die als Aerosol eingeatmet werden, z. B. Sole- oder Meerwasserlösungen. Auf der anderen Seite sind die eigentlich natürlichen Aerosole solche, deren Lösungen in der Natur vorkommen und durch Naturphänomene zum Aerosol werden, z. B. Gischt am Meer. Zu den natürlich vorkommenden Aerosolen zählt auch der (meteorologische) Nebel, der sich auf den Bronchialbaum meist negativ auswirkt. Weitere Aerosole sind Luftverschmutzung sowie „private pollution" in Form des Zigarettenrauches. An Gradierwerken wird ein natürliches Aerosol durch Berieseln der Reisigruten mit Solelösung erzeugt.

Applikationsart

Inhalationen bei Bronchialerkrankungen sollten immer über den Mund erfolgen, da die Nase ein hervorragender Aerosolfilter ist, der Tröpfchen mit einer Größe über 2 μm zuverlässig abfängt (Albert et al. 1980). Ein Mundstück ist einer Inhalationsmaske bei der Behandlung von Bronchialerkrankungen in jedem Fall vorzuziehen. Nur bei unkooperativen Kindern kann auf eine Maske ausgewichen werden, wobei die Nasenatmung ausgeschlossen werden muß (durch Klemme oder Watte in der Nase).

Wirkungen der natürlichen Aerosole

Die ausgetrockneten Bronchialsekrete sind hydrophil, d. h. sie absorbieren Wasser; da die trockenen Sekrete die mukoziliäre Clearance und den Atemstrom negativ beeinflussen, muß versucht werden, die „normalen" Bronchialverhältnisse wieder herzustellen.

Obwohl es möglich ist, den Wassergehalt der Sekrete durch systemische Hydratation (i.v.- und p.o.-Gabe von Flüssigkeiten) wieder zu normalisieren, hat dies wenig Wirkung auf eingetrocknete und retinierte Sekrete in den Atemwegen. Die logische Therapie für diese Störungen ist daher die Aerosoltherapie. Sie ist in der Lage, diese eingetrockneten Sekrete zu hydrieren, damit einen normalen Bronchialschleim wieder herzustellen sowie die Expektoration zu fördern und so die Effektivität des Hustens zu verbessern.

Seit langem ist bekannt, daß die Inhalation natürlicher Lösungen in der Lage ist, die Schleimbildung zu fördern, das Sekret zu mobilisieren und das Abhusten von Schleim zu erleichtern, wodurch Lungenfunktion und Blutgassituation verbessert werden. Entsprechende Untersuchungen für 1,2molare Kochsalzlösung haben Pavia et al. (1978) vorgelegt. Köhler et al. (1986) fanden eine Verdopplung der mukoziliären Clearance 10 min nach Inhalation von physiologischer Kochsalzlösung. Wir selbst konnten bei Inhalation von Emser Sole, 1:10 verdünnt, im Vergleich zu physiologischer Kochsalzlösung sogar eine bronchodilatatorische Wirksamkeit dieser Inhalation nachweisen (Cegla 1986). Den positiven Effekt der Emser Sole auf Schleimhäute im HNO-Bereich hat neuerlich eine Doppelblindstudie von Pluta u. Charon (1997) gezeigt.

Zum Wirkungsmechanismus dieser natürlichen Aerosole auf den Bronchialschleim ist bekannt, daß bei hyperosmolaren Aerosolen der Bronchialschleim über osmotische Effekte eine Schleimverflüssigung und damit eine Verbesserung der mukoziliären Clearance erreicht wird. Die Mukopolysaccharidketten des Sputums werden durch eine Reihe chemischer und physikalischer Bindungen zusammengehalten, einmal durch Wasserstoffbindungen, dann durch Disulfidbrücken sowie Kalzium- und elektrophysikalische Bindungen. Natürliche Proteasen können die Eiweißbindungen des Sputums aufschließen, was zu einer Verflüssigung des Sputums führt.

Bei viskösen Sputen finden wir aufgrund der erhöhten Kalziumbindungen der Mukopolysaccharide eine Erhöhung der Kalziumkonzentration. Weiter ist der Desoxyribonukleinsäuregehalt im viskösen Sputum erhöht, da die Desoxyribonukleinsäure die normalen Proteasen, die das Sputum auflösen, hemmt. Demgegenüber senkt eine pH-Erhöhung die Sputumviskosität. Alkalische Inhalate, zu denen in der Regel alle sekretolytisch wirksamen Sole- und Kochsalz-Inhalationen gehören, hemmen über den erhöhten pH-Wert die Desoxyribonukleinsäure, wodurch die natürlichen Proteasen im Sputum aktiv werden und das Sputum an Viskosität verliert.

Allgemein kann festgestellt werden, daß Elektrolyte, die per Aerosol gegeben werden, einen spezifisch depolarisierenden Effekt auf die Proteinkomplexe im Sputum haben. Ist das Aerosol leicht hyperosmolar, so wird über die osmotischen Effekte vermehrt Wasser aus der Schleimhaut in die Solphase gezogen, was die mukoziliäre Clearance verbessert. Auch Inhalationen mit Jod in Form von Jodid haben einen substanzeigenen sekretolytischen Effekt.

Nachgewiesenermaßen senken hypertone Salzlösungen, etwa Ammoniumsulfat- und Natriumbikarbonatlösungen, bei topischer Gabe die Sputumviskosität (Ziment 1978). Liebermann (1968) konnte nachweisen, daß bivalente Ionen wie Magnesiumchlorid, Kalziumchlorid und Ammoniumsulfat eine Sputumverflüssigung auch in weniger als halbmolarer Konzentration herbeiführen. Eine 2molare Lösung von Ammoniumsulfat führt zu einer sofortigen Verflüssigung des Sputums.

Mukoides Sputum, in dem keine Desoxyribonukleinsäure vorkommt, wird von üblichen Elektrolyten nicht auf diese Weise verflüssigt. Es besteht aber die Möglichkeit, daß monovalente Ionen sich gegen Kalzium austauschen und dadurch das „cross-linking“ der Mukopolysaccharidstränge über Kalzium zusammenbricht. Dadurch kommt es zu einer Dissoziation der fibrillären Strukturen, die dann von natürlichen Proteasen im Sputum angegriffen und abgebaut werden können (Ziment 1978).

Inwieweit ein erhöhtes Angebot von Chlorid etwa bei Inhalation von physiologischer Kochsalzlösung einen Einfluß auf die transepitheliale elektrische Spannung der Bronchialschleimhaut und damit auf die Aktivität des Ziliarepithels hat, ist derzeit noch nicht bekannt.

Natürliche Aerosole, etwa in Form von Kochsalzlösung oder Bikarbonatlösungen, werden häufig als Trägerlösung für Medikamenteninhalation z. B. mit β_2-Sympathikomimetika angewandt.

Bemerkenswert ist die Wirkung eines Aufenthaltes am Meer auf die Schleimelimination bei chronischer Bronchitis. Viele Patienten berichten über anfangs besseres Abhusten und spätere Reduktion der Schleimmenge.

Dabei dürfte die Inhalation von Salzkristallen der Wirkmechanismus sein: Die in der Brandung entstehenden Tröpfchen trocknen bei Windbewegung ein und reduzieren so ihre Größe - was zu einer Zunahme der Salzkonzentration der Meerwasserpartikel führt - um durchschnittlich 80%. Dadurch werden sie häufig lungengängig und können inhaliert werden. Partikel unter 10 μm haben eine so geringe Sedimentation durch die Schwerkraft (ca. 6 cm/min), daß sie durch den Wind auch in küstennahe Regionen getragen werden können (Adams et al. 1974, 1982; Anderson u. de Vries 1978). Der typische Salzgeschmack des Windes bei Wanderungen an der Küste oder im Inland einer Insel ist dadurch bedingt.

Die Inhalation von hypertoner Kochsalzlösung wirkt auf die Schleimretention durch die Zunahme des osmotischen Druckes. Für die Behandlung der

Nasenschleimhäute steht auch das direkte Einbringen von Sole in Form von Spülungen oder großtropfigen Sprays zur Verfügung.

Inhalationsdauer

Wünschenswert ist stets eine lange Inhalationszeit, die Dauer einer Inhalation muß jedoch im tolerablen Bereich liegen. In Küstennähe sind ausreichende Inhalationszeiten schon durch das natürliche Aerosol gegeben. Inhalationen zur Expektorationsförderung sollten alle 4 h für etwa 30 min durchgeführt werden.

Besonders günstig ist es, wenn direkt nach der Inhalation eine entsprechende physikalische Therapie durchgeführt wird (Cegla 1986).

3.1.2 Klimabehandlung

Seeklima

In der ersten Hälfte des 20. Jahrhunderts wurde eine Vielzahl grundlegender Arbeiten über die Wirksamkeit und die Wirkprinzipien des Seeklimas publiziert (Fischer 1994).

Dabei läßt sich, abgesehen von den atmosphärischen Umweltreizen in Form eines thermischen, eines Strahlungs- sowie des luftelektrischen und luftchemischen Wirkungskomplexes (Pahl 1984), die Inhalation von kochsalzhaltigen Partikeln als wirksames Prinzip darstellen. Beim Seeklima kommt zur Aerosolwirkung die relative Allergenarmut bei auflandigem Wind hinzu (Abb. 5.2).

Pavia et al. (1978) konnten zeigen, daß die Inhalation eines hypertonen, 1,21molaren Salzaerosols die mukoziliäre Clearance im Gegensatz zu Plazeboinhalationen verdoppelt und die Expektoration erleichterte. Jackowski u. Fischer (1992) fanden bei Asthmatikern mit nachgewiesener Hyperreagibilität im Karbacholtest, daß die Inhalation von 3,6%igem Meerwasser mit einem Inhalationsgerät („Pariboy“) nicht zu einer Minderung des Atemwegswiderstandes führte, diese hyperreagiblen Patienten also auf Meerwasser nicht mit Bronchokonstriktion reagierten. Dieselbe Untersuchergruppe stellte aber fest, daß 2mal tägliche Soleinhalationstherapie ohne Medikamentenzusätze eine hochsignifikante Verbesserung der absoluten Sekundenkapazität bewirkte. Ferner hat 3mal tägliche Inhalation von 3,6%igem Meerwasser, über jeweils 6 Tage nasal inhaliert, im Gegensatz zu physiologischer Kochsalzlösung einen signifikanten Besserungseffekt bei allergischer Rhinitis (Jackowski u. Fischer 1992).

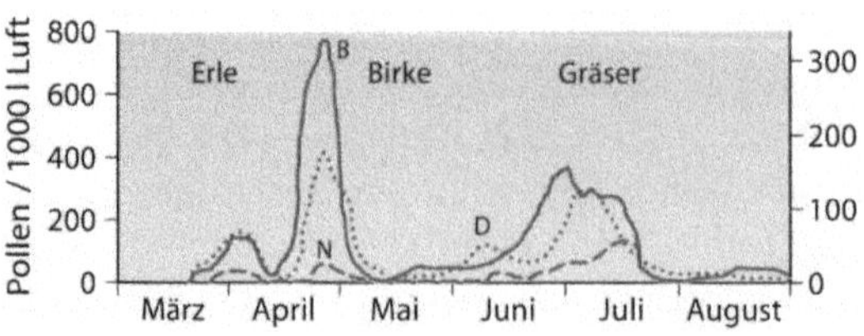

Abb. 5.2. Pollenflug in verschiedenen Regionen Deutschlands während der Pollenflugsaison des Jahres 1987. *B:* Berlin, *D:* Delmenhorst, *N:* Norderney. (Nach Fischer 1994)

Die Einflüsse des Seeklimas auf den Hormonhaushalt wurden von Menger u. Dölp (1968c) untersucht. Hier konnte eine deutliche Aktivierung der Nebennierenrinde nachgewiesen werden, die in den ersten 14 Tagen eines solchen Aufenthaltes kontinuierlich zunahm. Die vermehrte Nebennierenrindenaktivität ist möglicherweise die Ursache für die Verschiebung der Lymphozytenpopulation und Verbesserung der Lungenfunktion sowie Verbesserung der Haut bei atopischen Syndromen.

Neuere Untersuchungen (Schmidt-Wolf u. Fischer 1990a, 1990b; Fischer et al. 1990) konnten nachweisen, daß der Aufenthalt im Nordseeklima bei Patienten mit exogen allergischem Asthma bronchiale und atopischer Dermatitis zu einer hochsignifikanten Verschiebung des Helfer-Suppressorzell-Quotienten der Lymphozyten führt, was bei Patienten mit Pollinosis nicht nachgewiesen werden konnte. Allerdings konnten die Autoren keine endgültige Aussage darüber treffen, ob diese Umstellung durch Klimafaktoren oder durch psychogene Faktoren im Sinne der Milieuänderung bedingt war.

Zusammenfassend lassen sich folgende günstige Einflüsse des Seeklimas auf Atemwegserkrankungen aufführen:

- Verminderung der unspezifischen und spezifischen Reize des Respirationstraktes,
- günstige Umgebungsbedingungen mit reizklimatischer Wirkung,
- erhöhte Aktivität der Nebennierenrinden,
- Normalisierungstendenz des zellulären Immunstatus und
- Senkung der spezifischen Reagibilität des Atemtraktes.

Die solehaltigen Inhalationen führen zusätzlich zu:

- Verbesserung der Sekretolyse und
- Erleichterung des Abhustens.

Hochgebirgsklima

Hochgebirgsklima ist meteorologisch für Lagen ab 1000 m Seehöhe definiert (Schuh 1987). Bis in die 60er Jahre dieses Jahrhunderts wurden die Vorzüge des Hochgebirgsklimas in nicht näher bezeichneten immunmodulatorischen Vorgängen durch Klima- und Kältereize, unspezifischen Reizkörperreaktionen sowie einer Verschiebung des vegetativen Tonus gesehen (Löffler 1968).

Im Gegensatz zu anderen Klimazonen finden sich im Hochgebirgsklima vermehrte direkte Global- und sekundäre UV-Strahlung bei verminderter Himmelsstrahlung, erhöhte Windgeschwindigkeit, niedrige Lufttemperatur und niedriger Luftdruck mit entsprechend vermindertem Sauerstoffpartialdruck. Ferner vermindern sich mit der Höhe der Wasserdampfpartialdruck und damit die spezifische Feuchte der Luft. Zugleich nehmen die anthropogenen Luftverunreinigungen in Gas- und Aerosolform ab, der Aerosolgehalt der Luft im Hochgebirge ist erniedrigt, damit auch der Schadstoffgehalt, was insbesondere für SO_2 gilt, ein Gas, das die bronchiale Hyperreagibilität unterhält (Abb. 5.3). Vergleichbare Daten lassen sich für Ammoniak und Chlor erheben (Schuh 1987). Der Ozongehalt der Luft ist in zunehmender Höhe zwar erhöht, erreicht aber nicht die Schwelle, oberhalb der es zu Hyperreagibilität kommt.

Ein weiterer Vorteil des Hochgebirgsklimas ist das Fehlen von Inversionswetterlagen, die gerade im Mittelgebirgsklima sehr hohe Schadstoffkonzentrationen herbeiführen können.

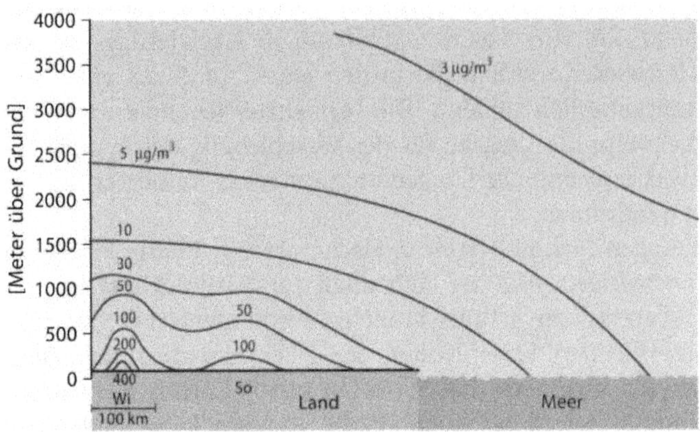

Abb. 5.3. SO_2-Konzentration in der reinen Atmosphäre. *Wi:* Winter, *So:* Sommer. (Nach Georgi 1966)

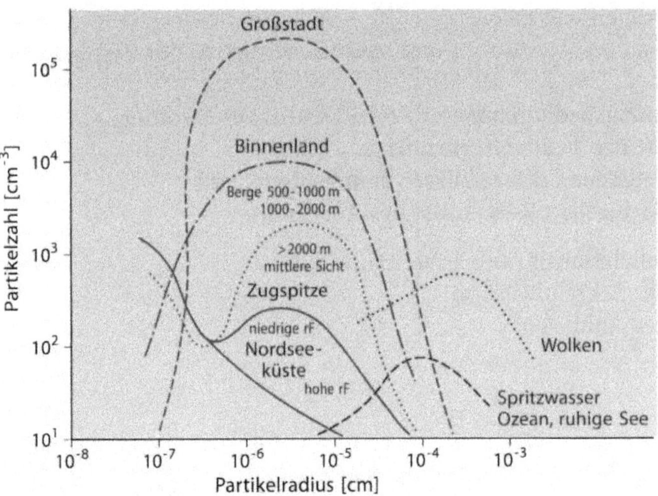

Abb. 5.4. Größenverteilung der Aerosolpartikel in Tiefland und Hochgebirge

Die für allergische Atemwegserkrankungen relevanten Pollen sind im Hochgebirgsklima im Gegensatz zum Tiefland bis um den Faktor 10 vermindert (vgl. Abb. 5.4), wobei die Blütezeit von Pflanzen im Hochgebirge in der Regel verkürzt ist. Die Horak-Grenzwerte (d. h. die experimentell ermittelte Pollenzahl, von der an Beschwerden ausgelöst werden) werden im Hochgebirge bei frühblühenden Bäumen nahezu nie und bei anderen Pollenarten nur wenige Tage im Jahr erreicht (Leuschner u. Böhm 1988). Auch Schimmelpilzsporen sind im Hochgebirge erheblich vermindert, was insbesondere für die extramural vorkommenden Schimmelpilze Alternaria tenuis und Cladosporium herbarum gilt. Wegen der Trockenheit und Kühle kommen auch Hausstaub-

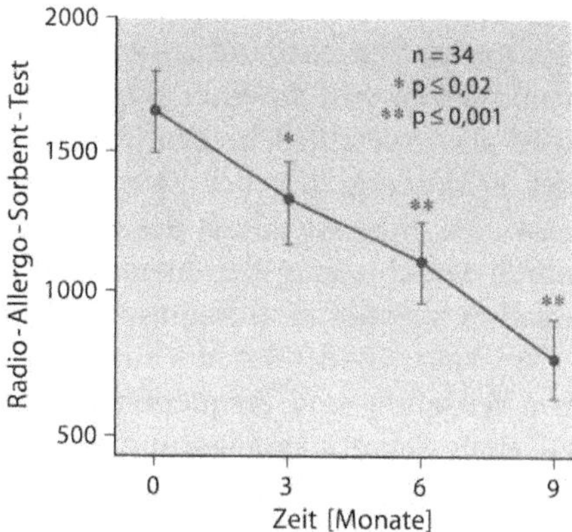

Abb. 5.5. Veränderung des spezifischen IgE (D. pteronyssinus). Durchschnittswert von 34 Kindern während eines 9monatigen Kuraufenthaltes. (Nach Razzouk 1987)

milben im Hochgebirgsklima praktisch nicht vor. Dadurch fehlt eines der häufigsten perennialen Allergene, was zur Besserung von Asthma und Hyperreagibilität beiträgt. Inwieweit die verstärkte UV-Strahlung des Hochgebirges für das Fehlen von Hausstaubmilben verantwortlich ist, muß offenbleiben.

Verminderte Bronchiale Hyperreagibilität von Milbenallergikern und Verbesserung der Atemwegswiderstände sind mehrfach beschrieben worden (Razzouk 1987). Das Absinken der RAST-Werte bei Hausstaubmilbenallergikern im Hochgebirgsklima erklärt sich aus dem Fehlen des Allergens und ist deutlich zeitabhängig (Abb. 5.5).

Die Verminderung des Sauerstoffpartialdrucks in zunehmender Höhe führt zu Adaptationsvorgängen, die in der medizinischen Trainingstherapie atemwegserkrankter Patienten genutzt werden können. Die sauerstoffempfindlichen Chemorezeptoren verstärken sowohl die Atmungstätigkeit als auch die Herz- und Kreislaufleistung, wobei die Verminderung des Sauerstoffdrukkes durch eine Erhöhung der Anzahl der Erythrozyten und Änderung des Zellstoffwechsels sowie Verschiebung der Sauerstoffbindungskurve kompensiert wird. Dabei kommt es insbesondere zur Steigerung des 2,3-Diphosphoglyzerat (DPG) (Deetjen 1981).

Bei Ausdauer- und Koordinationsdefiziten, wie sie bei chronisch atemwegserkrankten Patienten häufig angetroffen werden, läßt sich im Hochgebirgsklima günstig ein Trainingsrückstand aufholen.

Die erhöhte UV-Strahlung ermöglicht eine Heliotherapie, die insbesondere bei Patienten mit Rhinokonjunktivitis und Neurodermitis zur Besserung der akuten Entzündungserscheinungen führt (Borelli u. Düngemann 1981).

3.1.3 Balneo- und Hydrotherapie

Bei der Balneo- und Hydrotherapie werden mechanische, thermische, chemische und pharmakologische Wirkungen unterschieden (vgl. S. 646). Für die Behandlung von Atemwegserkrankungen ist v. a. der hydrostatische Druck, der auf die Körperoberfläche wirkt, relevant. Er führt zu einer Entleerung des peripheren Niederdrucksystems mit Förderung des venösen Rückstroms zum Herzen und zu einer Zunahme des intraabdominalen Drucks. Dadurch wird das Zwerchfell in den Thoraxraum vorgewölbt, was eine Optimierung des Wirkungsgrades des Zwerchfells für die Inspiration bewirkt. Es kommt ferner zu einer Abnahme des exspiratorischen Reservevolumens um 0,5–1,5 l durch Verschiebung der Atemmittellage. Das Atemminutenvolumen wird bei relativ vergrößerter Totraumventilation gesteigert.

Im kalten Bad führt die Erregung der Thermorezeptoren der Haut zu einer Vertiefung und Frequenzsteigerung der Atmung. Wärmeapplikation führt zu einer Sekretionssteigerung und wirkt spasmolytisch am Bronchialbaum. Darüber hinaus werden in warmen Bädern Mediatorsubstanzen, insbesondere Azetylcholin, vermehrt freigesetzt, was eine periphere Gefäßerweiterung und Blutdrucksenkung bedingt, während im kalten Bad Histamin durch Degranulation von Mastzellen liberiert wird. Die Folge ist eine Permeabilitätssteigerung der Kapillarwände mit Erythem, Ödem und Urtikaria.

Besondere Bedeutung hat auch die histaminvermittelte Beeinflussung der Hypophysen-Nebennierenrinden-Achse mit vermehrter ACTH-Ausschüttung und nachfolgender Immunmodulation (Kroemer 1994). Weitere Mediatorsubstanzen, insbesondere Serotonin, Bradykinin sowie eosino- und leukotaktische Substanzen führen zu einer Erhöhung der phagozytären Abwehr. Auch bisher nicht genau definierte humorale Trägerstoffe sind an der Auslösung allgemeiner Abwehr- und Umstimmungsreaktionen sowie immunologischer Prozesse beteiligt (Amelung u. Hildebrandt 1985).

Solebäder gehören zu den bei Atemwegserkrankungen am häufigsten verordneten balneotherapeutischen Anwendungen. Allgemein werden wöchentlich 2–3 Bäder mit einer Zeitdauer von 15–20 min und einer Nachruhephase appliziert.

Neben den (bei atopischen Hautveränderungen) häufig erwünschten Reaktionen an der Haut selbst sind die vegetativen Mitreaktionen an zahlreichen Funktionssystemen im Sinne einer konstitutionell umstimmenden Reiztherapie von Bedeutung. Hier kommt es zu schleimhautabschwellenden, sekretionsfördernden und antiphlogistischen Effekten, so daß in Serie verabreichte Solebäder auch heute noch ihren Stellenwert in der Behandlung chronisch entzündlicher Atemwegserkrankungen haben (Blaha 1978).

Die Schwimmtherapie in Solebecken ermöglicht auch beim Patienten mit belastungsinduziertem Bronchospasmus eine Trainingsbehandlung.

3.1.4 Sauna

Nach Krauss (1981) ist die Sauna als Heißluftbad eine Form der Thermotherapie, deren Spezifikum darin liegt, daß der Wärmeträger Luft zugleich auf Körperoberfläche und Schleimhäute der Atmungsorgane einwirkt. Durch die starke Schweißsekretion steigt die Körpertemperatur in der Regel nicht mehr als 1–2° C über den Ausgangswert.

Im Bronchialsystem führt die Hyperthermie neben der Durchblutungssteigerung zu einer verstärkten Sekretion und Sekretolyse sowie zu einer Herabsetzung des bronchialen Muskeltonus. Des weiteren wirkt die Sauna entspannend und lockernd auf Bindegewebe, Muskulatur und Strukturen der Rippenwirbelgelenke (Krauss 1981, 1987).

Regelmäßige Saunabehandlungen führen zur Verbesserung der Kälteadaptation, zu Training und Normalisierung der Wärmeregulation und zu einer Beeinflussung immunologischer Prozesse, die eine Erhöhung der Infektabwehr („Abhärtung") bewirkt. Darüber hinaus wird auch eine günstige Beeinflussung immunologischer Vorgänge im Sinne einer „unspezifischen Hyposensibilisierung" beschrieben (Blaha 1978; Findeisen 1987). Ein- bis zweimal wöchentliche Saunagänge haben sich daher bei Erkrankungen der Atemwegsorgane bewährt (Conradi et al. 1992), sie sind allerdings bei Patienten mit manifester Rechts- oder Linksherzinsuffizienz kontraindiziert. „Aufgüsse" mit ätherischen Ölen sollten bei Patienten mit bronchialer Hyperreagibilität (insbesondere Asthmatikern) unterbleiben.

3.2 Behandlung einzelner Krankheitsbilder

3.2.1 Asthma bronchiale

Neben der medikamentösen Therapie (s. Stufenschema und Empfehlung der Deutschen Atemwegsliga) haben sich beim Asthma Klimakuren im Hochgebirge sowie im Meeresküsten- und Inselklima (Allergenarmut, immunologische Umstimmung, UV-Strahlung) bewährt, ferner kann der Trainingseffekt bei „exercised induced asthma" durch Solebäder gesteigert werden. Es empfehlen sich ferner Saunagänge zur allgemeinen „Abhärtung".

3.2.2 Chronische Bronchitis

Hier stehen zunächst einmal die Aufgabe des Rauchens und die Vermeidung anderer schädigender Noxen im Vordergrund. Darüber hinaus sind Aufenthalte an der See (kochsalzhaltiges Aerosol, geringere Schadstoffbelastung) sowie balneologische Maßnahmen (Vorwölbung des Zwerchfells) von Bedeutung, ebenso Wärmeanwendungen am Thorax (sekretolytisch und bronchodilatatorisch) und Saunagänge zur Abhärtung.

3.2.3 Lungenemphysem

In der Regel kommt ein Lungenemphysem in Kombination mit chronischer Bronchitis vor, insofern empfehlen sich dieselben Maßnahmen wie dort. Bei Rechtsherzdekompensationen, Beinödemen und erheblicher Kurzluftigkeit verbieten sich balneologische Maßnahmen wie Ganzkörperbäder; hier können mit sog. heißen Rollen, d. h. lokalen Wärmeanwendungen am Thorax, Entspannung und Sekretolyse gefördert werden. Auch Aufenthalte in größeren Höhen sind bei erniedrigtem arteriellen Sauerstoffdruck kontraindiziert.

3.2.4 Lungenfibrosen/Granulomatosen

Balneologische bzw. klimatologische Maßnahmen sind hier nicht indiziert.

3.2.5 Chronische Sinusitiden und Rhinitiden

Hier empfehlen sich auf der einen Seite Behandlungen im Seeklima, wenn die Symptome allergisch bedingt sind; in Frage kommen auch Aufenthalte im Hochgebirgsklima. Des weiteren sind Sauna und nasale Inhalationen mit Meerwasser indiziert.

Insgesamt gilt, daß die lokale Wirkung von Salz- oder Solelösungen am Bronchialbaum durch Inhalationen auch im häuslichen Milieu genutzt werden kann, daß aber je nach Auslöser der Erkrankung ein Aufenthalt an der See oder im Hochgebirge weitere, oft erstaunliche Verbesserungen des Krankheitsbildes erbringt. Dabei ist es wegen der Komplexität der Wirkungen schwierig, Angaben darüber zu machen, was durch Aerosol und was durch die besonderen klimatologischen Gegebenheiten bzw. das Fehlen von Schadstoffen an Besserung erreicht wurde.

Darüber hinaus darf nicht vergessen werden, daß schon der „Tapeten- und Milieuwechsel" durch psychologische Faktoren zusätzlich erheblich positive Auswirkungen haben kann.

4 Erkrankungen der Verdauungsorgane

W. Schmidt-Kessen

Chronische und rezidivierende Krankheiten der Verdauungsorgane stellten im vorigen Jahrhundert in vielen Heilbädern den größten Teil der Störungsbilder. Zu ihrer Therapie etablierte sich in den bedeutenderen Brunnenkurorten eine systematische Behandlungsweise mit zeitlich und quantitativ dosierten Mineralwassertrinkkuren und einer Diätetik, die sich an der Verträglichkeit orientierte.

In dieser Zeit waren die diarrhoischen Darmkrankheiten häufiger, das „Ulcus rotundum" fand zunehmend Beachtung, und die Gastritisdiagnose trat ihre Irrwege an. Aber es war auch schon klar, daß eine Vielzahl der Beschwerden, die meist auf den Magen bezogen wurden, keinen organischen Befund hatten: „Ventriculi intemperies sine materia". 1879 prägte Leube den Begriff „nervöse Dyspepsie". Zeitweise mehr auf den Darm bezogen, kennzeichnen die chronische Dyspepsie heute Oberbauchbeschwerden ohne klaren Organbezug.

1924 hat von Bergmann vorgeschlagen, für die Entstehung und den rezidivierenden Verlauf derartiger funktioneller Störungen psychologische Konflikte in Betracht zu ziehen, was bis heute nachwirkend einen Teil dieser Patienten psychosomatischen Kurkliniken zuführt.

Die meisten „funktionellen“ Oberbauchbeschwerden im weitesten Sinne werden balneologisch auch unter gastroenterologischen Gesichtspunkten weiterhin mit der traditionellen Brunnenkur behandelt. Das ist besonders in den romanischen und slavischen Bädern der Fall und bei dem Mangel an sonstigen effektiven Behandlungsweisen sowie der unsicheren Indikationsstellung derselben verständlich.

Traditionell wird das kurmäßige Trinken eines Heilwassers als Brunnenkur bezeichnet. Dabei behandeln die Brunnenkurorte mit gastroenterologischer Indikation wegen der dort bestehenden spezialistischen Erfahrung allgemein chronische Krankheiten der Verdauungsorgane, meist einschließlich der Leber. „Anschlußheilverfahren“ nach Operationen an Bauchorganen werden dort schon seit dem vorigen Jahrhundert empfohlen und durchgeführt. Die dabei verwandten Mineralwassertypen sind auf ihre Effekte im Verdauungskanal vielfach untersucht (s. S. 288 ff.).

4.1 Die Brunnenkur

Die *Trinkkur* hatte die Bäderbehandlungen im 17. und 18. Jahrhundert aus soziokulturellen, epidemiologischen und hygienischen Gründen vielfach verdrängt. Dadurch nahm die Bedeutung der Thermalquellen ab und die der mineralreichen Brunnen zu. Verdauungswirksame Inhaltsstoffe wie Glaubersalz, Natriumbikarbonat und Kohlensäuregas waren zwar schon bekannt; aber erst seit etwa 1830 gab es eine zuverlässige Quellanalytik. Die medizinische Interpretation ihrer Ergebnisse erfolgte jedoch oft so spekulativ, daß sie dem Ansehen der Brunnenärzte abträglich war.

Zur grundsätzlichen medizinischen Akzeptanz der Brunnenkuren führten die Veränderungen der therapeutischen Praxis. Das volkstümliche „Trinken bis zu den wäßrigen Ausleerungen“ wurde ersetzt durch dosiertes, zeitgerecht an den Mahlzeiten orientiertes Trinken geringerer Mengen. Ausgehend von Karlsbad, interessierten sich die Brunnenärzte mehr und mehr für die Bekömmlichkeit der Speisen. Da sie noch keine Ordinationsräume hatten, besprachen sie sich mit ihren Patienten während des morgendlichen Trinkens am Brunnen. Sie berieten mit dem jeweiligen Koch die Speisenpläne und die Zubereitung. Angestrebt wurde eine Kost, die sowohl „heilsam“ als auch „schmackhaft“ war.

Diese *empirische Diätetik* der Brunnenkur, die sich durchweg freigehalten hat von doktrinären Ideen, wurde den Erfordernissen des einzelnen Patienten angepaßt. Generell ist das regelmäßige, am besten tägliche und ganz konkrete, keinesfalls belehrende Patientengespräch eine wichtige Voraussetzung. Die Durchführung desselben kann heute der Diätassistentin überlassen werden, die so die Speisenpläne vorbereitet.

Es entspricht den traditionellen Erfahrungen der Brunnenkur, daß gerade bei chronischen Oberbauchbeschwerden neben der Verträglichkeit auch Gourmetqualität der Mahlzeiten angestrebt werden sollte. Da diese Diätetik im Gegensatz zu aktueller Kritik steht, scheint der Aufwand dafür in den

Brunnenkurorten gegenwärtig vernachlässigt zu werden. Damit verlieren diese aber auch einen Teil ihrer traditionellen Kultur, die zu pflegen heute einfacher und notwendiger wäre als je zuvor. Es sollte verständlich sein, daß Wohlbefinden bei der Brunnenkur gerade durch die Speisen und die durch sie ausgelösten Empfindungen induziert werden kann.

Die naturwissenschaftliche Begründung der örtlichen Kurmittel beruht auf der Beeinflussung gestörter Funktionen von Organsystemen. Nachdem die *Bäderbehandlung* mit einer verbesserten Balneotechnik wieder vermehrt eingesetzt wurde, erwiesen sich warme Bäder als dämpfend für die gesteigerte gastrointestinale Motilität, für Schmerzen und Blähungsgefühl bei Verdauungskrankheiten. Zum gleichen Zweck werden heute mehr warme und zur Spasmolyse auch heiße (über 45° C) Packungen verwandt, die aber nicht schwer aufliegen dürfen.

Ein neuerer Beitrag zur traditionellen gastroenterologischen Brunnenkur sind die *Entspannungsverfahren*. Überschießende Streßreaktionen können nach klinischer Beobachtung den Ablauf von gastrointestinalen Funktionen individuell verschieden „stören", was auch Tierexperimente belegen (Holtmann 1996). Dabei sind jeweils nicht die Technik des Entspannungsverfahrens, sondern Eignung und Akzeptanz desselben für einen Patienten entscheidend.

Nach der Hauptmahlzeit ist während der Kur die Ruhe obligat. Das meist präprandiale Trinken erfolgt im Gehen. Regelmäßige Einhaltung der Essenszeiten und der Nachtruhe sind essentielle Teile der Kur. Es ist jedoch ganz falsch, zu viel Ruhe zu verordnen, wenn diese nicht durch den Krankheitsprozeß indiziert ist. Die Mehrzahl der Patienten und besonders funktionelle Störungen reagieren viel besser auf körperliche Aktivitäten, Wanderungen und die Teilnahme am Sport.

Was die *Heilwässer* (vgl. S. 334ff.) selbst angeht, so zeigt ein Vergleich der gastroenterologisch erfolgreichsten Brunnenkurorte, daß sich die besser verträglichen Polyelektrolytsauerwässer mit wirksamen Konzentrationen von Hydrogenkarbonat und Sulfat gegenüber denen durchgesetzt haben, die einseitig mineralisiert sind. Bei Hydrogenkarbonat steht nach der therapeutischen Erfahrung die prokinetische Magen-Duodenal-Wirkung im Vordergrund, bei Sulfat die Gallen-Pankreas-Stimulierung und eine je nach Empfindlichkeit sehr verschiedene Laxation. Die Kationen ergänzen wahrscheinlich diese Effekte: Magnesium motilitätshemmend, Kalzium die Magensekretion fördernd, die Darmpassage hemmend und Natrium mit Chlorid Enzymaktivitäten modulierend (vgl. S. 290ff.) (Literaturübersicht bei Gutenbrunner u. Hildebrandt 1994; Schwarz 1994).

Die Osmolalität der für die gastroenterologische Therapie verwandten Heilwässer liegt meist bei ein bis zwei Dritteln physiologischer Kochsalzlösung. Einwertige Ionen haben bessere Magenverträglichkeit, zweiwertige mehr Darmwirkung. Eine Dosis, die Beschwerden auslöst, war entweder zu groß, falsch temperiert, oder sie wurde zu schnell getrunken. Kohlensäuregas kann nachhaltiges Druckgefühl auslösen, obwohl es sehr schnell resorbiert wird; es sollte dann vor dem Trinken abgequirlt werden. Andere Patienten empfinden die Wirkung jedoch als wohltuend.

Vor dem Frühstück regt das Trinken den sekretorischen und motorischen „Start" der Verdauungsorgane im Tagesrhythmus an. Die weiteren Mengen sind regelmäßig so zu dosieren, daß sich die Beschwerden im Rahmen einer funktionellen Normalisierung im Kurverlauf bessern, wie dies für Abweichungen der Magensekretion und der Gallenblasenkontraktion gesichert ist (Literaturübersicht bei Gutenbrunner u. Hildebrandt 1994).

Die empirisch entstandene gastroenterologische Brunnenkur könnte mit einem seit zwei Jahrzehnten forcierten Begriff auch verhaltensmedizinisch beschrieben werden, was mit einer Hinwendung zur psychologischen Verhaltenstherapie verbunden wäre. Mit Palmer (1970) sprechen aber auch eigene Erfahrungen dafür, daß ärztliche Kurbegleitung wirksam und notwendig ist, und zwar zur pathophysiologisch richtigen und „entängstigenden" Interpretation der Symptome, für die jeweils notwendigen pharmakotherapeutischen Korrekturen, zur Berücksichtigung der klinischen Prognostik und für die Vermittlung eines Verhaltens, das der autonomen Funktionsordnung des Verdauungskanales entspricht.

4.2 Behandlung einzelner Krankheitsbilder

4.2.1 Erkrankungen des oberen Gastrointestinaltraktes

Patienten, die an Oberbauchbeschwerden leiden, kommen heute meist mit folgenden Diagnosen zur Kur (Tabellen 5.7–5.9): Gastritis, Duodenitis, Cholezystopathie, Steinleiden, Dyspepsie, Reizmagen, Resektionsmagen und chronische Pankreatitis. Nicht selten handelt es sich um Analogdiagnosen ohne gesicherten objektiven Befund. Im Einzelfall ist dann nie ganz auszuschließen, daß fermentative, toxische, immunologische oder andere Ursachen bestehen, die von der Diagnostik noch nicht erfaßt sind. Auf diese Weise entstehen immer wieder Vorstellungen, die eine ungesicherte oder seltene Ätiologie verallgemeinern und unbegründete Behandlungsweisen anbieten. Das muß nicht einmal erfolglos sein, da Patienten mit funktionellen Oberbauchbeschwerden meist gute Plazeboresponder sind: Drossmann u. Thomson (1992) berichteten unter Einbeziehung irritabler Darmsyndrome über 50–70 % Responder. Ebenso wichtig ist eine zweite Feststellung dieser Autoren: die Ansprechrate korreliert mit der Anzahl der Arztkontakte und mit der Qualität derselben. Das stellt allerdings auch eine Rechtfertigung der bewährten brunnenärztlichen Praxis dar.

Beschwerden im Oberbauch können mit und ohne organischen Befund gleichartig sein. Auch ihr Entstehungsort ist manchmal unsicher. Die notwendige Diagnostik ergibt bei der Mehrzahl der Patienten keine organische Krankheit (Rösch 1989). Auch wenn diese besteht, bleibt die Pathophysiologie der Schmerzen meist unklar. Störungen der Muskelaktivität werden meist angenommen, oft aber gar nicht oder ähnlich wie bei Gesunden gefunden. Bei der nicht geringen nervalen Afferenz aus den Bauchorganen kann auch eine Herabsetzung nozizeptiverer Schwellen vermutet werden (Hölzel u. Whitehead 1983).

Tabelle 5.7. Kurortbehandlung bei Erkrankungen des Magens und des Duodenums. (Mod. nach Gutenbrunner 1995 b)

diagnose	Therapie	Bemerkungen
Chronische Gastritis	Balneotherapie: Trinkkuren mit Natrium-Hydrogenkarbonat-Heilwässern (angewärmt, über 1500 mg HCO_3/l), bei Hypazidität auch Natrium-Chlorid- und kohlensäurehaltige Heilwässer Physikalische Therapie: lokale Wärmeanwendungen, ggf. auch Bindegewebemassagen Diät: reizarme Magenschonkost Sonstige Therapiemaßnahmen: Gesundheitserziehung mit Diätberatung und Raucherentwöhnung, ggf. psychologische Mitbehandlung mit Entspannungsverfahren und Streßbewältigungstraining	Bei Helicobacter-pylori-Nachweis: medikamentöse Eradikation
Ulcus ventriculi et duodeni	Balneotherapie: als unterstützende Behandlung wie bei chronischer Gastritis	Helicobaktereradikation, keine Trinkkur mit CO_2-reichen Heilwässern bei Rupturgefahr
Dumping-Syndrom, Zustand nach Magen-(Teil-)Resektion und nach Vagotomie	Balneotherapie: Vorsichtig dosierte Trinkkuren zur Normalisierung von Magenmotorik und -skretionsleistung (s. chronische Gastritis) Diät: häufige kleine Mahlzeiten Physikalische Therapie: lokale Wärmeanwendungen und hyperthermale Bäder	
Malabsorptionssyndrome, Sprue, Glutenenteropathie	Diät: Diät und Diätberatung bzw. -schulung je nach zugrundeliegendem Enzymdefekt	Eine spezifische balneologische Behandlung der Malabsorptionssyndrome (Enzymdefekte) ist nicht bekannt

Auch für die häufigsten weder entzündlichen noch spastischen Schmerzen der Verdauungsorgane mit Druckgefühl unterschiedlicher Intensität ist der nozizeptive Mechanismus unklar. Vielleicht liegen lokale Hyperaktivitäten der sonst eher gehemmten Muskulatur („Praespasmen") oder Hyperalgesien zugrunde. Experimentelle Beobachtungen mit bedingten Reflexen und dem Irradiieren von Streßreaktionen lassen viele eine psychische Genese dieser unklaren somatischen Störungen vermuten. Allerdings stehen nur Anfangs- und Endteile des Verdauungstraktes stärker unter deszendierendem Einfluß. Die vegetativ-endokrine Autonomie des Verdauungstraktes ist im übrigen so groß, daß sie gestörte Funktionen selbst wieder normalisieren kann (Langley 1921).

Patienten mit einem organischen Befund, der eine andere Therapie notwendig macht, gehören nicht in die Kur und Rehabilitation (Tabelle 5.10).

Tabelle 5.8. Kurortbehandlung bei Krankheiten der Leber, der Gallenwege und des Pankreas. (Mod. nach Gutenbrunner 1995 b)

Diagnose	Therapie	Bemerkungen
Chronische Cholezystitis, Cholelithiasis, Gallenblasendyskinesien, Postcholezystektomiesyndrom	Balneotherapie: Trinkkuren mit sulfathaltigen Heilwässern (insbes. $Mg-SO_4$-Heilwässern, ggf. auch $Na-SO_4-HCO_3$-Heilwässern) Physikalische Therapie: lokale Wärmeanwendungen (Peloid- oder Heublumenauflagen, warme Wickel, Kurzwellendiathermie) Diät: häufige kleine Mahlzeiten, ggf. auch Gallenschonkost (Vermeiden von in Fett gebratenen oder gebackenen Speisen, Sahne, Milch, Kaffee, säurereicher Wein, Schokolade, saures Obst, Eigerichte) Sonstige Therapiemaßnahmen: Diätberatung bzw. -schulung	
Fettleber, chronische Hepatitis, Leberzirrhose	Sonstige Therapiemaßnahmen: Reduktion bzw. Ausschluß leberschädigender Verhaltensweisen (Fehlernährung, Alkoholabusus) bzw. Therapie evtl. zugrundeliegender Stoffwechselstörungen (Diabetes mellitus) Diät/Balneotherapie: bei Verdauungsstörungen leichtverdauliche Kost und Trinkkuren mit sulfat- und hydrogencarbonathaltigen Heilwässern Phyikalische Therapie: lokale Wärme (Fango-, Moor- oder Heublumen-Auflagen)	Die Balneotherapie der Lebererkrankungen ist heute umstritten. Therapie des Alkoholismus nur in Spezialkliniken
Exkretorische Pankreasinsuffizienz, chronische Pankreatitis	Balneotherapie: Trinkkuren mit sulfathaltigen Heilwässern (über 1200 mg SO_4/l; ggf. angewärmt trinken, jeweils ca. 30 min vor den Hauptmahlzeiten Diät: häufige kleine Mahlzeiten mit einem Fettgehalt von maximal 25% und ca. 100 g Protein pro Tag Physikalische Therapie: lokale Wärmeanwendungen (Peloid- oder Heublumenauflagen, warme Wickel, Kurzwellendiathermie)	Alkoholkarenz (Entwöhnungsbehandlung bei Alkoholismus sollte Spezialkliniken vorbehalten bleiben)

Tabelle 5.9. Kurortbehandlung der funktionellen gastroenterologischen Syndrome. (Mod. nach Gutenbrunner 1995 b)

Diagnose	Therapie	Bemerkungen
Funktionelle Oberbauchbeschwerden, Dyspepsie	Balneotherapie: Normalisierung der vegetativen Regulation durch Klima- und Milieuwechsel, Ordnungstherapie, Heilwssertrinkkuren je nach dominierender Funktionsstörung (Natrium-Hydrogenkarbonat-, Natrium-Chlorid- oder sulfathaltige Heilwässer), Bäder Diät: nach der dominierenden Funktionsstörung Physikalische Therapie: allgemeine Bewegungstherapie, Kneipp-Anwendungen, lokale Wärmeanwendungen, ggf. auch Bindegewebemassagen	Ggf. psychologische Mitbehandlung

Tabelle 5.10. Kontraindikationen der Kurortbehandlung bei gastroenterologischen Erkrankungen. (Mod. nach Gutenbrunner 1995 b)

Magen	Akute Gastritis, Schäden der Magenwand mit Rupturgefahr
Leber	Akute Hepatitiden
Gallenblase	Akute Cholezystitiden, Steinkoliken
Pankreas	Akute Pankreatitis
Darm	Akute Schübe entzündlicher Darmerkrankungen, Stenosen, Invaginationen
Tumorerkrankungen	Nach Operationen sind Anschlußheilbehandlungen am Kurort zur Beseitigung von Rest-Beschwerden sinnvoll

Dies gilt ebenso für hypochondrische, neurasthenische und depressive Krankheiten mit in den Bauchraum projizierten Schmerzen.

Solange das *peptische Geschwür* als einfachste aller psychosomatischen Störungen angesehen wurde, deren vollständige Erklärung auf psychosomatischer Basis möglich wäre (Slaughter 1947), ließen sich der Erfolge der Ulkustherapie durch Milieuwirkungen der Kur, auch im Klimakurort, erklären (Quincke 1882). Aber schon Konjetzny (1930) und andere haben auf die Antrumgastritis des Ulkusmagens hingewiesen. Der Helicobacter-pylori-Nachweis hat dann offensichtlich denen recht gegeben, die mit Ludwig Aschoff (1918) das Ulkus eher als lokale denn als Allgemeinkrankheit angesehen haben. Das helicobakterpositive Ulkus ist also in erster Linie antibiotisch und nicht etwa psychotherapeutisch oder mit einer Brunnenkur zu behandeln. Letztere wäre dagegen in Betracht zu ziehen bei Ulzera durch nicht steroidale Antiphlogistika, bei mangelhafter Compliance oder Nebenwirkungen (Thijs et al. 1996) unter der Eradikationstherapie.

Was die Besonderheiten der Balneotherapie bei Krankheiten der Gallenwege betrifft, so ist der alte Begriff der Cholezystopathie der Dyspepsie einzuordnen. Die beschwerdefreie Cholelithiasis ist keine Kurindikation. Bei Beschwerden wird die Brunnenkur mit Natrium-Magnesium-Sulfatwässern durchgeführt. Sie sollten auch bei Kuren zur Gewichtsreduktion getrunken werden, um die dann erhöhte Neigung zur Konkrementbildung in der Gallenblase zu vermindern. Häufig suchen Kranke mit Postcholezystektomiesyndrom Hilfe durch eine Kur. Bei normalen Gallenwegen scheinen hier Heilwässer mit überwiegend einwertigen Ionen und nicht Sulfatwässer wirksamer zu sein.

4.2.2 Erkrankungen des unteren Gastrointestinaltraktes

Während Oberbauchbeschwerden eher Beziehung zum Essen haben, besteht eine solche bei Unterbauchbeschwerden (Tabelle 5.11) etwas weniger regelmäßig zur Defäkation. Schmerzen, Spasmen, Meteorismus, Blähungsgefühl, chronische Diarrhöeneigung und chronische Obstipation können funktionelle Syndrome sein – in neuerer psychiatrischer Nomenklatur „Somatisierungssyndrome" –, oder sie beruhen auf organischen Krankheiten, wobei die Diagnostik v. a. bei ihrem Neuauftreten gefordert ist.

Von den postoperativen Anschlußheilbehandlungen abgesehen, die immer besser auf die Art des Eingriffes bezogen werden, betrifft die stationäre Rehabilitation im Kurort v. a. die Colitis ulcerosa und den Morbus Crohn. Beide gelten ihren Kennern heute nicht mehr als psychogen (Schölmerich 1996); aber wie andere immunologisch mitbestimmte chronische Krankheiten kann ihr Verlauf emotionale Empfindlichkeit zeigen, so daß Milieuwechsel sich als günstig erweist. Der eigentliche therapeutische Fortschritt liegt im verbesserten medikamentösen und chirurgischen Vorgehen. Rehabilitation soll v. a. eingetretene Remissionen sichern.

Die häufigste Kurindikation für Krankheiten des unteren Intestinums waren früher die chronischen Diarrhöen. Heute kommen mit verbesserter Diagnostik und Therapie besonders diejenigen dieser Patienten in den Brunnenkurort, bei denen kein Kriterium für eine organische Krankheit spricht und die bisher vergeblich behandelt wurden. Diese nicht leicht zu therapierenden funktionellen Darmsyndrome neigen individuell verschieden auch zu Darmspasmen und Aufgeblähtsein.

Die Brunnenkur, auch hier mit Heilwässern, Diät und Wärme, orientiert sich am Hauptsymptom. Die Trinkkur verwendet eher sulfatarme Wässer, wo möglich, bei Diarrhöen kalziumreich, bei Spasmen magnesiumreich. Getrunken werden diese warm, langsam und in kleinen Mengen. Die Diät bedarf der täglichen Überwachung, gegebenenfalls auch mit Stuhlinspektionen, um Unverträglichkeiten zu erkennen. Dabei geht es um die Erfassung von Intoleranzen nichtallergischer Genese, um parallergische Reaktionen und besonders um intestinale Allergien. Zwar kommen diese wahrscheinlich durch die Wirksamkeit des suppressiven Anteils im intestinalen Immunsystem eher selten vor; aber sie sind bei Verschlimmerungen im Kurverlauf die wichtigsten

Tabelle 5.11. Kurortbehandlung bei Dickdarmerkrankungen. (Mod. nach Gutenbrunner 1995 b)

Diagnose	Therapie	Bemerkungen
Colon irritabile	Balneotherapie: vegetativ umstimmende Maßnahmen (Bäder, Klimawechsel, Kneipp-Anwendungen), Trinkkuren mit sulfathaltigen Heilwässern (auch Natrium-Chlorid- und Kalzium-Heilwässern Diät: ballaststoffreiche Kost Physikalische Therapie: allgemeine Bewegungstherapie, lokale Wärmeanwendungen, Bindegewebemassagen	Ggf. psychologische Begleitbehandlung, Aufklärung über Lebensweise und die Ungefährlichkeit der Erkrankung
Colitis ulcerosa, Morbus Crohn	Balneotherapie: Balneotherapie (z. B. Trinkkuren mit hypotonen kalzium- oder sulfathaltigen Heilwässern, lokale und allgemeine Wärmeanwendungen) adjuvant und nicht im akuten Schub Sonstige Therapiemaßnahmen: Psychotherapie (Gesprächstherapie und/oder nonverbale Methoden, wie z. B. konzentrative Bewegungstherapie, Gestaltungstherapie, Musiktherapie) Diät: zuckerfreie und ballaststoffreiche Diät	Wegen der Möglichkeit der Entstehung akuter Schübe Therapie nur in Spezialkliniken. Fortsetzung der medikamentösen Therapie. Mitbehandlung von Begleiterkrankungen (entzündliche Gelenkerkrankungen, Nierensteine)
Chronische Obstipation	Balneotherapie: Trinkkuren mit sulfathaltigen Heilwässern (abführende Einzeldosis: 3000 mg SO_4, Normalisierungswirkungen auch bei geringeren Sulfatdosen) Diät: ballaststoffreiche und regelmäßige Mahlzeiten Physikalische Therapie: allgemeine Bewegungstherapie, Kolonmassagen, evtl. auch Bindegewebemassage und lokale Wärmeanwendungen	Aufklärung über die Folgen des chronischen Laxanziengebrauchs und die notwendige Mindeststuhlfrequenz
Divertikulose	Balneotherapie: Trinkkuren mit sulfathaltigen Heilwässern Diät: ballaststoffreiche Diät Physikalische Therapie: lokale Wärmeanwendungen, ggf. auch Bindegewebemassagen	Übung der Stuhlentleerungstechnik (Spinkterentspannung)
Kurzdarmsyndrom (Short-bowel-Syndrome)	Balneotherapie: Trinkkuren je nach dominierender Funktionsstörung mit Natrium-Hydrogenkarbonat-Heilwässern, sulfathaltigen Heilwässern oder kalziumhaltigen Heilwässern. Zur Substitution auch mit magnesiumhaltigen, kalziumhaltigen, eisenhaltigen oder zinkhaltigen Heilwässern Diät: Individuell angepaßte Diät	Trinkkuren vorsichtig (einschleichend) dosieren

Differentialdiagnosen zum Colon irritabile. Bei diesen ist daher auch besonders auf extraintestinale Allergiemanifestation zu achten, die sehr dramatisch sein können.

Gerade bei solchen Patienten ist jede Kur sinnlos, die nicht auf eine sorgfältige Führung der Diätetik mindestens mit laufender Selbstkontrolle des Stuhlganges und der Beschwerden achtet. Schlackenreiche (Manning et al. 1977) oder fettarme (Schulzke et al. 1992) Kost kann ebenso richtig wie falsch sein. Bei diarrhoischen Formen empfiehlt sich vom Kurbeginn an ein Kostaufbau über mehrere Tage wie nach akuten Durchfällen. Bei spastischen Formen kann eine Verlangsamung der Darmpassage auf diätetischem Weg (z. B. Butter, Rotwein) nützlich sein.

Auf feuchte Wärme in geeigneter Form, am besten vormittags, sollte nicht verzichtet werden.

Während Kolonspasmen fast nur bei Tag einsetzen, tritt der sehr schmerzhafte Spasmus des Sphincter ani (Proctalgia fugax) eher nachts auf. Sitzbäder oder Spülung der Aftergegend mit warmem Wasser beseitigen den Krampf schlagartig. Alle gastrointestinalen Spasmen reagieren auf feuchte Applikationen mit Temperaturen bis über 45° C, also auf Hitze.

Die Zahl der Plazeboresponder unter diesen Patienten ist hoch (bis zu 65% nach Pattee u. Thompson 1992). Um so wichtiger ist die gründliche entängstigende Aufklärung über die Pathophysiologie mit entsprechenden Empfehlungen durch den Arzt. Zudem finden sich in dieser Gruppe besonders viele, die fürchten, durch Schadstoffe, an Pilzinfektionen („Pilzwahn") oder ähnlichen jeweils diskutierten potentiellen Pathogenen erkrankt zu sein. Auch diese Patienten haben Anspruch auf eine rationale, ihrer Person und ihren Lebensbedingungen angemessene Aufklärung schon zu Beginn der Kur, da sonst der ganze Verlauf gestört sein kann.

Die *chronische Obstipation* hat um so mehr Therapieversager, je länger sie besteht. Viele Patienten, die aus anderen Gründen zur Kur kommen, erhoffen auch in dieser Hinsicht Hilfe. Besonders, wenn die Defäkation schmerzhaft ist oder zu hohem Laxanziengebrauch führt, ist die Obstipation auch die eigentliche Kurindikation.

Bei leichteren oder nur vermeintlichen Obstipationen kann schon der Milieuwechsel wirksam sein: Vermehrte Aktivität, schlackenreiche „gesündere" Kost, regelmäßige Tagesordnung, mehr Zeit für eine „entspannte", regelmäßige Defäkation und ein Gespräch mit dem Arzt über die vorliegenden Störungen und ihre Beseitigung reichen zur Besserung aus.

Es war früher unter der Vorstellung einer „Entgiftung" vielfach üblich, hochdosierte Sulfat- und auch Kochsalzbrunnen regelmäßig für einige Tage zur kräftigen Laxation aufzusuchen. Auch heute gilt vielen eine „Darmreinigung" als nützlich. Das hierzu und zur Behandlung hartnäckiger Obstipationen früher oft eingesetzte subaquale Darmbad findet heute als mehrmals wiederholte Darmlavape modifiziert neue Verbreitung.

Obstipationen, die neural, endokrin, metabolisch, stenotisch oder in anderer Weise organisch bedingt sind, bedürfen der Behandlung nach ihrer Ursache; sie kommen selten zur Brunnenkur. Aber auch bei habituellen

Obstipationen sollte nach der Ursache differenziert werden (Ewe u. Karbach 1987). Allgemein üblich ist ein komplexes Vorgehen (Lühr 1962): Der örtliche Natrium-Magnesium-Sulfatbrunnen wird morgens in größerer Menge kalt getrunken, wenn nötig mit einer Zusatzdosis dieser Salze, dazu schlackenreiche Kost, die bei auftretendem Meteorismus reduziert wird, viel Bewegung, Bauchdecken- und Atemgymnastik, Kolonmassagen nach Vogler, sowie eine ärztliche Diskussion des Verhaltens bei Stuhldrang und auf der Toilette. Bei Erfolg wird unter laufender ärztlicher Kontrolle die Brunnendosis reduziert.

Mißerfolge sind bei „Dickdarmträgheit" (langsamer Kolontransit) nicht selten; sie müssen auf eine wirksame laxierende Dauerbehandlung, auch mit Einläufen, eingestellt werden. In einem Teil dieser Fälle ist die enterische Neuralstruktur verändert (Müller-Lissner 1996).

Ein Teil der Obstipationen beruht nach neuerer Erkenntnis auf anorektalen Obstruktionen, die durch das Pressen zum Stuhlgang entstehen (Ewe u. Karbach 1987). Die Rektumwand kann sich in das Rektumlumen vorstülpen, oder sie kippt nach vorn und dehnt sich zur Vagina hin. Es wird meist nur wenig Stuhl entleert, obwohl der Stuhldrang anhaltend ist. Häufiger scheint hiermit kombiniert oder allein der „Anismus" zu sein, bei dem sich die Muskulatur des Beckenbodens mit dem äußeren Sphinkter während der schmerzhaften Defäkation spastisch anspannt; der Beckenboden tritt beim Pressen nicht tiefer. Hinweise auf vorliegende Störungen finden sich bei der Inspektion und der digitalen Untersuchung mit Pressen wie zum Stuhlgang. Als Therapie scheint sich die elektromyographische Biofeedbackbehandlung, durch die der Patient richtig zu pressen lernt, zu bewähren (Bleijenberg u. Kuijpers 1996). Mit dem Entspannungsverfahren nach Jacobson ist ein Behandlungsversuch schwieriger, aber auch möglich. Hilfreich kann auch die perianale Defäkationsselbstmassage sein.

4.3 Klinische Beurteilung

In den Brunnenkurorten finden sich seltener Patienten mit schweren Behinderungen; überwiegend handelt es sich um „nicht exzessive Beschwerden", wie schon Leube (1879) beobachtet hat. Zu den Heilverfahren bei diesen hat die ärztliche Rehabilitationskommission der Rentenversicherungsträger 1991 bemerkt: „Dabei muß die paradoxe Tatsache berücksichtigt werden, daß die traditionelle Kurbehandlung kurzfristig sehr erfolgreich sein kann." Sie könne gerade „in therapeutisch aussichtslosen Fällen vorübergehend zur Linderung eingesetzt werden". Das bedarf keines Kommentars. Unverständlich ist jedoch, daß eine unmittelbar am Verdauungstrakt angreifende Therapie als „paradox" bezeichnet wird. Die von der gleichen Gruppe geäußerte Ablehnung der ortsgebundenen Kurmittel übersieht die vorliegende balneologische Grundlagenliteratur und die Tatsache, daß etwa Antazida von sehr vielen dieser Patienten häufiger genommen und als erleichternd empfunden werden. Wenn Prokinetika als wirksamste Dyspepsietherapie gelten (Barnert

u. Wienbeck 1996), so trifft dies auch für das ebenso wirkende Natriumbikarbonat in entsprechenden Heilwässern zu (Gutenbrunner u. Hildebrandt 1994).

Die guten Ergebnisse der Brunnenkur betreffen nicht nur funktionelle Störungen des Verdauungstraktes, sondern auch funktionelle Anteile bei organischen Krankheiten derselben. Ursachen dafür sind die allgemeine vegetativ normalisierende Kurwirkung, die entlastende „natürliche" Lebensweise, das zeitgerechte, reizärmere und meist volumenreduzierte Ernährungsverhalten, die physiologischen Wirkungen geeigneter Mineral- oder Heilwässer unter ergänzenden Korrekturen mit oft einfachen Mitteln durch den erfahrenen Brunnenarzt.

Funktionelle Störungen beginnen oft schon in der Jugend. Eine einzige Kur kann zur richtunggeebenden Besserung führen, es können aber auch Kurwiederholungen notwendig sein. Diese läßt die Sozialgesetzgebung nur in mehrjährigem Abstand zu. Das ist unzureichend. Nach mehrfachen bestätigten Ergebnissen der französischen Balneologie sollen Kuren bei chronischen Leiden in mindestens drei aufeinanderfolgenden Jahren die besten Erfolge haben (Fabry 1996).

5 Hautkrankheiten und Allergien

E. Vocks und S. Borelli

Die Haut ist die Trennschicht zwischen Individuum und Umwelt. Allein deshalb muß damit gerechnet werden, daß viele Hauterkrankungen durch direkte physikalisch-chemische, meteorologische und klimatische Umgebungsfaktoren beeinflußt werden.

Die dermatologische Anwendung medizinischer Bäder stellt keine Kurbehandlung im eigentlichen Sinn dar. *Kurbehandlungen mittels natürlicher Heilbäder* spielen in der Dermatologie allgemein eine untergeordnete Rolle, gehören jedoch in das Repertoire dermatologischer Rehabilitationskliniken und dort zum nützlichen Programm.

Natürlich vorkommende Salzbäder entstammen Solequellen in der Umgebung geologischer Salzstöcke und natürlich dem Meerwasser. Mit ihnen begründen manche Kurorte ihre Indikation zur dermatologischen Bädertherapie. Es muß allerdings angenommen werden, daß die zusätzlichen Inhaltsstoffe des jeweiligen natürlichen Salzwassers keinen über die Wirkung des Kochsalzes hinausgehenden spezifischen therapeutischen Effekt haben.

Als effektive Therapie chronischer Hautkrankheiten unter Ausnutzung natürlicher Umgebungsfaktoren hat sich nach langjähriger Therapieerfahrung und klinischer Forschung die spezifische dermatologische Klimatherapie besonders bewährt (Borelli u. Engst 1981).

5.1 Balneotherapeutische Maßnahmen

Neben den therapeutischen Effekten der Inhaltsstoffe und Badezusätze auf pathologische Hautzustände entfaltet schon das *Wasserbad* selbst mittels Temperatur- und Hautoberflächeneffekten allgemeine Wirkungen an der Haut:

Wärme wirkt durchblutungsfördernd, Salben- und Talgauflagerungen werden abgelöst. Ein warmes Wasserbad wirkt schnell hornschichtbefeuchtend und -quellend; Entzündungsmediatoren werden eluiert. Durch diese beiden Effekte haben Bäder grundsätzlich immer eine antiinflammatorische und auch antipruriginöse Wirkung. Durch das Badewasser werden der Haut außerdem mittels in der Haut vorkommender natürlicher Emulgatoren kutane Lipide entzogen. Schließlich sind auch für Hautkranke die positiven psychischen Effekte eines Bades von therapeutischer Bedeutung.

Um die erzielte erhöhte Hornschichtfeuchtigkeit zu halten und den Lipidverlust zu ersetzen, muß die Haut in der Regel nach dem Bad eingecremt werden.

Bei manchen Dermatosen, bei denen der Pruritus im Vordergrund steht, insbesondere bei Pruritus sine materia, können Badetemperaturen von 37–39° C durch den reinen Temperatureffekt aber auch den Juckreiz verstärken; in diesen Fällen sollte das Bad eher lauwarm gehalten werden.

Werden Bäder mit der Anwendung von UV-Strahlung kombiniert, spricht man von Balneophototherapie. Die häufigsten dermatologischen Anwendungen sind die mit Kochsalzbädern (Solephototherapie) und mit Photosensibilisatoren (Bade-PUVA).

Von den Bädern mit natürlich vorkommenden Inhaltsstoffen haben Natrium-Chlorid-Bäder (Kochsalzbäder, Solebäder) an der Haut hauptsächlich eine keratolytische Wirkung und sind deshalb bei allen schuppenden und hyperkeratotischen Dermatosen indiziert, in erster Linie bei Psoriasis vulgaris und Ichthyosen. Besonders *Solebäder* kommen auch bei anderen Hautkrankheiten im schuppenden Zwischenstadium wie z. B. Parapsoriasisformen und Ekzemerkrankungen zur Anwendung. In jüngster Zeit konnte nachgewiesen werden, daß Kochsalzbäder auch einen zusätzlichen antientzündlichen Effekt an der Haut haben, da sie einen Entzündungsmediator aus der Haut eluieren.

Schwefelhaltige Wässer haben neben der starken Förderung der Hautdurchblutung eine spezielle keratolytische und antiseptische Wirkung und beeinflussen den Kohlenhydratstoffwechsel der Haut im Sinne einer Normalisierung. Erfahrungsgemäß werden allergische Reaktionen der Haut abgeschwächt. In neueren Untersuchungen konnte eine spezifische entzündungshemmende Wirkung nachgewiesen werden (Pratzel u. Artmann 1990). Schwefelbäder werden insbesondere bei den hyperkeratotischen und pruriginösen Formen von Hautkrankheiten angewendet.

Für *medizinische Bäder* werden als Badezusätze in erster Linie rückfettende Öle verwendet (Sojabohnen-, Erdnuß-, Mandel-, Mineralöle). Sie werden bei sebostatischen Hauterkrankungen wie v. a. bei Neurodermitis constitutionalis atopica (Vocks u. Braun-Falco 1992), anderen Ekzemerkrankungen wie Alters und Exsikkationsekzematoid und chronischem toxisch-irritativem Ekzem sowie bei allen Formen der Ichthyose sowie bei Psoriasis angewendet (Melnik 1996).

Desinfizierende Badezusätze (Chinosol, Kaliumpermanganat) kommen bei mikrobiell beeinflußten, superinfizierten und infektiösen Hauterkrankungen sowie zum Schutz vor Superinfektion zur Anwendung. Dazu zählen das mikrobielle Ekzem, Akne vulgaris, Tinea corporis und andere mykotische Infektionen wie insbesondere Kandidainfektionen, weiter Impetigo, Follikulitis, Ekthymata und auch einzelne Fälle superinfizierter bullöser Dermatosen.

Adstringierende Zusätze (Eichenrindenextrakt) werden hauptsächlich bei juckenden, exsudativen, meist auch Ekzemerkrankungen angewandt, wie z. B. bei mikrobiellem und dyshidrotischem Ekzem und Prurigoerkrankung, aber auch als Zusatzbehandlung beim vesikulös-exsudativen Stadium mykotischer Hautinfektionen, besonders bei intertriginösem Befall; hier werden auch gerne Teilbäder durchgeführt (Sitzbad, Hand-/Fußbad).

Es gibt eine Reihe weiterer dermatologisch wirksamer Badezusätze (Teere, Milchsäure, Anästhetika u. a.); sie entsprechen den Grundsätzen der dermatologischen Externatherapie (Schempp et al. 1996).

5.2 Klimatherapie

Die dermatologische Klimatherapie ist eine fachdermatologische Therapie im spezifisch wirksamen Reizklima.

Die Anforderungen an das therapeutisch wirksame Klima können in 2 Hauptpunkte gefaßt werden: 1. direkte Klimaeffekte auf das Hautorgan, 2. indirekter klimatischer Reizeffekt auf den Gesamtorganismus.

5.2.1 Direkte Klimaeffekte auf das Hautorgan

Die in diesem Zusammenhang besonders interessierenden Klimafaktoren sind UV-Strahlung, die sog. Abkühlungsgröße, die sich aus Lufttemperatur, Luftfeuchtigkeit und Luftbewegung ergibt, sowie die Aerosolzusammensetzung.

Die UV-Strahlung hat hauptsächlich einen immunologischen antientzündlichen und antiproliferativen Effekt, eine mittlere Abkühlungsgröße einen antiinflammatorischen Effekt. Eine allergenarme Luftzusammensetzung (bezüglich Hausstaubmilben und Pollen) vermindert die allergischen Reaktionen bei atopischen Erkrankungen.

5.2.2 Indirekter klimatischer Reizeffekt auf den Gesamtorganismus

Für dermatologische Indikationen muß das therapeutische Klima eine relativ hohe Reizstufe auf der Reizskala von 0 bis 3 haben. Dabei ist Reizstufe 2 als ideal anzusehen, ein maximales Reizklima der Reizstufe 3 kann sich in manchen Fällen als ungünstig erweisen und zu Verschlechterungen führen (Steiger u. Borelli 1991).

Der Klimareiz erlaubt eine starke, aber dennoch lenkbare Umstimmung des Immunsystems, des vegetativen Nervensystems und der Psyche. Dieser für die Klimatherapie chronischer Hautkrankheiten wesentliche Umstimmungseffekt (Borelli u. Chleberow 1966a, b; Borelli et al. 1967) resultiert in einer anhaltenden und richtungweisenden Langzeitwirkung, die den Kernpunkt der dermatologischen Klimatherapie darstellt (Vocks et al. 1994).

Die klimatischen Reizfaktoren sollten immer kombiniert werden mit allgemeinen Schonfaktoren wie schadstoffarmer Luft, geringer Lärmbelästigung und einer psychologisch ansprechenden und positiv stimmenden landschaftlichen und menschlichen Umgebung.

Entsprechend jahrelanger klimatherapeutischer Erfahrung stehen im wesentlichen zwei für die Klimatherapie von Hautkrankheiten geeignete Reizklimate zur Verfügung: das Hochgebirgsklima über 1500 m, insbesondere in der orographischen Situation einer Hochgebirgstallage (z. B. Davos) (Düngemann 1981), und das Nordseeklima (Pürschel 1973). Dabei spielen sog. Kleinklimate eine oft entscheidende Rolle für den Erfolg der Klimatherapie der Hautkrankheiten (Steiger u. Borelli 1991). Bei den Nordseeklimaten kann man z. B. die Küstenklimate von den Inselklimaten unterscheiden, wobei letztere sich als günstiger erweisen.

Die intensive Sonneneinstrahlung ist an der Nordsee vorwiegend saisonal betont, dafür aber durch den freien Horizont und die dadurch erhöhte Streustrahlung besonders intensiv. Im Hochgebirge über 1500 m ist sie, durch die Schneedecke und deren Reflexion im Winter, praktisch ganzjährig vorhanden; hier nimmt die Intensität mit der Höhe über dem Meeresspiegel um 30% pro 1000 m zu (Hönigsmann 1981). Eine Untersuchung zur Heliotherapie der Psoriasis vulgaris im Rahmen einer stationären dermatologischen Hochgebirgsklimatherapie in der Klinik für Dermatologie und Allergie Davos (Vocks et al. 1989) ergab, daß die Patienten dort bei einer durchschnittlich 6wöchigen Therapie bis zur Abheilung mittels therapeutischer Sonnenbestrahlung nur einen Bruchteil der UV-B-Dosis benötigen, die bei einer künstlichen selektiven UV-Phototherapie der Psoriasis bis zur Erscheinungsfreiheit verabreicht wird.

Eine mittlere Abkühlungsgröße ergibt sich im Gebirge aus den niedrigen Durchschnittstemperaturen, der niedrigen Luftfeuchtigkeit und mäßigen Luftbewegungen, an der Nordsee durch die ebenfalls niedrigen Temperaturen und die relativ hohe Luftfeuchtigkeit in Kombination mit kräftigem Wind (Vocks et al. 1994).

Die v. a. für Erkrankungen aus dem atopischen Formenkreis – in erster Linie Neurodermitis constitutionalis atopica, Rhinoconjunctivitis allergica wie auch Asthma bronchiale allergicum – therapeutisch wichtige Allergenarmut ist im Hochgebirge über 1500 m dadurch gegeben, daß Hausstaubmilben hier nicht existieren können und die Pollensaison verkürzt ist. Hier liegen insgesamt niedrigere Pollengesamtsummen vor; manche allergenrelevante Pollenarten wie v. a. Getreidepollen und bestimmte Gräserpollen sind stark vermindert (Vocks 1993). An der See ist wegen der geringeren Pollenbelastung den grasarmen Nordseeinseln der Vorzug zu geben.

Zur Klimatherapie besonders geeignet sind alle chronisch rezidivierenden Hautkrankheiten, die durch eine sog. klassische fachdermatologische Behandlung nicht oder nur unbefriedigend beeinflußbar sind, sowie auch solche Hautkrankheiten in ihrer Initialphase, die erfahrungsgemäß einen jahrelangen, oft lebenslangen Leidensweg bedeuten (insbesondere die Neurodermitis constitutionalis atopica), deren Verlauf aber durch wiederholte frühzeitige Klimabehandlungen günstig beeinflußt werden kann (Borelli 1991).

Bei der dermatologischen Klimatherapie ist durch die Vielzahl der beeinflussenden Klimafaktoren und ihre ebenfalls vielfältigen Angriffspunkte eine exakte wissenschaftliche Trennung bezüglich ihrer therapeutischen Wirkungen auf die im einzelnen zu besprechenden Hautkrankheiten nicht möglich und auch nicht sinnvoll, da es sich bei der Klimatherapie der Hautkrankheiten um eine sog. Ganzheitstherapie handelt.

5.3 Behandlung einzelner Krankheitsbilder

5.3.1 Dermatologische Indikationen der Balneotherapie

Da die balneotherapeutischen Anwendungen hauptsächlich nach den Grundlagen dermatologischer Lokaltherapie ausgerichtet sind (Tronnier 1987; Schempp et al. 1996) und eine spezifische dermatologische Balneotherapie im engeren Sinne nicht existiert, werden die wichtigsten Dermatosen und ihre Indikation für Bäder im folgenden nur noch einmal in Tabellenform dargestellt (Tabelle 5.12).

5.3.2 Dermatologische Indikationen der Klimatherapie

Als Hauptindikation für die Reizklimatherapie im Hochgebirge (Borelli 1981) bzw. an der Meeresküste gilt die *Neurodermitis constitutionalis atopica* (endogenes Ekzem, Dermatitis atopica) (Vocks et al. 1994). Sie ist häufig mit Rhinitis

Tabelle 5.12. Dermatologische Indikationen für Heilwasser- und medizinische Bäder

Badezusatz:	ohne	Kochsalz, Sole	Schwefel	Rückfettende Öle	Teere	Desinfizienzien (Chinosol, Kaliumpermanganat)	Adstringierende Zusätze (z. B. Eichenrindenextrakt)	Antipruriginosa (z. B. Thesit)
Neurodermitis constitutionalis atopica	+	(+)		++	+	(+)	+	+
Andere Ekzeme		(+)	+	+	+	(+)	+	+
Psoriasis		++	+	(+)	++			
Parapsoriasis		+		+	+			(+)
Ichthyosiden		++	+	+				
Prurigo			+		+	+	+	+
Pruritus	+			+	(+)		+	++
Akne			+			+		
Mykosen						+	+	
Impetigo, Follikulitis			+			+		

allergica und/oder Asthma bronchiale vergesellschaftet. Die Behandlungserfolge auf den Nordseeinseln reichen nahe an die im Hochgebirge heran. Erscheinungsfreiheit bzw. wesentliche Besserung wird bei 90–95% der Patienten erzielt (Engst 1977). Durch Stabilisierung des Hautzustandes gelingt es in vielen Fällen, eine Kortikosteroid- und/oder Antihistaminikamedikation so weit abzusetzen, daß erstmals Allergietestungen mit Aussagewert vorgenommen werden können. Allergendarstellung, Erkennen der Ursachenzusammenhänge und Patientenaufklärung bedeuten therapeutisch und prognostisch in vielen Fällen einen wesentlichen Fortschritt (Kneist 1989). Die dann mögliche spezifische Hyposensibilisierungsbehandlung bei Asthma bronchiale und Rhinitis allergica sowie die Allergenkarenz bei nachgewiesener Nahrungsmittelallergie (z. B. Fisch, Ei, Nüsse) sind von höchstem Stellenwert.

Auch bei den Erkrankungen aus der *Ekzemgruppe*, zu der das chronisch rezidivierende, das seborrhoische, das dyshidrotische und das Kontaktekzem gehören, kann in ca. 85% der Fälle Erscheinungsfreiheit oder wesentliche Besserung erzielt werden. Beim Kontaktekzem ist eine Klimatherapie angezeigt, wenn trotz Meiden der durch Epikutantest isolierten Allergene (evtl. Arbeitsplatzwechsel) keine Abheilung erfolgt.

Wie schon erwähnt, ist bei der *Psoriasis vulgaris* mit/ohne Arthropathie die direkte Einwirkung der Sonnen- bzw. der Himmelsstrahlung von maßgeblicher Bedeutung (Vocks et al. 1991). Im Hochgebirge können die Kranken ganzjährig, in den nördlichen Küstenregionen überwiegend in den Sommermonaten der natürlichen Sonnenstrahlung regelmäßig und kontrolliert ausgesetzt werden. Zusätzlich wird die Behandlung durch selektive UV-Phototherapie (SUP) und externe Salben- und Bädertherapie ergänzt. In dieser zweitgrößten Indikationsgruppe liegt die Quote der erscheinungsfreien oder wesentlich gebesserten Patienten z. B. in der Davoser Alexanderhaus-Klinik bei 96% (Engst u. Fries 1985). Erstaunlich sind auch die subjektiven Besserungen bei psoriatischer Arthropathie.

Bei den Erkrankungen der sog. *Parapsoriasisgruppe* ist es ebenfalls indiziert, die Möglichkeiten der Klimatherapie auszunutzen, sprechen doch diese Erkrankungen, v. a. die Parapsoriasis en plaques Brocq, besonders gut auf die natürliche Sonnenbestrahlung an. Wie bei der Psoriasis vulgaris und der noch später zu besprechenden Mycosis fungoides empfehlen sich hier v. a. die Hochgebirgsregionen aufgrund der dort ganzjährig durchgeführten Solartherapie. Die bei Mehrfachaufenthalten von Patienten angegebenen langen Remissionszeiten unterstreichen die Möglichkeit einer positiven Beeinflussung dieser Dermatosen.

Bei *Prurigoerkrankungen* stellen insbesondere die zur Chronizität neigenden und am Heimatort therapeutisch schlecht zugänglichen Fälle eine Indikation zur Behandlung im Kontrastklima dar, wobei während des Aufenthaltes die UV-Strahlung und die umstimmenden Einflüsse des Reizklimas, verbunden mit psychologischer Führung und entsprechender Medikation, von therapeutischer Bedeutung sind.

Patienten mit *Erythrodermien* jeder Art liegen oft monatelang in den Hautkliniken, so daß auch hier nach längerer Therapieresistenz an eine Klimatherapie gedacht werden sollte.

Im Gegensatz zur akuten *Urtikaria* spricht die chronisch rezidivierende Urtikaria relativ gut auf reizklimatische Umstimmung an. Es läßt sich feststellen, daß die Mediatorenreagibilität sich in Richtung der Norm verändert und parallel dazu die Urtikariaschübe bis zur klinischen Heilung abklingen, wobei häufig eine Unterstützung durch Psychosedativa bzw. psychotherapeutische Maßnahmen sinnvoll ist. Bei allergischer Auslösung kann durch Absetzen lange bestehender Steroidmedikation die Allergenaustestung möglich werden.

Von den *blasenbildenden Dermatosen* können die Dermatitis herpetiformis Duhring sowie auch das rezidivierende Erythema exsudativum multiforme positiv beeinflußt werden, wenn auch mehr im Sinne einer unterstützenden Therapie.

Alle *Akneformen* (Akne vulgaris, Akne conglobata) eignen sich für klimatherapeutische Maßnahmen mit Solartherapie. Die strahlenreiche Jahreszeit sollte bevorzugt werden. Das Zusammenspiel von Reizklimatherapie und dermatologischer Externatherapie erwies sich als besonders positiv.

Unter den *kutanen Lymphomen* reagiert besonders die Mycosis fungoides bemerkenswert gut auf die hochalpine Klimatherapie. Lang genug bemessene klinische Klimatherapie unter besonderer Berücksichtigung der natürlichen Sonnenstrahlung führt weitgehend zur Rückbildung der prämykotischen Hauterscheinungen (Stadium I und II) und oft zum Sistieren des Juckreizes. Durch jährlich wiederholte hochalpine Klimabehandlung ist das prämykotische Stadium zu halten bzw. der Übergang in das prognostisch infauste Tumorstadium zu verzögern. Bei der Mycosis fungoides, mitunter selbst in fortgeschrittenen Stadien, sind z. B. in der Klinik Davos auffällige Besserungen und Remissionen beobachtet worden.

Natürlich sollte man Kranke mit Mycosis fungoides nicht erst dann zur Höhenklimatherapie einweisen, wenn bereits das Tumorstadium erreicht ist oder mehrere vorhergegangene intensive Röntgenbestrahlungen stattgefunden haben. Grundsätzlich läßt sich sagen: je früher das Stadium, je blander die Vorbehandlung und je früher die Einweisung zur Höhenklimatherapie, desto größer und andauernder die Erfolgsaussichten. Von 213 Kranken konnte bei 76,5% eine wesentliche Besserung gesehen werden. Die strahlungsreiche Jahreszeit sollte bevorzugt und eine Dauer von mindestens 8 Wochen nicht unterschritten werden. Leider ist die Kenntnis dieser lebensverlängernden Therapiemöglichkeit weder allgemeinmedizinisches noch gar dermatologisches Wissensgut geworden.

Bei *Melanomalignomen* und *Karzinomen der Haut* ist die Einweisung im Rahmen der Anschlußheilbehandlung nach jedem Klinikaufenthalt in Deutschland möglich. Die Inzidenz des Melanoms nimmt zweifellos zu. Therapie der Wahl ist immer noch die chirurgische Exzision. Für die Nachbehandlung auf dem Gebiet der Immun- und Chemotherapie kommen viele Varianten zur Anwendung. Die klimatische Anschlußheilbehandlung bei Patienten mit Melanomalignomen erweist sich z. B. insofern als effektiv, als häufig abgeheilte BCG-Impfnarben wieder aktiv werden. Da durch die BCG-Impfung eine Immunstimulierung angestrebt wird, erweist sich damit, daß die Klimawirkung zu einer Anregung des Immunsystems führt. Im übrigen sind die normalen Strahlenwirkungen im Hochgebirge nicht zu verwechseln mit aktinischen Schäden durch lebenslange Überdosierung von Strahlen.

Neben allgemeinmedizinischen *Kontraindikationen* zur Klimatherapie wie schweren Herz-Kreislauf-Erkrankungen, floriden Infektionskrankheiten und schweren endokrinologischen Erkrankungen gelten als Kontraindikation zur Klimatherapie aus dermatologischer Sicht die sog. Lichtdermatosen, wie phototoxische und photoallergische Reaktionen und Lichturtikaria, die polymorphen Lichtdermatosen sowie durch UV-Licht provozierbare Erkrankungen wie Erythematodes und Porphyrien.

5.4 Klinische und sozialmedizinische Beurteilung

Zu Beginn einer Reizklimabehandlung von Hautkrankheiten können leichtere Schübe auftreten, die in den meisten Fällen als Eingewöhnungsschwankungen zu gelten haben. Sie kommen aber in der Regel von Mal zu Mal seltener bzw. schwächer vor. Hier gilt, daß an die systematische Wiederholung klimatherapeutischer Aufenthalte gedacht werden sollte. Vor allem sollten Wiederholungen der Klimatherapie bei zur Chronizität neigenden Dermatosen durchgeführt werden. Wannenwetsch et al. (1989) haben Dauererfolge bzw. Langzeiterfolge der Hochgebirgsklimatherapie eindrucksvoll dargestellt. Bei der Erfassung der Arbeitsunfähigkeit betrug die Anzahl der Fehltage pro Patient und Jahr vor der Klimabehandlung 80,7, danach nur noch 42,1. Die Überprüfung der Fehlzeitdauer ergab, daß 58% aller Krankheitsfälle im Verlauf von 3 Jahren vor der Klimabehandlung langfristig (über 6 Wochen) arbeitsunfähig waren, jedoch nur 5,2% im Verlauf von 3 Jahren danach. Die Gesamtausfallzeiten beliefen sich im Durchschnitt pro Fall vorher auf 131, nach der Klimatherapie jedoch nur auf 20 Fehltage.

Nach einer Untersuchung von Duve et al. (1991) benötigten im Jahr nach einer Hochgebirgsklimatherapie in Davos die Patienten 80% weniger interne und 35% weniger externe Kortikosteroide als im Jahr vor der Klimatherapie. Während im Jahr vor der Klimatherapie nur 59% der Patienten voll arbeitsfähig waren, waren im Jahr nach der Hochgebirgsklimatherapie insgesamt 85% aller Patienten immer arbeitsfähig, was die Ergebnisse von Wannenwetsch bestätigte.

Die dermatologische Klimatherapie ist damit die umfassendste Therapie chronischer Hautkrankheiten. Neben den aktuellen Hauterscheinungen wird auch das gesamte Krankheitsbild langfristig positiv beeinflußt. Dies entspricht einem ganzheitlichen Therapiemodell und somit den modernen Erkenntnissen über die globalen Zusammenhänge von Krankheit und „Umwelt“ im weitesten Sinne.

Soll die dermatologisch-allergologische Klimatherapie bzw. Spezialbehandlung in den indizierten Klimazonen ihren berechtigten Ruf behalten, hat sie sich allerdings gegen den zunehmenden Mißbrauch dieser wichtigen therapeutischen Möglichkeit in ungeeigneten Klimabereichen zu wehren, wenn sie nicht durch unzulängliche Gegebenheiten in Mißkredit gebracht werden will.

6 Erkrankungen der Nieren und ableitenden Harnwege

Chr. Gutenbrunner

6.1 Allgemeines

Die Therapie urologischer Erkrankungen besteht meist in chirurgischen und pharmakotherapeutischen Maßnahmen. Bei chronisch-rezidivierenden Erkrankungen und funktionellen Störungen kommt aber auch der Kurortbehandlung eine große Bedeutung zu (vgl. Schultheis 1976; Gutenbrunner u. Schultheis 1995). Diese schließt auch die Rezidivprophylaxe (Metaphylaxe) ein, die insbesondere bei den Harnsteinleiden wichtig ist (Hesse et al. 1994; vgl. auch Vahlensieck 1984). Darüber hinaus gewinnt die postoperative Rehabilitation am Kurort im Rahmen sog. Anschlußheilbehandlungen zunehmend an Bedeutung (Schultheis u. Gutenbrunner 1993).

Indikationsgebiete der kurörtlichen Behandlung urologischer Erkrankungen sind v. a. chronische und rezidivierende Infekte von Nieren, ableitenden Harnwegen, Prostata und Samenblasen, Harnsteinleiden, kompensierte Nierenparenchymschäden, funktionelle Störungen und Schmerzzustände des Urogenitalsystems (Reizblase, Miktionsstörungen, Harninkontinenz u. a.) sowie Restzustände nach operativen Eingriffen (vgl. Feiber 1962; Nieth u. Baum 1962). Alle akuten Erkrankungen sowie dekompensierten Zustände stellen demgegenüber Kontraindikationen für die kurörtliche Behandlung dar. Selbstverständlich müssen auch die allgemeinen und auf andere Organsysteme bezogenen Kontraindikationen bei der urologischen Kurortbehandlung berücksichtigt werden. In der älteren Literatur werden auch Tumorleiden als Gegenanzeigen angegeben, diese Auffassung wurde aber in jüngster Zeit relativiert (s. unten).

6.1.1 Hinweise zur Diagnostik

Wie bei jeder Therapie ist eine genaue fachärztliche Diagnosestellung Voraussetzung für eine gezielte und erfolgreiche Kurortbehandlung. Sie sollte nach Möglichkeit bereits vor Beginn der Therapie, also noch am Heimatort abgeschlossen sein. Neben Anamneseerhebung und klinischer Untersuchung sind hierfür je nach Krankheitsbild auch spezielle Untersuchungen erforderlich. Diesbezüglich muß auf die urologische Fachliteratur verwiesen werden. Im Rahmen der Besprechung der einzelnen Krankheitsbilder werden dennoch kurze Hinweise gegeben. Bei Kurbeginn sollten zur Verlaufskontrolle länger zurückliegende Untersuchungen wiederholt werden, wobei in der Regel Blutbild, Blutkörperchensenkungsgeschwindigkeit, Serumelektrolyte, Kreatininblutspiegel und Urinstatus einschließlich pH-Wert gemessen werden sollten, ggf. sind auch Sonographie, Uroflowmetrie und Bestimmung der Tumormarker notwendig (vgl. Gutenbrunner u. Schultheis 1995).

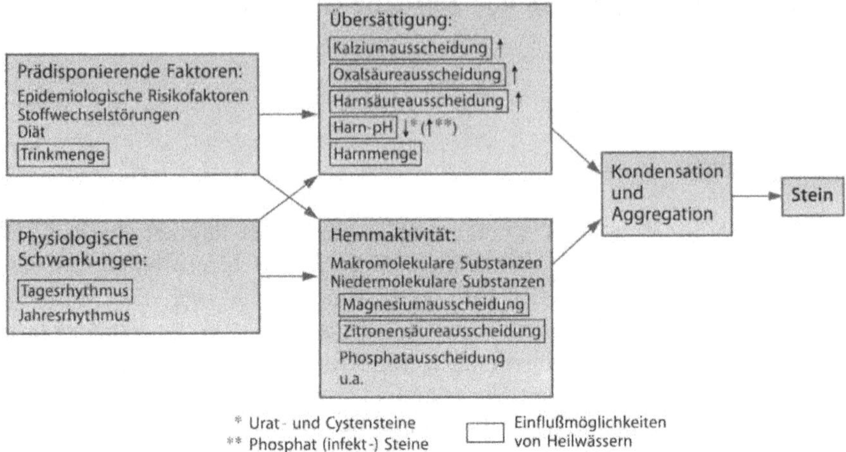

Abb. 5.6. Einflußfaktoren der Harnsteinbildung und Einflußmöglichkeiten von Heilwassertrinkkuren. (In Anlehnung an Robertson u. Peacock 1985; aus Gutenbrunner u. Hildebrandt 1994)

Eine spezielle Aufgabe der urologischen Diagnostik am Kurort stellt die Abklärung der Rezidivharnsteinbildung dar. Da sie wegen der komplizierten Zusammenhänge zwischen Ernährung und Harnzusammensetzung sowie der starken tagesrhythmischen Einflüsse auf das Harnsteinbildungsrisiko (vgl. Abb. 5.6) unter stationären oder teilstationären Bedingungen erfolgen muß, sind die Voraussetzungen in Rehabilitationskliniken günstiger als in der urologischen Praxis. Die Harnsteindiagnostik am Kurort kann eine kostengünstige Alternative zur Abklärung in Akutkliniken darstellen. Neben der Bestimmung der verschiedenen Harnstein- und Inhibitorsubstanzen (Literaturübersicht bei Vahlensieck et al. 1987) sollte die Diagnostik bei Rezidivharnsteinbildnern auch Analysen der Tagesrhythmik der Harnzusammensetzung (Literaturübersicht bei Schultheis u. Gutenbrunner 1993; Hesse et al. 1994) sowie Stoffwechselbelastungstests (Literaturübersicht bei Vahlensieck et al. 1987) umfassen. Darüber hinaus müssen evtl. ursächliche Stoffwechselstörungen ausgeschlossen werden.

6.1.2 Therapiemittel

In der Balneotherapie urologischer Erkrankungen stehen Heilwassertrinkkuren im Vordergrund, durch die einerseits eine gesteigerte Diurese und Durchspülung der Harnwege erreicht, andererseits die Harnzusammensetzung gezielt beeinflußt werden kann (Zörkendörfer 1962a; Leskovar 1976; Literaturübersicht bei Gutenbrunner u. Hildebrandt 1994). Dafür muß eine ausreichende Restfunktion der Nieren vorausgesetzt werden. Weiter kommt der Wärmebehandlung (z. B. hyperthermale Wasser- oder Peloidbäder, auch Teilbäder, vgl. S. 259ff.) zur Schmerzlinderung und Lösung von Spasmen eine große Bedeutung zu. Im Rahmen der urologischen Therapie am Kurort kommen aber auch verschiedene Verfahren der physikalischen Therapie (z. B. Elektrotherapie, lokale Wärmeapplikationen, Beckenbodengymnastik) zur Anwendung (Gutenbrunner u. Schultheis 1995). Schließlich sollte, insbesondere bei Harnsteinleiden, eine Ernährungstherapie unter Einschluß einer eingehenden Ernährungsberatung (einschließlich Trinkempfehlung!) durchgeführt werden. Da Bewegungsmangel, Übergewicht und zu geringe Trinkmengen das Risiko für einige urologische Erkrankungen, z. B. Urolithiasis, erhöhen, sollten auch eine allgemeine Bewegungstherapie und Gewichtsnormalisierung sowie eine spezielle Gesundheitserziehung erfolgen.

Die im thermoneutralen Vollbad ausgelöste Badediurese ist bei der Therapie urologischer Erkrankungen nicht relevant, da sie nur eine kurzzeitige Steigerung des Harnflusses darstellt und ohne zusätzliches Trinken von einer Phase verminderter Diurese gefolgt wird.

Auch bei urologischen Erkrankungen kommt den unspezifischen adaptiven Wirkungen der komplexen Kurbehandlung therapeutische Bedeutung zu, da dadurch verschiedene Regulations- und Abwehrvorgänge gesteigert und Funktionsgrößen normalisiert werden können (Leskovar 1970; Hildebrandt 1979b, 1985a; Gutenbrunner 1989; Gutenbrunner u. Schultheis 1995). Dabei sind auch isolierte Haustrinkkuren in der Lage, adaptive Prozesse auszulösen, die zu einer überdauernden Steigerung der renalen Ausscheidungsleistungen führen können (Hildebrandt et al. 1981b, 1982b; Literaturübersicht bei Gutenbrunner u. Hildebrandt 1994; Gutenbrunner u. Schultheis 1995). Speziell für urologische Kuren sind adaptive Normalisierungen des Stoffwechsels (Gutenbrunner u. Schultheis 1987), immunologischer Funktionen (Gilsdorf et al. 1990; Kramer et al. 1990) sowie der Uromotorik (Gutenbrunner u. Schwerte 1989) nachgewiesen. Darüber hinaus konnten Leskovar u. Meyer-Leddin (1978a, b) eine allgemeine entzündungswidrige Wirkung von Heilwassertrinkkuren belegen.

6.1.3 Hinweise zur Heilwasserdosierung

Die Dosierung der Heilwässer bei Trinkkuren muß sich nach individuellen Gegebenheiten, Indikation und dem Mineralgehalt der Heilwässer richten. Üblicherweise werden Trinkmengen zwischen 100 und 2100 ml pro Tag zugeführt (Literaturübersicht bei Gutenbrunner u. Hildebrandt 1994). Die Dosis des Heilwassers sollte unter Kontrolle der Harnmenge und des Harn-pH-Wertes den jeweiligen Erfordernissen angepaßt werden. Bezüglich der tageszeitlichen Verteilung der Heilwasserzufuhr muß folgendes beachtet werden: Wenn, wie zur Harnsteinrezidivprophylaxe, eine möglichst über 24 h gleichverteilte Diuresesteigerung Ziel der Heilwasserbehandlung ist (s. unten), so sollte möglichst gleichmäßig über den Tag verteilt getrunken werden, was auch eine abendliche Zufuhr einschließen sollte (Kukowka 1961). Hierdurch wird eine Abflachung der tagesrhythmischen Amplitude der Diurese erreicht (Gutenbrunner u. Holtz 1983; Hildebrandt et al. 1983; vgl. auch Nieth u. Baum 1962), der allgemeine Reizcharakter der Trinkkur aber gemildert (Gutenbrunner u. Hildebrandt 1994). Eine Weiterführung der Trinkkur auch nach dem Kuraufenthalt muß in diesem Falle empfohlen werden. Bei täglicher morgendlicher Zufuhr größerer Heilwassermengen (z. B. 700 ml morgens) steht die Auslösung adaptiver Reaktionen im Vordergrund der therapeutischen Effekte (Hildebrandt et al. 1983; Gutenbrunner 1984a). Diese eigentlichen Trink*kuren* sollten intermittierend (z. B. 1- bis 2mal pro Jahr) wiederholt werden.

6.2 Behandlung einzelner Krankheitsbilder

6.2.1 Chronische und rezidivierende Infekte

Bei chronischen und rezidivierenden Infekten der Nieren und ableitenden Harnwege sollten organische Störungen, insbesondere Harnabflußstörungen, und Immundefekte ausgeschlossen werden. Darüber hinaus sollte die Nierenfunktion über Bestimmungen der Konzentrationen harnpflichtiger Substanzen im Serum und Clearance-Untersuchungen geprüft werden. Zur aktuellen Diagnostik sind allgemeine Entzündungsparameter (BSG, CRP, Blutbild), mikroskopische und bakteriologische Harnuntersuchungen notwendig, wobei vor jeder Antibiotikatherapie ein Antibiogramm erstellt werden sollte (Ausnahme: interkurrente fieberhafte und aufsteigende Infekte, die eine sofortige Antibiose erfordern). Die letztgenannten Parameter dienen auch zur Therapiekontrolle.

Chronische und rezidivierende Pyelonephritiden bei ausreichender Restfunktion der Nieren sowie chronische Zystitiden können durch Trinkkuren günstig beeinflußt werden (Feiber 1962; Nieth u. Baum 1962). Zum einen kann durch die gesteigerte Diurese die Bakterienzahl gesenkt werden (Sökeland u. Jannopoulos 1976), zum anderen können auch hier spezielle Ionenwirkungen genutzt werden. So bewirken Natrium-Hydrogenkarbonat-Wässer über eine Harnalkalisierung eine Abpufferung des sauren Entzündungsmilieus sowie Schmerzstillung und können zur Schleimlösung beitragen. Bei E.-coli-Infekten ist allerdings Zurückhaltung geboten, da ein alkalisches Harnmilieu das Wachstum dieses Keims fördern kann (Kersting 1972). Eine entzündungshemmende Wirkung wird speziell Kalzium-Magnesium-Hydrogenkarbonat-Wässern zugeschrieben, die auch wegen ihrer guten diuretischen Wirkung bei Harnwegsinfekten besonders geeignet sind (Schnelle 1959; Stähler 1976). Nicht zuletzt spielt aber auch die Steigerung der Abwehr durch die adaptiven Umstellungen der komplexen Kurbehandlung bei der Therapie chronischer Harnwegsinfekte eine nicht unerhebliche Rolle (Gilsdorf et al. 1990; Kramer et al. 1990).

Je nach Antibiogramm kann auch eine antibiotische Therapie mit Trinkkuren kombiniert werden, wobei synergistische Effekte der Heilwässer bekannt sind (Feiber 1962; 1973). Wegen der Gefahr von Pilzinfektionen sollte eine längerdauernde Antibiotikabehandlung allerdings vermieden werden (Gutenbrunner u. Schultheis 1995). Bei banalen Zystitiden sollte, wenn keine Abflußhindernisse vorliegen, zunächst eine alleinige Trinkkurbehandlung durchgeführt werden, und erst wenn dadurch keine Keimfreiheit erzielt werden kann, sollten antibiotisch wirksame Medikamente eingesetzt werden.

Eine weitere Indikation für Bäder- und Klimakuren stellt die Urogenitaltuberkulose dar (Feiber 1962; Karcher 1964), wobei floride Stadien davon ausgenommen bleiben müssen. Neben der spezifischen medikamentösen Behandlung kommen Trink- und Badekuren sowie v. a. auch Klimakuren im Höhenklima in Frage (Hildebrandt 1980c).

6.2.2 Chronische Nierenparenchymschäden

Auch bei chronischen Nierenparenchymschäden wurde über günstige Effekte der balneologischen Therapie berichtet. So beschrieben Baum u. Zipp (1964) gute Erfolge von kombinierten Trink- und Badekuren (CO_2-Bäder) in bezug auf die funktionelle Komponente der Niereninsuffizienz. Der Nierenplasmastrom verbesserte sich hierbei v. a. bei den Patienten mit ungünstigen Ausgangswerten, während die glomeruläre Filtration unbeeinflußt blieb. Obwohl bei diesen Ergebnissen offen bleiben muß, auf welchen Kurfaktor sie zurückzuführen sind, kann ein kurörtliches Heilverfahren bei eingeschränkter Nierenfunktion durchaus empfohlen werden. Akute und dekompensierte Zustände sind davon selbstverständlich ausgenommen. Vor der Therapie und zur Verlaufskontrolle sollte die Nierenfunktion fortlaufend überprüft werden (vgl. Gutenbrunner u. Schultheis 1995).

6.2.3 Harnsteinleiden

Allgemeines (s. Tabelle 6.13)
Harnsteine treten in Mitteleuropa mit einer Prävalenz von 4% auf und haben je nach Steinart eine Rezidivrate von 50–100%. Daher ist es wesentliches Ziel der Kurortbehandlung, eine Rezidivprophylaxe einzuleiten. Darüber hinaus ist eine adaptive Normalisierung zugrundeliegender Stoffwechselstörungen möglich. Voraussetzung für eine gezielte und erfolgreiche Harnsteinmetaphylaxe ist die Kenntnis des Harnsteintyps sowie von evtl. zugrundeliegenden Stoffwechselstörungen. Am häufigsten kommen Kalzium-Oxalat-Steine vor, gefolgt von den Urat- und Phosphatsteinen (Tabelle 5.13). Dabei ist nur etwa 1/3 aller Harnsteine monomineralisch, den Rest stellen Mischsteine dar. Die Lokalisation betrifft in 97% aller Fälle Nieren und Harnleiter; nur 3% aller Harnsteine liegen in Blase und Harnröhre (Hesse et al. 1994). Es gelten folgende Grundsätze zur Harnsteinmetaphylaxe (nach Nieth u. Baum 1962):

- Allgemeinmaßnahmen: Gewichtsnormalisierung, Bewegungstherapie;
- Verminderung der Konzentration lithogener Harnbestandteile (spezifisches Gewicht unter 1,012) durch Steigerung der Diurese (Harnmenge über 2500 ml/Tag) einschließlich Minderung der nächtlichen Diuresehemmung;
- Verminderung der Harnausscheidung steinbildender Substanzen durch Diät und Trinkkuren (z. B. Oxalsäure, Kalzium);

Tabelle 5.13. Harnsteintypen, ihre Häufigkeit und Mineralnamen, Milieu der Steinbildung sowie spezielle Empfehlungen zu Heilwassertrinkbehandlung und Diät (*unten*)

Chemische Steinzusammensetzung	Kalziumoxalat	Harnsäure	Magnesium-Ammonium-Phosphat	Kalzium-Phosphat und Kalzium-Karbonat	Zystin	Xanthin	Ammoniumurat	Dihydroxyadenin
Mineralnamen	Whewellit Weddellit	Uricit	Struvit	Dahallit Brushit				
Häufigkeit (Hauptbestandteil)	65,4%	15,4%	6,6%	4,8% bzw. 1,0%	0,4%	sehr selten	0,5%	extrem selten
Milieu der Steinbildung		sauer	alkalisch	sauer oder alkalisch	sauer	sauer	alkalisch	
Angestrebter Harn-pH-Wert	pH 6,5–7,0	pH > 6,8	pH < 6,2	je nach pH	pH > 7,0	pH > 6,8	pH < 6,5	
Indizierte Heilwassertypen	Ca–Mg–HCO_3-Wässer (Ca:Mg < 2,15:1, HCO_3 >1300 mg/l, Mg > 300 mg/d)	Na–HCO_3-Wässer (HCO_3 > 1300 md/l)	Ca–SO_4-Wässer (SO_4 >1300 mg/l, HCO_3 < 500 mg/l) Ca–Cl-Wässer, CO_2–Wässer	Na–HCO_3-Wässer oder Na-SO_4-Wässer (je nach Harn-pH) CO_2-Wässer	Na–HCO_3-Wässer (HCO_3 > 2000 mg/l)	Na–HCO_3-Wässer (HCO_3 > 1300 mg/l)	SO_4-Wässer (SO_4 > 1300 mg/l, HCO_3 < 500 mg/l)	CO_2-Wässer
Empfohlene Diät	Kalziumarm, oxalsäurearm, ballaststoffreich	Purinarm	Mischkost	Kalziumarm	Proteinreduziert (z. B. vegetarisch)	Mischkost	Purinarm	Purinarm
Bemerkungen	Abklärung evtl. Absorptionsstörungen	ggf. Therapie der Hyperurikämie	Behandlung der Harnwegsinfekte	ggf. Behandlung der Harnwegsinfekte	Genetische Disposition	Behandlung der Harnwegsinfekte	ggf. Behandlung der Harnwegsinfekte	Allopurinolbehandlung

- Steigerung der Harnausscheidung inhibitorischer Substanzen durch Trinkkuren (z. B. Magnesium, Zitronensäure);
- Verbesserung der Löslichkeit steinbildender Substanzen durch Beeinflussung des Harnmilieus;
- Bekämpfung von Harnwegsinfekten.

Balneotherapeutische Maßnahmen, insbesondere Trinkkuren sind bei kleinen abgangsfähigen Konkrementen, Sedimenturien und zur Rezidivprophylaxe nach operativer Steinentfernung (Lithotripsie) indiziert. Voraussetzungen für einen Therapieerfolg sind eine vorhergehende Korrektur evtl. vorhandener Abflußhindernisse sowie eine Therapie evtl. Stoffwechselstörungen, falls die Steinbildung ursächlich mit ihnen in Zusammenhang steht (z. B. Kalziumsteinbildung bei Hyperparathyreoidismus, Uratsteine bei Hyperurikämie) (vgl. auch Karcher 1964; Hering u. Schneider 1986). Die Tatsache, daß Harnsteine bei Übergewicht und sitzender Lebensweise häufiger vorkommen, unterstreicht die Bedeutung, die einer Gewichtsreduktion durch entsprechende Diät sowie einer dosierten Bewegungstherapie beizumessen ist (Terhorst 1986).

Diagnostisch müssen neben bildgebenden Verfahren somit v. a. Stoffwechsel- und Harnanalysen durchgeführt werden, wobei neben den häufiger vorkommenden Störungen wie Hyperurikämie, Hyperparathyreoidismus, hyperresorptive Hyperkalziurie auch an seltenere Stoffwechselstörungen (Zystinurie, Adenin-Phosphoribosyl-Transferase-Mangel, Xanthinoxydasemangel) gedacht werden muß. Weiter sollten Harnwegsinfekte mit Keimanalyse wegen eines möglicherweise ursächlichen Zusammenhangs mit der Harnsteinbildung ausgeschlossen werden. Zur Differenzierung von Absorptionsstörungen lithogener Substanzen im Darm stehen verschiedene Belastungstests zur Verfügung, die unter standardisierter Diät durchgeführt werden müssen (Literaturübersicht bei Vahlensieck et al. 1987). Selbstverständlich sollte vor jeder höher dosierten Trinkkur eine Nierenfunktionsprüfung erfolgen.

Zur Therapiekontrolle müssen Messungen von Harn-pH und -dichte sowie Keimzahlbestimmungen im Urin engmaschig erfolgen. Wegen der nächtlichen Diuresehemmung (Minors et al. 1978; Touitou u.Haus 1992), die infolge der Konzentrationssteigerung lithogener Harnbestandteile ein stark erhöhtes Steinbildungsrisiko bedeutet (Vahlensieck et al. 1982; Hildebrandt et al. 1983) sollten die Kontrollen des spezifischen Harngewichts als Tagesprofil mit Beurteilung des Nachturins erfolgen. Dies gilt auch für die Messung des Harn-pH-Wertes, der ebenfalls starken tagesrhythmischen Schwankungen mit Azidosetendenz in der Nacht unterliegt.

Ein wesentliches Ziel der Therapie und Rezidivprophylaxe von Harnsteinen besteht in der Steigerung der Diurese (Harnmenge über 2,5 l/d), was allein schon durch die Flüssigkeitszufuhr im Rahmen von Trinkkuren erreicht werden kann (Tagesgesamttrinkmengen 2,3–3,0 l/d). Dadurch kann einerseits ein weiteres Steinwachstum wirksam bekämpft werden (vgl. Terhorst 1986), andererseits können kleine Konkremente abgetrieben werden (Markiewicz et al. 1982). Auch die begleitenden Entzündungen werden v. a. durch den Spül-

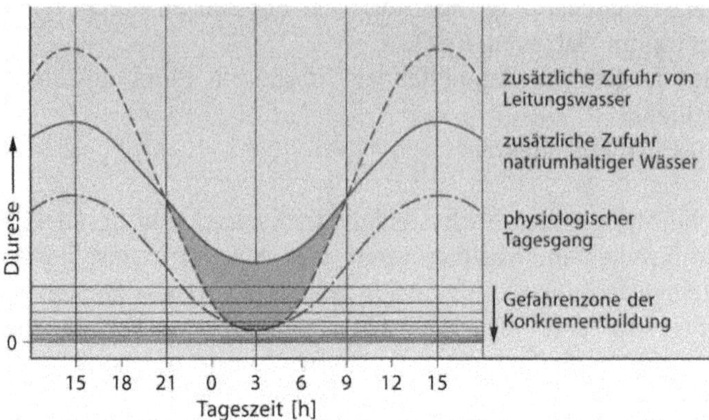

Abb. 5.7. Schematische Darstellung der tagesrhythmischen Schwankungen der Diurese unter normalen Bedingungen, unter zusätzlicher Leitungswasserzufuhr und bei Hemmung der Tagesausscheidung mit kompensatorischer Steigerung der Nachtausscheidung unter Zufuhr natriumhaltiger Heilwässer. (Nach Gutenbrunner u. Hildebrandt 1986)

effekt, aber auch durch spezifische Ionenwirkungen (Kalzium) erheblich gebessert (vgl. Leskovar 1976; Markiewicz et al. 1982).

Die diuretische Therapie zur Harnsteinrezidivprophylaxe darf nicht nur auf eine starke Sofortdiurese abzielen, sondern muß eine Steigerung der nächtlichen Diurese einschließen. Dazu sind natriumhaltige Mineralwässer besonders geeignet, da der durch den Natriumgehalt bedingten Sofortretention unmittelbar nach dem Trinken eine Spätphase mit gesteigertem Harnfluß folgt, was einer Abflachung der tagesrhythmischen Amplitude der Harnausscheidung gleichkommt (Abb. 5.7) (Gutenbrunner u. Holtz 1983; Hildebrandt et al. 1983; Gutenbrunner et al. 1984). Auf eine möglichst gleichmäßige tageszeitliche Verteilung der Trinkportionen bei dieser Indikation wurde bereits hingewiesen (s. S. 653).

Im einzelnen zielt also eine Trinkkur zur Harnsteinmetaphylaxe auf folgende Veränderungen der Harnzusammensetzung, wobei das Heilwasser je nach Harnsteintyp ausgewählt werden muß (s. Tabelle 5.13, S. 656):

- Harnverdünnung durch Steigerung der Diurese (Ziel: spezifisches Gewicht im Morgenurin unter 1012; Terhorst 1986),
- Einstellung des Harn-pH-Wertes auf den optimalen Bereich (vgl. Hesse et al. 1994),
- Verminderung der Ausscheidung lithogener Harnbestandteile,
- Steigerung der Ausscheidung inhibitorischer Substanzen.

Kalziumoxalatsteine (Whewellit, Weddelit)

Ziel der Metaphylaxe bei den am häufigsten vorkommenden Kalzium-Oxalat-Harnsteinen ist neben der Harnverdünnung eine niedrige Ausscheidung von Kalzium, Oxalat und Harnsäure sowie eine Steigerung der inhibitorisch wirkenden Harnkonzentration von Zitrat und Magnesium. Der Harn-pH-Wert sollte auf den Bereich zwischen 6,5 und 7,0 eingestellt werden (Hesse et al. 1994). Dazu eignen sich v. a. Kalzium-Magnesium-Hydrogenkarbonat-Heilwässer, für die die folgenden Wirkungen nachgewiesen sind:

- Verminderung der Oxalsäureausscheidung im Urin durch Hemmung der intestinalen Oxalsäureabsorption (Futterlieb et al. 1985; Gutenbrunner et al. 1989),
- Steigerung der Magnesiumkonzentration im Harn, insbesondere in der Nacht (Gutenbrunner 1988a) (vgl. S. 376),
- Steigerung der Zitratkonzentration im Harn als Folge der pH-Anhebung („non-ionic-diffusion", vgl. S. 365),
- Anhebung des Harn-pH-Wertes auf Werte zwischen 6,5 und 7,2 (Literaturübersicht bei Gutenbrunner u. Hildebrandt 1994) (vgl. S. 366).

Die Erhöhung der Kalziumausscheidung im Urin nach Zufuhr von Kalzium-Magnesium-Hydrogenkarbonat-Heilwässern ist nur gering ausgeprägt, so daß wegen der gleichzeitigen Diuresesteigerung die resultierende Kalziumkonzentration im Harn im Mittel unterhalb der Werte ohne Trinkkur liegt (Gutenbrunner u. Petri 1985). Darüber hinaus wird die nächtliche Urinkalziumkonzentration nachweislich nicht angehoben (Gutenbrunner 1988a). Geeignete Heilwässer sollten ein Kalzium-Magnesium-Verhältnis unter 2,5:1 aufweisen (Schultheis u. Schultheis 1988; vgl. auch Kuzel u. Krizek 1979; Markiewicz et al. 1982; Krizek et al. 1983) und einen Hydrogenkarbonatanteil von über 1300 mg/l besitzen. Als tägliche Magnesiumzufuhr werden 300 mg empfohlen (Hammarstein 1937). Harn-pH-Wert und Zitronensäureausscheidung können auch durch Natrium-Hydrogenkarbonat-Heilwässer angehoben werden. Bei hyperresorptiver Hyperkalziurie sollten kalziumhaltige Heilwässer allerdings nicht gegeben werden.

Diätetisch steht, insbesondere bei Kalziumhyperresorption, die Kalziumrestriktion im Vordergrund (Hering u. Terhorst 1986), zumal wegen der starken endogenen Oxalsäurebildung eine Beeinflussung der Oxalsäureausscheidung diätetisch nur begrenzt möglich ist (Sökeland 1987). Dennoch sollten oxalsäurereiche Lebensmittel vermieden werden. Da Kalzium-Oxalat-Steine häufig auch Urate enthalten, sollte die Diät darüber hinaus purinarm sein. Schließlich wird bei Kalzium-Oxalat-Steinen eine ballaststoffreiche Diät empfohlen (Hesse et al. 1994).

Harnsäuresteine (Uricit)

Die Harnsäureausfällung ist außer vom spezifischen Harngewicht und der Harnsäurekonzentration stark vom Harn-pH-Wert abhängig. Die Harnsäurelöslichkeit ist im sauren Milieu besonders gering, während bei einem Harn-pH über 6,8 die Harnsäure zu über 90% in ihrer dissoziierten, also löslichen Form vorliegt (Hesse u. Bach 1982). Bei Harnsäuresteinen sind daher neutralisierende bzw. alkalisierende Heilwässer indiziert. Geeignet sind v. a. Wässer mit einem Hydrogenkarbonatgehalt von über 1300 mg/l (s. Tabelle 6.13, S. 656). Zur Anhebung des pH-Wertes im Nachtharn sollte unbedingt auch eine zusätzliche abendliche Trinkportion (vor dem Schlafengehen) genom-

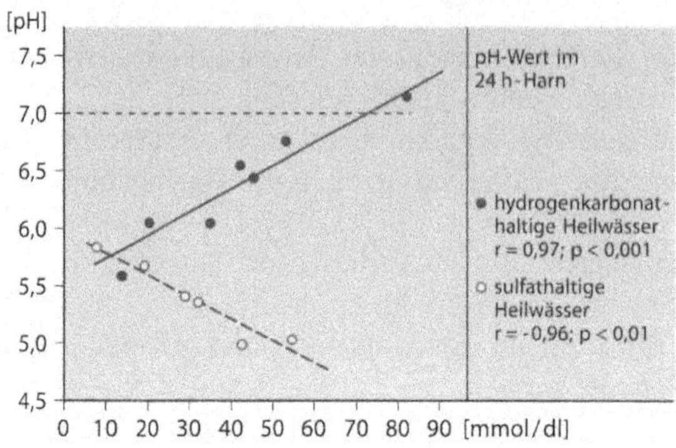

Abb. 5.8. Mittlere pH-Werte im 24-h-Harn nach Zufuhr hydrogenkarbonat- und sulfathaltiger Heilwässer unterschiedlicher Konzentration. (Nach Daten von Krizek u. Sadilek 1985; aus Gutenbrunner u. Hildebrandt 1994)

men werden. Diätetisch sollten purinreiche Lebensmittel (insbesondere Innereien und verschiedene Meeresfrüchte) vermieden werden (Hering 1986; Hesse et al. 1994). Geeignet ist z. B. die sog. ovolaktovegetabile Kost.

Magnesium-Ammonium-Phosphat-Steine („Infektsteine", Struvit)

Magnesium-Ammonium-Phosphatsteine entstehen v. a. durch bakterielle Zersetzungsprodukte bei chronischen Harnwegsinfekten (Infektsteine). Sie wachsen bevorzugt im alkalischen Milieu (Hesse et al. 1994). Dieses mit einer besonders hohen Rezidivquote behaftete Steinleiden kann durch Trinkkuren einerseits wegen ihrer entzündungshemmenden und bakterienausschwemmenden Wirkung (Leskovar 1976; Sökeland u. Jannopoulos 1976) günstig beeinflußt werden. Zum anderen kann eine Harnansäuerung einem Steinwachstum entgegenwirken. Dies gelingt v. a. mit Kalzium-Sulfat-Heilwässern, wobei der Harn-pH-Wert in linearer Abhängigkeit mit steigender Sulfatkonzentration abnimmt (Abb. 5.8) (Krizek u. Sadilek 1985). Er sollte auch am Tage den Wert von 6,2 nicht übersteigen. Weiter werden einfache Säuerlinge und Kalzium-Chlorid-Wässer zur Diuresesteigerung empfohlen (Leskovar 1976; Terhorst 1986). Säuerlinge beeinflussen den Harn-pH-Wert allerdings nicht wesentlich (Günther et al. 1968b; Leskovar 1976). Der Hydrogenkarbonatgehalt des Heilwassers sollte unter 500 mg/l betragen. Selbstverständlich müssen zugrundeliegende Harnwegsinfekte konsequent (auch antibiotisch) behandelt werden.

Kalzium-Phosphat- und Kalzium-Karbonat-Steine (Dahllit, Brushit)

Kalzium-Phosphat- und Kalzium-Karbonat-Harnsteine können im alkalischen (meist infizierten) aber auch im sauren (sterilen) Harn auftreten (vgl. Karcher 1964; Hesse et al. 1994). Sie sind zu einem hohen Prozentsatz Mischsteine. Je nach Entstehungsmechanismus und Urin-pH-Wert sollten alkalisierende Natrium-Hydrogenkarbonat- oder ansäuernde Natrium-Sulfat-Heilwässer zur Trinkkur verwendet werden (vgl. Abb. 5.8). Heilwässer mit Kalziumkonzentrationen über 150 mg/l sollten vermieden werden.

Zystinsteine

Ursache für eine Zystinsteinbildung ist in der Regel eine Zystinurie, bei der die Zystinkonzentration im Urin über der Sättigungskonzentration liegt. Da die diätetische Reduktion der Zystinausscheidung unsicher ist (Hautmann 1986), stehen hier die Bemühungen um eine Steigerung der Löslichkeit therapeutisch im Vordergrund. Dies kann sowohl über eine Vergrößerung des Harnvolumens über 24 h als auch eine Harnalkalisierung mit Werten von über 7,0 erreicht werden (Hautmann 1986). Eine solche ist nur mit höher konzentrierten Natrium-Hydrogenkarbonat-Heilwässern möglich (HCO_3-Gehalt über ca. 2000 mg/l). Diätetisch empfiehlt sich eine proteinreduzierte, nicht zu kochsalzreiche Kost (z. B. vegetarisch) (Hesse et al. 1994).

Weitere seltene Harnsteinarten

Xanthinsteine kommen nur selten vor und sollen daher hier nur am Rande erwähnt werden. Da Xanthin Endprodukt des Purinstoffwechsels ist und, wie die Harnsäure, im sauren Milieu ausfällt (Karcher 1964), entspricht die Xanthinsteinprophylaxe bezüglich Trinkkur und Diät der bei Harnsäuresteinen (s. S. 659).

Ammonium-Urat-Steine wachsen im Gegensatz zu Harnsäuresteinen erst ab pH-Werten über 6,5 (Hesse et al. 1994), so daß neben der Senkung der Harnsäureausscheidung insbesondere eine Harnansäuerung angestrebt wird (z. B. durch sulfathaltige Heilwässer). Auch bei diesem Harnsteintyp ist die Bekämpfung von Harnwegsinfekten wichtig.

Dihydroxyadeninharnsteine kommen nur sehr selten vor und bedürfen einer spezifischen Behandlung (Allopurinol). Zur Steigerung der Harnmenge kommen Trinkkuren mit CO_2-haltigen Heilwässern in Frage.

6.2.4 Prostata- und Adnexerkrankungen

Die *chronische Prostatitis* kann durch eine kurörtliche Therapie beeinflußt werden, wobei zu beachten ist, daß bei dieser Erkrankung nur in ca. 30% der Fälle ein Infekt zugrundeliegt, weitere 30% anorektale Ursachen haben und die übrigen Fälle ein sog. psychovegetatives Urogenitalsyndrom darstellen (vgl. Sökeland 1987). Therapeutisch stehen v. a. unspezifische Wirkkomponenten der Trink- und Badekuren wie auch des Milieuwechsels im Vordergrund (Feiber 1962), ggf. muß aber auch eine gezielte Behandlung von Infekten der Harnwege erfolgen (Nieth u. Baum 1962). Die Behandlung besteht darüber hinaus in Thermal- und Moorsitzbädern, deren Wirksamkeit allerdings unterschiedlich beurteilt wird (Feiber 1962; Stähler 1976). Auch feuchtwarme Auflagen und Wickel sowie Dampfsitzbäder und sog. Prostataduschen werden empfohlen (Feiber 1970; Sökeland 1987; Gutenbrunner u. Schultheis 1995). Schließlich bietet die Kurortbehandlung günstige Voraussetzung für eine Psychotherapie, die ggf. am Heimatort fortgesetzt werden muß (vgl. S. 678).

Bei der *benignen Prostatahyperplasie* müssen zunächt Tumoren ausgeschlossen werden. Während die strukturelle Hyperplasie durch balneothera-

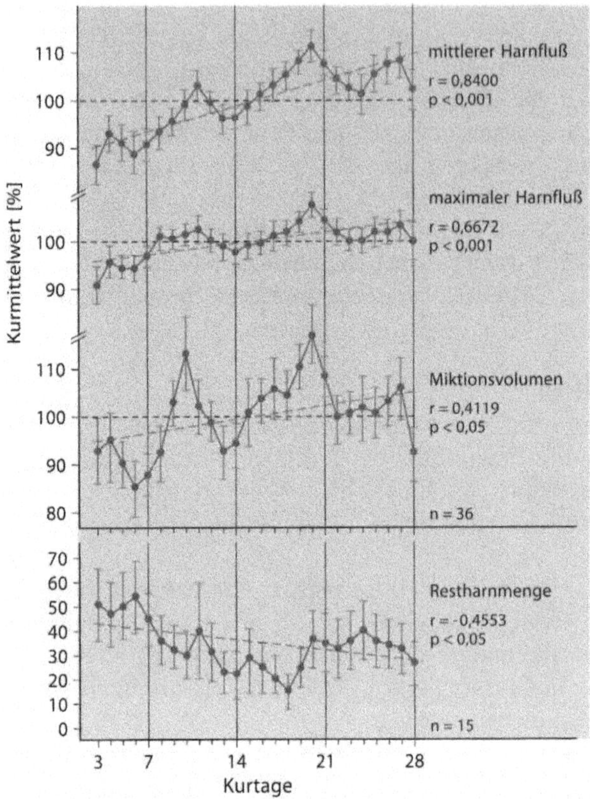

Abb. 5.9. Mittlere Kurverläufe der angegebenen Parameter des Uroflow während vierwöchiger komplexer Kurbehandlung einschließlich Trinkkur. *Ordinate* in Prozent der individuellen Kurmittelwerte. *Klammern* kennzeichnen die Bereiche der mittleren Fehler der Mittelwerte, die *Geraden* sind Regressionsgeraden. (Nach Gutenbrunner u. Schwerte 1989)

peutische Maßnahmen naturgemäß nicht beeinflußt werden kann, können durch eine komplexe vegetativ umstimmende Balneotherapie unter Einschluß von Trinkkuren (z. B. mit Kalzium-Magnesium-Hydrogenkarbonat-Heilwässern) die funktionellen Anteile mit vermindertem Harnfluß und gesteigerter Restharnmenge gebessert werden (Abb. 5.9). So sind adaptive Normalisierungen von Miktionsdauer und maximalem Harnfluß, Steigerungen von mittlerem und maximalem Harnfluß sowie des Miktionsvolumens mittels Uroflowmetrie nachgewiesen (Gutenbrunner u. Schwerte 1989). Darüber hinaus können Miktionsdauer und Restharnmenge signifikant gesenkt werden. Die Kurverläufe wiesen dabei entsprechend der Charakteristik funktioneller Adaptationsverläufe zirkaseptan- bzw. zirkadekanperiodische Verläufe auf.

6.2.5 Harninkontinenz

Bei der Kurortbehandlung der Harninkontinenz stehen krankengymnastische Beckenbodenübungen im Vordergrund (Gutenbrunner u. Schultheis 1995). Hierbei werden v. a. der M. sphincter externus und die umgebende Beckenbodenmuskulatur trainiert. Beckenbodenübungen werden in der Regel in Rückenlage durchgeführt und bestehen in isometrischen Anspannungen der Bauch- und Beckenbodenmuskulatur. Es werden aber auch Hockerübungen in sitzender Position durchgeführt (Maas 1989). Je nach Inkontinenztyp kommen zusätzlich verhaltensregulierende Maßnahmen und Elektrotherapie in Betracht (Gutenbrunner u. Schultheis 1995). Auch die adaptive Normalisierung der vegetativen Regulation durch die komplexe Reizkonstellation und Entspannungseffekte spielt therapeutisch eine Rolle. Ob auch bei Inkontinenz eine adaptive Normalisierung der Miktionsfunktion eintritt, ist bisher allerdings nicht sicher nachgewiesen (vgl. hierzu Gutenbrunner u. Schwerte 1989).

6.2.6 Tumorerkrankungen und postoperative urologische Rehabilitation

In älteren Lehrbüchern der Balneologie und medizinischen Klimatologie werden Tumorerkrankungen als Kontraindikation der Kurortbehandlung genannt. Heute werden Patienten mit urologischen Tumoren im Rahmen sog. Anschlußheilbehandlungen (vgl. S. 750) nach der operativen oder medikamentösen Tumortherapie in kurörtlichen Rehabilitationkliniken behandelt. Die Therapie erstreckt sich dabei auf milde vegetativ umstimmende Reize (z. B. Mittelgebirgsklima, Wärmeanwendungen, Wannenbäder, Trinkkuren, allgemeine Gymnastik), Verhaltensschulung (z. B. Stomatraining) und onkopsychologische Betreuung (Gutenbrunner u. Schultheis 1995). Für eine solche Behandlung, die insbesondere auf eine Verbesserung der Lebensqualität zielt, sind Steigerungen des subjektiven Befindens speziell auch bei Patienten nach urologischen Operationen nachgewiesen (Schultheis u. Gutenbrunner 1991, 1993).

6.3 Klinische und sozialmedizinische Beurteilung

Der Erfolg der kurörtlichen Behandlung kann generell durch Nachuntersuchungen der Symptomatologie, durch systematische Befindenserhebungen während und nach der Therapie sowie durch sozialmedizinische Beurteilungen erfolgen. Wie in anderen Fachgebieten bestehen aber auch in der Urologie diesbezüglich große Forschungslücken. Immerhin konnte Gercke (1977) für 2 Jahre nach urologischen Kuren Reduktionen der Arbeitsunfähigkeitstage bis zu 65% nachweisen. Auch die Häufigkeit von Frühberentungen war bei ehemaligen Kurpatienten deutlich niedriger als bei einem entsprechenden Vergleichskollektiv (vgl. Schultheis u. Gutenbrunner 1987). Für chronisch-rezidivierende Harnwegsinfekte sind signifikante Rückgänge der Rezidivrate er-

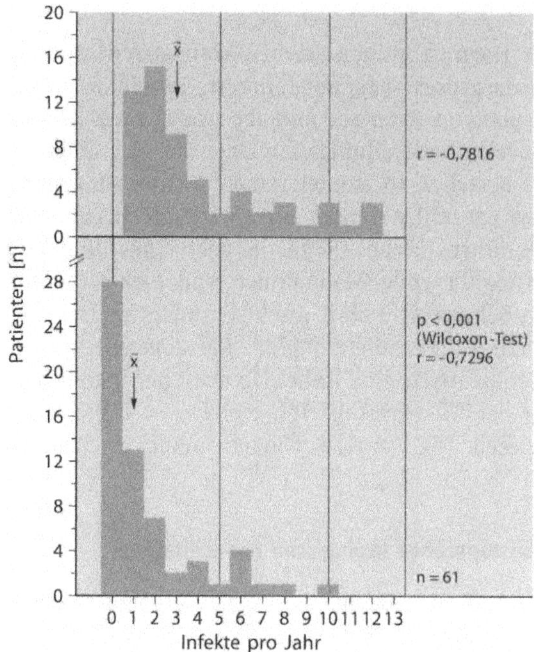

Abb. 5.10. Häufigkeitsverteilungen der Harnwegsinfektrezidive bei Patienten mit chronisch-rezidivierenden Harnwegsinfekten im Jahr vor (*oben*) und im Jahr nach (*unten*) komplexen stationären Kuren. (Nach Kramer et al. 1990)

wiesen (Abb. 5.10) (Kramer et al. 1990). Bei Harnsteinpatienten ist bekannt, daß die Rezidivrate durch eine konsequente Metaphylaxe von 50–100% auf 10–15% gesenkt werden kann (Hesse 1993; Hesse et al. 1994). Die letztgenannten Erhebungen beziehen sich allerdings nicht speziell auf die kurörtliche Therapie.

7 Neurologische und psychiatrische Erkrankungen

E. A. Zysno, W. Amelung und Chr. Gutenbrunner

7.1 Neurologische Erkrankungen

7.1.1 Allgemeine Vorbemerkungen

Nosologisch werden unter diesem Begriff die organischen Erkrankungen des zentralen, peripheren oder vegetativen Nervensystems subsumiert, die eine definierte klinische Symptomatik aufweisen oder zu neurophysiologisch nachweisbaren Korrelaten bzw. pathologisch veränderten morphologischen Substraten führen (Zysno 1972). Oft werden auch neurologisch imponierende Erkrankungen im Vordergrund stehen, die als Rest- oder Folgeerkrankungen nach neurochirurgischen Eingriffen, bei internen oder ophthalmologischen Erkrankungen auftreten. Psychosomatische bzw. neurotische Erkrankungen sowie psychopathologische Veränderungen, wie sie in der Traumatologie als sog. Durchgangssyndrome bekannt sind, sind zwar oft mit organischen Syndromen eng verkettet, was auch für Geschwulstkrankheiten oder Entmarkungsprozesse bekannt ist, werden aber getrennt abgehandelt (vgl. S. 672 ff.).

Der besondere Stellenwert von Balneotherapie und Kurortbehandlung im Behandlungsplan neurologischer Erkrankungen liegt im Bereich der Frührehabilitation oder der Anschlußheilbehandlung. Umfassende Rehabilitation kann sicher nicht nur auf den rein medizinischen Sektor begrenzt werden, sondern muß die psychosozialen, beruflichen und ökonomischen Faktoren mitberücksichtigen (Ott 1964; Zysno 1973). Heilbäder und Kurorte mit ortsgebundenen Heilmitteln haben dabei durch die Kombinationsmöglichkeit von differenzierten physikalisch-medizinischen bzw. balneologisch-klimatherapeutischen Maßnahmen mit aktivierender Motivierung ein besonderes Gewicht.

7.1.2 Wirkungsmöglichkeiten der Bäder- und Klimatherapie

Unter den balneotherapeutischen Maßnahmen ist bei der Behandlung neurologischer Erkrankungen das *Bewegungsbad* von besonderer Bedeutung. Die vom spezifischen Gewicht des Bademediums abhängende hydrostatische Druckwirkung, die gleichzeitig den Auftrieb erzeugt, bietet eine optimale Voraussetzung für die Bewegungstherapie im Wasser. Hinzu kommen die Einflüsse auf die Wärmeregulation durch den gegenüber Luft größeren Wärmeaustausch mit dem Körper sowie die größere Wärmekapazität des Wassers. Dabei ist insbesondere die Verminderung eines erhöhten Muskeltonus therapeutisch bedeutsam. Hinzu kommen die Effekte der im Bademedium gelösten chemischen Bestandteile, die weitere Reize für das vegetative Nervensystem darstellen und über die Sinnesrezeptoren der Haut Rückwirkungen auf Durchblutung und Gesamtkreislauf haben (vgl. S. 279 ff.). Wegen des stärkeren Auftriebs werden für die Behandlung im Bewegungsbad Solebäder bevorzugt. Zur Herabsetzung des peripheren Kreislaufwiderstandes wären allerdings auch Kohlensäurebäder sinnvoll. Auch in der Balneotherapie der neurologischen Erkrankungen wird im wesentlichen das Prinzip der iterativen Reiz- und Übungsbehandlung benutzt. Dadurch lassen sich körpereigene Reaktionen provozieren, deren Zeitbedarf eine kurmäßige Anwendung dieses therapeutischen Prinzips voraussetzt (Günther u. Jantsch 1982; Zysno 1983).

Bei allen funktionellen Störungen ist die iterative Übungstherapie geeignet, die Funktionsordnungen zu bessern bzw. wiederherzustellen. Daraus ergibt sich zugleich, daß unmittelbar nach Ablauf der akuten Erkrankungsphasen bessere Erfolge durch die Balneotherapie zu erwarten sind, als wenn bereits eine Chronifizierung gebahnt ist.

Grundsätzlich wird sich die Anwendung von Bäder- und Klimakuren am Schweregrad und an der zeitlichen Dauer der neurologischen Erkrankungen orientieren müssen. Bestimmte neurologische Erkrankungen bzw. Erkrankungsphasen sind daher für eine Rehabilitation in Heilbad und Kurort besonders geeignet (vgl. Lapp u. Ott 1962).

7.1.3 Indikationen

Ein wichtiger Indikationsbereich der Bäder- und Klimabehandlung betrifft die zentralen und peripheren Nervenläsionen traumatischer Genese, Neuro- und Myopathien nach Abklingen der akuten Phase sowie die chronisch-entzündlichen Erkrankungen des peripheren und zentralen Nervensystems. Nach dem Zurücktreten der Erkrankungshäufigkeit an Poliomyelitis und ihren Folgeerscheinungen gehören im Kindesalter die spastischen Zerebralparesen nach Geburtstrauma und bei angeborenen Defekten zu den wichtigsten Indikationen. Auch die Rehabilitation nach neurologischen Operationen, z. B. bei Restparesen oder schmerzhaften Folgezuständen nach Bandscheibenvorfall, ist eine Indikation der kurörtlichen Behandlung. Weitere Anzeigen sind die neurologischen Sekundärerkrankungen bei spondylogener, rheumatischer oder vasogener Ätiologie.

7.1.4 Behandlung

Bei den mit Wirbelsäulenerkrankungen im Zusammenhang stehenden *Störungen des Muskel- und peripheren Nervensystems* kann nach Abklingen des akuten Reizzustandes eine Bäder- und Klimabehandlung von ausschlaggebender Bedeutung sein (Mucha 1984; Zysno 1984). Dies gilt besonders für das Zervikalsyndrom und für das Lumbalsyndrom. Bei diesen Erkrankungen muß auch die physikalische Behandlung der jeweiligen Jahreszeit und Wetterlage angepaßt werden. Kaltreize sind im Winter, im Frühjahr und bei starkem Wetterwechsel weniger intensiv anzuwenden als in ausgeglichenen Sommer- und Herbstmonaten. Bei dieser i. allg. besonders labilen Patientengruppe soll nach einer mehr oder weniger anstrengenden Bade- und Klimakur zu Hause, wenn eine „Nachkur" nicht möglich war, eine Zeitlang keine intensive physikalische Therapie durchgeführt werden. Manche der Badekur zugeschriebenen Mißerfolge beim Lumbalsyndrom usw. beruhen darauf, daß der Patient im Heilbad zu stark belastet wurde. Häufig kommt es zu Bäder- und Kurreaktionen (vgl. S. 107 ff.), bei deren Auftreten die physikalische Therapie in der Regel eingeschränkt und ggf. durch medikamentöse Behandlung ersetzt werden muß. In frischen Fällen werden Wildwässer, Radon- und auch Solebäder empfohlen. Später kommen auch Schwefel- und Jodbäder in Frage. Schwach kohlensäurehaltige Thermen sind wegen ihrer Kreislaufwirkungen ebenfalls geeignet. Bei den heute häufigen Fällen der „idiopathischen" Ischiasbeschwerden ist eine 4- bis 6wöchige Kurortbehandlung erforderlich. Die in ausländischen Heilbädern vielfach durchgeführten 17tägigen Parforcekuren sind i. allg. zu anstrengend.

Bei der Behandlung von *Traumafolgen*, v. a. nach Verkehrs- und Arbeitsunfällen, stehen nach der chirurgischen Versorgung die übenden Verfahren im Bewegungsbad im Vordergrund, wobei sich Thermal- und Solebäder ebenso wie Süßwasserbäder bewährt haben. Bei Patienten mit neurologischen Ausfällen können gerade durch die Unterwasserbewegungsbehandlung verlorengegangene Funktionen wieder erlernt oder Bewegungen mit geschädigten Muskelgruppen ausgeführt werden, die im Trockenen nicht möglich waren. Der Auftrieb des Bewegungsbades ermöglicht den Einsatz von Restfunktionen kontraktionsfähiger Muskeln. Dadurch kann einerseits eine Kräftigung der Restmuskulatur hervorgerufen, andererseits aber auch eine Verbesserung der Funktionsfähigkeit einzelner Bewegungsmuster erreicht werden. Zu beachten ist dabei, daß bei den übenden Verfahren ein Kraftzuwachs nur durch eine höhere Belastung bzw. Widerstandsgebung ausgelöst werden kann, während wiederholte Bewegungen bei geringerer Belastungsstufe im Sinne des Koordinations- und Ausdauertrainings wirksam werden können. Um die genannten Muskeleffekte zur Geltung zu bringen, muß das Bademilieu auf Temperaturen von mindestens 30° C eingestellt sein. Bei der kraftsparenden Wirkung des hydrostatisch bedingten Auftriebs kann der dosierbare Widerstand bei Horizontalbewegungen zu dynamischen Übungen genutzt werden. Darüber hinaus ermöglicht der Widerstand des Wassers auch eine Stimulation propriozeptiver Rezeptoren und fördert den Bewegungsausbau im Rahmen eines umfassenderen Lernprozesses. Eine Einschränkung der Anwendung der Unterwasserbewegungsbehandlung ist durch den hydrostatischen Druck des Bewegungsbades gegeben, der insbesondere bei Störungen der Atemfunktion und bei Herzinsuffizienz zu beachten ist.

Unter krankengymnastischer Leitung können die Übungen im Wasser mit Übungen im Trockenen oder zusätzlicher Elektrotherapie kombiniert werden, wobei zur Festlegung der notwendigen Reizstärke eine genaue Testung und Bestimmung der Schwellenwerte in den paretischen Muskelgruppen Voraussetzung ist. Neben der Förderung des Muskelstoffwechsels ist auch die Verbesserung der Durchblutungsverhältnisse in den paretischen Extremitäten von besonderer Bedeutung (vgl. Zysno 1971).

Bei *spastischen Paresen* soll das Übungsprogramm im Bewegungsbad durch dessen thermische und mechanische Wirkungsfaktoren eine Lockerung der Spastik erreichen und Teilbewegungen ermöglichen. Es trägt zur Vermeidung bleibender Kontrakturen im Gelenkbereich bei und beugt weiteren Funktionseinbußen vor. Ebenso läßt sich eine Förderung der Koordination durch vermehrten Einstrom afferenter Impulse von den thermischen und taktilen Rezeptoren der betreffenden Körperabschnitte erwarten. Gerade bei hohen Querschnittsläsionen wird die Übungstherapie in einem Thermalsolebad eine Erleichterung der quälenden Spinalspastik bringen. Allerdings macht eine bestehende Stuhl- oder Harninkontinenz, die auch mit neuer wasserdichter Badekleidung nicht zu beherrschen ist, die Benutzung kleinerer Becken notwendig. Inkontinente Kranke sind durch die Neigung zu aufsteigenden zystopyelitischen Infekten jederzeit stärker gefährdet als andere Kranke.

Die *zerebralen Anfallsleiden*, v. a. auch im Zusammenhang mit Hirnläsionen, stellen keine generelle Kontraindikation für Kurortbehandlung und Unterwasserbewegungstherapie dar. Hier kommt es natürlich auf die richtige pharmakotherapeutische Einstellung mit antikonvulsiver Medikation unter EEG-Kontrolle an, um die Anfallshäufigkeit möglichst zu reduzieren. Vermieden werden sollte auf alle Fälle eine zu starke Beübung des Patienten, da diese zur Hyperventilation im Sinne einer Anfallsprovokation führen kann.

Bei der Gruppe der *Neuro-* und *Myopathien* wird zur Funktionsrückgewinnung gleichfalls vorwiegend die iterative Übungstherapie im Bewegungsbad eingesetzt. Wegen der oft gleichzeitig vorhandenen sensiblen Störungen ist bei lokalen Wärmeanwendungen die Gefahr der Hitzeschäden zu beachten. Speziell bei den Heredoformen der Myopathien muß darauf geachtet werden, daß der atrophische Muskel nicht überfordert wird, was zu schnellerer Progredienz der Funktionsverluste führen könnte. Untersuchungen von Kreatininphosphokinase (CK) und Myoglobin in Serum und Urin mahnen zur Vorsicht, da auch kurze Bewegungs- und Balneotherapie zu massiver Steigerung der CK-Werte führen kann. Es sollte daher in jedem Falle eine elektrodiagnostische bzw. myographische Kontrolle der Rehabilitationsbehandlung im Heilbad gewährleistet sein.

Ähnlich wie bei den Neuro- bzw. Myopathien wird bei den *infektiös-entzündlichen Erkrankungen* des Nervensystems erst nach Abschluß der akuten Phase mit der Balneotherapie begonnen. Auch hier wird langsam aufgebaut und die Belastung stufenweise gesteigert. Eine funktionelle Besserung wird bei 70% der Erkrankungen erreicht, wenn der Einsatz der einzelnen Therapieformen auf Schweregrad und Zeitpunkt der Erkrankung abgestimmt wird (Literaturübersicht bei Zysno 1986). Besonders bei der Behandlung neurologischer Erkrankungen im Kindesalter sind gute Fortschritte durch Unterwasserübungsbehandlungen zu erzielen, wobei auch orthopädische Korrekturen durch eine Lockerung der Kontrakturen wirksam unterstützt werden können. Die dadurch wiedergewonnene Motilität wird das Selbstwertgefühl des Kindes stärken und größere Funktionseinbußen im Entwicklungsalter verhindern.

Bei *Enzephalomyelitiden, multipler Sklerose* und ähnlichen Erkrankungen ist jede polypragmatische medikamentöse und physikalische Behandlung unangebracht. Dagegen kann eine klimatische Behandlung im Mittelgebirge mit streng durchgeführten Freiluftliegekuren unter Vermeidung jeder direkten Sonnenbestrahlung erfolgversprechend sein. Im Frühstadium sollten die Freiluftliegekuren u. U. über Monate hin durchgeführt werden. Unter einer solchen Therapie wurden selbst bei schweren Erkrankungen mit ausgedehnten Lähmungen Remissionen beobachtet, die auch bei langjähriger Nachbeobachtung noch Bestand hatten (Zynso 1973). Hydrotherapeutische Anwendungen und Terrainkuren kommen erst nach wesentlicher Besserung der neurologischen Erscheinungen in Betracht. Die Verordnung milder Badekuren sollte erst nach dem Abklingen der akuten Erscheinungen in Erwägung gezogen werden.

Patienten mit *Poliomyelitis* sollten frühestens in der 7. Woche nach Krankheitsbeginn einen Kurort aufsuchen (Ott 1956b). Die Erfolge einer Badekur können überzeugend sein, wenn die Unterwasserbewegungsbehandlung frühzeitig einsetzt und die physikalischen und orthopädischen Maßnahmen planmäßig und vorsichtig durchgeführt werden. An balneologischen Maßnahmen empfehlen sich hier Akratothermen, radonhaltige Quellen und milde Kochsalzthermen. Jegliche Überanstrengung des Patienten ist zu vermeiden. Solche Kuren sind jährlich zu wiederholen, sie können noch nach 3 Jahren Erfolge zeitigen.

Bei *vaskulär bedingten neurologischen Erkrankungen* des mittleren und höheren Lebensalters steht der apoplektische Insult mit Hemiparesen bzw. Hemiplegien im Vordergrund. Nach kontrakturverhütender Lagerung bei leichten Streichmassagen zur Durchblutungsförderung sollen passive und aktive Bewegungsübungen die spastisch bedingten Kontrakturen verhüten helfen. Auch hier kommen die Übungen im Bewegungsbad nur dann in Frage, wenn keine hypertonen Blutdruckwerte oder Zeichen der Rechtsherzinsuffizienz bestehen. Bei rezidivierenden transitorischen ischämischen Attacken (TIA) oder wiederholten prolongierten, reversiblen ischämischen Defizitsituationen (PRID) darf die Übungstherapie im Bewegungsbad nicht zu früh beginnen. In Kombination mit speziellen Übungsprogrammen, bei denen synergistische Reize von der gesunden Körperhälfte auf die betroffene übertragen werden, kann der Bewegungsentwurf erleichert werden, was z. B. bei der Bobath-Methode oder dem PNF-Verfahren der Fall ist (Zysno 1971).

Bei *vaskulär bedingten Kopfschmerzsyndromen* zeigen Mittelgebirgsklimakuren sehr gute therapeutische Effekte, insbesondere bei Migräne. Auch hier muß individuell abgewogen werden, damit die Reizintensitäten die Belastbarkeitsgrenze nicht überschreiten. Auch bei angioneurotischen Syndromen sind neben Kohlensäurebädern Kuren in Kneipp- und Solebädern sowie Akratothermalbädern indiziert.

Insgesamt beruht auch die Bäder- und Klimabehandlung der neurologischen Erkrankungen auf den gleichen Grundprinzipien und Wirkungsweisen, die auch für die anderen Indikationsbereiche Geltung haben und deren Effekte nachgewiesen sind (vgl. S. 241 ff.). Mechanische und thermische Wirkungen kombinieren sich im Unterwasserbewegungsbad mit den spezifischen Wirkungen der Heilquellen, um prozeßhafte Umstellungen der betroffenen Funktionssysteme auszulösen, die auf die Rückgewinnung eingebüßter Funktionen zielen. Auf die Bedeutung einer zusätzlichen krankengymnastischen Übungsbehandlung sowie einer sinnvollen Elektrotherapie sei ausdrücklich hingewiesen. Ebenso muß das Gesundheitsbewußtsein gefördert werden.

Nach- oder Anschlußheilbehandlungen bzw. -kuren müssen vor allem die Belastungsgrenze der Patienten hinsichtlich ihres Allgemeinzustandes und Alters besonders berücksichtigen. Ein stärkeres Reizklima oder Lagen über Mittelgebirgshöhe sind hier nicht indiziert.

Da in der Rehabilitationsphase in Heilbad und Kurort der Akzent der Behandlung auf die Hebung des Leistungsniveaus trotz manifester Schäden gelegt wird, ergibt sich für die Heilbäder und Kurorte auch die Notwendigkeit einer ausreichenden personellen und materiellen Ausstattung, um diese Aufgaben übernehmen zu können. Der Effekt einer Kurortbehandlung ist nicht nur von der Indikation des Kurortes abhängig, sondern auch von der Qualität der ärztlichen und übrigen medizinischen Versorgung.

7.2 Psychiatrische Erkrankungen

7.2.1 Therapeutische Möglichkeiten

Die Indikationen für eine Bäder- und Klimabehandlung lassen sich wie für eine physikalische Therapie nur bedingt an dem diagnostischen System der Psychiatrie orientieren, vielmehr handelt es sich dabei um eine allgemeine bzw. umstimmende Therapie (Löwy 1926; Harlfinger 1995). Es ist gesicherte Erfahrung, daß jede Verbesserung der Allgemeinverfassung das Abklingen psychischer Störungen wesentlich fördert. Viele Neurosen und auch Psychosen werden begleitet von zahlreichen körperlichen Mißempfindungen, aber auch von mehr oder weniger ernsthaften Regulationsstörungen des vegetativen Nervensystems im Sinne einer „vegetativen Dystonie", die als Krankheitsbegriff allerdings wenig abgegrenzt erscheint. Gerade in der Behandlung solcher vegetativer Entgleisungen ist die Kurorttherapie nicht zu entbehren (Löwy 1926; Amelung 1986). Für die Behandlung psychisch Kranker haben sich besonders die Anwendungen der Kneipptherapie bewährt, da sie nach Maßgabe der erwünschten Reaktionen eingesetzt und Reizüberlastungen vermieden werden können. Die Anwendungen beschränken sich allerdings nicht auf Kaltreize, sondern sollten auch warme Bäder, Kohlensäurebäder, Trinkkuren und Sauna sowie Bewegungstherapie einbeziehen. Auch der Orts- und Milieuwechsel kann therapeutisch genutzt werden.

Im wesentlichen können dabei drei Behandlungsziele unterschieden werden:

- *Entspannung*, Beruhigung, Begünstigung trophotroper Vorgänge, Schlafförderung: Bei vielen sog. endogenen Psychosen, sowohl bei Schizophrenien wie Depressionen, besteht eine überhöhte Spannungshaltung.
- Bei Krankheitsbildern, die von Mangel an Spannkraft und allgemeiner Passivität geprägt sind, kommen *anregende Anwendungen* mit vorwiegend ergotroper Wirkung in Betracht, wobei auch die Wahl der richtigen Tageszeit für psychisch Kranke wichtig ist, um durch den Wechsel von Aktivierung und Entspannung den gesunden Lebensrhythmus zu unterstützen.
- *Trainierende Maßnahmen*, d. h. dosierte Belastungen zur Verbesserung der Kondition.

Zu den entspannenden Maßnahmen gehören warme Bäder am Abend, ggfs. mit Brombaldrianzusatz, warme bis heiße Unterschenkelbäder, aber auch Kaltanwendungen wie Schulterarmgüsse oder Beingüsse zur Förderung des Einschlafens. Auch CO_2-Bäder werden zur entspannenden Behandlung gezählt, insbesondere bei älteren Menschen. Bei Patienten mit endogenen Psychosen und Schizophrenien sowie bei Depressionen kommen auch Kneipp-Teilwickel sowie mäßig warme Halb- oder Vollbäder mit aromatischem Pflanzenzusatz in Frage. Bei diesen Anwendungen spielt auch das Erlebnis des Badens mit Hinwendung auf die realen Wahrnehmungen aus der Körperfühlsphäre eine förderliche Rolle.

Zu den anregenden Anwendungen mit vorwiegend ergotroper Immediatwirkung zählen Kaltwasseranwendungen nach Kneipp einschließlich Wassertreten. Insbesondere wirken Duschen und Druckstrahlmassagen (Blitzgüsse) tonisierend. Sie sind darüber hinaus individuell gut abstufbar zu dosieren. Es ist dabei zu beachten, daß anregende Anwendungen in der Regel eine phasische entspannende Nachwirkung haben, die ebenfalls therapeutisch erwünscht sein kann.

Als trainierende Anwendungen werden v. a. serielle Saunabäder betrachtet, die mit Einschluß der dazugehörenden Kühlprozeduren Herz- und Kreislauffunktion normalisieren sowie körpereigene Abwehrkräfte und Ausscheidungsvorgänge aktivieren können. Im Rahmen der komplexen Kurortbehandlung werden auch die bekannten Maßnahmen der Bewegungstherapie angewendet.

Seit alters her werden auch Trinkkuren insbesondere mit sulfathaltigen Heilwässern bei psychiatrischen Erkrankungen therapeutisch genutzt, z. B. zur Normalisierung der Verdauungsfunktionen, die besonders bei Depressionen häufig gestört sind (Löwy 1926). Unter modernen Gesichtspunkten ist auch die Trinkkur mit lithiumhaltigen Heilwässern bei Depressionen zu diskutieren (Gutenbrunner u. Hildebrandt 1994).

Obwohl speziell kontrollierte kurmedizinische Erfahrungen in der Behandlung von psychiatrischen Erkrankungen in der Literatur offenbar nicht vorliegen, ist davon auszugehen, daß die komplexen vegetativen Umstellungen auch psychische Funktionen mitbeeinflussen und zudem die Voraussetzungen für psychotherapeutische Maßnahmen modifizieren (Müller-Limmroth 1980). So ist z. B. für das autogene Training nachgewiesen, daß der Erfolg von der vegetativen Ausgangssituation abhängig ist, die im Kurverlauf zirkaseptanperiodisch schwankt (Zeising et al. 1979). Weiter wurde ein Einfluß der Stimmung bei Behandlungsbeginn auf die Reaktionsdynamik des Kurverlaufes nachgewiesen (Hildebrandt u. Lammert 1986). Bei schlechter Ausgangslage des Stimmungsniveaus fanden sich bevorzugt spätreaktive bzw. ungegliederte Kurverläufe, bei guter Ausgangslage dagegen ausgeprägt frühreaktive, zirkaseptanperiodisch gegliederte Verläufe, wie sie nachweislich für gute Kureffekte Voraussetzung sind (Hildebrandt et al. 1992).

7.2.2 Behandlung

Die Kurortbehandlung von *Neurosen* ist bei kurzer Aufenthaltsdauer für eine analytische Psychotherapie ungeeignet. Wie bei psychosomatischen Störungen genügt vielfach aber auch eine kurzzeitige psychotherapeutische Behandlung, kombiniert mit internen Maßnahmen. In diesem Zusammenhang ist auch die kleine Psychotherapie, die durch den Kurarzt durchgeführt wird, von Bedeutung.

Die Therapie der *echten Psychosen* ist heute aufgebaut auf der individuellen Verordnung von Psychopharmaka im Rahmen der gesamten ärztlichen Behandlung und psychologischen Führung. Diese Maßnahmen bedürfen aber auch bei dieser Krankheitsgruppe der Ergänzung durch medikamentsparende hydrotherapeutische, balneologische und klimatische Verordnungen. Die Eignung für eine kurörtliche Behandlung muß im Einzelfall auch unter Berücksichtigung der örtlichen Betreuungsmöglichkeiten entschieden werden.

Bei *echten Depressionen* kann die häufig notwendig werdende Verlegung aus dem heimischen Milieu durch die günstigen Einflüsse heilklimatischer Lagen (waldreiches Mittelgebirge, subalpine Kurorte, Bodensee- oder Heidelandschaft) erleichtert werden. Als spezieller Faktor der Hochgebirgsklimatherapie konnte in den letzten Jahren die vermehrte Lichtintensität herausgearbeitet werden, die über eine Resynchronisation gestörter zirkadianrhythmischer Funktionen auch eine Besserung der depressiven Stimmungslage bewirkt. Maniker sind im Gegensatz zu Depressiven schwer ohne Eigengefährdung am Kurort unterzubringen. Bei Depressiven ist eine mögliche Suizidgefährdung auch am Kurort stets zu berücksichtigen. Diese Kranken brauchen neben Ruhe ein gut strukturiertes Tagesregime, das häufigere Orts- und Klimawechsel verbietet.

Bei der Auswahl eines Kurorts ist naturgemäß das jeweilige Ortsklima zu berücksichtigen. Bei vegetativ labilen Patienten ist eine besonders langsame Steigerung der Bäderdosierung erforderlich. Darüber hinaus sind interindividuelle Unterschiede in der Akklimatisationsfähigkeit des Menschen zu bedenken, und zwar sowohl im Gebirge als auch an der See. Speziell das Nordseeklima wird auch von scheinbar nervösen Menschen gut vertragen, allerdings sind längere Seebäder zu vermeiden. Kurze Bäder und längere Strandwanderungen sind dagegen empfehlenswert.

Bei allen Patienten mit psychiatrischen Erkrankungen ist eine sorgfältige ärztliche Führung der Therapie und des Tagesablaufes erforderlich. Störphasen der Akklimatisation mit Unruhe und vermehrter Schlaflosigkeit erfordern u. U. dämpfende therapeutische Maßnahmen. Sie sind im Sinne von Kurkrisen (vgl. S. 107ff.) Ausdruck einer therapeutisch wichtigen vegetativen Hintergrundreaktion, die auch die Psyche des Patienten wesentlich mitbeeinflußt.

8 Psychosomatische Erkrankungen

W. H. Krause

In der Auseinandersetzung mit S. Freud haben V. v. Weizsäcker in Heidelberg und G. Groddeck in Baden-Baden, als Pioniere stellvertretend für eine große Zahl von Wissenschaftlern genannt, um 1920 den Grundstein zur psychosomatischen Medizin gelegt (Senf 1994; Achilles et al. 1986). Nach 1945 sind psychosomatische Einrichtungen, abgesehen von Abteilungen an Universitäten und im Akutkrankenhaus, mit großer Zahl vorwiegend als Rehabilitations- und Fachkliniken in Heilbädern und Kurorten entstanden. Abgesehen von der ambulanten Versorgung finden stationäre psychosomatisch-psychotherapeutische Behandlungen zu 70% in überregionalen Fach- und Rehabilitationskliniken statt (Potreck-Rose et al. 1994).

8.1 Definition

Psychosomatische Medizin läßt sich zum einen definieren als ärztliche Grundeinstellung, die bei Diagnostik und Therapie seelische und soziale Faktoren mitberücksichtigt. Zum zweiten ist psychosomatische Medizin eine Forschungsrichtung, die mit physiologischen, psychologischen und psychoanalytischen Methoden die Bedeutung seelischer Vorgänge für die Entwicklung und Fortdauer von körperlichen Krankheiten untersucht. In entscheidender Weise ist die psychosomatische Medizin eine patientenorientierte Medizin, die den Dialog mit dem Patienten in den Mittelpunkt stellt (Hoffmann u. Hochapfel 1991). Der Begriff psychosomatisch ist eigentlich irreführend, da er eine pathogenetische Kausalkette psychische Ursache - somatische Folge suggeriert. Tatsächlich umfaßt der Begriff aber die vielfältigen Beziehungen zwischen Organismus und Umwelt sowie die Einflüsse von biologischen, psychischen und sozialen Faktoren.

8.2 Psychosomatische Theorien und Modelle

Das erste psychosomatische Modell wurde auf der Grundlage der Psychoanalyse am Beispiel der Konversion entwickelt und an der hysterischen Symptombildung beschrieben (z. B. psychogene Armlähmung, hysterischer Anfall). Freud erklärte psychosomatisches Kranksein als eine der maßgeblichen Formen, in der sich neurotisches Leiden manifestieren könne: in Form seelischer, körperlicher und sozialer Störungen. Das Konzept der zweiphasigen Verdrängung hat einen dynamischen Wechsel von Neurose und körperlicher Krankheit zum Inhalt. Integrative Konzepte weisen auf die notwendigen Züge, Verknüpfungen und Wechselwirkungen von biologischen, psychischen und sozialen Gegebenheiten hin (Uexküll u. Wesiack 1988, Krause 1993).

8.3 Einteilung der psychosomatischen Krankheitsbilder

Unter Zugrundelegung des biopsychosozialen Modells überlagern sich psychosomatische und somatische Krankheitsfaktoren, d. h. bei Betrachtung der Krankheit als multifaktorielles Geschehen spielen psychische Faktoren eine unterschiedliche Rolle (Abb. 5.11).

Eine Einteilung läßt sich vornehmen nach psychodynamischen und nach organ- oder fachgebietsbezogenen Gesichtspunkten (Hoffmann u. Hochapfel 1991; Schneider u. Hoffmann 1992).

8.3.1 Gliederung nach psychodynamischen Gesichtspunkten

Psychosomatische Krankheiten im engeren Sinn

Diese werden als Somatopsychosomatosen oder als Bereitstellungserkrankungen bezeichnet. Bei diesen Erkrankungen lassen sich Organveränderungen

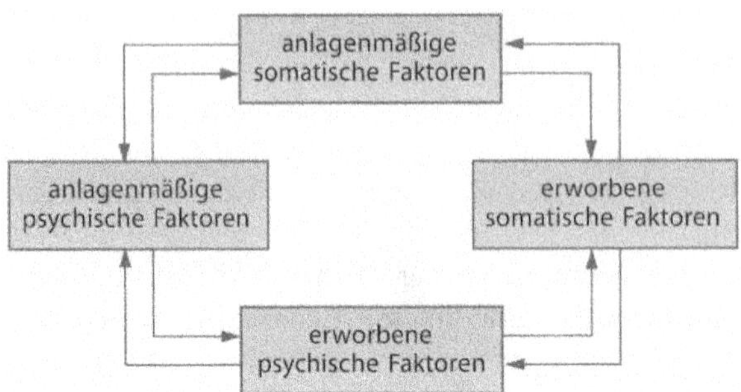

Abb. 5.11. Wechselwirkungen zwischen psychischen und somatischen Faktoren bei der Krankheitsentstehung

nachweisen. Bei möglicher psychosozialer Mitverursachung drücken sie im Symptom keinen verinnerlichten Konflikt aus, sondern stellen eine Reaktion der vegetativen Organe auf anhaltende oder periodisch wiederkehrend affektive Spannungszustände dar. Dazu werden gerechnet: Ulcus duodeni, Colitis ulcerosa und Morbus Crohn, Asthma bronchiale sowie essentielle Hypertonie.

Ausdruckskrankheiten oder monosymptomatische Konversionshysterien
Im Symptom wird ein verinnerlichter Konflikt symbolisch zum Ausdruck gebracht. Aus einem unbewußten psychischen Konflikt ist ein körperliches Geschehen geworden. Als Beispiele sind psychogene Lähmungen, Erblindungen, Sensibilitätsstörungen zu nennen. Diese Erkrankungen gehören zu den Neurosen im engeren Sinn.

Funktionelle Syndrome (psychovegetative Störungen)
Dies sind somatische Symptombildungen, bei denen die ursächlichen pathophysiologischen Abweichungen nicht auf anatomischen Strukturveränderungen beruhen. Der Ausdrucksgehalt im Symptom ist oft nicht zu erkennen. Klinische Beispiele für Patienten mit funktionellen Beschwerden sind funktionelle Herz-Kreislauf-Störungen (Herzneurose), Colon irritabile und Fibromyalgie (Weichteilrheumatismus).

Sekundärpsychische Veränderungen.
Diese Störungen sind v. a. bei chronisch somatisch Kranken nachweisbar. In der Psychodynamik sind sie den psychosomatischen Patienten im engeren Sinne ähnlich. Die Wahrnehmung einer chronischen Erkrankung bedeutet beim Patienten ebenfalls ein objektverlustähnliches Erleben, was an den eigenen körperlichen Funktionen wahrgenommen wird und ein erschüttertes Selbstwertgefühl zur Folge hat.

8.3.2 Gliederung nach Fach- und Organgebiet

Hier werden folgende Bereiche unterschieden:
- *zentrales Nervensystem*: Kopfschmerz, Migräne;

- *Psychosomatik des Eßverhaltens*: Anorexie und Bulimia nervosa, Fettsucht;
- *Respirationstrakt*: Asthma bronchiale, nervöses Atemsyndrom;
- *Herz-Kreislauf-System*: Herzangstneurose, koronare Herzkrankheit, essentielle Hypotonie, Rhythmusstörungen, synkopale Zustände;
- *Verdauungstrakt*: im oberen Verdauungstrakt Ulcus duodeni, funktionelle Magenbeschwerden, im unteren Colitis ulcerosa, Morbus Crohn, Colon irritabile;
- *endokrines System*: Hyperthyreose, Diabetes mellitus;
- *Urogenitaltrakt*: primäre und sekundäre Amenorrhöe, Pseudogravidität, Dysmenorrhöe, psychogene Sterilität, abakterielle Prostatitis, Impotenz;
- *Haut*: Atopische Neurodermitis, Urtikaria, Erythema fugax;
- *Bewegungsystem*: Fibromyalgie, Dorsopathie, WS-Syndrom;
- *organsystemunabhängig*: artifiziell manipulierte körperliche Störungen.

8.4 Funktionelle Störungen (somatoforme autonome Funktionsstörungen)

Die Beschwerden von Patienten mit funktionellem Syndrom sind von Konversionssymptomen nur schwer zu unterscheiden. Gleichbedeutend mit dem allgemeinen funktionellen Syndrom werden gebraucht: vegetative Labilität, vegetative Dystonie, vegetative Neurose, psychovegetative Störung, neurozirkulatorische Dystonie, Vasolabilität, Sympathikovagotonie, Organneurose, Neurasthenie und larvierte Depression. Etwa 25–35% der Patienten in der Praxis leiden unter funktionellen Beschwerden (Uexküll u. Köhle 1990; Kruse et al. 1994). Jedes Organ kann im Mittelpunkt funktioneller Beschwerden stehen. Auch nach Fachgebieten aufgeteilt (innere Medizin, Neurologie, Orthopädie, Gynäkologie, Urologie, Dermatologie, Ophthalmologie und HNO) läßt sich eine große Zahl funktioneller Syndrome beschreiben (Hoffmann u. Hochapfel 1991, Klussmann 1992).

In der deutschen Fassung der Internationalen Klassifikation der Weltgesundheitsorganisation (10. Revision) (ICD-10) von 1991 ist der Begriff „funktionelles Syndrom" (psychovegetative Störung) der sog. somatoformen Störung zugeordnet und durch diesen Begriff ersetzt (vgl. Rudolf 1993; Csef 1994). Folgende Störungen werden unterschieden:

- F 45.0 Somatisierungsstörung,
- F 45.1 undifferenzierte Somatisierungsstörung,
- F 45.2 hypochondrische Störung,
- F 45.3 somatoforme autonome Funktionsstörung,
- F 45.4 anhaltende somatoforme Schmerzstörung.

Nach ICD-10 ist die somatoforme Störung folgendermaßen definiert: „Das Charakteristikum ist die wiederholte Darbietung körperlicher Symptome in Verbindung mit hartnäckigen Forderungen nach medizinischen Untersuchungen trotz wiederholter negativer Ergebnisse und Versicherung der Ärzte, daß die Symptome nicht körperlich begründbar sind. Sind aber irgendwelche körperlichen Symptome vorhanden, dann erklären sie nicht die Art und das Ausmaß der Symptome oder das Leiden und die innerliche Beteiligung des Patienten" (Dilling et al. 1991). Die Bezeichnung „somatoforme autonome Funktionsstörung" entspricht der Bezeichnung „körperliche Funktionsstörung psychischen Ursprungs". Auf Organsysteme bezogen ergibt sich die folgende Untergliederung somatoformer Störungen:

- F 45.3 somatoforme autonome Funktionsstörung,
- F 45.30 kardiovaskuläres System,
- F 45.31 oberer Gastrointestinaltrakt,
- F 45.32 unterer Gastrointestinaltrakt,
- F 45.33 respiratorisches System,
- F 45.34 Urogenitalsystem.

Ausgewähltes Krankheitsbeispiel: funktionelle Herz-Kreislauf-Störungen (Herzneurose, Herzphobie)

Die funktionelle Herz-Kreislauf-Störung betrifft bis zu 40% die Patienten, die wegen Herzkrankheit den Arzt aufsuchen (Jores 1981). Männer sind häufiger als Frauen betroffen, dabei liegt das Maximum der Altersverteilung zwischen 18 und 20 Jahren. Die Krankheit ist ein Anfallsleiden mit anfallsartigem Herzschmerz („Herzattacke") ohne Organbefund. Nicht nur nach körperlicher Belastung, v. a. in Ruhe und nicht selten in der Nacht setzt der Anfall ein. Als Vorboten finden sich vegetative Störungen wie innere Unruhe, Schwindel und Kribbeln in den Händen. Das über der Brust schmerzhafte Druckgefühl in der Herzregion wird auch als Stiche oder Brennen wahrgenommen, nicht selten mit Ausstrahlung in den linken Arm oder als ziehender Schmerz zum Hals. Auch werden Parästhesien in den Armen und Händen, u. U. auch in den Beinen angegeben. Verbunden mit heftigem Herzklopfen, auch Extrasystolie, gelegentlichem Hypertonus und Schweißausbruch steht im Mittelpunkt die Angst bis hin zur Todesangst, an einem Herzinfarkt zu sterben. Bei den Patienten besteht eine Tendenz, sich zu schonen oder auch Situationen zu vermeiden, in denen früher Beschwerden aufgetreten sind. Zudem zeigt ein großer Teil der Patienten eine hilflose Ängstlichkeit, auch oft verbunden mit depressiver Grundstimmung. In der Differentialdiagnose zum Herzinfarktpatienten, der eher verleugnend mit den Krankheitszeichen umgeht, sind die Schilderungen der Symptome beim Patienten mit „Herzneurose" dramatisierend. Als auslösende Situation kommen eine reale oder befürchtete Verlustsituation, Todesfall in nächster Umgebung, ärztliche Mitteilung von Befunden ohne Krankheitswert sowie ambivalenter Trennungswunsch in Frage (Reindell u. Wittich 1989; Kruse et al. 1994). Bei den Symptomträgern handelt es sich um Patienten mit einem Abhängigkeits-Unabhängigkeits-Konflikt. Diese wehren ihre Ängste einerseits nur sehr eingeschränkt ab. Dies führt zur Angstüberflutung mit einer oft erheblichen Fixierung auf eine körperliche Ursache mit wiederholtem Drängen nach erneuter körperlicher Untersuchung. In Anwesenheit des Arztes bessert sich die Symptomatik des Patienten häufig schnell, um sich zu einem späteren Zeitpunkt zu wiederholen. Andererseits verhält sich eine kleinere Gruppe von Patienten bewußt angstverleugnend. Im ärztlichen Umgang mit dem Patienten sind eine klare und eindeutige Erklärung nach erfolgter kardiologischer Untersuchung von seiten des Arztes an den Patienten, daß sein Herz organisch gesund sei, und sein Verständnis für die Beschwerden entscheidend. Körperliche Tätigkeit in Form einer Trainingsbehandlung mit abgestufter Belastung führt u. a. auch zu einem Ich-stärkenden Effekt (Reindell u. Wittich 1989). Entspannende körperbezogene psychotherapeutische Verfahren (z. B. autogenes Training, funktionelle Entspannung) sind häufig der Weg zu Motivation und ausreichendem Konfliktbewußtsein für eine stationäre psychosomatische Therapie, die psychoanalytische Psychotherapie beinhaltet. Liegt keine Indikation zur konfliktverarbeitenden Psychotherapie vor, ist v. a. bei herzphobischer Symptomatik Verhaltenstherapie angezeigt (Freyberger u. Freyberger 1994).

8.5 Erkrankungen mit möglicher psychosozialer Mitverursachung

Ausgewählte Beispiele: Colitis ulcerosa und Morbus Crohn

Patienten mit Colitis ulcerosa, einer chronisch unspezifisch-entzündlichen Erkrankung des Rektums, Kolons und Ileums, zeigen als körperliche Symptome blutige, eitrig-schleimige Stühle, Diarrhöen, Tenesmen, Leibschmerzen u. a. mit akuten, chronisch-rezidivierenden Verlaufsformen. Die Ätiologie ist multikausal mit genetischen, immunologischen und möglichen psychosomatischen Faktoren.

Die Patienten zeigen gehäuft einen Abhängigkeits-Unabhängigkeits-Konflikt. Depressivität, narzißtische Verletzbarkeit und das Bedürfnis, sich an elterliche Bezugspersonen (Arzt wird zur Schlüsselfigur) anzulehnen, sind weitere Merkmale bei diesen Patienten. Der offen abhängige Colitispatient teilt seine Abhängigkeitswünsche offen mit und klammert sich an andere Menschen, der pseudounabhängige betont seine Selbständigkeit. Aus diesen Befunden ergibt sich, daß beim Kolitiskranken weder eine spezifische Persönlichkeitsstruktur noch ein spezifischer Konflikt vorliegt (Feiereis 1990).

In der Behandlung kommt infolge der Abhängigkeitsproblematik der vertrauensvollen, sicherheitgebenden Arzt-Patient-Beziehung besondere Bedeutung zu. Eine integrative somatopsychische Behandlung ist geprägt von Grad und Intensität der körperlichen Symptomatik. Eine somatische Therapie ergänzende Psychotherapie wird supportiv sein, u. U. verbunden mit entspannender körperbezogener Psychotherapie. Eine konfliktverarbeitende Psychotherapie wird nach ausreichender somatischer Stabilisierung und Motivation möglich.

Patienten mit Morbus Crohn erkranken mit dünnflüssigen Durchfällen ohne Blut, uncharakteristischen Beschwerden, aber auch Fieber und Fistelbildung. Der Verlauf ist chronisch-rezidivierend oder chronisch-kontinuierlich mit akuter und subakuter Ausprägung. Als Ätiologie werden genetische, immunologische, ernährungsbedingte und psychosomatische Faktoren diskutiert. Wie bei Patienten mit Colitis ulcerosa bestehen Ähnlichkeiten bezüglich eines Nähe-Distanz-Konflikts. Aggressive Strebungen werden unterdrückt, Abhängigkeitswünsche verleugnet. Die Bedeutung von psychosozialen Auslösern wie Trennungsängsten, drohenden oder erlebten Trennungen sind umstritten. Im Krankheitsschub sind psychoreaktive Veränderungen häufig, z. B. Depressivität oder anorektische Entwicklung (Feiereis 1990; Freyberger u. Freyberger 1994).

Integrierte somatopsychische Behandlung und supportive Psychotherapie sind die therapeutischen Verfahren. Bei Patienten in Remission kann bei Bereitschaft eine stationäre konfliktzentrierte Psychotherapie angeschlossen werden.

8.6 Behandlung

Auf die Bedeutung und Notwendigkeit psychosomatisch-psychotherapeutischer Behandlung weist die Tatsache hin, daß in den Praxen der Allgemeinärzte der Anteil psychogen-psychosomatischer Kranker bis zu 38% beträgt. Viele dieser Kranken erhalten erst eine angemessene Behandlung, wenn die Berentung droht und - oft zu spät - eine Rehabilitationsbehandlung eingeleitet wird.

Bis eine fachtherapeutische Behandlung erfolgt, beträgt die Leidensdauer der Patienten im Mittel 8 Jahre (v. Rad 1992). Die Behandlung erfolgt ambulant oder stationär, hier überwiegend in psychosomatisch-psychotherapeutischen Rehabilitationskliniken unter psychoanalytisch-entwicklungsgeschichtlichen Gesichtspunkten und lerntheoretischer Sichtweise (Potreck-Rose et al. 1994).

Die Einrichtungen des traditionellen Bäderwesens bauen auf die Wirkfaktoren Ruhe, Schonung und Entspannung ebenso wie auf die richtig abgestimmte Dosierung der Belastungen (Bewegungstherapie, Gymnastik, Schwimmen, Laufen etc.) einschließlich der Anwendung von Heilwässern und einer diätetischen Umstellung auf (Hildebrandt u. Gutenbrunner 1986; Lamprecht et al. 1994). Diese Faktoren werden auch zur Behandlung psychosomatisch-psychoneurotisch Erkrankter in den Fach- und Rehabilitationskliniken in den Heilbädern und Kurorten mit Erfolg genutzt (Amelung 1986).

Ihre Bedeutung für die Behandlung psychosomatisch Erkrankter zeigt sich u. a. darin, daß häufig Patienten auf Rat ihres Hausarztes einen Antrag auf „Kur" stellen. Ein Schonraum und damit Abstand zur aktuellen Lebenssituation ist für die Patienten notwendig. Im Rahmen eines integrierten Therapiekonzeptes nach dem Prinzip verschiedener und zugleich gleichwertiger Behandlungsangebote organisiert sich das gesamte klinische Feld als mehrdimensionaler Therapieraum (Senf 1994).

Die stationäre psychosomatisch-psychotherapeutische Behandlung, wie sie in psychosomatischen Fachkliniken und Rehabilitationseinrichtungen durchgeführt wird, erfordert besonders in der initialen Phase ein vertrauensvolles Verhältnis. Dazu gehört u. a., daß sich der Patient in der organmedizinischen Diagnostik und Therapie ernstgenommen und verstanden fühlt (Krause 1985; Neun et al. 1990; Lamprecht et al. 1994). Grundsätzlich ist psychosomatische Therapie psychische und körperliche Behandlung. Ihre Basis besteht stets darin, daß der Patient selbst ein Gespür für seine eigenen seelisch-körperlichen Reaktionsweisen entwickelt, damit er seine Krankheitssymptome allmählich zu verstehen und damit umzugehen lernt (Dahlmann 1994).

Zur psychotherapeutischen Behandlung der Patienten kommen in Einzel- und/oder Gruppentherapie tiefenpsychologische Therapieformen oder Verhaltenstherapie zur Anwendung. Die Behandlung hat das Ziel, über geplante und reflektierte zwischenmenschliche Erfahrungen Einsichten zu erreichen. Damit soll auch Eigenverantwortlichkeit und Motivation zur Übernahme von Verantwortung und aktiver Lebensbewältigung geweckt werden. Hierzu gehört auch, daß rechtzeitig Aktivitäten im äußeren sozialen Bereich angeregt werden (Lamprecht et al. 1994; Senf 1994).

Auf die Bedeutung der sozialmedizinischen Aspekte in der Kurortbehandlung, gerade auch im Rahmen der stationären psychosomatischen Rehabilitationsbehandlung, wurde in den letzten Jahren mehrfach und nachdrücklich hingewiesen (Hildebrandt u. Gutenbrunner 1986; Neun et al. 1990; Schmidt 1991; Lamprecht et al. 1994).

Neben gesprächspsychotherapeutischen Verfahren eignen sich zusätzlich die sog. averbalen Therapieformen, in besonderer Weise Musik- und Gestaltungstherapie sowie autogenes Training, konzentrative Bewegungstherapie und funktionelle Entspannung, letztere im Sinne einer körperorientierten Psychotherapie (Müller-Braunschweig 1990; Uexküll et al. 1994). Aber auch Massagen und die Wirkung der Bäderbehandlungen werden in der Erfolgsbeurteilung psychosomatisch behandelter Patienten in Rehabilitationskliniken mit einem hohen Stellenwert versehen (Pfeiffer et al. 1988; Schmidt 1991; Krause 1994).

Eine standortbezogene Indikation bei psychosomatisch-psychoneurotisch Erkrankten läßt sich nicht sicher festlegen, bis zu einem gewissen Grade kommen allen Heilbädern und Kurorten ähnliche Wirkungsmöglichkeiten zu. Die Regionen See und Hochgebirge sind allerdings unter besonderer individueller Berücksichtigung auszuwählen (Amelung 1986).

9 Endokrine und Stoffwechselerkrankungen

C. Heckmann

An den umfassenden Gesamtumschaltungen des Organismus im Rahmen der reaktiven Prozesse bei physikalischer Therapie und Balneotherapie sind auch die hormonalen Systeme beteiligt. Besonders bedeutungsvoll ist dabei der hypothalamisch-hypophysär-adrenale Funktionskreis (vgl. S. 97 ff.).

Da die Hormonsysteme in ihrer Funktion überwiegend polar strukturiert sind, lassen sich ganz allgemein Zustände der Überfunktion von solchen der Unterfunktion differenzieren. Die polare Organisationsstruktur ist dabei entweder durch antagonistisch wirkende Hormone oder durch Feedback-Mechanismen im Regelkreis verwirklicht.

Bei den *Funktionsstörungen endokriner Organe* muß zwischen sog. subklinischen Störungen, die lediglich durch bestimmte Laborbefundkonstellationen erkennbar werden, und klinisch manifester Krankheit als Folge der Gleichgewichtsverschiebungen in den genannten Regelsystemen unterschieden werden. Häufig ist die latente Funktionsstörung nur als pathologische Reaktion in standardisierten Belastungstests erfaßbar. Bei einer klinisch manifesten endokrinen Erkrankung sind zumeist auch die basalen Laborparameter pathologisch verändert.

Zu unterscheiden ist weiter zwischen einer reversiblen und einer irreversiblen Funktionsstörung. Typische Beispiele für irreversible Veränderungen sind Unterfunktion eines hormonproduzierenden Organs als Folge einer Organdestruktion oder Überfunktion als Folge autonomer Hormonproduktion, z. B. bei autonomen Adenomen der Schilddrüse. Durch Autoimmunprozesse hervorgerufene Funktionsbeeinträchtigungen, etwa bei der Autoimmunhyperthyreose vom Typ des Morbus Basedow, können phasenhaft verlaufen, so daß Remissionsphasen der Erkrankung möglich sind. Diese grundsätzlichen Unterscheidungen sind bedeutungsvoll, weil sich daraus die prinzipiellen therapeutischen Zugangsmöglichkeiten ableiten lassen (Abb. 5.12).

Bei Funktionsverlust durch Organdestruktion (z. B. Morbus Addison nach Destruktion des Nebennierenrindengewebes durch eine Autoimmunadrenalitis) muß das Therapieprinzip der Substitution (vgl. S. 6 ff.) als eine künstliche Therapie zur Anwendung kommen, da ohne ausreichende Versorgung mit Glukokortikoiden eine Überlebensfähigkeit für den Organismus nicht gegeben ist.

Bei definitionsgemäß nicht mehr regulierbarer, also autonomer Hormonproduktion, müssen die Prinzipien der künstlichen Therapie – Ausschaltung oder Lenkung – zur Anwendung kommen. Elemente der natürlichen Therapie wie Schonung und Entlastung des Gesamtorganismus können dabei ergänzend von Bedeutung sein.

Im Übergangsbereich zwischen der normalen Funktion und der fixierten Funktionsstörung finden wir die z. T. reversiblen Zustände latenter Funktionsstörungen. Theoretisch ist dieser Bereich zumindest teilweise der natürlichen Therapie zugänglich, wobei Prinzipien der funktionellen Adaptation

Art der Funktionsstörung	Beispiel Schilddrüsenerkrankungen	Laborbefunde Schilddrüsenhormone T3/T4	TSH basal	TSH stimuliert	künstliche Therapie	natürliche Therapie
Überfunktion	Hyperthyreose	↑	↓	↓	- Ausschaltung (Operation, Radiojodtherapie) - Lenkung (Thyreostatika)	Schonung (als zusätzliche Maßnahme)
gestörter Regelkreis	latente Hyperthyreose	↔	↓ ↔	↓	- Ausschaltung - Lenkung (möglich, aber nicht notwendig) - Beobachtung ohne Therapie	Normalisierung ?
normale Funktion	Euthyreose	↔	↔	↔	– Bereich der Prävention –	
gestörter Regelkreis	latente Hypothyreose	↔	↔ ↑	↑	- Ersatz (Schilddrüsenhormone)	Normalisierung (z.B. durch adäquate Jodzufuhr bei Jodmangel)
Unterfunktion	Hypothyreose	↓	↑	↑	- Ersatz (Schilddrüsenhormone)	bei Organverlust und Funktionsausfall (irreversibel) kein Ansatz zur natürlichen Therapie

Krankheit ⇧ Gesundheit ⬇ Krankheit

Abb. 5.12. Mögliche Funktionsstörungen endokriner Organe und prinzipielle therapeutische Zugangsmöglichkeiten, schematisch dargestellt am Beispiel der Funktionsstörungen der Schilddrüse. (Erläuterungen s. Text)

mit dem Ergebnis einer Normalisierung in erster Linie zur Anwendung kommen müssen. Am Beispiel möglicher Störungen der Schilddrüsenfunktion sind in Abb. 5.12 schematisch die angesprochenen Aspekte prinzipieller Therapiemöglichkeiten dargestellt. Empirische Belege für die Anwendungsmöglichkeiten natürlicher Therapieprinzpien fehlen allerdings bisher zumeist.

Bei einer nicht unbeträchtlichen Zahl von Patienten liegen Störungen des Glukosestoffwechsels, des Harnsäure- und Lipoproteinstoffwechsels oder der Kalziumhomöostase vor. Diese *Stoffwechselstörungen* sind i. allg. in Ausprägung und Genese nicht auf Einzelfaktoren zurückzuführen. Hier haben wir es mit einem multifaktoriellen Krankheitsgeschehen zu tun: einem Zusammenwirken genetischer Faktoren mit einer z. T. sehr komplexen Pathophysiologie. Umweltfaktoren („Gewohnheiten“) spielen bei diesen Krankheiten eine nicht unbedeutende Rolle.

In Tabelle 5.14 sind diese 3 Aspekte von Disposition, Umweltbelastung und komplexer Pathophysiologie am Beispiel des Diabetes mellitus Typ II (NIDDM) zusammengestellt. Dabei wurde versucht, in der unteren Spalte die theoretischen Ansätze von Balneologie und Klimatherapie zu verdeutlichen. In einigen Bereichen sind Mechanismen der funktionellen Adaptation sowie der trophisch-plastischen Adaptation von Bedeutung. Hier liegen z. T. systematisch erhobene Befunde vor (s. S. 136 ff.).

Bei dem sehr großen Bereich verhaltensbedingter Störungen kommt den Erziehungsmaßnahmen im weitesten Sinne eine ganz besondere Bedeutung zu (Patientenschulung, Diätberatung, körperliches Training unter Anleitung).

Tabelle 5.14. Schematische Darstellung der multifaktoriellen Genese von Stoffwechselkrankheiten am Beispiel des Diabetes mellitus Typ II und mögliche therapeutische Ansätze im Rahmen der Bäder- und Klimatherapie. (Erläuterungen s. Text)

Multifaktorielle Ätiologie	Prädisponierende genetische Faktoren	Komplexe Pathophysiologie	Verhaltensbesonderheiten und Gewohnheiten
Beispiel: Diabetes mellitus Typ II	Familiär gehäuftes Vorkommen	Sekretionsstarre von Insulin, Hyperinsulinämie, Insulinrezeptorveränderungen (Störung der Insulinwirkung)	Fehlernährung, Bewegungsmangel
Ansatzmöglichkeiten der Bäder- und Klimatherapie	Keine	Mechanismen der funktionellen und trophisch-plastischen Adaptation	Körperliches Training Diätberatung Schulung

Dieser Bereich ist traditionell von der Kurmedizin vertreten worden, wenngleich z. T. neuere Konzepte systematischer Edukation (strukturierte Schulungsprogramme, insbesondere für die Diabetikerschulung im Bereich der Krankenhäuser der Akutversorgung und im ambulanten Bereich) vorangetrieben wurden.

9.1 Hypothalamisch-hypophysär-adrenales System

Krankheiten mit Überproduktion der Nebennierenhormone können z. B. Folge eines genetischen Defektes sein, wie etwa beim adrenogenitalen Syndrom, der der physikalischen Medizin und Balneotherapie nicht zugänglich ist. Hyperkortisolismus als Folge eines Nebennierenadenoms mit autonomer Sekretion oder als Folge autonomer Mehrsekretion der Releasing-Hormone (z. B. ACTH bei Hypophysenadenom oder bei paraneoplastischer Sekretion von ACTH oder ACTH-ähnlichen Substanzen) ist ebenfalls einer Kurortbehandlung nicht zugänglich. Entsprechendes gilt für autonome Überproduktion der Nebennierenmarkhormone Adrenalin und Noradrenalin (Phäochromozytom). Für die tumorbedingten Erkrankungen ist das relevante Therapieprinzip die operative Ausschaltung, bei der durch Enzymdefekte verursachten Hormonstörung (AGS) erfolgt pharmakologische Therapie im Sinne von Lenkung oder auch von Ersatz (Tabelle 5.15).

Für Patienten mit Nebenniereninsuffizienz ist eine Glukokortikoidsubstitution und meist auch eine Mineralokortikoidsubstitution lebensnotwendig. Bei der Substitution der Glukokortikoide wird dabei eine möglichst den physiologischen Verhältnissen nahekommende Verteilung der Dosierung, z. B. im Tagesprofil, angestrebt.

Für diese Gruppe von Patienten mit Nebenniereninsuffizienz können sich Besonderheiten der Dosisanpassung in Abhängigkeit von der Belastungssi-

Tabelle 5.15. Behandlungsstrategien bei Erkrankungen des hypothalamisch-hypophysär-adrenalen Systems

Krankheitsbild	Behandlung	Bemerkungen
Nebennierenüberfunktion (primäre und sekundäre Formen): Hyperkortisolismus (z. B. Cushing-Syndrom) Hyperaldosteronismus (z. B. Conn-Syndrom)	*K:* Operative Beseitigung der Quelle des Hormonexzesses. Falls nicht möglich, Funktionslenkung durch antagonistisch wirksame Substanzen *N:* Kein Therapieansatz	Keine Indikation für Kurbehandlung
Hereditäre Störungen (diverse Formen des AGS, 21-Hydroxylase-Mangel, 11-β-Hydroxylase-Mangel)	*K:* Substitution und Funktionslenkung durch Gluko- und Mineralokortikoide, zusätzlich ggf. Antiandrogene *N:* Kein Therapieansatz	Für Kurbehandlungen weder primäre Indikationen noch Kontraindikationen gegeben (ggf. Fortführung der Therapie der Grundkrankheit während einer Kur)
Nebenniereninsuffizienz: M. Addison Adrenokortikotrope Hypophyseninsuffizienz (z. B. nach Hypophysenoperation) Hypoaldosteronismus	*K:* Substitution mit möglichst der normalen Physiologie entsprechender Dosisverteilung *N:* Kein Therapieansatz	Bedarfsgerechte Dosisanpassung der Substitution im Rahmen der adaptiven Umstellungen erforderlich (Orts- und Milieuwechsel, Kurkrisen)

K: Künstliche Threapie; *N:* Natürliche Therapie

tuation während des reaktiven Kurprozesses ergeben. Da die physiologische Steuerung fehlt, muß der belastungsabhängige Mehrbedarf an Glukokortikoiden bei der Substitutionsdosierung berücksichtigt werden. Dies gilt einerseits für die initialen Umstellungsreaktionen (Orts- und Milieuwechsel), zum anderen für den zu erwartenden Mehrbedarf im Rahmen der ergotropen krisenhaften Auslenkungen (Kurkrisen).

Als Faustregel gilt für Patienten unter Glukokortikoidsubstitution generell, daß eine Verdoppelung der Substitutionsdosis über mehrere Tage durchgeführt wird, z. B. auch bei Infekten. Gewisse Anhaltspunkte zur Frage der Dosisanpassung sind aus der experimentellen Untersuchung von Westendorp et al. (1993) ablesbar. Diese Autoren führten bei gesunden Probanden Akutuntersuchungen mit simuliertem Höhenaufenthalt durch. Dabei zeigten sich deutliche Anstiege von ACTH und Kortisol als Folge der Hypoxie. Die Autoren folgern für Aufenthalte in Höhen, daß oberhalb von 3000 m die Substitutionsdosis verdoppelt, oberhalb von 4000 m verdreifacht werden sollte. Diese Überlegungen gelten sinngemäß auch für Patienten mit bestehender Insuffizienz des Hypothalamus-Hypophysen-Nebennieren-Funktionskreises. Patienten, bei denen krankheitsbedingt eine langfristige Medikation mit Glukokortikoiden, z. B. unter dem Aspekt der Entzündungshemmung, erfolgt (Glukokortikoidpharmakotherapie) sind von diesen Überlegungen ausgenommen. Die Dosierung richtet sich hier nach der Aktivität des Krankheitsprozesses, wobei allerdings durchaus Änderungen im Rahmen des reaktiven Kurprozesses vorkommen können.

Bei intaktem Regelkreis sind pathologische Veränderungen durch Balneotherapeutika nicht zu erwarten. Lediglich bei sehr starker Stimulation durch hohe Reizintensität erscheint eine Überstimulation denkbar. In diesem Sinne ist eine Kasuistik von Haus (1957) zu verstehen. Hier wird beschrieben, daß es nach Radonexposition bei einem Patienten zum klinischen Bild des Cushing-Syndroms mit spontaner Rückbildung nach Expositionsende gekommen war.

Bei vorbestehender, bis dahin nicht bekannter partieller Unterfunktion des Regelkreises sind Dekompensationserscheinungen, insbesondere zur Zeit der Kurkrisen, nicht auszuschließen. Die differentialdiagnostische Frage, ob es sich um unspezifische Symptome (Schwäche, Hypoglykämie, Abdominalschmerzen und Übelkeit) oder um Symptome der partiellen Nebenniereninsuffizienz handelt, ist im Verdachtsfall nur durch weitergehende diagnostische Maßnahmen zu klären.

9.2 Schilddrüsenerkrankungen

9.2.1 Struma mit Euthyreose

Krankheitsbild

„Struma“ oder „Kropf“, also eine Vergrößerung der Schilddrüse, ist zunächst ein Symptom ohne speziellen Krankheitswert. Die mit der Schilddrüsenvergrößerung verbundenen manifesten oder potentiellen Veränderungen der Gewebestruktur (Knotenbildung) und/oder Organfunktion, insbesondere die mögliche Zunahme funktionell-autonomer Schilddrüsenzellen, sind für die medizinische Bewertung dieser Organvergrößerung von entscheidender Bedeutung. Deutschland ist ein Strumaendemiegebiet, wobei dem Jodmangel eine wesentliche ursächliche Bedeutung zukommt. Die Schilddrüse ist in der Lage, auf eine Jodverarmung morphologisch zu reagieren, wobei zunächst eine Zellhypertrophie und bei sehr ausgeprägtem Jodmangel auch eine Hyperplasie zu beobachten ist. Durch kompensatorische T_3-Mehrsekretion im Sinne einer Jodeinsparung ist die Schilddrüse auch funktionell in der Lage, sich dem Jodmangel anzupassen (vgl. Gärtner 1990).

Über lange Zeit wurde der Anstieg des hypophysären TSH im Jodmangel als entscheidender Faktor für die Wachstumsstimulation der Schilddrüse angesehen. Neuere Untersuchungen haben gezeigt, daß lokale Wachstumsfaktoren in der Strumagenese die entscheidende Rolle spielen. Dies hat dazu geführt, daß die Therapie mit Jodid zur Strumabehandlung wiederum in den Vordergrund getreten ist. Der Therapieansatz einer TSH-suppressiven Behandlung mit Schilddrüsenhormonen, der in erster Linie zur Rückbildung der Hypertrophie geeignet ist, wurde also abgelöst durch den einer ausreichenden Jodzufuhr mit der Möglichkeit, Hypertrophie *und* Hyperplasie zurückzubilden. Dieser Ansatz läßt erwarten, daß Normalisierungseffekte (vgl. S. 119ff.) auftreten. Entsprechende spezielle Untersuchungen stehen aber noch aus.

Behandlung

Die Strategien der Behandlung sind in Tabelle 5.16 dargestellt. Die WHO empfiehlt für Erwachsene eine Mindestzufuhr von 150–300 μg Jodid/Tag (Pfannenstiel u. Saller 1995). Da in Deutschland derzeit durchschnittlich nur 30–70 μg Jodid über die Nahrung aufgenommen werden, ist von einem mittleren täglichen Joddefizit von 100–150 μg auszugehen. Auch durch den Verzehr jodhaltiger Nahrungsmittel (z. B. Meeresfische, Milchprodukte) und durch die freiwillige Verwendung von jodiertem Speisesalz, das pro Gramm 20 μg Jodid enthält, kann dieses Defizit nur teilweise ausgeglichen werden. Die Schilddrüse speichert beim Schilddrüsengesunden ca. 25% des zugeführten Jods. Jodhaltige Therapiemittel der Balneologie (Trinkkur mit jodhaltigen Heilwässern, Inhalationen, Jodsolebäder) können eine zusätzliche Jodzufuhr gewährleisten. Durch die *Trinkkur* erfolgt die stärkste Jodaufnahme (z. B. mit täglich 100–400 ml Bad Haller Tassilo-Quelle 3–12 mg Jod; Winkler 1992), die Fortführung wird durch Versandheilwässer ermöglicht.

Im *Bad* ist die Jodresorption durch die intakte Epidermis gering. Insgesamt werden ca. 70 μg Jod pro 20 min Badedauer aufgenommen (Winkler 1992), wobei der größte Teil davon durch Drüsen der Haut und Schleimhäute permeiert. Wichtig ist aber, daß die Nachresorption aus der Haut die während des Bades aufgenommene Jodmenge um ein Vielfaches übersteigen kann (vgl. S. 423). Zusätzlich wird das leicht flüchtige Jod während des Bades inhaliert.

Durch die Kornea des Auges wird beim *Besprühen* Jod aufgenommen. Nach 30 min wird im Kammerwasser ca. 1% der applizierten Jodkonzentration erreicht.

Bei *Inhalation* von Jod werden, abhängig von der verwendeten Technik, maximal 20% des zugeführten Jods aufgenommen. Für eine stark jodhaltige Quelle mit einem Jodgehalt von 263 mg/l bedeutet dies z. B. eine Jodaufnahme von ca. 1,7 mg pro Anwendung (Klieber 1989).

Für die Frage einer Jodbehandlung der Schilddrüse sind die autoregulatorischen Möglichkeiten der Schilddrüse mitzubedenken. So kommt es bei hohen Joddosen zu einer Hemmung der Jodaufnahme in die Schilddrüse und auch zu einer Hemmung der Hormonsynthese (Plummer-Effekt, Wolf-Chaikoff-Effekt). Diese Schutzmechanismen beim Jodexzeß sind meist nur zeitlich begrenzt wirksam. Ein sog. Escape-Phänomen führt in der Regel nach Ablauf von etwa 2–3 Wochen zu einer erneuten Aktivierung der Schilddrüsentätigkeit (Meng 1992). Der genannte „thyreostatische“ Effekt tritt ab einer Jodzufuhr von ca. 6 mg pro Tag ein.

Winkler (1992) argumentiert, daß sich aus beiden Reaktionsweisen (Hemmung von Jodaufnahme und Hormonsynthese sowie Escape-Phänomen) potentiell günstige Wirkungen im Rahmen einer Kur ergeben: Zu Beginn der Kur Senkung der Stoffwechselaktivität und Abnahme der Katecholaminwirkung, gegen Ende der Kur Steigerung der Stoffwechselaktivität und damit Senkung z. B. des Cholesterinspiegels sowie Verstärkung aktivierender Effekte.

Um einen ausreichend volumenverkleinernden Effekt auf eine euthyreote Struma zu erzielen, ist in der Regel eine Behandlung mit Jod über 1–2 Jahre

Tabelle 5.16. Behandlungsstrategien bei Schilddrüsenerkrankungen

Krankheitsbild	Behandlung	Bemerkungen
Struma mit Euthyreose	*K:* Schilddrüsenhormone bewirken Rückgang der Hypertrophie des Organs *N:* Normalisierung durch Jodid bewirkt Rückgang von Hyperplasie und Hypertrophie (Eutrophie)	Kurbehandlungen mit jodhaltigen Kurmitteln können die Strumatherapie unterstützen. Der Zeitbedarf für Volumenrückgang überschreitet die übliche Kurdauer.
Hyperthyreose: bei funktioneller Schilddrüsenautonomie, bei M. Basedow	*K:* Thyreostatika (Lenkung), Operation, Radiojodtherapie (Ausschaltung) *N:* Bei manifester Hyperthyreose kein Therapieansatz bekannt	Manifeste Hyperthyreose stellt eine Kontraindikation für aktivierende Kurmaßnahmen dar. Bei durch K-Therapie stabiliserter Situation ist Kurbehandlung möglich. Besonderheit: Jodkontamination (vgl. Text).
Latente Hyperthyreose: kompensierte funktionelle Schilddrüsenautonomie, M. Basedow in Remission	*K/N:* Beobachtung ohne Therapie *K:* niedrig dosierte Thyreostatika *N:* ?	Kurbehandlung möglich. Überwachung der Schilddrüsenfunktion empfohlen (Jodkontamination meiden).
Latente Hypothyreose: z.B. durch Jodmangel bedingt, im Rahmen einer chronischen Autoimmunthyreoiditis, als Folge ablativer Maßnahmen (Zustand nach Operation, Radiojodtherapie)	*K:* Substitution mit Schilddrüsenhormonen *N:* Erhöhte Jodzufuhr, Normalisierung *K/N:* Beobachtung ohne Therapie	Kurbehandlung nicht kontraindiziert. Jodhaltige Kurmittel sinnvoll. Überwachung der Schilddrüsenfunktion empfohlen.
Hypothyreose: durch ablative Therapie (Zustand nach Operation, Radiojodtherapie), Autoimmunthyreopathie, angeborene Athyreose u.a.	*K:* Substitution von Schilddrüsenhormonen *N:* Bei manifester Hypothyreose kein Therapieansatz	Kurbehandlungen erst sinnvoll, wenn unter Therapie eine stabile Stoffwechsellage erreicht ist.
Schilddrüsenentzündungen: akut bakterielle, unspezifische Entzündungen, subakute Thyreoiditis de Quervain	*K:* Antibiotika, Antiphlogistika *N:* Schonung (weitere Maßnahmen?) *K:* Prednisolohn (antiphlogistisch), NASAR *N:* Schonung (s. soben)	Die akuten und subakuten Entzündungen sollten ausgeheilt sein, bevor Kurbehandlungen durchgeführt werden.
Schilddrüsencarcinome papillär, follikulär (=differenzierte SD-Ca.), undifferenzierte SD-Ca. sehr selten, C-Zell-Carcinome	*K:* ablative Therapie (Operation und ggf. Radiojodtherapie). Nachfolgende TSH-suppressive hochdosierte Schilddrüsenhormonbehandlung *N:* Schonung, nach der Akutphase: Kräftigung	Nach der Primärbehandlung Tumornachsorgekuren.

K: Künstliche Therapie; *N:* Natürliche Therapie

erforderlich. Insofern ist Jodzufuhr im Rahmen einer mehrwöchigen Kurbehandlung nur als eine Ergänzung zur am Heimatort fortzuführenden Jodtherapie der Struma mit Euthyreose anzusehen. Alleinige Behandlung mittels Applikation natürlicher jodhaltiger Heilquellen käme allerdings auch als regelmäßige Behandlung in Betracht, wobei am ehesten eine Zufuhr ausreichender Jodmengen über das Trinken jodhaltiger Heilwässer (Versandheilwässer) möglich erscheint.

Kontraindikationen

Spezielle Kontraindikationen einer Jodzufuhr bei Patienten mit Schilddrüsenerkrankungen ergeben sich insbesondere im Zusammenhang mit funktionell autonomem Schilddrüsengewebe (fokale, multifokale und disseminierte Schilddrüsenautonomie). Bereits in der gesunden Schilddrüse findet sich ein Nebeneinander von funktionell aktiven und ruhenden Zellen. Die funktionell autonomen Schilddrüsenzellen unterliegen in ihrer Aktivität nicht wie die normalen Schilddrüsenzellen dem zentralen Regelkreis, so daß diese Zellen TSH-unabhängig und ohne Beziehung zum Hormonbedarf des Organismus Jod aufnehmen, anreichern, Thyreoglobulin synthetisieren und Schilddrüsenhormone synthetisieren sowie freisetzen können (Pfannenstiel u. Saller 1995). Ob im Einzelfall eine hyperthyreote Stoffwechsellage oder bei vorhandenen Kompensationsmöglichkeiten des gesunden Schilddrüsengewebes eine noch euthyreote Stoffwechsellage vorliegt, ist nicht nur von der Menge des autonomen Gewebes, sondern auch von der individuellen Jodversorgung abhängig. Bei einer normalen Jodzufuhr von etwa 150 μg pro Tag liegt das kritische Volumen autonomen Gewebes bei etwa 5 ml.

Kritisches Volumen bedeutet, daß oberhalb eines solchen Volumens an autonomem Gewebe mit der Entwicklung einer Hyperthyreose zu rechnen ist. Im Jodmangel kann das kritische Volumen autonomen Schilddrüsengewebes bei 10 ml und mehr liegen. Plötzlich erhöhte Jodzufuhr im Rahmen einer Kur kann dementsprechend zur jodinduzierten Hyperthyreose führen. Das praktische Problem in diesem Zusammenhang besteht darin, daß über Vorhandensein oder quantitative Bedeutung autonomen Gewebes in der Regel keine Vorinformationen vorliegen. Nur mit nuklearmedizinischen Untersuchungsverfahren läßt sich das Vorhandensein noch kompensierter funktioneller Autonomie nachweisen. Die klinische Bedeutung bleibt trotzdem häufig unklar. Die Nutzen-Risiko-Abschätzung aufwendiger Diagnostik vor einer Jodexposition ist somit in jedem Einzelfall erforderlich. Gesichtspunkte für die individuelle Entscheidungsfindung können folgende Überlegungen sein:

- Mit fortschreitendem Lebensalter ist eine Zunahme funktionell autonomen Schilddrüsengewebes wahrscheinlich.
- Je größer eine Struma ist, desto wahrscheinlicher liegt auch funktionelle Autonomie vor.
- Bei knotigen Veränderungen ist die Wahrscheinlichkeit, daß funktionelle Autonomie vorliegt, ebenfalls erhöht.

- Erniedrigtes basales TSH bei im Normbereich befindlichen Werten für T_3- und T_4-Parameter (sog. subklinische oder latente Hyperthyreose) kann Hinweis auf eine bedeutsame funktionelle Schilddrüsenautonomie sein.

Sofern nicht aufgrund anamnestischer Daten oder als Ergebnis von Voruntersuchungen eine Abschätzung und Beurteilung der Schilddrüsenfunktion und -morphologie gegeben ist, sind als einfache und kostengünstige Untersuchungen die Sonographie der Schilddrüse mit Volumenbestimmung und die Laborbestimmung des basalen TSH empfehlenswert.

Zweifelsfrei auszuschließen ist auf diese Weise die Gefahr einer jodinduzierten Hyperthyreose nicht. Für Kurbehandlungen wird die Problematik noch dadurch verschärft, daß bis zur Manifestation der Hyperthyreose mehrere Monate verstreichen können (vgl. Pfannenstiel u. Saller 1995; Köbberling u. Pickardt 1990). Nach Jodkontamination ist allerdings eine Manifestation der Hyperthyreose nach ca. 6 Wochen häufig, so daß es empfehlenswert ist, bei Kurpatienten zu einem solchen Zeitpunkt, etwa 4–6 Wochen nach der Kur, insbesondere bei klinischen Beschwerden im Sinne der Hyperthyreose, an entsprechende Untersuchungen zu denken.

Auf diesem komplexen Hintergrund sind widersprüchliche Angaben zu verstehen: Winkler (1992) führt z. B. unter den Kontraindikationen der balneotherapeutischen Jodbehandlung die latente Hyperthyreose und die Knotenstruma auf. Er betont allerdings bei den Nebenwirkungen des Jods, daß die Auslösung einer akuten Hyperthyreose bei vorbestehender latenter Hyperthyreose zu den außerordentlich seltenen Ereignissen gehört. Dies steht in guter Übereinstimmung mit den Befunden und klinischen Beobachtungen bei Patienten, die im Rahmen radiologischer Diagnostik mit jodhaltigen Kontrastmitteln kontaminiert wurden.

9.2.2 Autoimmunerkrankungen

Für die Autoimmunerkrankungen der Schilddrüse (s. Tabelle 5.16, S. 685) konnte zwar in den letzten Jahren eine Reihe ätiologischer Faktoren und pathogenetischer Mechanismen beschrieben werden, wann und wie der Autoimmunprozeß im einzelnen in Gang kommt, ist jedoch weiterhin unklar (vgl. Pfannenstiel u. Saller 1995).

Für die chronisch lymphozytäre Thyreoiditis vom Typ Hashimoto werden in ätiologischer und pathogenetischer Hinsicht ähnliche Mechanismen diskutiert wie bei Morbus Basedow. Während letzterer mit Hyperthyreose einhergeht, resultiert in vielen Fällen als Endzustand der chronischen Autoimmunthyreoiditis eine Hypothyreose. In seltenen Fällen ist besonders bei jungen Patienten eine vollständige Heilung auch dieser Autoimmunkrankheit möglich (vgl. Rudorff 1995).

Vorrangiges Therapieprinzip zur *Behandlung* der manifesten Hyperthyreose ist die Funktionslenkung (Thyreostatika) mit dem Ziel, die klinische Symptomatik der Hyperthyreose zurückzubilden und die Werte für die Schilddrüsenhormonparameter in den Normbereich zurückzuführen. Bei manifester Hypothyreose erfolgt eine Substitution mit Schilddrüsenhormonen, ebenfalls mit dem Ziel, die Symptome der Hypothyreose zu beseitigen und normale Werte für die Schilddrüsenhormonparameter zu erzielen.

Eine balneologische Therapie kann in dieser Phase allenfalls als adjuvante Maßnahme eingesetzt werden. Dabei sollten Gesichtspunkte der Schonung im Vordergrund stehen. Bei Hyperthyreose ist eine zusätzliche Belastung des Organismus durch den reaktiven Kurprozeß zu vermeiden (Cave: Nordseeklima, Sonnenbestrahlung).

Ist eine stabile Stoffwechselsituation unter der thyreostatischen Therapie der Hyperthyreose bzw. unter der Substitution bei Hypothyreose erreicht, so ergeben sich keine speziellen *Kontraindikationen* für kurmedizinische Maßnahmen mit der Einschränkung, daß die oben erwähnten Beeinflussungen der Schilddrüsenfunktion durch hohe Joddosen, insbesondere im Falle der Hyperthyreosebehandlung gemieden werden sollten. Ein Patient mit adäquater Schilddrüsenhormonsubstitution bei bestehender primärer Hypothyreose wird durch zusätzliche Jodzufuhr nicht beeinflußt.

9.2.3 Akute und subakute Thyreoiditis

Akut eitrige oder unspezifische, z. B. strahlenbedingte Entzündungen der Schilddrüse, sind ebenso wie die viral verursachte, sehr schmerzhafte, akut-subakute Thyreoiditis de Quervain seltene Schilddrüsenerkrankungen, die in erster Linie einer entsprechenden ätiologisch oder symptomatisch orientierten Therapie zugeführt werden sollten. Von seiten der natürlichen Therapiemaßnahmen sind bei den akuten und subakuten Entzündungen der Schilddrüse in erster Linie schonende Maßnahmen sinnvoll. Aktivierende Kurmaßnahmen sollten erst nach Ausheilung der akuten Erkrankung durchgeführt werden.

9.2.4 Maligne Tumoren

Die Primärtherapie der überwiegend differenzierten Schilddrüsenkarzinome ist eine ablative Therapie. Kurmedizinische Therapiemaßnahmen erfolgen sinnvollerweise für diese Patientengruppe im Rahmen der Rehabilitationsmaßnahmen (Krebsnachsorgekuren). Im Vergleich zu anderen Patienten mit Malignomerkrankungen ergeben sich keine speziellen Gesichtspunkte für die Durchführung solcher Maßnahmen.

9.3 Nebenschilddrüsen und Kalziumhomöostase

9.3.1 Primärer Hyperparathyreoidismus

Beim primären Hyperparathyreoidismus handelt es sich um autonome Mehrsekretion einer oder mehrerer Nebenschilddrüsen. Dieses Krankheitsbild stellt eine Indikation zur operativen Entfernung des pathologisch veränderten Nebenschilddrüsengewebes dar (künstliche Therapie).

9.3.2 Sekundärer Hyperparathyreoidismus

Definitionsgemäß handelt es sich beim sekundären Hyperparathyreoidismus um eine lang andauernde, reaktive Mehrsekretion von Parathormon als Folge einer Hypokalzämie. Direkte oder indirekte Störungen im Vitamin-D-Metabolismus spielen eine wesentliche Rolle.

Beim *renalen* Hyperparathyreoidismus ist die Produktion des aktiven Vitamin-D-Metaboliten 1,25-Dihydroxycholekalziferol gestört. Dieser Metabolit muß dementsprechend im Sinne einer Substitution zusätzlich zugeführt werden. Sehr selten kann auch die 25-Hydroxylierung von Vitamin D_3 in der *Leber* gestört sein. Auch dann sind aktive Metaboliten zu substituieren. Bei weiteren Formen des sekundären Hyperparathyreoidismus, z. B. durch Malabsorption oder durch Verminderung der endogenen Vitamin-D-Synthese (zu geringe Sonnenexposition) oder auch durch Mangelernährung ergibt sich eine Reihe von therapeutischen Gesichtspunkten im Rahmen der Balneo- und Klimatherapie (Tabelle 5.17). Diese Therapiemaßnahmen bei sekundärem Hyperparathyreoidismus durch Vitamin-D-Mangel zielen v. a. auf eine Verbesserung der endogenen Vitamin-D-Synthese über vermehrte UV-Bestrahlung der Haut durch Thalassotherapie und im Höhenklima. Begleittherapie in einer solchen Situation ist vermehrte orale Kalziumaufnahme mittels kalziumreicher Ernährung bzw. auch über eine Trinkkur mit kalziumreichen Heilwässern (vgl. S. 368 ff.). Spezielle Kontraindikationen bestehen nicht. Die vielfältigen differentialdiagnostischen Aspekte beim sekundären Hyperparathyreoidismus sind aber zu beachten.

9.3.3 Hypoparathyreoidismus

Das durch Fehlen oder Mangel an Parathormon definierte Krankheitsbild ist zumeist Folge operativer Eingriffe im Halsbereich (postoperativer Hypoparathyreoidismus tritt bei ca. 1% der Patienten nach Schilddrüsenoperation auf). Seltene Ursachen sind intrauterine Fehlanlage der Nebenschilddrüsen oder Nebenschilddrüseninsuffizienz als Folge eines Autoimmunprozesses. Charakteristische Laborbefundkonstellation ist Hypokalzämie mit Hyperphosphatämie sowie ein erniedrigter Wert für das intakte Parathormon. Die klinische Symptomatik kann sehr diskret sein oder als ausgeprägtes Tetaniesyndrom bei schwerwiegender Hypokalzämie in Erscheinung treten. Differentialdiagnostisch sind bei Hypokalzämien Störungen der Parathormonsynthese oder Störungen der Rezeptorsysteme der Zielzellen (Pseudohypoparathyreoidismus) und weitere, seltene Krankheitsformen zu bedenken.

Neben Kalziumzufuhr (Akutbehandlung) erfolgt als künstliches Therapiekonzept die Gabe von Vitamin D bzw. aktiven Vitamin-D-Metaboliten mit dem Ziel einer verstärkten Kalziumresorption aus dem Darm.

Balneo- und Klimatherapie können über die genannten Einflüsse auf den endogenen Vitamin-D-Stoffwechsel und die nutritive Kalziumzufuhr zusätzlich günstige Effekte im Sinne der Beseitigung einer Hypokalzämie ausüben. Bei Patienten unter einer Dauerbehandlung mit Vitamin-D-Metaboliten sind

Tabelle 5.17. Behandlungsstrategien bei Erkrankungen der Nebenschilddrüsen und der Kalziumhomöostase

Krankheitsbild	Behandlung	Bemerkungen
Primärer Hyperparathyreoidismus	*K:* Operation *N:* Kein Therapieansatz	Kurbehandlungen erst nach Beseitigung der Nebenschilddrüsenüberfunktion sinnvoll.
Sekundärer Hyperparathyreoidismus: – renal – hepatisch	*K:* Substitution der fehlenden oder vermindert produzierten aktiven Vitamin-D-Metaboliten (z. B. Calcitriol) *N:* Keine Therapie bekannt	Kurbehandlung ggf. zur Besserung der jeweiligen Grundkrankheit sinnvoll. Damit sind indirekt günstige Effekte auf den sekundären Hyperparathyreoidismus möglich.
Sekundärer Hyperparathyreoidismus: – Vitamin-D-Mangel (verminderte exogene Zufuhr, verminderte endogene Synthese) – Malabsorption (z. B. Sprue, z. B. iatrogen durch Antikonvulsiva)	*K:* Substitution (Vitamin D_3 oder aktive Metabolite) *N:* Normalisierung durch Anregung der endogenen Synthese (Thalassotherapie). Diät zur Erhöhung der Vitamin-D-Zufuhr oder zur Verminderung der Malabsorption (z. B. glutenfreie Kost)	Kurbehandlung kann im Sinne einer „passageren Trainingseinheit" die natürlichen Therapieansätze unterstützen.
Osteoporose	*K:* Hemmung von Knochenabbau und Förderung von Knochenaufbau im Sinne einer Lenkung durch Vitamin D_3, Fluorid, Kalzitonin, Bisphosphonate, Östrogensubstitution postmenopausaler Frauen *N:* Kalziumreiche Kost. Zusätzliche Kalziumzufuhr (u. a. Trinkkur), verstärkte Körperaktivität, Stimulation der körpereigenen Vitamin-D-Synthese	Kurmaßnahmen sind geeignet zur Förderung von: – körperlicher Aktivität (spezielle Krankengymnastik) – Ernährungsverhalten – allgemeinem Gesundheitsverhalten (Schulung)
Hypoparathyreoidismus – postoperativ (Schilddrüsen- oder Nebenschilddrüsenoperation) – idopathisch (z. B. autoimmun bedingt) – seltene Sonderformen der Nebenschilddrüsen-Kalzium-Homöostase-Regulationsstörungen (Pseudohypoparathyreoidismus etc.)	*K:* Kalziumzufuhr und Gabe von aktiven Vitamin-D-Metaboliten *N:* Keine Therapie bekannt	Im Rahmen der Kurbehandlung kann die Kalziumzufuhr erhöht werden (Trinkkur). Symptome einer (latenten) Tetanie können im Rahmen des reaktiven Kurprozeßes verstärkt werden. Dann ist zusätzliche Kalziumgabe erforderlich.

K: Künstliche Therapie; *N:* Natürliche Therapie

Kontrollen des Serumkalziumspiegels erforderlich, damit nicht ein Hyperkalziämiesyndrom (Überdosierung) resultiert. Weiter ist bei Kurbehandlungen zu beachten, daß im Rahmen der reaktiven Veränderungen durch den funktionellen Adaptationsprozeß auch ein Mehrbedarf der Substitutionsmedikation auftreten kann, so daß sich passagere Zeichen einer latenten (Chvostek-Zeichen positiv, Trousseau-Phänomen positiv) oder einer manifesten Tetanie entwickeln können.

Bei Beachtung der genannten Kalziumkontrollen ergeben sich keine Kontraindikationen für balneologische und klimatherapeutische Maßnahmen.

9.3.4 Osteoporose

Krankheitsbild

Nach einer Definition der Deutschen Gesellschaft für Endokrinologie aus dem Jahre 1988 (vgl. Keck u. Kruse 1994; Ringe 1993; Ziegler 1995) ist Osteoporose ein mit Frakturen einhergehender Verlust bzw. eine Verminderung von Knochenmasse, -struktur und -funktion. Ergänzend präzisiert wird diese allgemeine Definition durch eine Stadieneinteilung in einen altersassoziierten Knochenmasseverlust (Osteopenie), in eine präklinische Osteoporose mit potentieller Frakturgefährdung und in eine manifeste Osteoporose mit bereits eingetretenen Frakturen.

Behandlung

Da die Osteoporose sich über Jahre schleichend entwickelt und das Skelettsystem zu den Geweben mit verhältnismäßig niedriger Umbaurate zählt, ist nicht zu erwarten, daß kurzfristige Therapiemaßnahmen rasche und dauerhafte Erfolge in bezug auf den Pathomechanismus erzielen können. Insofern ist eine Osteoporosebehandlung im Rahmen der Kur ebenso wie bei anderen chronisch-metabolischen Erkrankungen nur als intermittierend intensivierendes Therapieverfahren anzusehen. Allerdings kann im Rahmen einer Kur besonders gut eine Behandlung der Begleitsymptomatik (z. B. Schmerz) durchgeführt werden. Die Grundmaßnahmen zur Osteoporosetherapie umfassen eine kalziumreiche Ernährung und verstärkte körperliche Aktivität, da der Muskelzug am Skelettsystem der adäquate Reiz zur Knochenneubildung ist.

Überblickt man das Spektrum therapeutischer Möglichkeiten (s. Tabelle 5.17, S. 690), so sind zur Anregung der Knochenneubildung Höhenklima und Thalassotherapie von wesentlicher Bedeutung. Vermehrte Kalziumzufuhr ist u. a. durch Trinkkuren mit kalziumhaltigen Heilwässern möglich. Auch Fluorid ist über diesen Applikationsweg zuführbar (vgl. S. 456ff.). Zur Frage der Stimulation körpereigener Östrogenreserven s. S. 709.

Begleitbehandlung

Wie bereits erläutert, können die edukativen Maßnahmen und die Möglichkeiten zur Änderung von Gewohnheiten, die insbesondere während der Kur gegeben sind, wesentlich zur Verbesserung der Gesamtsituation bei den chronischen metabolischen Krankheiten beitragen.

Zunächst ist die *Kost* zu erwähnen, die im Falle der Osteoporose eine kalziumreiche bilanzierte Kostform darstellen sollte. Hier sind Lerneffekte (Zusammenstellung der Kost usw.) mit zu nutzen. Durch Trinkkuren lassen sich speziell gewünschte Elektrolyte zuführen. Auch die Schmerzsymptomatik bei Patienten mit Osteoporose, ebenso wie bei Patienten mit degenerativen Veränderungen des Stützapparates und sog. myofaszialen Syndromen kann in der Kurortbehandlung durch *physikalische Therapie* u. a. günstig beeinflußt werden, wobei auch die vegetative Umstellung die Schmerzempfindlichkeit vermindern kann. Bei der Krankengymnastik sollten die Patienten auch zur Steigerung der Bewegungsfähigkeit im Alltag angeleitet werden.

Kontraindikationen

Spezielle Kontraindikationen ergeben sich bei Osteoporosekranken in Abhängigkeit von der Belastbarkeit. Liegt eine schwere Osteoporose mit Frakturgefährdung vor, so ist beispielsweise das Bewegungsprogramm sehr gezielt nach diesem Gesichtspunkt auszuwählen (vgl. auch Keck u. Kruse 1994).

9.4 Adipositas, Hyperlipoproteinämie, Hyperurikämie

9.4.1 Allgemeine Vorbemerkungen

Gemäß Tabelle 5.15 (S. 682) zählen die hier zusammengefaßten Stoffwechselstörungen (Tabelle 5.18) zu denjenigen mit multifaktorieller Genese. Für die Frage einer therapeutischen Beeinflußbarkeit spielt die Ernährung eine herausragende Rolle.

Von den balneologisch-klimatologischen Therapiemitteln sind in erster Linie die Heilwassertrinkkuren zu nennen (vgl. S. 285 ff.). Weiter zählt die Verstärkung körperlicher Aktivität sowie die Schulung bezüglich Ernährung und Lebensführung zu den Grundkonzepten der Therapie dieser Stoffwechselstörungen. Der gesamte Bereich derartiger erzieherischer Maßnahmen ist natürlich nicht an spezifische balneologisch-klimatologische oder auch andere Therapiemittel gebunden. Von Vorteil im Rahmen der Kurbehandlung ist allerdings, daß in dieser Sondersituation des Patienten eine größere Offenheit für Umorientierung (Diät, körperliches Training und Änderung der Lebensführung) gegeben ist. Es besteht dann natürlich auch die Gefahr, daß nach Rückkehr in das heimatliche Milieu das neu Erlernte rasch wieder vernachlässigt wird. Konsequenz einer solchen Erkenntnis muß aber nicht Resignation („Kuren haben keinen Sinn") sein. Vielmehr sollten das Intervall der Wiederholung und die Gestaltung der Lernprogramme auch im Hinblick auf eine Fortführung neu erlernter Inhalte am Heimatort überdacht werden. Zusätzliche Effekte sind während der Kur durch die Auslösung der (in den Kapiteln 1 und 2) ausführlich erläuterten adaptiven Prozesse zu erwarten.

Tabelle 5.18. Behandlungsstrategien bei Adipositas, Hyperurikämie, Hyperlipoproteinämie und Diabetes mellitus

Krankheitsbild	Behandlung	Bemerkungen
Adipositas	*K:* Operative Maßnahmen (Verminderung des Fettgewebes) *N:* Reduktionskost, verstärkte Muskelarbeit	Normalisierungseffekte der Kur (Kreuzreaktionen) sind synergistisch zu nutzen
Hyperurikämie	*K:* Harnsäure senkende Pharmaka (Lenkung) *N:* Diät (purinarme Kost), Trinkkur	Schulung zur Änderung von Lebensgewohnheiten
Hyperlipoproteinämie	*K:* Lipidsenkende Pharmaka (Lenkung) *N:* Diät, Trinkkur	Entwöhnung von Genußgiften
Diabetes mellitus Typ I (und II wenn die Patienten insulinpflichtig geworden sind)	*K:* Insulinsubsitution *Ziel:* größtmögliche Nähe zu den physiologischen Verhältnissen bei intaktem endokrinen Pankreas unter Berücksichtigung der Grenzen, die durch die individuelle Situation des Patienten gegeben sind *N:* Diät, körperliche Aktivität, Trinkkur, CO_2-Bäder	Möglichkeiten der Patientenschulung im Rahmen der Kur, zusätzliche positive Kreuzeffekte durch reaktiven Kurprozeß möglich
Diabetes mellitus Typ II (primär nicht insulinpflichtig)	*K:* Lenkung: – Sulfonylharnstoffe – Biguanide – Resorptionsverzögerer *N:* Diät, Trinkkur, körperliches Training	Gleichzeitige Behandlung der Adipositas im Rahmen der Kur günstig, Schulung, zusätzliche unspezifische Effekte (reaktiver Kurprozeß)

K: Künstliche Therapie; *N:* Natürliche Therapie

9.4.2 Adipositas

Die nichtendokrine Adipositas kommt in Europa bei etwa 40–50% der erwachsenen Bevölkerung vor. Sie ist das Symptom einer gestörten Energiebilanz, die sich in erhöhtem relativen und absoluten Fettgehalt des Körpers bemerkbar macht. Adipositas ist das Endresultat einer Zahl verschiedener Mechanismen mit Kaloriengewinn für den Körper. Störungen des Fett- und Zuckerstoffwechsels sind sekundär. Hyperlipoproteinämie, Hyperurikämie und Gicht sowie Diabetes mellitus gehören zu den durch Übergewicht begünstigten Krankheiten (neuerdings zusammengefaßt als sog. „metabolisches Syndrom").

Die Kurortbehandlung strebt neben den diätetischen Maßnahmen, bei denen auch die tageszeitliche Ordnung berücksichtigt werden muß, an, eine Grundlage für verstärkte Körperaktivität zu legen. Es kann ein Trainingsprogramm erlernt werden, das vom Patienten am Heimatort in Eigenregie fortgesetzt wird. Langfristig läßt sich damit erreichen, daß bradytrophes Fettgewebe abgebaut und vermehrt Muskelmasse aufgebaut wird. Letztere hat einen erhöhten Ruheenergieverbrauch und fördert somit die Erhaltung eines geringeren Körpergewichtes.

Energieabgabe durch Wärmeentzug käme zur Begleitbehandlung der Adipositas als zusätzliche Maßnahme in Betracht. Von den am Kurort verfügbaren Möglichkeiten sind Kälteexposition im Freien und Schwimmen im kalten Wasser zu nennen. Weitere positive Effekte sind über eine Trinkkur zur Ausschwemmung des erhöhten Harnsäureanfalles bei Gewichtsreduktion und zur Normalisierung der Verdauungsfunktion zu erwarten. Die vegetativen Umstellungen können nachgewiesenermaßen einen Beitrag zu einer Gewichtsnormalisierung leisten (vgl. S. 138 ff.). Über die Bedeutung der neu entdeckten Gewichtsregulationsmechanismen ist diesbezüglich allerdings noch nichts bekannt.

Kontraindikationen betreffen nicht die Auswahl der Therapiemittel, sondern in erster Linie deren Dosierung. So ist das Extrem diätetischer Restriktion (Nulldiät) anders zu bewerten als eine moderate Verminderung der zugeführten Kalorienzahl. Entsprechendes gilt für die körperliche Belastbarkeit, abhängig von bestehenden (z. B. kardialen) Begleiterkrankungen.

9.4.3 Hyperlipoproteinämie

Die seltenen hereditären Formen der Hyperlipoproteinämie müssen adäquat medikamentös und durch Spezialdiäten behandelt werden. Analoges gilt für weitere hereditäre Stoffwechselerkrankungen, z. B. Glykogenosen. Die weitaus größere Zahl von Fettstoffwechselstörungen ist dem sog. metabolischen Syndrom zuzuordnen. Unter diesem Syndrom werden heute Fettstoffwechselstörungen bei Adipositas, verbunden mit Hyperinsulinämie, Hypertonie und bei Frauen häufig auch Hyperandrogenämie zusammengefaßt. Für die therapeutischen Maßnahmen gelten im Falle dieser Syndrome dieselben Richtlinien wie oben angeführt. In besonderen Fällen kann die Diät noch individuell an den Lipidstatus angepaßt werden.

9.4.4 Hyperurikämie und Gicht

Die primäre Gicht ist gekennzeichnet durch Hyperurikämie und eine Vermehrung des Harnsäurepools, häufig mit Ausfall und Ablagerung von Uraten in mesenchymalem Kollagen und mukopolysaccharidreichen Geweben. Für die Entstehung der Gicht als Gelenkerkrankung spielen exogene und endogene (hereditäre) Faktoren eine wesentliche Rolle. Die Harnsäureausscheidung erfolgt zu 60 % über die Nieren, zu 30 % über den Gastrointestinaltrakt. Geringe Mengen werden über Speichel und Schweiß ausgeschieden. Zu den wesentlichen Komplikationen des Krankheitsbildes Gicht zählen Nephrolithiasis und Entwicklung einer sog. Gichtniere, weiter vaskuläre Veränderungen im Sinne einer Neigung zu vorzeitiger Atherosklerose.

Zur Beeinflussung der exogenen Faktoren dieser Erkrankung sind Maßnahmen der Diät (purinarme Kost) und wiederum die Trinkkur (vgl. S. 362 ff.) besonders geeignet.

Die Aspekte einer Begleitbehandlung unterscheiden sich auch bei dieser metabolischen Erkrankung nicht von den oben bereits ausgeführten prinzipiellen Maßnahmen Ernährung, körperliches Training und Schulung.

Als spezielle Kontraindikation bei Uratharnsteinen ist die Trinkkur mit Sulfatwässern zu nennen (vgl. S. 387).

9.5 Diabetes mellitus

9.5.1 Krankheitsbild

Der Diabetes mellitus zählt zu den häufigsten Stoffwechselerkrankungen in den Industrieländern (3–5% der Bevölkerung, ca. 10% der Patienten in Praxen niedergelassener Internisten und Allgemeinärzte). Der Schwerpunkt dieser Erkrankung liegt im höheren Lebensalter. Hieraus ist zu folgern, daß bei einem großen Teil der Patienten Multimorbidität vorliegt. Diese Überlegungen lassen erwarten, daß auch in der Balneotherapie mit einem hohen Anteil an Diabetikern zu rechnen ist, selbst wenn der Diabetes mellitus nicht primärer Anlaß für eine Kurmaßnahme war.

Unabhängig von Ätiologie und Pathogenese wird der Diabetes mellitus ausschließlich aufgrund von Kriterien diagnostiziert, die sich auf den Glukosestoffwechsel beziehen. Durch internationale Übereinkunft wurden Grenzwerte für die Blutglukose nüchtern und postprandial festgelegt (Deutsche Gesellschaft für Endokrinologie 1993)

Nach pathogenetischen Gesichtspunkten unterscheidet man den primär insulinpflichtigen sog. Typ-I-Diabetes (in der englischsprachigen Literatur „insulin-dependent diabetes mellitus", IDDM). Bei diesem kommt es als Folge einer Autoimmunerkrankung zu einem progredienten Funktionsverlust der Inselzellen des Pankreas und damit zum Insulinmangel. Die Therapie muß in diesem Falle primär vom Aspekt der Substitution ausgehen.

Etwa 90% aller Diabetiker leiden an einem Diabetes mellitus Typ II („non-insulin-dependent diabetes mellitus", NIDDM). Hier besteht in der Anfangsphase sogar längerfristig eine erhöhte Insulinsekretion (Hyperinsulinämie) bei veränderter Sekretionsdynamik dieses Hormons und bei Hormonresistenz der Zielorgane. Entsprechend Tabelle 5.15 (S. 682) ist der Diabetes mellitus Typ II als multifaktoriell in Ätiologie und Pathogenese zu bezeichnen (familiäre Vorbelastung, Gewohnheiten, Umweltfaktoren).

9.5.2 Behandlung

Beim insulinpflichtigen Diabetes mellitus Typ I ist eine Fortführung der individuell adäquaten Insulintherapie auch während der Kur selbstverständlich. Im Rahmen der reaktiven Veränderungen durch die vegetativen Umstellungen können entsprechende Dosisanpassungen (Insulinmehrbedarf während der ergotropen Krisen, geringerer Insulinbedarf als Folge der trophotropen Erholungsphasen) erforderlich sein.

Typ-I-Diabetiker mit einer intensivierten Insulintherapie, z. B. nach dem Basisboluskonzept, werden die entsprechenden Änderungen im Rahmen der Selbstkontrollen rasch bemerken und ihre Behandlungsstrategie daran anpassen. Allgemein verbindliche Regeln außer den bekannten Dosisanpassungsmaßnahmen sind für diese Spezialsituation nicht bekannt und auch nicht erforderlich. Patienten mit Diabetes mellitus Typ II werden von den Maßnahmen der Bewegungstherapie und Diätschulung profitieren. Die funktionell-adaptiven Umstellungen im Rahmen der Kur führen zu nachweislichen Stoffwechselverbesserungen (Agishi u. Hildebrandt 1997; Gutenbrunner 1996a).

9.5.3 Begleitbehandlung

Die Schulung der Patienten hinsichtlich ihrer Lebensführung und Stoffwechseleinstellung gehört im Rahmen der gesundheitsbildenden Maßnahmen zu den wichtigsten Aufgaben in der Betreuung und Führung von Diabetespatienten. Dabei sind weniger die äußeren organisatorischen Bedingungen von Bedeutung als vielmehr die pädagogischen Fähigkeiten des Behandlungsteams. Weiter wird der Erfolg edukativer Maßnahmen selbstverständlich auch von Motivation und Lernbereitschaft des Patienten abhängig sein. Patienten, denen eine Änderung ihrer Lebensgewohnheiten „verordnet" ist, dürften dabei geringere Motivation zeigen als Patienten, die aufgrund eines entsprechenden Leidensdrucks oder infolge von Krankheitseinsicht die notwendigen Aktivitäten zur Mitbehandlung ihrer chronischen Erkrankung entwickeln. Bezüglich der zusätzlich positiven Effekte, die beispielsweise durch eine serielle Behandlung mit Kohlensäurebädern zur Verbesserung der Mikrozirkulation möglich sind, und der nachgewiesenen Wirkungen einer Trinkkur mit HCO_3-haltigen Heilwässern sei auf S. 136ff. verwiesen.

9.5.4 Spezielle Kontraindikationen

Zur Durchführung einer Kur bzw. für bestimmte balneotherapeutische Maßnahmen ergeben sich spezielle Kontraindikationen für Diabetiker in Abhängigkeit von der Ausprägung begleitender Erkrankungen (diabetisches Spätsyndrom). Liegen Veränderungen einer Makroangiopathie vor (koronare Herzkrankheit, arterielle Hypertonie, arterielle Verschlußkrankheit), so gelten die entsprechenden Einschränkungen für die Belastbarkeit.

Bei Vorliegen einer Mikroangiopathie, insbesondere bei Nephropathie, sind die durch die Nierenfunktionseinschränkung bedingten Kontraindikationen zu beachten (Trinkkur). Die im Rahmen der diabetischen Mikroangiopathie besonders gefürchteten Fußkomplikationen (diabetischer Fuß) sind überwiegend Folge der Sensibilitätsstörungen bei der diabetischen Polyneuropathie. Hier ist v. a. bei der Bewegungstherapie im Freien die Verletzungsgefahr zu bedenken.

Bei einer Retinopathia diabetica fortgeschrittener Stadien werden sowohl starke Blutdruck- als auch starke Blutzuckerschwankungen als ungünstig angesehen. Auch diese Möglichkeiten einer negativen Beeinflussung sind bei Dosierung und Art der entsprechenden Anwendungen zu bedenken.

9.6 Weitere Hormone des Gastrointestinaltraktes

Dazu sei auf die Seiten 292 ff. und 632 ff. verwiesen.

9.7 Gonaden und Fertilität

Die Gesichtspunkte zu Fragen der Störungen der Reproduktionsorgane und zu Fragen von Fertilitätsstörungen sind auf S. 661 f. und S. 706 ff. abgehandelt.

10 Erkrankungen des Kindesalters

E.-G. Schultze

Kuren von Kindern in Heilbädern und Kurorten erfordern eine gesonderte Darstellung, da man die Erfahrungen bei Erwachsenen nicht ohne weiteres auf Kinder übertragen kann: *Das Kind ist kein kleiner Erwachsener.* Diese Feststellung gilt besonders für die Anwendung von thermischen und klimatischen Reizen.

Beim *Kleinkind* besteht bis zur ersten Streckung (6.-9. Lebensjahr) die lymphogene Abwehr, die humorale Abwehr entwickelt sich erst während der Schulzeit und erreicht mit 11 Jahren ihren Höhepunkt. Aus diesem Grunde sind kleine Kinder vermehrt „infektanfällig", d. h. sie neigen zu Katarrhen der Atemwege in mehr oder weniger ausgeprägtem Maße und werden bei Kontakten mit „erkälteten" Personen häufig infiziert, weil sie die erforderliche Abwehrfunktion noch nicht besitzen: Gefahr in Krippen, Spielkreisen, Kindergärten usw. Je nach vorhandener Konstitution sind außerdem Neigungen zu bestimmten Erkrankungen vorhanden, die für die diversen Klimazonen (Meeresküstenklima, Waldklima, Mittelgebirgsklima bzw. Hochgebirgsklima) und die dort befindlichen Heilbäder und Kurorte festgelegte Indikationen darstellen. Da Klimakuren i. allg. der „Abhärtung" dienen sollen, sind sommerliche Aufenthalte in südlichen Gebieten wie im Mittelmeerraum etc. wegen der dort vorhandenen thermischen Belastung durch Hitze zu vermeiden. In Ausnahmefällen - z. B. bei einigen Hautkrankheiten - können Frühjahrs- und v. a. Herbstkuren im Süden durchgeführt werden, im Winter auch auf den Kanarischen Inseln.

Die im Verhältnis zum Körpervolumen große Körperoberfläche des Kleinkindes mit stärkerer Wärmeabgabe bei Kälteanwendungen in der Luft oder - noch intensiver - im Wasser verlangt eine besondere Berücksichtigung bei der physikalischen Therapie; dies gilt besonders für die Windeinflüsse im Küstengebiet.

Beim *Schulkind* spielen mit zunehmendem Alter Infektionen der Atemwege eine immer geringere Rolle, während die Disposition zu speziellen Erkrankungen, insbesondere zu allergischen Krankheiten von Atemwegen und Haut, zunimmt. Aus diesem Grunde ist vor einer Kur nach auslösenden Allergenen zu suchen und möglicherweise mit Hyposensibilisierung, Wohnraumsanierung und antiallergischer Therapie zu beginnen. Der Aufenthalt im „Heilklima" – am günstigsten auf einer Nordseeinsel – wirkt bei geeigneter Quartierwahl (Cave: Bauernhof oder „Friesenhaus" mit Reetdach etc.) einerseits durch die Allergenkarenz, andererseits auch durch die humorale Umstellung („Umstimmung") (vgl. S. 645 f.).

Zur *Kurvorbereitung* gehören nach einer gründlichen Klärung der Krankheitsursachen (Allergentestung, Röntgenuntersuchung der Nasennebenhöhlen usw.) eine Sanierung vorhandener Foci (Tonsillektomie, Behandlung der Nasennebenhöhlen, Ohren, Zähne sowie evtl. auch der ableitenden Harnwege) und die Schaffung einer freien Nasenatmung (Adenotomie), evtl. auch eine antibiotische oder chemotherapeutische Behandlung noch bestehender Infektionen. Für akute Krankheiten und frische Schübe chronischer Erkrankungen gilt die Regel, daß diese i. allg. zu Hause zu behandeln sind, bevor nach einem endgültigen Abklingen mit einer Klimatherapie begonnen werden kann. Zweck der Kurbehandlung ist die Verhütung von Rezidiven und eine Steigerung der Resistenz. In Ausnahmefällen kann nach Absprache von Hausarzt und behandelndem Arzt in einer Kurklinik auch ein noch bestehender Krankheitsschub behandelt werden.

10.1 Organisatorische Voraussetzungen

Neben der Wahl des geeigneten Heilklimas – Reizklima von Meeresküste oder Hochgebirge, Waldklima oder Mittelgebirge –, die sich nach den Indikationen richtet (s. unten), steht zur Frage, ob das Kind allein in Kurklinik oder Sanatorium zur Kur fahren soll. Dazu sind von der Gesellschaft für Sozialpädiatrie Richtlinien erarbeitet worden, die für die einzelnen Indikationen je nach Schweregrad die Tätigkeitsmerkmale für die Institutionen festgelegt haben, so daß die Wahl erleichtert wird und den Kureinrichtungen auch die erforderlichen Aufgaben zugewiesen sind (Hartung 1982).

Erholungsbedürftige Kinder ohne spezielle Indikationen sind auch in einem *Erholungsheim* unter Trennung von der Familie meist sehr gut aufgehoben.

Eine *Mutter-und-Kind-Kur* empfiehlt sich dann, wenn das Kind für eine Trennung von der Mutter aus Altersgründen oder wegen der Schwere der Erkrankung ungeeignet ist, vielmehr die Anwesenheit der Mutter insbesondere aus psychischen Gründen, aber auch wegen pflegerischer Hilfeleistung notwendig ist.

Eine *Präventivkur* bzw. eine *Rehabilitationskur* kann auch ambulant im Kreise der Familie in einem anerkannten Heilbad durchgeführt werden, wobei der Badearzt die erforderliche Kuraufsicht hat und ortsgebundene Heilmittel im Kurmittelhaus oder Badehaus verabfolgt werden. Für kleinere Kinder können auch *heilklimatische Kuren* ohne die Anwendung ortsgebundener Heilmittel verordnet werden.

Kostenträger für alle Kuren sind nach dem Bundessozialhilfegesetz die Krankenkassen, daneben besteht bei chronischen oder zur Chronizität neigenden Erkrankungen Hilfe durch die Landesversicherungsanstalten, die Bundesversicherungsanstalt oder die landwirtschaftlichen Alterskassen. Beamte haben die Möglichkeit, für ihre Kinder eine Beihilfe von Bund oder Land zu beantragen.

10.2 Auswahl und Wirkungsweise der Heilmittel

Der Einsatz der ortsgebundenen Heilmittel richtet sich nach den vorhandenen Krankheitserscheinungen und wird bei den einzelnen Indikationen besprochen. Im Heilklima wirken v. a. die durch die Adaptationsvorgänge stattfindenden Veränderungen der humoralen Abwehr im Organismus, die sich auch beim Kind in zahlreichen Parametern nachweisen lassen und über längere Zeit auch am Heimatort nachwirken (vgl. S. 151 ff.).

Ein jeder Organismus muß sich der neuen klimatischen Umgebung anpassen. Der Anpassungsvorgang verläuft in Phasen, die sich beim Kind oft deutlich in verminderter Resistenz gegenüber Infektionen und in diversen Befindungsstörungen äußern (vgl. S. 91 ff. u. S. 107 ff.). Gerade beim Kind sollte man die volle Adaptation v. a. im Reizklima für eine Kur ausnutzen und die Kurdauer aus diesem Grunde lang genug wählen. Im Meeresküstenklima oder im Hochgebirge (stärkere Adaptationsschwierigkeiten) sollte keine Kur unter 4 Wochen stattfinden, bei bestehenden oder drohenden Krankheitsprozessen sind 6 Wochen und mehr notwendig.

Die Kuren sind nicht bei allen Indikationen in einem jeden Klima und zu jeder Jahreszeit gleich günstig. Vor allem sollte man bei kleinen Kindern bedenken, daß aggressive Witterungsvorgänge auch einen allzu starken Reiz darstellen können. Dies gilt vorrangig für die Meeresküsten und vorgelagerten Inseln der Nordsee. Die günstigen Jahreszeiten für die Kuren am Meer sind in Abb. 5.13 zusammengefaßt, in den übrigen Jahreszeiten sind Hochgebirge (v. a. bei großen Kindern) oder Mittelgebirge (insbesondere bei den Kleinen) günstiger.

10.3 Behandlung einzelner Krankheitsbilder

Im folgenden werden die wesentlichen Erkrankungen besprochen, die seit Generationen mit Erfolg der Klima- und Bäderbehandlung zugeführt werden.

10.3.1 Atemwegserkrankungen

Bei den Atemwegserkrankungen stehen im Vordergrund der Indikationen für Klimakuren im Kindesalter die chronischen und rezidivierenden Erkrankun-

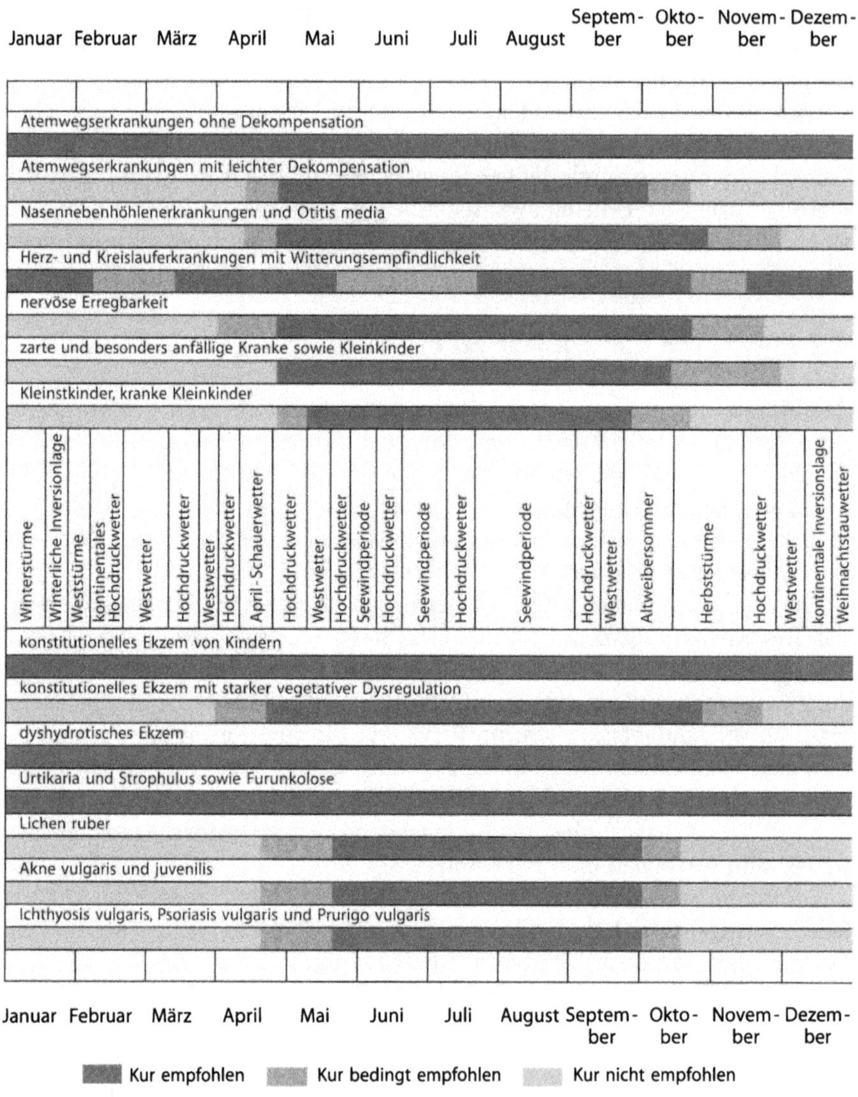

Januar Februar März April Mai Juni Juli August September Oktober November Dezember

Atemwegserkrankungen ohne Dekompensation

Atemwegserkrankungen mit leichter Dekompensation

Nasennebenhöhlenerkrankungen und Otitis media

Herz- und Kreislauferkrankungen mit Witterungsempfindlichkeit

nervöse Erregbarkeit

zarte und besonders anfällige Kranke sowie Kleinkinder

Kleinstkinder, kranke Kleinkinder

Winterstürme | Winterliche Inversionlage | Weststürme | kontinentales Hochdruckwetter | Westwetter | Hochdruckwetter | Westwetter | Hochdruckwetter | April-Schauerwetter | Hochdruckwetter | Westwetter | Hochdruckwetter | Seewindperiode | Hochdruckwetter | Seewindperiode | Hochdruckwetter | Seewindperiode | Hochdruckwetter | Westwetter | Altweibersommer | Herbststürme | Hochdruckwetter | Westwetter | kontinentale Inversionslage | Weihnachtstauwetter

konstitutionelles Ekzem von Kindern

konstitutionelles Ekzem mit starker vegetativer Dysregulation

dyshydrotisches Ekzem

Urtikaria und Strophulus sowie Furunkolose

Lichen ruber

Akne vulgaris und juvenilis

Ichthyosis vulgaris, Psoriasis vulgaris und Prurigo vulgaris

Januar Februar März April Mai Juni Juli August September Oktober November Dezember

Kur empfohlen   Kur bedingt empfohlen   Kur nicht empfohlen

Abb. 5.13. Indikationen der Atemwegs-, Kreislauf- und Hautkrankheiten bei Kindern für Nordseekuren in Abhängigkeit von der Jahreszeit. (Nach Leistner u. Schultze 1974)

gen. Dabei können im Kleinkindalter noch Erkrankungen der Lymphorgane überwiegen, die exsudativen Erkrankungen der Atemschleimhäute sind jedoch im gesamten Kindesalter die häufigsten Krankheitserscheinungen. Es sind die Schleimhäute der Nase, der Nasennebenhöhlen, des Rachens, von Larynx und Trachea bis zu den Bronchien beteiligt. Bis zur ersten Streckung überwiegen Atemwegserkrankungen auf infektiöser Basis, im Schulalter, teilweise auch schon früher, zunehmend auch aus allergischen Gründen. Selbstverständlich sind nach Klärung der Genese auch die auslösenden Ursachen

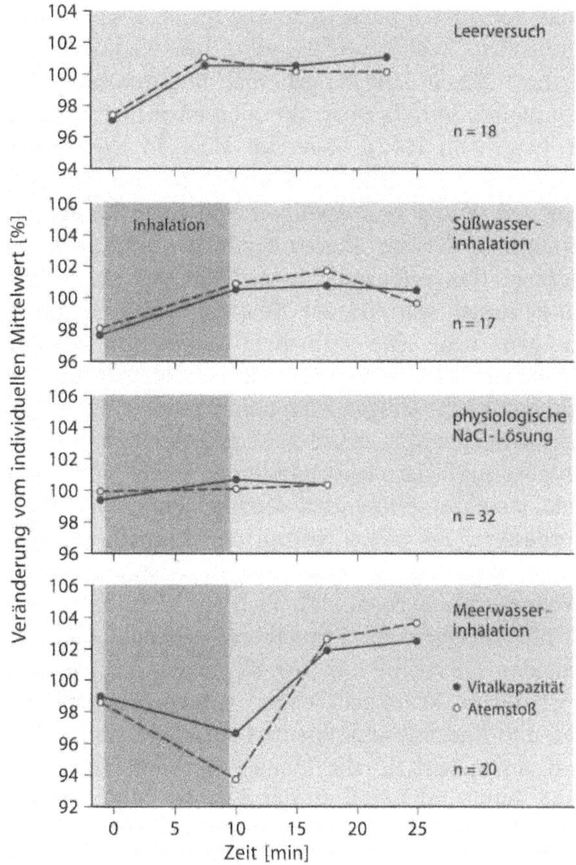

Abb. 5.14. Veränderungen von Vital- und Sekundenkapazität durch Inhalationen von Süßwasser, Kochsalzwasser und Meerwasser. Nur bei Meerwasserinhalation initiale Abnahme der Ventilationsleistung. (Nach Evers u. Jungmann 1962)

möglichst am Heimatort auszuschalten. Die Klima- und Balneotherapie hat v. a. die Aufgabe der „Abhärtung" durch Luftbäder, Wasser-, Sole- oder Seebäder, Bewegungstherapie, Wandern, Laufen, möglichst im Rahmen einer klimatischen Umstimmung im milden oder stärkeren Reizklima. Bei allergischer Genese (Pollinose, Asthma bronchiale, obstruktive Bronchitis) ist wegen der gewünschten Allergenkarenz der Nordseeküste, besonders den Inseln, der Vorzug zu geben; auch das Hochgebirge zeichnet sich durch Allergenarmut - v. a. durch Milbenfreiheit - aus. Bei Pollinose sollte man die Zeit der stärksten Ausprägung des Krankheitsbildes am Heimatort für die Klimakur auswählen, man achte aber auch auf das Kleinklima des gewählten Kurorts und speziell der Unterkunft: Küstennähe, fern von Wiesen, Feldern, Bäumen, Strandgras.

Zusätzliche therapeutische Maßnahmen können in Atemtherapie, Thoraxmassage oder Bindegewebemassage, v. a. aber in Sole- oder Seewasserinhalationen zur Schleimverflüssigung bestehen. Vorsicht ist allerdings bei schwer asthmatischen Kindern geboten, da durch intensive Sole- oder Meerwasserinhalationen initiale Obstruktionen ausgelöst werden können (Abb. 5.14) (Evers u. Jungmann 1962). Bäder im Meer, in hygienisch einwandfreien Schwimmbädern mit bis zu 22° C Wassertemperatur und Kneipp-Anwendungen tragen zur Abhärtung bei. Atemtherapeutische Maßnahmen sowie auch autogenes Training – dies bei älteren Kindern – sind auch am Kurort wie zu Hause angezeigt. Daß erforderliche Medikamente auch im Heilklima zu verabreichen sind, zumal während der Adaptationszeit bei obstruktiven Atemwegserkrankungen sogar eine vermehrte Medikation notwendig sein kann, sei nachdrücklich betont. Dies gilt v. a. bei längerer Vorbehandlung mit Kortikoiden, die erst nach völliger Adaptation reduziert werden dürfen. Die Kombination der Klimatherapie einschließlich Sole- bzw. Seewasserinhalationen mit einer Hyposensibilisierungsbehandlung sowie mit Cromoglicinsäureinhalationen und atemkrampflösenden Medikamenten hat die Therapieerfolge wesentlich verbessert. Bei allem Nutzen der Klimatherapie ist das Wesentliche jedoch die Fortsetzung der notwendigen Therapie am Heimatort, wozu auch eine Wohnraumsanierung, evtl. auch ein Wohnungswechsel gehören können.

Ein Versagen der Klimatherapie beruht oft auf zu kurzen Kuren (Urlaub mit den Eltern für nur 2–3 Wochen!), v. a. wenn zu Hause versäumt wurde, vorhandene Krankheitsschübe gut vorzubehandeln. Bei Beteiligung der Ohren und Nasennebenhöhlen ist auf Wind- und Kälteempfindlichkeit hinzuweisen. So besteht für die Monate Dezember bis März für diese Erkrankungen eine Kontraindikation an der See; das Mittelgebirge ist zu dieser Zeit günstiger. Gleiches gilt zu dieser Jahreszeit auch für Kleinkinder, da der Aufenthalt in stürmischen Küstenregionen zu diesem Termin eine zu starke Belastung darstellt. Bei langfristigen Aufenthalten am Meer mit Akklimatisation im Herbst kann auch ein Kleinkind am Meer überwintern.

Bei *Bronchiektasen* hat man an der Meeresküste gute Erfahrungen, wenn diese noch kein stärkeres Atemhindernis darstellen; leichtere Formen können zur Ausheilung kommen. Bei *Mukoviszidose* hat man in den letzten Jahren unter der verbesserten Grundbehandlung gute Erfahrungen machen können, v. a. in einer damit erfahrenen Rehabilitationsklinik auf Amrum, in der die notwendigen begleitenden therapeutischen Maßnahmen erfolgen, teilweise als Mutter-und-Kind-Kur.

10.3.2 Hautkrankheiten

Hier bestehen für das Kindesalter einige Besonderheiten:

- Die *seborrhoische Dermatitis* des jungen Säuglings (1.-2. Trimenon) benötigt keine Klima- oder Badetherapie, da sie üblicherweise bis zum halben Jahr ausheilt.
- Dem *Säuglingsekzem* als Frühform der Neurodermitis oder atopischen Dermatitis kann neben einer sorgfältigen lokalen und vorsichtigen Ernäh-

rungstherapie durch eine Klimabehandlung geholfen werden. Dazu sind die Sommermonate am Meer am besten geeignet (Mai bis September), kalte Sole- bzw. Seebäder oder -waschungen können nützlich sein, wenn die Haut nicht zu stark gereizt ist. Gewarnt sei vor gechlorten oder gewärmten Seewasserbecken oder indifferenten (32° C) oder körperwarmen Wannenbädern mit Sole oder Meerwasser. Nützlich sind die kühle (nicht kalte) Seeluft und eine dosierte Bestrahlungsbehandlung mit natürlichem Sonnenlicht (Cave: Überdosierung!). Jede Überwärmung ist wegen des dadurch ausgelösten Juckreizes zu vermeiden.

- Gleiches gilt für die *Neurodermitis* (atopische Dermatitis) des Klein- und Schulkindes. Auch in diesen Fällen ist die Sommerkur am Meer am günstigsten, zumal zu dieser Zeit die geringe Körperbedeckung, das Baden im offenen Meer und die dosierte Besonnung ideale Heilvoraussetzungen schaffen. Auch Schwefelbäder haben sich bewährt, sie können z. B. in St.-Peter-Ording mit einer Nordseeklimakur verbunden werden.
- Für *Ichthyosis* (Fischschuppenkrankheit) und *Psoriasis* (Schuppenflechte) sind ebenfalls Sommerkuren am Meer am günstigsten, möglichst in jedem Jahr. Während Hautpflege, dosierte Besonnung und Seebäder bei diesen beiden Hautkrankheiten zur Behandlung i. allg. ausreichen, sollte bei der ichthyoten Form der Neurodermitis auch an eine Ekzemdiät gedacht werden. Im Winter sind bei Ichthyosis, mehr noch bei Psoriasis, zusätzliche Bestrahlungen mit künstlichen Strahlern einzusetzen (UV-A_1-Strahlen), eine vorherige Fotosensibilisierung verbietet sich beim Kind. Auch bei *Akne juvenilis* ist eine Heliotherapie günstig, die man noch durch Schlickpinselungen u. a. unterstützen kann.

10.3.3 Weitere Krankheitsbilder

Während bei den genannten Krankheitsgruppen die Balneo- und Klimatherapie seit Generationen unumstritten und nach wie vor in Gebrauch ist, hat sich bei manchen anderen Krankheiten mit den Veränderungen der äußeren Gegebenheiten und dem Fortschritt der medikamentösen Therapie vieles geändert. Unter dem „Panoramawandel“ der Krankheiten sind Unterernährung und Dystrophie, auch extrapulmonale und pulmonale Tuberkulose praktisch völlig aus der Klimatherapie verschwunden.

Geblieben ist die Bäder- und Klimatherapie bei der Rekonvaleszenz nach schweren Erkrankungen und Operationen; nach Verkehrsunfällen hat sie in den letzten Jahren in den Rehabilitationskliniken zunehmend an Bedeutung gewonnen. Ein gezieltes Training von Herz und Kreislauf, von geschädigten oder mangelhaft trainierten Muskeln und Bindegeweben ist bei geeigneten Voraussetzungen (Kurklinik, Sanatorium) in jedem Klima möglich.

Bei Entwicklungsstörungen aus konstitutionellen Gründen, bei Neurasthenie, v. a. auch bei eretischen Kindern ist eine Kur im Waldklima und Mittelgebirge – besonders zu Zeiten stärkerer Witterungsschwankungen – deutlich günstiger als in einem Reizklima. Eine *allgemeine Kräftigung* kann mit abhärtenden und übenden Methoden erfolgen.

Im jugendlichen Alter ist die *orthostatische Dysregulation* eine häufige Erscheinung. Jedes Reizklima ist in Verbindung mit abhärtenden Maßnahmen und gezieltem Körpertraining zur Behandlung geeignet. Am Meer können bei Witterungswechsel (Menger 1966b), nach dem Aufstieg ins Hochgebirge während der Adaptation in den ersten 3 Tagen (Jungmann 1962) zwar orthostatische Beschwerden auftreten, doch lassen sich diese medikamentös abfangen und schwinden mit fortschreitender Adaptation.

Bei *Herzvitien* (kongenital oder z. B. rheumatisch erworben) ist eine Kreislaufkompensation (operativ und/oder medikamentös) möglichst vor der Kur zu erreichen, um eine gewisse Belastbarkeit zu erzielen. Andernfalls kommt nur eine Behandlung in einer Kurklinik mit entsprechenden Einrichtungen und Erfahrungen in Frage, die im Schonklima liegen muß und Wege ohne zu große Steigungen in der Umgebung aufweist. Dies gilt besonders bei pulmonaler Stauung.

Krankheiten des *rheumatischen Formenkreises*, beim Kind besonders die rheumatoide Arthritis, gehören ebenso in die Behandlung einer Fachklinik im Schonklima (z. B. Rummelsberger Anstalten, Garmisch-Partenkirchen oder Rheumaklinik Bad Bramstedt). Es gilt, die Kinder trotz Krankheit möglichst beweglich zu halten. Dazu sind – je nach Krankheitszustand – Bewegungsübungen, Bewegungsbäder etc. einzusetzen. Um *Krankheiten des Bewegungssystems* bei Kindern hat man sich besonders in Bad Oeynhausen bemüht, im Spessartsanatorium in Bad Orb finden Kinder auch mit Entwicklungsstörungen und psychischen Schwierigkeiten eine gute Hilfe. Bewegungsstörungen und zerebrale Krampfanfälle können u. a. in der Kinderkurklinik Viktoriastift in Bad Kreuznach eine spezielle Betreuung erfahren.

Bei Erkrankungen von *Nieren und ableitenden Harnwegen* ist das Reizklima von Nord- und Ostsee kontraindiziert, da man Kälteeinflüsse unbedingt vermeiden sollte, hingegen ist ein Aufenthalt im Wald- oder Mittelgebirgsklima bei guter Überwachung der Kinder zu empfehlen. Einige Kinderkliniken führen Ferienkuren in Erholungsorten mit Dialysegeräten durch.

Bei ausgeprägten *psychosomatischen Störungen* sowie psychomotorischen und Verhaltensstörungen ist eine besonders intensive Betreuung im Schonklima in sehr kleinen Gruppen mit guter pädagogischer und psychologisch-psychiatrischer Führung notwendig.

Seit alter Zeit werden *Anämien* zu den wichtigen Indikationen der Klima-(Strahlungs-) Therapie gezählt. Auch hier erfolgte ein „Panoramawandel“: Eisenmangelanämien sind medikamentös anzugehen, eine Reizklimabehandlung im Hochgebirge ist aber unterstützend zu empfehlen. *Leukosen* – auch unter guter medikamentöser Einstellung – und eine *Perniziosa* gehören nicht in ein Reizklima, sondern sollten im Schonklima behandelt werden.

Störungen des Verdauungstrakts benötigen eine exakte Voruntersuchung. Bei Ausschluß einer organischen Genese ist eine gut geführte Kurklinik oder auch ein Kindersanatorium im Schonklima mit beruhigendem Einfluß, Trennung von eingefahrenen Lebensgewohnheiten und Milieu zur Besserung der vegetativen Funktionen und psychischen Alterationen erforderlich: Dies gilt für Nabelkoliken, atonische und spastische Obstipationen und viele andere Erkrankungen.

Eine echte *endokrine Störung* (vgl. S. 679 ff.) ist nur durch eine substituierende Behandlung zu beeinflussen. Hypothyreose und Pubertätsstruma benötigen Schilddrüsenhormon bzw. Jod. Der Aufenthalt am Meer kann zwar nützlich sein, jedoch reicht der minimale Jodgehalt der Seeluft oder der Nahrungsmittel aus dem Küstengebiet und auch der stärkere der Seefische nicht aus, das fehlende Jod zu ersetzen. Die Hyperthyreose ist eine Kontraindikation für das Nordseeklima.

Kuren für Kinder mit *Diabetes mellitus* werden vom Deutschen Diabetikerbund alljährlich im Schonklima durchgeführt. Für Kinder und Jugendliche mit Diabetes mellitus Typ I werden Kuren zur Schulung und Neueinstellung, z. B. im Rehabilitations- und Schulungszentrum Kaiserslautern, in weiteren diabetesspezifischen Häusern in Bad Neuenahr, Bad Mergentheim, Bad Oeynhausen, Bad Lauterberg u. a. ganzjährig angeboten. Im Meeresküstenklima haben Witterungswechsel, besonders in der Adaptationsphase, möglicherweise starke Stoffwechselschwankungen zur Folge (Menger 1966a; Schultze 1973), so daß der Zuckerkranke auch für freie Kuren besser im Schonklima bleiben sollte, auch wenn er in der Selbstkontrolle gut geschult ist. Kalte Bäder senken bekanntlich den Blutzuckerspiegel (Bürger-Büsing 1988).

Große Bedeutung hat in den letzten Jahren die Behandlung der *Adipositas* bei Kindern bekommen. Neben einer kalorienarmen ballaststoffreichen Kost sind geregelte Bewegungstherapie und Balneotherapie notwendig, im Reizklima hat man besonders gute Erfahrungen. Das Wesentliche ist die intensive Motivierung des adipösen Kindes und eine gute weiterführende Einflußnahme auf das Elternhaus bzw. den alleinerziehenden Elternteil, die durch den Hausarzt erfolgen müßte. Bei weiteren Zivilisations- oder Milieuschäden ist die Situation ähnlich: Während des Aufenthaltes in einem guten Sanatorium ist die pädagogische Führung besonders wichtig. Sie kann aber nur zum Erfolg führen, wenn die Bedingungen am Heimatort entsprechend beeinflußt werden können. So spielen gerade im Kindesalter neben den medizinischen, klimatologischen, balneologischen Aspekten auch die pädagogisch-psychologischen eine besondere Rolle.

10.4 Kontraindikationen

Im Kindesalter, besonders bei Kleinkindern, spielt die Wahl des Kurklimas eine wesentliche Rolle. Dies zeigt sich auch bei den Kontraindikationen (Tabelle 5.19).

10.5 Klinische Beurteilung

Es würde den Rahmen dieses Beitrages sprengen, die Erfolge der Kuren bei den verschiedenen Diagnosen unter den sehr differenten Kurbedingungen hier aufzuführen. Eine umfangreiche Zusammenfassung ist dem Band *Kinderkuren und Kinderheilverfahren* (Hellbrügge 1988) zu entnehmen. Hier

Tabelle 5.19. Kontraindikationen für Klimazonen bei Erkrankungen im Kindesalter, besonders bei Kleinkindern. *1:* Nordsee, *2:* Ostsee, *3:* Hochgebirge (über 1000 m), *4:* Waldklima und Mittelgebirge

Akute Krankheiten und akute Krankheitsschübe chronischer Krankheiten	1–4
Chronische Krankheiten mit Neigung zu Dekompensation	1–3
Krankheiten, bei denen ein Reizklima Verschlechterungen erwarten läßt:	1–3
– zehrende Prozesse, wie nicht operierte Tumoren, Perniziosa, Leukosen bis 3 Jahre nach Abschluß der Therapie	
– Erkrankungen der ableitenden Harnwege anatomischer, degenerativer und entzündlicher Art, Harnsteine	1–2
– Herz- und Kreislaufkrankheiten mit Neigung zu Dekompensation	1–3
– schwere Neuro- oder Psychopathien	1–3
– stärkere Hormonentgleisungen (Thyreotoxikose, Hypothyreose)	1–3
– Diabetes insipidus	1–3
– progressive Muskeldystrophie	1–3
– schwere Stoffwechselstörungen, die zu Entgleisungen neigen	1–3
– schlecht eingestellte oder einstellbare zerebrale Krampfanfälle	1–3
– stark gestörtes vegetatives Nervensystem bei Kindern mit asthenischem Habitus vom erethischen Typ mit motorischer Unruhe und Schlafstörungen	1–3

wurde versucht, nur langjährige Kurerfahrungen als Empfehlung für die einzelnen Klimagebiete bei den verschiedenen Indikationen weiterzugeben.

11 Gynäkologische Erkrankungen

H. Baatz † u. J. Dietrich

Die Balneotherapie gynäkologischer Erkrankungen ergänzt die operativen und konservativen Behandlungsmethoden in der Frauenheilkunde. Ihr Einsatz sollte aber nicht Ultimum refugium sein. In der therapeutischen Strategie soll sie gleichwertig neben allen anderen Behandlungsmethoden stehen und auch frühzeitig in den Behandlungsplan aufgenommen werden. Als Sektion und Arbeitsgemeinschaft in der Deutschen Gesellschaft für Gynäkologie und Geburtshilfe erhielt sie ihre wissenschaftliche Anerkennung. Als traditionelle Arbeitsrichtung hat sie heute einen festen Platz im Fachgebiet der Gynäkologie.

Von Siebold lenkte vor fast 200 Jahren die Aufmerksamkeit auf die therapeutischen Erfolge durch Badekuren bei gynäkologischen Erkrankungen (Bad Kissingen). Seither hat sich eine große Zahl führender Gynäkologen für die physikalischen und balneologischen Heilmethoden eingesetzt.

Während Hydro- und Elektrotherapie, Gymnastik und Massagen wohnortnah im Krankenhaus oder Ambulatorium eingesetzt werden können, ist die Balneotherapie mehr als das therapeutische Baden. Der Begriff ist vielmehr eine Traditionsbezeichnung für die Behandlungsformen am Kurort (Schnizer 1991 a).

Durch das zunehmende Durchschnittsalter der Frau haben auch bei Frauenkrankheiten Chronizität und Pflege zugenommen.

Zudem ist offenkundig, daß in unserem Gesundheitssystem den ständig zunehmenden Fortschritten in Diagnostik und Therapie keineswegs eine entsprechende Abnahme der Gesamtzahl an Erkrankungen entgegensteht. Daher muß nach neuen Wegen gesucht werden. Ein solcher ist die Kurorttherapie mit den Möglichkeiten, das aus dem Lot geratene *Gesamtsystem* Mensch wieder ins Gleichgewicht zu bringen. Durch Prävention und Rehabilitation kann der Frau in ihrer Verantwortung für Beruf, Ehe und Familie das Glück ihrer Gesundheit oft zurückgegeben oder bewahrt werden.

11.1 Kurmedien

11.1.1 Allgemeiner Überblick

In der gynäkologischen Balneotherapie und Kurortmedizin können spezifische und unspezifische Heilfaktoren unterschieden werden.

Spezifische Heilfaktoren sind die am Kurort zur Anwendung kommenden natürlichen Heilvorkommen. Nach den Begriffsbestimmungen sind sie ortsgebunden. Ausnahmen bestehen nur beim Badetorf, der durch Maßnahmen des Umweltschutzes oftmals nicht mehr ortsnah, sondern aus entfernt gelegenen Torflagerstätten beschafft werden muß. Unspezifischer Heilfaktor ist neben dem Klima das Ambiente eines Kurortes mit dem Reiz seiner Ortsgestaltung und der Lage in einer kultivierten Parklandschaft.

Wichtigste Kurmittel für die gynäkologische Balneotherapie sind *Moor* (Badetorf) und *Sole*. Sie können durch weitere therapeutische Anwendungen ergänzt werden, z. B. durch Kohlensäurewässer (Säuerlinge), mit denen hypotone und hypertone Kreislaufregulationsstörungen kurbegleitend gebessert werden können (vgl. S. 396 ff.). Auch Trinkkuren werden als ergänzende Heilmaßnahme verordnet, wobei v. a. die lokalen Wirkungen der verschiedenen Heilwässer von Bedeutung sind. Sie beschleunigen z. B. die Darmpassage und beseitigen dadurch Obstipationen. Gleichzeitig können sie über nervale und hormonale Vermittlung auf die Funktionssteuerung der gesamten Oberbauchorgane einwirken (Schmidt-Kessen 1986).

Jodhaltige Heilwässer werden als Trinkkuren und in Sprühbädern (z. B. in Bad Wiessee) bei Hypothyreose (Sterilitätsfaktor!) und zur Kreislaufstabilisierung gegeben. *Radioaktive Wässer* und Heilstollenbehandlung (Bad Gastein) haben sich bei der Behandlung von Dysmenorrhöe, Pruritus vulvae, Ovarialinsuffizienz und klimakterischen Beschwerden bewährt. *Schwefelquellen* ergänzen besonders die Moortherapie. Sie werden bei entzündlichen Genitalerkrankungen, Pruritus vulvae und perigenitalen Ekzemen verordnet.

Die *Thalassotherapie* umfaßt kalte und warme Seebäder, Schlickbehandlung, Sandbäder, Luft- und Sonnenbäder sowie Inhalationen. Die Wirkung geht aus von bioklimatischen, thermischen, aktinischen Reizen und vom Aerosolkomplex (Pfleiderer 1961). Roborierend bei psychosomatischer Erschöpfung und heilend bei dermatologischen Erkrankungen hat sich die Kur an der See bewährt.

Bioklimatische Kuren in waldreichen Gebieten und mittleren Höhenlagen beruhigen das vegetative Nervensystem. Bewegungstherapie, Wanderungen und Freiluftliegekuren werden unter Berücksichtigung der bioklimatischen Gegebenheiten durchgeführt. Indikationen sind neurovegetative Störungen, Pelipathia vegetativa spastica, genitale Entwicklungsstörungen und Erschöpfungszustände nach schweren Operationen und Geburten.

Als weitere Zusatztherapie im Frauenheilbad kommt das ganze Spektrum der physikalischen Therapie zur Anwendung. Hier wird auch ein Lernprozeß eingeleitet zur Weiterführung der Therapie nach Rückkehr an den Wohnort. Im Vordergrund steht die aktive Mitarbeit der Patientin.

Die *Gymnastik* hat zur Unterstützung der Bäder große Bedeutung. In der Gynäkologie werden rhythmische Gymnastik nach Medau und Tanztherapie bevorzugt. Ziel ist die Harmonie des Ganges, der Bewegung und der Haltung.

Einen festen Platz in der Therapie hat die *Krankengymnastik*, die als Einzel- oder Gruppentherapie erfolgt. Die Gruppentherapie hat eine zusätzlich psychosoziale Bedeutung: Sie kann aufhellen bei der Vereinsamung älterer, alleinstehender Patientinnen. Krankengymnastische Einzeltherapie ist unverzichtbar bei manifesten Wirbelsäulenveränderungen. Bei Osteoporose wird Krankengymnastik als Einzel- *und* Gruppentherapie eingesetzt.

Von den *Massagebehandlungen* steht für die Gynäkologie im Heilbad die im Unterbauch organbeeinflussende Bindegewebemassage nach Dicke und Leube im Vordergrund. Durch sie wird eine Aktivierung der Blut- und Lymphgefäßzirkulation erreicht. Über die Head-Zone wird als Reflexzonenmassage nerval ein entsprechendes Organ stimuliert. Damit kann eine Genitalblutung ausgelöst werden.

Zahlreiche gynäkologische Erkrankungen werden in der balneologischen Behandlung durch die *Atemtherapie* unterstützt. Sie soll zu natürlichem Atemrhythmus und genügender Atemtiefe führen und normalisiert neuro-vegetative und hormonale Dysregulationen. Dysmenorrhöe und prämenstruelles Syndrom werden günstig beeinflußt.

Die *Freiluftliegekur* ist nicht nur somatisches Therapeutikum, sondern hat ebenso eine psychologische Bedeutung. Sie wird in Abgeschiedenheit auf dafür geeigneten Wiesen oder Waldlichtungen durchgeführt. Alle vegetativen Reize, insbesondere Geräusche und Straßenlärm sind fernzuhalten. Es gelten Sprech- und Leseverbot.

Terrainkuren sind auch bei Frauenkrankheiten von wesentlicher Bedeutung. Sie gestalten die Durchführung bioklimatischer Kuren besonders im Hochgebirge (Schuh 1995) und bei Kuren in Seebädern.

Bei der gerade von Frauen gewünschten Gewichtsreduzierung ist eine sorgfältige *Diätberatung* durch Ökotrophologen notwendig. Sinnvoll sind Übungen in einer Lehrküche.

Die *psychologische Betreuung* ist heute fester Bestandteil einer Kur. Vielfältige Konfliktsituationen sind häufig vorkommende Ursache für gynäkologische Erkrankungen. Sorgfältiges, bedachtes Eingehen auf die Patientin und oftmals Verzicht auf verletzendes analytisches Aufdecken sind Besonderheiten der gynäkologischen Kurortbehandlung.

11.1.2 Peloid-, speziell Moorbädertherapie

Allgemeines

Zu Anfang des vorigen Jahrhunderts begann man ziemlich gleichzeitig in Franzensbad und Marienbad, gynäkologische Erkrankungen mit Moorbädern zu behandeln. Nach der ersten Veröffentlichung von Cartellieri (1922) aus Marienbad breitete sich diese neue Heilmethode schnell aus. Sie war besonders erfolgreich bei chronisch-entzündlichen Unterleibserkrankungen. Patientinnen, die bis dahin zu Siechtum und Isolation verurteilt waren, erlebten Linderung und sogar Heilung ihrer Krankheit.

Moorkuren wurden fester Bestandteil der allgemeinen Therapie von Frauenkrankheiten. Die Indikationen wurden erweitert zur Behandlung von Entwicklungsstörungen, Unterleibsschwäche und Kinderlosigkeit. Schon bald gab es feste Kontakte zur Übernahme von Patientinnen aus Universitätsfrauenkliniken in die aufkommenden Frauenheilbäder.

Moorbäder wurden dickbreiig als heiße Vollbäder in Stein- oder Holzwannen abgegeben. Dosiert wurde nur die Zeitdauer des Bades, nicht Badehöhe und Temperatur. Nicht selten blieben die Patientinnen stundenlang im Bad. Aus falsch verstandener Tradition wurden die „bewährten" Kurmittel des Kurortes (Mutterlauge, Sole, Mineralwässer) mit Torf vermischt (salinische Moorbäder, z. B. in Bad Aibling).

Wirkungsmechanismus (vgl. S. 460 ff.)

Im Moorbreibad mit seinem hohen Wärmewiderstand und dem nur langsamen Wärmenachschub setzt die entstehende Isolierschicht an der Hautoberfläche die Indifferenztemperatur des Moorbades herauf (vgl. Kleinschmidt 1988 b). Erst ein Moorbad von 39° C wird als warm empfunden. Die Temperaturschmerzgrenze liegt erst bei 43° C. Moorbäder können daher heißer als Wasserbäder gegeben werden. Die den Wärmetransport bestimmende Temperaturdifferenz wird dadurch erhöht und das Wärmegefälle gesteigert. Dem Körper können dadurch größere Wärmemengen zugeführt werden, die die therapeutisch erwünschte Hyperthermie bewirken. Diese ist eine Störgröße im Regelkreis der Wärmeregulation.

Die daraus resultierende Streßsituation wird durch die Alarmreaktion des Adaptationssyndroms beantwortet. Die Ausschüttung von ACTH stimuliert die Kortisolausschüttung in der NNR. Die Kortikoide steigern die intraovarielle Desmolase und Aromataseaktivität, bewirken zusammen mit einer verbesserten FSH-Sekretion und Senkung einer pathologisch erhöhten LH-Sekretion eine Normalisierung der Follikelreifung und aktivieren über die Stimulation des DHEA die Umwandlung des Androstendions zum Testosteron und damit die Aromatisierung zum Estradiol. Diese Estradiolbiosynthese aus Androgenen ist übrigens nicht auf die steroidproduzierenden Organe beschränkt, sondern findet in nennenswertem Maße auch in peripheren Organen wie Leber, Fettgewebe, Brustgewebe, Haarwurzeln und verschiedenen Hirnbereichen statt. Eine Aktivierung der Estradiolbiosynthese durch Moorbreiüberwärmungsbäder könnte deshalb auch bei erloschener Ovarialfunktion in der Postmenopause oder nach operativer Entfernung der Ovarien erfolgen (Breuer 1979; Hildebrandt 1985 b).

Tabelle 5.20. Indikationen und Kontraindikationen der Peloidtherapie gynäkologischer Erkrankungen

Indikationen
– Chronisch-entzündliche Erkrankungen Vulvitis, Zervizitis, Endometririts, Adnexitis und Parametritis Postoperative Entzündungen
– Endokrine Dysfunktionen Primäre und sekundäre hormonale Insuffizienz Juvenile hormonale Dysregulation, Ovarialinsuffizienz bei Reifungsretardierung Sterilität Klimakterium Prävention der Osteoporose in der Postmenopause
Kontraindikationen
– Akut entzündliche Genitalerkrankungen
– Tumoren wie Myome und Kystome, Endometriose mit Einschränkungen
– Nicht kompensierte Herz-Kreislauf-Erkrankungen, schwere Varikosis, Thrombose
– Konsumierende Erkrankungen, Tuberkulose, Systemerkrankungen, Karzinom

Indikationen und Kontraindikationen

Diese sind in Tabelle 5.20 aufgeführt. Die schonend erreichbare Überwärmungsbehandlung bestimmt die Indikationen der Moortherapie bei gynäkologischen Erkrankungen. Wir unterscheiden eine lokale Einwirkung mit einer starken Durchblutungsförderung und einer Beschleunigung von Resorptionsvorgängen von einer systemischen Einwirkung auf das neurohormonale System.

Praktische Durchführung

Wird lediglich eine Durchblutungssteigerung im Genitalbereich angestrebt, genügt die Verabfolgung von Halbbädern, die mit Temperaturen bis zu 45° C gegeben werden können. Die Temperaturen sollten der individuell unterschiedlichen Wärmeverträglichkeit angepaßt werden.

Ist eine systemische Wirkung indiziert, sind unbedingt Moorbreivollbäder zu geben. Die Überwärmung wird durch Mundmessung der Differenztemperatur (vor dem Bad - am Ende des Bades) festgestellt, und entsprechend einer anzustrebenden Überwärmung von 1° C wird die Badetemperatur bei 40, 41 oder auch 42° C gewählt. Die Badedauer beträgt immer 20 min. Wegen der orthostatischen Kreislaufumstellung sind Reinigungswannenbäder den sich immer mehr einbürgernden Duschbädern vorzuziehen.

Von entscheidender Bedeutung für die Wirkung der Moorbäder ist die anschließende Liegezeit in einer Ruhekabine, wo nach 30 min die Körpertemperatur nochmals im Mund gemessen wird. Dadurch läßt sich die Zeitdauer der Überwärmung abschätzen. Anschließende 2stündige Bettruhe und ein ruhiger Tagesablauf unterstützen die Wirkung. So muß auch die nach dem 3.-4. Moorbad oft auftretende und mit körperlichen und seelischen Reaktionen der Patientin verbundene „Badereaktion" als positiver Ausdruck eines Regulationsprozesses erklärt werden.

Die Moorbäder werden innerhalb von 4–6 Wochen in Serien von 12 Bädern iterativ jeweils zur gleichen Tageszeit verabfolgt (zirkadianer Rhythmus der NNR und des Vegetativums). Hormonale Kontrazeptiva sind während der Kur natürlich kontraindiziert.

Die vor, während und nach der Badekur gemessenen Basaltemperaturen geben einen guten Einblick in das Hormonprofil. Die Senkung der Basaltemperaturkurve in eine östrogenbetonte hypotherme Phase, wie sie oft am Tage nach der Moorüberwärmung beobachtet werden kann, macht den Effekt auf die Estradiolbiosynthese deutlich. Auch der psychologische Effekt der Temperaturkurvenführung durch die Patientin mit einer Dokumentation der gemessenen Differenztemperaturen ist eindrucksvoll.

11.1.3 Soletherapie

Allgemeines

Die Soletherapie ist gleichrangig neben die Moortherapie zu stellen, nur mit anderen Indikationen. Im großen und ganzen ist festzustellen, daß die Moorindikationen sich nicht für die Sole eignen, die Kontraindikationen der Moortherapie aber sämtlich den Indikationen für die Sole entsprechen. Darüber hinaus gibt es noch weitere Indikationen.

Als Applikationsformen kommen das klassische Wannenbad, das Bewegungsbad, das im letzten Jahrzehnt an Bedeutung gewonnen hat, und die Vaginalspülung in Betracht.

Wirkungsmechanismus

Die Wirkung der Sole ist nach klinischen Erfahrungen eine völlig andere als die des Moores. Durch periphere und zentrale Mechanismen erfolgt eine Verschiebung des vegetativen Tonus zur Trophotropie. Solebäder wirken stark sympathikolytisch; sie haben entkrampfende Wirkung auf die Muskulatur. Die Wärme des Wassers hyperämisiert, löst Spasmen, wirkt euphorisierend und schmerzlindernd. Ein weiteres Wirkungsprinzip stellt der erhöhte hydrostatische Druck dar. Durch das gegenüber Wasser höhere spezifische Gewicht der Sole wird bei höheren Konzentrationen der Auftrieb merklich verstärkt, und körperliche Bewegungen werden mit geringerer Muskelkraft möglich, wodurch sich Schmerzempfindungen verringern.

Indikationen

Das Solewannenbad dient in der gynäkologischen Therapie hauptsächlich als Entspannungs- und Roborationsbad, das postoperativ und in der Rekonvaleszenz eingesetzt wird. Es dämpft und beruhigt die vegetativ Stigmatisierten und ist besonders für klimakterische Patientinnen sowie zur Rehabilitation geeignet. Im einzelnen gelten die in Tabelle 5.21 zusammengestellten Indikationen.

Praktische Durchführung

In der Dosierung von Solewannenbädern bieten sich 5 Variationsmöglichkeiten an:

Tabelle 5.21. Gynäkologische Indikationen der Solewannenbäder

- Neurovegetative Störungen der Frau unter besonderer Berücksichtigung des Genitalbereiches
- Psychogene Stoffwechselstörungen, psychogene Amenorrhöe, Hypermenorrhöe, Dysmenorrhöe
- Funktionelle Sterilität (Tuben- und uterine Spasmen)
- Zervikale Hypersekretion
- Klimakterische Beschwerden, wenn ovarielle Stimulation nicht mehr sinnvoll ist
- Präoperative Kräftigungskuren
- Postoperative Rekonvaleszenzkuren (unmittelbar nach Krankenhausentlassung), z. B. als Anschlußheilbehandlung der Rentenversicherungsträger
- Rehabilitationskuren
- Prophylaktische Kuren zur Gesundheitserhaltung

- *Hydrostatischer Druck*: Solewannenbäder können als Sitz-, Halb-, Dreiviertel- oder Vollbad verabfolgt werden, je nach Konstitution, Disposition, Kreislaufsituation und Alter der Patientin.
- *Temperatur*: Der Indifferenzpunkt liegt bei 35° C. Solewannenbäder werden i. allg. mit 35–36° C gegeben und bis 38° C als obere Grenze gesteigert. Bei einem Halbbad ist entsprechend der Konstitution eine Temperatur von 39–40° C möglich.
- *Konzentration der Sole*: Nach der internationalen Nomenklatur kann erst eine NaCl-Konzentration von 1,5% als Sole bezeichnet werden. Die anzuwendenden Konzentrationen liegen zwischen 2% und 4%, in einigen Badeorten Europas erreichen sie bis über 6%. Die optimale Solekonzentration liegt bei 4%.
- *Mischung der Sole*: mit kohlensäurehaltigen Quellen oder Süßwasser (Sole-CO_2-Mischbad bzw. Sole-Süßwasser-Mischbad). Sofern die Sole CO_2 enthält, empfiehlt es sich, bei vegetativ stark gestörten Patientinnen und besonders bei Kurbeginn dieses zu eliminieren.
- *Badedauer*: Sie beginnt mit 10–12 min und steigt von Bad zu Bad, meistens um 2 min pro Bad, bis zu 20, höchstens 24 min.

Mit diesen 5 Faktoren sind zahlreiche Variationsmöglichkeiten gegeben. Ziel muß sein, mit minimalem Reiz auf den Hautmantel zu beginnen und in Relation zu Konstitution und Disposition sowie unter Berücksichtigung der seelischen Verfassung der Patientin die Dosierung schrittweise zu steigern. 12 Bäder sind die zu erstrebende Minimalzahl, jedoch sollte man sich auf maximal 15–16 Bäder beschränken. Bei der Sole tritt i. allg. nach dem 3. oder 4. Bad die Badereaktion auf (vgl. S. 107 ff.).

Solebewegungsbad

Dieses ist im Rahmen der Balneogynäkologie ein Novum. Hier wird die Therapie als Unterwassergymnastik in verschiedenen Gruppen durchgeführt.

Für das Solebewegungsbad wurden z. B. in Bad Pyrmont 4 therapeutische Gruppen aufgestellt:

- I: allgemeine Bewegungstherapie,

Tabelle 5.22. Wichtigste gynäkologische Indikationen der Solebewegungsbäder

– Kreuzschmerz verschiedener Ätiologie
– Neurovegetative Störungen des kleinen Beckens
– Überdehnte oder adipöse Bauchdeckenmuskulatur
– Schwäche der Beckenbodenmuskulatur
– Deszensus, Zysto- und Rektozele
– Blaseninkontinenz

- II: obere Extremitäten: Hals- und Brustwirbelsyndrom,
- III: untere Extremitäten: Lendenwirbelsyndrom,
- IV: gynäkologische Erkrankungen.

Das Solebewegungsbad kann bei allen Soleindikationen eingesetzt werden. Die Hauptindikationen sind in Tabelle 5.22 dargestellt.

11.1.4 Vaginale Balneotherapie

Die vaginale Balneotherapie hat sich in den letzten Jahrzehnten besonders entwickelt. Wir unterscheiden:

- Vaginalspülungen mit Mineralquellen (Sole, Schwefel, Eisen, Radon, Jod),
- Vaginaldurchströmungen mit Quellgas (CO_2 in Gasform, Schwefelquellgas),
- vaginale Peloidapplikationen in Form von Breiplomben und Schlammapplikationen.

Vaginale Solespülungen

Die heißen Vaginalspülungen erzeugen eine Hyperämie der Scheide und ihrer nächsten Umgebung und bewirken eine Steigerung der Abwehrkräfte bei gleichzeitiger Ausschwemmung von Detritus, außerdem gelingt es, peritoneale Exsudate und hartnäckige Entzündungen zum Verschwinden zu bringen. Indikationen und Kontraindikationen für Vaginalsolespülungen sind in Tabelle 5.23 dargestellt.

Die praktische Verabfolgung dieser Therapie ist an entsprechende Apparaturen gebunden und erfordert geeignete Räume und geschultes Personal. Die Einzelbehandlung schwankt zwischen 8 und 12, im Höchstfall 15 l Solespülflüssigkeit, die aus einer Fallhöhe von 2 m gegeben werden. Wir beginnen mit einer Temperatur von 40° C mit allmählicher Steigerung bis 44° C. Die Gesamtzahl der Spülungen soll 10–12, höchstens 16 betragen. Pro Woche können 3–5 Spülungen verabfolgt werden. Die Konzentration der Sole liegt zwischen 2 und 4%. Für die Applikation werden doppelwandige Glasbirnen nach Hasse-Pinkus (1960) verwendet. Nach jeder Spülung sollte 30–45 min Ruhe im Liegeraum eingehalten werden.

Vaginaldurchströmungen mit Quellgas

Der aphrodisierende Effekt von CO_2-Quellgasen und -wässern ist schon lange bekannt. Die CO_2-Quellgasdurchströmungsbehandlung geht auf die Vaginal-

Tabelle 5.23. Indikationen und Kontraindikationen für Vaginalsolespülungen

Indikationen
- Chronisch-entzündlicher vaginaler Fluor, bei hartnäckigem Trichomonaden- und Soorbefall in Verbindung mit Chemotherapie
- Descensus uteri, Zysto- und Rektozele, alle Senkungsbeschwerden
- Schleimhautprophylaxe bei Pessarträgerinnen
- Rezidivierende Erosionen
- Chronische Zervizitis
- Unterstützung der Moorbäder bei:
  - Hypoplasia uteri
  - vegetativer Ovarialinsuffizienz
  - entzündlichen Erkrankungen höher gelegener Genitalabschnitte

Kontraindikationen
- Myome, maligne Tumoren
- Akute/subakute Entzündungen
- Endometriose
- Zervikale Hypersekretion
- Gravidität

Tabelle 5.24. Indikationen für die CO_2-Quellgas-Durchströmungen

- Funktionelle Libidostörungen
- Dyspareunie, Frigidität, Orgasmusstörungen
- schwere Vulvitis oder Vaginitis, Vulvaekzem, Pruritus

behandlung mit künstlicher Kohlensäure zurück (Wood 1904). Neuere Erfahrungen stammen von Müller (1948), der über Erfolge mit dem Kohlensäuresprayverfahren berichtete. Die Quellgasdurchströmungstherapie wird in einigen Bädern mit Schwefelquellgas durchgeführt.

Indikationen für die CO_2-Quellgasdurchströmungen sind in Tabelle 5.24 dargestellt.

Das Prinzip dieser Therapie beruht auf der Tatsache, daß der pH-Wert der Kohlensäure dem der gesunden Scheide (pH-Wert 4,5) entspricht. Dadurch wird die Wiederherstellung normaler Säureverhältnisse und das Wachstum der Döderlein-Flora gefördert. Weiter ist der kapillarerweiternde Effekt der Kohlensäure bedeutsam, der zur Oberflächenhyperämie der Scheide führt.

Für die Applikation wurde analog zu den Solevaginalduschen ein Spezialspekulum entwickelt (Baatz u. Fritsch 1960), das die gasförmige Kohlensäure in die Vagina leitet und wieder absaugt. Es besteht aus zwei rechtwinklig versetzten, U-förmigen Rohren, an deren Innenseite sich zahlreiche Düsen befinden, aus denen die Kohlensäure entweicht. Durch einen Exhauster wird die rückströmende Kohlensäure abgesaugt. Die Durchströmung darf nur unter geringem Druck von höchstens 30–40 mm Wassersäule durchgeführt werden und kann mit trockener Kohlensäure oder unter Zusatz von Wasserdampf erfolgen. Die Anfangstemperatur beträgt 34°C, sie wird bis 38°C gesteigert. Jede Temperaturstufe kann nach praktischer Erfahrung 2- bis 3mal wiederholt werden. Man beginnt die Durchströmung mit 6 min und steigert bis auf 12 min. Zu einer Kur gehören i. allg. 12–16 Einzelbehandlungen.

Vaginale Peloidapplikation in Form von Plomben

Das Moor wird in Mengen von 400–600 g auf 52–56° C erhitzt und mit Spezialinstrumenten in die Vagina eingebracht. Der Moorbrei wirkt dabei direkt auf die Vaginalschleimhaut ein. Nach einer Applikationszeit von 10–20 min wird der Moorbrei mit seinen Resten mittels einer Mineralwasserspülung entfernt. Auch Schlämme werden zu Scheidenspülungen oder Mikroklysmen angewandt. Bei Portioerosionen, chronischen Entzündungen der Scheide und der Zervix werden mit Schlammlösungen getränkte Tampons empfohlen. Es ist jedoch darauf hinzuweisen, daß sich die vaginale Peloidtherapie in der Bundesrepublik Deutschland nicht durchgesetzt hat.

11.1.5 Rektale Balneotherapie

Rektale Moorklysmen werden appliziert bei größeren parametranen Exsudaten oder schweren Verwachsungszuständen nach Pelveoperitonitiden, die die Darmtätigkeit in Mitleidenschaft ziehen.

11.2 Schlußbetrachtung

Von der Öffentlichkeit weitgehend sehr kritisch beachtet, vollzieht sich in der modernen Medizin ein grundlegender Wandel: Bei der Behandlung der Frauenkrankheiten ist die Forderung nach nicht invasiven Behandlungsmethoden unüberhörbar. Hier ist die Balneotherapie gynäkologischer Erkrankungen eine noch viel zu wenig bekannte konservative, organerhaltende und funktionsverbessernde therapeutische Konzeption. Wenn sie fester Bestandteil der gynäkologischen Behandlungsstrategie werden will, muß durch Ausbildung an den Universitäten, durch Weiterbildung in gynäkologischen Kurkliniken und durch Fortbildung der niedergelassenen Ärzte diese Lücke geschlossen werden.

Die Behandlung einer Patientin am Kurort muß für den Kurarzt und den zuweisenden Arzt zu einer gemeinsamen Aufgabe werden. Dabei muß der Balneogynäkologe über ein gründliches Wissen in seinem Fachgebiet verfügen, und der zuweisende Arzt muß Möglichkeiten und Grenzen der Balneotherapie kennen. Dann ist diese eine erfolgreiche, moderne Ergänzung der therapeutischen Strategie in der Frauenheilkunde.

12 Erkrankungen der Augen

G. Rieger

Die Balneotherapie von Augenleiden im weiteren Sinne hat eine sehr lange Tradition. Zahlreiche Votivtafeln oder Votivgaben in Wallfahrtsorten mit derartigen „Augenbründln" geben Zeugnis von den „Behandlungserfolgen" nach Benetzung der Augen mit dem Heils- und Segenswasser. Detaillierte und fundierte Berichte von Badeärzten über Heilerfolge bei Augenleiden liegen uns aus dem vorigen Jahrhundert aus Bad Hall in Oberösterreich vor: So berichtet Johann Rabl (1864), daß 70% der an skrofulösen Augenerkrankungen Leidenden durch Jodkurbehandlungen in Bad Hall vollkommen geheilt werden konnten, wobei Jodsolebäder, Jodsoleumschläge und Waschungen mit Jodsole zur Anwendung kamen.

Die Entwicklung der modernen Medizin führte dazu, daß einfache Erfahrungsberichte, Beobachtungen und Schilderungen von Heilerfolgen durch einzelne Badeärzte den wissenschaftlichen Anforderungen nicht mehr genügten. Vielmehr sollten ausschließlich geplante, doppelblinde, randomisierte Studien als Nachweis von Behandlungserfolgen gelten. 1950 wurde in Bad Hall das Paracelsus-Institut begründet, um die bisher nur auf Erfahrung und Beobachtung aufbauenden Kenntnisse über die Jodwirkungen bei verschiedenen Augenleiden zu überprüfen.

Die Forschungsarbeit des Institutes führte auch zur Entwicklung einer besonderen Behandlungsmethode, der Augeniontophorese (Trichtel 1957), die heute in verschiedenen Kurorten verwendet wird (Bad Bevensen, Bad Dürrheim, Bad Endorf, Bad Hall/Oberösterreich, Bad Heilbrunn, Bad Rothenfelde, Bad Tölz, Bad Wiessee). Trotz der höchst entwickelten Mikrochirurgie, der verschiedensten Formen der Laseranwendung am Auge und wirksamster Medikamente, stellen v. a. chronische, operativ nicht behebbare Augenleiden den Arzt nach wie vor oftmals vor beträchtliche Behandlungsprobleme. Ein auf Augenleiden spezialisierter Kurort kann hier die Augenärzteschaft bei der Versorgung und Betreuung der Patienten ganz wesentlich unterstützen.

12.1 Jodbalneotherapie

Da in den auf Balneotherapie von Augenleiden spezialisierten Heilbädern praktisch fast ausschließlich Jodlösungen zur Anwendung gelangen, wird im folgenden dieser Bereich aus der Sicht des Jodsolebades Bad Hall in Oberösterreich dargestellt. Aussagen und Ergebnisse dürften weitgehend den ähnlich gelagerten anderen Kurorten entsprechen.

Patienten, die eine 3- bis 4wöchige Kur absolvieren, berichten vielfach von sehr positiven Wirkungen der Jodanwendungen. Diese Behandlungen werden aber heute durchaus nicht nur aufgrund subjektiver Angaben von Patienten oder früheren Erfahrungen und Beobachtungen durchgeführt, sondern können mit einer ganzen Reihe experimentell gewonnener Daten und theoretischer Überlegungen über die Wirkungsweise des Jods begründet werden (vgl. S. 421 ff.).

12.1.1 Auswirkungen auf Funktionen des Auges

Eine Auswertung von vor und nach Jodkurbehandlungen durchgeführten standardisierten Sehschärfeprüfungen bei Patienten mit Sklerose der Retinalgefäße und degenerativen Veränderungen der Netzhautmitte ergab bei insgesamt 61% eine Zunahme der Sehleistung nach Kurabschluß, bei 34% blieb die Sehleistung unverändert, und bei insgesamt 5% ergab sich eine geringfügige Verschlechterung am Ende des Aufenthaltes. Im Vergleich zu einer nicht behandelten Kontrollgruppe war der Unterschied hochsignifikant (Rieger 1973, 1979). Auch eine nach den Vorschriften der DIN 58220 durchgeführte Erhebung der zentralen Sehschärfe bei 386 Patienten vor und nach Absolvierung der Kurbehandlungen in Bad Hall zeigte bei 256 (66,3%) der Patienten eine Verbesserung der Sehleistung. Auch diese Verbesserung war statistisch hochsignifikant (Rieger 1997b).

Die Untersuchung der Farbwahrnehmung von Kurpatienten vor und nach Jodkurbehandlungen mit Hilfe von sehr empfindlichen Farbdiskriminationstests (Lanthony-Panel-D15-Test) ergab eine statistisch gesicherte Verbesserung bei den behandelten Patienten, während eine solche Verbesserung bei einer Vergleichsgruppe von Urlaubsgästen ohne Kurbehandlungen nicht festzustellen war (Rieger 1988a).

In einer offenen Studie wurde an 50 Patienten die Wirkung der kurmäßigen Anwendungen auf die Kontrastempfindlichkeit von Makulopathiepatienten geprüft. Mit Hilfe des „Vision-Contrast-Test-Systems" konnte gezeigt werden, daß die Kontrastempfindlichkeit, die sich bei 98 Augen infolge einer altersbedingten Makulopathie an der unteren Grenze der Norm befand, nach Absolvierung der Kurbehandlungen bei 89,8% eine Verbesserung erkennen ließ. Diese Besserung war statistisch hochsignifikant (Rieger 1992).

Die Auswertung der vor und nach den Kurbehandlungen ermittelten Schwellenwerte der statischen Perimetrie ergab bei 38 der untersuchten 54 Augen von Patienten mit Makulopathie eine Anhebung der Schwellenwerte im Mittel um 29 dB. Diese Verbesserung ist hochsignifikant (Rieger 1997a).

12.1.2 Auswirkung auf die Kataraktentwicklung

Die Vorstellungen über eine Jodwirkung bei bestimmten Augenerkrankungen konnten von Buchberger et al. (1991) an einem zu Katarakten neigenden Mäusestamm (Emory-Maus) untermauert werden. Nach oraler Langzeitzufuhr von Natriumjodid mit dem Trinkwasser fand sich eine signifikante Verzögerung der Kataraktentwicklung, gemessen am Grad der Linsentrübung.

12.1.3 Augenkur und Beschwerden des „trockenen" bzw. chronisch gereizten Auges

Wie eine standardisierte Erhebung der subjektiven Befindlichkeit von Patienten mit chronisch gereizten (sog. „trockenen") Augen ergab, berichten Patienten mit diesem Beschwerdebild in überwiegender Zahl darüber, daß sie die durchgeführten Augenbehandlungen als äußerst wohltuend und angenehm empfinden, die Beschwerden seien „wie weggeblasen", die Augen wie gewaschen, das Brennen, Kratzen, Jucken, Tränen der Augen nach Kurabschluß wesentlich geringer oder überhaupt beseitigt. Mit Hilfe standardisierter Interviews konnte nach Kurabschluß eine statistisch gesicherte Abnahme der Beschwerden bei den Patienten erhoben werden, wobei die positive Wirkung der Kurbehandlungen in 47,2% der Fälle bis zu 6 Monate, in 37,7% der Patienten bis zu 12 Monate anhielt (Rieger et al. 1997a).

12.2 Therapieformen

12.2.1 Allgemeinkur, Klimatherapie

Neben der örtlichen Anwendung der Kurmittel sollte bei der Behandlung von Augenleiden immer auch von den Möglichkeiten der *Allgemeinkur* Gebrauch gemacht werden: Begleitmaßnahmen wie Bäderkur, Trinkkur, Packungen, Massagen, Bewegungstherapie usw. unterstützen durch die Einflußnahme auf die Kreislaufverhältnisse und auch auf andere bedeutsame Regulationssysteme des Patienten ganz wesentlich die Wirkung der örtlichen Behandlung. Wir empfehlen daher grundsätzlich die Durchführung sowohl der örtlichen Behandlung am Auge als auch der Allgemeinkur und sprechen dann von sog. kombinierten Jodkurbehandlungen (Rieger 1988b, 1995). Die große Bedeutung der physikalischen Therapie, der Bewegungstherapie, der Diätverordnungen, ganz allgemein der intensiven Beratung über Risikofaktoren und der eingehenden Betreuung der Patienten ist auch für Kurpatienten mit Augenleiden besonders zu betonen. Zweifellos fließen hier auch psychoneuroimmunologische Überlegungen und Erkenntnisse in die Kurbetreuung von Augenkrankheiten mit ein (Kropiunigg 1991, 1993). Augenkuren sollten daher immer als ganzheitliche Therapie gesehen werden.

Auch wenn es eine spezielle ophthalmologische Klimatologie nicht gibt, so bietet die *Klimatherapie*, sei es im Mittel- bzw. Hochgebirgsklima oder im See- oder Meeresklima auf dem Boden einer den Immunstatus verbessernden Reiztherapie ebenfalls eine Hilfestellung bei der Behandlung hartnäckiger chronischer Erkrankungen des Auges (chronische Konjunktivitis, chronische Blepharitis, Episkleritis, Skleritis, Iridozyklitis, Periphlebitis retinalis etc.) (Höchenschwand, Davos, Totes Meer u. a.). So bestätigen Untersuchungen aus den letzten Jahren die günstige Wirkung von Kuraufenthalten am Toten Meer auf den Verlauf und die Rezidivhäufigkeit von Entzündungserscheinungen bei Uveitis, also eine Minderung der Entzündungsaktivität (Danielmeyer 1989). Gerade die sich immer mehr verschlechternden Umweltverhältnisse eröffnen den Bäder- und Luftkurorten neue Möglichkeiten, moderne Behandlungsverfahren im Rahmen der Wiederherstellungs- und Vorsorgemedizin zur Verfügung zu stellen.

12.2.2 Augenbäder

Trotz der etwas umständlichen Anwendung werden Augenbäder von den Patienten auch heute noch gerne durchgeführt. Mit Hilfe kleiner „Augenbadewannen" (meist aus Glas, Porzellan oder Kunststoff gefertigt), die bei zurückgeneigtem Kopf oder im Liegen auf das Auge aufgesetzt werden, können die verschiedensten Medikamente appliziert werden. Neben Jodlösungen werden zumeist Kamillentee, Borwasser oder sonstige von Apotheken gemischte Lösungen, gelegentlich auch Sulfonamide oder Antibiotika verwendet. Ein Ophtopur-N-Augenbad kann als Spezialität mitsamt einer Augenbadewanne in den Apotheken bezogen werden. Augenbädern unter Zusatz von Heilkräutern (Kamille, Fenchel, Aloe, Augentrost) werden schmerzlindernde und entzündungshemmende Wirkungen zugeschrieben, sie sollen auch bei ermüdeten Augen hilfreich sein.

Augenbäder werden üblicherweise 2- bis 4mal täglich 5–10 min lang durchgeführt. Angewendet werden sie je nach Inhaltsstoff bei chronischen Konjunktivitiden, Blepharitiden, Verätzungen (Pufferlösungen), oberflächlichen Hornhautnarben, Glaskörpertrübungen, beim „trockenen Auge" oder auch zur allgemeinen Kräftigung des Auges.

12.2.3 Augenbesprühungen

Die Anwendung von Medikamenten in Form von Aerosolen am Auge ist zwar durchaus möglich, wird aber in der augenärztlichen Praxis nur selten ausgeführt. Gerne werden demgegenüber die Augenbesprühungen in Kurorten abgegeben, denen Jodsole als Heilmittel zur Verfügung steht. Die Besprühungen erfolgen dort 1- bis 2mal täglich 10–20 min mit körperwarmer Jodsolelösung (Konzentration: 1–2%) über etwa 3–4 Wochen. Dabei wird von speziellen Sprayapparaten z. B. dichter Jodsole- oder Jodsolekonzentratnebel gegen das offene Auge gesprüht, wobei die Inhaltsstoffe der Jodsole über die Hornhaut und die Bindehaut in die Augengewebe aufgenommen werden. Die Indikationen decken sich mit denen der Augenbäder.

12.2.4 Augeniontophorese

Die Anwendungsmöglichkeiten der Iontophorese in der Augenheilkunde wurden von Krückmann (1905) bereits zu Beginn dieses Jahrhunderts untersucht, und es wurden Erfolge mit iontophoretisch appliziertem Quecksilber bei luetischen Erkrankungen des Auges festgestellt. Aber erst die Entwicklung eines Gerätes für die Augeniontophorese (Trichtel 1957) ermöglichte eine weitere Verbreitung dieser Behandlungsmethode. Sie wird in den Jodsolebädern zu kurmäßigen (3- bis 4wöchigen) Anwendungen eingesetzt, steht aber auch für die Praxis des Facharztes zur Verfügung.

Die Augeniontophoresebehandlung ermöglicht eine durch die Wahl der Stromstärke gut dosierbare, wesentlich höhere Jodanreicherung in den verschiedenen, auch tiefer gelegenen Augenabschnitten. Sie stellt eine Art Augenbad dar, bei dem gleichzeitig ein ganz schwacher Gleichstrom, der für die Elektrolyse sorgt, angelegt wird, wodurch die Jodidteilchen aufgrund ihrer Ladung aus der Behandlungslösung in das Innere des Auges wandern (Rieger et al. 1995). Üblich sind Serien von etwa 20 Behandlungen mit 0,5- bis 2%igen Jodlösungen von 35–38°C Temperatur bei 0,1–0,5 mA Gleichstromdurchflutung (Stromstärken über 2 mA können bereits Schädigungen an Hornhaut und Linse verursachen) und einer Dauer von 4–10 min. Bei der Herstellung der Lösungen ist auf die Isotonie mit der Tränenflüssigkeit Rücksicht zu nehmen.

Am häufigsten werden zur Ophthalmoiontophoresebehandlung Jodidlösungen, z. B. Natriumjodid oder Kaliumjodid, verordnet. In Bad Hall wird die am Ort gewonnene natürliche komplexe Jodsole für diese Behandlung verwendet, die dafür allerdings speziell aufbereitet werden muß.

12.3 Indikationen

Die Indikationen für die Durchführung von (Jod-) Kurbehandlungen bei Augenleiden (Tabelle 5.25) ergeben sich aus den bisher wissenschaftlich belegten Wirkungen der Kur: Verbesserung der Herzleistung, Steigerung der peripheren Durchblutung, Verbesserung der Fließeigenschaften des Blutes (verbesserte Mikrozirkulation), Senkung des zu hohen Blutdruckes, verbesserter Immunstatus und Schutzfunktion von Jodid im Zellstoffwechsel (antioxidative Wirkung von Jodid, Jodid als Radikalfänger; Winkler u. Klieber 1986; Eichler u. Winkler 1994; Moser et al. 1994; Winkler u. Moser 1993; Winkler 1997) (vgl. S. 427).

Eine funktionelle Wiederherstellung zugrundegegangener Sinneszellen der Netzhaut ist bekanntlich nicht möglich. Empfehlungen zur Behandlung irre-

Tabelle 5.25. Indikationen und Kontraindikationen der Augenkurbehandlungen

Indikationen
– Degenerative Veränderungen des Augenhintergrundes, vor allem bei beginnenden Stadien der Makuladegeneration
– Folgezustände hoher Kurzsichtigkeit (Glaskörpertrübungen, Netzhautdegenerationen)
– Gefäßerkrankungen des Auges, z. B. bei Atherosklerose, Hypertonie und Diabetes (zur Verbesserung der Mikrozirkulation und als Verbesserung des antioxidativen Schutzes vor freien Radikalen)
– Glaskörpertrübungen, z. B. nach Einblutungen und Entzündungen (zur Resorptionsförderung)
– Sehnerverkrankungen (bei Durchblutungsstörungen zur Verbesserung der Mikrozirkulation)
– Grauer Star im Frühstadium (zur Verlangsamung der Kataraktentwicklung)
– Sogenanntes „trockenes Auge" (chronisch gereizte Augen: chronische Konjunktivitis, Blepharitis)
– Kompensiertes (!) chronisches Glaukom [zur Verbesserung der Mikrozirkulation (der okulären Perfusion)]
Kontraindikationen
– Akute entzündliche Prozesse
– Größere frische retinale oder präretinale Blutungen
– Nicht ausreichend druckreguliertes Glaukom

versibel veränderter sensorischer Elemente der Netzhaut können daher keinen therapeutischen Wert im eigentlichen Sinne haben, sondern mehr konservativen, prophylaktischen Charakter. Gerade deshalb kommt einer umfassenden und sorgfältigen Betreuung von Patienten mit Makuladegeneration eine besondere Bedeutung zu. Ziele der augenärztlichen Behandlungsbemühungen sollten demnach folgende sein: Reaktivierung noch funktionsfähiger Netzhautbereiche, Schutz bisher noch nicht betroffener Areale, Vermeidung bzw. Verlangsamung des Fortschreitens des Leidens und in fortgeschrittenen Stadien Versorgung mit vergrößernden Sehhilfen zur Wiedererlangung der Lesefähigkeit. Um so wichtiger ist es auch, daß Maßnahmen zur möglichst langen Erhaltung der Funktion des Auges in *frühen Stadien* der Veränderungen einsetzen und nicht erst bei praktischer Blindheit.

Grundsätzlich ist jeder Patient vor der Anwendung von Kurmitteln am Auge einer eingehenden Untersuchung durch den Facharzt zu unterziehen. Nach etwa 6–10 Kuranwendungen sollte unbedingt eine Kontrolluntersuchung hinsichtlich der Verträglichkeit der Kurmaßnahmen erfolgen, um etwaige Komplikationen rechtzeitig erkennen und darauf reagieren zu können. Im Rahmen der Abschlußuntersuchung schließlich sind zwischen dem Arzt und dem Patienten der Erfolg der Kurbehandlung sowie alle weiteren Verhaltensregeln und Behandlungsmaßnahmen eingehend zu besprechen.

Gerade bei operativ nicht behandelbaren Augenleiden bietet ein auf die Betreuung von Patienten mit degenerativen - meist altersbedingten - Augenveränderungen spezialisierter Kurort dem behandelnden Augenarzt eine wichtige Hilfestellung.

12.4 Klinische Beurteilung und sozialmedizinische Bedeutung

Auch wenn gerade auf dem Gebiete der Augenkurbehandlungen zahlreiche Publikationen vorliegen und die klinischen Beobachtungen durch zahlreiche experimentelle Untersuchungen gestützt werden, bleibt die wissenschaftliche Evaluierung von Kurbehandlungen aus vielerlei Gründen weiterhin mit großen Problemen behaftet.

Der Kurarzt hat aber nicht nur die rein klinisch-medizinische Seite der Therapie und deren statistische Absicherung in die Betreuung seiner Patienten einfließen zu lassen. Auch die Bemühungen um ein ausführliches Gespräch, das dem Arzt erst ein Begleiten des Patienten auf seinem Leidensweg ermöglicht, gehören dazu: ihm Mut machen, Zuversicht geben und Lebensfreude wecken! Dies sind die Bereiche, die gerade für Sehbehinderte von so überaus großer Bedeutung sind.

Vor allem bei chronischen Augenleiden, die schon zu irreversiblen Veränderungen geführt haben, und bei älteren Sehbehinderten sind in diese Betreuung neben dem Augenarzt auch der Internist und der Hausarzt einzubeziehen.

Die Betreuung der Augenkranken im Kurort sollte nach einer augenärztlichen und internistischen Durchuntersuchung demnach auch die folgenden Maßnahmen umfassen: Normalisierung der allgemeinen Kreislaufverhältnisse, Maßnahmen zur Verbesserung der Fließeigenschaften des Blutes, Verbesserung der Ernährungssituation der Retina und des Zellstoffwechsels derselben, Ausschaltung allgemeiner Risikofaktoren, besonders des Rauchens und besonderer Streßsituationen, entsprechende Gesundheitsberatung, Ausschaltung schädigender Noxen, z. B. durch Vermeidung übermäßiger Lichtbelastung, und bei verminderter Sehleistung eine Verbesserung der allgemeinen Lebenssituation des Betroffenen durch Hörbibliothek und Beratung über vergrößernde Sehhilfen.

Mehr denn je muß künftig auch in eine vorsorgende Gesundheitsförderung investiert werden, v. a. um die Pflegebedürftigkeit der Menschen so lange wie irgend möglich zu verhindern. Gerade Kurorte bieten für den Bereich der Präventivmedizin in vielfacher Weise Möglichkeiten an. Sie sollten mehr als bisher genutzt werden.

13 Behandlung älterer und alter Menschen am Kurort

K.L. Schmidt

Altersbedingte Beschwerden und Behinderungen, aber auch der Wunsch nach „Verjüngung" waren schon vor Jahrhunderten Anlaß, natürliche Heilmittel (insbesondere Heilquellen) zu erproben und zu nutzen. Die Balneotherapie in der Geriatrie hat also eine sehr alte Tradition, insbesondere auch im Hinblick auf ihre präventiven Wirkungen und Möglichkeiten.

Berücksichtigt man heute die allgemein bekannten Veränderungen der Alterspyramide mit einem zu erwartenden Anteil von 37% Menschen über 60 Jahre im Jahre 2003 (Kemmer 1991), so ist bereits aus der großen Zahl älterer und alter Menschen her ableitbar, daß diese Gruppe auch in zunehmendem Maße die Angebote unserer Kurorte nutzen wird.

Es besteht freilich Einmütigkeit darüber, daß es keine spezifischen Alterskrankheiten gibt, aber die Zahl gleichzeitig auftretender Leiden nimmt im höheren Lebensalter zu (Platt 1981). Man muß bei der Beurteilung des Krankheitsspektrums im höheren Lebensalter unterscheiden zwischen bereits im jüngeren Alter begonnenen, chronischen und ins höhere Alter „mitgenommenen" Krankheiten, solchen, die erst im höheren Alter auftreten, und solchen, die durch das Alter modifiziert werden. Da diese drei Krankheitsformen u. U. gleichzeitig auftreten können, kann dies eine der Ursachen für die bekannte „Multimorbidität" („Polypathie") des höheren Alters sein.

Ab wann man freilich von dem „alten" Menschen am Kurort sprechen kann, läßt sich unverändert schwer definieren, da nicht das kalendarische, sondern das biologische Alter entscheidend ist.

Angesichts der höher gewordenen Lebenserwartung auch in der Gruppe der 50- bis 60jährigen sollte man auch diese „jüngeren Älteren" in die Betrachtungen mit einbeziehen, ist es doch nicht zuletzt diese Altersgruppe, die innerhalb der Rentenversicherungen besonders groß ist und auch verstärkten

Bedarf an Rehabilitationsleistungen hat (Clausing 1994). Da die altersbedingten Veränderungen fließend auftreten, ist die Festlegung einer starren Altersgrenze ohnehin unmöglich.

Zwei Aspekte der Kurortmedizin in der Geriatrie müssen besonders berücksichtigt werden. Einerseits die besonderen präventiven, therapeutischen und rehabilitativen Möglichkeiten der Kurorte für Erkrankungen, Schäden und Funktionsdefizite im höheren Alter, die der Kurort bietet, andererseits aber die eventuellen altersbedingten Einschränkungen der therapeutischen Möglichkeiten und die damit verbundenen notwendigen Anpassungen und Modifikationen der Therapiemittel.

13.1 Balneotherapie im höheren Lebensalter

Der Einsatz ortsgebundener oder ortsspezifischer Heilmittel gehorcht im höheren und hohen Alter den gleichen Prinzipien wie in jüngeren Altersgruppen; auch die Wirkungsmechanismen und Wirkprinzipien sind die gleichen. Alle Maßnahmen am Kurort – und dies gilt insbesondere auch für die physikalische Therapie – müssen freilich die Charakteristika des Alternsprozesses berücksichtigen, nämlich die *allgemeine Abnahme der Anpassungsfähigkeit* (die für die verschiedenen Gewebe, Organe und Organsysteme häufig asynchron erfolgt) und eine *zunehmende Verminderung des Gewebebestandes zahlreicher Organe* (Involution) mit daraus resultierender *Leistungsminderung* (Lang 1981). Da balneotherapeutische und physikalisch-therapeutische Anwendungen als eine Form der Reiz- und Reaktionstherapie primär immer belastend, aber niemals entlastend sind und weil diese Therapiemittel an der Haut angreifen und besonders häufig bei Erkrankungen des Bewegungssystems eingesetzt werden, ist die Berücksichtigung altersbedingt veränderter physiologischer Gegebenheiten v. a. an der Haut, den Bewegungsorganen und dem Herz-Kreislauf-System besonders wichtig (Tabelle 5.26). Eine Balneotherapie beim älteren Menschen stellt zweifelsohne erhebliche Anforderungen an die Regulations- und Adaptationsmechanismen des Organismus (Cave: Kurkrisen!); der ältere Mensch ist den physikalischen Einflüssen der Kur schutzloser ausgeliefert (Jungmann 1984).

Die insgesamt schwächere Reaktion des gealterten Organismus gegenüber balneologischen und klimatologischen Reizen darf darum nicht dazu verführen, diese stärker zu dosieren (Amelung u. Jungmann 1986). Andererseits entspricht beispielsweise das Kreislaufverhalten im Radonthermalbad dem jüngerer Menschen (Günther 1979; Günther et al. 1987). Kreislaufkomplikationen (mitunter schon auf dem Weg zum Kurort!) und Probleme der Anpassung an zeitlich strukturierte Umwelt- und Therapieeinflüsse (im Sinne einer Dyschronie, die selbst Krankheitswert bekommen kann) sind die häufigsten Probleme, die während einer Kur mit Einsatz natürlicher Heilmittel auftreten können (Günther 1979); sie begründen auch einen Teil der Kontraindikationen (Tabelle 5.27). Hillebrand (1989) sieht in Präinsulten, Zuständen unmittelbar nach einem apoplektischen Insult und einer Anamnese von transitori-

Tabelle 5.26. Altersbedingte Veränderungen, die bei Indikationsstellung und Dosierung der Balneothrapie und Physikalischen Therapie berücksichtigt werden müssen

Haut
- Herabsetzung des Hautturgors
- Herabsetzung der Hautsensibilität
- Herabsetzung der Dehnbarkeit (Elastizität) der Haut
- Größere Zerreißbarkeit der Gefäße
- Starre der thermoregulatorischen Gefäßreaktionen
- Schlechtere Heilungstendenz von Wunden und Verletzungen

Bewegungsapparat
- Abnahme von:
  - Gelenkbeweglichkeit
  - Koordination
  - Muskelkraft
  - Schnelligkeit
  - Ausdauer
  - Reaktionsgeschwindigkeit
  - Konzentrationsfähigkeit
- Verzögerte Wiedererlangung der Kraft nach Immobilisation
- Verlangsamung des Stoffwechsels
- Erschlaffung von Bändern und Muskeln
- Größere Überdehnbarkeit und Zerreißbarkeit der Muskulatur
- Verringerung der Stabilität des Knochens (Osteoporose!)
- Zunehmende Neigung zu einer bewegungsarmen Lebensweise (Trainingsverlust!)

Herz und Kreislauf
- Abnahme von Schlag- und Minutenvolumen bei Belastung (dadurch höhere Pulsfrequenz!)
- Erhöhung des mittleren systolischen Blutdrucks (dadurch zunehmende Druckbelastung des linken Ventrikels)
- Verringerung des maximalen Sauerstoffaufnahmevermögens
- Verringerung der Durchblutung in fast allen Organen
- Verringerung der arteriovenösen Sauerstoffdifferenz durch Kapillarverlust und reduzierten Myoglobingehalt
- „Unökonomische" Blutverteilung
- Eingeschränkte Ventilation (durch Elastizitätsverlust und Rarefizierung des Lungenparenchyms, Zunahme des bronchialen Strömungswiderstandes, Herabsetzung der maximalen Diffusionskapazität)
- Verringerung des Gesamt-Hb-Gehaltes

Fazit: Einschränkung der kardiopulmonalen Leistungsfähigkeit mit „Starre" der Gefäßregulation und verminderter Adaptationsfähigkeit

schen ischämischen Attacken eine Kontraindikation speziell für Schwefelbäder; Vorsicht sei geboten bei deutlich verminderter Gefäßreagibilität, manchen Herzrhythmusstörungen und bestimmten aktiven Verlaufsformen rheumatischer Erkrankungen wie auch der Polymyalgia rheumatica. Er unterstreicht aber ausdrücklich die sekundär-präventiven Möglichkeiten dieser Kuren bei angepaßter mitigierter Dosierung.

In Herz-Kreislauf-Erkrankungen, Durchblutungsstörungen und allgemeiner Rekonvaleszenz sowie manchen chronischen Hautleiden sieht Strobl (1989) häufige Indikationen einer Kochsalz- und einer Solebadekur bei Älteren, die – in entsprechenden Konzentrationen – auch mit einer Trinkkur (zur Thera-

Tabelle 5.27. Kontraindikationen der Balneotherapie in höherem Lebensalter. (Nach Günther et al. 1987)

Absolute Kontraindikationen
- Koronarerkrankungen mit Arbeitsstenokardie
- Ruheinsuffizienzzeichen beider Herzhälften
- Aktive Karditis
- Dekompensierte Hypertonie (Linksherz- und Niereninsuffizienz)

Relative Kontraindikationen
- Insuffizienz beider Herzhälften bei überdurchschnittlicher Alltagsbelastung
- Zustände nach Karditis, wenn die akute Erkrankung nicht länger als ein Jahr zurückliegt und keine Aktivitätszeichen vorhanden sind

Extrakardiale Kreislauferkrankungen
- Fokalkrankheiten
- Essentielle Hypertonie mit einem systolischen RR über 200 mmHg ohne nachweisbare Gefäßveränderungen (Herz, Niere, Augenhintergrund). Bei dieser Gruppe ist eher Großzügigkeit am Platz
- Hyperthyreotische Kreislaufstörungen. Sie zeigen oft schon in der Höhe überschießende Reaktionen

Keine Kontraindikationen
- Bei überdurchschnittlicher Alltagsbelastung kompensierte Vitien
- Alle funktionellen Regulationsstörungen, Extrasystolen nach Bohnenkaffee, nicht fokal oder hyperthyreotisch ausgelöste vegetative Dystonie usw.

pie der häufigen Subazidität älterer Menschen) und mit einer Inhalationstherapie (bei Asthma, Bronchitis und Emphysem) in idealer Weise kombiniert werden könne.

Inwieweit ein bestimmtes Lebensalter selbst als eine Kontraindikation angesehen werden muß, wird - mit Recht - kontrovers beurteilt. Miehlke (1975) warnt vor Kuren im Alter von über 70 Jahren, während Evers et al. (1960) erst das vollendete 80. Lebensjahr als Grenze ansehen. Im Einzelfall entscheidet auch hier die individuelle „Fitneß" und Belastbarkeit; „Kurgewohnte" sind hier sicher auch anders zu beurteilen als Patienten, die sich zum erstenmal einer intensiven Balneotherapie unterziehen. Von den *therapeutisch erwünschten Wirkungen* der natürlichen Heilmittel dürften in der Geriatrie v. a. die Verbesserung der Mikrozirkulation, die Blutdrucksenkung, die Verbesserung der Hauttrophik, die Schmerzstillung, die Muskeldetonisierung und auch die Entzündungsmodulation eine wichtige Rolle spielen, hervorgehoben werden müssen aber auch die Verbesserung adaptativer Leistungen und die Stimulation der unspezifischen Resistenz als Folge der chronobiologischen zeitlich gegliederten Umstellungen (Hildebrandt 1989). Die mechanischen Wirkungen von Bädern (Auftrieb!) können in idealer Weise in Bewegungsbädern genutzt werden.

Eine immer wieder diskutierte Frage ist, ob Balneotherapie selbst den Altersprozeß beeinflussen (oder gar rückgängig machen) könne. Einer beeindruckenden Empirie mit manchen seit Jahrhunderten als „Jungbrunnen" apostrophierten Heilquellen (meist radioaktive Wässer und Akratothermen) steht leider ein Mangel an kontrollierten Studien (die sich freilich auch schon aus technischen Gründen kaum durchführen lassen) gegenüber. Günther

(1979) sieht aber in seinen Untersuchungen Indizien dafür, daß hormonelle und immunologische Funktionskreise im höheren Alter eine Stimulation erfahren, die den uralten Ruf der Heilbäder als Jungbrunnen neu stützen (vgl. auch Günther et al. 1987). In der Tat kann man in der Verbesserung der Trophik, der Adaptationsfähigkeit und der Funktion des Endokriniums durch natürliche Heilmittel ohne weiteres eine dem natürlichen Altersprozeß entgegengerichtete Therapie sehen.

13.2 Klimatherapie im höheren Lebensalter

Die Besonderheiten der Reaktion älterer Menschen auf klimatische Faktoren sind durch Schmidt-Kessen (1987) vor wenigen Jahren eingehend dargestellt worden. Der UV-induzierte Sonnenbrand erfolgt im höheren Alter langsamer, die Kerntemperaturen sinken unter kühlen Klimabedingungen stärker ab, die Kältevasokonstriktion ist geringer, und die Kälteadaptation kann in manchen Fällen erschwert sein. Klimatische Streßfaktoren können u. U. zu den Symptomen eines leichten zerebralen Durchgangssyndroms führen. Ältere Menschen sind windempfindlicher als jüngere. Aufgrund älterer Untersuchungen werden für „geriatrische Klimakuren" die Ostsee und das Mittelgebirge empfohlen (Schmidt-Kessen 1987), während ein (kurzfristiger) Aufenthalt am Mittelmeer wegen der zu erwartenden Rückkehreffekte (Infektneigung) nicht generell angeraten wird (Amelung u. Jungmann 1986). Bei den vielen noch sehr vitalen „jüngeren Älteren", die z. T. auch sportlich aktiv sind, können jedoch auch (nach sorgfältiger Untersuchung) modern strukturierte aktiverende Klimakuren mit trainierender Bewegungstherapie sinnvoll sein (Schuh 1990).

13.3 Begleitende physikalische Therapie

Die begleitende physikalische Therapie – ein essentieller Bestandteil jeder modernen Kur – spielt im höheren Lebensalter eher eine noch größere Rolle als bei Jüngeren. Dies betrifft v. a. Patienten mit rheumatischen, orthopädischen oder neurologischen Erkrankungen des Bewegungssystems, die zu den Hauptindikationen der Kurorttherapie im höheren Lebensalter gehören und bei denen die physikalische Therapie folgende Hauptaufgaben hat:

- Linderung von Schmerz und Steifigkeit,
- Verbesserung der Trophik,
- Verbesserung der Funktion durch Zunahme der Beweglichkeit, Kraftzuwachs, Förderung der Koordination und Anpassung an Behinderungen,
- Erhaltung oder Wiederherstellung der funktionellen Unabhängigkeit,
- Vor- und Nachbehandlung bei operativen Eingriffen,
- Steigerung der allgemeinen Fitneß, des Wohlbefindens, des Selbstvertrauens und der Lebensqualität,
- Prävention von Verschlimmerung oder Komplikationen,
- Rehabilitation bei bleibenden Beeinträchtigungen.

Ebenso wie für die Balneotherapie müssen aber auch hier die altersspezifischen Besonderheiten berücksichtigt werden. Dies gilt insbesondere für die thermischen Reize der *Hydrotherapie* (Jungmann 1965, 1969b), auf die ältere Menschen in besonderer Weise reagieren:

- keine Kältebradykardie bei kalten Güssen (statt dessen häufig Tachykardie),
- keine Abnahme des Herzminutenvolumens, sondern oft Zunahme,
- Tonuszunahme der peripheren Arterien schwächer und kürzer anhaltend,
- früheres Kältezittern im kalten Bad,
- frühere Erhöhung des Muskeltonus im kalten Bad,
- Zunahme des Schlagvolumens im kalten Bad,
- Erhöhung der Fußdurchblutung nach intensiver Abkühlung.

Teichmann (1968a) rät daher, beim älteren Menschen mit der Hydrotherapie behutsam zu beginnen, nicht mehr als 2–3 Anwendungen am Tag zu applizieren, keine zu schroffen Temperaturreize zu setzen und schwache bis mittelstarke Reizintensitäten zu bevorzugen. Unter Berücksichtigung dieser Prinzipien kann die Hydrotherapie, insbesondere eingebettet in eine komplexe Kneipp-Kur, als Prototyp einer Maßnahme der *präventiven Geriatrie* angesehen werden, da sie der Erhaltung einer guten Adaptationsfähigkeit dient, die unspezifische Resistenz verbessert, eine „Erstarrung" der Thermoregulation verhindert und im Sinne einer Ordnungstherapie der „Chronohygiene" nützt. Zusätzliche immunologische Veränderungen sind denkbar (Schmidt 1981).

Unentbehrlicher Bestandteil jeder primär geriatrisch orientierten Kur und jeder präventiven und rehabilitativen Kurmaßnahme bei Erkrankungen des höheren Lebensalters ist freilich die *Bewegungstherapie*. Die Trainierbarkeit der Muskulatur und von Herz und Kreislauf ist – wenn auch mit etwas höherem Zeitbedarf – im höheren Alter ebensogut möglich wie bei Jüngeren (Lang 1987); mit latenten Herz-Kreislauf-Erkrankungen muß jedoch gerechnet werden. Daher ist es notwendig, niedrige Belastungsintensitäten zu wählen, eine durchschnittliche Pulsfrequenz von 120 Schlägen pro Minute möglichst nicht zu überschreiten sowie Belastungen mit statischen Arbeitsvorgängen zu vermeiden (Lang 1987, 1995). In der Rehabilitation von über 60jährigen Schlaganfallpatienten zeigte sich, daß die Funktionsgewinne um so besser waren, je größer initial die Funktionsbeeinträchtigungen waren (Ungern-Sternberg et al. 1986). Für chronisch Herzkranke wurde nachgewiesen, daß die Integration von Patienten im 6. und 7. Lebensjahrzehnt in eine koronare Übungsgruppe unproblematisch, die Aufnahme in eine koronare Trainingsgruppe aber nicht ratsam ist. Freilich muß die zur Aufnahme in eine Übungsgruppe geforderte Leistung von 50 oder 75 W nicht bedeuten, daß bei diesen Patienten eine Gymnastik auf diesem Niveau in jedem Falle auch tatsächlich durchgeführt werden kann (Kolenda et al. 1993). Die „kardioprotektive" Wirkung auch mäßiggradiger Belastungen scheint im übrigen die gleiche zu sein wie mit höheren Intensitäten (Kolenda et al. 1993). Hingegen ist das Schwimmen bei Patienten mit Herzrhythmusstörungen, Erkrankungen der Herzkranzgefäße und Bluthochdruck nicht ohne Risiko (Lang 1995), obwohl andererseits die Unterwasserbewegungstherapie – nicht zuletzt aufgrund ihrer psychologischen Wirkung! – auch bei einem geschwächten Älteren als eine ideale Form der Bewegungstherapie betrachtet wird (Rissel 1987). In der Geriatrie Tätige heben hervor, daß die Krankengymnastik (deren Basis die aktive Bewegungsschulung ist), eine der wichtigsten Therapien in der Geriatrie überhaupt sei, da sie die durch Alter und Krankheit eingeschränkte körperliche und oft auch geistige Beweglichkeit trainiere (Frey 1985); für den Krankengymnasten sei es eine besondere Kunst herauszufinden, was für den Patienten das Wichtigste sei, das ihm helfe, den Alltag besser zu bewältigen (Kemmer 1991).

Neben Herz-Kreislauf-Erkrankungen und Hemiplegien muß auch der Morbus Parkinson als Indikation erwähnt werden, für den es neuerdings kurörtliche Behandlungsmöglichkeiten gibt. Auf die wichtigen Aufgaben der Bewegungstherapie bei rheumatischen Leiden wurde auf S. 610f. hingewiesen; sie gelten auch für die rheumatischen Erkrankungen im höheren Lebensalter. Eine qualifizierte krankengymnastische Bewegungstherapie – ergänzend zu Balneotherapie und Klimatherapie – am Kurort anzubieten, ist für ältere Menschen unabdingbar; die Bewegungstherapie hat gerade beim Älteren auch essentielle präventive und rehabilitative Funktionen. Hilfe zur Selbsthilfe ist im übrigen auch eine tragende Aufgabe der Ergotherapie, die am Kurort ebenfalls verfügbar sein sollte (Matthes 1985). Nicht nur für die Krankengymnastik, sondern für alle physikalisch-therapeutischen Verfahren gilt eben-

Tabelle 5.28. Physikalische Therapie im höheren Lebensalter

Besonders belastende bzw. riskante und deshalb teilweise kontraindizierte Behandlungsverfahren
- Intensive Unterwasserbewegungstherapie
- Intensive kardial belastende Krankengymnastik
- Intensive große Wärmeanwendungen
- Hyperthermie
- Mechanisch-apparative Traktionen
- Manipulationen (besonders HWS)

Behandlungsverfahren, deren Dosierung und Anwendungstechnik dem höheren Lebensalter angepaßt werden müssen
- Hochfrequenztherapie
- Ultraschall
- Massagen
- Unterwasserdruckstrahlmassagen
- Hydro- und Kältetherapie
- Sauna

Fast immer durchführbare und darum empfehlenswerte Behandlungsverfahren
- Nieder- und Mittelfrequenztherapie (ohne gleichzeitige Saugmassage!)
- Krankengymnastik (auch in Gruppen)
- Kleine Thermotherapie
- Atemtherapie
- Ergotherapie

so wie für die Balneotherapie, daß für die einzelnen Therapiemittel die unterschiedliche Belastungsintensität beachtet werden muß (Tabelle 5.28).

13.4 Psychische Führung älterer Patienten am Kurort

Zu den wichtigsten Beiträgen der Psychologie in der Geriatrie - und dies gilt auch für die Kurortbehandlung - gehören die Aktivierung des älteren Menschen („Fördern durch Fordern"), die immer individuell zu gestaltenden Interventionsmaßnahmen und die Berücksichtigung der „kognitiven Repräsentanz", also die Beobachtung, wie der ältere Mensch seine Situation selbst objektiv erlebt (Lehr 1987). Die psychologische Führung am Kurort hat aber auch die Aufgabe, die persönlichen Zukunftsperspektiven zu thematisieren, wie dies in gleicher Weise für die Psychotherapie bei chronischen Erkrankungen am Wohnort gilt (Lehr et al. 1992). Altersbedingte typische Aufgaben und Probleme, mit denen sich der Ältere auseinandersetzen muß, können auch zur Entwicklung psychologischer Anpassungstechniken führen, die auf Jüngere „abnorm" wirken, wie stärkere Rigidität, Konservativismus oder Zurückgreifen auf persönlichkeitsspezifische Verhaltensmuster, was als Zuspitzung von Charakterzügen imponiert; hier muß die Indikation zur Psychotherapie im höheren Alter eher behutsam gestellt werden (Kockott 1985). Hingegen können besondere Aufgaben der Psychotherapie in der Geriatrie bei längerfristig körperlich Kranken mit vielfältigen Schmerzzuständen erwachsen, wie sie gerade am Kurort häufig anzutreffen sind. Die Vermittlung von Schmerzbewältigungsstrategien muß in Zukunft sicher zum Standardangebot einer kombinierten Kur gehören.

13.5 Die Kur in der Geriatrie

Senn (1992) sieht die Besonderheiten der physikalischen und Kurorttherapie im höheren Lebensalter darin, daß beide durch den Rehabilitationsgedanken verbunden seien mit dem gemeinsamen Ziel der Funktionskompetenz, der Betonung der chronobiologischen Ordnung und der Alltagsfunktionen des Bewegungsapparates; er hebt den gesamtheitlichen Aspekt der meisten Verfahren hervor. In der Tat begründen diese Faktoren den hohen Stellenwert der Kur in der Geriatrie, sei es als eine „stimulierende und roborierende" Maßnahme oder gezielt bei bestimmten Erkrankungen, Schäden und Defiziten. Die Zunahme chronischer Leiden einerseits und der Zahl älterer Menschen andererseits, die immer weiter verkürzten Liegezeiten in Kliniken, die zur Entlassung rehabilitationsbedürftiger Patienten zwingen, die zunehmenden Aufgaben der Prävention (die schon in jüngeren Altersgruppen beginnen sollte) sichern der Kur des älteren Menschen einen hohen Stellenwert auch in Zukunft. Die Kurerfolge im höheren Lebensalter scheinen im übrigen sogar besser zu sein als bei Jüngeren (Günther et al. 1987). Es darf aber ein weiterer Aspekt der kurörtlichen Möglichkeiten für Ältere nicht vergessen werden:

Dies ist die Verbesserung der Lebensqualität. Dies hat H.E. Bock in magistraler Weise zum Ausdruck gebracht: „Wir müssen, je älter wir werden, mit Resten und Residuen, mit Defekten und Prothesen leben, aber wir können unserem Organismus durch systematische Aktivierung auch in höheren Lebensjahren noch viel selbst glücklich machende und anderen Glück bringende Leistung abgewinnen. Eine psychologisch richtig geführte Kur ist in der Lage, das durch Krankheit oder Alter verstimmte Klavier wieder zu stimmen und seine Lebensmelodie von Dur in Moll zu transponieren“ (Bock 1970).

Kapitel 6: Sozialmedizinische Aspekte der Kurortbehandlung

G. Hildebrandt und Chr. Gutenbrunner

1 Zur Sozialgeschichte der Kuren und Kurorten

In der Antike war - wie im ganzen vorderen Orient - die Nutzung der Bäder und Kurorte kein Privileg. Das Bäder- und Kurortwesen war öffentlich organisiert. Die Kurorte Griechenlands waren auf Massenversorgung eingestellt und die Bäder Roms Mittel der allgemeinen sozialen Befriedigung (vgl. Hartmann 1978). Auch im Mittelalter gehörte das Baden zu den gemeinschaftsstiftenden Veranstaltungen und war nicht auf ständische Bevölkerungsschichten begrenzt.

Erst in der Neuzeit, besonders im Zeitalter des Barock und des aufgeklärten Absolutismus, wurde der Kuraufenthalt zu einem feudalistisch geprägten gesellschaftlichen Ereignis, das ganz überwiegend ein Privileg der Oberschichten darstellte. Diese Prägung des Kurwesens durch die feudalen und später großbürgerlichen Schichten hat auch in Architektur und Literatur ihren Niederschlag gefunden (vgl. dazu v. Ferber 1969).

Im Zuge der fortschreitenden Demokratisierung der Gesellschaft wurden Nutzen und Vorteil eines Kuraufenthaltes auch von breiteren Schichten beansprucht. Bürgerliche Mittelschichten und, mit der Einführung der Sozialversicherung, auch die Arbeiter übernahmen dabei zunächst die Erwartungs- und Verhaltensmuster der feudalistischen Kuren, wozu u. a. auch das Angebot von Kunst, Bildung und Mode am Kurort zählt (vgl. Hartmann 1978).

Die gesellschaftliche Umwertung der Kurorte, des Kurbetriebs und der Kurgestaltung ist an verschiedenen charakteristischen Symptomen abzulesen, die erkennen lassen, daß das Kurwesen an allen gesellschaftlichen und gesundheitspolitischen Entwicklungen teilgenommen hat.

Die Einführung der Sozialversicherung hat die Kurmöglichkeiten für alle Bevölkerungsschichten eröffnet. Zugleich haben die Versicherungsträger einen entscheidenden Einfluß auf den Kurbetrieb gewonnen. Zuteilung bzw. Verteilung von Kuraufenthalten ist Gegenstand der „Leistungsverwaltung" der Sozialversicherung (v. Ferber 1969); Begriffe wie Kurbedürftigkeit, Kurfähigkeit und Kurwürdigkeit werden zu Entscheidungshilfen sozialen Handelns (Hartmann 1978). Darüber hinaus errichteten die Sozialversicherungsträger in großem Umfang eigene, weitgehend spezialisierte, klinisch-therapeutische Institutionen an den Kurorten und prägen dadurch den Kurort mit.

Während sich das Verständnis von Kurort und Kur noch um die Jahrhundertwende weitgehend auf Ideale einer antiken Diätetik und ärztlichen Pädagogik gründete, wie sie besonders im 18. Jahrhundert wiederbelebt waren, hat sich - mitgetragen von der naturwissenschaftlich-technischen Entwicklung der Medizin - die „Kur" zu einer besonderen Form der Krankenbehandlung gewandelt, die zunehmend dem Bereich der Rehabilitation zugeordnet wird. Aus dem Kurgast ist der Kurpatient geworden, der sowohl von den Ärzten als auch von der Verwaltung der Kurorte überwiegend medizinisch und krankheitsorientiert behandelt und betrachtet wird (Hartmann 1978).

Während die Kuratmosphäre früher von Gesundheit, Natur, Regeneration und geselligem Leben geprägt war, ist das heutige „organisch orientierte Kurwesen" durch eine „Mischung von Luxus und Anstaltsleben, Freiheit und ärztlicher Aufsicht" (Schaefer 1969) sowie durch die „totale Verfügbarkeit der Kurgänger" (v. Ferber 1969) charakterisiert. Der Kurarzt ist nicht wie früher vorzugsweise Berater in der Anwendung der natürlichen Heilmittel, sondern deren Verordner im Rahmen der Behandlung. Die damit einhergehende Tendenz zur Vermarktung der ortsgebundenen Kurmittel wird zum Bestandteil der zunehmenden Kommerzialisierung der Kurorte.

Wesentlichen Einfluß auf die Entwicklung des modernen Kurwesens und die Struktur der Kurorte hat auch der mit der technisch-zivilisatorischen Entwicklung einhergehende Panoramawandel der Krankheiten mit der Zunahme chronisch-degenerativer Leiden und funktioneller Störungen (vgl. Bock 1955; Kleinschmidt 1969; u. a.). Allein die Zunahme der Schreibtischarbeitsplätze (das Verhältnis Angestellter zu Arbeiter betrug um die Jahrhundertwende 1:20, heute 1:1; Blohmke 1975) macht deutlich, in welchem Ausmaß ungünstige Vorbedingungen für Erkrankungen des Kreislaufs und des Bewegungsapparates zugenommen haben.

2 Entwicklungstendenzen der modernen Kurortmedizin

In der Entwicklung der Kurortmedizin und ihrer Einrichtungen lassen sich in den letzten Jahrzehnten zwei Tendenzen verfolgen, die sich in gewisser Hinsicht auch gegenseitig bedingen (Tabelle 6.1).

Die eine Tendenz ist gekennzeichnet durch das genannte organisch orientierte Kurwesen, eine fachliche Spezialisierung und „Klinifizierung" der Kureinrichtungen, einen Abbau der sog. freien bzw. ambulanten Kuren, die Abwertung der natürlichen ortsgebundenen Kurmittel unter betont pharmakologischen Gesichtspunkten, die Einbeziehung des Kurwesens in die Rehabilitation (Kurort als Rehabilitationszentrum), die Nutzung der Kurorte zur Entlastung der kostspieligeren Akutkrankenhäuser mit Einschluß der sog. Anschlußheilbehandlung (AHB), die zunehmende Unterbewertung funktioneller Erkrankungen und die damit zusammenhängende Anfälligkeit des Präventivgedankens im Kurwesen von der gesamtwirtschaftlichen Lage.

Tabelle 6.1. Entwicklungstendenzen der modernen Kurortmedizin

„Klinifizierung" der Kur	„Psychologisierung" der Kur
Organpathologisch orientiertes Kurwesen	Psycho-sozio-pathologisch orientiertes Kurwesen
Kurort als kostengünstigeres Krankenhaus	Kurort als gesellschaftliches Modell
Kur als spezialisiertes Rehabilitationsverfahren	Kur als Lernprozeß und Einübungszeit neuer Verhaltensweisen
Unterbewertung psychosomatischer und funktioneller Krankheitsfaktoren	Unterbewertung somatopsychischer Wechselwirkung
Klinische Diagnostik und Therapie, Kurmittel als Zusatzbehandlung	Spezielle Psychotherapie bei „totaler Verfügbarkeit des Patienten", Kurmittel als Zusatzbehandlung
Abwertung der ortsgebundenen Kurmittel und -faktoren Ausschaltung der sog. freien Kuren Vernachlässigung präventiver Zielsetzungen	

Die andere Tendenz kann bis zu einem gewissen Grade als notwendige Folgeerscheinung der ersten angesehen werden: die Einführung sozialpsychologischer bzw. psychosozialer Aspekte, die „Psychologisierung" der Kur, die zunehmende Betonung der Eigenaktivität des Patienten unter Vernachlässigung der somatisch-reaktiven Prozesse, die Auffassung der Kur als Lernprozeß, als Einübungszeit für neue gesündere Lebens- und Verhaltensweisen, die Kur als präventive Maßnahme zu Gesundheitsbildung, -erziehung und -schulung mit psychagogischen und sozialpädagogischen Aufgabenstellungen, die Kur als Modell eines präventiv wirksamen Lebens, auch im Sinne der Zweit- und Drittprävention im Rahmen der Rehabilitation (Halhuber 1969; Schaefer 1969; u. a.).

Beide Entwicklungstendenzen sind häufig polarisiert und als kurorttypischer Konflikt angesprochen worden, dem Ärzte, Pflegepersonal und Verwaltung (sog. Kurberufe) bis zu Widerspruch und Mißverständnis ausgesetzt sind (v. Ferber 1969). Die routinemäßige Einbeziehung von Fachpsychologen und Psychotherapeuten in die Kurbehandlung, die Einführung psychologischer Gruppentherapieformen und die Einrichtung von Beratungsstellen und -instanzen für Diät, Lebensführung und gesundheitliche Aufklärung werden als Grundvoraussetzung für eine effektive Kurdurchführung angesehen (Feiereis 1977, 1981; u. a.). Auch die neuerdings eingeführten „Kompaktkuren" betonen diesen Aspekt. Die Negierung einer individualethischen Begründung der Gesundheitserziehung läßt diese ausschließlich als sozialpädagogisches Problem erscheinen, das durch „Ritualisierung" (Hartmann 1978) wirksamer gemacht werden kann, wozu am Kurort – schon wegen der totalen Verfügbarkeit des Patienten – beste Gelegenheit gesehen wird.

Zwischen „Klinifizierung" und „Psychologisierung" droht eine ernsthaft ganzheitlich-psychosomatische Auffassung der Kuren auf der Strecke zu bleiben (Kirschner u. Hildebrandt 1987). Die Betonung der klinisch-organspezifi-

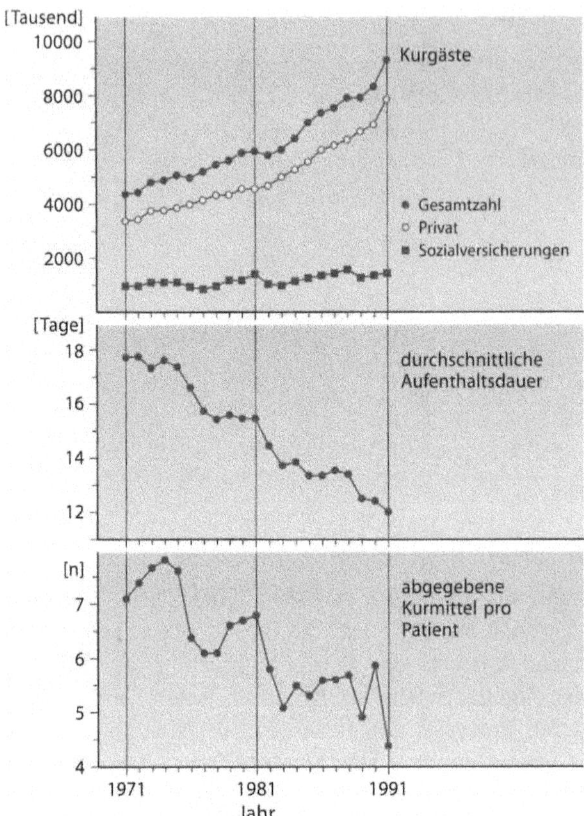

Abb. 6.1. Jährliche Zahl der Kurgäste, durchschnittliche Aufenthaltsdauer und mittlere Zahl abgegebener Kurmittel pro Patient in den Jahren 1971–1991 in der Bundesrepublik Deutschland. (Quelle: Deutscher Bäderverband; nach Gutenbrunner 1995 a)

schen Behandlungsweise nach den Prinzipien der „künstlichen Therapie" (vgl. S. 5 ff.) läßt die besondere Bedeutung der adaptiven Reaktionsprozesse und ihre Wirkungsmöglichkeiten außer Betracht und wertet daher die Reiz-Reaktions-Wirkungen der ortsgebundenen Kurmittel ab (vgl. Hoffmann 1984; u. a.). Die Prävalenz psychosozialer Kuraspekte verkennt, daß die angestrebten Lernprozesse nur eine Sonderform somatisch-adaptiver Prozesse darstellen (vgl. Hensel u. Hildebrandt 1964) und mit diesen in enger Wechselwirkung stehen.

Die Entwicklung der Kurgast- bzw. -patientenzahlen innerhalb der letzten zwei Jahrzehnte bei gleichzeitigem Rückgang der durchschnittlichen Aufenthaltsdauer sowie das gleichzeitige Absinken der Zahl der pro Patient verordneten Kurmittel (Abb. 6.1) macht deutlich, daß Abwertung und Verkennung der adaptiven Wirkungsmechanismen kontinuierlich fortgeschritten sind und damit auch die kurspezifischen Heilerfolge in Frage gestellt haben (Gutenbrunner 1995 a).

Die z. Z. betriebene Form der Indikationsstellung und Kurdurchführung wird – je nach der Ausprägung der Einseitigkeit in der Beurteilung der Kurwirkungsmöglichkeiten – z. B. von den streng somatisch-klinisch ausgerichteten Ärzten bis zu 80% als überflüssiger „sozialer Klimbim" angesehen (Arnold 1981). Das andere Extrem sieht in der Beschränkung auf die somatischen Aspekte der Kurwirkung einen „künstlich isolierten Teilaspekt", der einer bestimmten Gesellschaftssituation entstammt, in der jede psychologische oder soziologische Einflußnahme abgelehnt wurde (v. Ferber 1969). Bemerkenswert ist, daß beide Extreme schließlich die Notwendigkeit der Kurdurchführung am Kurort mit ortsgebundenen Heilmitteln, insbesondere der Bäder- und Klimaheilkunde, nicht mehr plausibel machen können. Dies hat konsequenterweise dazu geführt, kurortähnliche Institutionen „auf der grünen Wiese", am Stadtrand u. a. entstehen zu lassen (sog. ambulante Rehabilitation; vgl. Hüllen u. Schauenburg 1994).

Die konsequente Weiterentwicklung unserer Kenntnisse von den Wirkprinzipien der Kurortmedizin und der Grundlagenforschung über die therapeutisch nutzbaren adaptiven Prozesse wird auch hier dazu beitragen, Vereinseitigung und Polarisierung der Auffassungen abzubauen und eine ganzheitliche (psycho-somatische) Methodik der Kurortmedizin neu zu begründen (Kirschner 1994). Diese wird den Gesichtspunkten von Prävention und Rehabilitation Rechnung tragen und die natürlichen ortsgebundenen Kurmittel nicht entbehren können. Dabei sind zweifellos alle Lebensprozesse auf ihre „Lernfähigkeit" hin zu prüfen (v. Ferber 1969).

3 Stellung der Kurortmedizin in der Gesamtmedizin

Im Rahmen der Gesamtmedizin stellt die Kurortbehandlung eines von drei großen medizinischen Versorgungssystemen dar (Abb. 6.2) (Schmidt-Kessen 1971). Je nach der vorliegenden Erkrankung kann der Patient einzelne dieser Versorgungssysteme in Anspruch nehmen. Bei ernsteren Erkrankungen, die einen Krankenhausaufenthalt erfordern und die infolge verzögerter Ausheilung oder bleibender Defekte Rehabilitationsmaßnahmen erforderlich machen, werden die drei Versorgungssysteme in Pfeilrichtung kreisförmig durchlaufen.

Im Regelfall, z. B. nach Unfall oder Herzinfarkt, führt dieser Kreisprozeß vom einweisenden Hausarzt zur Akutklinik, von dort zum Heilverfahren im Kurort oder in einem Rehabilitationszentrum und zurück in die ambulante Betreuung des Hausarztes. Erforderlichenfalls muß noch eine berufsfördernde Maßnahme mit Umschulung dazwischengeschaltet werden, um neben der medizinischen und psychosozialen Rehabilitation auch die berufliche Wiedereingliederung zu erreichen.

Neben diesem vollen Kreisprozeß sind Kurzschlüsse möglich. So kann z. B. bei voller Genesung im Krankenhaus der Weg sofort zurück in die hausärztliche Betreuung gehen, oder der Hausarzt kann auch unmittelbar ein kurörtliches Heilverfahren einleiten, z. B. zur intensiveren Behandlung oder zur Erst- und Zweitprävention.

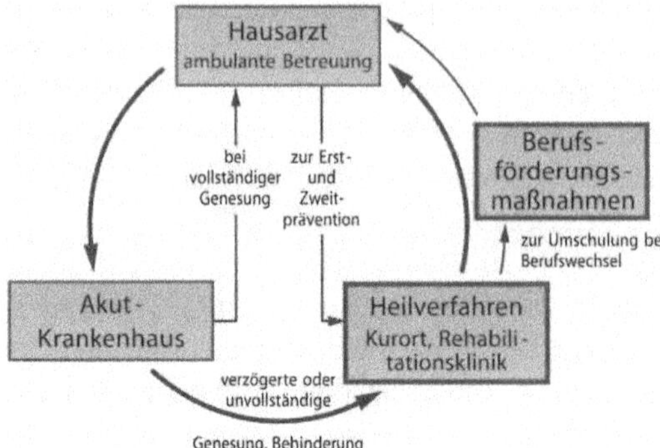

Pathogenetisch orientierte (krankheitsbezogene) Maßnahmen	Hygiogenetisch orientierte (gesundheitsbezogene) Maßnahmen
Ausschaltung der Krankheitsherde	Rekonvaleszenz, Schonung
Korrektur gestörter Funktionen	Leistungssteigerung
Ersatz ausgefallener Funktionen	Leistungserprobung
	Gesundheitserziehung, ggf. Umschulung

Abb. 6.2. Schema der Abfolge von Rehabilitationsmaßnahmen (*oben*) mit Zuordnung der überwiegenden Zielsetzungen (*unten*). (Nach Hildebrandt 1983; Erläuterungen s. Text)

Die große Bedeutung der kurörtlichen Heilverfahren läßt sich schon daran ermessen, daß die in den bundesdeutschen Heilbädern und Kurorten verfügbaren Bettenzahlen insgesamt ähnlich groß sind wie die in allen Akutkrankenhäusern zusammen (Schmidt-Kessen 1971). Die Zahl der jährlich durchgeführten Kurbehandlungen bzw. -aufenthalte lag zeitweilig über 9 Mio., wovon ca. 16% im Rahmen von Rehabilitationsverfahren der Rentenversicherungsträger vorgenommen wurden. Allein für diesen Anteil überstiegen die Aufwendungen jährlich 2 Milliarden DM, sie machten allerdings nur etwa 3,5% der Gesamtausgaben der Rentenversicherungsträger aus. Der Aufwand der Krankenkassen für kurörtliche Heilverfahren erreichte sogar nur 1% der Gesamtausgaben.

Die Entwicklung der Zahl der jährlichen Heilverfahren zeigt zugleich eine starke Abhängigkeit von der wirtschaftlichen Gesamtentwicklung und den gesetzgeberischen Maßnahmen. Eine solche Labilität, zusammen mit den immer wieder auftretenden Zweifeln an Sinn und Notwendigkeit so hoher Aufwendungen, macht es erforderlich, sich ständig erneut auf die Eigenart der Kurheilverfahren zu besinnen und ihre Bedeutung im Rahmen des gesamten medizinischen Versorgungssystems zur Diskussion zu stellen. Dabei müssen die Aspekte der Prävention und Rehabilitation besonders berücksichtigt werden, wobei in jüngster Zeit auch der sog. Gerontoprophylaxe besondere Bedeutung zugemessen wird (Kirschner 1995).

4 Spezielle Zielsetzung und Wirkprinzip der Kurortbehandlung

Mit dem Übergang aus der ambulanten hausärztlichen Betreuung oder der akutklinischen Behandlung zur Kurortbehandlung ändert sich in der Regel die Zielrichtung der medizinischen Bemühungen (vgl. dazu Abb. 6.2, unterer Teil) (vgl. dazu Kirschner 1994). Krankenhaus und ambulante Krankenbehandlung richten sich mit ihren medizinischen Maßnahmen in erster Linie gegen das krankhafte Geschehen, auf seine diagnostische Abgrenzung, die Bekämpfung der Krankheitsherde, die Beseitigung regelwidriger Funktionsabweichungen und der davon ausgehenden Beschwerden sowie auf die Stützung oder den Ersatz fehlender Organleistungen. Pathogenetisch orientierte Maßnahmen stehen im Vordergrund, bis der Krankheitsprozeß beherrscht ist. Der Genesungsvorgang erscheint dabei nur als notwendige Folge des bezwungenen Krankheitsprozesses.

Wenn auch sicherlich gleitende Übergänge möglich sind, so tritt doch mit dem Überwechseln zum kurörtlichen Heilverfahren (wie auch zu Rehabilitationsklinik oder Berufsförderungswerk) zwangsläufig eine andere Zielsetzung in den Vordergrund. Die Diagnostik verlagert ihren Schwerpunkt auf die Beurteilung der noch verbliebenen Organleistungen und Funktionsprognostik, die Therapie auf eine Anregung und Steigerung der Restfunktionen und die Entwicklung kompensatorischer Funktionsleistungen, die den Dauerschaden, die Behinderung, ausgleichen oder mindern können. Rekonvaleszenz im eigentlichen Sinne (vgl. Hildebrandt 1967), allgemeine Leistungssteigerung und andere am Gesunden orientierte, hygiogenetische Maßnahmen stehen im Zentrum der Bemühungen. Sie schließen im Sinne von Gesundheitserziehung und Gesundheitsbildung (vgl. S. 742f.) auch die psychische Ausrichtung des Patienten bzw. Rehabilitanden auf seine verbliebenen Fähigkeiten, deren Förderung und Erhaltung, mit ein. Dies gilt im Prinzip nicht nur für das kurörtliche Heilverfahren, sondern auch für Berufsförderungsmaßnahmen.

Zweifellos haben beide Zielrichtungen der medizinischen Maßnahmen im Gesundheitswesen ihren bedeutsamen Platz. Die schnellen Fortschritte der hoch technisierten Akutmedizin mit ihren unmittelbaren, für jeden sichtbaren Erfolgen, haben jedoch den Blick dafür getrübt, daß die entscheidenden Bemühungen der Kurortmedizin letztlich weit mehr auf dem Sektor der sehr viel mühsameren, langsamer fortschreitenden und sicherlich oft weniger spektakulären Effekte der hygiogenetisch orientierten Behandlungsprinzipien liegen. Sie sind darauf angewiesen, ihre Erfolge erst indirekt durch Anregung, Übung, Training und Erziehung, d. h. durch die Auslösung von Entwicklungsprozessen im Sinne der Adaptation und Readaptation anzubahnen. Da es sich – v. a. bei der Kurortbehandlung – meist um recht komplexe Maßnahmen handelt (Tabelle 6.2), ist es methodisch sehr viel schwieriger, die Erfolge solcher Bemühungen im einzelnen nachzuweisen. Hier liegt sicher einer der wichtigsten Gründe für das Mißtrauen und die ständige Kritik an Wert und Sinn der Heilverfahren.

In den letzten Jahrzehnten hat aber die Entwicklung systematischer Langzeitkontrollen in der Kur- und Rehabilitationsmedizin so große Fortschritte

Tabelle 6.2. Schichtenmodell der Kurortbehandlung. (Nach Kirschner 1984)

Biologische Funktionsebene
- Animalisch-biologische Schicht reflexartiger Vorgänge
  - Balneotherapie
  - Hydrotherapie
  - Ergänzende physikalische Therapie
  - Klimatherapie
- Humane biologische Schicht verhaltensabhängiger Interaktionsformen Mensch/Umwelt
  - Bewegungstherapie
  - Ernährung/Diät
  - Entspannungstherapie
  - Chronotherapie
    - Ordnung des Tagesrhythmus
    - Abstimmung der Anwendungszeiten auf Tagesrhythmen
    - Abstimmung von Kurdauer und Schonzeit auf biologische Zeitstrukturen

Anthropologische Situationsebene
- Pragmatische Schicht der Lebenspraxis
  - Verhaltensmodifikation auf der Erfahrungsebene durch Wissen und Übung
  - Gesundheitserziehung und -training
  - Kleine Psychotherapie
- Kulturelle Schicht gesellschaftlicher Prozesse
  - Verhaltensmodifikation durch Bildung
  - „Selbstverwirklichung" durch kreatives Gestalten
  - Kommunikationstraining/Gruppendynamik
- Ethische Schicht
  - Verhaltensmodifikation durch Klärung ethischer Werte/Kurseelsorge u.a.
  - Verhaltensmodifikation durch Klärung von Sinnfragen, Logotherapie/Kurseelsorge

gemacht, daß es heute durchaus möglich ist, zu den Zweifeln an Wirksamkeit und Effizienz der Heilverfahren aufgrund wissenschaftlicher Belege Stellung zu nehmen (Hildebrandt 1985a, b, 1987a; Wannenwetsch 1987).

5 Bäder- und Klimabehandlung im Rahmen einer komplexen Kurortbehandlung

Bäder- und Klimabehandlung wenden sich zwar primär an die biologische Funktionsebene des Patienten, die Bedingungen des Kurortaufenthaltes erweitern aber die Kurortbehandlung zwangsläufig zu einem komplexen, auch psychosozialen Erlebnis- und Übungsfeld, das auch alle Schichten der anthropologischen Situation tangiert. Kritiker der kurörtlichen Behandlung haben vielfach den letzteren Wirkungsmöglichkeiten die größere Bedeutung gegenüber den primär somatischen Zielrichtungen der Bäder- und Klimaheilkunde eingeräumt (vgl. S. 732f.). Dies kann positiv gewertet werden, wenn dadurch die Kurortbehandlung nicht generell in den Bereich unkontrollierbarer Plazeboeffekte verwiesen wird, die psychosozialen Wirkfaktoren der Kur vielmehr gleichfalls im Sinne der Übungs- und Adaptationstherapie in die Systematik der Kurmaßnahmen eingegliedert werden (s. Tabelle 6.2). Dazu finden sich heute zahlreiche überzeugende Ansätze. Tabelle 6.2 gibt ein von Kirschner (1984) vorgeschlagenes Schichtenmodell für die Wirkebenen und Wirkfaktoren einer komplexen Kurbehandlung wieder. Dabei ergeben sich auffällige Beziehungen zu den rein physiologisch begründeten Schichtmodellen des autonomen Systems und seiner adaptiven Reaktionsformen (vgl. Tabelle 1.3, S. 16, Tabelle 1.7, S. 48).

Tabelle 6.2 macht deutlich, wie umfangreich und verschiedenartig die ergänzenden Maßnahmen sein können, um die Bäder- und Klimabehandlung zu einer komplexen Kurortbehandlung zu gestalten. Dabei kann der Anteil an physikalisch-therapeutischen Anwendungen, Bewegungstherapie oder Diätbehandlung so dominieren, daß spezielle Kurtypen entstehen (z. B. Kneipp-Kuren, internistische Übungsbehandlung, Trainingskuren, Diätkuren u. a.), in denen balneologische und klimatische Faktoren nur eine untergeordnete Rolle spielen. In der neueren Literatur werden auch in der Gewichtung der verschiedenen psychosozialen Faktoren recht unterschiedliche Schwerpunkte gesetzt, von der Betonung der kurörtlichen Psychotherapie (Feiereis 1977) über „die Kur als Institution zur psychosozialen Neuorientierung“ (Schaefer 1970) oder als „systematisierte, für den Zeitraum eines Gesundheitsbildungs-Seminars verdichtete Prävention oder Rehabilitation“ (Halhuber 1978) bis zur Betonung der Kurseelsorge (Eibach 1984; Brüggemann 1986b).

Die heutige Betonung psychosoziologischer Aspekte und therapeutischer Ansätze gegenüber den somatischen Wirkungen der Bäder- und Klimabe-

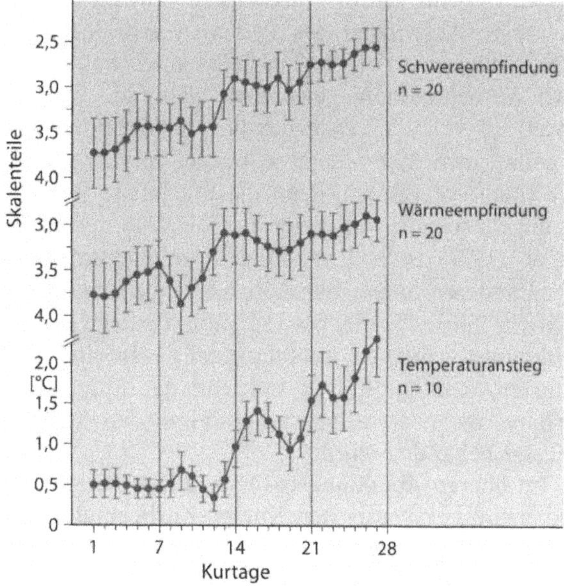

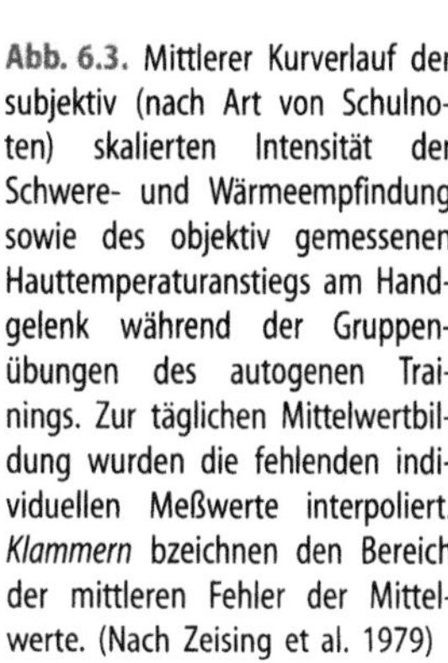

Abb. 6.3. Mittlerer Kurverlauf der subjektiv (nach Art von Schulnoten) skalierten Intensität der Schwere- und Wärmeempfindung sowie des objektiv gemessenen Hauttemperaturanstiegs am Handgelenk während der Gruppenübungen des autogenen Trainings. Zur täglichen Mittelwertbildung wurden die fehlenden individuellen Meßwerte interpoliert. *Klammern* bzeichnen den Bereich der mittleren Fehler der Mittelwerte. (Nach Zeising et al. 1979)

handlung beruht aber zweifellos auch darauf, daß die Effekte und Langzeitwirkungen der somatischen Behandlung unterschätzt, wenn nicht sogar mißverstanden werden. Wie die modernen Längsschnittuntersuchungen des Kurverlaufs gezeigt haben, gehen auch die rein somatisch auslösbaren adaptiven Prozesse im Sinne einer psychophysischen Ganzheit mit psychischen Veränderungen einher, die möglicherweise wesentliche Voraussetzungen für den Erfolg spezieller psychotherapeutischer oder erzieherischer Maßnahmen während des Heilverfahrens darstellen (vgl. Zeising 1982; Mensen 1985, 1988).

So konnten Zeising et al. (1979) zeigen, daß der objektiv gemessene wie auch der subjektiv empfundene Effekt der Gruppenübungen des autogenen Trainings im Laufe der Kur zunimmt. Diese Veränderungen unterlagen dabei aber in signifikantem Ausmaß der zirkaseptanen Reaktionsperiodik der vegetativen Gesamtumschaltungen im Kurverlauf, wobei der Effekt des autogenen Trainings im Bereich der ergotropen Phasen deutlich geringer war und in den trophotropen Phasen jeweils zunahm (Abb. 6.3).

6 „Aktive" und „passive" Kuren

Während der Behandlung im Akutkrankenhaus lassen die vorwiegend krankheitsbezogenen Maßnahmen den Organismus in der Regel passiv und unbeteiligt. Um so mehr müssen die anschließenden Maßnahmen den Organismus wieder aktivieren und zu selbständigen Leistungen anregen. Diese Einsicht hat in den letzten Jahrzehnten zunehmend dazu geführt, die althergebrachten Kurmaßnahmen (z. B. Bäder, Massagen, Liegekuren) als „passiv" abzuwerten und dafür Maßnahmen vorzuziehen, die auch schon äußerlich sichtbare Aktivitäten des Patienten erfordern. Bewegungstherapie, Gymnastik, Schwimmen etc. haben heute einen hohen Stellenwert in der aktivierenden Kurbehandlung gewonnen, während „Opas Kur gestorben" (Halhuber 1969) ist (vgl. auch Delbrück u. Haupt 1996).

Aber auch hier scheint z. T. eine voreilige, von Vorurteilen belastete Entwicklung vorzuliegen, denn die Ergebnisse von konkreten Vergleichsuntersuchungen, wie sie von Baier et al. (1976) in Bad Berleburg sowie von Strang et al. (1977) in Bad Wildungen vorgenommen wurden, sprechen in einem ganz anderen Sinne. Wie Abb. 6.4 zeigt, steigt die körperliche Leistungsfähigkeit (W 130), die hier als Indikator verfolgt wurde, bei den Patienten in Bad Wildungen (unterer Abbildungsteil), die eine sog. passive Badekur durchführten, deutlich stärker während der Kurzeit an als bei einer Vergleichsgruppe, die mit vorwiegend trainierenden Kurmaßnahmen nach modernem Muster behandelt wurde.

Im oberen Abbildungsteil wurde eine Patientengruppe bei der traditionellen hydrotherapeutischen Kneipp-Kurbehandlung mit einer anderen Gruppe verglichen, die zusätzlich ein regelmäßiges dosiertes Ergometertraining absolvierte. Auch hier war der Leistungszuwachs bei der aktiver behandelten

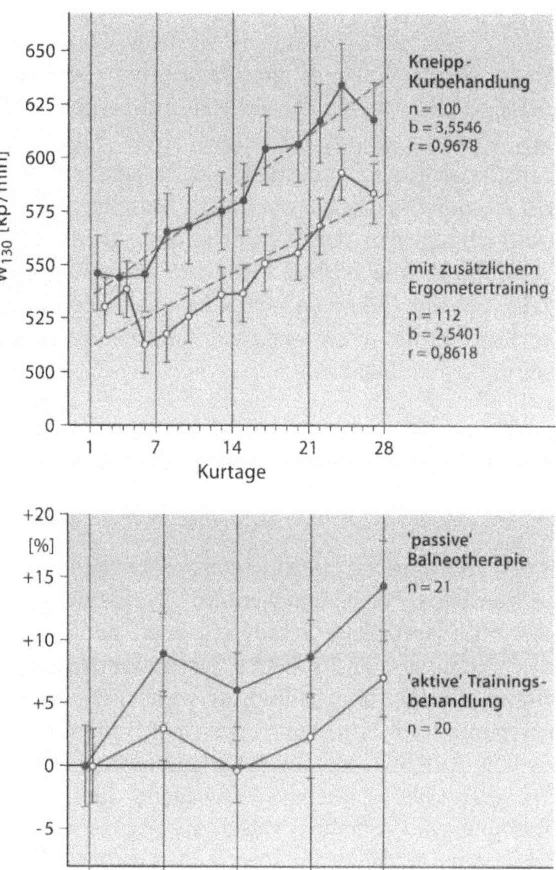

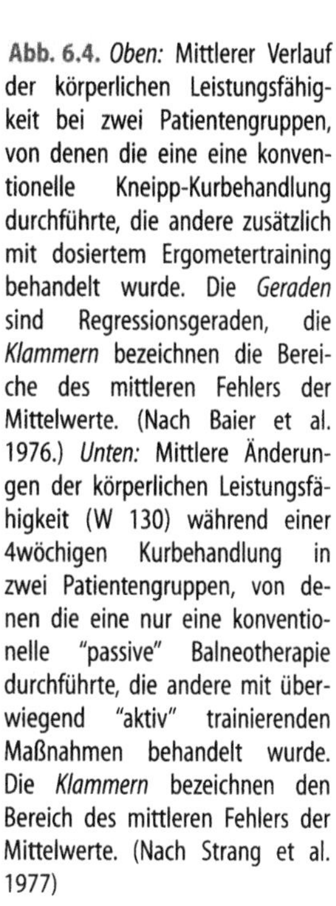

Abb. 6.4. *Oben:* Mittlerer Verlauf der körperlichen Leistungsfähigkeit bei zwei Patientengruppen, von denen die eine eine konventionelle Kneipp-Kurbehandlung durchführte, die andere zusätzlich mit dosiertem Ergometertraining behandelt wurde. Die *Geraden* sind Regressionsgeraden, die *Klammern* bezeichnen die Bereiche des mittleren Fehlers der Mittelwerte. (Nach Baier et al. 1976.) *Unten:* Mittlere Änderungen der körperlichen Leistungsfähigkeit (W 130) während einer 4wöchigen Kurbehandlung in zwei Patientengruppen, von denen die eine nur eine konventionelle "passive" Balneotherapie durchführte, die andere mit überwiegend "aktiv" trainierenden Maßnahmen behandelt wurde. Die *Klammern* bezeichnen den Bereich des mittleren Fehlers der Mittelwerte. (Nach Strang et al. 1977)

Teilgruppe deutlich geringer als bei der konventionell behandelten (vgl. auch Mitzloff u. Gutenbrunner 1994).

Bei der Kurortbehandlung gilt demnach nicht ein „Viel bringt viel", vielmehr kommt es auf die richtig abgestimmte Dosierung der Belastungen an. Maßgebend ist dabei nicht die äußerlich sichtbare Aktivität des Patienten, sondern die innere Reaktion auf die Leistungsanforderungen. Nicht Aktivität, sondern Reaktivität zur Kompensation der Belastungsreize ist entscheidend. Solche Reaktionsaktivität läßt sich durchaus auch z. B. mit chemischen Reizen (z. B. CO_2-Bädern) oder klimatischen Reizbelastungen auslösen, wie sie das frühere Kurregime bestimmt haben. Natürlich werden u. U. auch speziell trainierende Maßnahmen im Kurprogramm benötigt, dabei sollte aber nicht die frühere Vielseitigkeit der Anregung des Organismus aufgegeben werden (Hildebrandt 1983).

Auch bei den therapeutischen Angeboten im psychosozialen Bereich während der komplexen Kurortbehandlung wird heute häufig der Unterschied zwischen sog. passiven und aktiven Maßnahmen hervorgehoben. Dabei werden die passiven Maßnahmen, wie z. B. Vorträge, Kurmusik und andere kulturelle Veranstaltungen, ähnlich wie bei den eigentlichen Kurverordnungen, niedriger bewertet als die aktiven und insbesondere die kreativen Tätigkeiten und Veranstaltungen, bei denen der Kurpatient selbst mitwirken muß (künstlerische und handwerkliche Tätigkeiten, Theater- und Rollenspielgruppen, Gesprächsgruppen, aber auch Musiziergruppen und Tanzveranstaltungen sowie Übungen in der Diätküche etc.). Diese unterschiedliche Bewertung ist allerdings lerntheoretisch nicht durchweg begründbar (vgl. Ulich 1967 a, b; S. 62 ff.). Bei der Einübung neuer Lebensformen und Verhaltensweisen während der Kur werden auch „passive" Komponenten wie Belehrung und Information unvermeidlich sein.

7 Gesundheitsbildung und -erziehung

In der Therapie der meist chronisch verlaufenden sog. Zivilisationskrankheiten werden der Primärprävention (Vermeidung von Risikofaktoren) und der Selbsthilfe (sportliche Betätigung u. a.) heute große Bedeutung beigemessen. Die Einübung eines solchen „gesundheitsbewußten" Verhaltens setzt aber Wissen, Einsicht und Erprobung voraus. Die Kur muß wegen ihrer selbstkonzentrierten und lernorientierten Umgebung als besonders geeignet angesehen werden, Patienten zu einer Verhaltensänderung zu motivieren (Haux 1984; Kirschner 1994). Diese soll vorwiegend durch Informationen, Motivation und Einübung von Verhaltensweisen als sog. Gesundheitstraining erreicht werden (Kaufmann 1978). In jüngerer Zeit wurden dazu Modelle entwickelt, die ein komplexes Angebot verschiedener pädagogisch-psychologischer und sozialtherapeutischer Maßnahmen umfassen (Haux 1984).

Die Erfahrungen mit verhaltensregulierenden Maßnahmen haben aber gezeigt, daß ein bleibender Erfolg der Gesundheitserziehung am Kurort wesentlich von der Kurnachsorge bzw. einer weitergehenden Langzeitbetreuung abhängt. Eine Kurdauer von 3 bis max. 6 Wochen stellt im Hinblick auf die Umstellung der Lebensweise einen zu kurzen Zeitraum dar, in dem noch keine hinreichende Stabilisierung der neuen Verhaltensweise eintreten kann. Die Rückkehr des Kurpatienten in die alte Umgebung und die unveränderten sozialen Bedingungen stellen in jedem Fall eine schwere Versuchung zum Rückfall mit Aufgabe des neu erlernten Lebensstils dar.

Es ist daher notwendig, eine systematische Kurnachsorge zu entwickeln, wobei allerdings bisher nur wenige praktische Versuche durchgeführt worden sind. Ein Modell einer solchen Langzeitnachsorge ist in Tabelle 6.3 dargestellt, das in Kooperation von Hausärzten, Sozialarbeitern, Behörden und Versicherungsträgern erprobt wurde (Haux 1984; Lamprecht et al. 1994).

Als Prüfstück und Paradebeispiel der Gesundheitserziehung am Kurort wird häufig die Raucherentwöhnung angesehen, für die ein größeres Zahlenmaterial vorliegt. Nach Erfahrungen von Hammer (1984) beträgt der Anteil der Entwöh-

Tabelle 6.3. Therapieangebote während und nach der Kur. (Mod. nach Haux 1984)

Stationäre Phase (Kur)	Ambulante Phase
Anleitung zur Selbsthilfe einschließlich Bewegungstherapie, Gymnastik und physikalischen Maßnahmen	Aufbau von Selbsthilfegruppen
Gesundheitsinformation	Gesundheitsberatung durch den Hausarzt
Verhaltenstherapie, z. B. Rollenspiel u. a.	Allgemeine Betreuung in Einzel- und Gruppengesprächen
Lebensstilanalyse und -beratung	Spezielle Betreuung (unter Einbeziehung des sozialen Umfeldes)
Freizeitgestaltung und -beratung	Vermittlung sozialtherapeutischer Hilfen
Medizinische Grundversorgung	

nungswilligen, die während des Heilverfahrens an der Raucherentwöhnungstherapie teilnahmen, nur etwa 3,5% der zur Kur kommenden Raucher, die etwa 47,6% aller Kurpatienten ausmachen. Bei fast 14000 Entwöhnungswilligen, von denen 90,4% einen „Leidensdruck" angaben, betrug die Abbruchquote 29,2%. Ein Früherfolg der Raucherentwöhnung wurde bei 78,5% der Teilnehmer erzielt; nach 14 Jahren waren noch 50% frei vom Rauchen geblieben.

Die Umstellung von Lebensgewohnheiten in präventiver, therapeutischer oder rehabilitativer Absicht setzt demnach in hohem Maße eine - u. U. auch durch sachgemäße Aufklärung erzielbare - Motivation, d. h. den Willen des Patienten zur Mitarbeit voraus.

Der „niederdrückend" geringe Prozentsatz der Raucherentwöhnungswilligen (Hammer 1984) ist bis zu einem gewissen Grade auf andere Anliegen der Gesundheitsbildung übertragbar und wirft erneut die Frage auf, inwieweit das Erlebnis somatischer Umstellung Mitvoraussetzung für den Erfolg der Gesundheitserziehung ist, im Sinne eines „Anschauungsunterrichts am eigenen Leibe" (vgl. auch Rohrmoser 1981).

Im übrigen muß angemerkt werden, daß die Patienten, die zur kurörtlichen Heilbehandlung mit dem besonderen Anliegen der Gesundheitserziehung und -bildung geschickt werden, vorher im Rahmen der hausärztlichen oder klinischen Behandlung auf diesem Gebiet meist nicht die gewünschten Fortschritte erzielt haben. Die Kritik an einer mangelnden Stabilität der am Kurort erzielten Verhaltensänderungen ist bei der gegebenen zeitlichen Begrenzung der Umorientierung eher an die nachfolgende Betreuung zu richten. Hier wird erneut deutlich, daß die kurörtliche Behandlung auch entsprechende Kenntnisse beim Hausarzt voraussetzt.

8 Kurerfolg und Kurnachsorge

Auch vom sozialmedizinischen Aspekt stellen die Rückkehr des Kurpatienten an den Heimatort und den Arbeitsplatz und ihre Auswirkungen auf den

Langzeitkurerfolg ein besonderes Problem dar. Der Kurpatient kehrt meist wieder in soziale Strukturen zurück, in denen die Eigenverantwortung auch bei gewonnener Einsicht kaum weitergepflegt werden kann. Wenn Lernen und Einübung bei der komplexen Kurbehandlung im Vordergrund der Aufgabenstellung stehen und besonders im Hinblick auf die Langzeiteffekte der Kur weiterwirken sollen, besteht die Frage, ob und auf welche Weise diese Komponenten der Kurbehandlung ambulant fortgesetzt werden können (vgl. Feiereis 1981; Haux 1984). Der Hausarzt ist hier in der Regel überfordert, das Krankenhaus nicht zuständig. Die Versuche, durch sog. Ehemaligengruppen eine gewisse Möglichkeit zur Weiterwirkung der psychosozialen Kurfaktoren zu bieten (Halhuber 1969), hat keine große Verbreitung gefunden. Auch die Gründung von speziellen ambulanten Einrichtungen der Gesundheitsvorsorge und -erziehung als Zentren einer Kurnachsorge ist nur vereinzelt verwirklicht. Dagegen hat die Überführung von Patienten der Anschlußheilverfahren - speziell der Koronarkranken - in besondere Nachsorgegruppen (Koronarsportgruppen, z.B. auch Rheumafunktionstraining), die im Rahmen von Volkshochschulen, Gesundheitsämtern, Sportvereinen oder privaten Initiativen organisiert sind, beträchtliche Erfolge gezeitigt (vgl. Donat 1986; Langer et al. 1996). Obwohl bei den Sportgruppen der Schwerpunkt zunächst auf der Bewegungstherapie liegt, darf die Eingliederung des Patienten in einen Gruppenzusammenhang mit ähnlichen Problemen in seiner psychosozialen Bedeutung nicht unterschätzt werden (vgl. Paulsen 1981).

Insgesamt ist es aber sicherlich berechtigt, einen weiteren Ausbau der Kurnachsorge auch für andere Krankheitsgruppen zu fordern (Feiereis 1981), um den Kurerfolg nachhaltiger zu gestalten. Dabei muß der Hausarzt sicherlich stärker als bisher einbezogen werden, da er im Prinzip die besten Voraussetzungen für eine Langzeitbetreuung und zugleich auch für die Beurteilung des Langzeitkurerfolges besitzt (Commichau 1981).

Insgesamt wird deutlich, daß Steigerung und Sicherung der Langzeitkurerfolge nicht allein eine Frage der Verbesserung der Kurdurchführung sind, sondern zugleich eine genauere Kenntnis der kurspezifischen Erfordernisse beim Hausarzt voraussetzen, die nur durch eine Verbesserung der allgemeinen ärztlichen Ausbildung auf dem Gebiete des Kurwesens erreichbar sein dürfte.

9 Der Kurpatient

Nach den Erfahrungen der Literatur werden zwischen 32 und 65% der kurörtlichen Heilverfahren vom Patienten selbst veranlaßt (Laberke 1981). Dies gilt insbesondere für Patienten mit funktionell-vegetativen Störungen (vgl. Schrezenmayr 1965), während bei organisch Kranken der Kurantrag in der Regel von Arzt oder Klinik veranlaßt wird (Rohrmoser 1981). Die Bewilligungsrate von Kuranträgen bei der Sozialversicherung lag zeitweise über 90% (vgl. auch Günther 1984), so daß kritisiert wird, daß praktisch jedes Kurverlangen erfolgreich durchgesetzt werden kann (Evers 1981; Laberke 1981).

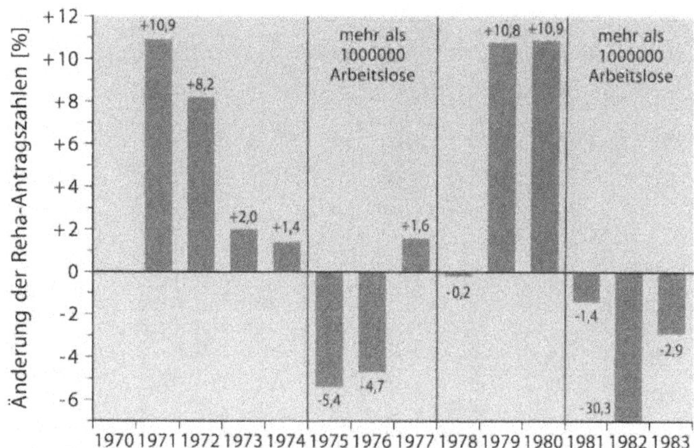

Abb. 6.5. Änderung der Zahl der Anträge für medizinische Rehabilitationsmaßnahmen bei den Rentenversicherungsträgern im Vergleich zum jeweiligen Vorjahr in der Zeit von 1970 bis 1983 in Prozent. Die Jahre, in denen die mittlere Zahl der gemeldeten Arbeitslosen eine Million übersteigt, sind am oberen Bildrand dargestellt. (Nach Hoffmann 1984)

Als Faktoren der Motivation, einen Kurantrag zu stellen, werden die individuelle Einstellung zur Arbeit, das Sozialprestige und gesellschaftliche Rollenerwartungen diskutiert (Pinding u. Fischer-Harriehausen 1982). Der zu erwartende Einfluß der Arbeitsmarkt- und allgemeinen Wirtschaftslage (Furcht vor Arbeitsplatzverlust), der in den 70er Jahren nachweisbar war (Abb. 6.5), kann durch Aufklärungsmaßnahmen der Versicherungsträger zumindest abgeschwächt werden (Hoffmann 1984).

Abgesehen von der Ausprägung der subjektiven Beschwerden spielt unter den individuellen Faktoren, die das Kurbegehren beeinflussen, naturgemäß das Lebensalter eine Rolle. Mit steigendem Alter läßt die zunehmende Morbidität auch die Häufigkeit der Inanspruchnahme anderer medizinischer Leistungen ansteigen. Darüber hinaus sind aber auch Einflüsse des individuellen Bildungsgrades auf die Kurhäufigkeit festgestellt worden, wenn z. B. von krebskranken Frauen bei höherem Schulabschluß häufiger Kuren in Anspruch genommen wurden (Wenderlein 1979). Auch bei anderen Krankheitsgruppen soll das individuelle Anspruchsniveau die Kurantragsstellung mitbestimmen, wobei die sog. Unterschichtbevölkerung weniger hohe und weniger differenzierte Ansprüche an Versorgungsleistungen stellt (Richter 1980).

Nach neueren Untersuchungen hängt das Kurbegehren bzw. die Motivation zur Kur auch von persönlichkeitsspezifischen Merkmalen ab. Im Sinne einer „Klagsamkeitshypothese“ wurden bei somatisch vergleichbaren Kollektiven Unterschiede in der Kurhäufigkeit festgestellt, die mit einer Neigung zu stärkeren vegetativen Allgemeinbeschwerden, Introversion und Depression korrelierten (Stocksmeier u. Pinno-Poweleit 1982), zugleich aber mit einer schlechteren Entwicklung der Grundkrankheit bzw. der Beratungshäufigkeit verbunden waren. Bemerkenswert sind in diesem Zusammenhang auch die

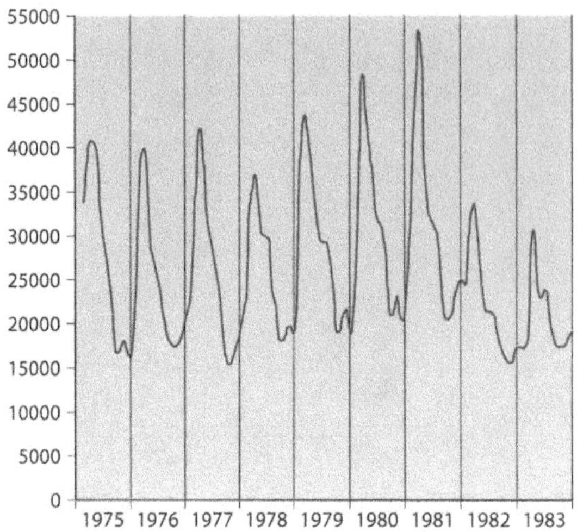

Abb. 6.6. Anzahl der Kuranträge im Jahresgang in den Jahren 1975–1983. (Nach Hoffmann 1984)

saisonalen Schwankungen sowohl der Antragshäufigkeit als auch der Zahl der durchgeführten Kuren, die im Winterhalbjahr und besonders im Dezember regelmäßig auf ein Minimum absinken (Abb. 6.6) (Hoffmann 1984). Inwieweit hierfür nur das Ansteigen des Kurbegehrens für die „schöne" Jahreszeit mit Berücksichtigung der Antrags- bzw. Bewilligungslatenz maßgebend ist, oder ob auch die jahreszeitlichen Schwankungen von Morbidität und Allgemeinbefinden mitwirken, ist bisher nicht eingehender untersucht.

Die unbestreitbare Mitwirkung individueller Faktoren beim Kurbegehren hat zur Folge, daß von Kritikern ein erheblicher Mißbrauch der Kuren im Sinne regelmäßig beanspruchter Kururlaube („Kurlaub") auf Kosten der Solidargemeinschaft unterstellt wird, wobei bis zu 80% aller Kuren für überflüssig angesehen werden (Schrezenmayr 1965; Arnold 1981; Feiereis 1981). Dies hat dazu beigetragen, daß im Sozialkurwesen ein geeigneter Ansatzpunkt für Sparmaßnahmen gesehen wurde und wird, wobei insbesondere Präventivkuren beschränkt und die minimal zulässigen Kurintervalle vergrößert wurden (vgl. Hoffmann 1984).

Sind schon Verzicht auf Prävention und schematische Reglementierung der Kurabstände medizinisch nicht zu begründen und auch ökonomisch höchst anfechtbar, so wird die ernsthafte Motivation des Kuranspruchs zweifellos wirksamer durch eine Mitbeteiligung des Patienten an den Kosten sichergestellt. Dazu ist sowohl eine finanzielle Beteiligung als auch eine Anrechnung der Kurzeit auf den Jahresurlaub vorgeschlagen bzw. eingeführt worden, wobei die Urlaubsanrechnung der Familiensituation angepaßt werden kann (Bock 1981; vgl. Schrezenmayr 1965; Halhuber 1983 u. a.). In anderen Staaten (z. B. Frankreich, Rußland) sind Selbstbeteiligungen zur Förderung der Ernsthaftigkeit des Heil- und Besserungswillens bis zu 2/3 der Kurkosten üblich. Es muß aber beachtet werden, daß mit zunehmender Höhe der finanziellen Inanspruchnahme des Kurpatienten wiederum eine soziale Selektion angebahnt werden kann, die durch die Sozialkuren gerade überwunden war.

Besondere Beachtung verdient die Tatsache, daß laut Sozialgesetzbuch nach dem Prinzip „Rehabilitation vor Rente" jedem Rentenbegehren ggf. ein kurörtliches Heilverfahren vorauszugehen hat. Dies kann infolge der unterschiedlichen Zielsetzung von Antragsteller und Therapeuten zu erheblichen Interessenskonflikten führen und den Erfolg des Heilverfahrens beeinträchtigen.

10 Der Kurarzt

„Es muß offen eingestanden werden, daß von allen Spezialitäten der heutigen Medizin die Balneotherapie wissenschaftlich den tiefsten Stand einnimmt, und daß darunter auch die Badeärzte von dem Vorwurf der Unwissenschaftlichkeit und der mangelnden Unterlagen ihres Berufs stets viel zu leiden gehabt haben" (Roehrig u. Zuntz 1871). Wenn eine solche historische Formulierung von mancher Seite auch heute noch als gültig angesehen werden mag, ist nicht zu verkennen, daß die Grundlagen der Kurortbehandlung wie des Gesamtgebietes der physikalischen Medizin einen offiziellen Lehr- und Prüfungsgegenstand der ärztlichen Ausbildung darstellen (Weiterbildungsordnung für Ärzte 1995). Darüber hinaus besteht die Möglichkeit einer speziellen Weiterbildung für den Aufgabenbereich der Kurortmedizin. Wie in den anderen europäischen Ländern gibt es eine spezielle Fachgebietsbezeichnung (Facharzt für physikalische und rehabilitative Medizin). Darüber hinaus besteht die Möglichkeit zum Erwerb der Zusatzbezeichnungen Bade- oder Kurarzt bzw. Balneologie und medizinische Klimatologie sowie physikalische Therapie, deren Erlangung die Teilnahme an theoretischen Fort- und Weiterbildungskursen sowie eine zeitlich vorgeschriebene praktische Tätigkeit unter Anleitung eines zu dieser Weiterbildung ermächtigten Arztes in einer dazu geeigneten Institution voraussetzt. Die auf dem Gebiet der Kurortmedizin tätigen Ärzte sind in Berufsverbänden organisiert (Verband deutscher Badeärzte im Deutschen Bäderverband e.V.; Berufsverband der Fachärzte für physikalische und rehabilitative Medizin), denen auch die Durchführung der Weiterbildung obliegt.

Die wissenschaftliche Forschung auf dem Gebiet der physikalischen und Kurortmedizin wird einerseits von wenigen planmäßigen Universitätsinstituten mit Lehrstühlen, andererseits von kurörtlichen Forschungseinrichtungen, die häufig in engem Zusammenhang mit den Universitäten stehen, wahrgenommen. Die für die Kurmedizin zuständigen wissenschaftlichen Gesellschaften im Bundesgebiet sind die Deutsche Gesellschaft für physikalische Medizin und Rehabilitation (gegr. 1878), die Deutsche Sektion der International Society for Medical Hydrology and Climatology (I.S.M.H.) sowie die Vereinigung für Bäder- u. Klimakunde im Deutschen Bäderverband e.V.

„Bis zum Beginn dieses Jahrhunderts etwa war der Herr des Kurortes der Badearzt, viel getadelt und viel gelobt, in der Volksgeltung allgemein sehr geachtet" (Amelung 1984). Der heutige Kurarzt nimmt in der Regel nur noch ärztliche Aufgaben wahr, sowohl in Kurklinik, Fachklinik und Sanatorium als auch in freier Praxis. Als frei praktizierender Kurarzt sieht er in der Regel seine Patienten zu einer Anfangsuntersuchung, wöchentlichen Kontrolluntersuchungen sowie einer Kurabschlußuntersuchung. Die Kurmittel werden auf seine ärztliche Verordnung hin verabfolgt.

Der Schwerpunkt der kurärztlichen Tätigkeit sollte auf dem therapeutischen Sektor und hier in der Anwendung der ortsgebundenen Kurmittel liegen, die auch besondere ortsgebundene Erfahrungen erfordert. Demgegenüber sollten sich Diagnostik und medikamentöse Therapie auf das Notwendigste beschränken. Dies setzt voraus, daß der Kurarzt die bereits vorher beim Patienten erstellten diagnostischen Unterlagen rechtzeitig erhält, wie überhaupt ein enger Kontakt und Erfahrungsaustausch zwischen Kurarzt und Hausarzt bzw. entsendender Klinik wünschenswert ist. Dies gilt besonders auch im Hinblick darauf, daß das kurörtliche Heilverfahren Teil eines umfassenden Rehabilitationsprogramms ist.

Das für die kurärztliche Tätigkeit erforderliche Rüstzeug geht in mancher Hinsicht über die allgemein- bzw. sonstigen fachärztlichen Erfordernisse hinaus. Neben der Kenntnis der Anwendungs- und Wirkungsweise der ortsgebundenen Kurmittel benötigt der Kurarzt besondere Kenntnisse und Erfahrungen in der funktionellen Diagnostik und Reaktionsprognostik, speziell auch in bezug auf den Langzeitverlauf pathologischer und therapeutisch induzierter Prozesse. Darüber hinaus verlangt die Kurortmedizin spezielle Methoden und Erfahrungen in der Verlaufsbeobachtung des Patienten, die auch die Beurteilung der zeitlichen Gliederung prozeßhafter Reaktionsabläufe ermöglicht.

Über die somatisch orientierten Aufgaben hinaus fallen dem Kurarzt trotz der zunehmenden Zahl klinischer Psychologen und Psychotherapeuten in den Kurorten auch umfangreiche Aufgaben der psychologischen Führung, kleinen Psychotherapie sowie der Gesundheitserziehung zu (Ott 1976). Halhuber (1981) forderte für die Aufgaben im Rahmen der Rehabilitationsmedizin zusätzliche Kenntnisse auf den Gebieten Sozialmedizin (besonders: Begutachtung in der Sozialversicherung), Arbeits- und Sportmedizin, Sozialpsychologie, Psychosomatik und Gruppenpsychotherapie, Diätetik und Gesundheitserziehung.

Alle Tätigkeiten des Kurarztes unterliegen in der Regel durch die vorgegebene zeitliche Begrenzung der Kurbehandlungen speziellen Anforderungen und zugleich Einschränkungen, was erneut auf die besondere Bedeutung der Zusammenarbeit mit den Vor- und Nachbehandlern hinweist (vgl. auch Schaefer 1973). Allerdings kann die Kurwiederholung am selben Kurort auch zu besonders günstigen Voraussetzungen für die Langzeitbeobachtung chronischer Krankheitsentwicklungen führen.

11 Organisatorische Gesichtspunkte der Kurortbehandlung

11.1 Organisationsformen und Kostenträger

Seitens der Leistungsträger der medizinischen Versorgung in der Bundesrepublik Deutschland werden Kuren nicht als eigenständige medizinische Maßnahme finanziert, sondern in ein Gesamtkonzept der medizinischen, beruflichen, schulischen und sozialen Rehabilitation eingegliedert. Die weitaus größte Zahl der stationären Kuren wird von den Rentenversicherungsträgern getragen, wobei als Ziel „die Erhaltung, Besserung und Wiederherstellung der Erwerbsfähigkeit" (§ 1236 der Reichsversicherungsordnung RVO) definiert wird. Die diesbezüglichen Erfolge der Kuren werden in jüngster Zeit allerdings mit größter Zurückhaltung beurteilt, obwohl verschiedene Untersuchungen einen deutlichen Rückgang der Arbeitsunfähigkeitstage als Maß für einen auch versicherungsmedizinischen Kurerfolg nachweisen konnten (Gercke 1976; Wannenwetsch 1977, 1987; Rest 1981). Der Gesetzgeber fördert diese restriktive Entwicklung, indem er in der Fassung der RVO vom Jahre 1974 die Heilbehandlung nicht mehr als „Behandlung in Kur- und Badeorten und in Spezialeinrichtungen" (§ 1237 RVO, Fassung v. 23. 02. 1957) definiert, sondern die kurörtliche Therapie lediglich im Rahmen der „Belastungserprobung und Arbeitstherapie v. a. in Kur- und Spezialeinrichtungen" (§ 1237 RVO, Fassung vom 07. 08. 1974) erwähnt (Gercke 1977).

Die schwerpunktmäßige Finanzierung der Kur durch die Rentenversicherungsträger hat darüber hinaus Folgen für die Indikationsstellung und die Auswahl der Kurpatienten, die nicht nur medizinischen Kriterien, wie bei der Krankenkassenfinanzierung, sondern ökonomischen Kriterien genügen muß. Kuren werden demnach nicht allein zur Besserung des Gesundheitszustandes durchgeführt, vielmehr wird v. a. eine Sicherung der beruflichen Leistungsfähigkeit bezweckt. Bei Nichterwerbstätigen können allerdings auch andere Kostenträger die Kurfinanzierung übernehmen. Dies können einerseits die Krankenkassen und die gesetzliche Unfallversicherung, andererseits aber auch die Sozialhilfe und die Kriegsopferversorgung sein.

Im einzelnen werden versicherungsrechtlich verschiedene Kurformen unterschieden, und zwar hinsichtlich ihrer Finanzierung, aber auch ihrer organisatorischen Durchführung. Bei den Präventivkuren, den „Kuren im eigentlichen Sinn" (Schaefer u. Blohmke 1978), steht nicht die Rehabilitation bei eingeschränkter Leistungsfähigkeit bzw. bei Krankheit im Vordergrund; sie sollen vielmehr dazu dienen, Gesundheit und Arbeitsfähigkeit zu erhalten sowie Erkrankungen und Verschleißerscheinungen vorzubeugen. Sie werden heute als 3wöchige Erholungskuren der Krankenversicherungsträger oder als sog. offene Badekuren durchgeführt. Hierbei können die Patienten Kurort und Unterkunft weitgehend frei wählen. Zur Finanzierung leisten die Krankenversicherungen Zuschüsse in unterschiedlicher Höhe. Bei den Präventivkuren handelt es sich um sog. „Kannleistungen" der Kassen, d. h. es besteht kein Anspruch der Versicherten auf die Kostenübernahme, die deshalb einer Vorausgenehmigung bedarf (vgl. Schaefer u. Blohmke 1978). Die Durchführung von Präventivkuren auf Kosten der Rentenversicherungsträger ist seit 1982 durch Gesetzesänderung (sog. Kostendämpfungsgesetz) nicht mehr möglich.

Wesentliche Voraussetzung für die 3- bis 6wöchigen Heilverfahren der Rentenversicherungsträger ist, daß Berufs- bzw. Erwerbsfähigkeit des Patienten vorliegt oder deren Wiederherstellung in absehbarer Zeit zu erwarten ist (Windfuhr 1977) (Grundsatz: „Rehabilitation vor Rente"). Nach der derzeitigen Gesetzgebung müssen bei Wiederholungsheilbehandlungen Abstände von mindestens 4 Jahren eingehalten werden, wobei aber medizinisch begründete Ausnahmen möglich sind. Die Kuren der Rentenversicherungen werden in der Regel in versicherungseigenen oder Vertragskliniken durchgeführt. Die Kosten werden, bis auf eine Selbstbeteiligungspauschale, direkt mit der Kurklinik abgerechnet.

Wenn kein anderer Kostenträger für eine medizinische Rehabilitationsmaßnahme zuständig ist (Rentenversicherung, Bundesanstalt für Arbeit, Unfallversicherung, Kriegsopferversorgung oder Sozialhilfe), können Kuren auch aus Mitteln der Krankenversicherungen finanziert werden. Zielgruppen sind hier in erster Linie Kinder und Jugendliche, Hausfrauen und ältere Menschen (Bundesarbeitsgemeinschaft 1984).

Die Anschlußheilbehandlungen (AHB) sind keine Kuren im klassischen Sinn, sondern medizinische Rehabilitationsmaßnahmen, die sich unmittelbar an einen Aufenthalt im Akutkrankenhaus anschließen können. Die Indikation zu einer solchen Behandlung wird vom behandelnden Klinikarzt gestellt und die Kostenübernahme erst im nachhinein geregelt. Da es sich bei den Anschlußheilverfahren in der Regel um schwere Krankheitsbilder handelt (Zustand nach Herzinfarkt, postoperative Zustände, Tumorpatienten usw.), werden sie in technisch gut ausgerüsteten, z. T. auch spezialisierten Fachkliniken durchgeführt. Als Kostenträger kommen hier sowohl die Krankenkassen als auch die Rentenversicherungsträger in Frage, die in einzelnen Bundesländern zu Arbeitsgemeinschaften zusammengeschlossen sind. Der Indikationskatalog, der zunächst nur die Herzinfarktnachsorge enthielt, ist inzwischen auf zahlreiche andere Gebiete (Tumornachsorge, zerebrale Insulte u. a.) ausgeweitet worden.

Auch die Versorgungsämter können sog. Nachsorgekuren gewähren, und zwar zur Linderung von Beschwerden, die aufgrund von Kriegsbeschädigungen bestehen. Auch diese Kuren, die unabhängig von der Erwerbsfähigkeit genehmigt werden, können frühestens nach 3 (4) Jahren wiederholt werden.

11.2 Klinische (geschlossene) und offene (freie, ambulante) Kuren

Nach organisatorischen Merkmalen unterscheidet man zwischen sog. klinischen Kuren, bei denen der Patient in einer speziellen Kur- bzw. Fachklinik oder einem Kursanatorium mit ständiger ärztlicher Betreuung aufgenommen wird, und sog. offenen Kuren, bei denen der Patient seine Unterkunft in Hotel, Pension oder Kurheim sowie den behandelnden Kurarzt frei wählt.

Je nach dem Grade der Regelmäßigkeit der ärztlichen Betreuung kommen zwischen beiden Kurformen - abgesehen von der freien Arztwahl - alle Übergänge vor. Darüber hinaus gibt es sog. ambulante Kuren, bei denen die Patienten zur Applikation der Kurmittel jeweils von außerhalb des Kurortes anreisen müssen. Je nach den bestehenden Verkehrsverhältnissen dürften auch hier alle Übergänge zwischen offenen und ambulanten Kuren möglich sein. Entscheidend für die Bewertung ist sicherlich v. a. die Frage, in welchem Umfang der Patient an den komplexen Faktoren der Kurortbehandlung Anteil haben kann oder ob sich die „Kur" ausschließlich auf die Verabfolgung physikalisch-chemischer Kurmittel beschränkt.

Die allgemein höhere Bewertung der pathogenetisch orientierten Maßnahmen (vgl. S. 732f.) hat dazu verführt, anzunehmen, daß sich der Erfolg der kurörtlichen Heilverfahren durch Spezialisierung und Konzentration der Einrichtungen steigern lassen müsse (sog. Kompaktkuren). Besonders die sog. offenen oder freien Kuren wurden dadurch zum Sündenbock der Kurortbehandlung (s. Tabelle 6.1, S. 733). Die Folge war der Einzug großklinischer Einrichtungen in die Kurorte mit Spezialisierung, Massenbetrieb und weitgehender wirtschaftlicher Gefährdung kleiner Kurheime und Sanatorien, wobei die Sozialversicherungsträger wesentliche Schrittmacher dieser Entwicklung waren und dieser Trend in Phasen wirtschaftlicher Restriktion noch gesteigert wurde. Trotz der bedenklichen Folgen für die Infrastruktur der Kurorte sind die Urteilsgrundlagen bisher nur unzureichend geprüft (vgl. Schade 1968; Hildebrandt 1987a). Dabei muß berücksichtigt werden, daß die gesundheitsbildende Selbstentfaltung des Kurpatienten bis zu einem gewissen Grade auch ein liberales und permissives Kurortmilieu voraussetzt (Hartmann 1978).

Erste Vergleichsuntersuchungen mit zufälliger Zuweisung der Patienten zu Kurklinik oder Kurheim mit verschiedenen Indikatoren (Breithaupt et al. 1981; Sauer 1983) haben ergeben, daß insbesondere auch im Zuwachs an ergometrisch kontrollierter körperlicher Leistungsfähigkeit während 4wöchiger

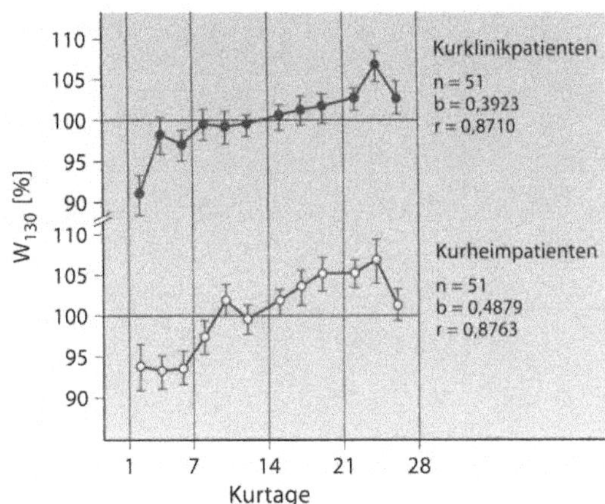

Abb. 6.7. Mittlerer Verlauf der körperlichen Leistungsfähigkeit (W 130) während eines 4wöchigen kurörtlichen Heilverfahrens bei Patientengruppen, die entweder in einer Klinik oder einem Kurheim untergebracht waren. Die *Geraden* sind Regressionsgeraden, die *Klammern* bezeichnen den Bereich der mittleren Fehler der Mittelwerte. (Nach Breithaupt et al. 1981)

Kuren keine sicheren Unterschiede bestehen (Abb. 6.7). Es gibt bisher keine Belege dafür, daß die straffere Führung und das meist reichhaltigere Therapieprogramm der Kurklinik in jedem Falle effektiver sind.

Auch die Beurteilung der Kurerfolge nach Maßgabe der Arbeitsunfähigkeitstage nach der Kur (Wannenwetsch 1968, 1987) sowie katamnestische Nachuntersuchungen (Feiereis 1977) ergaben keinerlei Nachteile der offenen Badekuren gegenüber der Klinikkur. Zumindest ein hinreichend motivierter und verantwortungsbewußter Patient kann demnach bei einer freien Kur unter kurärztlicher Führung gleichwertige Kureffekte erzielen. Hier ist es erforderlich, erhebliche Vorurteile abzubauen. Schließlich ist der Patient ja darauf angewiesen, auch nach dem Heilverfahren sein Lebensregime unter bestenfalls ambulanter Betreuung selbst zu verantworten.

Kapitel 7: **Zur Geschichte der Bäder- und Klimaheilkunde**

W. Amelung und G. Hildebrandt

Die Entwicklung der Kurorte und die Nutzung natürlicher Quellen zur allgemeinen Erholung und Krankenbehandlung unterlagen zu allen Zeiten starken Einflüssen der kulturellen, wirtschaftlichen und gesellschaftlichen Gegebenheiten. Das medizinhistorische Studium dieses Gebietes gründet sich daher nicht nur auf die speziellen Überlieferungen, sondern auch auf archäologische, kunstgeschichtliche sowie geistes- und sozialgeschichtliche Forschungsergebnisse.

Die Heilquellen sind durch ihren Mineralstoffgehalt, ihre oft abweichenden Temperaturen u. a. so auffällige Naturerscheinungen, daß eine Beschäftigung des Menschen mit ihnen zu allen Zeiten vorausgesetzt werden kann. Als ältestes Zeugnis einer Nutzung gilt eine bronzezeitliche vorrömische Quellenfassung (Mauritiusquelle von St. Moritz), deren Alter auf mehr als 3500 Jahre geschätzt wird. Nach Martin (1916) ist anzunehmen, daß bei Kelten, Griechen und Germanen die kultische Bedeutung der Quellen im Vordergrund stand, allerdings hat bereits Hippokrates vor einer wahllosen Nutzung von Mineralquellen gewarnt und auf die unterschiedlichen Stoffgehalte der Mineralquellen hingewiesen (Literaturübersicht bei Benedum 1989). Dabei kannten die Griechen auch verschiedene Anwendungsformen der Heilwässer. Die Römer schätzten die Quellen als echte Heilmittel. Schon in der Spätantike (Galen, 131–201 n. Chr.; Caelius Aurelianus, 5. Jahrhundert n. Chr.) wurde der Besuch von Heilbädern bei chronischen Erkrankungen, v. a. bei Lähmungen, Gicht, Blasen- und Nierenkrankheiten ärztlich verordnet. Nach Plinius (23–79 n. Chr.) wurden Mineralquellen zum Baden und Trinken, ihr Mineralschlamm zu Packungen verwendet. Hauptziel der römischen Bäderanwendungen war das Schwitzen, wofür Räume mit abgestuften Temperaturen für Dampfbäder zur Verfügung standen. Hochgeschätzt waren schon im 1. Jahrhundert n. Chr. z. B. die Thermen am Meerbusen von Neapel, insbesondere die bei Baiae und Puteoli, sowie Quellen auf der Insel Ischia. Aus dem römischen Weltreich sind über 100 Bäder („aquae“) bekannt. Der Grundtyp der Badeanlagen bestand aus zwei Piscinen, einer gedeckten und einer offenen. In Deutschland sind zahlreiche Ruinen solcher Römerbäder noch vorhanden (Aachen, Baden-Baden, Badenweiler, Wiesbaden u. a.). Häufig lagen römische Lazarette zur Behandlung Verwundeter in der Nähe von Heilquellen (z. B. Vindinossa bei Baden/Schweiz). Freilich wurden die Bäder schon bei den Römern bald nicht nur zu Heilzwecken aufgesucht, sondern dienten auch als Stätten gesellschaftlichen Lebens mit teilweise großem Luxus: „Balnea, vinum, venus corrumpunt corpora nostra, sed vitam nostram faciunt balnea, vinum, venus" (vgl. Kukowka 1964).

Mit dem Verfall des römischen Weltreiches verschwand auch die große Badekultur des Altertums. Im Mittelalter lenkte erst das Studium der durch die Araber vermittelten antiken Schriften die Aufmerksamkeit wieder auf die Mineralquellen. Unter den christlichen Gelehrten ragt hier besonders Arnald von Villanova (1235–1312) hervor (Diepgen 1938), der in seinem *Breviarium practicae* u. a. eine Einteilung der Quellen in solche von weinsteinartigem und solche von salzigem Geschmack vornahm. Entgegen der verbreiteten Vorstellung vom „dunklen Mittelalter" entwickelte sich im Rahmen der mittelalterlichen Medizin ein sorgfältig geregeltes Kurortwesen mit individuell abgestimmten Trink- und Badekuren. Darüber hinaus fehlte es im hohen und späten Mittelalter nirgends an offenen Badeanstalten, die der allgemeinen Gesundheitspflege dienten. Auch das vorbildliche Hospitalwesen, die Einführung der Quarantäne und die systematische Bekämpfung der Epidemien sind Leistungen der mittelalterlichen Medizin (vgl. Sudhoff 1921; Diepgen 1943–1955; Artelt 1949). Über zahlreiche damals genutzte Heilquellen liegen Berichte vor, die auch Einblicke in das spätmittelalterliche Badeleben gewähren (vgl. Steudel 1962). In manchen Heilbädern stand allerdings nicht die Krankenbehandlung, sondern das z. T. ausschweifende gesellige Treiben im Vordergrund, zumal es noch keine eigentlichen Badeärzte gab. Die vermögende Schicht begab sich in Begleitung des Hausarztes in die Bäder.

Als älteste der im 15. und 16. Jahrhundert zahlreich erscheinenden Bäderschriften (Literaturübersicht bei Benedum 1989) gilt die des Nürnberger Meistersingers, Barbiers und Chirurgen Hans Foltz (1480). Sie schildert zahlreiche Bäder und empfahl dem Badenden, stets einen Arzt zu konsultieren. Bei 3wöchiger Kurdauer hielt sich der Patient oft mehr als 100 h im Mineralwasser auf. Wenn auch die Mineralquellen damals schlechter gefaßt und daher stärker durch Grundwasserzuflüsse verdünnt waren, hatte die Bäderbehandlung zweifellos in weitaus stärkerem Maße als heute den Charakter einer Hautreiztherapie. Dafür spricht auch das Anstreben einer Badedermatitis („Badeausschlag"), die im Zusammenhang mit humoralpathologischen Vorstellungen als erwünschte Reaktion des Körpers betrachtet wurde. Bei der Trinkkur forderte man das sog. an- und absteigende Trinken von bis zu 3 l täglich, um verstärkte Harnsekretion und Durchfälle zu erreichen (Steudel 1962; Literaturübersicht bei Schultheis 1987). Ähnliche Vorstellungen über Heilwirkungen des Trinkens größerer Wassermengen finden sich auch im beginnenden 19. Jahrhundert bei Prießnitz.

Die Bedeutung von Paracelsus (1493–1541) für die Entwicklung der Bäderheilkunde ist umstritten. Seine Bäderschriften haben trotz mancher empirischer Mitteilungen noch überwiegend alchemistischen und naturphilosophischen Charakter. Mit dem Beginn der Renaissance trat bei den Badeärzten die kritische Empirie deutlicher hervor. So kann J. Dryander (vor 1500–1560) als der Begründer der chemischen Heilquellenanalyse gelten. Er berichtete auch eingehend über die Wirkungen der Emser Sole und empfahl als erster „Winterkuren". Umfassende Darstellungen des Badewesens der Renaissance stammen von dem Züricher Arzt C. Gesner (1516–1565) und v. a. von M. de Montaigne (1533–1592) (*Journal de voyage*). Danach wurden Gesellschaftsbäder in Piscinen ohne Geschlechtertrennung bevorzugt, auch Teilbäder, Schwitzbäder, Duschen, Schlammpackungen und Trinkkuren waren im Gebrauch. Schon im 16. Jahrhundert wurde von van Helmont (1577–1644) der Nachweis von Kohlensäure und Eisen als Quellinhaltsstoffen geführt.

Die epidemische Verbreitung der Syphilis, Pestepidemien, allgemeine Verarmung und die Verwüstungen des 30jährigen Krieges führten zu einem starken Rückgang des europäischen Badewesens. Auch die Abholzung der Wälder und der Mangel an Heizmaterial trugen zum Verfall der Heilbäder bei. Zunächst erfuhr die Trinkkur eine Wiederbelebung, wodurch zugleich die Kurorte mit geeigneten Trinkquellen in den Vordergrund traten, z. B. Baden-Baden, Ems, Karlsbad, Schwalbach und v. a. Pyrmont, wo allein im Jahre 1681 nicht weniger als 40 fürstliche Personen mit Gefolge gleichzeitig anwesend waren. Die Trinkkuren beherrschten die Balneotherapie auch über die Zeit des Rokokos bis zum Biedermeier. Allmählich wächst auch die Zahl der Ärzte, die sich für dauernd in den Kurorten niederlassen. Der bedeutendste Badearzt des Barock war F. Blondel (1613–1703) in Aachen, der auch für die Bäderbehandlung von Gelenkleiden Methoden und Grundsätze entwickelte, die als Vorläufer der modernen Balneotherapie gelten können (Steudel 1962). In Karlsbad wurden nach der Beschreibung Goethes, der allein 1114 Tage seines Lebens in Badeorten verbrachte, morgens 20–30 Becher des Mineralwassers getrunken. Die Bäder waren zugleich Schwerpunkte des verfeinerten gesellschaftlichen Lebens.

Der bedeutendste Arzt der Goethezeit, C.W. Hufeland (1762–1836), ließ eine *Praktische Übersicht der verschiedenen Heilquellen Deutschlands* erscheinen, die eine hervorragende und überwiegend empirisch gestützte Kenntnis der einzelnen Heilquellen erkennen läßt (Hufeland 1815). Die Fortschritte in der chemischen Analyse spiegeln sich in der im selben Jahre erschienenen Zusammenstellung von 242 Mineralquellenuntersuchungen des Weimarer Apothekers K.A. Hoffmann (Steudel 1962). Die bedeutendsten Chemiker wie Justus Liebig (1803–1873) und R. Bunsen (1811–1899) führten analytische Untersuchungen von Heilquellen durch. Der Liebig-Schüler R. Fresenius (1818–1897) entwickelte die von Berzelius (1779–1848) geschaffenen klassischen Fällungsmethoden zur Analyse von Mineralquellen und begründete ein noch heute bedeutendes Laboratorium. Trotz dieser quellenanalytischen Fortschritte fehlte es noch lange an kritisch-empirischen oder gar experimentellen Grundlagen der Balneotherapie.

In der ersten Hälfte des 19. Jahrhunderts gewann die Bäderbehandlung größere Bedeutung als die Trinkkuren. 1803 wurde in Elmen bei Magdeburg durch J.W. Tolberg (1762–1831) die erste Solbadeanstalt errichtet. Auch in anderen Bädern, besonders Salinenorten, wurde die Beobachtung gemacht, daß rheumatische Beschwerden durch Bäderkuren gebessert werden. Durch sorgfältige Beobachtung bei der Anwendung kohlensäurehaltiger Solbäder bei Rheumakranken stellte der Bad Nauheimer Brunnenarzt F.W. Beneke (1824–1882) (seit 1867 Professor für pathologische Anatomie in Marburg) erstmals die günstige Wirkung dieser Bäder bei Herzkranken fest. Er gilt als Entdekker der Balneotherapie der Herzkrankheiten, obwohl er noch nicht die Bedeutung der Kohlensäure erkannt hat. Den weiteren Ausbau und die wissenschaftliche Begründung der CO_2-Bäderbehandlung verdanken wir A. Schott (1839–1886) und F.M. Groedel (1881–1951). Ein weiterer Markstein in der Entwicklung der Balneotherapie war die Entdeckung der Radioaktivität in Heilquellen zu Beginn unseres Jahrhunderts durch K. Aschoff (1867–1945), H. Mache (Wien) sowie P. Curie und A. Laborde (Paris).

Trotz bedeutender ärztlicher und wissenschaftlicher Leistungen wurde die Tätigkeit der Badeärzte von der universitären Schulmedizin wenig gewürdigt und mit Skepsis betrachtet. Erst nach dem ersten Weltkrieg kam es zu einer Periode fruchtbarer Zusammenarbeit mit Universitätsklinikern, Physiologen, Pharmakologen sowie mit Vertretern der naturwissenschaftlichen Grundlagenfächer. Sie fand auch in der Gründung zahlreicher kurörtlicher Forschungsinstitute (z. B. Nauheim, Oeynhausen, Pyrmont) sowie der Errichtung einiger Lehrstühle an Universitäten ihren Niederschlag. Dabei wurden zunächst vorwiegend die unmittelbaren und spezifischen Wirkungen der Bäder und anderer Anwendungsformen untersucht, während sich die Einsicht, daß es sich bei der Balneotherapie vorwiegend um eine Regulations- und Reaktionstherapie handelt, deren therapeutische Effekte auf sekundären Anpassungsreaktionen beruhen, erst in den letzten Jahrzehnten durchgesetzt hat (Literaturübersicht bei Amelung 1972).

Die Wurzeln der medizinischen Klimatologie und der Meeresheilkunde reichen gleichfalls bis ins Altertum zurück, wo bereits neben dem Gebrauch heilkräftiger Quellen auch Seebäder und Klimawechsel empfohlen wurden. Bei Lungentuberkulose wurden von Celsus (um Christi Geburt) auch Schiffsreisen als Therapie verordnet.

Der Zusammenhang zwischen Wetter und Krankheit wurde erstmals von Leibniz (1646–1716) auf der Grundlage systematischer Wetterbeobachtungen von F.H. Hoffmann (1660–1742) näher geprüft. Auch Goethe war an biologischen Wetterwirkungen interessiert, und C.W. Hufeland empfahl genaue Barometer- und Thermometerstandsaufzeichnungen, um klimatische Einflüsse auf Erkrankungen festzustellen und daraus therapeutische Konsequenzen zu ziehen.

Erst am Ende des 18. Jahrhunderts wurde systematisch begonnen, das Gebirge und die Meeresküste zu Heilzwecken zu nutzen. 1793 wurde in Heiligendamm an der Ostsee Deutschlands erstes Seebad durch S.G. Vogel (Rostock) gegründet, 1797 Norderney als erstes Nordseebad. Englischen und französischen Erfahrungen folgend, galt damals die Seebadekur als eines der wichtigsten Mittel gegen Skrofulose, auch Hufeland empfahl sie unter Bezugnahme auf R. Rusell (1700–1771). Die moderne Thalassotherapie wurde mit Beginn unseres Jahrhunderts v. a. von C. Haeberlin (1870–1954) aufgebaut, die bioklimatischen und physiologischen Grundlagen wurden von Pfleiderer (1900–1976) und seinen Schülern wesentlich gefördert.

Im Hochgebirge hatte Guggenbühl (1816–1863) schon 1840 aufgrund empirischer Beobachtungen eine Höhenkuranstalt bei Interlaken gegründet,

L. Rüedi (1804–1869) 1841 in Davos eine Anstalt zur Behandlung skrofulöser Kinder im Höhenklima.

Die Erschließung der Mittelgebirge zur klimatischen Behandlung ist eng verbunden mit der Entwicklung der Wasserheilkunde durch V. Prießnitz (1799–1851, Gräfenberg/Sudeten), G. Pingler (1815–1892, Königstein/Taunus), S. Kneipp (1821–1897), H. Lahmann (1860–1905) u. a., die ihre Heilanstalten bevorzugt in heilklimatischen Lagen des Mittelgebirges errichteten.

Von Prießnitz beeinflußt war auch H. Bremer (1826–1889), der 1854 in Görbersdorf/Schlesien die klimatische Anstaltsbehandlung der Lungentuberkulose im Mittelgebirge begründete und damit großes Aufsehen erregte. Nachdem Bremer zunächst die Tuberkulosebehandlung im Hochgebirge wegen dessen „Sauerstoffarmut" abgelehnt hatte, führte A. Spengler (1827–1901) 1865 die Hochgebirgsklimatherapie in Davos ein; er hatte bereits 1853 begonnen, die Methodik der Klimabehandlung in Kombination mit hydrotherapeutischen Verordnungen systematisch auszubauen. Allerdings war damals die Liegekurbehandlung der Tuberkulose noch nicht bekannt, sie ist erst Bremers Schüler P. Dettweiler (1837–1904) in Falkenstein zu verdanken, der zugleich 1892 die erste Volksheilstätte begründete, wodurch die Tuberkulosebehandlung in geschlossenen Heilstätten nicht mehr auf wohlhabende Patienten beschränkt blieb.

Als Begründer der Freilufttherapie darf der aus der Schweiz stammende Laienmediziner A. Rikli (1823–1906) gelten, der das Sonnen- bzw. Freiluftbad im Rahmen seiner Kaltwasserheilanstalt in Veldes (Oberkrain) einführte. Zur „atmosphärischen Kur" wurden die Patienten fast den ganzen Tag in leicht bekleidetem Zustand exponiert. Die planmäßige Heliotherapie der extrapulmonalen Tuberkulose wurde zu Beginn unseres Jahrhunderts von O. Bernhard (1861–1939) in Samaden (Engadin) und A. Rollier (1874–1954) in Leysin (Wallis) entwickelt, wobei der eine die Teilbestrahlung des erkrankten Organs, der andere eine dosierte ansteigende Gesamtbestrahlung des Körpers in den Vordergrund stellte.

Eng mit den klimatischen Lungenheilstätten verbunden war die Entwicklung der Pneumothoraxbehandlung (L. Brauer, 1865–1951) und der Lungenchirurgie (A. Brunner, 1890–1961). Nach der Entdeckung des Streptomycins und anderer Tuberkulostatika trat die Klimabehandlung der Tuberkulose in den Hintergrund, sie spielt aber immer noch eine gewisse Rolle. Ein großer Teil der ehemaligen Lungenheilstätten dient heute der Klimabehandlung nichtspezifischer Lungen- und Hauterkrankungen.

Die modernen Grundlagen der heilklimatischen Behandlungsmethoden wurden in intensiver Zusammenarbeit von Ärzten, Physiologen und Meteorologen erarbeitet, wie sie v. a. von F. Linke (1878–1944) in Frankfurt/Main organisiert wurde. K. Knoch (1883–1972) wurde zum Initiator einer umfassenden Kurortklimaforschung im Deutschen Reich und der Bundesrepublik. Die Hochgebirgsklimaforschung wurde von dem Physiker K. Dorno (1865–1942) in seinem Observatorium in Davos begründet. 1919 wurde in St. Blasien die erste heilklimatische Forschungsstation für die Zusammenarbeit von Ärzten und Meteorologen errichtet, der bald weitere Stationen in Taunus, Erzgebirge und Harz folgten. Anfang der 30er Jahre wurden die ersten lufthygienischen Untersuchungen als Ansatz zur modernen Umwelthygiene durchgeführt (Literaturübersicht bei Amelung 1972).

Die für die Bäder- und Klimaheilkunde zuständige deutsche wissenschaftliche Gesellschaft wurde 1878 in Berlin gegründet. Auch regionale Gesellschaften und Arbeitskreise haben zeitweilig große wissenschaftliche Bedeutung erlangt, wie z. B. die Mittelrheinische Studiengesellschaft für Klimatologie und Balneologie (gegründet 1924). Im Rahmen der Gesamtentwicklung von Naturwissenschaft und Medizin haben sich die Auffassungen von Bedeutung und Wirkungsweise der Bäder- und Klimabehandlung vielfach gewandelt. Zugleich haben sich die Indikationsbereiche geändert. In den letzten Jahrzehnten, insbesondere durch die erweiterte Sozialversicherungsgesetzgebung, sind die Aufgaben der Prävention und Rehabilitation als neue Schwerpunkte der kurörtlichen Behandlung hinzugekommen. Zugleich ist die frühere Beschränkung der Kurortbehandlung auf sozial besser gestellte Bevölkerungsschichten völlig überwunden, so daß heute die Bäder und Kurorte mit ihren großzügig modernisierten Einrichtungen der gesamten Bevölkerung zur Verfügung stehen.

Anhang: Heilbäder und Kurorte in der Bundesrepublik Deutschland

(Zusammengestellt nach dem Deutschen Bäderkalender, Ausgabe 1995)

G. Gundermann und Chr. Gutenbrunner

Die Angebote der Heilbäder sind wie folgt gekennzeichnet: B = Bäder, T = Trinkkuren, I = Inhalationen. (Besondere ortsgebundene Therapiemittel wie Moor, Sole, Radon u. a. sind gesondert angegeben)

Mineral- und Moorheilbäder

Herz- und Gefäßerkrankungen

(Indikationen und Kontraindikationen s. Seite 602 ff.)

Bad Alexandersbad (B, T; Moor)
Baden-Baden (B, T, I)
Badenweiler (B, I)
Bad Berka (B, T)
Bad Bevensen (B, I)
Bad Bocklet (B, T)
Bad Bodendorf (B, T)
Bad Boll (B)
Bad Brambach (B, T)
Bad Breisig (B)
Bad Brückenau (B, T)
Bad Colberg (B, T)
Bad Driburg (B, T)
Bad Dürrheim (B, T, I; Sole)
Bad Eilsen (B)
Bad Elster (B, T; Moor)
Bad Ems (B, T, I)
Bad Endorf (B, I; Sole)
Freiburg i. Br. (B)
Bad Harzburg (B, T, I; Sole)
Bad Heilbrunn (T, I)
Bad Hermannsborn (B, T, I)
Bad Hönningen (B)
Holm (B, I)
Bad Homburg v. d. H. (B, T; Tonschlamm)
Bad Imnau (B, T)
Bad Kissingen (B, T; Moor)
Bad Kreuznach (B, I, Sole, Radon)
Bad Krozingen (B)
Bad Laer (B, I; Sole)
Bad Lausick (B, T)
Bad Liebenstein (B, T)
Bad Liebenzell (B, T)
Lüneburg (B, I; Sole)
Bad Meinberg (B, T, I; Moor)
Bad Münster a. Stein-Ebernburg (B, I)
Bad Nauheim (B, T, I)
Bad Neuenahr (B, T)
Bad Neustadt/Saale (B, T; Moor)
Bad Niedernau (B, T)
Bad Oeynhausen (B, T)
Bad Orb (B, T)
Bad Peterstal-Griesbach (B, T)
Bad Pyrmont (B, T, I)
Bad Rippoldsau (B, T, I; Moor)
Bad Rothenfelde (B, I; Sole)
Bad Saarow-Pieskow (I; Sole)
Bad Säckingen (B)
Bad Salzhausen (B, T, I)
Bad Salzschlirf (B, T; Moor)
Bad Salzuflen (B, T, I)

Bad Salzungen (B, I; Sole)
Bad Sassendorf (B, I; Sole; Moor)
Saulgau (B)
Bad Schönborn (B)
Bad Schwalbach (B, T)
Bad Schwartau (B, I; Sole; Moor)
Bad Sebastiansweiler (B, T)
Bad Segeberg (B, T; Sole)
Bad Soden-Salmünster (B, T; Sole)
Bad Sooden-Allendorf (B, I; Sole)
Bad Steben (B, T; Moor)
Stuttgart-Berg (B)
Stuttgart-Bad Cannstatt (B, I)
Bad Suderode (B, T, I; Sole)
Bad Sulza (B, I; Sole)
Bad Teinach (B, T)
Bad Tölz (B, T, I; Moor)
Bad Überkingen (B, T)
Bad Urach (B)
Bad Vilbel (B, T)
Bad Waldliesborn (B, I; Sole)
Bad Westernkotten (B, T)
Bad Wiessee (B, I)
Bad Wildbad (B, T)
Bad Wildungen (B, T)
Bad Wild.-Reinhardshausen (B, T)
Bad Wimpfen (B, I; Sole)

Erkrankungen des Stütz- und Bewegungsapparates

(Indikationen und Kontraindikationen s. Seite 609 ff.)

Aachen (B)
Bad Abbach (B; Moor)
Bad Aibling (Moor)
Bad Alexandersbad (B, T; Moor)
Arolsen (B, T)
Baden-Baden (B, T, I)
Badenweiler (B, I)
Bayersoien (Moor)
Bederkesa (Moor)
Bad Bellingen (B, T, I)
Bad Bentheim (B, I; Moor; Sole)
Bad Bertrich (B, T)
Beuren (B, T)
Bad Bevensen (B, I; Jodsole)
Bad Birnbach (B)
Blankenburg/Harz (Moor)
Blenhorst (B, T; Moor)
Bad Bocklet (B, T; Moor)
Bad Boll (B; Fango)
Bad Brambach (B, T; Moor, Radon)
Bad Bramstedt (B, I; Sole)
Bad Breisig (B)
Bad Brückenau (B, T; Moor)
Bad Buchau (B)
Bad Colberg (B, T)
Dangast (B, I; Jodsole)
Bad Ditzenbach (B, T)
Bad Doberan (Moor)
Bad Driburg (B, T)
Bad Düben (Moor)
Bad Dürkheim (B, T, I)
Bad Dürrheim (B, T, I)
Eberbach (B, T)
Bad Eilsen (B; Schwefelschlamm)
Bad Elster (B, T; Moor)
Bad Ems (B, T; Moor)
Bad Emstal (B, T)
Bad Endorf (B, I; Moor; Sole)
Bad Essen (B, I; Sole)
Bad Feilnbach (Moor)
Bad Frankenhausen (B, I; Sole)
Freiburg i. Br. (B)
Bad Freienwalde (Moor)
Füssen (B, T; Moor)
Bad Füssing (B, T)
Bad Gandersheim (B, T, I; Sole)
Bad Gögging (B, T; Moor)
Bad Gottleuba (Moor)
Bad Griesbach (B, T)
Bad Grund (Moor)
Bad Harzburg (B, T; Sole)
Bad Heilbrunn (T, I; Moor)
Herbstein (B, T)
Bad Hermannsborn (B, T, I)

Bad Herrenalb (B, T)
Bad Hersfeld (B, T)
Bad Hönningen (B)
Holm (B; Sole)
Holzhausen (B; Moor)
Bad Homburg v. d. H. (B, T; Moor)
Bad Karlshafen (B, I; Sole)
Kellberg (B, T)
Bad Kissingen (B, T; Moor)
Bad Klosterlausnitz (Moor)
Bad König (B, T)
Bad Königshofen (B, T; Moor)
Bad Kösen (B, I; Sole)
Bad Kohlgrub (Moor)
Bad Kreuznach (B, I)
Bad Krozingen (B, I)
Krumbad (Tonschlamm)
Bad Laer (B, I; Sole)
Bad Lausick (B, T)
Bad Liebenstein (B, T)
Bad Liebenwerda (Moor)
Bad Liebenzell (B, T)
Ludwigsburg-Hoheneck (B, I; Sole)
Lüneburg (B, I; Moor; Sole)
Bad Meinberg (B, T, I; Moor)
Melle (B, T)
Bad Mergentheim (B, T)
Bad Münder a. Deister (B, T, I)
Bad Münster a. Stein-Ebernburg (B, I; Radon)
Murnau (Moor)
Bad Muskau (Moor)
Bad Nauheim (B, T, I)
Bad Nenndorf (B, T, I; Moor)
Bad Neuenahr (B, T; Eifelfango)
Bad Neustadt/Saale (B, T; Moor)
Bad Niedernau (B, T)
Bad Oeynhausen (B, T; Sole)
Bad Orb (B, T)
Bad Peterstal-Griesbach (B, T; Moor)
Bad Pyrmont (B, T, I)
Randringhausen (B, T; Moor)
Bad Rappenau (B, I; Sole)
Bad Reichenhall (B, I; Sole)
Bad Rippoldsau (B, T; Moor)
Rodach b. Coburg (B)
Bad Rotenfels (B, T, I)
Bad Rothenfelde (B, I; Sole)
Rothenuffeln (B, T; Moor)
Bad Saarow-Pieskow (I; Moor; Sole)
Bad Salzdetfurth (B, I; Moor, Sole)
Bad Salzelmen (B, I; Sole)
Salzgitter-Bad (B, I; Sole)
Bad Salzhausen (B, T, I)
Bad Salzschlirf (B, T; Moor; Sole)
Bad Salzuflen (B, T, I)
Bad Salzungen (B, I; Sole)
Bad Sassendorf (B, I; Moor; Sole)
Saulgau (B)
Schlangenbad (B, Moor)
Bad Schmiedeberg (Moor)
Bad Schönborn (B)
Bad Schussenried (Moor)
Bad Schwalbach (B, T; Moor)
Bad Schwartau (B, I; Moor; Sole)
Bad Sebastiansweiler (B, T)
Seebruch (B; Moor)
Bad Segeberg (B, T; Sole)
Senkelteich (B; Moor)
Bad Soden am Taunus (B, T, I)
Bad Soden-Salmünster (B, T, I)
Soltau (B, I; Sole)
Bad Sooden-Allendorf (B, I; Sole)
Staffelstein (B)
Bad Steben (B, T, Moor)
St. Peter-Ording (B, I; Schwefelsole)
Stuttgart-Berg (B)
Stuttgart-Bad Cannstatt (B, I)
Bad Suderode (B, T, I)
Bad Sülze (Moor)
Bad Sulza (B, I; Sole)
Bad Teinach (B, T)
Bad Tennstedt (B)
Bad Tölz (B, T, I; Moor)
Traben-Trabach-Bad Wildstein (B, T)
Bad Überkingen (B, T)
Bad Urach (B)
Bad Vilbel (B)
Bad Waldliesborn (B, I)
Bad Waldsee (Moor)
Bad Wilsnack (Moor)
Bad Windsheim (B, T, I)

Erkrankungen der Atemwege

(Indikationen und Kontraindikationen s. Seite 631 ff.)

Baden-Baden (B, I)
Bad Bellingen (B, T, I)
Bad Bevensen (B, I)
Dangast (B, I; Jodsole)
Bad Dürkheim (B, T, I)
Bad Dürrheim (B, T, I)
Eberbach (B, T)
Bad Eilsen (B; Schwefelschlamm)
Bad Ems (B, T, I)
Bad Essen (B, I; Sole)
Bad Frankenhausen (B, I; Sole)
Bad Gandersheim (B, T, I; Sole)
Bad Harzburg (B, T; Sole)
Holm (B, I)
Bad Karlshafen (B, I; Sole)
Bad Kösen (B, I; Sole)
Bad Kreuznach (B, I; Sole; Radon)
Bad Laer (B, I; Sole)
Bad Lippspringe (B, T)
Ludwigsburg-Hoheneck (B, I; Sole)
Lüneburg (B, I; Moor, Sole)
Bad Münder am Deister (B, T, I; Sole)
Bad Münster am Stein-Ebernburg (B, I; Sole, Radon)
Bad Nauheim (B, T, I)
Bad Nenndorf (B, T, I; Moor)
Bad Orb (B, T)
Bad Pyrmont (B, T, I)
Bad Rappenau (B, I; Sole)
Bad Reichenhall (B, I; Moor; Sole)
Bad Rippoldsau (B, T; Moor)
Bad Rotenfels (B, T, I)
Bad Rothenfelde (B, I; Sole)
Bad Saarow-Pieskow (I, Sole)
Bad Salzdetfurth (B, I; Moor; Sole)
Bad Salzelmen (B, I; Sole)
Salzgitter-Bad (B, I; Sole)
Bad Salzhausesn (B, T, I)
Bad Salzuflen (B, T, I)
Bad Salzungen (B, T, I)
Bad Sassendorf (B, T; Sole)
Bad Schwartau (B, I; Moor; Sole)
Bad Soden am Taunus (B, T, I)
Bad Soden-Salmünster (B, T, I)
Soltau (B, I; Sole)
Bad Sooden-Allendorf (B, I; Sole)
Stuttgart-Bad Cannstatt (B, I)
Bad Suderode (B, T, I)
Bad Sulza (B, I; Sole)
Bad Tölz (B, T, I; Moor)
Bad Westernkotten (B, T, I; Moor)
Bad Wiessee (B, I)
Bad Wimpfen (B, I; Sole)
Bad Windsheim (B, T, I)

Frauenleiden

(Indikationen und Kontraindikationen s. Seite 709 ff.)

Aachen (B)
Bad Abbach (B; Moor)
Bad Aiblingen (Moor)
Baden-Baden (B, T, I)
Bayersoien (Moor)
Bederkesa (Moor)
Bad Bocklet (B, T; Moor)
Bad Brückenau (B, T; Moor)
Bad Buchau (B; Moor)
Dangast (B, I; Jodsole)
Bad Doberan (Moor)
Bad Driburg (B, T)
Bad Dürkheim (B, T, I)
Bad Elster (B, T)
Bad Emstal (B, T)
Bad Feilnbach (Moor)
Füssen (B, T; Moor)
Bad Füssing (B, T)

Bad Gandersheim (B, I)
Bad Gögging (B, T; Moor)
Bad Grund (Moor)
Bad Harzburg (B, T)
Bad Heilbrunn (T, I; Moor)
Bad Hermannsborn (B, T, I)
Holzhausen (B; Moor)
Bad Kissingen (B, T; Moor)
Bad Kohlgrub (Moor)
Bad Kreuznach (B, I; Sole)
Bad Laer (B, I; Sole)
Bad Liebenzell (B, T)
Ludwigsburg-Hoheneck (B, I; Sole)
Lüneburg (B, I; Moor; Sole)
Bad Meinberg (B, T, I)
Bad Münder am Deister (B, T, I)
Murnau (Moor)
Bad Nenndorf (B, T, I)
Bad Neustadt/Saale (B, T; Moor)
Bad Oeynhausen (B, T)
Bad Orb (B, T)
Bad Pyrmont (B, T, I)
Randringhausen (B, T; Moor)
Bad Reichenhall (B, I; Moor; Sole)
Bad Rothenfelde (B, I; Sole)
Rothenuffeln (B, T; Moor)
Bad Saarow-Pieskow (I; Moor; Sole)
Bad Salzdetfurth (B, I; Moor; Sole)
Salzgitter-Bad (B, I; Sole)
Bad Salzuflen (B, T, I)
Bad Sassendorf (B, I; Moor; Sole)
Bad Schmiedeberg (Moor)
Bad Schwalbach (B, T; Moor)
Bad Schwartau (B, I; Moor; Sole)
Seebruch (B; Moor)
Senkelteich (B; Moor)
Bad Steben (B, T; Moor)
Bad Tölz (B, T, I; Moor)
Bad Waldliesborn (B, I)
Bad Waldsee (Moor)
Bad Westernkotten (B, T, I; Moor)
Bad Wurzach/Allgäu (Moor)
Bad Zwischenahn (Moor)

Magen-, Darm-, Leber- und Gallenwegserkrankungen sowie Stoffwechselstörungen

(Indikationen und Kontraindikationen s. Seite 635 ff. u. 681 ff.)

Arolsen (B, T)
Bad Berka (B, T)
Bad Bertrich (B, T)
Bad Bodendorf (B, T)
Bad Brambach (B, T)
Bad Brückenau (B, T)
Bad Colberg (B, T)
Daun (B, T)
Bad Ditzenbach (B, T)
Bad Driburg (B, T)
Bad Dürkheim (B, T, I)
Eberbach (B, T)
Bad Feilnbach (Moor)
Bad Harzburg (B, T, I)
Herbstein (B, T, I)
Bad Herrenalb (B, T)
Bad Hersfeld (B, T; Moor)
Holzhausen (B, T; Moor)
Bad Homburg v. d. H. (B, T; Moor)
Bad Imnau (B, T)
Bad Kissingen (B, T)
Bad König (B, T)
Bad Königshofen (B, T; Moor)
Bad Kreuznach (B, I; Sole)
Bad Liebenzell (B, T)
Bad Lippspringe (B, T)
Melle (B, T)
Bad Mergentheim (B, T)
Bad Münder am Deister (B, T, I)
Bad Neuenahr (B, T; Eifelfango)
Bad Neustadt/Saale (B, T; Moor)
Bad Pyrmont (B, T, I; Moor)
Bad Rippoldsau (B, T; Moor)
Bad Rotenfels (B, T, I)
Bad Salzig (B, T)
Bad Salzschlirf (B, T; Moor)

Bad Wildungen (B, T)
Bad Wildungen-Reinhardshausen (B, T)
Bad Zwesten (B, T; Moor)

Erkrankungen im Kindesalter

(Indikationen und Kontraindikationen s. Seite 699 ff.)

Bad Dürrheim (B, T, I; Sole)
Bad Frankenhausen (B, I; Sole)
Bad Gandersheim (B, I; Sole)
Bad Harzburg (B, T, I)
Bad Karlshafen (B, I, Sole)
Bad Kösen (B, I; Sole)
Bad Kreuznach (B, I; Sole)
Bad Laer (B, I; Sole)
Lüneburg (B, I; Sole)
Melle (B, T)
Bad Münder am Deister (B, T, I)
Bad Orb (B, T)
Bad Pyrmont (B, T, I; Moor)
Bad Reichenhall (B, I; Sole)
Bad Rothenfelde (B, I; Sole)
Bad Saarow-Pieskow (I; Moor; Sole)
Bad Salzdetfurth (B, I; Moor; Sole)
Bad Salzelmen (B, I; Sole)
Salzgitter-Bad (B, I, Sole)
Bad Salzungen (B, I; Sole)
Bad Soden am Taunus (B, T, I)
Soltau (B, I; Sole)
Bad Sooden-Allendorf (B, I; Sole)
Bad Sulza (B, I; Sole)

Erkrankungen des Nervensystems

(Indikationen und Kontraindikationen s. Seite 666)

Bad Abbach (B; Moor)
Bad Aibling (Moor)
Baden-Baden (B, T, I)
Badenweiler (B, I)
Bad Bellingen (B, T, I)
Beuren (B, T)
Bad Brambach (B, T; Moor)
Bad Brückenau (B, T; Moor)
Bad Doberan (Moor)
Bad Düben (Moor)
Bad Elster (B, T; Moor)
Bad Emstal (B, T)
Bad Essen (B, T; Sole)
Freiburg i. Br. (B)
Bad Freienwalde (Moor)
Füssen (B, T; Moor)
Bad Füssing (B, T)
Bad Griesbach (B, T)
Bad Heilbrunn (T, I (jodhaltig))
Bad Hönningen (B)
Bad Imnau (B, T)
Bad Klosterlausnitz (Moor)
Bad Kohlgrub (Moor)
Krumbad (Tonschlamm)
Bad Laer (B, I; Sole)
Bad Liebenzell (B, T)
Bad Meinberg (B, T, I; Moor)
Bad Münder am Deister (B, T, I)
Bad Münster am Stein-Ebernburg (B, I; Radon)
Bad Oeynhausen (B, T)
Bad Peterstal-Griesbach (B, T; Sole)
Bad Rothenfelde (B, I; Sole)
Bad Salzhausen (B, T, I)
Bad Salzuflen (B, T, I)
Schlangenbad (B; Moor)
Seebruch (B; Moor)
Bad Segeberg (B, T; Sole)
Staffelstein (B)
Stuttgart-Berg (B)

Stuttgart-Bad Cannstatt (B, T)
Bad Sülze (Moor)
Bad Tennstedt (B)
Traben-Trarbach-Bad Wildstein (B, T)
Bad Überkingen (B, T)
Bad Urach (B)
Wiesbaden (B, I)
Bad Wildbad (B, T)
Bad Windsheim (B, T, I)
Bad Zwischenahn (Moor)

Augenerkrankungen

(Indikationen und Kontraindikationen s. Seite 720 f.)

Bad Bevensen (B, I)
Bad Endorf (B, I; Moor; Sole)
Bad Heilbrunn (T, I (jodhaltig))
Bad Rothenfelde (B, I; Sole)
Bad Wiessee (B, I)

Heilklimatische Kurorte

Tieflandklima

Ort	Höhe in Meter über NN
Eutin	27
Bernau-Waldsiedlung	50–70

Mittelgebirgsklima

Ort	Höhe in Meter über NN
Altenau	450–580
Bad Bergzabern	200
Bischofsgrün	660
Bodenmais	650
Braunlage	560–760
Clausthal-Zellerfeld	535–763
Daun	400-500
Dobel	680–720
Bad Dürrheim	700–850
Eckenhagen	365
Ehlscheid/Rengsdorf	365
Bad Ems	85–240
Freudenstadt	700–1000
Hahnenklee	600–726
Bad Harzburg	300-600
Bad Herrenalb	400-700
Hinterzarten	850–1200
Höchenschwand	1015
Hohegeiß	570–640
Königsfeld im Schwarzwald	760–800
Königstein im Taunus	400–800
Lenzkirch	810
Lindenfels	340–450
Bad Lippspringe	145–334
Manderscheid	400–500
Bad Münster am Stein-Ebernburg	117
Neuhaus im Solling	350–420
Nonnweiler	390–440
Nümbrecht	360
Rengsdorf	300–350
Bad Sachsa	360–660
Saig, Ortsteil von Lenzkirch	810
St. Andreasberg	600–894

Ort	Höhe in Meter über NN	Ort	Höhe in Meter über NN
St. Blasien	760	Usseln/Willingen	500
Schluchsee	930–1300	Weiskirchen	370–690
Schömberg	450–730	Wieda	321–710
Schönwald	1000	Willingen (Upland)	560–843
Titisee	800–1200	Winterberg	700–842
Todtmoos	850–1263		
Triberg im Schwarzwald	600-1000		

Hochgebirgsklima

Ort	Höhe in Meter über NN	Ort	Höhe in Meter über NN
Bayrischzell	802	Oberstaufen	800–1833
Berchtesgadener Land	530–1800	Oberstdorf	840–2000
Fischen im Allgäu	760	Rottach-Egern	740–1700
Garmisch-Partenkirchen	710–2964	Scheidegg	800–1000
Hindelang	850–1210	Schwangau	790–800
Isny im Allgäu	700–1118	Tegernsee	732–1264
Kreuth	800–1700	Bad Tölz	670

Seeheilbäder und Seebäder

Nordsee

Baltrum
Borkum
Büsum
Burhave-Tossens
Carolinensiel-Harlesiel
Cuxhaven
Dangast
Dornumersiel
Dorum
Esens-Bensersiel
Friedrichskoog
Helgoland
Hörnum auf Sylt
Horumersiel-Schillig
Juist
Kampen auf Sylt
Langeoog
List auf Sylt
Nebel auf Amrum
Neuharlingersiel
Nieblum auf Föhr
Norddorf auf Amrum
Norden-Norddeich
Norderney
Nordstrand
Pellworm
Rantum auf Sylt
Spiekeroog
St. Peter-Ording
Utersum auf Föhr
Wangerooge
Wenningstedt auf Sylt
Westerland auf Sylt
Wittdün auf Amrum
Wyk auf Föhr

Ostsee

Ahlbeck
Binz
Burg auf Fehmarn
Dahme
Damp
Eckernförde
Glücksburg
Graal-Müritz
Grömitz
Großenbrode
Heikendorf
Heiligendamm
Heiligenhafen
Heringsdorf
Hohwacht
Kellenhusen
Kühlungsborn
Laboe
Neustadt
Prerow
Scharbeutz-Haffkrug
Schönberger Strand
Schönhagen-Brodersby
Sierksdorf
Strande
Timmendorfer Strand-Niendorf
Travemünde
Weissenhäuser Strand
Wustrow
Zingst

Kneipp-Heilbäder und -Kurorte

Küstenklima

Ort	Höhe in Meter über NN
Gelting	2

Tieflandklima

Ort	Höhe in Meter über NN
Bad Bevensen	25–70
Bodenteich	60
Fallingbostel	50
Malente-Gremsmühlen	36
Mölln	19

Mittelgebirgsklima

Ort	Höhe in Meter über NN	Ort	Höhe in Meter über NN
Aulendorf	600–700	Blieskastel	220–230
Berggießhübel	300–400	Boppard	60–531
Bad Bergzabern	200–300	Bad Camberg	218–526
Bad Berleburg	420–600	Daun	400–500
Bad Berneck	400–600	Bad Endbach	300–500

Ort	Höhe in Meter über NN	Ort	Höhe in Meter über NN
Fredeburg	400–818	Bad Peterstal-Griesbach	400-1000
Friedenweiler	910	Radolfzell-Mettnau	400–690
Gemünd	350–520	St. Blasien	760
Gersfeld	500–950	Sasbachwalden	200–1164
Gladenbach	200–300	Schieder	130–160
Gras-Ellenbach	400-500	Schömberg	450–730
Hausberge	60–280	Schönmünzach-Schwarzenberg	460–600
Hiddesen	150–250	Sobernheim	150–420
Bad Iburg	126–331	Stützerbach	590–714
Jordanbad	545	Überlingen	400–700
Königsfeld im Schwarzw.	760–800	Vallendar	60–150
Kyllburg	300–400	Villingen	660–975
Bad Laasphe	330–700	Waldkirch	263–1243
Bad Lauterberg im Harz	300–450	Bad Waldsee	600–750
Manderscheid	400–500	Wildemann	400–600
Bad Marienberg	550	Willingen (Upland)	560–843
Bad Münstereifel	300–500	Wünnenberg	270–310
Neukirchen/Knüllgebirge	252–500	Ziegenhagen	200–300
Olsberg	331–843		

Hochgebirgsklima

Ort	Höhe in Meter über NN	Ort	Höhe in Meter über NN
Füssen	800	Ottobeuren	660–800
Füssen-Hopfen am See	785–960	Oy-Mittelberg	960
Grönenbach	680–750	Prien am Chiemsee	518–610
Hindelang	800–1000	Scheidegg	800–1000
Oberstaufen	800–1833	Bad Wörishofen	630
Oberstdorf	840–2000		

Literaturverzeichnis

Abshagen J (1979) Bleipegel des Luftstaubes in der Bundesrepublik Deutschland 1970. 73. Mitteilung XIV. der Kommission Erforschung der Luftverunreinigung

Accart RA, Mauvernay RY (1961) Über die balneologischen Wirkungen der Kur in Chatel-Guyon. Die 17-Ketosteroide im Harn. Presse Therm Climat 98: 102–105 [ref.: Arch Phys Ther (Leipzig) 14: 86]

Achilles P, Weizsäcker V von, Groddeck G (1986) Wegbereiter einer psychosomatischen Medizin. In: Siefert H, Kern F, Schuh B, Grosch H (Hrsg) Groddeck Almanach. Stroemfeld/Roter Stern, Basel Frankfurt, S 197–208

Adams AL, Cane RD, Shapiro BA (1982) Tongue extrusion as an aid to blind nasal intubation. Crit Care Med 10: 335–336

Adams WC, McHenry MM, Bernauer LEM (1974) Long-term physiologic adaptations to exercise with special reference to performance and cardiorespiratory function in health and disease. Am J Cardiol 33: 765–775

Adolph EF (1956) General and specific characteristics of physiological adaptations. Am J Physiol 184: 18–28

Adolph EF (1964) Perspectives of adaptation: Some general properties. In: Dill DB et al. (eds) Adaptation to the environment. Handbook of physiology, section 4. American Physiological Society, Washington/DC, pp 27–36

Adolph EF (1972) Some general concepts of physiological adaptations. In: Yousef MK, Horvath SM, Bullard RW (eds) Physiological adaptations. Desert and mountain. Academic Press, New York, pp 1–7

Agishi Y (1981) Effects of hot and cold water immersion of total body on carbon hydrate and lipid metabolism in man. Int J Biometeorol 25: 95

Agishi Y (1985) Endocrine and metabolic aspects of balneotherapy. Int J Biometeorol 29 (Suppl 1, 2) Biometeorology 10 (Part 2): 89–103

Agishi Y, Hildebrandt G (1989) Chronobiological aspects of physical therapy and cure treatment. Balneotherapeutic Research Institute (ed), Noboribetsu (Japan)

Agishi Y, Hildebrandt G (1997) Chronobiologische Gesichtspunkte zur physikalischen Therapie und Kurortbehandlung. Kovac, Hamburg

Agishi Y, Ohtsuka Y (1995) Recent progress in medical balneology and climatology. Hokkaido University Medical Library Series 34, Sapporo

Agishi Y, Saito, K, Itoh S (1976) Some endocrine responses to hot and cold water immersion in man, with special reference to the circadian differences. J Interdisc Cycle Res 7: 261–267

Aiskinowitsch E, Bratkowski R (1933) Über den Einfluß von Moortherapie auf die Gallenabsonderung. Z Physiol Ther 45: 228–232

Albert RK, Martin TR, Lewis SW (1980) Controlled clinical trials of methylprednisolone in patients with chronic bronchitis and acute respiratory insufficiency. Ann Intern Med 92: 753–758

Alberti B, Schlepper M, Westermann K, Witzleb E (1966) Über den Tonus von Hautvenen unter dem Einfluß von thermischen Reizen. Z Angew Bäder Klimaheilkd 13: 459–471

Allan D (1966) Application of the ultrasonic nebulizer in infants and children. Proceedings of the 1st Conference on Clinical Applications of the Ultrasonic Nebulizer, Chicago, pp 42–45

Amdur MO (1969) Toxicologic appraisal of particulate matter, oxides of sulfur and sulfuric acid. J Air Pollut Control Assoc 19: 638

Amdur MO, Unterhill D (1968) The effect of various aerosols on the responses of Guinea pigs to sulfur dioxide. Arch Environ Health 16: 460

Amelung W (1972) Bäder- und Klimaheilkunde im Wandel der Zeiten. Z angew Bäder- u Klimaheilk 19: 209–218

Amelung W (1984) Es sei wie es wolle, es war doch so schön. Lebenserinnerung als Zeitgeschichte. Edition Rasch, Frankfurt

Amelung W (1986) Psychosomatische Störungen, Neurosen und Depressionen. In: Amelung W, Hildebrandt G (Hrsg) Balneologie und medizinische Klimatologie, Bd 3. Springer, Berlin Heidelberg New York Tokio, S 135–137

Amelung W, Becker F, Jungmann H (1986) Medizinische Klimatologie. In: Amelung W, Hildebrandt G (Hrsg) Balneologie und medizinische Klimatologie, Bd 3, Springer, Berlin Heidelberg New York, S 1–89

Amelung W, Best G (1959) Änderungen vegetativer Regulationen im Verlauf der Kurortbehandlung. Arch Phys Ther (Leipzig) 11: 35–39

Amelung W, Evers A (Hrsg) (1962) Handbuch der Bäder- und Klimaheilkunde. Schattauer, Stuttgart

Amelung W, Hildebrandt G (Hrsg) (1985) Balneologie und medizinische Klimatologie, Bd 2. Springer, Berlin Heidelberg New York Tokio

Amelung W, Jungmann H (1986) Behandlung des alten Menschen im Kurort. In: Amelung W, Hildebrandt G (Hrsg) Balneologie und medizinische Klimatologie, Bd 3. Springer, Berlin Heidelberg New York Tokio, S 196–170

Anderson RW, DeVries WC (1978) Transvascular fluid and protein dynamics in the lung following hemorrhagic shock. J Surg Res 20: 281

Andrejew SV (1985) Balneotechnische, strahlenhygienische und dosimetrische Aspekte der Radonbehandlung in der UdSSR. Z Phys Med Baln Med Klim (Sonderheft 1) 13: 32–39

Andrejew SV (1988) Über einen möglichen Wirkungsmechanismus der Thermalstollen-Behandlung in Böckstein (Österreich). Z Phys Med Baln Med Klim: 54–58

Andrejew SV, Selenezkaja VS (1991) Das Verhalten des in den Körper aus dem Sulfidbad eindringenden Schwefels. In: Pratzel HG, Bühring M, Evers A (Hrsg) Schwefel in der Medizin. Demeter, Gräfelfing, S 35–41

Ardenne M von (1970/1971) Krebs-Mehrschritt-Therapie, 2. Aufl. Volk und Gesundheit, Berlin

Ardenne M von (1983) Sauerstoff-Mehrschritt-Therapie, 3. Aufl. Thieme, Stuttgart

Arnim D von, Schmidt KL, Jochheim K-A (1995) Geriatrie. In: Schmidt KL, Drexel H, Jochheim K-A (Hrsg) Lehrbuch der physikalischen Medizin und Rehabilitation. G. Fischer, Stuttgart, S 458–467

Arnold OH (1981) Diskussionsbemerkung. In: Feiereis H (Hrsg) Heilverfahren: Indikationen, Gegenindikationen, Kritik, Erfahrungen. Hans Marseille Verlag, München, S 18–20

Artelt W (1949) Einführung in die Medizinhistorik. Enke, Stuttgart

Artmann C, Pratzel H (1987) Immunsuppression durch Schwefelbäder. Z Phys Med Baln Med Klim 16: 282

Artmann C, Pratzel HG (1991) Einfluß von Schwefelwasserstoff-Bädern auf das Immunsystem des Menschen. In: Pratzel HG, Bühring M, Evers A (Hrsg) Schwefel in der Medizin. Demeter, Gräfelfing, S 57–63

Artner J (1954 a) Die vegetative Steuerung des Cyclus. Arch Gynaekol 185: 85–110

Artner J (1954 b) Die rhythmischen Schwankungen im vegetativen System im Verlaufe des Zyklus. Geburtshilfe Frauenheilkd 14: 677–687

Aschheim S, Hohlweg W (1933) Über das Vorkommen östrogener Wirkstoffe im Bitumen. Dtsch Med Wochenschr 59: 12–14

Aschoff J (1956) Wechselwirkungen zwischen Kern und Schale im Wärmehaushalt. Arch Phys Ther (Leipzig) 8: 113–133

Aschoff J (1958) Der Wärmehaushalt im Wasser. In: Theorie und Praxis der Körperkultur. Sonderheft „Sportmedizin und Schwimmen“. [Ohne Verlagsangabe], S 4-15

Aschoff J (1959) Zeitliche Strukturen biologischer Vorgänge. Nova Acta Leopoldina 21/143: 147–177

Aschoff J (1966) Physiologie biologischer Rhythmen. Ärztl Prax 18: 1569, 1593–1597
Aschoff J (1971) Temperaturregulation. In: Gauer OH, Kramer K, Jung R (Hrsg) Physiologie des Menschen, Bd 2. Urban & Schwarzenberg, München, S 43–112
Aschoff J (1973) Das circadiane System. Grundlagen der Tagesperiodik und ihre Bedeutung für angewandte Physiologie und Klinik. Verh Dtsch Inn Med 79: 19–31
Aschoff J, Wever R (1958) Kern und Schale im Wärmehaushalt des Menschen. Naturwissenschaften 45: 477–485
Aschoff J, Wever R (1959) Die Abkühlung menschlicher Extremitäten. Pflügers Arch 269: 207–213
Aschoff L (1918) Über den Engpaß des Magens. G. Fischer, Jena
Attia M, Engel P, Hildebrandt G (1980 a) Quantification of thermal comfort parameters using a behavior indicator. Physiol Behavior 24: 901–909
Attia M, Engel P, Hildebrandt G (1980 b) Thermal comfort during work a function of time of day. Int Arch Occup Environ Health 45: 205–215
Auersperg A, Prinz (1963) Schmerz und Schmerzhaftigkeit. Springer, Berlin Göttingen Heidelberg
Avol EL, Jones MP, Bailey RM, Chang NN, Kleinmann MT, Linn WS, Beil KA, Hackney JD (1979) Controlled exposures of human volunteers to sulphate aerosol. Am Rev Respir Dis 120: 319–327
Baatz H (1962) Spezielle Balneo- und Klimatotherapie der Frauenkrankheiten. In: Amelung W, Evers A (Hrsg) Handbuch der Bäder- und Klimaheilkunde. Schattauer, Stuttgart, S 959–980
Baatz H (1967 a) Balneotherapie gynäkologischer Erkrankungen. Wiss. Film C 922/1967, Institut für den wissenschaftlichen Film, Begleitveröffentlichung. Göttingen, S 147–164
Baatz H (1967 b) Die gynäkologischen Indikationen für die Moortherapie. Arch Physiol Ther (Leipzig) 19: 227–234
Baatz H (1976) Das vegetative Nervensystem in seiner Bedeutung für die Balneotherapie der Frauenkrankheiten. Z Angew Bäder Klimaheilkd 23: 164–172
Baatz H (1979) Balneotherapie der Frauenkrankheiten. Wiss. Reihe des Deutschen Bäderverbandes e.V. Bonn, S 1–33
Baatz H (1986) Gynäkologische Erkrankungen. In: Amelung W, Hildebrandt G (Hrsg) Balneologie und medizinische Klimatologie, Bd 3. Springer, Berlin Heidelberg New York Tokio, S 145–167
Baatz H, Fritsch T (1960) Zit. nach Wiencke H: Die Solevaginalbehandlung. Z Phys Med Baln Med Klim 14: 88–93
Badré R, Dirnagl K, Hee J, Kummer A, Schnelle KW (1970) Untersuchungen über die Wirkung von Bad Emser Quellprodukten auf das Flimmerepithel. Z Angew Bäder Klimaheilkd 17: 40–58
Baier F, Wagner H (1958) Zit. nach Lühr (1958)
Baier H (1971) Über den Einfluß der aktivierenden Kurbehandlung auf funktionelle Herz- und Kreislaufstörungen. Med. Dissertation, Universität Marburg/Lahn
Baier H (1972) Über die Objektivierbarkeit des Kureffektes und der reaktiven Kurperiodik bei der aktivierenden Kurbehandlung (Kneipp-Kur). Zentralarch Physiother 2: 23–43
Baier H (1974) Persönliche Mitteilung
Baier H (1975) Langzeituntersuchungen zur objektiven Beurteilung des Therapieerfolges der aktivierenden Kurbehandlung. Z Phys Med 4: 229–236
Baier H (1976) Körperliche Leistungsfähigkeit als Meßwert von Kureffekt und Kurerfolg. Zentralarch Physiother 5: 60–69
Baier H (1977) Physiologische Grundlagen der Kurverlaufsdynamik. Z Phys Med 6: 223–238
Baier H (1978) Die physiologischen Grundlagen der Kurortbehandlung. MMW 120: 351–356
Baier H (1980) Physiologische Grundlagen der Hydrotherapie. In: Brüggemann W (Hrsg) Kneipptherapie. Ein Lehrbuch. Springer, Berlin Heidelberg New York, S 47–83
Baier H, Ballentin B, Friedrich D (1976) Der therapeutische Wert eines zusätzlichen Ergometertrainings bei der aktivierenden Kurbehandlung. Z Phys Med 5: 135–140
Baier H, Rompel C (1977) Der Einfluß thermischer Umgebungsbedingungen auf den Trainungserfolg beim Ausdauertraining. Arbeitsberichte des Sonderforschungsbereiches Adaptation und Rehabilitation (SFB 122), Bd 4. Marburg/Lahn, S 547–582

Baier H, Rompel-Pürckhauer C (1980) Die langzeitige physiologische Adaptation durch aktivierende Kurbehandlung. Z Angew Bäder Klimaheilkd 27: 43–50

Baier H, Friedrich B, Hildebrandt G (1974) Zur Frage der reaktiven Periodik im Kurverlauf. Z Angew Bäder Klimaheilkd 21: 97–103

Bajusz E (1955) Über Balneo- und Klimatoreaktionen der Muskeln. Arch Phys Ther (Leipzig) 7: 333–356

Balaz V, Balazova, E (1964) Einfluß des Kohlensäurebades auf die Funktion der Nebennierenrinde. Arch Phys Ther (Leipzig) 16: 439–447

Balaz V, Balazova E, Liskova R (1965 a) Das hyperthermale Mineralbad und die Funktion der Nebennierenrinde. Arch Phys Ther (Leipzig) 17: 323-328

Balaz V, Balazova E, Slavkovsky M (1965 b) Jodtrinkkur und die Funktion der Nebennierenrinde. Arch Phys Ther (Leipzig) 17: 329–333

Balaz V, Balazova E, Slavkovsky M. (1970) Veränderung der biologisch aktiven Stoffe nach der Kohlendioxidbäderkur. Arch Phys Ther (Leipzig) 22: 381–387

Ballentin B (1974) Über die Beeinflussung der körperlichen Leistungsfähigkeit durch aktivierende Kurbehandlung in Abhängigkeit von Trainingsbelastung, Trainingszustand und Jahreszeit. Med. Dissertation, Universität Marburg/Lahn

Balzar E, Gabl F, Halhuber M-J, Hildebrandt G, Jungmann H (1957) Untersuchungen zur Klimaheilkunde in Igls/Tirol und auf dem Patscherkofel. Z Angew Bäder Klimaheilkd 4: 91–125

Barashkova NL, Kartamaysheva NL, Krasnova VP, Kryochkova LN, Myasedova ES, Sakharova NA, Burtsev VI (1989) Dry carbon dioxide baths in the treatment of patients with myocardial infarction at the sanatorium stage level. Klin Med Moskau 67: 38–41

Barbashowa ZI (1964) Cellular Level of Adaptation. In: Dill DB et al. (eds) Adaptation to the environment. Handbook of physiology, section 4. American Physiological Society, Washington/DC, pp 37–54

Barcroft H, Bock KD, Hensel H, Kitshin H (1955) Die Muskeldurchblutung beim Menschen bei indirekter Erwärmung und Abkühlung. Pflügers Arch 261: 199–210

Barnert J, Wienbeck M (1996) Mobilitätsstörungen im Verdauungstrakt. Dtsch Ärztebl 93: 120

Barth J (1992) Positive Effekte der UV-Strahlung auf den menschlichen Organismus. In: Bühring M, Jung EG (Hrsg) UV-Biologie und Heliotherapie. Hippokrates, Stuttgart, pp 19–32

Bastian T, Büttner D (1980) Die balneophysikalische Therapie - ein wirkungsvolles Mittel der Behandlung der ankylosierenden Spondylitis. Z Phys Med 9: 302

Baum P, Zipp H (1964) Möglichkeiten der balneotherapeutischen Beeinflussung chronischer Nierenparenchymschäden. In: Deutscher Bäderverband (Hrsg) Balneotherapie der Nieren und ableitenden Harnwege. Flöttmann, Bonn, S 1–34

Bäumler H, Scherf H-P, Meffert H, Sönnichsen N (1988) Möglichkeiten der Verbesserung der Fließeigenschaften des Blutes mittels physikalischer Therapie bei Patienten mit arterieller Verschlußkrankheit. Z Phys Med Baln Med Klim 17: 360–361

Baumüller J, Reuter U (1984) Hinweise zur Darstellung windrichtungsabhängiger Schadgasbelastungen. Staub 44: 183–186

Becker F (1972) Die Bedeutung der Orographie in der medizinischen Klimatologie. Geogr. Taschenbuch, Bundesforschungsanstalt für Landeskunde und Raumordnung, Stuttgart

Becker H, Franz O, Holzträger H et al. (1993) Chronischer thermischer Streß moduliert das Immunsystem in der präklinischen Phase des murinen Lupus erythematodes. Immun Infekt 21: 23–24

Beckröge W (1987) Einsatz eines Mikroklimamodells in der Humanbiometeorologie und praktische Anwendung bei der Planung. In: Höppe P (Hrsg) 2. Treffen Arbeitskreis Humanbiometeorologie. Universität München, Wiss Mitt Met Inst Nr. 58, S 51–73

Bekesy G von (1970) Physiologie der Sinneswahrnehmung. Goldmann, München

Belak S (1943) Aktuelle Richtungen der balneologischen Forschung. Balneologe 10: 65–72

Benade W (1938) Moore, Schlamme, Erden (Peloide). Steinkopff, Dresden

Benade W (1948) Die Aufbereitung von Badetorfen. Saenger, Berlin

Benczur G (1939) Etwas über das Wesen und die Dauer der Thermalkuren und über Thermalmüdigkeit. Balneologe 6: 511–514

Benda J (1966) Der Einfluß der Karlsbader Mineralwässer auf die Bildung und die Ausscheidung der Galle. Herausgegeben von der Zentralverwaltung der Czechoslowakischen Heilbäder und Kurorte, Prag

Benedicenti u. Mascherpa (1957) Zit. nach Schoger u. Kern (1962)

Benedum J (1989) Physikalische Medizin und Balneologie im Spiegel der Medizingeschichte. In: Schmidt KL (Hrsg) Kompendium der Balneologie und Kurortmedizin. Steinkopff, Darmstadt, S 1–18

Beneke FW (1859) Über Nauheims Soolthermen und deren Wirkung auf den gesunden und kranken menschlichen Organismus. Elwert, Marburg

Beneke FW (1872) Zur Therapie des Gelenkrheumatismus und der mit ihm verbundenen Herzkrankheiten. Hirschwald, Berlin

Berger M, Jörgens V, Mühlhauser J, Zimmermann H (1983) Die Bedeutung der Diabetikerschulung in der Therapie des Typ-I-Diabetes mellitus. Dtsch Med Wochenschr 108: 424–430

Berger M, Grüßer M, Jörgens V, Kronsbein P, Mühlhauser, J, Scholz V, Venhaus A in Zusammenarbeit mit Standl E, Mehnert H, Boehringer Mannheim (1986) Diabetesbehandlung in unserer Praxis - Schulungsprogramm für Diabetiker, die nicht Insulin spritzen. Dtsch Ärzteverlag, Köln

Berghoff RS, Geraci A S (1929) The influence of sodium chloride on blood pressure. III. Med J: 395–397

Bergmann G von (1924) Die nervösen Erkrankungen des Magens. Verh Kgr Inn Med, S 168

Beringer W (1974) Untersuchungen zur Akklimatisation des Wintersportlers in mittleren Höhen. Med. Dissertation, Universität Marburg/Lahn

Bernhardt JH (1988) Extremly low frequency (ELF) electric and magnetic fields. In: Repacholi MH (ed) Non-ionizing radiations: Physical characteristics, biological effects and health hazard assessment. Proceedings of the International Non-Ionizing Radiation Workshop, Melbourne, 5–9 April,1988. IRPA/INIRC, pp 235–253 and 273–279

Bernhardt JH, Matthes R (1987) Quantitative description of exposure to UV and methods of measurement. In: Passchier WF, Bosnjakovic BF M (eds) Human exposure to ultraviolet radiation, risks and regulations. Experta Medica, Amsterdam, pp 201–211

Best (1936) Zit. nach Happel u. Heller (1936)

Bestehorn HP (1980) Tagesrhythmische Schwankungen der Reagibilität beim Zigarettenrauchen. Med. Dissertation, Universität Marburg/Lahn

Bestehorn HP, Hildebrandt G, Strempel H (1977) Tagesrhythmische Schwankungen der unspezifischen Reagibilität und adaptiven Kapazität beim Menschen. Z Phys Med 6: 32–33

Bethe A (1952) Allgemeine Physiologie. Springer, Berlin Göttingen Heidelberg

Betz E (1955) Die Störungen der peripheren Durchblutung beim chronischen Rheumatismus und deren Beeinflussung durch balneotherapeutische Maßnahmen. Arch Phys Ther (Leipzig) 7: 141–145

Betz E (1967) Die Wirkung von Kohlendioxyd auf die Gehirnfunktion. Arch phys Ther 19: 463–468

Beutel G, Sobanaki R (1985) Ergebnisse der komplexen Kurorttherapie bei peripherer Verschlußkrankheit im Stadium II. Z Physiother 37: 309–311

BGA (1987) Empfehlungen zur Begrenzung gesundheitlicher Strahlenrisiken bei der Anwendung von Solarien und Heimsonnen. Bundesgesundheitsbl 30: 19–30

Bieling R (1956) Resistenz und Immunität. In: Büchner F, Letterer E, Roulet F (Hrsg) Handbuch der allgemeinen Pathologie, Bd VII: Reaktionen, Teil 1: Entzündungen und Immunität. Springer, Berlin Göttingen Heidelberg, S 601–673

Bingold K, Stich W (1954) Probata auctoritatum. Die Behandlung von Eisenmangelanämien. MMW 96: 586

Bisa K (1954) Stabilisierung von Aerosolen mittels Elektroden und elektrostatisch aufgeladenen Kunststoffiltern. Z Aerosol-Forsch 3: 502–509

Blachly PH (1969) Lithium content of drinking water and ischemic heart disease. N Engl J Med 281: 682

Blaha H (1978) Physiotherapie bei Erkrankungen der Atmungsorgane. In: Sylla A (Hrsg) Lungenkrankheiten, Bd I. Thieme, Leipzig, S 231–252

Blaha L (1975) Nützliche Aerosole in der Balneologie. Z Physiother 27: 343–346

Blair DA, Glover WE, McArdle L, Roddie C (1960) The mechanism of the peripheral vasodilatation following carbon dioxideinhalation in man. Clin Sci 19: 407-423

Bleichert A, Behling K, Scarperi M, Scarperi S (1973) Thermoregulatory behavior of man during rest and exercise. Pflügers Arch 338: 303–312

Bleijenberg G, Kuijpers H (1996) Therapie gastrointestinaler Funktionsstörungen; Obstipation. In: Enck P, Musial F (Hrsg) Psychologie und Gastroenterologie. Hogrefe, Göttingen, S 84–96

Blohmke M (1975) Medizin im Wandel. Schriftenreihe Arbeitsmedizin-Sozialmedizin-Präventivmedizin, Bd 60. Gentner, Stuttgart

Blome H et al. (1990) Beurteilung von Arbeitsbereichen bei Vorliegen von Dieselmotor-Emissionen. Staub-Reinhalt Luft 50: 93

Blumencron W (1967) Die Indikation zur Bäderkur und der Kurerfolg. Arch Phys Ther (Leipzig) 19: 95–101

Bluttner B (1975) Herz-, Kreislauf- und Atmungsreaktion während psychovegetativer Belastung am Wiener Determinationsgerät in Abhängigkeit von der vegetativen Ausgangslage. Med. Dissertation, Universität Marburg/Lahn

Bock HE (1955) Die vorbeugende Wirkung der Bäder- und Klimabehandlung im Rahmen der Inneren Medizin, besonders bei Kreislauf- und Alterserkrankungen. Z angew Bäder- u Klimaheilk 2: 4–10

Bock HE (1970) Wandlungen der Kurortbehandlung im Blickfeld der klinischen Medizin. Z Phys Med 1: 61–72

Bock HE (1981) Diskussionsbeitrag. In: Feiereis H (Hrsg): Heilverfahren: Indikationen, Gegenindikationen, Kritik, Erfahrungen. Hans Marseille, München, S 25–33

Bock KD, Schrey A (1981) Natrium und Hypertonie. C. Wolf, München

Böckler H (1970) Sportliche Leistungsfähigkeit während des menstruellen Zyklus und unter Östrogen-Gestagen-Kombination. Dtsch Med Wochenschr 95: 2482–2487

Bode JC, Martini GA (1974) Was ist gesichert in der Kurbehandlung von Patienten mit Erkrankungen der Leber oder der Gallenwege? Internist 15: 605–614

Boecker W, Staib F (1958) Zur Beeinflussung der Darmflora durch Glauber- und Bittersalzwässer. Dtsch Z Verdauung Stoffwechselkrkh 18: 89-95

Boekstegers P, Weiss M, Fleckenstein W (1990) The effect of hypercapnia on the distribution of pO_2-values in resting human skeletal muscle. In: Ehrly AM, Fleckenstein W, Hauss J, Huch R (Hrsg) Clinical oxygen pressuremeasurements II. Blackwell Ueberreuter, Berlin, S 9–15

Bogoljubow VM (1988) The clinical aspects of radon therapy. Z Phys Med Baln Med Klim (Sonderheft 1) 17: 59–66

Bogoljubow VM (1991) Klinische Aspekte der Schwefelwasserbehandlung. In: Pratzel HG, Bühring M, Evers A (Hrsg) Schwefel in der Medizin. Demeter, Gräfelfing, S 246–254

Böhlau V (1966) Objektivierung von Kurerfolgen mit einer kardiopulmonalen Leistungsprüfung. Arch Physiol Ther (Leipzig) 18: 345–351

Böhm G (1950) Balneotherapie. In: Grober J (Hrsg) Physikalische Therapie. Fischer, Jena, S 109–122

Bokscha V, Boguzki G (1981) Klimatotherapie. 2. Aufl. Verlag Gesundheit, Kiew

Boman K, Hensel H, Witt I (1957) Die Entladung der Kaltrezeptoren bei äusserer Einwirkung von Kohlensäure. Pflügers Arch 164: 107–112

Bonde-Petersen F, Schultz-Pedersen L, Drasted N (1992) Peripheral and central blood flow in man during cold, thermoneutral and hot water immersion. Aviat Space Environ Med 63: 346–350

Borelli S (1981) Dermatologische Indikationen zur Klimatherapie im Hochgebirge von Davos (1560 m und höher) und deren Ergebnisse. In: Borelli S, Düngemann H (Hrsg) Fortschritte der Allergologie und Dermatologie. IMP-Verlagsgesellschaft, Basel Neu Isenburg Wien, S 564–660

Borelli S (1991) Maßnahmen der Medizinischen Rehabilitation in der Dermatologie und Allergologie. Dt Derm 19: 888–902

Borelli S, Chlebarov S (1966 a) Änderungen der neurovegetativen Reagibilität der Haut nach Hochgebirgsklimabehandlung. Münch med Wschr 108: 589–592

Borelli S, Chlebarov S (1966b) Änderungen der Histamin-Reagibilität der Haut nach Hochgebirgs-Klimabehandlung. MMW 108: 592-596

Borelli S, Düngemann H (1981) Fortschritte der Allergologie und Dermatologie. IMP-Verlag, Basel

Borelli S, Duve S, Walker A (1992) Cortisonmedikation bei Neurodermitis constitutionalis atopica nach Hochgebirgsklimatherapie. Dtsch Ärztebl 89: 1365-1367

Borelli S, Engst R (1981) Aus dermatologisch-allergologischer Sicht. In: Feiereis H (Hrsg) Heilverfahren: Indikationen, Gegenindikationen, Kritik, Erfahrungen. Marseille, München, S 34–43

Borelli S, Michailov P, Ene-Popescu C (1967) Die Veränderungen der allergisch-mediatorischen Reaktivität bei Neurodermitis constitutionalis-Kranken nach Höhenklimatherapie. Hautarzt 18: 456–458

Bornstein A (1931) Die Gefäßerweiterung im kohlensauren Solebad. Z Kreislaufforsch 23: 129–132

Böttcher E, Feyertag J, Weiss C et al. (1994) Das Verhalten von Blutdruck und Herzfrequenz vor, während und nach standardisierter Ergometriebelastung bei einem Hypertonikerkollektiv während und nach Kuren in verschiedenen Kurorten. I. Vergleich zwischen Radonthermalbädern und Jodsolebädern. Phys Rehab Kur Med 4: 180–1883

Boylan JW, Deetjen P, Kramer K (1976) Salz- und Wasserhaushalt. In: Deetjen P et al. (Hrsg) Niere und Wasserhaushalt, 3. Aufl. In: Gauer OH, Kramer A, Jung R (Hrsg) Physiologie des Menschen, Bd 7. Urban & Schwarzenberg, München, S 103–143

Bracken H von, Reichel H, Titz B (1952) Der Einfluß von Badekuren auf die Flimmer-Verschmelzungsfrequenz als Ausdruck ihrer psychischen Wirkung. Die Medizinische: 1163–1166

Brain JD, Valberg PA (1979) Deposition of aerosol in the respiratory tract. Am Rev Respir Dis 120: 1325–1373

Braitenberg H, Velikay L (1963) Ist die therapeutische Östrogenwirkung der Bademoore gesichert? Arch Phys Ther (Leipzig) 15: 95–98

Brandt RH, Freigang B, Christoph B (1973) Vergleichende Untersuchung zur Exhalationsquote von US-Aerosolen. Z Physiother 25: 7–51

Brandt W (1936) Schilddrüsenstudien; die Ausschaltung der Thyroxinwirkung der Eugenquelle in Bad Kudowa. Z Ges Exper Med 99: 478–488

Brehm H (1956) Der Kreislauf während Zyklus, Schwangerschaft und Wochenbett. Die Medizinische 20: 760–762

Breitbart EW (1993) Auswirkungen erhöhter UV-Strahlung auf den Menschen. In: Bundesamt für Strahlenschutz (Hrsg) Arbeitsgespräch „Terrestrisches solares UV-Monitoring“, 02. 06. 1993, Neuherberg. BfS-ISH-163/93

Breithaupt H, Hildebrandt G, Werner M (1981a) Circadian type questionnaire and objektive circadian characteristics. In: Reinberg A, Vieux N, Andlauer P (eds) Biological and social aspects. Pergamon, Oxford, pp 435–440

Breithaupt H, Baier H, Demuth F, Sauer H (1981b) Vergleichende Untersuchungen über den Kureffekt der aktivierenden physikalischen Therapie bei sogenannten offenen Heilverfahren im Vergleich zu kurklinischen Heilverfahren. Heilbad Kurort 34: 333–339

Breng R, Konzak K, Franke T (1993) Klinische Effekte einer Trinkkur mit einem Sulfat-haltigen Mineralwasser. Ärztl Forsch 40: 1–11

Brenner F (1909) Einfluß von Arsenwässern auf Magen- und Darmfunktion. Z Baln Klimatol Kurorthyg 1: 573-580

Breuer H (1979) Androgenisierungserscheinungen bei der Frau. Excerpta Medica, Amsterdam, S 22–41

Brezowsky H (1965) Meteorologische und biologische Analysen nach der Tölzer Arbeitsmethode. Meteorol Rundschau 18/Heft 5: 132–142

Bridger WH, Reiser MO (1959) Psychophysiologic studies of the neonate: an approach toward the methodological and theoretical problems involved. Psychosom Med 21: 265–276 (Zit. nach Hord DJ, Johnson LC, Lubin A: Differential effect of initial value on autonomic variables. Psychophysiology 1: 79–87)

Brilmayer H, Frowein RA, Euler KH (1962) Wie verhalten sich Nebennieren- und Sympathikus-Hormone im Schock nach schweren Hirnschädigungen? Langenbecks Arch/Dtsch Z Chir 301: 744-754

Britt AB (1994) Molecular genetics of nucleotide excision repair in eukaryotes. In: Biggs RH, Joyner MEB (eds) Stratospheric ozone depletion/UV-B radiation in the biosphere. NATO, ASI Series vol I/18, Springer, Berlin Heidelberg New York Tokio, pp 123–134

Brück K (1969) Physiologische Aspekte der Anpassung. Arch Physiol Ther (Leipzig) 21: 217–224

Brück K (1970) Neue Befunde und Vorstellungen zur Thermoregulation. Hippokrates 41: 46–61

Brück K (1972) Physiologische Grundlagen der Anpassung. Med Monatsschr 26: 350–356

Brück K (1973) Nervous and hormonal factors in temperature regulation (VI). Long-term thermal adaptation (VIII). In: Precht H, Christophersen J, Hensel H, Larcher W (eds) Temperatur and life (homeothermic organisms). Springer, Berlin Heidelberg New York, pp 565–592 and 617–650

Brück K (1980) Funktionen des endokrinen Systems. In: Schmidt RF, Thews G (Hrsg) Physiologie des Menschen. 20. Aufl. Springer, Berlin Heidelberg New York, S 719–751

Brück K, Wünnenberg W, Gallmeier H, Ziehm B (1970) Shift of threshold temperature for shivering and heat polypnea as a mode of thermal adaptation. Pflügers Arch 321: 159–172

Brücke F, Hellauer H (1956) Jod in balneologischer Sicht. Z Angew Bäder Klimaheilkd 3: 405–415

Brüggemann W (1980) Ordnungstherapie im Sinne einer Lebensordnung. Brüggemann W (Hrsg) Kneipptherapie. Springer, Berlin Heidelberg New York, S 229–235

Brüggemann W (1986 a) Kneipp-Therapie, 2. überarb Aufl. Springer, Berlin Heidelberg New York

Brüggemann W (1986 b) Ordnungstherapie im Sinne einer Lebensordnung. In: Brüggemann W (Hrsg) Kneipp-Therapie, 2. überarb Aufl. Springer, Berlin Heidelberg New York, S 222–228

Bruls WAG, Slaper H, Van der Leun JC, Berrens L (1984) Transmission of human epidermis and stratum corneum as a function of thickness in the ultraviolet and visible wavelength. Photochem Photobiol 40: 485-494

Brüning W, Hildebrandt G (1980) Chronobiologische Untersuchungen über die Sterbehäufigkeit von Kurpatienten im Verlauf von Bäderkuren. Z Angew Bäder Klimaheilkd 27: 300–310 und 401–435

Buchberger W, Winkler R, Moser M, Rieger G (1991) Influence of iodide on cataractogenesis in Emory mice. Ophthalmic Res 23: 303

Bucher K (1992) Ein Verfahren zur objektiven Klassifikation des Wetters unter biosynoptischen Gesichtspunkten. Diss. Geowissenschaften, Fakultät der Albert-Ludwig-Universität, Freiburg

Buchwalsky R, Blümchen G (1994) Rehabilitation in Kardiologie und Angiologie. Springer, Berin Heidelberg New York

Bücking J, Damann E, Peters H, Puls G, Wiskirchen H (1990) Die linksventrikuläre Vorlasterhöhung beim Schwimmen bei kardial kompensierten Herzinfarktpatienten. Herz/Kreislauf 22: 112–117

Bühlmann AA (1972) Wasser- und Elektrolythaushalt. In: Bühlmann AA, Froesch ER (Hrsg) Pathophysiologie. Springer, Berlin Heidelberg New York, S 153–167

Bühring M (1976) Zur Entwicklung der Kaltreizadaptation. Z Phys Med 5: 171

Bühring M (1977) Zur diuretischen Wirkung eines thermoindifferenten Bades. Z Angew Bäder Klimaheilkd 24: 44–55

Bühring M (1984) Klinik der Hyperthermie. Hippokrates, Stuttgart

Bühring M (1985) Die Beeinflussung des Immunsystems durch Thermotherapie. Z Phys Med 14: 32–45

Bühring M (1986) Kreislauf- und metabolische Effekte serieller UV-Exposition. Z Phys Med Baln Med Klim 15: 170–172

Bühring M (1990) Grundlagen der Bäderbehandlung. In: Hildebrandt G (Hrsg) Physikalische Medizin, Bd 1: Physiologische Grundlagen, Thermo- und Hydrotherapie, Balneologie und medizinische Klimatologie. Hippokrates, Stuttgart, S 188-198

Bühring M, Jouck F, Jungmann E, Pirlet K (1983) Erhöhte mineralokortikoidale Empfindlichkeit nach thermischer Adaptation. Z Phys Med 12: 397-407

Bühring M, Stöckle W, Rosak C, Pirlet K (1984) Metabolismus des Kortisol bei Hyperthermie. Z Physiother 36: 3-10

Bühring M, Rohwer J, Schmollack K-B (1994) Bäderbehandlungen bei Sklerodermie. Heilbad Kurort 46: 304-308

Büll U, Schicha H, Biersack HJ, Knapp WH, Reiners C, Schober O (1994) Nuklearmedizin. Thieme, Stuttgart

Bülow K von (1929) Allgemeine Moorgeologie. Einführung in das Gesamtgebiet der Moorkunde. Handbuch der Moorkunde I. Gebr. Borntraeger, Berlin

Bürger-Büsing H (1988) Kurmöglichkeiten bei juvenilem Diabetes. In: Hellbrügge T (Hrsg) Kinderkuren und Kinderheilverfahren. Fortschritte der Sozialpädiatrie, Bd. 12. Hanseatischer Verlagskontor, Lübeck, S 223-226

Bundesarbeitsgemeinschaft für Rehabilitation (Hrsg) (1984) Die Rehabilitation Behinderter. Dt Ärzte-Verlag, Köln

Burt JB (1934) Arch Med Hydrol 12: 251. Zitiert nach Ott (1962)

Büttner K (1953) Diffusion of water and water vapor through human skin. J Appl Physiol 6: 229-242

Buytendijk F (1967) Prolegomena einer anthropologischen Physiologie. O. Müller, Salzburg

Bykow KM (Hrsg) (1954) Studien über periodische Veränderungen physiologischer Funktionen des Organismus. Akademie-Verlag, Berlin

Cabanac M (1979) Sensory pleasure. Quart Ref Biol: The stony foundation 54: 28-54

Cabanac M, Hildebrandt G, Massonet B, Strempel H (1976) Behavioural study of the nycthemeral cycle of temperature regulation in man. J Physiol (London) 257: 275-291

Cachovan M (1964) The effect of a single stay in the high Tatra mountain climate on the vegetative equilibrium of chronic bronchitics [in Tschechisch]. Bratislavske Lekarske Listy 44: 273-280 [ref.: Z Angew Bäder Klimaheilkd 17: 90 (1970)]

Cade JFJ (1949) Lithium salts in treatment of psychotic excitement. Med J Aust 2: 349-352

Cadoux-Hudson TAD, Rajagopalan B, Ledingham JGG, Radda GK (1990) Response of the human brain to a hypercapnic acid load in vivo. Clin Sci 79: 1-3

Cairella M, Ricci G (1958a) L'esame delle feci nella diagnostica differenziale delle stipsi e delle diaree. Sua importanza nella practica termale. Clin Termale 11/3: 194-198

Cairella M, Ricci G (1958b) Variazioni in dotte della terapia indropinica con aque salso-solfato-alcaline sulle glicoproteine del siero di epatopazienti. Clin Termale 11/3: 198-201

Cairella M, Ricci G (1958c) Azione delle acque salso-solfato-alcaline sul potere antitossico del fegato. La prova dell'acido ippurico. Clin Termale 11/3: 201-203

Callies R, Tirsch C, Walter H, Peter A (1991) Schwefelbäder im Vergleich zu Moorbädern bei entzündlich-rheumatischen Erkrankungen. In: Pratzel HG, Bühring M, Evers A (Hrsg) Schwefel in der Medizin. Demeter, Gräfelfing, S 168-174

Camp, R de la (1980) Katamnestische Untersuchungen über den Therapieerfolg von Heilverfahren. Med. Dissertation, Universität Marburg/Lahn

Canel J, Engelhard A, Schremm B (1958) Kongreß der Int. Soc. Med. Hydrol. (ISMH) Ischia (Privatdruck); zit. nach Schmidt-Kessen (1962)

Cannon W B (1928) Die Notfallsfunktion des sympathicoadrenalen Systems. Ergebn Physiol 27: 380-406

Cannon WB (1939) The wisdom of the body, revised and enlarged edn. Norton, New York

Cantin M, Genest J (1985) The heart and the atrial natriuretic factor. Endocrine Rev 6: 107-127

Cardinali M (1954) Clin Termale 7: 1 (zit. nach Evers 1962a)

Carle W (1964) Die Genese des Mineralwasser-Schatzes zwischen Alpen und Nordsee. In: Internationaler Kongreß für Balneologie und medizinische Klimatologie, Baden-Baden 1962. E. Banaschewski, München-Gräfelfing, S 520-529

Cartellieri J (1887) Zit. nach Winter G (1922) Die Sterilität der Frau, Erfolge mit Moorbädern. Vorträge des ersten ärztlichen Spezialkurses für Frauen- und Herzkrankheiten in Franzensbad. 21.–24. 9. 1922. Selbstverlag, Stadtrat Franzensbad, S 248

Cartellieri J (1922) Zit. nach Winter G (1922) Die Sterilität der Frau, Erfolge mit Moorbädern. Vorträge des ersten ärztlichen Spezialkurses für Frauen- und Herzkrankheiten in Franzensbad. 21.–24. 9. 1922. Selbstverlag, Stadtrat Franzensbad, S 248

Cauer H (1936) Die Beschaffenheit der Luft in der Nähe von Gradierwerken – chemisch-bioklimatologisch gesehen. Balneologe 3: 555–561

Cauer H, Neymann N (1952) Die Inhalieranlage nach Barthel-Küster auf der Zeche Hannibal und die Inhalieranlage von Kalziumsole gegen Silikosebeschwerden. Arch Phys Ther 4: 243–255

Cee K, Luksch F, Brozek B (1966) Zur Frage der perkutanen Östrogenresorption aus dem Bademoor. Z Angew Bäder Klimaheilkd 13: 55–63

Cegla UH (1986) Beeinflussung des erhöhten Atemwegswiderstandes durch physiologische Kochsalzlösung und Emser Sole. Atemw Lungenkrkh 12/1: 13–16

Cegla UH (1996) Inhalationen. In: Bühring M, Kemper FH (Hrsg) Naturheilverfahren. Springer-Lose-Blatt-Systeme, Berlin Heidelberg New York Tokio

Cesarini JP (1987) Effects of ultraviolet radiations on the human skin: with emphasis on skin cancer. In: Passchier WF, Bosnjakovic BFM (eds) Human exposure to ultraviolet radiation, risks and regulations, proceedings of a seminar held in Amsterdam, 23-25 March 1987. Excerpta Medica, Amsterdam, pp 33–44

Chlebarov S (1967) Neurovegetative Reaktivität der Haut während Hochgebirgsklimabehandlung von Hautkranken. Acta Neuroveg 30: 557–563

Christ G, Rohrbach H, Hildebrandt G, Kriebel R (1980) Untersuchungen über die Beeinflussung der Inaktivitätsatrophie der Skelettmuskulatur durch isometrisches Krafttraining, Vortraining und kontralaterales Training. In: Nowacki PE, Böhmer D (Hrsg) Sportmedizin – Aufgaben und Bedeutung für den Menschen unserer Zeit. Thieme, Stuttgart, S 200–205

Christoffer J, Ulbricht-Eissing M (1989) Die bodennahen Windverhältnisse in der Bundesrepublik Deutschland, 2. neu bearb Aufl. Berichte des Deutschen Wetterdienstes: 147, Offenbach

Christophers E (1980) Epidermopoese und Keratinisation. In: Korting GW (Hrsg) Dermatologie in Praxis und Klinik, Bd I. Thieme, Stuttgart, S 64–68

Christophersen J (1973) Basic aspects of temperature action on microorganisms. In: Precht H, Christophersen J, Hensel H, Larcher W (Hrsg) Temperature and life. Springer, Berlin Heidelberg New York, pp 3–59

CIE (1987) A reference action spectrum for ultraviolet induced erythema in human skin. CIE Research Note. CIE J 6: 17–22

Ciglar M, Misirlija A, Stern P (1955) Eisen-Arsen-haltige Heilquelle „Guber“ und ihr Einfluß auf das Serumeisen. Z Angew Bäder Klimaheilkd 2: 118–122

Cillia M de (1938) Röntgenkymographische Untersuchungen an den zentralen Kreislauforganen bei Herzgesunden im Moorbad. Balneologe 5: 265–271

Claus J, Eisenriegler E, Grodzinski E, Hollenstein U, Jetté M, Jokiel R, Kottmann W (1991) Besondere Gesichtspunkte des körperlichen Trainings während der Rehabilitationsphase von Koronarpatienten. Herz 16: 199–209

Clausing P (1994) Perspektiven der Prävention und Rehabilitation im gegliederten Kursystem – aus der Sicht der Rentenversicherung. In: Schriftenreihe des Deutschen Bäderverbandes e.V. 58: 31–36

Cobet (1930) (zit. n. Hartmann 1994)

Commichau R (1981) Diskussionsbeitrag. Feiereis H (Hrsg) Heilverfahren: Indikatonen, Gegenindikationen, Kritik, Erfahrungen. Hans Marseille, München, S 44-47

Conradi E, Brenke R, Phillipp S (1992) Häufigkeit akuter respiratorischer Erkrankungen und sekretorisches Immunglobulin A in Speichel unter Einfluß regelmäßigen Saunabadens von Kindern. Phys Rehab Kur Med 2: 19–21

Coper H (1987) Psychopharmaka. Pharmakotherapie von Psychosen und psychoreaktiven Störungen. In: Forth W, Henschler D, Rummel W (Hrsg) Allgemeine spezielle Pharmakologie und Toxikologie. 2. Aufl. B.I.-Wissenschaftsverlag, Mannheim, S 547–568

Cordes JC (1968) Regulationsförderung des Wärmehaushaltes als Maßnahme zum Kreislauftraining und zur Infektprophylaxe. Arch Phys Ther (Leipzig) 20: 95–100
Cordes JC, Friedrich G, Seidel K (1964) Der Einfluß kalter Güsse nach Moorbädern auf Pulsfrequenz, Blutdruck, Hauttemperatur und Schweißsekretion. Arch Phys Ther (Leipzig) 16: 130–134
Cordes JC, Friedrich S, Seidel K (1971) Der Einfluß des Herz-Kühlschlauches im Moorbad auf Pulsfrequenz, Blutdruck und Hauttemperatur. Z Physiother 23: 191–194
Coudert J, Bedu M, Cheynel J, Savin E, Martineau J-P (1989) Vascular responses induced by transcutaneous CO_2-diffusion. Strano A, Novo S (Hrsg) Advances in vascular pathology. Elsevier, Amsterdam, S 1103–1108
Craig AB (1963) Heart rate response to apnoic underwater diving and to breath holding in man. J Appl Physiol 18: 854-862
Cramer JL (1959) Periodicities underlying mental illness. Reports: VIIth Conf. Soc. Biol. Rhythm. Incl. Basimetry. Panminerva Medica, Torino 1962, p 35; BMI 545–549
Cruz JC, Grover RF, Reeves JT, Maher JT, Cymerman A, Cenniston JC (1976) Sustained venoconstriction in man supplemented with CO_2 at high altitude. J Appl Physiiol 40: 96–100
Csef H (1994) Psychosomatik der somatoformen Störungen. Med Klin 89: 494–499
Cunningham DJ, Cabanac M (1971) Evidence from behavioral thermoregulatory response of a shift in set point temperature related to the menstrual cycle. J Physiol (Paris) 63: 236–238
Curry M (1946) Die Steuerung des gesunden und kranken Organismus durch die Atmosphäre. Bioklimatik, American Bioclimatic Research Institute, Riederau/Ammersee
Curry M (1951) Curry-Test. Bioklimatik, American Bioclimatic Research Institute, Riederau/Ammersee
Curtius F (1954) Klinische Konstitutionslehre. Springer, Berlin Göttingen Heidelberg (Handbuch der inneren Medizin 6/I, S 1–337)
Czeplak G (1991) Bestimmung verdichteter Flächenverteilungen der Globalstrahlung aus Meßnetzdaten. BMFT-gefördertes Forschungsvorhaben. DWD-Projekt 69, Hamburg
Dahlmann W (1994) Somatopsychisch-psychosomatisch orientierte Rehabilitation aus der Sicht der Patienten und des Arztes. In: Neun H (Hrsg) Psychosomatische Einrichtungen. 4. Aufl. Vandenhoeck & Ruprecht, Göttingen, S 65–74
Dahnert E (1963) Über die Östrogene im Torf. Arch Phys Ther (Leipzig) 15: 99–106
Danielmeyer F (1989) Lichttherapie bei Iridozyklitis und intermediärer Uveitis. Fortschr Ophthalmol 86: 478
Daniels HH (1963) Über Erfolge und Mißerfolge von Kuren und Heilverfahren. Eine Auswertung 8jähriger Erfahrungen. Z Angew Bäder Klimaheilkd 10: 246–253
Danilow JE, Zarfis PG (1972) Die balneologische Reaktion und die Reaktion der Exazerbation im Prozeß der Kurbehandlung; ihr klinisches Wesen und ihre Bedeutung für die Prognose. Z Physiother (Leipzig) 24: 1–10 und 85–99
Dave JV, Halpern P (1976) Effect of changes in ozone amount on the ultraviolet radiation received at sea level of a model atmosphere. Atmosph Environ 100: 547–555
Davenport HW (1971) Physiologie der Verdauung. Eine Einführung. Schattauer, Stuttgart
Davenport HW (1984) Physiology of the digestive tract. Year Book Medical Publishers, Chicago London
Davis TRA (1961) Chamber cold acclimatization in man. J Appl Physiol 16: 1011–1015
Dawson EB, Moore TD, McGanity WJ (1972) Relationship of lithium metabolism to mental hospital admission and homicide. Dis Nerv Syst 33: 546–556
Debus-Kloft D (1990) Circadiane Phasenlage und vegetative Reaktionslage. Frequenzantworten von Puls und Atmung in Abhängigkeit von der individuellen circadianen Phasenlage und dem Pulsatemquotienten. Med. Dissertation, Universität Marburg/Lahn
Deetjen P (1981) Höhenphysiologie. In: Deetjen P, Humpeler E (Hrsg) Medizinische Aspekte der Höhe. Thieme, Stuttgart, S 12–28
Deetjen P (1988) Biologische und therapeutische Effekte von Radon. Z Phys Med Baln Med Klim 17 (Sonderheft 1): 5–7

Delahaye R, Fabry R, Verny C, Vidil J, Cheynel J (1991) Rééducation des artériopathies en milieu thermal à Royat. Presse therm clim 128: 115–121
Delbrück H, Haupt E (1996) (Hrsg) Rehabilitationsmedizin. Urban & Schwarzenberg, München
Demuth F (1992) Unveröffenlichte Daten
Demuth F, Breithaupt H, Fuenko B (1984) Thermischer Komfort im Verlauf einer Kneipp-kur. Z Phys Med Baln Med Klim 13: 12–14
Demuth F, Gutenbrunner C, Hildebrandt G (1989) Die Beeinflussung des Blutdrucks von Hypertonikern mit einem Natrium-Hydrogencarbonat-Chlorid-Wasser von hohem Natrium-Gehalt. Z Phys Med 18: 306–307
Dérer L (1956) Concealed macroperiodicity in the reactions of the human organism. Rev Czechoslovak Med 2: 4
De Rudder B (1952) Grundriß der Meteorobiologie des Menschen. Springer, Berlin Göttingen Heidelberg
Deuser F (1953) Unipolare elektrische Aufladung von Inhalationsnebeln. Siemens-Z 27: 218
Deutsch E, Klieber M (1982) Besonderheiten des Jods als Balneotherapeutikum. Z Phys Med 11: 6
Deutsche Gesellschaft für Endokrinologie (1993) Rationelle Diagnostik in der Endokrinologie. Thieme, Stuttgart
Deutsche Gesellschaft für Ernährung (1991) Empfehlungen für die Nährstoffzufuhr. Umschau-Verlag, Frankfurt am Main
Deutscher Bäderverband e.V. und Deutscher Fremdenverkehrsverband e.V. (Hrsg) (1991) Begriffsbestimmungen für Kurorte, Erholungsorte und Heilbrunnen. Bonn, Frankfurt am Main
Deutscher Bäderverband (Hrsg) (1995) Deutscher Bäderkalender, Flöttmann, Gütersloh
Deutscher Wetterdienst (1978) Die Windverhältnisse in der Bundesrepublik Deutschland im Hinblick auf die Nutzung der Windkraft, Eigenverlag
Deutscher Wetterdienst (1989) Klima-Atlas von Nordrhein-Westfalen. Hrsg: Der Minister für Umwelt, Raumordnung und Landwirtschaft NRW, Düsseldorf
Deutscher Wetterdienst (1994) Ozonbulletin Nr. 7. Deutscher Wetterdienst, Meteorologisches Observatorium Hohenpeißenberg
Dickmeier L (1964) Die biologische Regelung in der Physiotherapie. Arch Phys Ther (Leipzig) 16: 171–181
Dieffenbach D (1971) Fortlaufende Kontrolle von Ventilationsstörungen mit einfachen Methoden während einer Inhalationskurbehandlung. Med. Dissertation, Universität Marburg/Lahn
Diepgen P (1938) Medizin und Kultur. Enke, Stuttgart
Diepgen P (1943, 1951, 1955) Geschichte der Medizin. Bd I (1943); Bd II, 1 (1951), Bd II, 2 (1955). De Gruyter, Berlin
Dietrich J (1985) Interdiziplinäre Zusammenarbeit mit der gynäkologischen Balneotherapie. Gynäkologe 18: 44–46
Dietrich J (1995) Endokrinologische Veränderungen nach Moortherapie. Health Resort Medicine, 32nd World Congress of the ISMH Wörishofen. ISMH-Verlag, Geretsried, S 327–334
Dietze G (1977) Meteorologische Probleme bei den Maßnahmen zur Reinhaltung der Luft. Z Meteorol 27: 195
Dill DB, Adolph EF, Wilber CG (eds) (1964) Adaptation to the environment. Handbook of physiology, section 4. American Physiological Society, Washington/DC
Dilling H, Mombour W, Schmidt MH (Hrsg) (1991) WHO Internationale Klassifikation psychischer Störungen ICR-10. Huber, Bern
DIN (1979) DIN 5031, Teil 10: Größen, Formel- und Kurzzeichen für photobiologisch wirksame Strahlung. Beuth, Berlin
Dinculescu T (1970) Einige Aspekte über die wissenschaftlichen Grundlagen der Behandlung in den Bade- und Klimakurorten Rumäniens. Z Angew Bäder Klimaheilkd 17: 270–280
Dinculescu T (1974) Wirkungsmechanismen der Fangotherapie, die aus Studien des Instituts für Balneologie und Physiotherapie aus Bukarest hervorgingen. Z Physiother 26: 137–141

Diringshofen H von (1955) Die mechanischen Ursachen der parasympatetischen Umstimmung im Wasserbade. Z Angew Bäder Klimaheilkd 3: 222-236

Dirnagl K (1952) Praktische Bedeutung und meßtechnische Erfassung des Teilchengrößenspektrums medizinischer Aerosole. Arch Phys Ther (Leipzig) 4: 316-324

Dirnagl K (1955) Die Reaktion der Vasomotoren auf einen hydrotherapeutischen Standardreiz und ihre Abwandlung durch die Kneipp-Kur. Exper Beitr Kneipp-Therapie, Bad Wörishofen, S 47ff.

Dirnagl K (1956) Wärmeübergang aus breiigen und wäßrigen Bademedien. Arch Phys Ther (Leipzig) 8: 180-187

Dirnagl K (1959) Meßtechnik und biologische Wirkung natürlich radioaktiver Heilwässer. Unter dem Blickwinkel moderner Untersuchungsmethoden. Heilbad Kurort 11: 66-72

Dirnagl K (1962) Inhalationstechnik. In: Amelung W, Evers A (Hrsg) Handbuch der Bäder- und Klimaheilkunde. Schattauer, Stuttgart, S 138-145

Dirnagl K (1964) Experimentelle Beiträge zur thermischen Wirkung von Wasser- und Breibädern. In: Ott VR, Pabst W (Hrsg) Internationaler Kongreß für Balneoleologie und medizinische Klimatologie. Baden-Baden 1962. E. Banaschewski, München-Gräfelfing, S 114-120

Dirnagl K (1970) Grundlagen, Formen und Ziele der Inhalationstherapie am Kurort. Z Angew Bäder Klimaheilkd 17: 540-546

Dirnagl K (1975) Messung und anwendungsbezogene Beurteilung des Partialspektrums medizinischer Aerosolerzeuger. Notabene medici 5: 20-21

Dirnagl K (1978) Wirkungsmechanismus der Solequellen. Z Angew Bäder Klimaheilkd 25: 225-235

Dirnagl K (1984) 2. Internationales Symposium: Physikalische, biologische und medizinische Wirkungen niedrig dosierter ionisierter Strahlen. Z Phys Med Baln Med Klim 13 (Sonderheft 1), 5-81

Dirnagl K (1989) Bioklimatische Wirkfaktoren und Wirkungsmechanismen in ihrer Bedeutung für die Klimatherapie. In: Schmidt KL (Hrsg) Kompendium der Balneologie und Kurortmedizin. Steinkopff, Darmstadt, S 233-237

Dirnagl K, Drexel H (1961) Zur Wärmeeinwirkung verschiedener Bäderarten. Z Angew Bäder Klimaheilkd 8: 592-606

Dirnagl K, Drexel H (1964) Der Stoffaustausch zwischen Bad und Organismus. Quantitative Ergebnisse von Radioisotopenuntersuchungen und deren Bedeutung. In: Ott VR, Pabst HW (Hrsg) Internationaler Kongreß für Balneologie und medizinische Klimatologie Baden-Baden 1962. E. Banaschewski, München-Gräfelfing, S 38-46

Dirnagl K, Drexel H (1968) Die objektive Beurteilung von Behandlungsergebnissen in der Bäder- und Klimatherapie (Methodische Möglichkeiten und methodische Schwierigkeiten bei statistischem Vorgehen). Arch Phys Ther (Leipzig) 20: 253-262

Dirnagl K, Esche R (1955) Ultraschall-Raumvernebler, ein neuartiges Gerät zum Erzeugen von Aerosolen hoher Konzentration und Homogenität in größeren Räumen. Siemens-Z 29: 382-385

Dirnagl K, Kamm S (1952) Experimentelle Untersuchungen über die Wirkungsweise von Moorbädern. MMW 94: 2077-2082

Dirnagl K, Pichlmaier H (1954) Untersuchungen über den Einfluß der Atemtechnik auf die Resorption inhalierter Substanzen. Z Aerosol-Forsch 3: 240-250

Dirnagl K, Stieve E (1957) Inhalationstherapie in den Kurorten. Deutscher Bäderverband e.V, Bonn

Dirnagl K, Drexel H, Quentin KE (1956) Untersuchungen mit Radioschwefel im Hinblick auf die Schwefelresorption bei der Balneotherapie. Z Angew Bäder Klimaheilkd 3: 634-652

Dirnagl K, Drexel H, Hegenbarth F, Kamm S (1960) Vergleichende Untersuchungen über die Wirkung von Kuren mit Moorbreibädern, Moorschwebstoffbädern und Wasserbädern. Arch Phys Ther (Leipzig) 12: 495-508

Dirnagl K, Drexel H, Kleinschmidt J (1974) Analyse des Kurverlaufs. Ergebnisse von Längsschnittuntersuchungen in verschiedenen Kurorten. MMW 116: 529-536

Dirnagl K, Guillerm R, Hee J, Badre R, Schnelle K W (1979) Untersuchungen über den Einfluß von Soleverdünnungen unterschiedlichen pH-Wertes auf die ziliäre Transportfunktion. Z Angew Bäder Klimaheilkd 26: 5–14

Dirnagl K, Kleinschmidt J, Schnizer W, Pratzel H, Drexel H (1981) Streßwirkungen von therapeutischen Reizen während einer Kur. Z Phys Med 10: 267–275

Dittrich J (1982) Über die Koordination von Gangrhythmik und Herzschlag des Menschen beim Gehen und beim Trab und ihre Beziehung zum Trainingszustand. Med. Dissertation, Universität Marburg/Lahn

Dlugi R, Jordan S (1984) Die Bildung sulfathaltiger Aerosole in der Atmosphäre. KfK-Nachrichten 16/1: 18–25

Dölp R (1968) Ausscheidung der C17-Ketosteroide im Gebirge und an der See. Z Angew Bäder Klimaheilkd 15: 105–133

Dombrowski HJ (1960) Probleme und Ergebnisse in der Balneologie. MMW 102: 526–529

Dombrowski HJ (1961) Ergebnisse balneologischer Arbeiten in Bad Nauheim. Arch Phys Ther (Leipzig) 13: 191–197

Donat K (1986) Physikalische Therapie in der Rehabilitation von Herz- und Kreislaufkranken. Therapiewoche 36: 2170–2181

Döring GK, Feustel E (1954) Menstruationszyklus und Wasserhaushalt. Die Medizinische 1954: 1713–1714

Döring O (1940) Der Einfluß des natürlichen Schwefelwassers auf die Hautcapillaren des Menschen. Balneologe 7: 97–103

Drechsler D (1989) Probleme der Heil- und Mineralwasserbewegungsbäder. In: Schmidt KL (Hrsg) Kompendium der Balneologie und Kurortmedizin. Steinkopff, Darmstadt, S 49–55

Dressmann D, Thompson W (1992) The irritable bowel syndrom: a review. Ann Intern Med 116: 1009–1016

Drexel H (1955) Experimenteller Beitrag zur Wirkung Kneippscher Teilanwendungen auf die Durchblutung der Haut. Exper Beitr Kneipp-Therapie, Bad Wörishofen, S 29–34

Drexel H (1964) Zur Aufnahme von Quelleninhaltsstoffen in die Haut. In: Ott VR, Pabst HW (Hrsg) Internationaler Kongreß für Balneologie und medizinische Klimatologie, Baden-Baden 1962. E. Banaschewski, München-Gräfelfing, S 77–80

Drexel H (1970) Hydro- und Thermotherapie. In: Grober J (Hrsg) Klinisches Lehrbuch der physikalischen Therapie. G. Fischer, Stuttgart, S 261–332

Drexel H (1973) Ergebnisse experimenteller Untersuchungen über die Wirkungen hydrotherapeutischer Anwendungen auf Herz und Kreislauf und deren Konsequenzen für die Praxis. In: Brüggemann W (Hrsg) Würzburger Gespräche über die Kneipptherapie. Bd 1: Hydrotherapie. Sebastian-Kneipp-Zentralinstitut, Bad Wörishofen, S 143–150

Drexel H, Dirnagl K (1963) Experimentelle Ergebnisse zum Wassertransport im Bade. Arch Phys Ther (Leipzig) 15: 153–159

Drexel H, Dirnagl K (1968) Der Stoffaustausch durch die Haut unter hydrotherapeutischen und bädertherapeutischen Maßnahmen. Arch Phys Ther (Leipzig) 20: 361–375

Drexel H, Dirnagl K, Pratzel H (1970) Experimentelle Befunde zum chemischen Wirkungsmechanismus der Sole- und Seebäder. Z Phys Med 1: 201–222

Drexel H, Hildebrandt G, Schlegel KF, Weimann G (1990) (Hrsg) Physikalische Medizin, 4 Bde. Hippokrates, Stuttgart

Drischel H (1973) Einführung in die Biokybernetik. Akademie-Verlag, Berlin

Düngemann H (1981) Zur Historie der therapeutischen Bedeutung von Davos. In: Borelli S, Düngemann H (Hrsg) Fortschritte der Allergologie und Dermatologie. IMP-Verlagsgesellschaft, Wien, S 451–471

Duve S, Walker A, Borelli S (1991) Verlaufskontrolle bei Neurodermitis constitutionalis atopica bei Hochgebirgsklimatherapie. Dtsch Derm 39: 1418–1428

Dyrenfurth I (1979) Special aspects of human reproduction. In: Schaefer KE, Hildebrandt G, Macbeth N (eds) Basis of an individual physiology. A new image of man in medicine, vol II. Futura Publ, Mount Kisco New York, pp 151–188

Dyrenfurth I, Jewelewicz R, Warren M, Ferin M, Van de Wiele RL (1974) Temporal relationships of hormonal variables in the menstrual cycle. In: Ferin M et al. (eds) Biorhythms and human reproduction. Wiley, New York, pp 171–201

Ebbecke U (1943) Über einen von der Gesichtshaut her ausgelösten Kreislaufreflex (Trigeminusreflex). Pflügers Arch 247: 240–254
Ebbecke U (1944) Über Reflexempfindungen, insbesondere Kitzel- und Juckempfindungen. Pflügers Arch 248: 220–243
Ebbecke U (1948) Schüttelfrost in Kälte, Fieber und Affekt. Klin Wochenschr 26: 609–613
Ebbecke U (1959) Physiologie des Bewußtseins in entwicklungsgeschichtlicher Betrachtung. Thieme, Stuttgart
Ebermaier E, Hartmann F (1967) Die perkutane Resorption von Sulfidschwefel aus Schwefelschlammbädern und seine renale Ausscheidung vor und nach Prednisolonbehandlung. Z Angew Bäder Klimaheilkd 14: 11–33
Ebner H (1988) Wichtigkeit und Funktion der essentiellen Spurenelemente im menschlichen Körper am Beispiel des Kupfers. Med Welt 39: 894–898
Eccles JC (1971) Physiologie der Nervenzelle und ihrer Synapsen. In: Gauer OH, Kramer A, Jung R (Hrsg) Physiologie des Menschen, Bd 10: Allgemeine Neurophysiologie. Urban & Schwarzenberg, München, S 107–148
Echt W, Lange L, Gauer OH (1974) Chances of peripheral veneous tone and transmural veneous pressure during immersion in a thermoneutral bath. Pflügers Arch 352: 211–217
Eckermann P (1969) Untersuchungen an einem Kreislaufmodell mittels Analogrechner. Dissertation, Universität Rostock
Eder A, Klieber M (1978) Therapie der chronischen Bronchitis durch Jod-Sole-Inhalationen im Rahmen eines Kuraufenthaltes. Z Atemweg Lungenkrankrh 41: 431–434
Edholm OG, Fox RH, Macpherson RK (1957) Vasomotor control of the cutaneous blood vessels in the human forearm. J Physiol (London) 139: 455–465
Eggert M (1964) Die Einwirkung von intravaginalen Moortamponaden auf das Vaginalepithel. Z Angew Bäder Klimaheilkd 11: 246–251
Eggleston S et al. (1992) Trends in urban air pollution in the United Kingdom during recent decades. Atmos Environ 26B/2: 227–239
Eibach U (1984) Einheit und Ganzheit des Menschen als Perspektive kirchlichen Handelns am Kurort. Heilbad u Kurort 36: 213–222
Eichelsdörfer D (1989) Naturwissenschaftliche Charakterisierung der Peloide. In: Schmidt KL (Hrsg) Kompendium der Balneologie und Kurortmedizin. Steinkopff, Darmstadt, S 95–105
Eichholtz F, Jung K (1937) Über die Beeinflussung der experimentellen eitrigen Bronchitis durch Inhalation von Mineralwässern. Arch Exper Pathol Pharmakol 187: 202–214
Eichler I, Winkler R (1994) Zur Wirkung und Wirksamkeit von Jod-Sole-Wässern im Kurbad. Wien Klin Wochenschr 106: 265–271
Eigelsreiter H (1959) Die Bedeutung der Spurenelemente in der Balneologie. Z Angew Bäder Klimaheilkd 6: 279–284
Eigelsreiter H, Schmid H, Spielberger M, Teichmann W (1968) Die Uropepsin-Ausscheidung bei hydrotherapeutischen Kuren (ohne und mit gleichzeitiger Bewegungstherapie). Z Angew Bäder Klimaheilkd 15: 58–71
Eigler J, Deetjen P, Buchborn E (1979) Niere und ableitende Harnwege. In: Siegenthaler W (Hrsg) Klinische Pathophysiologie. Thieme, Stuttgart, S 876–947
Ekert F (1956) Röntgenkymographische Untersuchung der zentralen Kreislauforgane während therapeutischer Bäder und bei hydrostatischer Druckerhöhung. Ihre Technik, Ergebnisse und Entwicklungsmöglichkeiten. Arch Phys Ther (Leipzig) 8: 66–88
Elkayam O, Wigler I, Tishler et al. (1991) Effect of Spa therapy in Tiberias on patients with rheumatoid arthritis and osteoarthritis. J Rheumatol 18: 1799–1803
Ellinger F (1932) Die Lichtempfindlichkeit der menschlichen Haut, ihre Bestimmung und Bedeutung für die lichtbiologische Konstitutionsforschung. Strahlentherapie 44: 1–82
Enck P, Holtmann G (1992) Stress and gastrointestinal motility in animals; a review of literature. J Gastrointest Motil 1: 83
Enders W (1937) Neuartiges Radiumtrinkgefäß mit hochgradiger Einschränkung des üblichen Emanationsverlustes. Balneologe 4: 335–338 und Nachtrag dazu: Balneologe 5: 168 (1938)
Engel P (1970) Über Schwankungen der morgentlichen Aufwachwerte des Blutdrucks im Menstruationszyklus. Ein Beitrag zur Selbstkontrolle des Blutdrucks. Med Welt 21: 296–501

Engel P, Hildebrandt G, Berger H (1963) Zur Objektivierung psychophysischer Umstellungen im Kurverlauf. Arch Phys Ther (Leipzig) 15: 335–342

Engel P, Hildebrandt G, Voigt E-D (1969) Der Tagesgang der Phasenkopplung zwischen Herzschlag und Atmung und seine Beeinflussung durch dosierte Arbeitsbelastung. Int Z Angew Physiol 27: 339–355

Engelhardt G (1957) Die Bedeutung des vegetativen Nervensystems für die Antikörperbildung und den anaphylaktischen Schock. Dtsch Med Wochenschr 82: 658–660

Engst R (1977) Ergebnisse hochalpiner stationärer Klimatherapie bei chronischen Hautkrankheiten und Allergien aus der Klinik für Dermatologie und Allergie Davos (1560 m). Dt Derm 25 : 183–192

Engst R, Fries P (1985) Klimatherapie der Psoriasis: Kritische Wertung. Hautarzt 36: 54–58

Enquetekommission des 11. Deutschen Bundestages (1990) Schutz der Erde. Eine Bestandsaufnahme mit Vorschlägen zu einer neuen Energiepolitik. Economica, Bonn

Enquetekommission (1993) Klimaänderung gefährdet globale Entwicklung, Zukunft sichern – jetzt handeln. Erster Bericht der Enquetekommission Schutz der Erdatmosphäre des 12. Deutschen Bundestages. Economica, Bonn

Epstein M (1992) Renal effects of water immersion in humans: a 15-year update. Physiol Ref 72: 563–621

Erbe HP, Rusch D (1982) Die Wirkung von Sole-CO_2-, Sprudel-, Sole- und Süßwasserbädern auf den Ruhetonus der Skelettmuskulatur. Z Phys Med Baln Med Klim 11: 54–56

Eriksen W (1975) Probleme der Stadt- und Geländeklimatologie. Wiss. Buchgesellschaft, Darmstadt

Ernst E, Magyarosy I, Scherer A, Schmidtlechner C (1984) Der Einfluß physikalischer Reize auf die Blutfluidität. Z Phys Med Baln Med Klim 13: 359 ff.

Ernst E, Resch KL, Rumpf M (1990) Einfluß serieller CO_2-Bäder auf die Blutfluidität – eine kontrollierte Untersuchung an 802 Herz-Kreislauf-Patienten. Herz/Kreislauf 22: 335–338

Esche R (1955) Ultraschall-Rheumaaerosole, ihre Erzeugung und ihre physikalischen Eigenschaften. Z Aerosol-Forsch 4: 448–452

Evers A (1932) Beeinflussung der Flimmerbewegung. Ein Beitrag zum Verständnis der Inhalationswirkung. Z Ges Phys Ther 42: 185–206

Evers A (1958) Die Grundlagen der Therapie mit Schwefelquellen. Wien Med Wochenschr 108: 643–647

Evers A (1959) Spezifische und unspezifische Wirkungen in der Balneotherapie. MMW 101: 461–464

Evers A (1960) Die unspezifische Reaktion bei Schwefel- und Schlammbädern. Arch Phys Ther (Leipzig) 12: 529–533

Evers A (1962) Schwefelwässer. In: Amelung W, Evers A (Hrsg) Handbuch der Bäder- und Klimaheilkunde. Schattauer, Stuttgart, S 394–412

Evers A (1971) Gefahren der Balneotherapie. Internist 12: 286–290

Evers A (1981) Diskussionsbeitrag. In: Feiereis H (Hrsg) Heilverfahren: Indikationen, Gegenindikationen, Kritik, Erfahrungen. Hans Marseille, München, S 48–50

Evers G, Jungmann H (1962) Untersuchungen über den Einfluß von Meerwasser-Inhalationen auf die Lungenfunktion. Z Angew Bäder Klimaheilkd 9: 402–417

Evers A, Hartmann F, Schroeder HR (1951) Das Verhalten der Serumeiweißfraktionen bei Rheumatikern während einer Bäderkur. Z Rheumaforsch 10: 338–344

Evers A, Kruppa K-H, Miehlke K, Thüringen G (1960) Unspezifische Wirkungen der Balneotherapie bei rheumatischen Erkrankungen. Z Rheumaforsch 19: 408–424

Ewe K, Karbach U (1987) Funktionen des Magen-Darm-Kanals. In: Schmidt RF, Thews G (Hrsg) Physiologie der Verdauung. Springer, Berlin Heidelberg New York London Paris Tokyo, S 733-777

Fabian P (1981) Die Ozonschicht und ihre Gefährdung durch Chlor-Fluor-Methane. Umwelt 1/81: 45–49

Fabry PR (1996) Persönliche Mitteilung

Fähndrich WH (1952) Zur Methodik der Beurteilung und Auswertung des Behandlungserfolges bei rheumatischen Erkrankungen. Z Rheumaforsch 11: 1–40

Falkenbach A (1995) Sonne und Mensch. Nutzen und Risiko ultravioletter Strahlen. Kovac, Hamburg

Fanger PO (1972) Thermal comfort, analysis and applications in environmental engineering, McGraw-Hill, New York

Farhy LE, Linnarsson D (1977) Cardiopulmonary readjustments during graded immersion in water at 35°C. Respir Physiol 30: 35

Feger R (1995) Veränderungen gastrointestinaler Regulationsparameter nach Heilwassergaben. Humanbiol. Dissertation, Universität Marburg/Lahn

Feger R, Gutenbrunner C (1994) Veränderungen der Plasmaspiegel von Gastrin und Somatostatin durch Gabe verschiedener Natrium- und Chlorid-haltiger Wässer. Phys Rehab Kur Med 4: 10–14

Feiber W(1962) Balneotherapie urologischer Erkrankungen. Ther Gegenw 101: 439–443

Feiber W (1970) Rehabilitation - medizinische und berufliche - und versicherungsmedizinische Beurteilung der Erkrankungen der Niere und der ableitenden Harnwege. In: Verband deutscher Rentenversicherungsträger (Hrsg) Schriften zur Fortbildung, Bd 5. Frankfurt am Main, S 153–165

Feiber W (1973) Balneotherapie der Erkrankungen der harnableitenden Wege. Deutscher Bäderverband, Bonn

Feiereis H (1977) Beurteilung von Heilverfahren aus klinischer, gerichtsärztlicher und psychosomatischer Sicht. Öff Gesundh-Wesen 39: 203–213

Feiereis H (1981) Nachwort. In: Feiereis H (Hrsg) Heilverfahren: Indikationen, Gegenindikationen, Kritik, Erfahrungen. Hans Marseille, München, S 155-159

Feiereis H (1990) Entzündliche Darmerkrankungen. In: Uexküll T von (Hrsg) Psychosomatische Medizin. 4. Aufl. Urban & Schwarzenberg, München, S 782–797

Feister U, Dehne K (1994) UV-Strahlung und stratosphärisches Ozon. Bundesgesundheitsbl. Sonderheft Okt/94: 4–10

Fellinger K (1954) Streß und Bäderwirkung. Wien Med Wochenschr 104: 227–228

Fellinger K, Enzinger J, Schmid J, Warum F (1953) Über den Einfluß von Schwefelbädern auf die Steroidausscheidung im Harn. Klin Med (Wien) 8: 289–292

Fellmann N (1972) Vergleich klimatherapeutischer Behandlungsergebnisse bei Erkrankungen des entzündlich-rheumatischen Formenkreises mit den Erfolgen heute üblicher Behandlungsmethoden. Z Angew Bäder Klimaheilkd 19: 2

Ferber C von (1969) Zur Sozialöknonomie des Kurbetriebes. Arbeitsmed Sozialmed Arbeitshyg 4: 70–73

Ferber L von (1976) Kur und Rehabilitation. In: Blohmke M, v Ferber Ch, Kisker KP, Schaefer H (Hrsg) Handbuch der Sozialmedizin, Bd III. Enke, Stuttgart, S 676–698

Fernau A, Smereker H (1933) Über das Verbleiben radioaktiver Substanzen im Organismus bei Radiumemanationstrinkkuren. Strahlentherapie 46: 365–373

Fett W (1988) Die LeeLageLast. Ein Maß für die windbedingte Benachteiligung eines Ortes relativ zu den Immissionsquellen. In: Ahrens D, Mayer H (Hrsg) Fachtagung Umweltmeteorologie. München (Münchner Uni-Schriften, Wiss. Mitt. Met. Inst., München, Nr. 61, S 116–122)

Fetz F (1974) Mentales Training. Z Angew Bäder Klimaheilkd 21: 286–292

Fick K (1962) Kreislaufgrößen unter verschiedenen hydrostatischen Bedingungen. Arch Phys Ther (Leipzig) 14: 313–320

Findeisen DGR (1987) Asthma bronchiale, 4. Aufl. Fischer, Jena

Findeisen W (1935) Über das Absetzen kleiner, in der Luft suspendierter Teilchen in der menschlichen Lunge bei der Atmung. Pflügers Arch 236: 367–379

Fischer J (1994) Klimatherapie. In: Petro W (Hrsg) Pneumologische Prävention und Rehabilitation, Springer, Berlin Heidelberg New York Tokio, S 396

Fischer J, Schmidt-Wolf I, Raschke F (1990) Einfluß eines mehrwöchigen Aufenthaltes im Nordseeklima auf die Lymphozytensubpopulationen bei Patienten mit Neurodermitis und Atemwegserkrankungen. Z Phys Med Baln Med Klim 19: 320–324

Fischer P, Böhme A (1958) Der Einfluß von Bädern auf die C-17-Ketosteroidausscheidung im Harn. Arch Phys Ther (Leipzig) 10: 241–244

Flaig W (1982) Dynamics of organic matter-decomposition in soils. Transact. of 12. Intern. Congress of Soil Science, New Dehli, 2; 115–124

Flaig W (1988) Umwandlung von Inhaltsstoffen der Moorpflanzen im Verlauf der Bildung von Torf; Huminstoffsynthese. Zum Vorkommen von Lignin-Abbauprodukten, stickstoffhaltigen Verbindungen aus dem Proteinabbau und polycyclischen Aromaten im Torf. In: Flaig W, Goecke C, Kauffels W (Hrsg) Moortherapie, Grundlagen und Anwendungen. Uebereuter, Wien Berlin, S 46-64, 78-91

Flaig W, Goecke C Kauffels W (1988) Moortherapie, Grundlagen und Anwendungen. Uebrerecuter, Wien Baltimore

Floto CH, Fassl H, Reinke R (1986) Medizin-meteorologische Hinweise für die Öffentlichkeit. MMW 128, Nr. 39: 662-666

Flügge C, Schramme C, Hettinger T, Hollmann W (1976) Über den Trainingseinfluß auf die statische Kraft der Beinmuskulatur beim Tragen eines Kompressionsstrumpfes. Phlebol u Proktol 5: 6-13

Flurin R (1991) Die wichtigsten Kurverfahren im HNO-Bereich in französischen Schwefelheilbädern. In: Pratzel HG, Bühring M, Evers A (Hrsg) Schwefel in der Medizin. Demeter, Gräfelfing, S 131-137

Folkard, S (1981) Shiftwork and Performance. In: Johnson LC, Tepas DI, Colquhoun WP, Colligan MJ (eds) Biological rhythms, sleep and shift work. MTP Press limited, Falcon House, Lancaster/UK, pp 283-305

Folkhard S, Monk, T (1985) Circadian rhythms in human memory. Br J Psychol 71: 295-307

Forth W, Rummel W (1988a) Pharmakologische Beeinflussung der großen Verdauungsdrüsen und des Darmtraktes. In: Forth W, Henschler D, Rummel W (Hrsg) Allgemeine und spezielle Pharmakologie und Toxikologie. B.I.-Wissenschaftsverlag, Mannheim, S 332-358

Forth W, Rummel W (1988b) Eisen – Pharmakotherapie des Eisenmangels. In: Forth W, Henschler D, Rummel W (Hrsg) Allgemeine und spezielle Pharmakologie und Toxikologie. 2. Aufl. B.I.-Wissenschaftsverlag, Mannheim, S 389-395

Forth W, Rummel W (1988 c) Vitamine, Spurenelemente. In: Forth W, Henschler D, Rummel W (Hrsg) Allgemeine und spezielle Pharmakologie und Toxikologie. B.I.-Wissenschaftsverlag, Mannheim, S 448-468

Fox RH, Hilton, SM, (1958) Bradykinin formation in human skin as a factor in heat vasodilatation. J Physiol (London) 142: 219-232

Franke A, Franke, T (1993) Die Bedeutung der Biometrie bei der Planung und Auswertung von Therapiestudien in der kurmedizinischen Forschung. Heilbad Kurort 45: 85-87

Franke K (1954) Die Körperregulationen bei der Kneipp-Kur, dargestellt am Verhalten des Blutdrucks. Die Medizinische 1954: 122-123

Franke K (1960) Untersuchungen über die Abhärtung durch kleine hydrotherapeutische Reize und ihren Nachweis. Arch Phys Ther (Leipzig) 12: 241-244

Franke K (1962) Kurreaktion und Witterungseinflüsse. Arch Phys Ther (Leipzig) 14: 205-208

Franke K (1973) Moderne Abhärtungsprobleme. Das Wissenschaftliche Taschenbuch, Abtlg. Medizin. Goldmann, München

Franke M, Nieth H, Kaufmann W (1966) Über die Wirkung balneotherapeutischer Maßnahmen auf die Kreislaufhämodynamik unter besonderer Berücksichtigung der Nierenfunktion. Z Angew Bäder Klimaheilkd 13: 415-449, 547-569

Franz I-W (1982) Ergometrie bei Hochdruckkranken. Springer, Berlin Heidelberg New York

Fredriksson T (1980) Perkutane Absorption. In: Korting GW (Hrsg) Dermatologie in Klinik und Praxis, Bd 1. Thieme, Stuttgart, S 2.31-2.39

Fresenius W (1979) Einführung in die Chemie und Charakteristik der Heilwässer und Moore. In: Deutscher Bäderkalender, hrsg. vom Deutschen Bäderverband e.V., Bonn. Flöttmann, Gütersloh, S 41-60

Fresenius W (1989) Chemie der Heilquellen. In: Schmidt KL (Hrsg) Kompendium der Balneologie und Kurortmedizin. Steinkopff, Darmstadt, S 57-66

Fresenius W, Schneider W (1962) Analyse der Mineralwässer. In: Amelung W, Evers A (Hrsg) Handbuch der Bäder- und Klimaheilkunde. Schattauer, Stuttgart, S 91-102

Fresenius W, Schneider W, Röder R (1979) Quantitative Untersuchungen über die Fluoridausscheidung im Urin nach Genuß von Wasser mit verschiedenen Fluoridgehalten. Z Lebensm Unters Forsch 169: 106-110

Freund F (1933) Zum Mechanismus der Schwefelbäderwirkung. MMW 80: 1172-1173

Frey R (1985) Die Aufgabe der Krankengymnastik in der geriatrischen Rehabilitation. In: Schütz RM (Hrsg) Praktische Geriatrie 5, S 165–168

Freyberger H-J, Freyberger H (1996) Internistische Psychosomatik. In: Gross G, Schölmerich P, Gerok W (Hrsg) Die innere Medizin, 9. Aufl. Schattauer, Stuttgart, S 1276–1294

Freyschmidt P (1970) Endokrinologische Aspekte bei Meereskuren. Z Angew Bäder Klimaheilkd 17: 135–144

Fricke K (1962) Geologische Voraussetzungen für die Entstehung, Beschaffenheit und räumliche Verbreitung der Heilquellen und Peloide. In: Amelung W, Evers A (Hrsg) Handbuch der Bäder- und Klimaheilkunde. Schattauer, Stuttgart, S 19–28

Fricke K, Michel G (1974) Mineral- und Thermalwässer der Bundesrepublik Deutschland. Der Mineralbrunnen 24: 70–89

Friedrich D (1974) Über den Einfluß des körperlichen Trainings als zusätzliche Maßnahme im Rahmen der aktivierenden Kurbehandlung. Med. Dissertation, Universität Marburg/Lahn

Fritz H (1925) Gibt es einen tatsächlichen Nachweis der Thermalbäderwirkung? Z Diät Phys Ther 30: 234–340

Froehlich D (1959) Veränderungen der dermographischen Latenzzeit im Nordseeklima. Arch Phys Ther (Leipzig) 11: 161–167

Fruhstorfer H (1971) Habituation and dishabituation of the human vertex response. Electroencephalogr Clin Neurophysiol 30: 306–312

Fuchs NA (1964) The mechanics of aerosols. Pergamon Press, New York

Furger M, Wanner H, Engel J, Troxler F, Valsan-Giacomo A (1989) Zur Durchlüftung der Täler und Vorlandsenken der Schweiz. Resultate des Nationalen Forschungsprogrammes 14. Geographica Bernensa, p 20

Füsgen I (1992) Bedeutung des Natriums für die Geriatrie. In: Holtmeier HJ (Hrsg) Bedeutung von Natrium und Chlorid für den Menschen. Springer, Berlin Heidelberg New York Tokio, S 226–233

Futterlieb A, Baumann JM, Wacker M, Zingg E (1985) Kalziumsteinmetaphylaxe mit kalziumarmem und kalziumreichem Mineralwasser? In: Gasser G, Vahlensieck W (Hrsg) Pathogenese und Klinik der Harnsteine XI. Steinkopff, Darmstadt, S 180–181

Gadermann E, Hildebrandt G, Jungmann H (1961) Über harmonische Beziehungen zwischen Pulsrhythmus und arterieller Grundschwingung. Z Kreislaufforsch 50: 805–814

Gärtner R (1990) Pathophysiologie und Definition des Krankheitsbildes. In: Köbberling J, Pickardt C (Hrsg) Struma. Springer, Berlin Heidelberg New York Tokio, S 7–13

Gärtner W (1970) Thermoregulatorische Vorgänge im Rahmen der Kälteadaptation des Menschen. Z Phys Med 1: 149–157

Garreau C, Garreau-Gomez B (1983) Mesures des effets des eaux de Barbatonles-Thermes sur le remplissage et la vidange veineuse chez les phlébitides et les variqueux par plethysmographie a jauge de mesure. Phlébol 38: 529–539

Garreau C, Garreau-Gomez B (1985) Effets de la cure de Barbaton sur les malades porteurs de troubles veineuses associés aux gonarthroses. Phlébol 38: 529–539

Gastl G, Egg G, Herold M, Födinger AM, Hober CH, Günther R (1988) Influence of Finnish Bath and Radon Balneotherapy on the Frequency and Activity of Natural Killer Cells in Peripheral Blood. Z Phys Med Baln Med Klim 17 (Sonderheft 1): 47–53

Gauer OH (1955) Die hydrostatische Wirkung von Bädern auf den Kreislauf. Dtsch Med J 6: 13–14

Geertz UW, Günther R, Schwarz I (1967) Untersuchungen mit „psychophysischen" Tests zur Beurteilung der Adaptation chronisch Rheumakranker. Arch Phys Ther (Leipzig) 19: 393–400

Gehlken K, Hildebrandt G, Franke M (1961) Psychophysische Korrelationen im Kurverlauf. Arch Phys Ther (Leipzig) 13: 171–175

Gehrke A, Drexel H (1980) Grundlagen der Bäderbehandlung. In: Brüggemann W (Hrsg) Kneipptherapie. Ein Lehrbuch. Springer, Berlin Heidelberg New York, S 25–46

Georgi H (1966) Die Verteilung von Spurengasen in reiner Luft. In: Experientia (Suppl.) 13. Birkhäuser, Basel

Gercke W (1965) Methodische Gesichtspunkte für eine Erfolgsbeurteilung der Heilmaßnahmen der Rentenversicherungsträger. Dtsch Rentenversicherung, S 226–237

Gercke W (1976) Sozialmedizinische Gesichtspunkte bei der Rehabilitation von Nierenkranken. Z angew Bäder- u Klimaheilk 23: 221–237

Gercke W (1977) Heilverfahren bei urologischen und nephrologischen Erkrankungen und ihre Ergebnisse. Therapiewoche 27: 1869–1892

Gerhardt H, Ebert U (1991) Windklima und Emission. Staub – Reinhaltung der Luft 51: 57–62

Geyer F (1980) Die circaseptane Reaktionsperiodik im Kurverlauf von Vigilanzparametern und ihre Beziehung zur Wochenrhythmik. Med. Dissertation, Universität Marburg/Lahn

Giesen M (1982) Untersuchungen über die Beziehung zwischen circadianem Phasentyp und vegetativen Kenngrößen bei berufstätigen Frauen. Med. Dissertation, Universität Marburg/Lahn

Giessler A (1957) Die physikalischen Eigenschaften des Wassers und ihre medizinische Bedeutung. Arch Phys Ther (Leipzig) 9: 81–103

Gilsdorf K, Gutenbrunner C (1987) Untersuchungen über den Einfluß calciumhaltiger Mineralwässer auf die Übersättigung des Harnes an Calciumoxalat. Z Phys Med 16: 318–319

Gilsdorf K, Gutenbrunner C, Schultheis HM (1990) Kurlängsschnittuntersuchungen humoraler und zellulärer Immunparameter. Z Phys Med 19: 306–313

Giordano M, Ara M, Capelli L, Scoti GG (1969) Untersuchungen zur Therapie der rheumatischen Krankheiten mit Fango und Mineralwasserbädern. Arch Phys Ther (Leipzig) 21: 427–434

Glaser EM (1968) Die physiologischen Grundlagen der Gewöhnung. Thieme, Stuttgart

Glatzel H (1955) Vom Wirken der Spurenelemente. Med Klin 50: 1659–1666

Glees M (1968) Die physikalische Therapie in der Augenheilkunde. In: Grober J (Hrsg) Handbuch der Physikalischen Therapie, Bd IV. Fischer, Stuttgart, S 348–356

Göbel P, Franke M, Schill W-B (1965) Die Kortisonsekretion der NNR nach Hydrotherapie. In: Hoffmann G, Scheer KE (Hrsg) Radionuklide in der klinischen und experimentellen Onkologie. Schattauer, Stuttgart, S 319–321

Goebel A (1971) Untersuchungen über die Beeinflussung der Dynamik des arteriellen Windkessels durch CO_2-Bäderkuren in Abhängigkeit von vegetativer Ausgangslage und Jahreszeit. Med. Dissertation, Universität Marburg/Lahn

Goecke C, Lüttig G (1987) (Hrsg) Wirkungsmechanismen der Moortherapie, Hippokrates Verlag Stuttgart

Goetz A (1961) On the nature of the synergistic action of aerosols. Int J Air Water Pollut 4: 168

Goldscheider (1922) Grundlagen und Bedeutung der physikalischen Therapie für die innere Medizin. Klin Wochenschr 1: 665–670

Golenhofen K (1962) Physiologie des menschlichen Muskelkreislaufes. Marburger Sitzungsber 83/84: 167–254

Golenhofen K (1966) Physiologische Aspekte zur Soziosomatik des Kreislaufs. Verh Dtsch Ges Kreislaufforsch 31: 23–37

Golenhofen K (1970a) Primäre Kältewirkung und Thermoregulation. Z Phys Med 1: 7–21

Golenhofen K (1970b) Slow rhythms in smooth muscle (minute-rhythm). In: Bülbring E, Brading AF, Tomita T (eds) Smooth muscle. E. Arnold, London, pp 316–342

Golenhofen K (1987) Endogenous rhythms in mammalian smooth muscle. In: Hildebrandt G, Moog R, Raschke F (eds) Chronobiology and chronomedicine. Basic research and applications. P. Lang, Frankfurt am Main, pp 26–38

Golenhofen K, Hensel H, Hildebrandt G (1963) Durchblutungsmessung mit Wärmeleitelementen in Forschung und Klinik. Thieme, Stuttgart

Gollwitzer-Meier K (1950) Eigenreflexe und Fremdreflexe des Kreislaufs und ihre Beeinflussung durch das Bad. Arch Phys Ther (Leipzig) 2: 329–338

Gollwitzer-Meier K, Bingel A (1933) Der Nachweis eines acetylcholinhaltigen Stoffes in der Haut. Naunyn-Schmiedebergs Arch Exp Pathol Pharmakol 173: 173–179

Gonsior G (1990) Inhalationen (Aerosoltherapie bei Atemwegserkrankungen). In: Hildebrandt G (Hrsg) Physikalische Medizin, Bd 1: Physiologische Grundlagen, Thermo- und Hydrotherapie, Balneologie und medizinische Klimatologie. Hippokrates, Stuttgart, S 212–221

Goodfield MJD, Rowell NR (1988) Hand warming as a treatment for Raynaud's phenomenon in sytemic sclerosis. Brit J Dermatol 119: 643–646
Göpfert H (1970) Balneotherapie (Kurortbehandlung). In: Grober J (Hrsg) Klinisches Lehrbuch der physikalischen Therapie. G. Fischer, Stuttgart, S 509–552
Gottron HA (1954) Gegenwartsfragen beim Hautcarcinom. Med Klinik 39: 1553–1560
Graf K (1969) Hyperkinetisches Herzsyndrom (vasoregulatorische Asthenie) und Möglichkeiten therapeutischer Beeinflussung. Z Angew Bäder Klimaheilkd 16: 536–545
Granowskaja NN (1956) Eindringen des radioaktiven Phosphors in den Körper durch die gesunde und geschädigte Haut. Vestn Roentg Radiol 3: 7 (Zit. nach Drexel et al. 1970)
Graßl H, Klingholz R (1990) Wir Klimamacher. Auswege aus dem globalen Treibhaus. S. Fischer, Frankfurt am Main
Gray DJ (1964) Organ systems in adaptation: the skeleton. In: Adaptation to the environment. Handbook of physiology, section 4. American Physiological Society, Washington/DC, pp 133–151
Green AES (1983) The penetration of ultraviolet radiation to the ground. Physiol Plant 58: 351–359
Green JH, Cable NT, Elms N (1990) Heart rate and oxygen consumption during walking on land and in deep water. J Sports Med 30: 49–52
Greger R (1992) Zur Physiologie des Natrium- und Chloridhaushaltes. In: Holtmeier HJ (Hrsg) Bedeutung von Natrium und Chlorid für den Menschen. Springer, Berlin Heidelberg New York Tokio, S 20–34
Greiter F (1984) Sonne und Gesundheit. G. Fischer, Stuttgart
Griesemer RD (1959) Protection against the transfer of matter through the skin. In: Rothman S (ed) The human integument. Normal and abnormal. American Association for the Advancement of Science, Washington/DC (Publ No 54, pp 25–46)
Griffin JP (1963) The role of the frontal areas of the cortex upon habituation in man. Clin Sci 24: 127–134
Groll W (1958) Untersuchungen über die Wirkung einer vierwöchigen Bäderkur in Bad Steben/Frankenwald auf das Blutbild, die Blutkörperchensenkung und die Serumeiweißverhältnisse. Med. Dissertation, Universität München
Gross D (1959) Therapie über das Nervensystem. Ärztl Forsch 13: I/479–489
Gross D (1961) Neurovegetative Therapie (Therapie über das Nervensystem). Hippokrates 32: 966–972
Gross D (1969) Beitrag zum Wirkmechanismus der Thermotherapie. Z Phys Ther (Leipzig) 21: 273–282
Grote LR (1954) Über die Einheit der Heilkunde und die hippokratische Medizin. Hippokrates 25: 1–11
Grote LR (1961) Der Arzt im Angesicht von Leben, Krankheit und Tod. Herausgegeben von K.E. Rothschuh. Hippokrates, Stuttgart
Gruber F (1957) Mitteilungen der österreichischen Sanitär-Verwaltung 57: 10 (Zit. nach Evers 1962 a)
Gruber F (1964) Das Schwefelerythem. Z Angew Bäder Klimaheilkd 11: 343–349
Gruber F (1967) Die Chemie des Quellenschwefels. Z Angew Bäder Klimaheilkd 14: 319–327
Gruber F, Gruber F jr (1968) Menstruationsverschiebungen bei Schwefelbadekuren. Z Angew Bäder Klimaheilkd 15: 356–360
Gruber F, Gruber F jr. (1969) Biochemische Badeeffekte der Haut. Z Angew Bäder Klimaheilkd 16:308–315
Gründer W (1962) Aufbereitung der Peloide. In: Amelung W, Evers A (Hrsg) Handbuch der Bäder- und Klimaheilkunde. Schattauer, Stuttgart, S 146–157
Grüninger U (1958) Die Behandlung der Kinderkrankheiten in Solbädern. Z Angew Bäder Klimaheilkd 5: 259–271
Grunow W (1941) Betrachtungen über Wildbader Thermalbäderwirkungen (hämatologisch und klinisch) und Bemerkungen über ihre stoffwechselchemische Stellung zu warmen Leitungs- und Schwitzbädern. Balneologe 8: 8–18
Gübeli AO (1962) Spezielle Mineralquellenchemie. In: Amelung W, Evers A (Hrsg) Handbuch der Bäder- und Klimaheilkunde. Schattauer, Stuttgart, S 60–90

Guezenec CY, Defer G, Gazorla G, Sabathier C, Lhoste F (1986) Plasma renin activity, aldosterone and catecholamine levels when swimming and running. Eur J Appl Physiol 54: 632–637

Gugliemi G, Russo E, Consigli VP (1957) Artrite sperimentale e quadro proteico in conigli trattati con fango radioattivo cloruro-sodico. Clin Termale 10/2: 82–86

Gundermann G, Guterbrunner C (1994) Untersuchungen über die Speichel-Fluorid-Konzentration nach Zufuhr stärker Fluorid-haltiger Heilwässer. Phys Rehab Kur Med 4: 89–90

Gundermann G, Gutenbrunner C (1995a) Untersuchungen über den Einfluß sulfathaltiger Heilwässer auf die intestinale Resorption von Nahrungslipiden. Phys Rehab Kur Med 5: 51

Gundermann G, Gutenbrunner C (1995b) Untersuchungen über den Einfluß sulfathaltiger Heilwässer auf die Stuhlgangsfunktion. In: Deutscher Bäderverband (Hrsg) Kurortmedizin als ambulante und stationäre physikalische und rehabilitative Medizin: Natur- und sozialwissenschaftliche Grundlagen. Posterpräsentation anläßlich des 91. Deutschen Bäderbades 1995, S 10

Gundermann G, Gutenbrunner C, Moser M (1994) Untersuchungen über den Einfluß natriumhaltiger Trinkwässer unterschiedlicher Konzentration auf die Blutfließeigenschaften älterer Menschen. Heilbad Kurort 46: 319–321

Günther R (1961) Beeinflussung des Blutbildes Rheumakranker durch die Gasteiner Radon-Thermal-Anwendungen. Z Angew Bäder Klimaheilkd 8: 282–291

Günther R (1967a) Trinkkuren mit radonhaltigen Wässern. Arch Phys Ther (Leipzig) 19: 429–436

Günther R (1967b) Unterschiede in der Anpassung von Arthritis- und Arthrosekranken während Kurheilverfahren. Arch Phys Ther (Leipzig) 17: 117–127

Günther R (1976) Die Stellung der Balneotherapie im Rahmen moderner Rehabilitationsverfahren. Z Angew Bäder Klimaheilkd 23: 4–16

Günther R (1979) Balneotherapie im Alter. Akt Gerontol 9: 7

Günther R (1984) Podiumsdiskussion über Probleme der Kurortmedizin – Einweisender Arzt und Kurarzt. Z Phys Med 13: 180–181

Günther R, Jantsch H (1982) Physikalische Medizin. Springer, Berlin Heidelberg New York

Günther R, Hübschmann E, Inama K (1955) Die Elektrodermatographie (EDG) in der Balneotherapie. Z Rheumaforsch 14: 314–322

Günther R, Halhuber MJ, Kirchmair H (1962) Praktische Fragen an die Kardiologie. Ein Lesebuch zur ärztlichen Fortbildung. Urban & Schwarzenberg, München Berlin

Günther R, Knapp E, Siller K (1968a) Der Einfluß künstlich Radiumemanierter akratischer Wässer auf die Diurese bei Rheumakranken. Z Angew Bäder Klimaheilkd 15: 148–162

Günther R, Knapp E, Siller K (1968b) Zur diuretischen Wirkung akratischer Trinkwässer mit und ohne CO_2-Zusatz. Statistische Untersuchungen im 24-Stunden-Harn und im Nachtharn. Z Angew Bäder Klimaheilkd 15: 208–231

Günther R, Halberg F, Knapp E (1971) Veränderungen des Tagesrhythmus (Circadianrhythmus) bei chronisch Rheumakranken und ihre Beeinflussung durch Balneotherapie. Z Phys Med 2: 180–197

Günther R, Knapp E, Haus E, Halberg F (1974) Cosinor mapping of physiologic and psychologic variables in 10 healthy men before and during balneotherapy. In: Scheving LE, Halberg F, Pauly JE (eds) Chronobiology. Thieme, Stuttgart/Igaku Shoin Ltd, Tokyo, pp 228–233

Günther R, Loewit K, Egg D, Bewersdorf E, Zambelis N (1975) Hormonausscheidung im 24-Stunden-Harn von Arthritis- und Arthrosekranken. Z Angew Bäder Klimaheilkd 22: 478–483

Günther R, Kolarz G, Thumb N, Grabner H (1976) Der Einsatz einer EDV in der Erfolgsbeurteilung von Kuren bei Patienten mit chronischer Polyarthritis. Wien Klin Wochenschr 88: 84–86

Günther R, Egg D, Herold M (1979a) DNA-Repair und Kortisolproduktion unter Radontherapie bei Gesunden und Rheumakranken. Z Bäder Klimaheilkd 26: 336

Günther R, Egg D, Herold M, Geir W (1979b) Sexualhormone und Katecholamine im Nachtharn von Männern mit primär chronischer Polyarthritis rheumatica während Balneotherapie in radonhaltigen Thermalbädern. Z Angew Bäder Klimaheilkd 26: 14–18

Günther R, Halberg F, Herold M, Knapp E (1987) Kurörtliche Balneotherapie im höheren Lebensalter unter besonderer Berücksichtigung chronobiologischer Aspekte. In: Schmidt KL (Hrsg) Physikalische Medizin, Balneotherapie und Rehabilitation im höheren Lebensalter, Steinkopff, Darmstadt, S 63–77

Gutenbrunner C (1982) Längsschnittuntersuchungen über den Einfluß intermittierender Unterdruckexpositionen auf vegetative Funktionen während des Nachtschlafes. Med. Dissertation, Universität Marburg/Lahn

Gutenbrunner C (1984 a) Untersuchungen zur diuretischen Wirkung von Heilwasser-Trinkkuren: Beeinflussung der Tagesrhythmik und adaptive Modifikationen. Arbeitsmed. Sozialmed Präventivmed 19: 233–237

Gutenbrunner C (1984 b) Zur Methodik der Prüfung von Wirkung und Wirksamkeit der Heilwasser-Trinkkur. Ärzte-Z Naturheilverf 25: 16–32

Gutenbrunner C (1988 a) Untersuchungen über den Einfluß calciumhaltiger Mineralwässer auf die Harnzusammensetzung. In: Gasser G, Vahlensieck W (Hrsg) Pathogenhese und Klinik der Harnsteine XIII. Steinkopff, Darmstadt, S 247–253

Gutenbrunner C (1988 b) Die Bedeutung von Trinkkuren bei der Harnsteinmetaphylaxe. Therapiewoche 38: 1605–1612

Gutenbrunner C (1989) Spa therapy in urological diseases. Jpn J Phys Med Baln Med Clima 52: 194–203

Gutenbrunner C (1990 a) Trinkkuren. In: Drexel H, Hildebrandt G, Schlegel KF, Weimann G (Hrsg) Physikalische Medizin, Bd 1. Hippokrates, Stuttgart, S 199–211

Gutenbrunner C (1990 b) Trinkkuren mit kohlensäurehaltigen Heilwässern. Z Phys Med 19 (Sonderheft 1): 70–75

Gutenbrunner C (1992 a) Trinkkuren. In: Bühring M, Kemper FH (Hrsg) Naturheilverfahren - Grundlagen, Methoden, Nachweissituationen. Springer, Berlin Heidelberg New York Tokio, S 02.12, 1–40

Gutenbrunner C (1992 b) Muskeltraining und Muskelüberlastung. Schmidt, Köln

Gutenbrunner C (1993) Kontrollierte Studie über die Wirkung einer Haustrinktur mit einem Natrium-Hydrogencarbonat-Säuerling auf die Blutzuckerregulation bei gesunden Versuchspersonen. Phys Rehab Kur Med 3: 108–110

Gutenbrunner C (1994) Möglichkeiten und Besonderheiten einer kurmedizinischen Behandlung. Z Allgemeinmed 70: 631–637

Gutenbrunner C (1995 a) Health resort medicine in Germany. In: Agishi Y, Ohtsuka Y (eds) Recent progress in medical balneology and climatology. Hokkaido-University, School of medicine, Sapporo, Japan, pp 59–75

Gutenbrunner C (1995 b) Magen-, Darm-, Leber- und Gallenwegskrankheiten. In: Deutscher Bäderverband (Hrsg) Deutscher Bäderkalender. Flöttmann, Köln, S 89 ff.

Gutenbrunner C (1996 a) Balneologie und medizinische Klimatologie - eine Standortbestimmung. Heilbad Kurort 48: 223–237

Gutenbrunner C (1996 b) Unveröffentlichte Daten

Gutenbrunner C, Geis H (1985) Veränderungen der Histamin-Hautreaktion im Tagesgang und bei kurmäßiger wiederholter Auslösung. Z Phys Med 14: 55–58

Gutenbrunner C, Geis H (1986) Vegetative Einflüsse auf die Histamin-Empfindlichkeit der Haut und deren adaptive Modifikationen bei wiederholten intracutanen Testungen. Z Phys Med 15: 108–115

Gutenbrunner C, Heydari F (1992) Fluoridhaltige Heilwässer zur Kariesprophylaxe. Untersuchungen der Speichel-Fluorid-Konzentration nach Zufuhr Fluorid-haltiger Heilwässer. VitMinSpur 7: 58–64

Gutenbrunner C, Hildebrandt G (1986) Neuere Ergebnisse zur Trinkkurbehandlung. Therapiewoche 36: 2154–2168

Gutenbrunner C, Hildebrandt G (1987 a) Neuere Aspekte der Trinkkurwirkung. Z Physiother 39: 67–80

Gutenbrunner C, Hildebrandt G (1987 b) Untersuchungen über die Cortisolausscheidung im Nachtharn im Verlauf experimenteller Haustrinkkuren mit einem Natrium-Hydrogencarbonat-Chlorid-Wasser. Z Phys Med 16: 163–169

Gutenbrunner C, Hildebrandt G (1991) Immediate und Langzeitwirkung von Solebädern auf die Histaminreagibilität der Haut. Phys Rehab Kur Med 1: 17–21

Gutenbrunner C, Hildebrandt G (1992) Auswirkungen der Nachzulassungsverfahren für Heilwässer. Der Mineralbrunnen 1992/1: 7–11

Gutenbrunner C, Hildebrandt G (1994) Handbuch der Heilwasser-Trinkkuren – Theorie und Praxis. Sonntag, Stuttgart

Gutenbrunner C, Holtz KF (1983) Untersuchungen zur Tagesrhythmik der Harnausscheidungen bei Zufuhr eines Natrium-Hydrogencarbonat-Chlorid-Wassers und deren Bedeutung für die Harnsteinrezidivprophylaxe. Z Phys Med 12: 415–423

Gutenbrunner C, Petri M (1985) Untersuchungen über den Einfluß von Heilwässern auf die Diurese. In: Stoll HG (Hrsg) Verhandlungsbericht der deutschen Gesellschaft für Urologie. Springer, Berlin Heidelberg New York, S 224–229

Gutenbrunner C, Ruppel K (1992a) Zur Frage der adaptiven Blutdrucknormalisierung im Verlauf komplexer Bäderkuren unter besonderer Berücksichtigung von Homogenisierungseffekten und Lebensalter. Phys Rehab Kur Med 2: 58–64

Gutenbrunner C, Ruppel K (1992b) Retrospektive Studie über die Gewichtsveränderung während stationärer Heilvefahren mit und ohne Reduktionsdiät. Akt Ernähr Med 17: 8

Gutenbrunner C, Schreiber U (1987) Circadian variations of urine excretion and adrenocortical function in different states of hydration in man. In: Pauly JE, Scheving LE (eds) Advances in chronobiology, part A. A.R. Liss, New York, pp 309–316

Gutenbrunner C, Schultheis H (1987) Untersuchungen über die Wirkung kurörtlicher Trinkkuren auf die Wasser- und Elektrolytausscheidungen bei Harnsteinbildnern. In: Vahlensieck W, Gasser G (Hrsg) Pathogenese und Klinik der Harnsteine XII. Steinkopff, Darmstadt, S 233–238

Gutenbrunner C, Schultheis HM (1995) Erkrankungen des Urogenitalsystems. In: Schmidt KL, Drexel H, Jochheim KA (Hrsg) Lehrbuch der physikalischen Medizin und Rehabilitation. G. Fischer, Stuttgart, S 420–435

Gutenbrunner C, Schwerte U (1989) Klinische Längsschnittuntersuchungen des Uroflow im Verlauf vierwöchiger komplexer Kuren. Z Phys Med 18: 153–162

Gutenbrunner C, Straubel H (1993) Effects of a complex spa treatment in patients suffering from chronic low back pain. Jpn J Phys Med Baln Clima 57: 60

Gutenbrunner C, Winter H (1984) Untersuchungen über den Einfluß von Trinkkuren auf orthostatische Blutdruckregulationsstörungen. Ärzte-Z Naturheilverf 25: 463–468

Gutenbrunner C, Holtz KF, Müller B, Petri M (1984) Influence of sodium mineral waters on the circadian variations of urine excretions. In: Reinberg A, Smolenski M, Labercke G (eds) Annual review of chronopharmacology. Pergamon, Oxford, pp 339–402

Gutenbrunner C, Gilsdorf K, Hildebrandt G (1989) Untersuchungen über den Einfluß calciumhaltiger Mineralwässer auf die Übersättigung des Harnes mit Calciumoxalat. Urologe A 28: 15–19

Gutenbrunner C, Beudt-Jalladeau M, Hildebrandt G (1990) Doppelblindstudie über die Wirkung von Haustrinkkuren mit einem Natrium-Hydrogencarbonat-Säuerling auf den Blutdruck von Patienten mit arterieller Hypertonie. VitaMinSpur 5: 73–79

Gutenbrunner C, Moser M et al. (1993) Unveröffentl. Ergebnisse. Bad Wildungen/Graz

Gutenbrunner C, Ruten B, Kuhn K, Gundermann G (1994) Untersuchungen über die thermischen Wirkungen der Fango-Applikation mit dem „Soft-Pack-System Haslauer" im Vergleich zur Anwendung ohne externe Wärmezufuhr. Phys Rehab Kur Med 4: 150

Gutenbrunner C, Rohleder-Stiller C, El-Cherid A (1995) Untersuchungen über die Wirkung sulfathaltiger Heilwässer auf die Gallenblasengröße – Hormonelle Steuerungsmechanismen und tagesrhythmische Einflüsse. In: Pratzel HG (ed) Health resort medicine. ISMH-Verlag, Geretsried, S 235–242

Gutenbrunner C, Gundermann G, Ruten B, Kuhn K, Gehrke A (1996 a) Untersuchungen über die thermischen Wirkungen der Fango-Applikation mit dem „Soft-Pack-System Haslauer" im Vergleich zur Anwendung zusätzlicher Wärmezufuhr. Phys Rehab Kur Med 6: 190–195

Gutenbrunner C, Gundermannn G, Wendt R, Grebe D, Gehrke A (1996 b) Vergleichende klinische Längsschnittuntersuchungen über die Wirkung von kurörtlichen Kuren mit einem

Hydrogencarbonat-Heilwasser bei Patienten mit Hyperurikämie. Phys Rehab Kur Med 6: 153

Gutmann, S (1959) Die Heilquellen der Bundesrepublik Deutschland. Ettingen

Gwinner E (1968) Circannuale Periodik als Grundlage des jahreszeitlichen Funktionswandels bei Zugvögeln. Untersuchungen am Fitis (Phylloscopus tricholus) und am Waldlaubsänger (P. sibiliatrix). J Ornithologie 109: 70–95

Haberich F-J et al. (1977) Adaptation des Darmes an enterale und parenterale Faktoren. Teilprojekt C2. In: Arbeitsberichte des Sonderforschungsbereiches Adaptation und Rehabilitation (SFB 122), Bd IV, S 273–389. Marburg/Lahn

Haberich F-J et al. (1978) Adaptation des Darmes an enterale und parenterale Faktoren. Teilprojekt C2. In: Arbeitsberichte des Sonderforschungsbereiches Adaptation und Rehabilitation (SFB 122), Bd V, S 173–221. Marburg/Lahn

Häckel H (1990) Meteorologie, 2. verb. Aufl. UTB für Wissenschaft, Stuttgart

Haeberlin C, Goeters W (1954) Grundlagen der Meeresheilkunde. Thieme, Stuttgart

Hagmüller K, Hellauer H (1963) Haut und Schleimhäute in ihrer Bedeutung für die Balneotherapie. Z Angew Bäder Klimaheilkd 10: 20–31

Halberg F (1969) Chronobiology. Ann Rev Physiol 31: 675–725

Halberg F, Carandente F, Cornelissen G, Katinas GS (1977) Glossary of chronobiology. Chronobiologia IV (Suppl 1): 1–189

Halberg F, Ratte J, Kuhl JFW et al. (1974) Chronobiologie - rhythmes circaseptidiens - environ 7 jours - synchronise ou non avec la semaine sociale. CR Acad Soc Paris, t278, Serie D: 2675–2682

Halberg S et al. (1985/1986) Circaseptan (about 7 days) and circasemiseptan (about 3, 5 days) rhythms and contributions by Ladislaw Dérer. Biologia (Bratislava) 40: 1119–1141 (1985) und 41: 233–252 (1986)

Halhuber MJ (1959) Allgemeine Therapeutik als Unterrichtsproblem. Hippokrates 30: H 16, 1–5

Halhuber MJ (1960 a) Aus der medizinischen „Wissenschaft vom Urlaub“. Homburg-Informationen für den Werksarzt 7: 26–34

Halhuber MJ (1960 b) Längsschnittuntersuchungen an Hochdruckkranken während einer Klima- und Terrainkur in 2000 m Höhe. Dtsch Versicherungs-Z 8/9: 222–226

Halhuber MJ (1969) Soziale Balneologie - aus der Sicht eines Präventiv-Kardiologen. Arbeitsmed Sozialmed Arbeitshyg 4: 74–76

Halhuber MJ (1978) Die Zukunft der Kurorte. Heilbad u Kurort 1973: 17–27

Halhuber MJ (1981) Das Selbstverständnis des Rehabilitationsmediziners in der Rentenversicherung. Dt Rentenversicherung 3: 176–179

Halhuber MJ (1983) Kuren heute. Eine Bestandsaufnahme. In: Halhuber MJ (Hrsg) Interdiszipl Arbeitstagung am 6.5.1983 in Bad Berleburg

Halhuber MJ, Jungmann H (1954) Physikalische Kreislaufanalysen im natürlichen Heißluft-Emanatorium des Gasteiner Thermalstollens. Wien Med Wochenschr 104: 248–251

Halhuber MJ, Jungmann H, Hierholzer G, Krauss J (1958) Untersuchungen zur Anpassung des Wintersportlers an 2000 bis 3000 m Höhe. Med Klinik 53: 256–260

Halhuber MJ, Inama K, Jungmann H (1968) Der Einfluß mittlerer Höhen (2000 m) auf den Kreislauf des Hypertonikers. Z Angew Bäder Klimaheilkd 15: 266–278

Hammarstein G (1937) Eine Studie über Calcium-Oxalat als Steinbildner in den Harnwegen. Harasowitz, Lund Leipzig

Hammel HT, Elsner RW, LE Messurier DH, Andersen HT, Milan FA (1959) Thermal and metabolic responses of the Australian aborigines exposed to moderate cold in summer. J Appl Physiol 14: 605–615

Hammer O (1984) Vierzehn Jahre Bad Nauheimer Raucherentwöhnungstherapie. Hessisches Ärzteblatt 45: 332–339

Hammer O (1989) Gesundheitsbildung (Gesundheitserziehung, Gesundheitstraining, Gesundheitsberatung) am Kurort: Die Bad Nauheimer Raucherentwöhnungs-Therapie. In: Schmidt KL (Hrsg) Kompendium der Balneologie und Kurortmedizin. Steinkopff, Darmstadt, S 451–462

Hammerl H, Pichler O (1961) Über den phasenförmigen Reaktionsablauf nach oraler Verabreichung von unspezifischen pflanzlichen Reizkörpern. Ärztl Forsch 15: I/538–540

Hänze, S (1959) Die Wirkung von Calcium auf die Funktion des distalen Nierentubulus. Klin Wochenschr 37: 31–35

Happel P, Heller C (1935) Physik und biologische Versuche bei emanationshaltigen Bädern. Balneologe 2: 499–506

Happel P, Heller C (1936) Die Verbesserung der Emanationsausnutzung bei Radiumemanationsbädern durch das kombinierte Bade-Inhalationsverfahren nach Best. Balneologe 3: 126–132

Harlfinger H (1995) Psychische Krankheiten. In: Schmidt KL, Drexel H, Jochheim KA (Hrsg) Lehrbuch der Physikalischen Medizin und Rehabilitation. G. Fischer, Stuttgart, S 374–379

Harsdorf R von (1984) Untersuchungen über das Längsschnittverhalten subjektiver und vegetativer Parameter bei einer experimentellen Trinkkur mit der kochsalzhaltigen Kaiser-Friedrich-Quelle. Med. Dissertation, Universität Marburg/Lahn

Hartley LH, Mason JW, Hogan RP et al. (1972 a) Multiple hormonal responses to graded exercise in relation to physical training. J Appl Physiol 33: 602–606

Hartley LH, Mason JW, Hogan RP et al. (1972 b) Multiple hormonal responses to graded exercise in relation to physical training. J Appl Physiol 33: 607–610

Hartmann B (1990) Results of the consensus-finding conference on carbon dioxide-balneotherapy. Z Phys Med Klim 19 (Suppl 1): 11–12

Hartmann B (1994) Kohlendioxid-Balneotherapie – Effekte auf Haut-Mikrozirkulation und -Sauerstoffpartialdruck, Makrozirkulation und arteriellen Blutdruck von Gefäß- und Kreislaufkranken, Habilitation, Universität Freiburg i. Br.

Hartmann B, Drews B, Bassenge E (1993) Wirkungen des Badens in CO_2-haltigem Thermalwasser auf die venöse Hämodynamik Gesunder und Venenkranker. Phys Rehab Kur Med 3: 153–157

Hartmann B, Kürten B, Drews B, Bassenge E (1990 a) Reduktion der Venenkapazität bei Varikose durch Unterschenkel-Immersion in kohledioxydhaltiges Wasser von 28 Grad Celsius: Effekte der Einzel- und der seriellen Applikation. Z Phys Med Baln Med Klim (Sonderheft 1) 19: 64–68

Hartmann B, Kürten B, Drews B, Bassenge E (1990 b) CO_2-induzierter Anstieg von Hautdurchblutung und -sauerstoffspannung bei Patienten mit arterieller Verschlußkrankheit im Stadium Claudicatio intermittens (II nach Fontaine). Z Phys Med Baln Med Klim (Sonderheft 1) 19:57–63

Hartmann B, Schaff G (1995) Carbothérapie thermale dans le syndrome de Raynaud – Effets de l'immersion de la main dans l'eau minérale carbogazeuse. Résultats à court et à long terme, Cah d'arteriolog de Royat 20: 7–10

Hartmann F (1978) Wandlungen im Verhältnis vom Kurpatienten zum Kurort. Z angew Bäder- u Klimaheilk 25: 1–16

Hartmann KU (1990) Die nichtspezifische und spezifische Immunität. Z Phys Med Baln Med Klim 19: 283–288

Hartog R (1978) Verkehrsbeeinträchtigung und Ruhezonen. Heilbad Kurort 30: 294

Hartung K (1982) Zur Aufnahme in Kurkliniken und Rehabilitationseinrichtungen für Kinder. Sozialpädiatrie 4: 273, 328, 395

Hasselmann-Kahlert M (1940) Über Menstruationsstörungen bei der gesunden weißen Frau in den Tropen. Arch Schiffs-Tropenhyg 44: 124–133

Hasse-Pinkus J (1960) Zit. nach Wienke H: Aufgaben und Möglichkeiten des Frauenheilbades in der Vor- und Nachbehandlung der Harninkontinenz (Beschreibung der Hasse-Pinkus-Birne) Z Phys Med Baln Med Klim 12: 150–158

Hatta O (1960) Über die Badereaktion. Stellungnahme für die Histaminüberschußtheorie. Bull Inst Balneother 12: 152 [ref.: Z Angew Bäder Klimaheilkd 8:507 (1961)]

Haus E (1957) Wirkungen einer Kombination Heißluft-Radiumemanationsbehandlung auf das endokrine System. Z Angew Bäder Klimaheilkd 5: 486; 593–632

Haus E, Halberg F (1969) Phase-shifting of circadian rhythms in rectal temperature, serum corticosterone, and liver glycogen of the male C-mouse. Rassegna Neurol Vegetat 23: 83–112

Haus E, Halberg F (1980) The circadian time structure. In: Scheving LE, Halberg F (eds) Chronobiology: Principles and applications to shifts in schedules. Sijthoff & Noordhoff, Alphen aan den Rijn, Rockville/MD, pp 47–94

Haus E, Inama K (1957) Endokrine Faktoren der Badereaktion bei „Rheumatikern". Z Rheumaforsch 17: 13–20

Haus E, Inama K (1965) Wirkungen des Stollenklimas auf das endokrine System. In: Scheminsky F (Hrsg) Der Thermalstollen von Badgastein-Böckstein, seine Geschichte, Erforschung und Heilkraft. Universität Innsbruck, S 265–317

Hauser GA (1960) Die Rolle des Neurovegetativen Nervensystems in der Gynäkologie und Geburtshilfe. Fortschr Geburtsh Gynäkol 10: 17–258

Häusler HP (1954) Zur Beeinflussung der Stoffwechselreaktionen durch akute und chronische Jodzufuhr. Arch Phys Ther 6: 163–167

Häusler HP, Zach FT (1954) Zur Erfassung vegetativer Regulationen auf exogene Reize. Wien Med Wochenschr 104: 643–645

Hauss WH, Junge-Hülsing G, Gerlach U (1968) Die unspezifische Mesenchymreaktion. Zur Pathogenese der reaktiven Mesenchymerkrankungen. Thieme, Stuttgart

Hautmann R (1986) Spezielle Maßnahmen bei Zystinsteinen. In: Hautmann R, Lutzeyer W (Hrsg) Harnsteinfiebel. 2. Aufl. Dtsch Ärzteverlag, Köln, S 208–217

Haux F (1984) Die Kur als Beginn einer Langzeittherapie. Arbeitsmed Sozialmed Präventivmed 19: 135–137

Head H (1920) Studies on neurology. Keegan Paul, London

Heath ME, Downey JA (1990) The cold face test (diving reflex) in clinical autonomic assessment: methodological considerations and repeatibility of responses. Clin Sci 78: 139–147

Hebel M (1982) Wirkung von Trinkkuren mit der Griesbacher Karlsquelle auf die Magen- und Nierenfunktion. Med. Dissertation, Universität München

Hecht W, Lange L, Gauer OH (1974) Chances of peripheral venous tone and central transmural venous pressure during emergence in the thermoneutreal bath. Pflügers Arch 352: 211–217

Heckert H (1961) Lunationsrhythmen des menschlichen Organismus. Geest & Portig, Leipzig

Heckmann C (1981) Tagesrhythmische Einflüsse auf die Zeitstruktur adaptiver Reaktionen. Untersuchungen über die erythropoetische Reaktion nach intermittierenden Unterdruckbelastungen zu verschiedenen Tageszeiten. Med. Dissertation, Universität Marburg/Lahn

Heckmann C (1982) Adaptation und Resynchronisation. In: Hildebrandt G, Hensel H (eds) Biological adaptation. Thieme, Stuttgart, pp 40–51

Heckmann C, Schlacke K (1982) Veränderungen des roten Blutbildes im Längsschnitt bei experimentellen Trinkkuren. Deutsche Gesellschaft für physikalische Medizin und Rehabiliation, Göttingen

Heckmann C, Hildebrandt G, Hohmann E, Klemp G, Raschke F (1979) Über den Einfluß der Tagesrhythmik auf die erythropoetische Reaktion. Untersuchungen nach intermittierender Unterdruckbelastung. Z Phys Med 8: 135–144

Heckmann C, Rüllmann P, Schipkowski M (1980) Tagesrhythmische Unterschiede der Immediatwirkungen von Luftsprudel-Massagebädern. Z Phys Med 9: 98–100

Heerd E, Burkandt K (1988) Grundlagen zu den Wechselwirkungen zwischen Haut und Moorbad. In: Flaig W, Goecke C, Kauffels W (Hrsg) Moortherapie, Grundlagen und Anwendung. Ueberreuter, Wien Berlin, S 198–205

Heerd E, Ohara K (1962) Untersuchungen über die Wasserdampfabgabe kleiner Hautflächen beim Menschen, I. Die Abhängigkeit vom Wasserdampfdruck in der umgebenden Luft bei normaler Hauttemperatur. Pflügers Arch 276: 32–41

Heerd E, Oppermann C (1970) Über die Veränderungen der Perspiratio insensibilis cutanea des Menschen nach wiederholten Wasserbädern. Z Phys Med 1: 281–282

Hegenbarth F (1995) Erkrankungen der Verdauungsorgane. In: Schmidt KL, Drexel H, Jochheim KA (Hrsg) Lehrbuch der physikalischen Medizin und Rehabiliation. G. Fischer, Stuttgart, S 415–419

Heiby WA. (1988) The reverse effect. Medical Science, Deerfield/IL

Heidelmann G (1956) Hautgefäßreaktionen im Dienste der funktionellen Konstitutionsdiagnostik. Abhandl Geb Phys Ther 3: 55–63

Heilmeyer L (1956) Über die Regulation des Entzündungsgeschehens. Wien Med. Wochenschr 106: 849–852

Heindorf M, Hentschel H-D, Rusch D, Wüsten B (1969) Ergebnisse vergleichender Untersuchungen mit CO_2-Gasbädern. Z Angew Bäder Klimaheilkd 16: 518–530

Heiner M (1939) St. Joachimsthal unter den Radiumbädern Großdeutschlands. MMW: 400–401

Heinrich U (1991) Lungenkrebs und Dieselmotorabgase. Aktueller Stand der Forschung. In: GSF-Forschungszentrum (Hrsg) Information Umwelt, S 35–39

Hellauer H (1969) Beeinflussung des kollagenen und elastischen Bindegewebes durch 1,00- bis 0,03molare Jodidlösungen als mögliches Prinzip balneologischer Wirksamkeit. Arch Phys Ther (Leipzig) 21: 473–475

Hellbrügge TH (Hrsg) (1988) Kinderkuren und Kinderheilverfahren. Hanseatisches Verlagskontor, Lübeck (Fortschritte der Sozialpädiatrie, Bd 12)

Heller A, Gutenbrunner C (1994) Kontrollierte Längsschnittuntersuchung über die Wirkung von Kohlesäurebädern auf die Vasomotion der Hautgefäße. Phys Rehab Kur Med 4:189–190

Henkin RI (1975) Spurenmetalle greifen in das Endokrinium ein. 141. Jahrestag AAAS, New York, 26–31 Jan 1975 (ref.: Praxis Kurier 8: 1–2)

Henn O (1956) Die kombinierte Radium-Emanation-Hyperthermiebehandlung (Stollenkur) von Badgastein (Böckstein). MMW 98: 365–369

Henn O (1965) Die Stollenbehandlung bei rheumatischen Erkrankungen am ambulanten Krankengut. In: Scheminsky F (Hrsg) Der Thermalstollen von Badgastein-Böckstein, seine Geschichte, Erforschung und Heilkraft. Universität Innsbruck, S 343–381

Henschler D (1988) Wichtige Gifte und Vergiftungen. In: Forth W, Henschler D, Rummel W (Hrsg) Allgemeine und spezielle Pharmakologie und Toxikologie, 2. Aufl. B.I.-Wissenschaftsverlag, Mannheim, S 739–834

Hensel H (1957) Die Wirkung verschiedener Kohlensäure- und Sauerstoffspannungen auf isolierte Lorenzinische Ampullen von Selachiern. Pflügers Arch 264: 228–244

Hensel H (1966) Allgemeine Sinnesphysiologie. Hautsinne, Geschmack, Geruch. Springer, Berlin Heidelberg New York

Hensel H (1973) Temperaturregulation. In: Keidel WD (Hrsg) Kurzgefaßtes Lehrbuch der Physiologie, 3. Aufl. Thieme, Stuttgart, S 224–235

Hensel H (1977) Thermische Adaptation am Menschen. In: Arbeitsberichte des Sonderforschungsbereiches Adaptation und Rehabilitation (SFB 122), Bd IV, S 133–155. Marburg/Lahn

Hensel H (1978) Thermische Adaptation am Menschen. In: Arbeitsberichte des Sonderforschungsbereiches Adaptation und Rehabilitation (SFB 122), Bd V, S 57–71 Marburg/Lahn

Hensel H, Hildebrandt G (1964a) Organ systems in adaptation: The nervous system. Handbook of physiology, section 4. American Physiological Society, Washington/DC, pp 55-72

Hensel H, Hildebrandt G (1964b) Organ systems in adaptation: The muscular system. Handbook of physiology, section 4. American Physiological Society, Washington/DC, pp 73–90

Hensel H, Brück K, Raths P (1973) Homeothermic organisms. In: Precht H, Christoffersen J, Hensel H, Larcher W (eds) Temperature and life. Springer, Berlin Heidelberg New York, S 504–761

Hentschel G, Schirgel L (1960) Beobachtung über Funktionsänderungen der akralen Durchblutung als klimatherapeutischer Effekt. Arch Phys Ther (Leipzig) 12: 235–240

Hentschel H (1977) Die Aktivierung entzündlicher Erkrankungen im Zahn-, Mund- und Kieferbereich während des Seeaufenthaltes. Med. Dissertation, Universität Hamburg

Hentschel H-D (1960) Neurovegetative Bäderwirkung unter besonderer Berücksichtigung der Konstitution. Z Angew Bäder Klimaheilkd 7: 352–367

Hentschel H-D (1962) Vergleichende Untersuchungen zur Behandlung mit Kohlensäurebädern. Arch Phys Ther (Leipzig) 14: 327–334

Hentschel H-D (1967a) Über die Hautrötung im Kohlensäurebad. Allg Therapeutik 7: 180–439

Hentschel H-D (1967b) Das Kohlensäurebad im Wandel der Zeiten. Med Welt 18 (N.F.): 3074–3086

Hentschel H-D, Lich H (1963) Blutdruckwirkungen des Kohlensäurebades bei essentieller Hypotonie. Z Klin Med 157: 510–516

Hentschel H-D, Rusch D (1967) Ein CO_2-Gasbad mit genauer Temperatur und Feuchtigkeits-Einstellung. Arch Phys Ther 19: 157–161

Hercik F (1939) Über die Wirkung der Alpha-Strahlen auf die Zellen mit besonderer Berücksichtigung der Kernreaktion. Strahlentherapie 64: 655–670

Hering FJ (1986) Spezielle Maßnahmen bei Harnsäuresteinen. In: Hautmann R, Lutzeyer W (Hrsg) Harnsteinfibel. Dtsch Ärzteverlag, Köln, S 205–207

Hering FJ, Schneider HJ (1986) Laboruntersuchungen. In: Hautmann R, Lutzeyer W (Hrsg) Harnsteinfibel. Dtsch Ärzteverlag, Köln, S 163–178

Hering FJ, Terhorst B (1986) Spezielle Maßnahmen der Steinprophylaxe und -therapie kalziumhaltiger Steine. In: Hautmann R, Lutzeyer W (Hrsg) Harnsteinfibel. Dtsch Ärzteverlag, Köln, S 221–228

Herold M (1995) Radonhaltige Wässer. In: Bühring M, Kemper FH (Hrsg) Naturheilverfahren, Grundlagen, Methoden, Nachweissituation. Springer-Lose-Blatt-Systeme, S 02.10.1–16

Herold M, Günther R (1986) Therapieerfolg nach Radon-Balneotherapie im Jahresverlauf. Z Phys Med Baln Med Klim 15:71–72

Herold M, Günther R (1994) Plasmakonzentration von Interleukin-2, Interleukin-6 und löslichem Interleukin-2-Rezeptor bei Patienten mit chronischer Polyarthritis vor und nach einer Badekur in Bad Gastein. Phys Rehab Kur Med 4: 52–53

Herold M, Günther R (1995) Radioaktive Wässer. In: Weintögl G, Hillebrand O (Hrsg) Handbuch für den Kurarzt. Verlag der österreichischen Ärztekammer, Wien, S 73–82

Herrmann M (1973) Kreislaufumstellung während der aktivierenden Kurbehandlung im Kneipp-Heilbad. Med. Dissertation, Universität Marburg/Lahn

Herzog H, Georg R, Fridrich R (1971) Die Beurteilung verschiedener Techniken der Aerosoltherapie durch Aktivitätsmessung über den Lungen nach Applikationen verschiedener Kolloide. Med Klin 66: 948–954

Hess WR (1948) Die funktionelle Organisation des vegetativen Nervensystems. Schwabe, Basel

Hesse A (1983) Persönliche Mitteilung

Hesse A, Bach A (1982) Harnsteine – Pathobiochemie und klinisch-chemische Diagnostik. Thieme, Stuttgart

Hesse A, Jahnen A, Klocke K, Nolde A, Scharrel O (1994) Nachsorge bei Harnsteinpatienten. G. Fischer, Stuttgart

Hesse E (1947) Angewandte Pharmakologie. Urban & Schwarzenberg, Berlin München Wien

Hesse E, Vonderlinn H, Zeppmeisel L (1933) Die Entgiftung des Schilddrüsenhormons. Arch Exper Pathol Pharmakol 173: 192–204

Hesse E, Jahnke K-H, Langer A, Marquardt H, Richter K (1955) Kohlesäurebäder und ihr Wirkmechanismus. Therapeut Umsch 12: 141–150

Hettinger T (1972/1983) Isometrisches Muskeltraining, 4./5. Aufl. Thieme, Stuttgart

Hettinger T, Müller EA (1955) Die Trainierbarkeit der Muskulatur im jahreszeitlichen Verlauf. Int Z Angew Physiol 16: 90–94

Hettinger T, Seidl E (1956) Ultraviolettbestrahlung und Trainierbarkeit der Muskulatur. Int Z Angew Physiol 16: 177–183

Heyder J (1981) Untersuchungen zur Deposition von Schwebstoffteilchen in der Lunge. VDI-Tagung Schwebstoffe und Stäube, Nürnberg, S 10

Hildebrandt G (1953) Über die balneotherapeutische Beeinflussung der rhythmischen Funktionsordnung von Puls und Atmung. Arch Phys Ther (Leipzig) 5: 355–361

Hildebrandt G (1955 a) Über die Wirkung der Bad Orber Philipps- und Ludwigs-Quelle auf Lebensäußerungen von Pflanzen. Bad Orber Badezeitung, Nr. 9

Hildebrandt G (1955 b) Prinzipien der Regulation und ihre balneotherapeutische Bedeutung. Arch Phys Ther (Leipzig) 7: 415–423

Hildebrandt G (1956) Beitrag zur jahreszeitlichen Ordnung der Balneotherapie. Arch Phys Ther (Leipzig) 8: 207–210

Hildebrandt G (1957) Über tagesrhythmische Steuerung der Reagibilität. Untersuchungen über den Tagesgang der akralen Wiedererwärmung. Arch Phys Ther (Leipzig) 9: 292–303

Hildebrandt G (1958) Grundlagen einer angewandten medizinischen Rhythmusforschung. Heilkunst 71: 117–124
Hildebrandt G (1959a) (unter Mitarb. von Berger H, Stalling W, Steinke L) Balneotherapie und vegetative Regulation. Ärztl Prax 11: 1809–1813
Hildebrandt G (1959b) Balneologie und vegetative Regulationen. Therapiewoche 9: 465–475
Hildebrandt G (1960a) Die rhythmische Funktionsordnung von Puls und Atmung. Z Angew Bäder Klimaheilkd 7: 533–615
Hildebrandt G (1960b) Bäderwirkungen auf das vegetative System. Z Angew Bäder Klimaheilkd 7: 333–351
Hildebrandt G (1961) Rhythmus und Regulation. Med Welt 1961: 73–81
Hildebrandt G (1962a) Biologische Rhythmen und ihre Bedeutung für die Bäder- und Klimaheilkunde. In: Amelung W, Evers A (Hrsg) Handbuch der Bäder- und Klimaheilkunde. Schattauer, Stuttgart, S 730–785
Hildebrandt G (1962b) Reaktive Perioden und Spontanrhythmik. Reports: VIIth Conference of the Society for Biological Rhythm, Siena 1960, Panminerva Medica, Torino, S 75–82
Hildebrandt G (1962c) Reaktionsprognostik in der Balneotherapie. Arch Phys Ther 14: 39–52
Hildebrandt G (1963a) Probleme des Kurverlaufs bei Bäder- und Klimakuren. Dtsch Ärztebl, Baln. Beibl. 5/6
Hildebrandt G (1963b) Störungen der rhythmischen Koordination und ihre balneotherapeutische Beeinflussung. Z Angew Bäder Klimaheilkd 10: 402–420
Hildebrandt G (1965a) Über Anpassung, Lernen und Spezialisierung. Jahrbuch (1965) des Marburger Universitätsbundes, Bd 4, S 21–28
Hildebrandt G (1965b) Saisonphysiologische Gesichtspunkte zur Bäder- und Klimabehandlung. Arch Phys Ther 17: 39–49
Hildebrandt G (1966) Leistung und Ordnung. Physiologische Gesichtspunkte zur Rehabilitationsforschung. Med Welt 17 (N.F.): 2732–2740
Hildebrandt G (1967a) Rhythmen und Regulation unter besonderer Berücksichtigung der Blutdruckregulation. Z Ges Inn Med 22: 206–213
Hildebrandt G (1967b) Die Koordination rhythmischer Funktionen beim Menschen. Verh Dtsch Ges Inn Med 73: 922–941
Hildebrandt G (1967c) The time factor in adaptation. In: Biometeorology 2, Proc III. International Biometeorological Congress, Pau 1963, Pergamon, Oxford Braunschweig, pp 258–275
Hildebrandt G (1967d) Rekonvaleszenz und Erholung als therapeutisches Problem. Regensburger ärztl Fortbildung 15: 164–173
Hildebrandt G (1968 a) Reaktive Perioden im Kurverlauf. In: Teichmann W (Hrsg) Kurverlaufs- und Kurerfolgsbeurteilung. Sanitas, Bad Wörishofen, S 135–148
Hildebrandt G (1968 b) Significance of autoregulation in skeletal muscle for orthostatic regulation. In: Circulation in skeletal muscle. Pergamon, Oxford, pp 277–285
Hildebrandt G (1969) Rhythmologische Aspekte der Selbstordnung. Arch Phys Ther (Leipzig) 21: 237–249
Hildebrandt G (1972a) Rhythmologische Gesichtspunkte zur Zeitwahl und Dauer der Kurortbehandlung. Heilbad Kurort 24: 298–313
Hildebrandt G (1972b) Therapeutische Zeitordnung und Kurerfolg. Z Angew Bäder Klimaheilkd 19: 219–241
Hildebrandt G (1974a) Circadian variations of thermoregulatory response in man. In: Scheving LE, Halberg F, Pauly JE (eds) Chronobiology. Thieme, Stuttgart, pp 234–240
Hildebrandt G (1974b) Chronobiologische Grundlagen der sogenannten Ordnungstherapie. Therapiewoche 24: 3883–3901
Hildebrandt G (1975) Wissenschaftliche Grundlagen der modernen Balneologie. Therapiewoche 25: 4122–4130
Hildebrandt G (1976a) Physiologische Grundlagen der Rehabilitation. Z Phys Med 5: 215–228
Hildebrandt G (1976b) Chronobiologische Grundlagen der Leistungsfähigkeit und Chronohygiene. In: Hildebrandt G (Hrsg) Biologische Rhythmen und Arbeit. Springer, Wien New York, S 1–19
Hildebrandt G (Hrsg) (1976c) Biologische Rhythmen und Arbeit. Bausteine zur Chronobiologie und Chronohygiene der Arbeitsgestaltung. Springer, Wien New York

Hildebrandt G (1977a) Über die Wirkprinzipien der künstlichen und natürlichen Therapie und die Notwendigkeit chronobiologischer Begutachtung. In: Büttner G, Hensel H (Hrsg) Biologische Medizin -- Grundlagen ihrer Wirksamkeit. Verlag für Medizin Dr. E. Fischer, Heidelberg, S 170–179

Hildebrandt G (1977b) Hygiogenese. Grundlinien einer therapeutischen Physiologie. Therapiewoche 27: 5384–5397

Hildebrandt G (1978) Kurkrisen und reaktiver Kurprozeß. Z Phys Med 7: 145–159

Hildebrandt G (1979 a) Rhythmical functional order and mans emancipation from the time factor. In: Schaefer KE, Hildebrandt G, Macbeth N (eds) Basis of an individual physiology. Futura Publ, Mount Kisco, New York, pp 15–44

Hildebrandt G (1979 b) Zeitgemäße Aspekte der Kurortbehandlung. Therapiewoche 29: 5349–5359

Hildebrandt G (1980a) Survey of current concepts relative to rhythms and shift work. In: Scheving LE, Halberg F (eds) Chronobiology: Principles and applications to shifts in schedules. Sijthoff & Noordhoff, Alphen aan den Rijn Rockville/MD, pp 261–292

Hildebrandt G (1980b) Chronobiologische Grundlagen der Ordnungstherapie. In. Brüggemann W (Hrsg) Kneipptherapie, ein Lehrbuch. Springer, Berlin Heidelberg New York, S 177–228

Hildebrandt G (1980c) Physikalische Medizin. In: Schettler G (Hrsg) Taschenbuch der praktischen Medizin. Thieme, Stuttgart, S 1103–1137

Hildebrandt G (1980d) Wie wirken Bäderkuren? In: Meran 1980. Schriftenreihe der Bundesapothekerkammer zur wissenschaftlichen Fortbildung. Gelbe Reihe Bd 8, Frankfurt am Main, S 259–283

Hildebrandt G (1981) Rhythmen (biologische). In: Enzyklopädie Naturwissenschaft und Technik, Bd IV. Verlag Moderne Industrie, München, S 3666–3678

Hildebrandt G (1982 a) The time structure of adaptive processes. In: Hildebrandt G, Hensel H (Hrsg) Biological adaptation. Thieme, Stuttgart, pp 24–39

Hildebrandt G (1982b) Zur Zeitstruktur adaptiver Reaktionen. Z Physiother 34: 23–34

Hildebrandt G (1982c) Grundlagen der Kurortbehandlung bei Herz- und Kreislauferkrankungen unter besonderer Berücksichtigung der CO_2-Bäderkuren. Therapiewoche 32: 4252–4266

Hildebrandt G (1983a) Freizeit und Urlaub. In: Rohmert W, Rutenfranz J (Hrsg) Praktische Arbeitsphysiologie. Thieme, Stuttgart, S 381–393

Hildebrandt G (1983b) Heilverfahren im Rahmen der Rehabilitation. Heilbad u Kurort 35: 249–258

Hildebrandt G (1985a) Therapeutische Physiologie – Grundlagen der Kurortbehandlung. In: Amelung W, Hildebrandt G (Hrsg) Balneologie und medizinische Klimatologie, Bd 1. Springer, Berlin Heidelberg New York Tokio

Hildebrandt G (1985b) Balneologie. In: Amelung W, Hildebrandt G (Hrsg) Balneologie und medizinische Klimatologie, Bd 2. Springer, Berlin Heidelberg New York Tokio

Hildebrandt G (1986a) Functional significance of ultradian rhythms and reactive periodicity. J Interdisc Cycle Res 17: 307–319

Hildebrandt G (1986b) Chronobiologische Grundlagen der Ordnungstherapie. In: Brüggemann W (Hrsg) Kneipp-Therapie. 2. Aufl. Springer, Berlin Heidelberg New York Tokio, S 170–221

Hildebrandt G (1986c) Die Bedeutung der natürlichen Kurmittel in der Kurorttherapie. Heilbad Kurort 38: 46–52

Hildebrandt G (1987a) Prinzipien der Kurorttherapie. In: Deutscher Bäderverband e.V. (Hrsg) Grundlagen der Kurortmedizin und ihr Stellenwert im Gesundheitswesen der Bundesrepublik Deutschland. H. Meister, Kassel, S 40–68

Hildebrandt G (1987b) The autonomous time structure and its reactive modifications in the human organism. In: Rensing L, Heiden U an der, Makey MC (eds) Temporal disorder in human oscillatory systems. Springer, Berlin Heidelberg New York Tokio, pp 160–175

Hildebrandt G (1988) Allgemeine Grundlagen der Physikalischen Medizin und Kurortbehandlung. In: Schneider J, Goecke C, Zysno EA (Hrsg) Praxis der gynäkologischen Balneo- und Physiotherapie. Hippokrates, Stuttgart, S 11–23

Hildebrandt G (1989) Chronobiologische Grundlagen der Kurortbehandlung. In: Schmidt KL (Hrsg) Kompendium der Balneologie und Kurortmedizin. Steinkopff, Darmstadt, S 119–148

Hildebrandt G (1990a) Allgemeine Grundlagen. In: Drexel H, Hildebrandt G, Schlegel KF, Weimann G (Hrsg) Physikalische Medizin, Bd 1. Hippokrates, Stuttgart, S 13–80

Hildebrandt G (1990b) The autonomous time structure of the human organism and is reactive modifications. Acta Physiol Pol 41 (Suppl 34): 30–31

Hildebrandt G (1992) Chronobiologie. Autonome Zeitstrukturen und ihre reaktiven Veränderungen beim Menschen. Der informierte Arzt 16: 1323–1334

Hildebrandt G (1993) Coordination of biological rhythms. Frequency- and phasecoordination of rhythmic functions in man. In: Gutenbrunner C, Hildebrandt G, Moog R (eds) Chronobiology and chronomedicine. Basic research and applications. Lang, Frankfurt am Main, pp 194–215

Hildebrandt G (1994) Die Zeitgestalt des Menschen. In: Tycho de Brahe, Jahrbuch für Goetheanismus, S 23–57

Hildebrandt G, Bandt-Reges I (1992) Chronobiologie in der Naturheilkunde, Grundlagen der Circaseptanperiodik. Haug, Heidelberg

Hildebrandt G, Frank D (1974) Der subjektive Verlauf der aktivierenden Kneipp-Kurbehandlung und seine Abhängigkeit vom biologischen Jahresrhythmus. Z Phys Med 3: 177–194

Hildebrandt G, Gehlken K (1961) Aktuelle Probleme der Balneologie. Ärztl Forsch 15: I/76–84

Hildebrandt G, Geyer F (1984) Adaptive significance of circaseptan reactive periods. J Interdisc Cycle Res 15: 109–117

Hildebrandt G, Gutenbrunner C (1986) Sozialmedizinische Aspekte der Kurortbehandlung. In: Amelung W, Hildebrandt G (Hrsg) Balneologie und medizinische Klimatologie, Bd 3. Springer, Berlin Heidelberg New York Tokio, S 171–195

Hildebrandt G, Gutenbrunner C (1988) Neue Ergebnisse der Trinkkurforschung. In: Schriftenreihe des Deutschen Bäderverbandes, Heft 52, Flöttmann, Gütersloh S 57–77

Hildebrandt G, Gutenbrunner C (1992) Natrium und Chlorid in der Balneologie. In: Holtmeier HJ (Hrsg) Bedeutung von Natrium und Chlorid für den Menschen. Springer, Berlin Heidelberg New York Tokio, S 234–249

Hildebrandt G, Gutenbrunner C (1996) Über adaptative Normalisierung. Forsch Komplementärmed 3: 236–243

Hildebrandt G, Hensel H (Eds) (1982) Biological Adaptation. Thieme, Stuttgart New York

Hildebrandt G, Jungmann H (1962) Weitere Untersuchungen zur Höhenanpassung in Obergurgl (2000 m). Wien Z Inn Med 43: 298–308

Hildebrandt G, Jungmann H (1985) Die Kurortbehandlung. In: Deutscher Bäderverband (Hrsg) Deutscher Bäderkalender. Flöttmann, Gütersloh

Hildebrandt G, Lammert W (1986) Beziehungen zwischen individueller Stimmungslage und Reaktionsdynamik des Kurverlaufs. Z Phys Med 15: 73–80

Hildebrandt G, Lowes E-M (1972) Tagesrhythmische Schwankungen der vegetativen Lichtreaktionen beim Menschen. J Interdisc Cycle Res 3: 289–301

Hildebrandt G, Nunhöfer C (1977) Zur Frage der reaktiven Periodik des erythropoetischen Systems. Untersuchungen in 1200 m Höhe und nach Aderlaß. Z Phys Med 6 (Ergänzungsband): 186–196

Hildebrandt G, Steinke L (1962) Zur Frage der Kreislaufumstellungen während der CO_2-Bäderkur. Arch Phys Ther (Leipzig) 14: 321–326

Hildebrandt G, Strempel H (1977a) Chronobiologische Grundlagen der Leistungs- und Anpassungsfähigkeit. Nova Acta Leopoldina 225 (N.F.) 46: 337–350

Hildebrandt G, Strempel H (1977b) Chronobiological problems of performance and adaptational capacity. Chronobiologia IV: 103–115

Hildebrandt G, Strempel H (1993) Tagesrhythmische Einflüsse auf die Kältehabituation. Phys Rehab Kur Med 3: 162–164

Hildebrandt G, Witzenrath A (1969) Leistungsbereitschaft und vegetative Umstellung im Menstruationsrhythmus. Die cyclischen Schwankungen der Reaktionszeit. Int Z Angew Physiol 27: 266–282

Hildebrandt G, Engelbertz P, Hildebrandt-Evers G (1952) Über tagesrhythmische Schwankungen des Thermoindifferenzpunktes. Internat. Balneologischer Kongreß der ISMH in Deutschland. Oktober 1952, S 158–162

Hildebrandt G, Engelbertz P, Hildebrandt-Evers G (1954) Physiologische Grundlagen für eine tageszeitliche Ordnung der Schwitzprozeduren. Z Klin Med 152: 446–468

Hildebrandt G, Jungmann H, Steinke L (1959) Über die Beeinflussung koordinativer Leistungen durch Bäder- und Klimakuren. Herzrhythmus und arterielle Grundschwingung. Z Angew Bäder Klimaheilkd 6: 126–133

Hildebrandt G, Golenhofen K, Jungmann H, Melchior H (1964) Untersuchungen zur Wirkung des Höhenwechsels auf 2000 m bei Alpenbewohnern. Beitrag zum Problem der Höhenakklimatisation. Z Angew Bäder Klimaheilkd 11: 451–463

Hildebrandt G, Jaeck G, Pontoppidan E (1967) Der Grundumsatz im Verlauf von CO_2-Bäderkuren. Arch Phys Ther (Leipzig) 19: 455–461

Hildebrandt G et al. (1973) Adaptationsforschung im Sport- und Studienheim des Marburger Universitätsbundes. Alma Mater Philippina, S 18–22

Hildebrandt G, Ishag George B (1973) Untersuchungen über die Bedeutung anamnestischer Fragen für die Bestimmung vegetativer Reaktionstypen. Z Angew Bäder Klimaheilkd 20: 237–273

Hildebrandt G et al. (1974 a) Der Schlafverlauf vegetativer Funktionen und ihrer Koordination als Indikator des Adaptationsverlaufs. Arbeitsberichte des Sonderforschungsbereiches Adaptation und Rehabilitation (SFB 122) der Philipps-Universität Marburg/Lahn, Bd 1, S 80–88

Hildebrandt G, Rohmert W, Rutenfranz J (1974 b) 12 & 24-h-rhythm in error frenquency of locomotive drivers and the influence of tiredness on it. Int J Chronobiol 2: 175–180

Hildebrandt G, Rohmert W, Rutenfranz J (1975) The influence of tiredness and recovery periods on the circadian variation of error frequency in shift workers (engine drivers). In: Colquhoun P, Folkard S, Knauth P, Rutenfranz J (eds) Experimental studies of night and shift work. Proc 1st International Symposium on Night and Shift Work, Dortmund 1974. Westdeutscher Verlag, Opladen, pp 174–187

Hildebrandt G, Bestehorn H-P, Strempel H (1977 a) Circadian variations of non-specific activation system in man. In: Tromp, SW (Hrsg) Progress in human biometeorology, vol 1, part II (Pathological biometeorology). Swets & Zeitlinger, Amsterdam, pp 223–232

Hildebrandt G, Breithaupt H, Döhre S, Stratmann I, Werner M (1977 b) Untersuchungen zur arbeitsphysiologischen Bedeutung und Bestimmung der circadianen Phasentypen. Z Arbeitswiss 31: 98–102

Hildebrandt G, Emde L, Geyer F, Wiemann H (1980) Zur Frage der periodischen Gliederung adaptiver Prozesse. Z Phys Med 9: 90–92

Hildebrandt G, Engel P, Attia M (1981 a) Temperaturregulation und thermischer Komfort. Z Phys Med 10: 49–61

Hildebrandt G, Heckmann, C, Roeb W (1981 b) Untersuchungen über die adaptive Wirkungsweise von Trinkkuren. I. Mitt.: Experimentelle Trinkkuren mit einem Natrium-Hydrogencarbonat-Säuerling (Staatl. Fachingen). Z Phys Med 10: 160–173

Hildebrandt G, Geyer F, Brüning W (1982 a) Circaseptan adaptive periodicity and weekly rhythm. In: Hildebrandt G, Hensel H (eds) Biological Adaptation. Thieme, Stuttgart, pp 113–116

Hildebrandt G, Heckmann C, Roeb W (1982 b) Adaptive Umstellungen bei experimentellen Trinkkuren mit einem Natrium-Hydrogencarbonat-Säuerling. Z Phys Med 11: 245–247

Hildebrandt G, Hensel H (Hrsg) (1982) Biological Adaptation. Thieme, Stuttgart

Hildebrandt G, Gutenbrunner C, Heckmann, C (1983) Trinkkuren – Neue Forschungsergebnisse. Heilbad Kurort 35: 34–54

Hildebrandt G, Löffler JD, Moog R (1985) Zirkadiane Phasenlage und Frequenzkoordination von Herz- und Atemrhythmus. J Interdisc Cycle Res 16: 134

Hildebrandt G, Beudt M, Gutenbrunner C (1989) Über den Einfluß vierwöchiger Haustrinkkuren mit einem Natrium-Hydrogencarbonat-Säuerling (1400 ml/Tag) auf den Blutdruck von Patienten mit arterieller Hypertonie. Z Phys Med 18: 85–91

Hildebrandt G, Moog R, Kändler B (1992) Über den Verlauf einiger Befindensparameter während der Kurbehandlung in Bad Soden-Salmünster. Heilbad Kurort 43: 54–59
Hille H (1961) Die Kreislauf- und Stoffwechselwirkung von Bädern. I. Mitt.: Süßwasser- und Schwefelbad. Z Angew Bäder Klimaheilkd 8: 308–320
Hille H (1964) Die Reaktivität der Hautdurchblutung. In: Fleckenstein A (Hrsg) Kreislaufmessungen. 4. Freiburger Colloquium über Kreislaufmessungen 1963. Werk-Verlag, S 1–7
Hille H (1965) Zur Durchblutung der Terminalstrombahn. Theoretische, funktionelle und meßtechnische Probleme dargestellt am Beispiel der Haut. Hüthig, Heidelberg
Hille H (1966) Die Wirkung der Kohlesäurebäder auf den Organismus. Arch Phys Ther (Leipzig) 18: 181–188
Hille H (1967a) Vergleichende Gruppenuntersuchungen über die physiologischen Wirkungen des Mittelgebirgsklimas. Arch Phys Ther (Leipzig) 19: 305–309
Hille H (1967b) Verlaufsbeobachtungen während eines sechswöchigen Kuraufenthaltes in gewohntem Klima und bei geringer Höhenexposition. Arch Phys Ther (Leipzig) 19: 425–428
Hille H, Burr A (1964 a) Der Kohlendioxidgehalt künstlich hergestellter Kohlensäurebäder. Arch Phys Ther (Leipzig) 16: 193–205
Hille H, Burr A (1964 b) Weitere Messungen über den CO_2-Gehalt künstlich hergestellter Kohlensäurebäder. Arch Phys Ther (Leipzig) 16: 433–437
Hille H, Lau B (1960) Über unterschiedliche Durchblutungsreaktionen der Haut an verschiedenen Körperstellen auf gleichartige Gefäßreize. Pflügers Arch 271: 808–814
Hille H, Gerstein W, Brede L (1964) Vergleichende Kreislaufuntersuchungen im Schwefelbad und bei Kuren mit Schwefelwasser, unspezischer Hydrotherapie und einfachem Milieuwechsel. Z Angew Bäder Klimaheilkd 11: 211–221
Hille H, Stampehl B, Gerstein B (1968) Über den Einfluß von Schwefelkuren auf das Blutbild des Menschen. Z Angew Bäder Klimaheilkd 15: 162–171
Hillebrand O (1967) Aufgaben und Möglichkeiten moderner Balneologie. MMW 109: 559–564
Hillebrand O (1969) Kurortbehandlung bei entzündlichem Rheumatismus und Gicht. Z Angew Bäder Klimaheilkd 16: 170
Hillebrand O (1989) Der alte Mensch im Schwefelkurort. Z Phys Med Baln Med Klim 18: 358–363
Hillebrand O (1995) Definition und Grundlagen der Schwefelwässer. In: Weintögl G, Hillebrand O (Hrsg) Handbuch für den Kurarzt. Verlag der Österreichischen Ärztekammer, Wien, S 83–91
Hiller H (1954) Untersuchungen zur Wirkungsweise balneologischer Maßnahmen. MMW 96: 629–630
Hiller U (1988) Längsschnittuntersuchungen des subjektiven Befindens sowie vegetativer Körperfunktionen im Verlauf vierwöchiger experimenteller Trinkkuren mit einem komplexen Sulfatwasser. Med. Dissertation, Universität Marburg/Lahn
Himstedt R (1951) Über die Therapie mit negativ elektrisch aufgeladenem Thermalwasser (elektrische Aerosolbehandlung). Arch Phys Ther 3: 352–356
Hines EA, Brown GE (1932) A standard stimulus for measuring vasomotor reaction: its application in the study of hypertension. Proc Mayo Clin 7: 332–335
Hintzelmann U (1960) Wesen und Anwendung der Fangotherapie im modernen Blickpunkt. MMW 102: 536–538
Hirabayashi, S (1959) Aging of hot spring water, as observed in its effects on the blood findings. J Jpn Balneo-Climatol Assoc 22/4: 1–33
Hirsch E, Halberg E, Goetz FC et al. (1975) Body weight change during 1 week on a single daily 2000-caloric meal consumed as breakfast (B) or dinner (D). Chronobiologia 2 (Suppl 1): 31–32
Hittmair A (1959) Wissenschaft vom Urlaub. MMW 31: 1329–1333
Hittmair A (1960) Freizeit und Urlaub als Therapie und Prophylaxe. Monatsk Ärztl Fortbild 10, Nr. 6
Hittmair A (1971a) Das Neurovegetativum vom Standpunkt des Internisten aus gesehen. Internist 12: 290–299

Hittmair A (1971b) Gedanken zum Problem der Heilkuren. Z Angew Bäder Klimaheilkd 18: 53–56

Hitzenberger G (1961) Vergleichende Untersuchungen über die Wirkungen der Bad Haller Jodkur bei Hypertonikern. Arch Phys Ther (Leipzig) 13: 91–94

Hlavacek A, Kamenov J (1971) Das Körpergewicht und die aus dem hyperthermalen Bade aufgenommene Wärmemenge. Z Physiother 23: 195–201

Hodler J, Vorburger C (1970) Chronische Niereninsuffizienz und Urämie. In: Siegenthaler W (Hrsg) Kinische Pathophysiologie. Thieme, Stuttgart, S 750–759

Hoff F (1930) Unspezifische Therapie und natürliche Abwehrvorgänge. Springer, Berlin

Hoff F (1957) Fieber, unspezifische Abwehrvorgänge, unspezifische Therapie. Thieme, Stuttgart

Hoff F (1969) Wirkprinzipien der Therapie. Arch Phys Ther(Leipzig) 21: 205–215

Hoffmann K (1984) Rehabilitation, gestern - heute - morgen. BfA-aktuell Schriftenreihe der Bundesversicherungsanstalt für Angestellte, Berlin

Hoffmann SO, Hochapfel G (1991) Einführung in die Neurosenlehre und Psychosomatische Medizin, 4. Aufl. Schattauer, Stuttgart New York

Hoffmann Y (1985) Der Verlauf der aktivierenden Kurbehandlung bei weiblichen Kurpatienten mit psychovegetativem Syndrom unter besonderer Berücksichtigung von Reizstärke und Menstruationszyklus. Med. Dissertation, Universität Marburg/Lahn

Höfler W (1966) Verlauf der Hitzeakklimatisation in einem natürlichen tropischen Klima. Z Tropenmed Parasit 17: 127–144

Höfler W (1968) Changes in regional distribution of sweating during acclimatization to heat. J Appl Physiol 25: 503–506

Hofmann K, Wagner H (1989) Zum Einfluß der CO_2-Bäder auf kardioregulative Vorgänge bei Patienten mit Zustand nach Herzinfarkt während einer Frührehabilitationskur. Z klin Med 43: 891–896

Hofmann-Credner D, Spitzy H (1954) Zur Frage der perkutanen und respiratorischen Jodaufnahme. Arch Phys Ther (Leipzig) 6: 171–176

Hohmann E (1982) Tagesrhythmische Einflüsse auf die erythropoetische Reaktion des Menschen nach intermittierender Unterdruckbelastung. Med. Dissertation, Universität Marburg/Lahn

Hokari K (1959) Experimentelle Untersuchungen über die Wirkungen von Bädern in heißen Quellen auf die Hypophysen- und Nebennierenrindenfunktion. J Jpn Baln-Climatol Assoc 23: 1 [ref.: Z Angew Bäder Klimaheilkd 7: 402 (1960)]

Hollmann W (1970) Sport und körperliches Training als Mittel der präventiven und kurativen Medizin. In: Schriftenreihe der Medizinisch-Pharmazeutischen Studiengesellschaft, Bd 4/5: Präventive Medizin. Umschau-Verlag, Frankfurt am Main, S 245–253

Hollwich F (1955) Auge und Zwischenhirn. Enke, Stuttgart

Hollwich F, Dieckhues B (1971) Augenlicht und Hormonhaushalt. Z Phys Med 2: 485–494

Hollwich F, Dieckhues B, Schrameyer B (1977) Die Wirkung des natürlichen und künstlichen Lichtes über das Auge auf den Hormon- und Stoffwechselhaushalt des Menschen. Klin Monatsbl Augenheilkd 171: 98–104

Holst E von (1939) Die relative Koordination als Phänomen und als Methode zentralnervöser Funktionsanalyse. Ergebn Physiol 42: 228–306

Hölting B (1992) Hydrogeologie. Einführung in die allgemeine und angewandte Hydrogeologie, 4. Aufl. Enke, Stuttgart

Holtmann G (1996) Wirkungen von Stress auf die gastrointestinale Motilität des Menschen. In: Enck P, Musil F (Hrsg) Psychologie und Gastroenterologie. Hogrefe, Göttingen, S 12–18

Holtmeier HJ (1968) Das primäre und das sekundäre Magnesiummangelsyndrom. (Wandel von Krankheiten und Todesursachen). In: Heilmeyer L, Holtmeier HJ (Hrsg) Ernährungswissenschaften. Thieme, Stuttgart, S 111–152

Holtmeier J (1983) Gesundheit aus dem Meer. Molden-S.-Sewald, München

Hölzel R, Whitehead WS (1983) Psychophysiology of the gastroinstestinal tract. Plenum, New York

Holzrichter P (1977) Untersuchungen über den Verlauf der körperlichen Leistungsfähigkeit von Rekruten während der ersten sechs Wochen der allgemeinen Grundausbildung in der Bundeswehr. Med. Dissertation, Marburg/Lahn

Hönigsmann H (1981) Dermatologische Effekte und Konsequenzen der erhöhten UV-Intensität in Höhenlagen. In: Deetjen P, Humpeler E (Hrsg) Medizinische Aspekte in der Höhe. Thieme, Stuttgart New York, S 117–122

Hong SK (1973) Pattern of cold adaptation in women divers of Korea (ama). Fed Proc 32: 1614–1621

Hopmann R (1931) Jahreszeitliche Krankheitsbereitschaft. I. Die Frühjahrskrise. Statistisch-klinische Untersuchungen an Erwachsenen. Z Klin Med 115: 807–816

Höppe P (1989) Application of a dynamical energy balance model for the prediction of thermal sensation and comfort. Proc of the 11th ISB-Congress, West Lafayette, pp 261–272

Hord DJ, Johnson LC, Lubin A (1964) Differential effect of the law of initial value (LIV) on autonomic variables. Psychophysiology 6: 79–87

Horst-Meyer H zur, Heidelmann G (1953) Menstruationszyklus, Gravidität und akrale Hautdurchblutung. Schweiz Med Wochenschr 83: 450–452

Höschele K, Kalb M (1988) Das Klima ausgewählter Orte in der Bundesrepublik Deutschland. Berichte des Deutschen Wetterdienstes: 174, Offenbach

Hosemann H (1950) Unterliegt der Menstruationszyklus der Frau und die tägliche Geburtenzahl solaren und lunaren Einflüssen? Dtsch Med Wochenschr 75: 815–819

Hosemann H (1960 a) Women in sports and the menstrual cycle. Dtsch Med Wochenschr 85: 13–18

Hosemann H (1960 b) Der Östrogengehalt der organischen Badetorfe und dessen therapeutische Bedeutung. Arch Phys Ther (Leipzig) 12: 471–482

Houghton JT (ed) (1984) The global climate. Cambridge Univ Press, Cambridge/UK

Höwer F-J (1980) Der passive orthostatische Belastungsversuch am Kipptisch zur Objektivierung von reaktiven Umstellungen im Kurverlauf. Med. Dissertation, Universität Marburg/Lahn

Hsieh ACC, Pun CW, Li KW, Ti KW (1966) Circulatory and metabolic effects of noradrenaline in cold-adapted rats. Fed Proc 25: 1205–1212

Hübner K (1967) Kompensatorische Hypertrophie, Wachstum und Regeneration der Rattenniere. Ergebn Allgem Pathol/Pathol Anatomie 48: 1–80

Hübner K (1969) Die Periodik der DNS-Synthese nach unspezifischen Reizen. Arch Phys Ther (Leipzig) 21: 251–260

Hüdepohl L (1985) Untersuchungen der Kurverlaufsperiodik der nächtlichen Cortisolausscheidung mit Hilfe der pergressiven Fourier-Analyse. Med. Dissertation, Universität Marburg/Lahn

Hufeland CHW (1815) Praktische Übersicht der vorzüglichen Heilquellen Teutschlands. Realschulbuchhandlung, Berlin

Hufeland CW (1817) Makrobiotik oder die Kunst, das menschliche Leben zu verlängern. 5. Aufl. Fleischhauer & Bohm, Reutlingen

Hüllen B, Schauenburg B (1994) Ambulante Rehabilitation – Chance und Herausforderung. Heilbad Kurort 46: 136–140

Humphrey JH, White RG (1971) Kurzes Lehrbuch der Immunbiologie. Thieme, Stuttgart

Hunt (1947) Zit. nach Davenport (1971)

ICNIRP (1995) Global Solar UV Index. A joint recommendation of the WHO, the WMO, the UNEP and the ICNIRP. International Commitee on Non-Ionizing Radiation Protection ICNIRP 1/95, Oberschleißheim

Inama K (1956) Zur Klinik der Badereaktion mit besonderer Berücksichtigung radioaktiver Kurmittel. Z Angew Bäder Klimaheilkd 3: 527–536

Inama K (1959) Badereaktion und Hautwiderstandsänderungen, elektrodermatographisch gemessen. Z Angew Bäder Klimaheilkd 6: 592–611

Inama K (1961) Vergleichende Untersuchungen über Herz-Kreislauf-Belastungen bei Sole-, Moorbrei- und Moorschwebstoffbädern. Arch Phys Ther (Leipzig) 12: 209–216

Ingraham RC, Visscher MB (1936) Am J Physiol 114: 676–680. Zit. nach Davenport (1971)

Ingram WR (1960) Central autonomic mechanism. In: Handbook of physiology, section 1/II, chapter 37. American Physiological Society, Washington/DC, pp 951–978

Inouye K (1939) Biologische Wirkung von Alpha-Strahlen unter Berücksichtigung der Probleme der Radium-Schwachtherapie 64: 175–200

IPCC Intergovernmental panel on climate change (1990) Climate change. In: Houghton JT, Jenkins GJ, Ephraums JJ (eds) The IPCC scientific assessment report WG I. Univ Press, Cambridge/UK

IPCC Intergovernmental panel on climate change (1996) Climate change 1995. Impacts, adaptations, and mitigation of climate change: scientific-technical analysis. In: Watson RT, Zinyowera MC, Moss RH (eds) The IPCC 2nd assessment report WG II. Univ Press, Cambridge/UK

Ipser J (1958). Atti. Congr. Int. Idrolog. e Climatol., zit. nach Göpfert (1970)

IRPA/INIRC (1991) Health issues for ultraviolet A sunbeds used for cosmetic purposes. A statement by the International Non-Ionizing Radiation Committee of the International Radiation Protection Association. Health Physics 61: 285–288

Isaac S, Brudevold F, Smith FA, Gardner DE (1958) The relation of fluoride in the drinking water to the distribution of fluoride in enamel. J Dent Res 37: 318–325

Ishag B (1973) Untersuchungen über die Bedeutung anamnestischer Fragen für die Bestimmung vegetativer Reaktionstypen. Med. Dissertation, Universität Marburg/Lahn

Iskrshizkaja AI, Tatjewosow, SR, Pjatkina LI (1972) Der Zustand der unspezifischen immunologischen Abwehr bei Herz- und Kreislaufpatienten unter Klimabehandlung (russ.). Vopr Kurortol 37: 108 [ref.: Z Physiother 26: 74 (1974)]

Ito T, Moore JI, Koss MC (1989) Topical application of CO_2 increases skin blood flow. J Inves Dermatol 9: 259–262

Jackowski M, Fischer J (1992) Auswirkungen der Inhalation einer hyperosmolaren Lösung (Meerwasser) auf die Lungenfunktion bei Patienten mit hyperreagiblem Bronchialsystem. In: Chlebarow S (Hrsg): XX. Internationaler Kongreß für Thalassotherapie. Grabe-Verlag, Immenstadt, S 428–430

Jacobs H, Thompson M, Halberg E, Graeber C, Levine H, Haus E (1975) Relative body weight loss on limited free-choice meal consumed as breakfast rather than as dinner. Chronobiologia 2 (Suppl 1): 33

Jaenicke R (1978) Physical properties of atmospheric particulate sulfur compounds. Atmos Env 12: 161

Jaenicke R (1980) Atmospheric aerosols and global climate. J Aerosol Sci 11: 577

Jaenicke R (1988) Aerosol physics and chemistry. In: Meteorology: physical and chemical properties of air. Landolt-Bornstein, new series, group V, vol 4b. Springer, Berlin Heidelberg New York Tokio, pp 391–457

Jäger L (1975) Die Anwendung von Aerosolen in der Klinik. Z Physiother 27 335–342

Jäger R-I (1970) Untersuchungen über den Seitigkeitsrhythmus der Nasenatmung. Med. Dissertation, Universität Marburg/Lahn

Jahnke K-H (1953) Wärmeapplikationen und ihr Wirkungsmechanismus. Ther Umschau 10, H 4/5: 1–32

Jänig W (1976) Das vegetative Nervensystem. In: Schmidt RF, Thews G (Hrsg) Einführung in die Physiologie des Menschen, 18. Aufl. Springer, Berlin Heidelberg New York, S 114–145 [1995 erschienen: 26. Aufl.]

Janitzky A (1935) Zur Frage der Durchlässigkeit der menschlichen Haut für Radiumemanation. Balneologe 2: 117–128

Jankowiak J, Majewski C (1959) Histochemische Hautreaktionen nach Moorbädern bei Ferkeln. Z Angew Bäder Klimaheilkd 6: 386–390

Jendritzky G (1978) Der Einfluß des Wetters auf das Verkehrsunfallgeschehen. Z Verkehrssicherheit 24: 119–127

Jendritzky G (1990a) Bioklimatische Bewertungsgrundlage der Räume am Beispiel von mesoskaligen Bioklimakarten. In: Jendritzky G, Menz G, Schmidt-Kessen W, Schirmer H (Hrsg) Methodik zur räumlichen Bewertung der thermischen Komponente im Bioklima des Menschen (Fortgeschriebenes Klima-Michel-Modell). Akademie für Raumforschung, Landesplanung, Hannover, Beiträge 114: 7–69

Jendritzky G (1990b) Klimatherapie. In: Schimmel K-C (Hrsg) Lehrbuch der Naturheilverfahren. Hippokrates, Stuttgart, S 304–344

Jendritzky G (1995) Das Bioklima in der Bundesrepublik Deutschland (Bioklimakarte mit Informationsbroschüre). Flöttmann, Gütersloh

Jendritzky G, Sievers U (1989) Human biometeorological approches with resort to urban planning. In: Driscolli D, Box E, Lieth E (eds) Proc. XIth Congress Int. Soc. Biomet. SBP Academic Publishing, The Hague, pp 25–39

Jendritzky G, Menz G, Schirmer H, Schmidt-Kessen W (1990) Methodik zur raumbezogenen Bewertung der thermischen Komponente im Bioklima des Menschen (Fortgeschriebenes Klima-Michel-Modell). Beiträge d. Akad. f. Raumforschg., Landesplg, Bd 114, Hannover

Jessel U (1968) Die mathematische und graphische Verarbeitung statistischer Befunde in Bioklimatologie und Balneologie (methodische Wege und methodische Irrtümer). Arch Phys Ther (Leipzig) 20: 263–270

Jessel U (1977) Das Regimen Refrigerans in der Therapie der chronischen Bronchitis. Z Phys Med 7: 27

Joachimovits R (1958) Über neue Indikationen der Moor- und Meeresschlick-Bäderbehandlung in der Frauenheilkunde nebst einigen Beobachtungen und Überlegungen zur Erklärung der Wirkung der Bäder. Arch Phys Ther 10: 8–36

Job C (1965) Der Schwefel in der Balneotherapie. Z Angew Bäder Klimaheilkd 12: 210–218

Job C (1966) Die auskeimungshemmenden Faktoren des Gasteiner Thermalwassers. Arch Phys Ther (Leipzig) 18: 413

Job C (1973) Resorption und Ausscheidung von peroral zugeführtem Bor. Z Angew Bäder Klimaheilkd 20: 137–142

Job C, Olbrich E (1969) Die Wasser- und Elektrolytausscheidung im Harn nach Trinken von Gipswasser und destiliertem Wasser. Arch Phys Ther (Leipzig) 21: 355–358

Job C, Plattner H (1969) Elektronenmikroskopische Untersuchungen über den Einfluß verschiedener Bademedien auf die Ultrastruktur der Epidermis. Z Angew Bäder Klimaheilkd 16: 22–32

Job C, Komma E, Zeitlinger G (1965) Physikalische und chemische Untersuchungen zum Fervorproblem. Fundamenta Balneobioclimatol 3: 111–125

Jöckel H (1989) Radontherapie. In: Schmidt KL (Hrsg) Kompendium der Balneologie und Kurortmedizin. Steinkopff, Darmstadt, S 213–218

Johnsson A, Pflug B, Engelmann W, Klemke W (1979) Effect of lithium carbonate on circadian periodicity in humans. Pharmacopsychiatr Neuropsychopharmacol 12: 423–425

Jordan H (1964) Grundriß der Balneologie und Balneobioklimatologie. Für Studierende und Ärzte. VEB Georg Thieme, Leipzig

Jordan H (1966) Balneotherapie und Blutdruck – biometrisch betrachtet. Z Angew Bäder Klimaheilkd 13: 380–389

Jordan H (1967) Kurorttherapie: Kureffekt und Kurerfolg. Arbeitsmed Sozialmed Arbeitshyg 2: 435–437

Jordan H (1969) Diskussionsbemerkungen zu Schmidt-Kessen (1969 b). Arch Phys Ther (Leipzig) 21: 312

Jordan H (1970) Normalisierungseffekte der Kurorttherapie – ein biometrisches Problem. Arch Phys Ther (Leipzig) 22: 3–8

Jordan H (1971) Grundlagen der adaptiven Leistungstherapie. Z Physiother (Leipzig) 23: 323–331

Jordan H (1972) Kurverlauf und Kureffekt – Ergebnisse eines biometrisch-klinischen Arbeitskreises. Z Physiother 24: 267–302

Jordan H (1980) Kurorttherapie, 2. Aufl. VEB G. Fischer, Jena

Jordan H (1983) Leitlinien künftiger kurorttherapeutischer Forschung. Z Physiother 35: 331–334

Jordan H, Münch H (1962/1964/1966) Experimentelle Untersuchungen zum Studium von Therapieeffekten bei sog. „kombinierter Balneotherapie“. 3. Mitt.: Fundamenta Balneobioclimatol 3: 93–100 (1962) 6. Mitt.: Fundamenta Balneobioclimatol 3: 50–57 (1964), 7. Mitt.: Fundamenta Balneobioclimatol 3: 223–229 (1966)

Jordan H, Münch H (1967) Kritische Untersuchungen zum „vegetativen Index" nach Kerdö. Wien Z Inn Med 48: 302–311

Jordan H, Reinhold D (1962) Experimentelle Untersuchungen zum Studium von Therapieeffekten bei sog. „kombinierter Balneotherapie". 2. Mitt.: Untersuchungen mit Pholedrin. Fundamenta Balneobioclimatol 2: 85–92

Jordan H, Wagner H (1964) Aussagemöglichkeiten über biologische Messwertänderungen durch Streuung und Regression. Abhandlungen der Deutschen Akademie der Wissenschaften zu Berlin. Klasse für Mathematik, Physik, Technik Jahrgang 1964, Nr. 4, S 69–72

Jordan H, Wagner H (1977) Zur Beeinflussung regulativer Prozesse im Zuge der Kurorttherapie. Z Physiother 29: 151–163

Jordan H, Wagner H (1969) Reaktionen der Puls- und Atemfrequenz auf einen Klimareiz an Hand der Streuung der täglichen Änderungen. Z Angew Bäder Klimaheilkd 16: 404–409

Jordan H, Lachmann H, Wagner H (1960) Kardiodynamische Effekte bei CO_2-Bäderkuren. Z Angew Bäder Klimaheilkd 7: 525–532

Jordan H, Reinhold D, Wagner H (1964) Kritische Untersuchungen zu Anfangs-Endwertproblematik von kardiodynamischen Meßgrößen unter dem Einfluß einer Bäderkur. Z Ges Inn Med 19: 897–901

Jordan H, Reinhold D, Wagner H (1967) Untersuchungen zum regulativen Normbereich des Körpergewichts. Z Ges Inn Med 22: 277–280

Jores A (1981) Die Herzphobie. In: Jores A (Hrsg) Praktische Psychosomatik, 2. Aufl. Huber, Bern

Jung R (1972) Einführung in die Sinnesphysiologie. In: Gauer OH, Kramer A, Jung R (Hrsg) Physiologie des Menschen, Bd 11: Somatische Sensibilität, Geruch und Geschmack. Urban & Schwarzenberg, München, S 1–48

Junge CE (1963) Air chemistry and radioactivity. Academic Press, New York

Jungmann H (1961) Kritische Phasen und verzögerte Wirkungen bei Klimakuren. Hippokrates 32: 120–123

Jungmann H (1962) Das Klima in der Therapie innerer Krankheiten: Untersuchungen im Hochgebirge und an der Nordsee. J.A. Barth, München

Jungmann H (1964 a) Über den Einfluß kalter, heißer und wechselwarmer Teilanwendungen auf den Kreislauf. Z Angew Bäder Klimaheilkd 11: 138–152

Jungmann H (1964 b) Der Kreislauf in kühlen, indifferenten und heißen Bädern. Z Angew Bäder Klimaheilkd 11: 25–36

Jungmann H (1965) Lebensalter und Reaktionsweise in der Hydrotherapie. Arch Phys Ther (Leipzig) 17: 1–8

Jungmann H (1969 a) Schonung als therapeutisches Prinzip. Arch Phys Ther (Leipzig) 21: 229–235

Jungmann H (1969 b) Einfluß des Lebensalters auf die Wirkung balneologischer Maßnahmen. Vergleichende Untersuchungen in indifferenten und kalten Voll- und Teilbädern. Z Angew Bäder Klimaheilkd 16: 163–169

Jungmann H (1971 a) Prinzipien der kurörtlichen Therapie. Phys Med Rehab 12: 185–187

Jungmann H (1971 b) Neuere Untersuchungen zur Höhenanpassung. Z Phys Med 2: 210–221

Jungmann H (1975) Hyperämie der Füße durch ansteigende Armbäder. Herz/Kreislauf 7: 638–641

Jungmann H (1984) Besonderheiten der Reaktionen auf Kurmaßnahmen bei alten Menschen. In: Jungmann H, Meyer M, Wilhelm H (Hrsg) Kurorttherapie – eine Bestandaufnahme. Schriftenreihe des Norddeutschen Instituts für Fremdenverkehrs- und Heilbäderforschung, Bd 2, Hannover, S 43–45

Jungmann H (1985) Naturgemäße Heilmethoden, eine Einführung. Steinkopff, Darmstadt

Kaatzsch H, Zipp H, Buchta J, Breitenbach B (1962) Spiroergometrische Untersuchungen bei 30 Kranken mit Herzklappenfehlern im Verlauf einer kombinierten Kur. Arch Phys Ther (Leipzig) 14: 89–97

Kaiser K, Dirnagl K, Drexel H (1966) Zur hydrostatischen Wirkung des Bades auf den Brust- und Bauchumfang. Arch Phys Ther 18: 395–398

Kampe R (1962 a) Hydrologie der Heilquellen. In: Amelung W, Evers A (Hrsg) Handbuch der Bäder- und Klimaheilkunde. Schattauer, Stuttgart, S 29–44

Kampe R (1962b) Heilquellentechnik. In: Amelung W, Evers A (Hrsg) Handbuch der Bäder- und Klimaheilkunde. Schattauer, Stuttgart, S 113–124

Kampe R, Knetsch G (1940) Geologie und Naturgeschichte der Mineralwässer und Moore. In: Vogt H (Hrsg) Lehrbuch der Bäder- und Klimaheilkunde, 1. Teil. Springer, Berlin, S 1–57

Kant E (1981) Untersuchungen über den Tagesgang der Kältehabituation. Med. Dissertation, Universität Marburg/Lahn

Karcher G (1964) Trinkkuren bei urologischen Erkrankungen. In: Deutscher Bäderverband e.V. (Hrsg) Balneotherapie bei Erkrankungen der Nieren und der ableitenden Harnwege

Kasper S (1991) Saisonal abhängige Depressionen (SAD) und Phototherapie. Z Allg Med 67: 1976–1984

Kasper S, Wehr TA, Rosenthal NE (1988) Saisonal abhängige Depressionsformen (SAD) Teil I: Grundlagen und klinische Beschreibung des Syndroms; Teil II: Beeinflussung durch Phototherapie und biologische Ergebnisse. Nervenarzt 59: 191–214

Kasper S, Rogers, SLB, Madden PA, Joseph-Vanderpool JR, Rosenthal NE (1990) The effects of phototherapy in the general population. J Affect Disord 18: 211–219

Kasten F (1989) Strahlungsaustausch zwischen Oberflächen und Atmosphäre. VDI-Berichte Nr. 721: 131–158

Kataoka Y, Sano Y, Ikujana T, Wada M, Imano H, Arao T, Kawamura K, Osanai H (1982) A study of therapeutic effect of physical training on hypertension (report 2). Bull Phys Fitness Res Inst 51: 1–10

Katelhön KA (1971) Untersuchungen des Histamin-Erythem-Tests während einer balneophysiotherapeutischen Kur im Ostseeheilbad Graal-Müritz. Z Physiother 23: 117–127

Kaufmann FW (1978) Gesundheitserziehung während medizinischer Rehabilitationsmaßnahmen der Rentenversicherungsträger. Z Phys Med 7: 46–47

Kawahara K, Levi F, Halberg F, Cornelissen G, Sutherland D, Rysnasiewicz J, Gorecki P, Najarian J (1980) Circaseptan bioperiodicity in rejection of heart and pancreas allografts in the rat. Chronobiologia 7: 132

Keast D, Cameron K, Morton AR (1988) Exercise and the immune response. Aus-Sports Med 5: 248–267

Keatinge WR, Nadel JA (1965) Immediate respiratory response to sudden cooling of the skin. J Appl Physiol 20: 65–69

Keck E, Kruse H-P (1994) Osteoporose. G. Fischer, Jena Stuttgart

Keck G, Cabaj, A, Schauberger G (1991) UV-Exposition der österreichischen Bevölkerung durch solare Bestrahlung in Beruf, Freizeit und Urlaub sowie durch die Nutzung von Solarien. Beiträge Lebensmittelangelegenheiten, Veterinärverwaltung, Strahlenschutz. Forschungsbericht, hrsg. vom Bundesministerium für Gesundheit, Sport und Konsumentenschutz, Sektion III, Wien

Keidel WD (1973) Prinzipien biologischer Regelung. In: Keidel WD (Hrsg) Kurzgefaßtes Lehrbuch der Physiologie, 3. Aufl. Thieme, Stuttgart, S 11–22

Keller P (1929) Elektrophysiologische Untersuchungen an der gesunden und erkrankten Haut. Die Bedeutung des Konzentrationseffektes. Klin Wochenschr 8: 1081–1082

Keller P (1935) Die Ionendurchlässigkeit der Haut in Badewässern. Balneologe 2: 391–399

Kemmer V (1991) Notwendigkeit und Problematik der krankengymnastischen Behandlung in der Geriatrie. In: Schütz R-M, Frercks H-J (Hrsg) Praktische Geriatrie 11, S 111–119

Kerdö I (1957) Eine neue Untersuchungemethode zur Erfassung der Veränderungen der vegetativen Reaktionslage unter dem Einfluß meteorologischer Faktoren. I. Kongreß der International Society of Bioclimatology and Biometeorology, 23–27 Sept, Wien

Kerdö I (1966) Ein aus Daten der Blutzirkulation kalkulierter Index zur Beurteilung der vegetativen Tonuslage. Acta Neurovegetat 29: 250–268

Kersting D (1972) Verhalten von Serum-Elektrolyten und Harn-pH nach großen Trinkmengen von Mineralwasser bei Erkrankungen der Harnorgane. Z Angew Bäder Klimaheilkd 19: 371–375

Ketserides G, Hahn J (1975) Bestimmung der organischen Bestandteile von Aerosolpartikeln aus Reinluft. J Anal Chem 273: 257

Kiefer J (Hrsg) (1977) Ultraviolette Strahlen. De Gruyter, Berlin

Kieffer F (1989) Die Bedeutung der Spurenelemente für die Immunologie. Forsch Prax 7: 4–6

Kienle GS (1995) Der sogenannte Placeboeffekt. Illusion, Fakten, Realität. Schattauer, Stuttgart

Kihn L (1961) Zum Ablauf unspezifischer Reaktionen nach physikalisch-therapeutischen Anwendungen. Med Welt 1961: 1791–1794

Kihn L (1962) Der Puls-Atem-Quotient bei chronisch Kranken. Z Klin Med 157: 277–290

Kihn L (1963) Zum rhythmischen Verhalten des Puls-Atem-Quotienten bei chronisch Kranken. Arch Phys Ther (Leipzig) 15: 217–224

Kimura T (1959) Aging phenomenon of hot spring waters and their effects on the immune reactions in rabbits. J Jpn Balneo-Climatol Assoc 22/4: 61–85

Kinney EL, Cortada X, Ventura R (1987) Cardiac size and motion during water immersion: Implications for volume homoeostasis. Am Heart J 113: 345–349

Kirchhoff HW (1965) Praktische Funktionsdiagnostik des Herzens und Kreislaufs. Barth, München

Kirchmayr W, Frischauf H, Petrou G (1956) Nierenfunktion, Blutdruck und periphere Durchblutung unter Jodtherapie. Z Angew Bäder Klimaheilkd 3: 427–431

Kirsch K (1979) Thermoregulation und cardiovasculäre Adaptation. Kassenarzt 19: 31–35

Kirschner C (1982) Die Diät in der Übungsbehandlung der Kur. Heilbad u Kurort 34: 340–347

Kirschner C (1984) Der Patient mit gestörter Leiberfahrung - eine Aufgabe für Kurmedizin und Kurseelsorge. Heilbad Kurort 36: 223–227

Kirschner C (1994) Paradigmenwechsel in der Medizin - Vom „Defizitmodell" der kurativen Medizin zum „Kompetenzmodell" der Gesundheitsförderung. Heilbad Kurort 46: 270–279

Kirschner C (1995) Möglichkeiten der Geroprophylaxe am Kurort. Heilbad Kurort 47: 50–53

Kirschner C, Hildebrandt G (1987) Die Kurorttherapie aus sozialmedizinischer Sicht. In: Deutscher Bäderverband e. V. (Hrsg) Grundlagen der Kurortmedizin und ihr Stellenwert im Gesundheitswesen der Bundesrepublik Deutschland. H. Meister, Kassel, S 83–116

Kison N (1983) Untersuchungen über die Kurvorbereitungszeit und den Übergang zur Kurbehandlung (Tagebuchauswertungen). Med. Dissertation, Universität Marburg/Lahn

Kisselbach HG (1984) Zur thermischen Wirkung von Heilquellen: Vergleichende thermographische Untersuchungen bei Unterschenkelbädern. Med. Dissertation, Universität Gießen

Klas Z (1960) Über die Möglichkeit eines biologischen Nachweises der Beimischung von Süßwasser in Thermalbädern. Z Angew Bäder Klimaheilkd 7: 234–243

Klas Z (1962) Beitrag zur Frage der Alterung fervorisierter Wässer. Fundamenta Balneobioclimatol 2: 76–84

Klein KE, Brüner H, Finger R, Schalkhäuser K, Wegmann HM (1966) Tagesrhythmik und Funktionsdiagnostik der peripheren Kreislaufregulation. Int Z Angew Physiol 23: 125–139

Klein KE, Brüner H, Holtmann H et al. (1970) Circadian rhythm of pilots efficiency and effects of multiple time zone travel. Aerospace Med 41: 125–132

Kleinert E (1974) Heilverfahren (Kur) und Verhaltenstherapie. Überlegungen zum Kurerfolg und Kurmißerfolg. Heilbad Kurort 26: 2–7

Kleinschmidt H (1965) Über die Wirkung von Sole- und Klimakuren im Kindesalter. Z Angew Bäder Klimaheilkd 12: 318–336

Kleinschmidt H, Gutheil H, Siemianowsky H (1967) Untersuchungen über Vitalkapazität und Atemstoß (VK-Zeit) bei Kindern. Z Angew Bäder Klimaheilkd 14: 240–251

Kleinschmidt J (1988 a) Moortherapie bei rheumatischen Erkrankungen. In: Flaig W, Goekke C, Kauffels W (Hrsg) Moortherapie, Grundlagen und Anwendungen. Uebereuterr, Wien Berlin, S 216–224

Kleinschmidt J (1988 b) Wirkungsmechanismen der Moortherapie. Physikalische Therapie in Theorie und Praxis, 9. Jg, Nr. 10, S 673 - 678

Kleinschmidt J (1989) Physikalische Wirkfaktoren der Peloidtherapie. In: Schmidt KL (Hrsg) Kompendium der Balneologie und Kurortmedizin. Steinkopff, Darmstadt, S 107–117

Kleinschmidt J (1995) Therapie mit Peloiden. In: Weintögl G, Hillebrand O (Hrsg) Handbuch für den Kurarzt. Verlag der Österreichischen Ärztekammer, Wien, S 92–102

Kleinschmidt J, Ulrich W (1993) Untersuchungen zur Qualitätseinstufung von Moorbädern. Heilbad Kurort 45: 28–32

Kleinschmidt T (1969) Soziale Balneologie - prospektive Balneologie. Arbeitsmed Sozialmed Arbeitshyg 4: 65–66

Kleinschmidt T (1984) Sozialmedizinische Aspekte in der Rehabilitation. Heilbad u Kurort 36: 59–63

Klemp K (1976) Untersuchungen über den Einfluß der Tagesrhythmik auf die erythropoetische Reaktion nach intermittierender Unterdruckexposition. Med. Dissertation, Universität Marburg/Lahn

Klieber M (1976) Die Beeinflussung der systolischen Zeitintervalle durch Jodsolebäder. Z Angew Bäder Klimaheilkd 23: 421–435

Klieber M (1989) Grundlagen und Definition der Jodwässer. In: Teubl H, Hillebrand O (Hrsg) Handbuch für den Kurarzt. Verlag der Österreichischen Ärztekammer, Wien, S 49–63

Kligman LH (1991) The hairless mouse and photoaging. Photochem Photobiol 54: 1109–1118

Klimmer F, Rutenfranz J (1983) Folgen mentaler und emotionaler Belastungen. In: Rohmert W, Rutenfranz J (Hrsg) Praktische Arbeitsphysiologie, 3. Aufl. Thieme, Stuttgart, S 135–141

Klingelhöfer R (1973) Längsschnittuntersuchungen der akustischen und optischen Reaktionszeiten zur Beurteilung der aktivierenden Kurbehandlung. Med. Dissertation, Universität Marburg/Lahn

Klinker L (1968) Modellvorstellung über Regulationsprinzipien des menschlichen Organismus - Versuch einer einheitlichen Deutung des biologischen Tages- und Jahresganges. Abh M D der DDR 87: 3–20

Klinker L (1969) Deutungsversuch der biologischen Jahresrhythmik. Arch Phys Ther (Leipzig) 21: 497–500

Klinker L (1971) Jahresrhythmische und bioklimatische Einflüsse auf den Kureffekt. Z Physiother 23: 361–367

Klinker L (1973) Jahresrhythmische Einflüsse auf Kurergebnisse im Ostseeküstenbereich der DDR. J Interdiscipl Cycle Res 4: 261–265

Klinker L (1989) Zum Einfluß des natürlichen Tageslichtes auf die menschliche Regulation. Z Ges Hyg 35: 196–202

Klinker L, Landmann W (1970) Saisonale Einflüsse auf den Kureffekt bei funktionellen und organischen Herzpatienten. Arch Phys Ther (Leipzig) 22: 135–142

Klinker L, Zenker H (1972) Der Einfluß von Jahreszeit und Wetter auf den menschlichen Organismus. 1. Saisonale und interdiurne Variationen von Schlafstörungen. Z Physiother 24: 143–151

Klöppel H-B (1980) Circannuale Änderungen der circadianen Phasenlage des Menschen. Med. Dissertation, Universität Marburg/Lahn

Klussmann R (1992) Psychosomatische Medizin, 2. Aufl. Springer, Berlin Heidelberg New York Tokio

Knapp E, Günther R (1977) Plasmacortisol bei Überwärmungsbädern. Z Phys Med 6 (Ergänzungsband):119–125

Knapp E, Günther R, Halberg F (1969) Referenznormen der zirkadianen Akrophasen von 20 Körperfunktionen vor, während und nach einer Gasteiner Thermalbadekur bei gesunden männlichen Versuchspersonen. Arch Phys Ther (Leipzig) 21: 481–486

Kneist W (1989) Rehabilitationskonzept der Neurodermitis constitutionalis atopica im Hochgebirge unter Berücksichtigung der Klimatherapie. Praev Reha 1: 13–17

Knoerchen HP (1974) Tagesrhythmische Untersuchungen zum Mechanismus der Bronchodilatation bei Arbeit (bronchomotorische Arbeitsreaktion). Med. Dissertation, Universität Marburg/Lahn

Knölle R (1938) Röntgenkymographische Beobachtungen am Herzschatten in künstlichen CO_2-Wannenvollbädern unter besonderer Berücksichtigung der Größenänderungen. Balneologe 5: 518–522

Knopf D (1972) Die Beeinflussung des Katecholaminstoffwechsels durch Trinkkuren. Z Physiother 24: 133–142

Knopf D, Hofmann K, Plötner G (1989) Veränderungen der arterio-venösen Sauerstoffpartialdruckdifferenz im Verlauf einer Behandlungsserie mit Kohlensäuremineralwasserbädern. Z Physiother 41: 161–166

Knorr H, Gutenrunner, C, Fujiya S, Pfeiffer R, Dirnagl K, Schnizer W (1990) Radon und Hautdurchblutung. Z Phys Med 19 (Sonderheft 2): 99–102

Köbberling J, Pickardt C (Hrsg) (1990) Struma. Springer, Berlin Heidelberg New York Tokio

Koch E (1933) Die Selbststeuerung des Kreislaufs. Steinkopff, Dresden

Kochmann F (1930) Wirkung eines Salzgemisches (Tölz-Seeger Salz) auf das Flimmerepithel. Z Wiss Bäderk 4: 944–948

Kockott G (1985) Die psychotherapeutischen Verfahren im höheren Lebensalter. In: Schütz, R-M (Hrsg) Praktische Geriatrie 5, S 20–32

Koepchen H-P, Klüssendorf D, Sommer D (1981) Neurophysiological background of central neural cardiovascular-respiratory coordination: Basic remarks and experimental approach. J Autonom Nerv Syst 3: 335–368

Koh KH, Kigler BE., Lew RA (1990) Sunlight and cutaneous malignant melanoma: Evidence for and against causation. Photochem Photobiol 51: 765–779

Köhl F, Dirnagl K, Drexel H (1966) Kreislaufanalysen in der Anfangsphase des Bades. Arch Phys Ther (Leipzig) 18: 399–405

Köhler D, Fleischer W, Matthys H (1986) Inhalationstherapie, Gedon & Reuss, München

Kohlrausch A, Widmer K, Rulffs W, Rompe G (1983) Indikations- und Verordnungshinweise für die Physikalische Therapie. Deutscher Ärzte-Verlag, Köln

Koizumi K, McBrooks CH (1972) The integration of autonomic system reactions: A discussion of autonomic reflexes, their control and their association with somatic reactions. Ergebn Physiol 67: 1–68

Kolberg HG (1964) Vergleichende Untersuchungen über die Wirkung von Radon- und Moorbädern bei Rheumatikern während einer 4-wöchigen Bäderkur in Bad Steben/Frankenwald. Med. Dissertation, Universität München

Kolenda K-D, Maurer St, Walther-Behrends A, Schönberg V (1993) Bewegungstherapie bei Koronarkranken im Alter. In: Schütz R-M (Hrsg) Praktische Geriatrie 13, S 117–125

Kolesar J (1960) Untersuchungen des Einflusses der Badekur auf die höhere Nervenfunktion und den Funktionszustand der Nebennieren. Fys Vestn 38: 139. [ref.: Z Angew Bäder Klimaheilkd 9: 113 (1962)]

Kolesar J, Antal M, Macuchova E, Masticzova G, Smädova V (1964) Beeinflussung des immunbiologischen Zustandes der Patienten mit chronischer Bronchitis mittels klimatischer Therapie. Z Angew Bäder Klimaheilkd 11: 350–354

Kolesar J, Antal M, Duranova Z, Smädova V (1967) Veränderungen im Komplementniveau bei Patienten mit Bronchitis chronica nach einer Hochgebirgsklimakur. Z Angew Bäder Klimaheilkd 14: 230–239

Kollias N, Sayre RM., Zeise L, Chedekel MR (1991) Photoprotection by melanin. Photochem Photobiol B Biol 9: 135–160

Komant W (1951) Über die Grundlagen und Anwendungen der Radiumschwachtherapie. Med Welt 20: 256–260

Komma E (1948) Schwefelwasserstoffverluste bei einer Trinkkur mit Schwefelwasserstoffwässern und deren Vermeidung durch ein neuartiges Trinkkurverfahren. Z Phys Ther (Wien) 1: 92–95

Kommission zur Weiterentwicklung der Rehabilitation (1991) Abschlußberichte, Bd III, hrsg. vom. Verband Deutscher Rentenversicherungsträger, Frankfurt am Main, S 405

Komoto Y, Nakao T, Sunakawa M, Yorozu H (1988) Elevation of tissue perfusion by topically applied CO_2. Adv Exp Med Biol 222: 637–645

König HL (1975) Unsichtbare Umwelt. Moos, München

Königer H (1929) Krankenbehandlung durch Umstimmung. Thieme, Leipzig

Konjetzny GE (1930) Die entzündliche Grundlage der typischen Geschwürsbildung im Magen und Duodenum. Ergebn Inn Med 37: 184

Konrad K, Tatrai T, Hunka A, Vereckei E, Korondi I (1992) Controlled trial of balneotherapy in treatment of low back pain. Ann Rheum Dis 51: 820–822

Kornhuber HH (1972) Somatische Sensibilität. Tastsinn und Lagesinn. In: Gauer OH, Kramer A, Jung R (Hrsg) Physiologie des Menschen, Bd 11: Somatische Sensibilität, Geruch, Geschmack. Urban & Schwarzenberg, München, S 51–112

Kosmath W (1940) Das Luftradon in den Badehäusern von Baden bei Wien. Balneologe 7: 365–370

Kosmath W (1954) Über die Technik der Trinkkur in den Heilbädern. Z Angew Bäder Klimaheilkd 1: 109–116

Kowarschik J (1955) Das Prinzip der Überkompensation in der Balneotherapie. Wien Med Wochenschr 105: 209–210

Kowarschik J (1958) Balneologische Erfahrungen an 10000 Patienten. Arch Phys Ther (Leipzig) 10: 402–412

Kramer A, Gutenbrunner C, Schultheis HM (1990) Untersuchungen über die Häufigkeit von Harnwegsinfektrezidiven vor und nach urologischen Kuren. Z Phys Med 19: 314–319

Krauel G (1931) Über die Hauttemperaturen nach einem Solbade. Dtsch Med Wochenschr 57: 805–807

Krause WH (1985) Integrierte psychosomatische stationäre Rehabilitation. Öffentl Gesundheitswesen 47: 392–396

Krause WH (1993) Innere Medizin und Psychosomatische Medizin – Isolation oder Integration. Med Welt 44: 559–563

Krause WH (1994) Die Bedeutung der Physiotherapie während der psychosomatischen Behandlung. In: Hahn P, Werner A et al. (Hrsg) Modell und Methode in der Psychosomatik. Dtsch Studien Verlag, Weinheim, S 216–218

Krauss H (1981) Hydrotherapie, 4. überarb Aufl. Volk und Gesundheit, Berlin

Krauss H (1987) Die Sauna, 4. Aufl. Volk und Gesundheit, Berlin

Kretschmer E (1955) Körperbau und Charakter. Springer, Berlin Heidelberg New York

Kretschmer W (1972) Konstitution und Rasse. In: Gadamer H-G, Vogler P (Hrsg) Biologische Anthropologie, 2. Teil. Thieme, Stuttgart, S 258–291

Kriebel R, Emde L, Hildebrandt G (1979) Zit. nach Hildebrandt (1982)

Kripke DF (1985) Therapeutic effects of bright light in depressed patients. Ann N Y Acad Sci 453: 270–281

Krizek V, Sadilek V (1985) Trinkkuren mit Mineralwässern bei Harnsteinleiden. In: Vahlensieck W, Gasser G (Hrsg) Pathogenese und Klinik der Harnsteine XI. Steinkopff, Darmstadt, S 147–159

Krizek V, Sadilek L, Kuzel K, Benda J (1977) Zur Wirkung der Trinkkur mit jodhaltigem Mineralwasser. Baln Bohem 6: 73–82

Krizek V, Sadilek S, Stepanek P (1983) Die Trinkkur bei Patienten mit Normo- und Hypercalciurie. Baln Bohem 11: 97–104

Kroemer B (1994) Balneotherapie/Hydrotherapie In: Petro W (Hrsg) Pneumologische Prävention und Rehabilitation. Springer, Berlin Heidelberg New York Tokio, S 413

Kroetz, C, Wachter R (1933) Über das Minutenvolumen des Herzens in verschiedenen Bäderarten. Klin Wochenschr 12: 1517–1520

Kröling P, Wengner E, Drexel H (1980) Hormonelle Reaktion auf 20-minütige Bäder bei 28 Grad, 36 Grad und 40 Grad Celsius. Z Angew Bäder Klimaheilkd 27: 390–399

Kronsbein P, Jörgens V, Mühlhauser J, Scholz V, Venhaus A, Berger M (1988) Evaluation of a structured treatment and teaching programme on non-insulin-dependent diabetes. Lancet II: 1407–1411

Kropiunigg U (1991) Der Einfluß der Arzt-Patient-Beziehung auf die Abwehr. Prakt Arzt 45: 56–67

Kropiunigg U (1993) Basics in psychoneuroimmunology. Ann Med 25: 473–479

Krückmann E (1905) Z Augenheilkd 11/I: 13 (Zit. nach Glees 1968)

Krüger E, Budelmann G (1935) Über den Einfluß des indifferenten Bades auf den intrapleuralen Druck und Venendruck. Z Klin Med 129: 178–190

Kruse J, Wöller W, Maus E (1994) Psychosomatische Aspekte spezieller Krankheitsbilder. In: Tress W (Hrsg) Psychosomatische Grundversorgung. Kompendium der interpersonellen Medizin. Schattauer, Stuttgart

Kruse-Jarres JD (1989) Zink und seine Bedeutung für die Immunität. Forsch Prax 7: 12–15

Krutmann J, Elmets CA (1989) Recent studies on mechanism in photoimmunology. Photochem Photobiolol 48: 787–798

Kubicki S, Biskupski G, Typser Z, Sochacki J (1956) Versuche der Behandlung des Digestionstraktes mit der Bittersalzquelle von Hohensalza (in Polnisch). Patmietnik II Ogolnopolsk Zjazdu Balneolog 9: 36 [ref.: Z Angew Bäder Klimaheilkd 5: 210 (1958)]
Kühnau J (1940a) Radioaktive Quellen. In: Vogt H (Hrsg) Lehrbuch der Bäder- und Klimaheilkunde, 1. Teil. Springer, Berlin, S 555–585
Kühnau J (1940b) Andere Schwermetalle und seltene Bestandteile in Mineralwässern. In: Vogt H (Hrsg) Lehrbuch der Bäder- und Klimaheilkunde, 1. Teil. Springer, Berlin, S 474–485
Kühnau J (1958) Trinkkur mit natürlichen Mineralwässern. Deutscher Bäderverband e. V. Bonn
Kühnau J (1960) Wirkungen der Bäder auf die Haut. Z Angew Bäder Klimaheilkd 7: 24–38
Kühnau J (1962 a) Chemische Wirkung der Badekur. In: Amelung W, Evers A (Hrsg) Handbuch der Bäder- und Klimaheilkunde. Schattauer, Stuttgart, S 218–240
Kühnau J (1962 b) Die Spurenelemente. In: Amelung W, Evers A (Hrsg) Handbuch der Bäder- und Klimaheilkunde. Schattauer, Stuttgart, S 461–480
Kukowka A (1956) Zum Problem der Badereaktion. Z Angew Bäder Klimaheilkd 3: 509–527
Kukowka A (1961) Dosierungsprobleme der Heilwassertrinkkuren. Z Angew Bäder Klimaheilkd 8: 1–25
Kukowka A (1963) Zur Definition der Begriffe „Reiz" und „Reizreaktion". Z Angew Bäder Klimaheilkd 10: 99–112
Kukowka A (1964) Baiae. Kulturhistorische Betrachtungen mit Belegen über Aufstieg, Blüte und Verfall des größten römischen Thermal- und Seebades, des berühmtesten und berüchtigtsten Luxuskurortes aller Zeiten. Arch Phys Ther (Leipzig) 16: 359–395
Kukowka A (1972) Über Abhandlungen balneologischen Inhalts in der Staatlichen Bücher- und Kupferstichsammlung zu Greiz. Z Angew Bäder Klimaheilkd 19: 299–310
Kukowka A, Rackow B (1961) Der molekulare Aufbau des flüssigen Wassers und der Ionenhydrate. Beitrag zur Problematik des Wassers und der Heilwässer. Arch Phys Ther 13: 311–329
Kulpe W (1967) Zur Beurteilung des Kurerfolges bei den Heilmaßnahmen der sozialen Rentenversicherung. Mitteilungen der LVA Württemberg, S 201–209
Kulpe W (1971) Der Kurerfolg bei Heilmaßnahmen in der gesetzlichen Rentenversicherung. Mitteilungen der LVA Württemberg 63: 45–49
Kunze HM (1956) Kreislauf-Dystonie als Therapieproblem vom Standpunkt der Hydrotherapie. Hippokrates 27: 33–37, 69–74 und 104–108
Kunze HM (1959) Die einfache hämodynamische Regulationsdiagnostik. De Gruyter, Berlin
Kurtz TW, Al-Bander HA, Morris RC (1987) „Salt-sensitive" essential hypertension in man. Is the sodium ion alone important? N Engl J Med 317: 1043–1048
Kussmaul H, Fresenius W (1988) Die Richtlinie für die Überwachung von Heilwasserbetrieben und Heilquellen. Chemische und mikrobiologische Anforderungen. Heilbad Kurort 40: 48–52
Kuttler W (1979) London-Smog und Los-Angeles-Smog. Erdkunde 33: 236
Kuwahara T (1959) Histochemische Untersuchung der Haut während einer Bäderkur in heißen Quellen. Bull Inst Balneother 11: 248 [ref.: Z Angew Bäder Klimaheilkd 8: 384 (1991)]
Kuzel K, Krizek V (1979) Zur Problematik der Trinkkur bei der Urolithiasis. Balneol Bohem 8: 41–51
Kwant G, Oesburg B, Zwart A, Zijlstra WG (1988) Human whole-blood O_2 affinity: effect of CO_2. J appl Physiol 64: 2400–2409
Laberke JA (1981) Der Wert von Heilverfahren aus internistischer Sicht. In: Feiereis H (Hrsg) Heilverfahren: Indikationen, Gegenindikationen, Kritik, Erfahrungen. Hans Marseille, München, S 7–16
Lachmann H (1955) Die Pawlowsche Lehre und ihre Bedeutung für die Balneologie. Z Ärztl Fortbild 21: 778–786
Lachmann H (1957) Analyse und Synthese in der Balneologie. Arch Phys Ther (Leipzig) 9: 401–411
Lachmann H, Wagner H (1960) Umwelt und Kurerfolg. Untersuchungen über subjektives Befinden und objektive Kurerfolge in Bad Elster. Dtsch Gesundheitswesen 15: 1478–1484

Lachmann H, Schubardt I, Wagner H (1960) Vergleiche der Sofort- und Späterfolge von Heilkuren. Z Ärztl Fortbild 54: 53–62

Lachmann S (1996) Vergleichende Untersuchungen in zwei verschiedenen Altersklassen über die Wirkungen unterschiedlich konzentrierter natriumchloridhaltiger Trinkflüssigkeiten auf die Plasmadichte und andere rheologisch bedeutsame Parameter. Med. Dissertation, Medizinische Hochschule Hannover (in Vorber)

Ladell WSS (1951) Assessment of group acclimatization to heat and humidity. J Physiol (London) 115: 296–312

Lahmann E (1973) Luftverunreinigung durch SO_2 in Städten der Bundesrepublik Deutschland. Bundesgesundheitsblatt 16: 162

Lampert H (1937) Erforschungen und Praxis der Wärmebehandlung in der Medizin, Bd 1. Steinkopff, Dresden

Lampert H (1943) Konstitution und Blähsucht. Hippokrates, Stuttgart

Lampert H (1959) Reaktionstypen und Hydrotherapie. Fortschr Med 77: 225–228

Lampert H (1961) Die Dosierungsfrage in der Balneotherapie. Z Angew Bäder Klimatheilkd 8: 26–37

Lampert H (1962) Die Reaktionstypenlehre und ihre Bedeutung für Balneologie und Klimatologie. Arch Phys Ther (Leipzig) 14: 3–10

Lamprecht F, Mark N, Neun H, Sandweg R (1994) Psychosomatisch orientierte Rehabilitation: Ein konsequentes Grundkonzept. In: Neun H (Hrsg) Psychosomatische Einrichtungen, 4. Aufl. Vandenhoeck & Ruprecht, Göttingen, S 54–64

Landahl HD, Herrmann RG (1950) Retention of vapors and gases in human nose and lung. Arch Industr Hyg 1: 36–45

Landsberg H (1970) Climates and urban planning. Urban climates. Proc. Symposium „Urban Climates and Building Climatology", vol 1. WMO, Genf (Techn. Note 108: 364–374)

Lang E (Hrsg) (1981) Geriatrie. Grundlagen für die Praxis. G. Fischer, Stuttgart

Lang E (1987) Körperliche Aktivität und Sport in der Rehabilitation des älteren Menschen. In: Schmidt KL (Hrsg) Physikalische Medizin, Balneotherapie und Rehabilitation im höheren Lebensalter. Steinkopff, Darmstadt, S 55–62

Lang E (1995) Kardiopulmonale Wirkungen von Krankengymnastik und rehabilitativem Sport. In: Schmidt KL, Drexel H, Jochheim KA (Hrsg) Lehrbuch der Physikalischen Medizin und Rehabilitation. G. Fischer, Stuttgart, S 55–67

Lange-Andersen K (1970) Kälte - Anpassung. Z Phys Med 1: 117–132

Langer HE, Koch-Prissing K, Pezold E von, Ehlebracht-König I, Josenhans J (1996) Evaluation des Patienten-Schulungskurses „Chronische Polyarthritis". Forschungsbericht für den VDR, Frankfurt am Main

Langley JN (1921) The autonomic nervous system I. Heffer, Cambridge/UK

Lapp EA, Ott VR (1962) Nervenkrankheiten. In: Amelung W, Evers A (Hrsg) Handbuch der Bäder- und Klimaheilkunde. Schattauer, Stuttgart, S 992–1001

Laschewski G, Nitz P, Jendritzky G (1994) Bioklimatologisches Bewertungsverfahren für den Kurortklimadienst. Abschlußbericht K 25, DWD, Offenbach

Lauda E (1956) Zur Frage der „Badereaktion" bei Jodwässern. Z Angew Bäder Klimaheilkd 3: 583–584

Le Blanc J (1969) Stress and interstress adaptation. Fed Proc 28: 996–1000

Le Blanc J, Robinson D, Sherman DF, Toussignant P (1967) Catecholamines and short term adaptation to cold in mice. Am J Physiol 213: 1419–1422

Legler B, Baumann K, Pratzel HG, Franke, T (1995) Wirksamkeitsnachweis von Radonbädern im Rahmen einer kurortmedizinischen Behandlung des cervicalen Schmerzsyndroms. In: Pratzel HG (Hrsg) Health resort medicine. ISMH-Verlag, Geretsried, S 177–181

Lehmann G (1962) Praktische Arbeitsphysiologie, 2. Aufl. Thieme, Stuttgart

Lehr U (1987) Rehabilitation im Alter - nicht nur ein medizinisches Problem. In: Schmidt KL (Hrsg) Physikalische Medizin, Balneotherapie und Rehabilitation im höheren Lebensalter. Steinkopff, Darmstadt, S 101–110

Lehr U, Kruse A, Kruse M (1992) Rheumatische Erkrankungen im höheren Lebensalter - psychologische Aspekte. Z Rheumatol 51: 290–294

Leichsenring H (1957) Zur Behandlung mit Moorbädern. Med Monatsschr 11: 366–369

Leistner W, Schultze E-G (1974) Indikationen und Kontraindikationen von Klimakuren an der Nordsee. Med Welt 25: 373-378

Leith RFC, Edin FRCP (1896) An inquiry into the physiology of the action of thermal saline baths and resistance exercises in the treatment of chronic heart diseases (The Nauheim and Schott systems). Lancet i: 757-761, 841-844

Leithe W (1975) Umweltschutz aus der Sicht der Chemie. Wiss. Verlagsges. mbH., Stuttgart

Lemmer B (1989) (eds) Chronopharmacology, cellular and biochemical interactions. Dekker, New York

Lendle L (1959) Kritisches zur Arsentherapie. Z Angew Bäder Klimaheilkd 6: 60-66

Lendle L (1960) Resorptiv-pharmakologische Wirkungen von Mineralquellen. Z Angew Bäder Klimaheilkd 7: 38-54

Leonhardi G, Neufahrt H, Reimer G (1980) Biochemie der Epidermis. In: Korting GW (Hrsg) Dermatologie in Praxis und Klinik, Bd I. Thieme, Stuttgart, S 3.18-3.27

Leskovar R (1955) Einblick in die Wirkungsweise eines $MgSO_4$-haltigen Mineralwassers auf Grund neuerer Untersuchungen. Z Angew Bäder Klimaheilkd 2: 178-180

Leskovar R (1968) Beeinflussung des Ca- und Mg-Blutspiegels bei einigen Krankheitsgruppen durch die Trinkkur mit einer Ca- und Mg-haltigen Heilquelle. Z Angew Bäder Klimaheilkd 15: 246-257

Leskovar R (1970) Die Trinkkur. Z Angew Bäder Klimaheilkd 17: 370-390

Leskovar R (1972 a) Trinkkuren und Elektrolythaushalt. I. Beeinflussung des Säure-Basen-Gleichgewichts im Blut. Vergleichende Beobachtungen im Verlauf des Pyrexal-Testes. Z Angew Bäder Klimaheilkd 19: 109-115

Leskovar R (1972 b) Trinkkuren und Elektrolythaushalt. II. Mitt.: Veränderungen des Serum-Ionogramms und renale Regulierung. Z Angew Bäder Klimaheilkd 19: 343-370

Leskovar R (1974) Vorschlag zu einer Reform der Heilquellen-Einteilung. Z Angew Bäder Klimaheilkd 21: 491-499

Leskovar R (1975) Trinkkuren als Übungstherapie im Bereich der Ionen. MMW 117: 437-442

Leskovar R (1976) Trinkkuren bei Erkrankungen der Harnwege. Z Angew Bäder Klimaheilkd 23: 201-211

Leskovar R (1980) Elektrolytverschiebungen bei Kuren. Anwendung neuerer balneologischer Untersuchungsmethoden bei der Begutachtung des Sauerbrunnens von Hollstadt. Z Angew Bäder Klimaheilkd 27: 15-34

Leskovar R, Meyer-Leddin HJ (1978 a) Entzündungswidrige Wirkung von Trinkkuren. Veränderungen der Serum-Harn- und Speichel-Ionogramme durch die Pyrexalentzündung und durch Trinkkuren. Z Angew Bäder Klimaheilkd 25: 132-141

Leskovar R, Meyer-Leddin HJ (1978 b) Entzündungswidrige Wirkung von Trinkkuren. II. Pyrexaltest und Serum-Aminotransferasen. Z Angew Bäder Klimaheilkd 25: 384-389

Leube WO (1879) Über nervöse Dyspepsie. Dtsch Arch Klin Med 23: 98

Leun JC van der, Gruijl FR de (1993) Influences of ozone depletion on human and animal health. In: Tevini M (ed) UV-B radiaton an ozone depletion. Effects on humans, animals, plants, microorganisms, and materials. Lewis, Boca Raton/FL

Leuschner R, Böhm G (Hrsg) (1988) Advances in aerobiology. Birkhäuser, Basel

Leutiger E (1957) Erweiterte Moortherapie. Hippokrates 28: 642-645

Levi L (1972) Was ist Streß? Therapiewoche 22: 3671-3675

Lewis GP (1963) Pharmacological actions of bradykinin and its role in physiological and pathological reactions. Ann N Y Acad Sci 104: 236-247

Lewis T (1930) Observations upon reactions in vessels of skin to cold. Heart 15: 177-208

Lewtas J (1982) Toxicological effects of emissions from diesel engines. Elsevier, New York

Lewy AJ, Sack RL (1986) Minireview: Light therapy and Psychiatry. Proc Soc Exper Biol Med 183: 11-18

Ley R (1928) Einfluß von Solebädern auf den Wasserhaushalt. Z Diät Phys Ther 35: 47-56

Liebermann J (1968) Measurement of sputum viscosity in a cone-plate viscometer. An evaluation of mucolytic agents in vitro. Am Rev Respir Dis 97: 662-672

Lind-Albrecht G (1994) Einfluß der Radonstollentherapie auf Schmerzen und Verlauf bei Spondylitis ankylosans (M. Bechterew). Eine randomisierte Studie. Med. Dissertation, Universität Mainz

Lippmann M, Albert RE (1969) The effect of particle size on the regional deposition of inhaled aerosols in the human respiratory tract. Am Industr Hyg Assoc J 30: 257–275

Liska S, Vrablova E, Forgonova A, Durianova J, Kotzig I, Sebik M (1965) Attempt of Spa-reaction evaluation according to analgetics and sedatives administration (in Tschechisch). Fys Vestn 43: 275–282

Löffler JD (1984) Untersuchungen über die Beziehungen der circadianen Phasenlage zur vegetativen Reaktionslage. Med. Dissertation, Universität Marburg/Lahn

Löffler W (1968) Vom Wesen der Klimatherapie. In: Deschwanden J von, Schram K, Thams J (Hrsg) Der Mensch im Klima der Alpen. Huber, Bern, S 233–240

Lollo GC di, Literati E (1953) Clin Termale 6: 282 (zit. nach Zörkendörfer 1962 c)

Lorenz W, Reimann H-J, Kusche J et al. (1975) Effects of (+)-catechin on several enzymes of histamine metabolism and on stress ulcer formation in the female rat. Naunyn-Schmiedebergs Arch Pharmacol (Suppl 287): 62

Losse H, Dorst KG (1985) Nichtmedikamentöse Basistherapie der Hypertonie. In: Ganten D, Ritz E (Hrsg) Lehrbuch der Hypertonie. Schattauer, Stuttgart, S 638–646

Lotmar R (1956) Die Wanderung von Sulfat-Ionen aus dem Körperinneren durch die intakte Haut. Dtsch Med Wochenschr 81: 539–540

Lotmar R (1958 a) Zum Problem der Resorption und Nachresorption nach perkutaner Aufnahme von Natriumsulfat. (Versuche an Kaninchen und am Menschen mit radioaktiv markiertem Natriumsulfat als Testsubstanz). Fundamenta Balneobioclimatol 1: 42–56

Lotmar R (1958 b) Über den Einfluß des Sorptionsvermögens von Peloiden auf den Ionenaustausch durch die Haut. Fundamenta Balneobioclimatol 1: 57–70

Lotmar R (1959) Über das Sorptionsvermögen, die Hyaluronidasehemmung und die Östrogenwirkung von Moorsubstanz. Z Angew Bäder Klimaheilkd 6: 585–592

Lotmar R (1962) Das Resorptionsvermögen der Haut für die in Heilquellen gelösten Mineralsalze. (Ein Jahrzehnt balneologischer Forschung mit Isotopen). Z Angew Bäder Klimaheilkd 9: 377–386

Lotmar R (1963 a) Über die Wirkung natürlicher und künstlicher Mineralwässer auf die Durchblutung und Ionendurchlässigkeit der Haut. 1. Mitt.: Neutrale Mineralwässer (pH 7,0–7,4). Fundamenta Balneobioclimatol 2: 224–237

Lotmar R (1963 b) Über die Wirkung natürlicher und künstlicher Mineralwässer auf die Durchblutung und Ionendurchlässigkeit der Haut. 2. Mitt.: Alkalische Mineralwässer (pH 7,0–8,6). Fundamenta Balneobioclimatol 2: 238–247

Lotmar R (1963 c) Über die Wirkung natürlicher und künstlicher Mineralwässer auf die Durchblutung und Ionendurchlässigkeit der Haut. 3. Mitt.: Saure Mineralwässer (pH 2,0–5,0). Fundamenta Balneobioclimatol 2: 355–365

Lotmar R (1967) Der Einfluß von Mineralsalzbädern auf die Hautatmung. Z Angew Bäder Klimaheilkd 14: 442–454

Lotz RGA (1959) Dynamische Regulationsprüfung zur Objektivierung von Kurerfolgen. Arch Phys Ther (Leipzig) 11: 29–35

Löwy M (1926) Spezielle Balneo- und Klimatotherapie der Geisteskrankheiten. In: Dittrich U, Kaminer U (Hrsg) Handbuch der Balneologie, medizinischen Klimatologie und Balneographie, Bd V, Thieme, Leipzig, S 53–138

Lüderitz B (1970) Das Verhalten des arteriellen Blutdruckes, der Sauerstoffaufnahme und der Pulsfrequenz in Bädern unterschiedlicher Zusammensetzung, Wasserhöhe und Temperatur bei unterschiedlichen Expositionszeiten – Über die Wirkungen von Bädern mit verschiedenem Kochsalz- und CO_2-Gehalt auf Gesunde und Kranke mit Funktionsstörungen des kardio-pulmonalen Systems, II. Mitteilung: Westdeutscher Verlag, Köln Opladen

Lüderitz B (1972) Zur Wirkungsweise unspezifischer Heilverfahren. Hippokrates, Stuttgart

Lüderitz B, Noder W (1964) Über die Wirkung von Bädern mit verschiedenem Kochsalz- und CO_2-Gehalt auf Gesunde und Kranke mit Funktionsstörungen des kardiopulmonalen Systems, I. Mitteilung: Das Verhalten der Funktionsgrößen des kardio-pulmonalen Systems im CO_2-haltigen Solbad bei gleicher Temperatur, gleicher Wasserhöhe und gleicher Badedauer. Westdeutscher Verlag, Köln Opladen

Luft FC (1991) Beeinflußt Kochsalz den Blutdruck? Therapiewoche 41: 2732–2740

Luft FC, Ganten D (1985) Electrolyte intake and blood pressure. A study in contradictions and controversy. Klin Wochenschr 63: 788–792

Luft FC, Steinberg H, Ganten U et al. (1987) Effect of sodium containing mineral water on blood pressure in SHR and WKY rats. Faseb

Lühr K (1959) Objektivierung und Objektivierbarkeit des Kurerfolges. Arch Phys Ther (Leipzig) 11: 3–18

Lühr K (1960) Heilquellenwirkungen auf den Margendarmkanal. Z Angew Bäder Klimaheilkd 7: 55–64

Lühr K (1962) Magen- und Darmkrankheiten. In: Amelung W, Evers A (Hrsg) Handbuch der Bäder- und Klimaheilkunde. Schattauer, Stuttgart, S 912–930

Lühr K (1974) Die Kurorttherapie des Herzens im Alter. Z Angew Bäder Klimaheilkd 21: 33–44

Lühr K (1977) Kurortbehandlung der Herz-Kreislauf-Krankheiten. Urban & Schwarzenberg, München

Lungu AL, Christoveanu A, Berlescu E, Stoitschescu C, Mihaescu R, Schuller A (1963) Die Bedeutung der 17-Hydroxykortikoide, der 17-Ketosteoride und des Harnsäure/Kreatin-Quotienten im Urin als Indikatoren der Nebennierenreaktion in der Balneotherapie. Z Angew Bäder Klimaheilkd 10: 611–621

Lungu A, Cristoveanu A, Bunea M, Tache A (1966) Die ökologischen Faktoren und die Nebennierenrindenfunktion. Arch Phys Ther (Leipzig) 18: 29–53

Lüttig G (1988) Der Humifizierungs-Inkohlungs-Pfad. In: Flaig W, Goecke C, Kauffels W (Hrsg) Moortherapie, Grundlagen und Anwendungen. Ueberreuter, Wien Berlin, S 3–14

Maas HA (1989) Gynäkologische Erkrankungen und Geburtshilfe. In: Weimann G (Hrsg) Krankengymnastik und Bewegungstherapie. Hippokrates, S 296–306

Maas O (1886) Die Terrainkuren – eine neue Methode für die Behandlung von Circulationsstörungen, insbesondere bei Fettsucht, Herz-, Lungenkrankheiten u.a. – Supplement zur Schweningerkur. Steinitz und Fischer, Berlin

Mackay HMM (1935) Early anaemia of premature infants: haemoglobin level of immature babies in first half-year of life and effects during first three months of blood injektions and iron therapy. Arch Dis Child 10: 195–203

Magyarosy I (1971) Synopsis des zeitlichen Verlaufs der subjektiven Befindensangaben und objektiven physiologischen Meßergebnisse bei verschiedenartigen Kuren anhand von Faktorenanalysen multivariater Längsschnittuntersuchungen. Med. Dissertation, Universität München

Maliwa E (1926) Zur experimentellen Balneologie der Schwefelbäder. Med Klinik 22: 851, 1764

Maliwa E (1933) Über eine direkte Wirkung der Schwefelbäder. Wien Med Wochenschr 46: 688–689

Mampel U, Franke B (1990) Gesundheitsschäden durch ultraviolette Strahlung, Literaturstudie im Auftrag des Niedersächsischen Sozialministeriums. IFEU-Bericht Nr. 56, Heidelberg

Manning AP, Heaton KW, Havey RF (1977) Wheat fibre and irritable bowel syndrom. Lancet II: 417

Marantidi G (1958) Über den Wirkungsmechanismus von Kohlesäurebädern bei Patienten mit einer Erkrankung der Herz-Gefäß-Systems. Z Angew Bäder Klimaheilkd 5: 39–45

Markiewicz K, Miekos E, Tuchendler J, Cieslinski S, Zach E (1982) Balneologisch-klimatologische Behandlung der Nierensteinkrankheit im Badeort Ladek-Zdroj. Z Physiother 34: 389–393

Markl J (1934) Radiumemanation und Organismus. Über die Einnahme von Radiumemanation beim radioaktiven Heilbade in den Organismus. Strahlentherapie 49: 92–117

Marktl W (1995) Chronobiologie und Rhythmologie in der Kurmedizin. In: Weintögl G, Hillebrand O (Hrsg) Handbuch für den Kurarzt. Verlag der Österreichischen Ärztekammer, Wien, S 47–49

Marshall J (1987) Ultraviolet radiation and the eye. In: Passchier WF, Bosnjakovic BFM (eds) Human exposure to ultraviolet radiation, risks and regulations, Proc of a seminar held in Amsterdam, 23–25 March. Excerpta Medica, Amsterdam, pp 125–142

Marticke G (1952) Gewebs- und Körpertemperaturen bei Schlammpackungen und Schlammteilbädern. Die Medizinische 1952: 584–586

Marticke G (1956) Die Badereaktion bei Schwefelbädern und Schwefelschlammbädern. Z Angew Bäder Klimaheilkd 3: 585–588

Martin A (1916) Abriß der Balneologiegeschichte. In: Handbuch Balneologie, medizinische Klimatologie und Balneographie, Bd I. Thieme, Leipzig, S 1–41

Martin AD, Houston CS (1987) Osteoporosis, calcium and physical activity. Can Med Assoc J 136: 587–593

Martin RW, Eisenblätter J (1961) Katamnestische Überprüfungen des Kurerfolges bei Herzkranken. Balneol Beibl der Ärztl Mitt Nr. 6: 2401–2404

Martzog N (1982) Untersuchungen über das Verhalten der Schlafpulsfrequenz bei einem Aufenthalt in 1200 m Höhe. Med. Dissertation, Universität Marburg/Lahn

Maruyama R (1960) Balneologische Studien mit radioaktiven Isotopen (10. Mitt.) J Jpn Balneol-Climatol Assoc 24: 1–18

Mates J (1973) Zum Problem der Wirksamkeit der Komplextherapie in Heilbädern und Klimakurorten. Z Physiother 25: 179–184

Matthes R (1994) Gesundheitliche Gefahren der ultravioletten Strahlung. Bundesgesundheitsbl. Sonderheft Okt. 94, S 27–40

Matthes W (1985) Die Aufgabe der Ergotherapie in der geriatrischen Rehabilitation. In: Schütz R-M (Hrsg) Praktische Geriatrie 5, S 169–173

Matthess G (1990) Die Beschaffenheit des Grundwassers. Lehrbuch der Hydrogeologie, 2. Aufl. Borntraeger, Berlin Stuttgart

Matthies H (1964) Vergleichende experimentelle Untersuchungen zur hyaluronidasehemmenden Wirkung von Moorbrei-, Moorsuspensions-, Moorlaugen- und Huminsäurebädern. In: Ott VR, Pabst W (Hrsg) Internationaler Kongreß für Balneologie, medizinische Klimatologie. Baden-Baden 1962, Banaschewski, München-Gräfelfing, S 126–128

Matthies H, Fuchs E, Hiekmann D (1960) Tierexperimentelle Untersuchungen zur hyaluronidasehemmenden Wirkung des Bad Wurzacher Moores. Fundamenta Balneobioclimatol 1: 433–440

Mauler R (1956) Über periphere vasomotorische Veränderungen nach indifferenten Süßwasser- und Sprudelbädern bei Gesunden, Vasolabilen und Rheumatikern. Z Rheumaforsch 15: 129–136

McCarron D, Morris CD, Henry HJ, Stanton JL (1984) Blood pressure and nutrient intake in the United States. Science 224: 1392–1398

McDonald C, Mazzuca S, McCabe G (1983) How much of the placebo „effect" is really statistical regression? Stat Med 2: 417–427

McJilton C, Frank R, Charlson R (1973) Role of relative humidity in the synergistic effect of a sulfur dioxide - aerosol mixture on the lung. Science 182: 503

Meffert H (1992) Phototherapie bei Hautkrankheiten. Heilkunst 105/8: 292–297

Meier MS (1959a) Experimentelle Beiträge zu den Trinkkuren bei Leber- und Gallenerkrankungen. Arch Phys Ther (Leipzig) 11: 317–323

Meier MS (1959b) Über die Wirkung der Tarasper Sulfatquellen auf die Entleerung und den Tonus der Gallenblase. Z Angew Bäder Klimaheilkd 6: 471–483

Meier MS (1973) Perorale Bor-Resorption bei Trinkkuren mit den borreichen Tarasper Mineralquellen. Z Phys Med 3: 24–31 und Z Angew Bäder Klimaheilkd 20: 130–137

Meinel B (1970) Untersuchungen zur Wirkung kohlensäurehaltiger Mineralwässer auf die Histaminfreisetzung der menschlichen Haut. Arch Phys Ther (Leipzig) 22: 267–274

Meissner HM (1965) Verlauf und Rhythmus einer vierwöchigen Kneippkur in Bad Wörishofen. Med. Dissertation, Universität München [Kurzbericht in: Allg Therapeutik 7: 214–216 (1967)]

Melnick B, Braun-Falco O (1996) Bedeutung der Ölbäder für die adjuvante Basistherapie entzündlicher Dermatosen mit trockener barrieregestörter Haut. Hautarzt 47: 665–672

Mendez J, Aranda LC, Luco JV (1970) Antifibrillary effect of adrenergic fibers on denervated striated muscles. J Neurophysiol 33: 882–890

Meng W (1992) Schilddrüsenerkrankungen, 3. Aufl. G. Fischer, Stuttgart

Menger W (1964) Abhärtungsprobleme im Kindesalter. Arch Phys Ther (Leipzig) 16: 39–44

Menger W (1966 a) Klimaheilkunde. In: Opitz H, Schmidt F (Hrsg) Handbuch der Kinderheilkunde, Bd 2/2, Springer, Berlin Göttingen Heidelberg, S 522–546
Menger W (1966 b) Richtlinien für die Erfolgsbeurteilung bei Kinderkuren. Z Angew Bäder Klimaheilkd 13: 24–29
Menger W (1969) Untersuchung der Reaktionen auf das Reizklima des Gebirges und der Nordsee bei denselben Personen. Arch Phys Ther 21: 509–513
Menger W, Dölp R (1968 a) Der Einfluß von Gebirge und See auf die 17-Ketosteroidausscheidung im Harn. Int J Biometeorol 12: 277–282
Menger W, Dölp R (1968 b) Die Ausscheidung der 17-Ketosteroide während der Adaptationsphase im Reizklima und unter dem Einfluß kalter Seebäder. Arch Phys Ther (Leipzig) 20: 415–419
Menger W, Dölp R (1968 c) Über Beziehungen zwischen Euphorie an der Nordsee und erhöhter 17-Ketosteroidausscheidung. Z Angew Bäder Klimaheilkd 15: 318–327
Menger W, Kühn O, Behrendt L (1971) Adaptationsphasen bei Kindern an der Nordsee. Z Phys Med 2: 162–168
Menninger-Lerchenthal E (1960) Periodizität in der Psychopathologie. Maudrich, Wien
Mensen H (1978) ABC des autogenen Trainings. Goldmann, München
Mensen H (1985) Das neue ABC des autogenen Trainings, 10. Aufl. Goldmann, München
Mensen H (1988) Autogenes Training in Prävention und Rehabilitation. Perimed, Erlangen
Menzel W (1955) Therapie unter dem Gesichtspunkt biologischer Rhythmen. In: Lampert H et al. (Hrsg) Ergebnisse der physikalisch-diätetischen Therapie, Bd 5. Steinkopff, Dresden, S 1–38
Menzel W (1962) Periodicity in urinary excretion in healthy and nephropathic persons. Ann N Y Acad Sci 98: 1007–1017
Menzel W (1987) Clinical roots of biological rhythm research (chronobiology). In: Hildebrandt G, Moog R, Raschke F (eds) Chronobiology and chronomedicine. Lang, Frankfurt am Main, pp 277–287
Menzel W, Blume J, Silber R, Lua E (1952) Über die Periodik der Nierentätigkeit bei Gesunden und Nierenkranken. Verh Dtsch Ges Inn Med 58: 292–294
Merke J (1988) Systemische Wirkungen des Vitmamin D. Z Phys Med Baln Med Klim 17: 281–282
Messerklinger W (1956) Flimmerepithel der Luftwege und vegetatives Nervensystem (histophysiologische Untersuchungen). Z Laryngol Rhinol 35: 3–27
Messina B, Guglielmi G, Bianchini G (1953) Clin termale 6: 202 (zit. n. Evers 1962)
Messini L (1958) Azione inibitrice di un'acqua minerale (salso-sulfato-alcaline) sulla produzione di ulcere gastriche nel ratto. Clin Termale 11/4: 223–226
Metzger B (1976) Rußtoxikologie. Chemiker-Z 100: 15
Meyers Lexikon (1928) 7. Aufl. 8. Bd, Bibliographisches Institut, Leipzig, S 712
Michaelis P, Schmidt-Schönbein H (1991) Abschlußbericht zur Untersuchung hämorrheologischer Wirkungen von Alltagsgetränken. Vergleich von CaCl-haltigem Mineralwasser mit mineralarmen Getränken (Schwarzer Tee/Früchtetee). Unveröffentl. Arbeitsbericht, Aachen
Michel G (1973) Moderne Methoden in der Balneo-Geologie. Z Angew Bäder Klimaheilkd 20: 342–357
Michel G (1994) Geogenese der Inhaltsstoffe natürlicher Mineralwässer. Mineralbrunnen 44: 130–134
Miehlke K (1975) Physikalisch-balneologische Therapie der rheumatischen Erkrankungen und der Osteoporose. Z Angew Bäder Klimaheilkd 22: 380
Mielke U (1974) Grundlagen der Trinkkur. Heilbad Kurort, Heft 3: 86–90
Mielke U (1975) Medizinisch begründete Grenzkonzentration bei Trinkkuren mit Heilwässern. Z Angew Bäder Klimaheilkd 22: 3–12
Mielke U, Schäfer KP (1959) Moorbadekur und Nebennierenrindenfunktion. Z Angew Bäder Klimaheilkd 6: 66
Mielke U, Schäfer KPW (1969) Die Balneotherapie der Fettsucht. Arch Phys Ther (Leipzig) 21: 345–354
Milford JB, Davidson CI (1985) The sizes of particulate trace elements in the atmosphere – A review. J Air Pollut Contr Assoc 35/12: 1249–1260

Millahn HP (1962) Das Verhältnis von Pulsperiodendauer zur Dauer der arteriellen Grundschwingung bei Jugendlichen. Z Kreislaufforsch 51: 1151–1159

Minne HW (1993) Die Osteoporose-Kur. Heilbad Kurort 55: 6–8

Minors DS, Mills JN, Waterhouse JM (1978) The circadian variation of excretion of urinary electrolytes and the deep body temperature. Int J Chronobiol 4: 1–28

Mittelstaedt H (1956) Regelungsvorgänge in der Biologie. Oldenbourg, München

Mittelstaedt H (1961) Regelungsvorgänge in lebenden Wesen. Oldenbourg, München

Mitzkat K, Seboldt H (1991) Der Einfluß von Schwefelbädern auf die Makrozirkulation bei Gesunden und Patienten mit AVK II. In: Pratzel HG, Bühring M, Evers A (Hrsg) Schwefel in der Medizin. Demeter, Gräfeling, S 221–223

Mitzloff G, Gutenbrunner C (1994) Vergleichende Untersuchungen über die Blutdruckwirkung balneologischer, trainierender und kombinierter Kurbehandlung bei Patienten mit chronisch-arterieller Hypertonie. Phys Rehab Kur Med 4: 225–226

Miyashita M, Mutoh Y, Richardson AB (1994) Medicine and Science in Aquatic Sports. Medicine and Sport Science. Karger, Basel

Monnier M (1967) Die funktionelle Ordnung im vegetativen Nervensystem. Hippokrates 38: 165–178

Moog R (1988) Die individuelle circadiane Phasenlage - ein Prädiktor der Nacht- und Schichtsarbeitstoleranz. Naturwiss. Dissertation, Universität Marburg/Lahn

Moog R, Hildebrandt G, Plamper H, Steffens B (1990) Circadian rhythms and circadian synchronisation in blind persons. In: Morgan E (ed) Chronobiology and Chronomedicine. P. Lang, Frankfurt am Main, pp 52–55

Morath M (1974) The four-hour feeding rhythm of the baby as a free running endogenously regulated rhythm. Int J Chronobiol 2: 39–45

Morinaga H (1988) Medical experiments in the japanese radon spa Misasa. Z Phys Med Baln Med Klim (Sonderheft 1) 17: 67–71

Morinaga H, Matsumoto K, Yamamoto Y (1957) Das radioaktive Thermalbad und der Kreislauf. J Jpn Balneo-Climatol Assoc 20: 338 [ref.: Z Angew Bäder Klimaheilkd 6: 438 (1959)]

Morison WL (1989) Effects of ultraviolet radiation on the immune system in humans. Photochem Photobiol 50: 515–524

Moschandreas DJ (1985) Characterization of indoor air pollution. J Wind Engin Industr Aerodyn 21: 39–49

Moser M, Klieber M, Winkler R (1985) Vergleichende Studie über den Einfluß von Diät, Bewegungs- und Jodbalneologie auf blutrheologische Parameter bei Diabetikern im Rahmen eines 4wöchigen Kuraufenthaltes in Bad Hall. Wien Klin Wochenschr 97: 327–331

Moser M, Buchberger W, Mayer H, Winkler R (1991) Einfluß einer Jodtrinkkur auf den antioxidativen Status von Diabetikern. Wien Klin Wochenschr 103: 193–186

Moser M, Winkler R, Huber E, Maier K (1994) Änderungen von Selenstatus, antioxidativen Enzymaktivitäten und Lipidperoxidationsspiegel nach Trinkkuren in Bad Hall. Wien Klin Wochenschr 106/2

Mower GD (1976) Perceived intensity of peripheral thermal stimuli is independent of internal body temperature. Comp Physiol Psychol 90: 1152–1155

Mucha C (1984) Ergebnisse einer kontrollierten Studie zur Übungstherapie nach lumbaler Diskotomie. In: Weimann G, Willert HG (Hrsg) Physikalische Therapie bei Erkrankungen der Lendenwirbelsäule. Hippokrates, S 33–41

Mucha C (1992) Einfluß von CO_2-Bädern im frühfunktionellen Therapiekonzept der Algodystrophie. Phys Rehab Kur Med 6: 173–178

Mühlhauser J, Jörgens V, Berger M et al. (1983) Bicentric evaluation of a teaching and treatment programme for type I diabetic patients. Diabetologia 25: 470–476

Muhry F, Hildebrandt G, Moser M, Lehofer T, Kenner T (1994) Verlaufsdynamik von Befindensparametern während und nach der Kur in Bad Gleichenberg. Heilbad Kurort 46: 312–318

Müller B (1986) Längsschnittuntersuchungen der renalen Wasser-,Elektrolyt- und Harnsäureausscheidung während einer experimentellen Haustrinkkur mit einem mineralarmen Quellwasser (Grauhof-Brunnen) von abgestuftem CO_2-Gehalt. Med. Dissertation, Universität Marburg/Lahn

Müller B, Gutenbrunner C (1986) Veränderungen von arterieller O_2-Spannung und Parametern körperlicher Leistungsfähigkeit im Kurverlauf. 1. Mitt.: Veränderungen des Sauerstoffpartialdrucks im arteriellen Blut. Z Phys Med 15: 272–280

Müller C (1948) Das Spray-Verfahren in der Behandlung entzündlicher Scheidenerkrankungen. Praxis Bern Nr. 11: 1–17

Müller EA, Hettinger T (1953) Muskelleistung und Muskeltraining. Arbeitsphysiologie 15: 111–126

Müller EA, Hettinger T (1956) Der Verlauf der Zunahme der Muskelkraft nach einem einmaligen maximalen Trainingsreiz. Int Z Angew Physiol Einschl Arbeitsphysiol 16: 184–191

Müller EA, Karrasch K (1955) Der Einfluß der Pausenanordnung auf die Ermüdung bei Schwerarbeit. Int Z Angew Physiol Einschl Arbeitsphysiol 16: 45–51

Müller LR (1931) Lebensnerven und Lebenstriebe, 3. Aufl: „Vegetatives Nervensystem". Springer, Berlin

Müller R (1970) Veränderungen der Puls- und Atemfrequenz und des Puls-Atem-Quotienten unter Berücksichtigung der Streuung der täglichen Änderung während der Heilkur. Arch Phys Ther (Leipzig) 22: 199–205

Müller W (1955) Die Bedeutung der Quellenbeobachtung für den Badearzt. Z Angew Bäder Klimaheilkd 2: 450–466

Müller-Braunschweig H (1990) Körperorientierte Psychotherapie. In: Uexküll T von (Hrsg) Psychosomatische Medizin, 4. Aufl. Urban & Schwarzenberg, München, S 349–361

Müller-Limmroth W (1971) Die neurophysiologischen Grundlagen der Bewegungstherapie. Z Phys Med 2: 261–276

Müller-Limmroth W (1973) Ergebnisse experimenteller Untersuchungen über die Entwicklung hydrotherapeutischer Maßnahmen auf das limbische System und die Konsequenzen für die Praxis. In: Brüggemann W (Hrsg) Würzburger Gespräche über die Kneipptherapie, Bd I: Hydrotherapie. Sebastian-Kneipp-Zentralinstitut, Bad Wörishofen, S 87–140

Müller-Limmroth W (1980) Neurophysiologische Grundlagen der Kneipptherapie. In: Brüggemann W (Hrsg) Kneipptherapie, ein Lehrbuch. Springer, Berlin Heidelberg New York, S 8–24

Müller-Limmroth W (1986) Neurophysiologische Grundlagen der Kneipp-Therapie. In: Brüggemann W (Hrsg) Kneipp-Therapie. Springer, Berlin Heidelberg New York, S 8–24

Müller-Lissner S (1996) Neues vom irritablen Colon. Dtsch Ärztebl 93: 1036

Münch H, Jordan H (1964) Experimentelle Untersuchungen zum Studium von Therapieeffekten bei sog. „kombinierter Balneotherapie". 4. Mitt.: Fundamenta Balneoclimatol 2: 377–380; 5. Mitt.: Fundamenta Balneoclimatol 4: 381–387

Munn R (1987) The value of climatological information in assessments of the state of human health. Proc Symposium „Climate and Human Health", Leningrad 1986, WMO-WCP, Genf, vol 1, pp 205—216

Nacken HF (1987) Untersuchungen über das Längsschnittverhalten subjektiver und vegetativer Parameter bei einer experimentellen Trinkkur mit einem Natriumhydrogencarbonat-Säuerling. Med. Dissertation, Universität Marburg/Lahn

Nakamitsu S, Sagawa S, Miki K, Wada F, Keil LC, Drummer C, Gerzer R, Greenleaf JE, Hong SH, Shiraki K (1994) Effect of water temperature on diuresis: AVP, ANP, and Urodilatin during immersion in men. J appl Physiol 77: 1919–1925

Naucke W (1988) Unterschiede zwischen Hochmoor- und Niedermoortorfen sowie Charakterisierung der einzelnen Fraktionen. In: Flaig W, Goecke C, Kauffels W (Hrsg) Moortherapie, Grundlagen und Anwendungen. Ueberreuter, Wien Berlin, S 65–77

Neergaard K von (1935) Über die Stellung der physikalischen Therapie zur Gesamtmedizin und die Aufgaben physikalisch-therapeutischer Forschung. Schweiz Med Wochenschr

Neergard K von (1939) Die Katarrh-Infektion als chronische Allgemeinerkrankung. Steinkopff, Dresden Leipzig

Neergaard K von (1947) Gefahren der Reklimatisation. Schweiz Med Wochenschr 77: 1160

Nervoral V (1988) Lithium und Mineralwasser. Balneol Bohem 17: 44–48

Nesswetha W, Nathusius W von (1960) Untersuchungen über die prophylaktische und therapeutische Bedeutung der Terrainkur bei Regulationsstörungen des Kreislaufes der Industriearbeiter. Int J Prophylakt Med Sozialhyg 4: Nr. 6

Neumeier O (1934) Neuere Feststellungen über die Wirkungsweise der Aiblinger Moorbadekur. Balneologe 1: 305–312

Neun H, Sandweg R, Luft H, Kleineidam B, Krause WH (1990) Psychosomatische Rehabilitation. Öffentl Gesundheitswesen 52: 598–601

Neuwirth R (1963) Aersosolprobleme in Kurorten – Meßverfahren und Ergebnisse des Kurortklimadienstes. Zentralbl Biol Aerosolforsch 11: 287

Nicolesco G, Nicolau, C, Bergheau S, Solmu O (1968) Dynamique de l'absorption par la peau intacte et la fixation dans les organes des substances chimiques de l'eau et la boue du lac Tekirghiol (littorial de la Mer Noir, Roumanie) sous l'action des radiations ultraviolettes et infrarouges. Thalassotherapie. Verh 13. Int. Kongreß für Thalassotherapie. J.J. Augustin, Glückstadt

Niebauer G (1980) Vegetative Endformation der Haut einschl. Langerhans-Zelle. In: Korting GW (Hrsg) Dermatologie in Klinik und Praxis, Bd I. Thieme, Stuttgart, S 1.69–1.87

Niemeyer R (1935) Über Dauerergebnisse bei Kindern nach klimatischen und Solebadkuren. Balneologe 2: 166–171

Nieth H (1960) Bäderwirkungen auf Nieren und ableitende Harnwege. Z Angew Bäder Klimaheilkd 7: 64–79

Nieth H, Baum P (1962) Erkrankungen der Nieren und ableitenden Harnwege. In: Amelung W, Evers A (Hrsg) Handbuch der Bäder- und Klimaheilkunde. Schattauer, Stuttgart, S 981–991

Nissen B, Klinker L (1968) Jahreszeitliche Unterschiede der Kureffekte bei erholungsbedürftigen Kindern im Ostseebad Kühlungsborn. Dtsch Gesundheitswesen 23: 1051–1055

Nitsch K, Grüninger U (1962) Erkrankungen des Kindesalters. In: Amelung W, Evers A (Hrsg) Handbuch der Bäder- und Klimaheilkunde. Schattauer, Stuttgart, S 1015–1026

Nohara H (1959) Permeability of the skin to sulfate in acid spring water. J Jpn Balneo-Climatol Assoc 23: 47

Noorden C von (1940) Zit. nach Vogt 1940

Novak E, Michalek J, Kodetova M (1964) Einfache vegetative Untersuchungsmethoden als Maß des Kureffektes bei Verdauungskrankheiten. Z Angew Bäder Klimaheilkd 11: 323–334

Nowacki PE (1975) Auswirkungen physikalischer Übungsbehandlungen auf Herz, Kreislauf und Atmung und ihre diagnostische Objektivierung. Therapiewoche 25: 5541–5566

Nückel H (1958) Grundlagen der Aerosoltherapie. Ther Gegenw 97: 269–280

Nückel H (1967) Fortschritte auf dem Gebiet der Aerosoltherapie. Arch Phys Med Ther (Leipzig) 19: 141–149

Nunhöfer C (1975) Vergleichende Untersuchungen über den Zeitverlauf der erythropoetischen Reaktion nach Aderlaß und Höhenexposition. Med. Dissertation, Universität Marburg/Lahn

Ojiro G (1959) Reaktion des Systems Hypophyse–Nebenniere auf verschiedene Formen physikalischer Therapie. Bull Inst Balneother 11: 137 [ref.: Z Angew Bäder Klimaheilkd 8: 394 (1961)]

Olschewski H, Brück K (1988) Thermoregulatory, cardiovascular, and muscular factors related to exercise after precooling. J Appl Physiol 64: 1–9

Olszewski WL, Grzelak I, Ziolkowska A et al. (1989) Effect of local hyperthermia on lymph immune cells and lymphokines of normal human skin. J Surg Oncol 41: 109–116

Ordy JM, Samorajski M, Zeman W (1967) Interaction effects of environmental stress and deuteron irradiation of the brain on mortality and longevity of C 57-BL-10 mice. Proc Soc Exper Biol Med 126: 84–90

Ott VR (1952) Recent viewpoints on the action of systemic physical treatment. Proc Internat. Congress of Physical Medicine, pp 238–245

Ott VR (1956 a) Die Badereaktion in der Sicht Schweizerischer Balneologen. Z Angew Bäder Klimaheilkd 3: 555–562

Ott VR (1956 b) Wiederherstellung im Heilbad mit besonderer Berücksichtigung der Poliomyelitis. Wien Med Wochenschr 9: 191–196

Ott VR (1960 a) Fortschritte und Fragen der Balneologie. Kritische Zusammenfassung der 4. Fortbildungstagung des VDB. Z Angew Bäder Klimaheilkd 7: 80–87

Ott VR (1960 b) Stellung und Aufgaben der Balneologie in der gegenwärtigen Medizin. MMW 102: 520–525

Ott VR (1962) Wildwässer. In: Amelung W, Evers A (Hrsg) Handbuch der Bäder- und Klimaheilkunde. Schattauer, Stuttgart, S 333–339

Ott VR (1964) Ziele und Grenzen der Rehabilitation am Badekurort. In: Ott VR, Pabst HW (Hrsg) Internat. Kongreß für Balneologie und medizinische Klimatologie. Banaschewski, München-Gräfelfing, S 405–411

Ott VR (1973) Allgemeine Balneologie und Klimatologie. In: Deutscher Bäderverband e.V. (Hrsg) Deutscher Bäderkalender. Flöttmann, Gütersloh, S 29–42

Ott VR (1976) Balneologie heute. Heilbad u Kurort 27: 275–279

Ott VR, Dombrowski HJ (1958–1960) Balneologische Untersuchungen der Nauheimer Quellen. 1. Mitteilung: Zur Creno-Paläontologie. Fund balneoclim 1: 319–326

Ott VR, Hentschel H-D (1960) Physikalische und balneologische Therapie der Blutdruckkrankheiten. Bad Nauheimer Fortbildungslehrgänge 25. Steinkopff, Darmstadt, S 130–146

Ott VR, Pabst HW (Hrsg) (1964) Internationaler Kongreß für Balneologie und medizinische Klimatologie. Baden-Baden 1962. Banaschewski, München-Gräfelfing, S 99–102

Pahl O (1984) Klimagutachten für die Ostfriesischen Inseln. Kleine Klimaanalyse zur Anerkennung der sieben Ostfriesischen Inseln als Nordseeheilbäder. Schriftenr Forschungsgem Meeresheilkd 11: 3–52

Palmer ED (1970) Funktionelle gastrointestinale Störungen. Huber, Bern

Pattee PL, Thompson WG (1992) Drug treatment of irritable bowel syndrome. Drugs 44: 200

Paulsen HF (1981) Diskussionsbeitrag. In: Feiereis H (Hrsg) Heilverfahren: Indikationen, Gegenindikationen, Kritik, Erfahrungen. Hans Marseille, München, S 115–120

Pavia D, Thomson ML, Clarke SW (1978) Enhanced clearance of secretions from the human lung after administration of hypertonic saline aerosol. Am Rev Respir Dis 17: 199–203

Pavlik I (1976) Theoretische Voraussetzungen eines idealen Distributionsspektrums von Heilaerosolen. Z Physiother 28: 37–44

Pendl D (1939) Die Bedeutung des Calciums bei Mineralwasserkuren. Balneologe 6: 58–65

Pengelly ET (ed) (1974) Circannual clocks. Annual biological rhythms. Academic Press, New York

Pengelly ET, Asmundson SJ (1974) Circannual rhythmicity in hibernating mammals. In: Pengelly ET (ed) Circannual clocks. Annual biological rhythms. Academic Press, New York, pp 95–160

Perger F (1956) Die Bestimmung der vegetativen Reaktionslage und Reaktionsweise bei Erkrankungen des rheumatischen Formenkreises. Z Rheumaforsch 15: 166–175

Perger F (1957) Zur Frage der Wiederherstellung normaler unspezifischer Abwehrleistungen bei Erkrankungen des rheumatischen Formenkreises. Ärztl Forsch 11: I/341–352

Perger F (1958) Die Entgleisungstypen der unspezifischen vegetativen Abwehr und ihre therapeutische Beeinflussung. Therapiewoche 8: 224–233

Perger F (1979) Das Grundsystem nach Pischinger. Phys Med, Reha 20: H 6

Peter A (1971) Adaptation, Resistenz und Immunsystem in Beziehung zur Balneotherapie. Z Physiother 23: 333–340

Peter A (1975) Über einige Probleme und Ergebnisse der Immunbiologie und Resistenzsteigerung im Hinblick auf die Kurorttherapie. Z Physiother 27: 31–35

Peter A (1990) Immunologische Veränderungen im Verlauf verschiedener Formen der Kurortbehandlung. Z Phys Med Baln Med Klim 19: 289–299

Peter A, Schaufuss C (1988) Akute Phaseproteine und Immunkomponenten bei ischämischen Herzkrankheiten unter einer Kohlensäurebäderkur. Z Physiother 40: 43–46

Petersen K, Schlepper M, Westermann K, Witzleb E (1966) Über den Tonus von Hautvenen unter dem Einfluß hydrostatischer Druckwirkungen. Z Angew Bäder Klimaheilkd 13: 450–458

Pfannenstiel P, Saller B (1995) Schilddrüsenkrankheiten – Diagnose und Therapie, 2. Aufl. Berliner Med. Verlagsanstalt

Pfannenstiel W (1953) Unspezifische Reiztherapie. Hippokrates 24: 529–535

Pfannenstiel W (1959) Trinkkuren in der Balneotherapie. Arch Phys Ther (Leipzig) 11: 304–316

Pfeiffer A, Kemmerich C, Koch U (1988) Der Behandlungserfolg bei Depressiven nach stationär durchgeführter psychotherapeutischer Behandlung. Psychother Med Psychol 38: 301–310

Pfleiderer H (1952) Der heutige Stand der bioklimatischen Aerosolforschung. Z Aerosolforsch Ther 1: 696–709

Pfleiderer H (1961) Die Dosierung der klimatischen Reize an der See. Z Angew Bäder Klimaheilkd 8: 38–49

Pfleiderer H (1964) Bioklimatik der Abhärtung. Arch Phys Ther (Leipzig) 16: 23–25

Pfleiderer H, Büttner K (1940) Bioklimatologie. In: Vogt H (Hrsg) Lehrbuch der Bäder- und Klimaheilkunde, II. Teil. Springer, Berlin, S 609–949

Pfleiderer H, Pfleiderer J (1927) Zur Frage der Bewertung klimatischer Kuren mit besonderer Berücksichtigung der Herbst- und Winterkuren an der Nordsee. Aus der bioklimatischen Forschungsanstalt an der Nordsee, Wyk auf Föhr

Piazena H, Meffert H (1994) Humanbiologische und medizinische Wirkungen ultravioletter Strahlung. Bundesgesundheitsbl, Sonderheft Okt. 94, S 11–26

Pichotka J (1973) Der Stoffwechsel der Organismen. In: Keidel WD (Hrsg) Kurzgefaßtes Lehrbuch der Physiologie, 3. Aufl. Thieme, Stuttgart, S 147–196

Pihlaja K (1987) Die biologisch wirksamen Bestandteile des Torfes. Ist es möglich, sie zu bestimmen und ihre Wirkungsweise auf molekularer Ebene festzustellen? In: Goecke C, Lüttig G (Hrsg) Wirkungsmechanismen der Moortherapie. Hippokrates, Stuttgart, S 163–167

Pinding M, Fischer-Harriehausen H (1982) Heilbehandlungen der Rentenversicherung als Problem der Sozialmedizin. Soz Ep Berichte 4: 3–57. Dietrich Reimer, Berlin

Pirlet K (1955) Ein Fragetest zur Bestimmung der individuellen Reaktionsweise. Ärztl Forsch 9: I/560–564

Pirlet K (1956) Individualphysiologische Studien des Wärmehaushaltes. Arch Phys Ther (Leipzig) 8: 162–169

Pirlet K (1958) Klimatische und physikalische Einflüsse auf die Atemwege. Arch Phys Ther (Leipzig) 10: 301–321

Pirlet K (1962 a) Die Verstellung des Kerntemperatur-Sollwertes bei Kältebelastung. Pflügers Arch 275: 71–94

Pirlet K (1962 b) Körperbau, Wärmehaushalt und individuelle Reaktionsweise. Arch Phys Ther (Leipzig) 14: 11–26

Pirlet K (1968) Die Wirkprinzipien der physikalisch-diätetischen Therapie. Med Welt. 19: 2782–2788

Pirlet K (1969) Die Wirkprinzipien der Physikalischen Medizin aus pathophysiologischer und therapeutischer Sicht (Analyse und Synopsis). Arch Phys Ther (Leipzig) 21: 267–271

Pirlet K (in Vorbereitung) Naturheilkunde - Die Lehre von der Heilkraft der Natur. Haug, Heidelberg

Pirlet K, Keller H (1968) Scheineffekte bei der gruppierenden graphischen Darstellung von Behandlungsergebnissen. Arch Phys Ther (Leipzig) 20: 285–290

Pirlet K, Krippner H (1986) Alterung und Regeneration als physiologisches Prinzip. In: Wirkprinzipien in der Medizin. Verlag für Medizin, Heidelberg, S 97–109

Platt D (1981) Physiologische und pathologische Phänomene des Alterns. Dtsch Ärztebl 78: 1727

Plötner G (1974) Wird Lithium für die Balneologie wieder interessant? Z Physiother 26: 81–87

Plötner G, Puchta B (1971) Kadmiumgehalte in Heil- bzw. Mineralwässern der DDR in Beziehung zum Zinkgehalt. Z Physiother 23: 103–107

Pluta W, Charon J (1997, in Vorbereitung) Vergleich der Wirkung von Emser Sole-Inhalationen und Placebo. Eine doppelblinde, randomisierte Studie

Podogrodzki T (1961) Über die Reaktionsbereitschaft des Organismus bei der Histamin- und Tuberkulinprobe im Verlauf der Heilbehandlung des Asthma bronchiale in Bad Salzbrunn. Balneol Polska 10: 93. [ref.: Z Angew Bäder Klimaheilkd 9: 117 (1962)]

Pohl E, Pohl-Rühling J (1965) Physikalische und physikalisch-radiologische Messungen im Thermalstollen. In: Scheminsky F (Hrsg) Der Thermalstollen von Badgastein-Böckstein, seine Geschichte, Erforschung und Heilkraft. Universität Innsbruck 1965, S 137–160

Pohl-Rühling J, Fischer P (1977) Untersuchungen über Chromosomenaberrationen an der Bevölkerung der Gasteiner Kurorte in Zusammenhang mit der natürlichen Radioaktivität. Z Angew Bäder Klimaheilkd 24: 213–217

Polak F, Knobloch F (1957) Ist das Ausgangswertgesetz von Wilder ein Naturgesetz? Acta Neurovegetat 15: 473–481

Pöllmann L (1981) Zahnschmerzschwelle nach Plazebogaben. In: Struppler A, Gessler M (Hrsg) Schmerzforschung, Schmerzmessung, Brustschmerz. Springer, Berlin Heidelberg New York, S 139–142

Pöllmann L, Hildebrandt G (1973) Zur Frage der tagesrhythmischen Spontanschwankungen der Schmerzempfindlichkeit der Zähne. Zahnärztl Welt/Reform 82: 176–179

Pöllmann L, Hildebrandt G (1979) Über tagesrhythmische Veränderungen der Plazebowirkung auf die Schmerzschwelle gesunder Zähne. Beitrag zu einer Physiologie der Plazeboeffekte. Klin Wochenschr 57: 1323–1327

Pöllmann L, Hildebrandt G (1982) Long-term control of swelling after maxillo-facial surgery. Int J Chronobiol 8: 105–114

Pöllmann L, Hildebrandt G, Heller M (1985) Zahnvereiterungen im Kurverlauf. Heilbad Kurort 37: 272–276

Pöllmann L, Hildebrandt G, Mehrhoff S, Schrage E (1986) Schmerzempfindlichkeit, Vigilanzleistungen und orthostatische Regulationen im Menstruationsrhythmus. In: Szadkowski D (Hrsg) Verh der Deutschen Gesellschaft für Arbeitsmedizin, Bd 1. Gentner, Stuttgart, S 131–136

Pontoppidian E (1967) Grundumsatz und vegetative Umstellung bei CO_2-Bäderkuren. Med. Dissertation, Universität Marburg/Lahn

Potreck-Rose F, Matthey K, Neun H (1994) Psychosomatische Einrichtungen in der Übersicht. In: Neun H (Hrsg) Psychosomatische Einrichtungen, 4. Aufl. Vandenhoeck & Ruprecht, Göttingen

Pott F (1978) Statement zu: Methodische Probleme bei der Ermittlung von Immersionswerten für Luftschadstoffe. In: Medizinische, biologische und ökologische Grundlagen zur Bewertung schädlicher Luftverunreinigungen. Sachverständigenanhörung, Berlin, S 111–112

Pozenel H (1969) Zur Beeinflussung von Kreislaufgrößen in der Balneotherapie der essentiellen Hypertonie. Z Angew Bäder Klimaheilkd 16: 43–53

Pozenel H, Ritschel W (1974) Biotelemetrische Untersuchungen bei Anwendungen der Jodsolbalneologie. Z Angew Bäder Klimaheilkd 21: 467–475

Pratzel H (1964) Zum Einfluß des Bades auf Hautfermente. In: Ott VR, Pabst HW (Hrsg) Internationaler Kongreß für Balneologie und medizinische Klimatologie, Baden-Baden, 1962. E. Banaschewski, München-Gräfelfing , S 86–89

Pratzel H (1968) Der Stoffwechsel der Haut als Teil des Gesamtstoffwechsels. (Die Abhängigkeit von thermischen, mechanischen, aktinischen und entzündlichen Einflüssen). Arch Phys Ther 20: 339–348

Pratzel H (1976) Grundvorstellungen zur Hautresorption. In: Brüggemann W (Hrsg) Würzburger Gespräche über die Kneipptherapie. Bd 3: Phytotherapie. Sebastian-Kneipp-Zentralinstitut, Bad Wörishofen, S 116–124

Pratzel HG (1991) Pharmakologie und Toxikologie des Schwefels. In: Pratzel HG, Bühring M, Evers A (Hrsg) Schwefel in der Medizin. Demeter, Gräfelfing, S 42–51

Pratzel HG, Artmann C (1990) Das Immunorgan Haut im Rahmen der Balneologie. Z Phys Med Baln Med Klim 19: 325–331

Pratzel HG, Schnizer W (1992) Handbuch der medizinischen Bäder. Indikationen–Anwendungen–Wirkungen. Haug, Heidelberg

Pratzel HG, Bühring M, Evers A (Hrsg) (1991) Schwefel in der Medizin. Demeter, Gräfelfing

Pratzel HG, Legler B, Aurand K, Baumann K, Franke T (1993) Wirksamkeitsnachweis von Radonbädern im Rahmen einer kurortmedizinischen Behandlung des cervicalen Schmerzsyndroms. Phys Rehab Kur Med 3: 76–82

Presch HR (1954) Klinische Untersuchungen über die Jodschwefelquelle in Bad Wiessee unter Verwendung radioaktiver Isotope. Arch Phys Ther Leipzig 6: 182–184

Prill H-J, Maar H (1971) Zyklusveränderungen bei Höhenaufenthalt. Med Klin 66: 986–989

Prodescu V, Stoicescu C, Pascu, S (1964) Die Wirkung schwacher und konzentrierter Mineralwässer auf den Steuermechanismus des osmotischen Druckes des Magensaftes. In: Ott VR, Pabst HW (Hrsg) Internationaler Kongreß für Balneologie und Medizinische Klimatologie. Banaschewski, München-Gräfelfing S 312–315

Prosser CL (1958) General summary: The nature of physiological adaptation. In: Prosser CL (ed) Physiological adaptation. American Physiological Society, Washington/DC, pp 167–180

Prosser CL (1964) Perspectives of adaptation: theoretical aspects. In: Handbook of physiology, section 4. American Physiological Society, Washington/DC, pp 11–25

Prosser CL (1982) Theory of adaptation. In: Hildebrandt G, Hensel H (eds) Biological adaptation. Thieme, Stuttgart, pp 2–22

Przyborowski, S (1973) Methoden zur experimentellen Bestimmung der Aerosolabscheidung in einzelnen Atemtraktabschnitten. Z Physiother 25: 41–45

Pugh LGC, Edholm OG (1955) The Physiology of Channel Swimmers. Lancet 1955: 761–768

Püll U, Schicha H, Biersack HJ, Knapp WH, Reiner C, Schober O (1994) Nuklearmedizin. Thieme, Stuttgart

Pürschel W (1973) Dermatologische Klimatherapie an der Nordsee. Dermatologica, Vol 146, Suppl, 1–98

Quentin KE (1958) Zur Kenntnis der Bestandteile des Badetorfs. 1. Mitt.: Fundamenta Balneobioclimatol 1: 71–87

Quentin KE (1959) Zur Kenntnis des Badetorfes. 2.–5. Mitt.: Fundamenta Balneobioclimatol 1: 178–211

Quentin KE (1960) Zur Kenntnis der Bestandteile des Badetorfes. I. Mitt.: Untersuchungen über den Stickstoff- und Schwefelgehalt. Fundamenta Balneobioclimatol 1: 71–87

Quentin KE (1961) Neues aus der Moorforschung (1957–1960). Z Angew Bäder Klimaheilkd 8: 410–437

Quentin KE (1962 a) Allgemeine Mineralquellenchemie. In: Amelung W, Evers A (Hrsg) Handbuch der Bäder- und Klimaheilkunde. Schattauer, Stuttgart, S 51–59

Quentin KE (1962 b) Analyse der Peloide. In: Amelung W, Evers A (Hrsg) Handbuch der Bäder- und Klimaheilkunde. Schattauer, Stuttgart, S 103–112

Quentin KE (1967) Die Analyse als Grundlage der balneologischen Peloidbeurteilung. Z Angew Bäder Klimaheilkd 14: 34–43

Quentin KE, Drexel H (1968) Balneotherapie mit Peloiden. Hrsg. vom Deutschen Bäderverband e. V. Bonn. Drei-Kronen-Druck und Verlag, Efferen b. Köln

Quincke H (1882) Die Entstehung des Magengeschwürs. Dtsch Med Wochenschr 1882: 79

Raas H-J, Halhuber MJ (1965) Medizinische Untersuchungen an Urlaubern. Z Angew Bäder Klimaheilkd 12: 107–136

Rabl J (1864) Bad Hall in Oberösterreich. Ärztliche Beobachtungen und Erfahrungen. Braumüller, Wien

Rad M von (1992) Psychosomatik in der Medizin – Theorie und Praxis. In: Klussmann R (Hrsg) Psychosomatische Beratung. Vandenhoeck & Ruprecht, Göttingen, S 11–19

Rademacher A, Klas Z, Vouk V (1940) Report on fervorisation of plant nutrient substrata. Ned Akad Wetensch Proc 42: 8

Rahn KA et al. (1976) The chemical composition of the atmospheric aerosol. Technical report. Graduate School of Oceanography, University of Rhode Island

Rajewsky B (1936) Radiumemanation als Heilmittel. Ther Gegenw 80: 344–346

Randall W (1970) Sunshine rhythms, a possible *Zeitgeber* for multiphysic biological rhythms during a year. J Interdisc Cycle Res 1: 389–404

Ranke OF (1956) Bereichseinstellung der Sinnesorgane. In: Mittelstaedt H (Hrsg) Regelungsvorgänge in der Biologie. Oldenbourg, München, S 123–134

Raschke F (1977) Probleme und Ergebnisse der Herzperiodenanalyse im Nachtschlaf während eines Höhenaufenthaltes in 1200 m. Z Phys Med 1: 21–22

Raschke F (1981) Die Kopplung zwischen Herzschlag und Atmung beim Menschen. Untersuchung zur Frequenz- und Phasenkoordination mit neuen Verfahren der automatischen Analyse. Humanbiol. Dissertation, Universität Marburg/Lahn

Raschke F, Bockelbrink W, Hildebrandt G (1977) Spectral analysis of momentary heart rate for examination of recovery during night sleep. In: Koella WP, Levine P (Hrsg) Sleep 1976 (Proceedings of the 3rd European Congress of Sleep Research). Karger, Basel pp 298–301

Ratschow (1930) (zit. n. Hartmann 1994)

Rausch H (1960) Welche Bedeutung haben die Spurenelemente für unseren Organismus? Landarzt 36:155–159

Raynaud J, Martineaud J-P, Durand J (1982) Heat adaptation in the tropics. In: Hildebrandt G, Hensel H (eds) Biological adaptation. Thieme, Stuttgart, pp 148–165

Razzouk H (1987) Allergisches Asthma im Hochgebirgsklima. Atemweg Lungenkrankh 13: 8–12

Rechtsprecher I (1980) Untersuchungen über den Jahresgang von Kureffekten an einer Kurklinik (Gewichtsabnahme, Puls- und Blutdrucknormalisierung). Med. Dissertation, Universität Marburg/Lahn

Reichel H, Mielke U (1952) Säure-Basen-Haushalt nach Mineralwassergaben. Die Medizinische: 1432–1434

Reichel H, Palme U (1953 a) Der elektrische Gleichstromwiderstand und die Flimmer-Verschmelzungs-Frequenz nach von Bracken als Methoden der balneologischen Forschung. Internat. Balneologischer Kongreß der ISMH in Deutschland. Balneologisches Institut bei der Universität München (zit. nach Hildebrandt 1985 a)

Reichel H, Palme U (1953 b) Kohlensäurehaltige Trinkwässer und respiratorischer Stoffwechsel. Arch Phys Ther (Leipzig) 5: 133–140

Reichel H, Pola H (1952) Haustrinkkuren mit Natrium-Hydrogencarbonat-haltigen Brunnen. Alkalischer Säuerling. Fortschr Med 70: 115–116

Reiman HA (1963) Periodic disease. Davis, Philadelphia

Reiman HA (1974) Clinical importance of biorhythms longer than circadian. In: Scheving LE, Halberg F, Pauly JE (eds) Chronobiology. Thieme, Stuttgart, pp 304–305

Rein H (1935) Die Gleichstrom-Eigenschaften und elektromotorischen Kräfte der Haut und ihre Auswertung zur Untersuchung von Funktionszuständen des Organismus. Z Biol 2: 391–405

Rein H (1939) Zur Physiologie des Schmerzes. Schmerz Narkose Anästhesie 1: 129–139

Rein H (1941) Kreislauf und Stoffwechsel. Verh Dtsch Ges Kreislaufforsch 14: 9–39

Reinberg A (1979) Persönliche Mitteilung

Reinberg A, Halberg F (1971) Circadian chronopharmacology. Ann Rev Pharmacol 11: 455–492

Reinberg A, Smolensky MH (1983) Biological rhythms and medicine. Cellular, metabolic, physiopathologic, and pharmacologic aspects. Springer, New York Berlin Heidelberg

Reinberg A, Sidi E, Ghata J (1965) Circadian reactivity rhythms of human skin to histamin or allergen and the adrenal cycle. J Allergy (St. Louis) 36: 273–283

Reindell A, Wittich GH (1989) Herzneurosen. In: Roskamm H, Reindell H (Hrsg) Herzkrankheiten, 3. Aufl. Springer, Berlin Heidelberg New York Tokio, S 873–877

Reinhold D, Jordan H (1961) Kreislaufanalytische Untersuchungen von Moorsäckchenauflagen auf die Lebergegend. Arch Phys Ther 13: 347–355

Reissmann G (1970) Unspezifische Immunität und Moorbadekur. Arch Phys Ther (Leipzig) 22: 175–181

Reiter R (1960) Meteorobiologie und Elektrizität der Atmosphäre. Akademische Verlagsgesellschaft, Leipzig

Reiter R (1991) Weather effects on man – seen from aspects of atmospheric electricity. In: Lieth H (ed) Progress in biometeorology, vol 8. SPB Academic Publishing, Den Hague/The Netherlands, pp 83–88

Remmlinger H, Philipp K, Hertlein W (1957) Über die Resorption von Sulfationen durch die Rattenschwanzhaut unter der Einwirkung von Kohlensäure (1. Mitt.). Z Angew Bäder Klimaheilkd 4: 333–342

Remmlinger H, Philipp K, Hertlein W (1959) Über die Resorption von Sulfationen durch die Rattenschwanzhaut unter der Einwirkung von Kohlensäure (2. Mitt.). Z Angew Bäder Klimaheilkd 6: 177–189

Renshaw B (1941) Influence of discharge of motoneurons upon excitation neighboring motoneurons. J Neurophysiol 4: 167–183

Rensing L (1973) Biologische Rhythmen und Regulation. G. Fischer, Stuttgart

Resch KL, Ernst E, Matrey A, Pumpf M, Paulsen AS (1990) Einfluß von CO_2-Bädern auf die Blutfließeigenschaften. Z Phys Med Baln Med Klim (Sonderheft I) 19: 45–51

Rest A (1981) Der Einfluß von Heilverfahren auf die Fehlzeiten am Arbeitsplatz. Eine empirische Untersuchung zur Beurteilung des Therapieerfolges von Heilverfahren. P. Lang, Frankfurt am Main

Reuter H (1982) Medizin-Meteorologie aus meteorologischer Sicht. Med-Met (Wien) 1: 9

Richter CP (1965) Biological clocks in medicine and psychiatry. Thomas, Springfield/IL

Richter HE (1980) Selbsthilfe aus der Gruppe. In: Deutsche Zentrale für Volksgesundheitspflege (Hrsg) Gesundheit in Selbstverantwortung. Frankfurt

Richter R (1939) Über den Einfluß der Schwefelbäder auf den Vitamin-C-Haushalt des Körpers. Balneologe 6: 405–413

Rieck A (1973) Tagesrhythmische Veränderungen des Beinvolumens bei orthostatischer Belastung unter Berücksichtigung des Blutdruck- und Pulsfrequenzverhaltens. Med. Dissertation, Universität Marburg/Lahn

Rieck A (1975) Sensomotorisches Lernen. In: Hildebrandt G et al. (Hrsg) Tagesrhythmische Einflüsse auf das Adaptationsvermögen des Menschen. Arbeitsberichte des Sonderforschungsbereiches Adaptation und Rehabilitation (SFB 122) der Philipps-Universität, Bd II, Marburg/Lahn, S 97–109

Rieck A, Damm F (1975) Circadian variation in blood flow of the extremities at rest and during work. Pflügers Arch/Eur J Physiol 355, [Suppl. R 25]

Rieck A, Hildebrandt G, Kriebel R (1977) Über den Zeitverlauf der maximalen Muskelkraft beim isometrischen Training. Z Arbeitswiss 31: 233–238

Riedel E (1977) Kurzwischenfälle und subjektiver Befindensverlauf von Herz- und Kreislaufkranken bei konventioneller Bäderkur und vorwiegend trainierender Kurbehandlung. Med. Dissertation, Universität Marburg/Lahn

Riedel E, Hildebrandt G, Zipp H (1979) Zwischenfälle bei aktiver und passiver Kurbehandlung von Herz-Kreislauf-Kranken. Med Klinik 74: 199–204

Rieger G (1973) Änderung der Sehschärfe bei Patienten mit Sklerose der Retinalgefäße und degenerativen Veränderungen der Macula lutea während des Kuraufenthaltes in Bad Hall. Bericht über die 73. Zusammenkunft der Deutschen Ophthalmologischen Gesellschaft in Heidelberg

Rieger G (1979) Änderung der Sehschärfe bei Patienten mit höhergradiger Myopie während ihres Kuraufenthaltes in Bad Hall, Oberösterreich. Klin Mitt-Bl Augenheilkd 175: 103–106

Rieger G (1988 a) Der Einfluß von kombinierten Jodkurbehandlungen in Bad Hall auf die Farbwahrnehmung von Patienten. Klin Mitt-Bl Augenheilkd 193: 416

Rieger G (1988 b) Konservative Therapie der senilen Makuladegeneration. Spektrum Augenheilkd 2: 1, [Suppl 2]: 14–18

Rieger G (1992) Veränderungen der Kontrastempfindlichkeit nach kombinierten Jodkurbehandlungen in Bad Hall bei Patienten mit altersbedingter Makulopathie. Ophthalmologica 205: 100

Rieger G (1995) Jodkurbehandlungen bei Augenleiden. In: Hillebrand O, Weintögl G (Hrsg) Handbuch für den Kurarzt. Verlag der Österreichischen Ärztekammer, Wien, S 241–256

Rieger G (1997 a) Schwellenwert-Perimetrie bei Makulapathiepatienten vor und nach kombinierten Jodkurbehandlungen in Bad Hall (im Druck)

Rieger G (1997 b) Sehleistungsänderung nach Absolvierung kombinierter Jodkurbehandlungen in Bad Hall. Phys Rehab Kur Med (im Druck)

Rieger G, Winkler R, Buchberger W, Moser M (1995) Iodine distribution in a porcine eye model following iontophoresis. Ophthalmologica 209: 84–87

Rieger G, Stoiser E, Landerl J (1996) Zur subjektiven Befindlichkeit von Patienten mit Beschwerden des „trockenen Auges“ vor und nach Absolvierung von Jodkurbehandlungen in Bad Hall (im Druck)

Ringe JD (1993) Osteoporose. Thieme, Stuttgart

Rissel C (1987) Water exercise for the frail elderly: a pilot programme. Aust J Physiother 33: 226–237

Ritter H (1961) Die Dosis als pragmatisches Argument in der Homöopathie (zugleich ein Beitrag zu ihrer Deutung als Reiztherapie). Hippokrates 32: 674–678

Robertson WJ, Peacock M (1985) Pathogenesis of Urolithiasis. In: Schneider HJ (Hrsg) Urolithiasis: etiology - diagnosis. Springer, Berlin Heidelberg New York Tokio, pp 185–334

Röcken M, Kerscher M, Volkenandt M, Plewig G (1995) Balneophototherapie. Hautarzt 46: 437–450

Roehrig A, Zuntz N (1871) Zur Theorie der Wärmeregulation und der Balneotherapie. Pflügers Arch 4: 57

Rohen JW (1971) Funktionelle Anatomie des Nervensystems. Schattauer, Stuttgart

Rohleder-Stiller C (1995) Untersuchungen über den Einfluß eines Sulfat-haltigen Heilwassers auf die Gallenblasenmotorik und die Sekretion von Gastrin und Cholezystokinin. Med Dissertation, Universität Marburg

Rohmert W, Rutenfranz J (1983) Praktische Arbeitsphysiologie, 3. Aufl. Thieme, Stuttgart

Rohrmoser H-G (1981) Diskussionsbeitrag. In: Feiereis H (Hrsg) Heilverfahren: Indikationen, Gegenindikationen, Kritik, Erfahrungen. Hans Marseille, München, S 121–124

Römmelt H (1976) Experimentelle Untersuchungen zur Resorption, Verteilung und Ausscheidung von ätherischen Ölen bei Anwendung als Badezusatz. In: Brüggemann W (Hrsg) Würzburger Gespräche über die Kneipptherapie, Bd 3: Phytotherapie. Sebastian-Kneipp-Zentralinstitut, Bad Wörishofen, S 125–133

Rompel C (1976) Die Auswirkungen einer Reduktionsdiät während aktivierender Kurbehandlung. Zentralarch Physiother 5: 75–92

Rompel C, Reindell H, König K (1966) Körperliche Aktivität und Herz- und Kreislauferkrankungen. Barth, München

Rompel C, Baier H, Ballentin B, Rostam Kolay A (1977 a) Die Beziehung von Körpergewicht und Effekt der aktivierenden Kurbehandlung. Z Phys Med 6 (Ergänzungsband): 175–181

Rompel C, Baier H, Hildebrandt G (1976 b) Der normalisierende Einfluß der aktivierenden Kurbehandlung auf das Körpergewicht. Z Angew Bäder Klimaheilkd 24: 31–39

Rosak C (1986) Chancen und Möglichkeiten der Diabetestherapie am Kurort. Hess Ärztebl 84/5: 253–254

Rösch W (1989) Reizmagen. Was tun? Dtsch Ärztebl 87: 1582

Rosemann J-P (1982) Untersuchungen über endokrine Reaktionen nach isometrischem Krafttraining zu verschiedenen Tageszeiten. Med. Dissertation, Universität Marburg/Lahn

Rosenthal NE, Behar MC (eds) Seasonal affective disorders and phototherapy. Guilford, New York

Roskamm H, Reindell H, König K (1966) Körperliche Aktivität und Herz- und Kreislauferkrankungen. Barth, München

Rothschuh KE (1981) Aus der Geschichte der Naturheilbewegung (II). Die Entwicklung allgemeiner theoretischer Grundsätze in der Naturheilkunde des 19. Jahrhunderts. Z Allg Med 57: 1091–1100

Rowell LB (1974) Human cardiovascular adjustments to exercise and thermal stress. Physiol Rev 54: 75–159

Roza L, Vermeulen W, Van der Schanz GP, Lohman PHM (1987) The induction and repair of cyclobutane thymidine dimers in human skin. In: Passchier WF, Bosnjakovic BFM (eds) Human exposure to ultraviolet radiation, risks and regulations. Proceedings of a seminar held in Amsterdam, 23-25 March. Excerpta Medica, Amsterdam, pp 27–31

Rückheim H (1953) Das biologische Reaktionstypenproblem des Menschen. Arch Phys Ther (Leipzig) 5: 175–179

Rudder B de (1952) Grundriß der Meteorobiologie des Menschen. Springer, Berlin Göttingen Heidelberg

Rudder B de (1960) Wetter, Jahreszeit und Klima als pathogenetische Faktoren. In: Handbuch der allgemeinen Pathologie, Bd 10/1. Springer, Berlin Göttingen Heidelberg, S 370–390

Rudolf G (1993) Psychotherapeutische Medizin. Enke, Stuttgart

Rudolph G (1982) Zwei Beiträge zur Geschichte der Balneologie. H. Meister, Kassel

Rudorff K-H (1995) Hypothyreose. Nuklearmediziner 18: 141–145

Rudowsky G (1980) Untersuchungen zur Epidemiologie, Pathophysiologie, Diagnostik und Therapie venöser Erkrankungen. VASA Suppl 7

Ruhenstroth-Bauer G, Hoffmann G, Vogl S, Baumer H, Kulzer R, Peters J, Staub F (1994) Artificial simulation of naturally active atmospherics. Electro Magnetobiol 3/1: 85–92

Rulffs W (1975) Hydrostatischer Druck und Atemfunktion. Ärztl Prax 27:2976–2978

Rupec M (1980) Mikroskopische und elektronenmikroskopische Anatomie der Haut. In: Korting GW (Hrsg) Dermatologie in Praxis und Klinik, Bd I. Thieme, Stuttgart, S 1.14–1.63

Ruppel K (1990) Untersuchungen zur Altersabhängigkeit der Zielwerte der Blutdrucknormalisierung im Rahmen komplexer Kurortbehandlungen. Med. Dissertation, Universität Marburg/Lahn

Rutenfranz J (1978) Arbeitsphysiologische Grundprobleme von Nacht- und Schichtarbeit. Rheinisch-Westfälische Akademie der Wissenschaften. Vorträge N 275, S 7–50. Westdeutscher Verlag, Opladen

Rutenfranz J (1981) Arbeitsmedizinische Aspekte des Streßproblems. In: Nitsch JR (Hrsg) Streß, Theorien, Untersuchungen, Maßnahmen. Huber, Bern, S 379–390

Rutenfranz J, Iskander A (1966) Über den Einfluß von Pausen auf das Erlernen einer einfachen sensomotorischen Fähigkeit. Int Z Angew Physiol einschl Arbeitsphysiol 22: 207–235

Sage E (1993) Distrubution and repair of photolesions in DNA: Genetic consequences and the role of sequence context. Photochemistry and Photobiology 57: 163–174

Saito S (1959) Die Balneologie in Japan. Ther Gegenw 98: 351–356

Saller K (1960) Konstitutionstherapie in neuer Sicht. Enke, Stuttgart

Saller R (1992) Vitamin D. In: Bühring M, Jung EG (Hrsg) UV-Biologie und Heliotherapie. Hippokrates, Stuttgart, S 33–48

Saller R, Deppert T, Fetter G, Bühring M (1991) Prospektive klinisch-kontrollierte Untersuchung zur analgetischen Wirkung eines Schwefelmoorbades bei Patienten mit Osteoarthrose. In: Pratzel HG, Bühring M, Evers A (Hrsg) Schwefel in der Medizin. Demeter, Gräfelfing, S 176–186

San Roman J de (1958) Parallele Wirkung der CO_2-haltigen und der radioaktiven Wässer. Z Angew Bäder Klimaheilkd 5: 85–97

Sarfy J (1942) (zit. n. Hildebrandt 1985a)

Sasse C (1985) Untersuchungen über die Zeitstruktur des Ausdauerleistungstrainings. Med. Dissertation, Universität Marburg/Lahn

Sato H (1958) Untersuchungen über den Einfluß des autonomen Nervensystems während des Bades in Thermalwasser nach der Methode, die Wenger für die Prüfung der Funktion des autonomen Nervensystems angegeben hat. Bull Inst Balneother 10: 94 [ref.: Z Angew Bäder Klimaheilkd 7: 624 (1960)]

Sato Y (1959) Untersuchungen über Heilbäder und die Hypophysen- und Nebennierenrindenfunktion. 1. Die Wirkung des Heilbades auf die 17-Ketosteroidausscheidung im Harn. J Jpn Balneo-Climatol Assoc 23: 333 [ref.: Z Angew Bäder Klimaheilkd 7: 218–219 (1961)]

Sauer H (1983) Vergleichende Verlaufsuntersuchungen bei aktivierender Kurbehandlung von Kurklinik- und Kurheimpatienten. Med Dissertation Universität Marburg

Sayers G (1950) The adrenal cortex and homeostasis. Physiol Rev 30: 241–320

Schade B (1968) Erleben und Verhalten der Patienten im Verlaufe einer Kur – Ergebnisse einer teilnehmenden Beobachtung. In: Teichmann W (Hrsg) Kurverlaufs- und Kurerfolgsbeurteilung. Symposion II. Sanitas, Bad Wörishofen, S 177–181

Schade H, Kähler H (1926) Untersuchungen zur Frage der Moorbadwirkungen am Beispiel der Segeberger Moorerde. Veröffentlichungen der Zentralstelle Balneologie, Berlin (N.F.) 3: 21–39

Schaefer H (1969) Soziale Balneologie in theoretischer Sicht. Arbeitsmed Sozialmed Arbeitshyg 4: 67–69

Schaefer H (1970) Die soziale Rolle des Kurwesens. Schlesw-Holst Ärzteblatt 1970: 547–553, 591–593

Schaefer H (1973) Sozialmedizinische Aufgaben des Badearztes. Z angew Bäder- u Klimaheilk 20: 3–14

Schaefer H, Blohmke M (1978) Sozialmedizin. Thieme, Stuttgart

Schaefer HF, Hildebrandt G (1954) Praktisch-balneologische Erfahrungen mit dem Puls-Atem-Quotienten. Arch Phys Ther (Leipzig) 6: 375–382

Schäfer KPW, Mielke U (1964) Die Beeinflussung des Elektrolyt- und Wasserhaushaltes durch Mineralwässer. In: Ott VR, Pabst HW (Hrsg) Internationaler Kongreß für Balneologie und medizinische Klimatologie, Baden-Baden 1962. E. Banaschewski, München-Gräfeling, S 90–94

Schäfer KPW, Mielke U (1966) Die Beeinflussung des Wasser- und Mineralhaushaltes des Menschen durch Mineralwässer und andere verdünnte Elektrolyt-Lösungen. Z Angew Bäder Klimaheilkd 13: 41–50

Schäfer KPW, Mielke U (1968) Die Trinkkur als Synchronisator biologischer Rhythmen. Z Angew Bäder Klimaheilkd 15: 231–245

Schäfer KE, Clegg BR, Carey CR, Dougherty JH, Weybrew BB (1967) Effects of isolation in a constant environment on periodicity of physiological functions and performance levels. Aerospace Med 38: 1002–1018

Schallreuter KU (1992) Freie Radikale an der Oberfläche der Haut. In: Bühring M, Jung EG (Hrsg) UV-Biologie und Heliotherapie. Hippokrates, Stuttgart, S 59–72

Scharkova AK, Golod I S (1968) Die Dynamik einiger immunbiologischer Indikatoren bei Patienten mit Myelitis und Arachnoiditis des Rückenmarkes unter dem Einfluß der Schwefel- und Moorbädertherapie (in Russisch). Vopr Kurort Fisio Ljec Fis Kult 33: 507 [ref.: Z Angew Bäder Klimaheilkd 17: 502 (1970)]

Scheel HE, Sladkovic R, Seller W (1995) Lang- und kurzwellige Variationen von tropischen Ozonkonzentrationen. Ann Met 31: 180–181

Scheibe J (1994) (Hrsg) Sport als Therapie. Ullstein-Mosby, Berlin Wiesbaden

Scheibe J, Bringmann W, Reinhold D (1986) Sportliches Training während der Kur. Volk und Gesundheit, Berlin

Scheidt C (1941) Erhebungsbogen zur Reaktionsbereitschaftsschätzung. Lehmann, München

Scheiner H (1931) Über eine Capillarreaktion im Kohlensäure-Solbad. Klin Wochenschr 45: 460

Scheminsky F (1962) Biologie der Heilquellen. In: Amelung W, Evers A (Hrsg) Handbuch der Bäder- und Klimaheilkunde. Schattauer, Stuttgart, S 45–50

Scheminsky F (1964) Neue Ergebnisse der allgemeinen Balneologie. In: Ott VR, Pabst HW (Hrsg) Internationaler Kongreß für Balneologie und medizinische Klimatologie, Baden-Baden 1962. E. Banaschewski, München-Gräfelfing, S 5–13

Scheminsky F (1965) Der Thermalstollen von Badgastein-Böckstein, seine Geschichte, Erforschung und Heilkraft. Universität Innsbruck

Schempp CM, Vanschid W, Schöpf E, Simon JC (1996) Badezusätze in der dermatologischen Balneotherapie. Hautarzt 47: 894–900

Scherf A (1968) Die Veränderungen der Herzdynamik im Zusammenhang mit den vegetativen Umstellungen im Verlauf von CO_2-Bäderkuren. Med. Dissertation, Universität Marburg/Lahn

Scherf A, Hildebrandt G, Steinke L (1967) Veränderungen der Herzdynamik im Verlaufe von CO_2-Bäderkuren. Arch Phys Ther (Leipzig) 19: 445–453

Scheving LE (1980) Chronotoxicology in general and experimental chronotherapeutics of cancer. In: Scheving LE, Halberg F (eds) Chronobiology: principles and applications to shifts in scedules. Sijthoff & Noordhoff, Alphen aan den Rijn Rockville/MD, pp 455–479

Scheving LE, Halberg F, Pauly JE (eds) (1974) Chronobiology. Thieme, Stuttgart

Schilling V (1929) Das Blutbild und seine klinische Verwertung, 7. und 8. Aufl. Fischer, Jena

Schindewolf G (1953) Untersuchung der H_2S-Wirkung auf die Hautsinnesorgane bei Kranken. Arch Phys Ther (Leipzig) 5: 146–149

Schipkowski M (1990) Vergleichende Untersuchung immediater und Langzeitreaktionen auf intermittierende thermoindifferente Luftsprudelbäder. Med. Dissertation, Universität Marburg/Lahn

Schippnick PF, Green AES (1982) Analytic characterization of spectral actinic flux and spectral irradiance in the middle ultraviolet. Photochem Photobiol 35: 89–101

Schirmer H, Buschner W, Cappel A, Matthäus H, Schlegel M (1989) Wie funktioniert das? Wetter und Klima. Meyers Lexikonverlag, Mannheim

Schlacke KH (1991) Vergleichende Untersuchungen über Veränderungen im roten Blutbild bei experimentellen Haustrinkkuren mit natriumhaltigen Heilwässern. Med. Dissertation, Universität Marburg/Lahn

Schleicher E (1968) Intragastrale Messungen mit der Endoradiosonde unter der Einwirkung des Kissinger Rakoczy-Brunnens. Z Angew Bäder Klimaheilkd 15: 258–266

Schleicher E (1969) Untersuchungen mit der Endoradiosonde unter einmaliger und kurmäßiger Einwirkung einer Heilquelle. Arch Phys Ther (Leipzig 21:315–319

Schmauss A, Wigand A (1929) Die Atmosphäre als Kolloid. Sammlung Vieweg, Heft 96

Schmeller W (1990) Das arthrogene Stauungssyndrom. Diesbach, Berlin

Schmid HP, Engelmann W (1987) Effects of Li^+ and Rb^+ and of the K^+-channel blocker TEA on the circadian locomotor activity in the house fley, musca domestica. In: Hildebrandt G, Moog R, Raschke F (eds) Chronobiology and chronomedicine. P. Lang, Frankfurt am Main, pp 226–229

Schmidt J (1991) Evaluation einer Psychosomatischen Klinik. VAS, Frankfurt

Schmidt J, Rohrer H, Schirmer K (1953) Kontrolle der Bäderwirkung mit dem Elektrodermatometer. Z Rheumaforsch 12: 97–104

Schmidt KH, Bayer W (1983) Die Bedeutung des Zinks in der Medizin. Verlag für Medizin Dr. E. Fischer, Darmstadt

Schmidt KH, Bayer W (1988) Spurenelemente. Therapeuticon 3: 135–143

Schmidt KL (1975) Hyperthermie und Fieber. Wirkungen bei Mensch und Tier. Hippokrates, Stuttgart

Schmidt KL (1981) Präventive Geriatrie in der ärztlichen Praxis: Möglichkeiten und Aufgaben der Hydro- und Thermotherapie in der zweiten Lebenshälfte. Kneipp Physiother 1: 2–5

Schmidt KL (1986) Physikalische und Balneotherapie der Arthritis und Spondylitis psoriatica. In: Schilling F (Hrsg) Arthritis und Spondylitis psoriatica. Steinkopff, Darmstadt, S 249–258

Schmidt KL (1987) Hyperthermie und Fieber, Wirkungen bei Mensch und Tier. Klinik, Immunologie, Wirkungen auf Entzündungen, 2. Aufl. Hippokrates, Stuttgart

Schmidt KL (1988) Balneotherapie rheumatischer Erkrankungen. Wiss. Reihe des Deutschen Bäderverbandes, Bonn

Schmidt KL (1989a) Grundlagen und Wirkungen länger applizierter Kälte- und Wärmeanwendungen in der Therapie. In: Schmidt KL (Hrsg) Kompendium der Balneologie und Kurortmedizin. Steinkopff, Darmstadt, S 325–340

Schmidt KL (1989b) Physikalische Therapie der Osteoporose: Bedeutung und Möglichkeiten. Bayr Internist 9: 2–5

Schmidt KL (1989c) Kompendium der Balneologie und Kurortmedizin. Steinkopff, Darmstadt

Schmidt KL (1992) Effects of physical applications on experimental models of inflammation. In: Balint G, Gömör B, Hodinka L (Hrsg) Rheumatology, state of the Art. Excerpta Medica, Amsterdam, pp 384–389

Schmidt KL (1995a) Scientific basis of Spa treatment of rheumatic diseases. Rheumatology in Europe 24:136–141

Schmidt KL (1995b) Rheumatische Erkrankungen. In: Schmidt KL, Drexel H, Jochheim KA (Hrsg) Lehrbuch der Physikalischen Medizin und Rehabilitation. Fischer, Stuttgart Jena New York, S 329–345

Schmidt KL, Drexel H, Jochheim KA (1995) (Hrsg) Lehrbuch der physikalischen Medizin und Rehabilitation. G. Fischer, Stuttgart

Schmidt M (1994) Evidence of a 50-year increase in troposheric ozone in upper Bavaria. Ann Geophisicae 12: 1197–1206

Schmidt OP (1970) Chronische unspezifische Krankheiten der Atemwege und ihre kombinierte Kurbehandlung. Z Angew Bäder Klimaheilkd 17: 547–568

Schmidt-Kessen W (1959) Mineralwasserwirkungen im Verdauungskanal. Z Angew Bäder Klimaheilkd 6: 459–471

Schmidt-Kessen W (1960 a) „Unspezifische Wirkungen" in der Balneo- und Klimatherapie. Z Angew Bäder Klimaheilkd 7: 278–316

Schmidt-Kessen W (1960 b) Der Wärmehaushalt nach oraler Zufuhr warmen oder kalten Wassers. Arch Phys Ther (Leipzig) 12: 207-215

Schmidt-Kessen W (1962) Allgemeine Balneotherapie. In: Amelung W, Evers A (Hrsg) Handbuch der Bäder- und Klimaheilkunde. Schattauer, Stuttgart, S 256-332

Schmidt-Kessen W (1964) Das wasserextrahierbare Natrium der Haut nach Solbädern. In: Ott VR, Pabst HW (Hrsg) Internationaler Kongreß für Balneologie und medizinische Klimatologie, Baden-Baden 1962. E. Banaschewski, München-Gräfelfing, S 83-86

Schmidt-Kessen W (1968 a) Die Elektrolytkonzentrationen der Gewebe nach vierwöchiger Mineralwasserzufuhr. 1. Mitt.: Mergentheimer Kurbrunnen als Typ eines Sulfatwassers. Z Angew Bäder Klimaheilkd 15: 172-190

Schmidt-Kessen W (1968 b) Die Elektrolytkonzentrationen der Gewebe nach vierwöchiger Mineralwasserzufuhr. 2. Mitt.: Staatlich Fachingen als Typ eines Bikarbonatwassers. Z Angew Bäder Klimaheilkd 15: 307-318

Schmidt-Kessen W (1969 a) Mineralwassertrinkkuren bei der Behandlung von Magen-Darm-Erkrankungen. Arch Phys Ther (Leipzig) 21: 305-313

Schmidt-Kessen W (1969 b) Der Mineralstoffwechsel bei Trinkkuren. Arch Phys Ther (Leipzig 21: 297-304

Schmidt-Kessen W (1969 c) Untersuchungen bei Trinkkuren mit Sulfatwässern. 1. Mitt.: Veränderungen des Blutserums bei Anwendung eines hypertonen NaCl-reichen Wassers. Z Angew Bäder Klimaheilkd 16: 391-403

Schmidt-Kessen W (1969 d) Die Elektrolytkonzentrationen der Gewebe nach vierwöchiger Mineralwasserzufuhr. 3. Mitt.: Die Umstellung der Mineralausscheidung. Z Angew Bäder Klimaheilkd 16: 9-22

Schmidt-Kessen W (1970) Wirkungen von Kuren mit Solbädern von indifferenter Temperatur. Z Phys Med 1: 222-234

Schmidt-Kessen W (1971) Welche Zukunft hat die Balneologie? Z Angew Bäder Klimaheilkd 18: 14-33

Schmidt-Kessen W (1974) Kardiopulmonale Regulation im Bewegungsbad. Z Angew Bäder Klimaheilkd 21: 455-466

Schmidt-Kessen W (1986) Verdauungs- und Stoffwechselkrankheiten. In: Amelung W, Hildebrandt G (Hrsg) Balneologie und medizinische Klimatologie, Bd III. Springer, Berlin Heidelberg New York Tokio, S 109-114

Schmidt-Kessen W (1987) Klimatherapie im Alter. In: Schmidt KL (Hrsg) Physikalische Medizin, Balneotherapie und Rehabilitation im höheren Lebensalter, Steinkopff, Darmstadt, S 79-86

Schmidt-Kessen W (1995) Klimatherapie. In: Schmidt KL, Drexel H, Jochheim KA (Hrsg) Lehrbuch der physikalischen Medizin und Rehabilitation. G. Fischer, Stuttgart, S 236-245

Schmidt-Kessen W, Backhaus I (1965) Plasmahistamin bei Balneotherapie. Arch Phys Ther (Leipzig) 17: 165-170

Schmidt-Kessen W, Scheffel L (1963) Untersuchungen über die Nebennierenaktivität während Klima- und Solebadekuren im Mittelgebirge. Z Angew Bäder Klimaheilkd 10: 532-544

Schmidt-Kessen W, Stanat W (1971) Die Thermoregulation im kühlen CO_2-Bad. Z Angew Bäder Klimaheilkd 18:479-493

Schmidt-Kessen W, Witte O (1975) Die Sulfatdiarrhoe. Gastroenterol XIII: 12-18

Schmidt-Kessen W, Allgöwer KG, Bonzel KE (1977) Untersuchungen zur Dosisabhängigkeit der Mineralkonzentrationen im Gewebe bei vermehrter Mineralzufuhr an Ratten. Z Angew Bäder Klimaheilkd 24: 397-407

Schmidt-Wolf I, Fischer J (1990 a) Einfluß eines Aufenthaltes im Nordseeklima auf die Lymphozytensubpopulation im peripheren Blut bei Patienten mit exogen allergischem Asthma bronchiale und chronischer Bronchitis. Pneumologie 44: 241-242

Schmidt-Wolf I, Fischer J (1990 b) Lymphocyte subsets in peripheral blood in patients with bronchial asthma and atopic dermatitis. 2. International Meeting on Respiratory Allergy, Sorrento/Italy, pp 11-13

Schneider J, Goecke C, Zysno E A, (1988) Praxis der gynäkologischen Balneo- und Physiotherapie. Hippokrates, Stuttgart

Schneider M (1971) Einführung in die Physiologie des Menschen, 16. Aufl. Springer, Berlin Heidelberg New York

Schneider R (1988) Moore und ihre torfbildenden Pflanzen. In: Flaig W, Goecke C, Kauffels W (Hrsg) Moortherapie, Grundlagen und Anwendungen. Ueberreuter, Wien Berlin, S 34–45

Schneider U, Blömer H (1958) Der Liquordruck des Menschen im thermo-indifferenten Vollbad. Z Angew Bäder Klimaheilkd 5:105–110

Schneider W, Hoffmann SO (1992) Diagnostik und Klassifikation der neurotischen und psychosomatischen Störungen. Fundamenta Psychiatrica 6: 137 – 142

Schnelle KW (1959) Klinische Untersuchungen mit neuen Heilwässern. Arch Phys Ther (Leipzig) 11: 274–278

Schnelle KW (1953) Vergleichende Hauttemperaturmessungen bei Moor-, Moorextrakt- und Wasserbädern. Internationaler Balneologie-Kongreß der ISMH in Deutschland 1952. München, S 239–244

Schnitzer A (1956) Histaminmechanismus und allergische Reaktion. Int Arch Allergy Appl Immunol 5 (Suppl): 87–94

Schnitzler BA (1959) Solebäderbehandlung in der Gynäkologie. Fortschr Med 77: 89–90

Schnizer W (1984) Bewegungstherapie - Terrainkur. Heilbad Kurort 38/10: 341–355

Schnizer W (1989) Das Bad - ein interessantes Modell zum Studium der Regulation von Blutvolumen und Salz-Wasser-Haushalt am Beispiel des atrialen natriuretischen Faktors (ANF). Z Phys Med Baln Med Klim 18: 123–128

Schnizer W (1991 a) Balneotherapie. In: Hentschel HD (Hrsg) Naturheilverfahren in der Ärztlichen Praxis, Dtsch Ärzteverlag, Köln, S 273–269

Schnizer W (1991 b) Schwefelwasserstoff und Hautdurchblutung. In: Pratzel HG, Bühring M, Evers A (Hrsg) Schwefel in der Medizin. Demeter, Gräfelfing, S 53–56

Schnizer W (1992) Physiologische Grundlagen des Bades und ihre therapeutische Bedeutsamkeit. In: Bühring M, Kemper FH (Hrsg) Naturheilverfahren, Grundlagen, Methoden, Nachweissituationen. Springer-Lose-Blatt-Systeme. Springer, Berlin Heidelberg New York Tokio, S 02.04.1–19

Schnizer W, Erdl R (1984) Zur Objektivierung der Wirkung von Kohlensäurebädern auf die Mikrozirkulation der Haut mit einem Laser-Doppler-Flowmeter. Z Phys Med Baln Med Klim 13 (Sonderheft 2): 38–41

Schnizer W, Erdl R, Schöps P, Seichert N (1985) The effects of external CO_2 application on human skin microcirculation investigated by laser Doppler flowmetry. Int J Microcirc Clinc Exp 4: 343–350

Schnizer W, Schöps P (1995) Thermo-, Hydro- und Kryotherapie. In: Schmidt KL, Drexel H, Jochheim KA (Hrsg) Lehrbuch der physikalischen Medizin und Rehabilitation. G. Fischer, Stuttgart, S 106–135

Schnizer W, Galler B, Schelshorn H, Lindner J, Gerbes AL, Deckenkofer K (1995) Endokrine Badereaktionen. Physiologische Grundlagen eines Immersionstrainings. Phys Med Rehab Kur Med 5: 1–5

Schoger GA (1962) Sulfat-Wässer. In: Amelung W, Evers A (Hrsg) Handbuch der Bäder- und Klimaheilkunde. Schattauer, Stuttgart, S 365–375

Schoger GA, Kern H (1962) Radium- bzw. Radonbalneologie. In: Amelung W, Evers A (Hrsg) Handbuch der Bäder- und Klimaheilkunde. Schattauer, Stuttgart, S 429–460

Schoger I (1967) Über die Kurwirkung bei Kranken mit entzündlichem und degenerativem Rheumatismus. Z Angew Bäder Klimaheilkd 14: 374–407

Scholander PF (1958) Studies on the man exposed to cold. Fed Proc 17: 1054–1057

Scholander PF, Hammel HT, Lange Andersen K, Loyning Y (1958) Metabolic acclimation to cold in man. J Appl Physiol 12: 1–8

Schölmerich J (1996) Therapie chronisch entzündlicher Darmkrankheiten. Klinik der Gegenwart IV, 16: 1–44

Scholtz H-G (1951) Umfrage: Die Bedeutung von Konstitutionstyp und vegetativer Ausgangslage für den Erfolg von Bade- und Klimakuren. Arch Phys Ther (Leipzig) 3: 271 – 293

Schönwiese C (1995) Klimaänderungen. Daten, Analysen, Prognosen. Springer, Berlin Heidelberg New York Tokio

Schöpf E (1994) Epidemiologie und Klinik des malignen Melanoms. Wissenschaftlicher Workshop-Kongreß „State of the Art der Tumortherapie“, Tumorzentrum Freiburg, 31.01.-04.02., Kurzfassung der Beiträge

Schöpl-Sedlaczek RM, Dirnagl K, Drexel H, Halhuber MJ (1970) Ergometrische Verlaufsbeobachtung an Infarktkranken und Patienten mit erhöhtem Blutdruck während der Kur in einer Rehabilitationsklinik. Z Phys Med 1: 426–442

Schrägle R (1986) Längsschnittuntersuchungen der hämatopoetischen Reaktion auf intermittierende Unterdruckexpositionen. Med. Dissertation, Universität Marburg/Lahn

Schreier K (1981) Kochsalz in der Säuglings- und Kindernahrung. In: Bock KD, Schrey A (Hrsg) Natrium und Hypertonie. C. Wolf, München, S 114–118

Schretzenmayr A (1965) Kur, Kurarzt und Kurklinik aus der Sicht des überweisenden Kassenarztes. Münch med Wschr 107: 548–551

Schrimpff E (1980) Zur zeitlichen und räumlichen Belastung des Fichtelgebirges mit Spurenmetallen: Analysen von Baumringabschnitten und von Schnee. Natur und Landschaft 55: 460

Schröcksnadel H (1961) Thermalwasserwirkung und Fervoreffekt. Arch Phys Ther 13: 183–189

Schuh A (1984) Klimatische Einflüsse auf die Bewegungstherapie. Med. Dissertation, Universität München

Schuh A (1987) Schadstoffbelastung der Luft im Hochgebirge. Atemwegs- und Lungenkrankheiten 13: 1–5

Schuh A (1990) Experimentelle Grundlagen der Klimatherapie, Teil 1 und Teil 2. Heilbad Kurort 42: 151–154; 320–324

Schuh A (1995) Angewandte medizinische Klimatologie. Sonntag, Stuttgart

Schuh J (1979) Relations of circadian and ultradian rhythms. Chronobiologia (Milano) 6: 154

Schüller R, Weskott HRA (1955) Über die Herz- und Kreislaufwirkungen von heißen Moorbädern. Die Medizinische 5: 1568–1569

Schüller R, Weskott HRA (1956) Über die Wirkung von Moorbädern und Moorbadekuren auf Herz, Kreislauf und Nervensystem bei Herz- und Kreislaufgesunden und -kranken. Arch Phys Ther (Leipzig) 8: 37–47

Schulte-Wissermann H, Hille H, Jesdinsky HJ, Göpfert H, Borovicezeny KG von (1969) Über die Wirkung des Mittelgebirgsklimas und des Wetters auf das Blutbild. Acta Haematol 42: 281–295

Schultheis HM, Gutenbrunner C (1991) Untersuchungen über die Wirkung von kurörtlichen Anschlussheilbehandlungen bei Patienten mit urologischen Tumoren. 96. Kongress der Deutschen Gesellschaft für Physikalische Medizin und Rehabilitation, Heidelberg

Schultheis HM, Gutenbrunner C (1993) Chronobiological aspects of rehabilitation of urological diseases. In: Gutenbrunner C, Hildebrandt G, Moog R (eds) Chronobiology and chronomedicine. Basic research and applications. Lang, Frankfurt am Main, pp 681–696

Schultheis T (1976) Rehabilitative Urologie. Z Angew Bäder Klimaheilkd 23: 238–24

Schultheis T (1987) Die Wildunger Kur von 1580 bis zur Gegenwart. In: Schultheis T, Hochgrebe H (Hrsg) Die Wildunger Kur von 1580 bis zur Gegenwart. W. Bing, Korbach, S 13–170

Schultheis T, Gutenbrunner C (1987) Kurorttherapeutische Massnahmen bei rezidivierender Harnsteinbildung. In: Vahlensieck W (Hrsg) Das Harnsteinleiden. Springer, Berlin Heidelberg New York Tokio, S 551–565

Schultheis T, Schultheis HM (1988) Erkrankungen der Nieren und ableitenden Harnwege. In: Deutscher Bäderverband (Hrsg) Deutscher Bäderkalender. Flöttmann, Bonn, S 65 ff

Schultz E (1988) Eine Periode hoher Luftverschmutzung in Freiburg i. Br. In: Amt für Statistik und Einwohnerwesen der Stadt Freiburg, Halbjahreshefte 2: 8–14

Schultze EG (1955) Über Testmethoden bei Klimakuren von Kindern. Ärztl Forsch 9: I/494–500

Schultze EG (1962) Einfluß des Meeresküstenklimas. In: Amelung W, Evers A (Hrsg) Handbuch der Bäder- und Klimaheikunde. Schattauer, Stuttgart, S 683–700

Schultze EG (1973) Meeresheilkunde, Urban & Schwarzenberg, München

Schultze EG, Jungmann H (1992) Praxis der Heliotherapie. In: Bühring M, Jung EG (Hrsg) UV-Biologie und Heliotherapie. Hippokrates, Stuttgart, S 73–84

Schulz A (1987) Über den Einfluß eines 4-wöchigen Ausdauerleistungstrainings auf die rhythmische Funktionsordnung von Kreislauf und Atmung. Med. Dissertation, Universität Marburg/Lahn

Schulz L (1960) Der jahreszeitliche Gang der Temperaturempfindung des Menschen anhand einer zehnjährigen Beobachtungsreihe. Arch Phys Ther (Leipzig) 12: 245–255

Schulze HJ (1978) Individuelle Unterschiede der Phasenlage im Tagesgang der Schmerzempfindlichkeit und ihre Beziehungen zu vegetativen Meßgrößen. Med. Dissertation, Universität Marburg/Lahn

Schulze R (1949) Über den Zusammenhang von Wetter und Krankheit. Verh der Balneologen, Klimatologen, Rheumatologen, Schriftenreihe des Deutschen Bäderverbandes, Heft 5: 1–12

Schulze R (1970) Strahlenklima der Erde. Steinkopff, Darmstadt

Schulzke JD, Gregor M, Riecken OE (1992) Durchfall. In: Goebell H (Hrsg) Innere Medizin der Gegenwart. Urban & Schwarzenberg, München

Schütz C, Jaenicke R, Winkler P (1989) Chemische Zusammensetzung des troposphärischen Aerosols. Promet 19/3-4: 101–109

Schwabe GH (1944) Umraumfremde Quellen. Mitt Ges Naturkd Ostasiens, Suppl-Bd 21, Shanghai

Schwarz V (1994) Heilwassertrinkkuren bei gastroenterologischen Erkrankungen. Wissenschaftliche Schriftenreihe des Instituts für Rehabilitationsmedizin und Balneologie Bad Wildungen, Bd 1. Dr. Kovac, Hamburg

Schwille F (1958) Bad Neuenahr. In: Balneologische Schriftenreihe: Deutsche Heilbäder in Einzeldarstellungen. Schattauer, Stuttgart

Schwille F (1973) Die chemischen Zusammenhänge zwischen Oberflächenwasser und Grundwasser im Moseltal zwischen Trier und Koblenz. Beitrag zur Hydrologischen Dekade der Unesco. Deutsches gewässerkundliches Jahrbuch, besondere Mitteilungen Nr. 38. Bundesanstalt für Gewässerkunde, Koblenz

Seidel K, Syrbe G, Keil E, Cordes J (1971) Der Einfluß von Trinkkuren mit natürlichen Eisensulfatwässern auf den Eisenhaushalt des Menschen. Z Physiother 23: 417–421

Seidl E (1968) Die Kraft der Skelettmuskulatur bei täglicher isometrischer Anspannung und unter dem Einfluß von UV-Bestrahlung. Studia Biophysica (Berlin) 9: 71–80

Seidl E (1969) The influence of ultraviolet radiation on the healthy adult. In: Urbach F (ed) The biologic effects of ultraviolet radiation. Pergamon, Oxford New York, pp 447–458

Seifert B (1984) Luftverunreinigungen in Wohnungen und anderen Innenräumen. Staub-Reinhalt Luft 44/9: 377–382

Seifert H (1960) Über die Saisonabhängigkeit und Geschlechtsgebundenheit des menschlichen Serum-Antistreptolysins. 3. Mitt.: Z Ges Inn Med Grenzgebiete 15: 589–591

Seikowski G, Weber U (1973) Differentialtherapeutische Untersuchung von Moorbädern verschiedener Konsistenz. Z Physiother 25: 375–379

Selenka F, Wiesner J, Lang G (1969) Quantitative bakteriologische Untersuchungen des Sputums bei chronischer Bronchitis im Rahmen einer mehrwöchigen Kurbehandlung. Arch Hyg (Berlin) 153: 126–136

Selye H (1953) Einführung in die Lehre vom Allgemeinen Adaptationssyndrom. Thieme, Stuttgart

Selye H (1974) Streß. Lebensregeln vom Entdecker des Streß-Syndroms. Rororo-Taschenbuch 7072. Piper, München

Senf W (1994) Stationäre psychoanalytische Psychotherapie. Die therapeutische Situation ohne Couch. In: Neun H (Hrsg) Psychosomatische Einrichtungen. Vandenhoeck & Ruprecht, Göttingen, S 35–44

Senn E (1988) Stellenwert der Kurortmedizin im Rahmen der Rehabilitation als Ergänzung zur wohnortnahen Versorgung. Heilbad Kurort 40: 227–228

Senn E (1992) Chancen und Besonderheiten der physikalischen Medizin und Kurortmedizin im höheren Alter. Z Rheumatol 51: 309–314

Serowy C, Klinker L (1967) Über Saisoneinflüsse auf die Morbidität sowie den Effekt und Erfolg von Klimakuren an der Ostsee beim endogenen Ekzem. Derm Wochenschr 153: 1233–1244

Serowy C, Klinker L (1971) Über tages- und jahreszeitliche Variationen des Juckreizes bei endogenen Ekzematikern im Ostseebad Heiligendamm. Derm Monatsschr 157: 653-660

Serowy C, Klinker L (1974) Saisonrhythmisches Verhalten von Morbidität, Kureffektivität und Kurerfolg beim endogenen Ekzem. Derm Monatsschr 160: 735-741

Shapiro H (1966) Body temperature changes in sea-water immersion. Ann Phys Med 8: 172-174

Sheldon W H. (1940) The varieties of human physique; an introduction to constitutional psychology. Harper, New York London

Sherrington CS (1906) The integrative action of the central nervous system. Constable, London

Shettle EP, Fenn RW (1979) Models for the aerosols and the effects of humidity variations on their optical properties. Optical division, Air Force Geophysics Laboratory Agfl-TR-9-0214, Hanscom AFB, Massachusetts

Siebeck H (1932) Zit. nach Rückheim 1953

Siedeck H (1951 a) Die Phasenschwankungen des Kreislaufes und Stoffwechsels und ihre Bedeutung für pathologische Vorgänge. Wien Klin Wochenschr 63: 687-691

Siedeck H (1951 b) Das vegetative System und pathologische Kreislaufreaktionen. Wien Klin Wochenschr 63: 157-161

Siedeck H (1954) Über die Wirkung des Jods auf den Kreislauf und die Gefäße. Arch Phys Ther (Leipzig) 6: 153-163

Siedeck H (1955) Über die zeitlichen Verhältnisse der phasenförmigen Reizbeantwortung nach Pyrogeninjektion. Acta Neurovegetat 9: 94-99

Siedentopf H (1956) Die neurovegetativ bedingten Frauenleiden und ihre Balneotherapie. Med Klin 51: 1625-1628

Siedentopf H (1959) Balneotherapie der neurovegetativen Frauenleiden. Ther Gegenw 98: 335-339

Siegenthaler W (1970) Wasser- und Elektrolythaushalt. In: Siegenthaler W (Hrsg) Klinische Pathophysiologie. Thieme, Stuttgart, S 178-200

Siegmar L (1982) Untersuchungen über die Tagesrhythmik im Senium unter besonderer Berücksichtigung der Aktivität. Med. Dissertation, Universität Marburg/Lahn

Siegrist J (1978) Psychosoziale Phänomene bei der Adaptation stationärer Patienten an das Krankenhausmilieu. Arbeitsberichte des Sonderforschungsbereiches Adaptation und Rehabilitation (SFB 122) der Philipps-Universität Marburg/Lahn, Bd V, S 431-469

Siegrist J et al. (1979) Psychosoziale Phänomene bei der Adaptation stationärer Patienten an das Krankenhausmilieu. Arbeitsberichte des Sonderforschungsbereiches Adaptation und Rehabilitation (SFB 122) der Philipps-Universität Marburg/Lahn, Bd VI, S 429-467

Siewert H, Winterfeld HJ, Strangfeld D, Aurisch R (1991 a) Untersuchungen zur Wirkung von Schwefelbädern, CO_2-Bädern und der Hyperthermie auf Blutdruck, Pumpfunktion des Herzens und Hämodynamik bei Patienten mit essentieller Hypertonie im WHO-Stadium I und II. In: Pratzel HG, Bührung M, Evers A (Hrsg) Schwefel in der Medizin. Demeter, Gräfelfing, S 214-220

Silbergleit H (1908) Einfluß radiumemanationshaltiger Bäder auf den Gaswechsel des Menschen. Klin Wochenschr 45:13

Simon E (1974) Temperature regulation: The spinal cord as a site of extrahypothalamic thermoregulatory functions. Springer, Berlin Heidelberg New York (Reviews of physiology, biochemistry and pharmacology, vol 71, pp 1-76)

Sinz R (1978) Zeitstrukturen und organismische Regulation. Akademie-Verlag, Berlin

Sinz R (1980) Chronopsychophysiologie, Chronobiologie und Chronomedizin. Akademie-Verlag, Berlin

Siri WE, Van Dyke DC, Winchell HS, Pollycove M, Parker HG, Cleveland AS (1966) Early erythropoietin, blood, and physiological responses to severe hypoxia in man. J Appl Physiol 21: 73-80

Skramlik E von (1956) Einige theoretische Bemerkungen zur Lehre vom Streß. Z Ges Inn Med Grenzgeb 11: 696-701

Slaughter FG (1947) Medicine for moderns. Messner, New York

Sliney DH (1994) Epidemiological studies of sunlight and cataract: The critical factor of ultraviolet exposure geometry. Ophthalmol Epidemiol 1: 107–119

Smolensky HM (1983) Aspects of human chronopathology. In: Reinberg A, Smolensky HM (eds) Biological rhythms and medicine. Cellular, metabolic, pathophysiologic and pharmacologic aspects. Springer, Berlin Heidelberg New York, pp 131–209

Sobieska M, Stratz T, Samborski W et al. (1993) Interleukin-6 (IL-6) after whole body cryotherapy and local hot mud pack treatment. Letter to the editor. Eur J Phys Rehab 3: 205

Sökeland J (1987) Urologie, 10. Aufl. Thieme, Stuttgart

Sökeland J, Janopoulos B (1976) Der Einfluß des Mineralwasserkonsums auf einige urologisch interessante Parameter. Z Angew Bäder Klimaheilkd 23: 219–221

Sommer G, Quentin KE (1960) Wasserlösliche organische Stoffe im Moorbad. Z Angew Bäder Klimaheilkd 7: 520–524

Sommer H, Wiesinger K (1948) Die Konsistenz und Schmerzempfindlichkeit der Brustdrüse im Verlaufe des menschlichen Zyklus und beim Übergang ins Hochgebirge. Helv Physiol Acta 6: 567–573

Sorenson JRJ (1982) Copper. In: Siegel H (ed) Metal ions in biological systems, vol 14: Inorganic drugs in deficiency and disease. Dekker, New York, pp 77–124

Sorenson JRJ (1984) Copper complexes in biochemistry and pharmacology. Chemistry in Britain 12

Sorenson JRJ, Kishore V (1984) Antirheumatic activity of copper complexes. Trace Elem Med 1: 93–102

Sorge B (1982) Die Beeinflussung der Inaktivitätsatrophie der Unterarmmuskulatur durch isometrisches Training der Unterschenkelstrecker. Untersuchungen über den Transfer-Effekt. Med. Dissertation, Universität Marburg/Lahn

Sorokina EI (1989) Physiotherapeutische Methoden in der kurmäßigen Behandlung in der Kardiologie, Medicina, Moskau

Sorokina EI, Ponomarev JT, Portinov V (1985a) Der Einfluß „trockener" Kohlensäurebäder auf die Herz- und Koronarinsuffizienz von Postinfarkt-Kardiosklerose-Patienten. Z Physiother 37: 249–254

Sorokina EI, Davydova OA, Poskus NB, Kamenskaja NS, Kenevic NA (1985b) Anwendung von Kohlensäurebädern bei der Behandlung von Patienten nach einem Herzinfarkt. Z Physiother 37: 403–407

Souci SW (1941) Charakteristik, Untersuchung und Beurteilung der Peloide (Torfe, Schlamme, Erden) In: Bames R, Bleyer F, Grossfeld G (Hrsg) Handbuch der Lebensmittelchemie, Bd 8/3. Springer, Berlin, S 191–307

Souci SW (1956) Neuere Erkennntisse über die chemische Zusammensetzung des Badetorfes als Grundlage seiner balneotherapeutischen Bewertung. Heilbad Kurort 8: 43–53

Speirs RL (1981) Incorporation of fluoride in enamel and its association with resistance to dental caries. Front Oral Physiol 3: 1–18

Spier W, Pascher G (1959) Physiologie der Hautoberfläche. Aktuelle Probleme der Dermatologie, vol I. Karger, Basel, S 1–29

Spitzer H, Hettinger T, Kaminsky G (1982) Tafeln für den Energieumsatz bei körperlicher Arbeit, 6. Aufl. Beuth, Berlin

Spitzy H, Hellauer H (1954) Radiochemische Untersuchungen über die Zustandsformen des Jods im Hinblick auf die Resorptionsfragen. Arch Phys Ther (Leipzig) 6: 167–171

Spreizer FE, Ferris B, Biskop MM, Spengler J (1980) Respiratory disease rates and pulmonary function in children associated with NO_2 exposure. Am Rev Respir Dis 121: 3–10

Stahl M (1988) Zinkmangel, oft nicht erkannt – Zinksubstitution, die Therapie der Wahl. Therapeuticon 3: 167–174

Stahl R (1923) Über die Fernwirkung im Organismus. Herdreaktionen und vegetatives Nervensystem. Klin Wochenschr 2: 1024–1027

Stahl R (1947) Der Mensch und das Heilbad. Schriftenreihe des Deutschen Bäderverbandes e.V., Heft 1. Flöttmann, Gütersloh, S 3–11

Stähler W (1976) Über die Indikation der Heilwässer im südwestdeutschen Raum aus urologischer und nephrologischer Sicht. Z angew Bäder- u Klimaheilk 23: 212–218

Stalling W (1960) Veränderungen der Pulsfrequenzregulation im Zusammenhang mit vegetativen Umstellungen während der CO_2-Bäderkur in Bad Orb. Arch Phys Ther (Leipzig) 12: 127–143

Ständer M (1984) Die Thermalsole-UV-Behandlung bei der Psoriasis vulgaris. Z Phys Med Baln Med Klim 13:112–115

Ständer M (1992) Ein neuer Weg der Psoriasisbehandlung: Die Thermalsole–Phototherapie (Tspt). In: Bühring M, Jung EG (Hrsg) UV-Biologie und Heliotherapie. Hippokrates, Stuttgart, S 85–88

Starkenstein E (1924) Über die Abhängigkeit der Diurese vom Salzgehalt und der Wasserstoffionenkonzentration des getrunkenen Wassers. Arch Exp Pathol Pharmakol 104: 6–22

Stegemann J (1971) Leistungsphysiologie. Physiologische Grundlagen der Arbeit und des Sports. Thieme, Stuttgart

Steiger T, Borelli S (1991) Significance of climatic factors in the treatment of atopic eczema. In: Ruzicka T (Hrsg) Handbook of atopic eczema. Springer, Berlin, S 415–428

Steiner FJF, Valkenburg HA, Stadt RJ von der, Stoyanova-Scholz M, Zant J (1986) Balneologische Behandlung von Patienten mit rheumatoider Arthritis. Z Phys Med Baln Med Klim 15: 184–190

Steinke L (1962) Kreislaufumstellungen während der CO_2-Bäder-Kur in Bad Orb. Med. Dissertation, Universität Marburg/Lahn

Stern P, Misirlija A, Ciglar M (1955) Eisen-Arsen-haltige Heilquelle „Guber". 2. Mitt.: Einfluß auf die Eisenauffüllung der Leber und die Ermüdung anaemischer Ratten. Z Angew Bäder Klimaheilkd 2: 467–471

Steudel J (1962) Geschichte der Bäder-, Klimaheilkunde. In: Amelung W, Evers A (Hrsg) Handbuch der Bäder- und Klimaheilkunde. Schattauer, Stuttgart, S 1–18

Steudel J (1967) Therapeutische und soziologische Funktionen der Mineralbäder im 19. Jahrhundert. In: Artelt W, Rüegg W (Hrsg) Der Arzt und der Kranke in der Gesellschaft des 19. Jahrhunderts. Enke, Stuttgart, S 82–97

Stich P (1985) Pulsfrequenz, Atemfrequenz sowie Puls-Atem-Quotient und Persönlichkeitsmerkmale. Med. Dissertation, Universität Marburg/Lahn

Stieve FE (1962) Wirkung der Inhalationen (Allgemeine balneologisch-physiologische Grundlagen). In: Amelung W, Evers A (Hrsg) Handbuch der Bäder- und Klimaheilkunde. Schattauer, Stuttgart, S 241–255

Stöber W (1987) On the health hazards of particulate diesel engine exhaust emissions. SAE Techn Pap. Ser. 87/88: 1–23

Stockmayer, S (1928) Die Biologie der Mineralquellen. Österreichisches Bäderbuch (Zit. nach Hildebrandt 1985 b)

Stocksmeier U, Pinno-Poweleit S (1982) Gehen nur die Wehleidigen auf Kur? Selecta 14:1570–1573

Stöhr S (1986) Untersuchungen über den circadianen Phasentyp bei Oberschülern im dritten Lebensjahrsiebt (14–21 Jahre). Med. Dissertation, Universität Marburg/Lahn

Storch J (1967) Methodische Grundlagen zur Bestimmung der Puls-Atem-Koppelung beim Menschen und ihr Verhalten im Nachtschlaf. Med. Dissertation, Universität Marburg/Lahn

Strahlenschutzkommission (1995) Stellungnahme zu „Einführung eines internationalen UV-Index". 129. Sitzung, 16.02., unveröffentlicht

Strang P-H, Zipp H, Hildebrandt G (1977) Vergleichende Untersuchungen über die Beeinflussung von körperlicher Leistungsfähigkeit und Blutdruck bei Herzinfarktrekonvaleszenten durch passiv-balneologische und aktiv-trainierende Kurbehandlung. Z Angew Bäder Klimaheilkd 24: 384–396

Strasburger J (1931) Ausnutzung der Radiumemanation und Wege der Zufuhr. Klin Wochenschr 10: 29–31

Straube G (1951) Die Erfassung vegetativ-nervöser Reaktionsänderung unter dem Einfluß von Wettervorgängen. Arch Phys Ther (Leipzig) 3: 24–30

Strempel H (1975) Kältehabituation. In: Hildebrandt G et al. (Hrsg) Tagesrhythmische Einflüsse auf das Adaptationsvermögen des Menschen (Muskelkrafttraining, sensomotorisches Lernen, Kältehabituation). Arbeitsberichte des Sonderforschungsbereiches Adaptation und Rehabilitation (SFB 122) der Philipps-Universität Marburg/Lahn, Bd II, S 84–96

Strempel H (1976) Der Tagesgang der Cold-Pressure-Reaktion unter Ausschluß von Kältehabituation. Z Phys Med 5: 37–41

Strempel H, Hildebrandt G (1974) Zur Differenzierung von Habituation und funktioneller Adaptation. Kolloquien des Sonderforschungsbereiches Adaptation und Rehabilitation (SFB 122) der Philipps-Universität Marburg/Lahn, Bd I, S 26–27

Strempel H, Hildebrandt G (1977) Zur Prognostik funktioneller Adaptionsverläufe. Z Phys Med 6 (Ergänzungsband): 227–232

Strempel H, Stroh H (1982) On adaptation to cold pain. In: Hildebrandt G, Hensel H (eds) Biological adaptation. Thieme, Stuttgart, pp 296–304

Strempel H, Tändler P (1977) Über die Bedeutung des Intervalls bei der Adaptation an serielle Kältereize. Z Phys Med 6: 16–17

Strobl B (1989) Der alte Mensch im Kochsalzkurort. Z Phys Med Baln Med Klim 18: 364–368

Stroh W (1981) Untersuchungen über die subjektive Adaptation an lokale schmerzprovozierende Kältereize. Med. Dissertation, Universität Marburg/Lahn

Strohmeier WL, Bichler KH, Kalchthaler M, Schreiber M (1988) Harnalkalisierung mit Mineralwasser bei Kalziumoxalatsteinpatienten. In: Gasser G, Vahlensieck W (Hrsg) Pathogenese und Klinik der Harnsteine XIII. Steinkopff, Darmstadt, S 231–246

Strohmeyer G (1970) Ernährung. In: Siegenthaler W (Hrsg) Klinische Pathophysiologie. Thieme, Stuttgart, S 214–233

Stunkard A (1959) Eating patterns and obesity. Psychiatr Q 33: 284–295

Stupfel M (1974) Carbon dioxide und temperature regulation of homeothermic mammals. In: Nahas G, Schaefer KE (eds) Carbon dioxide and metabolic regulation. Springer, New York Heidelberg Berlin, S 163–183

Stupfel M, Mordelet-Dambrine M (1974) Penetration of pollutants in the airways. Bull Physio-Pathol Respir 10: 481–509

Stüttgen G (1991) Schwefelbäder und -dermatika in der Dermatologie. In: Pratzel HG, Bühring M, Evers A (Hrsg) (1991) Schwefel in der Medizin. Demeter, Gräfelfing, S 89–93

Stüttgen G, Wüst H (1955) Die Resorption von elementarem Schwefel durch die Haut (Untersuchungen mit Hilfe von radioaktivem S^{35}). Hautarzt 6: 172–175

Stützle H (1960) Lassen sich Trinkkurerfolge bei Galle-Leber-Erkrankungen objektivieren? Med Welt 13: 677–681

Stützle H (1963) Bäder- und Trinkkur als Reiz bei Erkrankungen der Verdauungsorgane. Z Angew Bäder Klimaheilkd 10: 116–120

Sudhoff K (1921) Skizzen. Vogel, Leipzig

Suess E (1903) Heiße Quellen. Prometheus, Illustr Wochenschr Fortschr Gewerbe Industrie Wiss, S 690–692

Sugiyama T (1960) Bäderreaktion in Japan. Jahresberichte der Schweiz. Gesellschaft für Balneo-Bioklimatologie, S 1–10

Sugiyama T (1961) Bäderreaktion in Japan. Z Angew Bäder Klimaheilkd 8: 65–73

Sukenik S, Buskila D, Neumann L, Kleiner-Baumgarten A, Zimlichman S, Horowitz J (1990) Sulphur bath and mud back treatment for rheumatoid arthritis at the Dead Sea area. Ann Rheum Dis 49: 99–102

Sukenik S, Giryes H, Halevy S, Neumann L, Flusser D, Buskila D (1994) Treatment of psoriatic arthritis at the Dead Sea. J Rheumatol 21: 1305–1309

Supprian U (1973) Perioden im Ablauf phasischer Psychosen. Therapiewoche 23: 4451–4455

Supprian U (1975) Ein theoretisches Modell für den Gesamtablauf der manisch-depressiven Psychosen. Fortschr Neurol Psychiatr 43: 358–380

Surwillo WW, Arenberg DL (1965) On the law of initial value and the masurement of change. Psychophysiology 1: 368–370

Sutherland BM, Quaite FE, Sutherland JC (1994) DNA damage action spectroscopy and DNA repair in intact organisms: alfalfa seedlings. In: Biggs RH, Joyner MEB (eds) Stratospheric ozone depletion/UV-radiation in the biosphere. NATO ASI Series, vol I 18. Springer, Berlin Heidelberg New York Tokio

Swicord ML, Godar DE (1993) Photoaging of skin. International Symposium „Environmental UV-Radiation and Health Effects“, München-Neuherberg, 4–6 May

Szakall A (1958 a) Experimentelle Daten zur Klärung der Funktion der Wasserbarriere in der Epidermis des lebenden Menschen. Berufsdermatosen 6: 171

Szakall A (1958 b) Über den Verlust und Nachschub der hygroskopischen wasserlöslichen Inhaltsstoffe in der Hornschicht beim lebenden Menschen. Arch Klin Exp Derm 206: 374

Szakall A, Schulz KH (1960) Die Permeation von Fettalkohol-Sulfaten und Natriumseifen definierter Kettenlänge (C_8–C_{18}) in die intakte menschliche Haut; ihr Zusammenhang mit den Reizwirkungen. Fette Seifen Anstrichmittel 62:170 – 175

Tarusawa S (1963) Serologische Reaktionen bei der Dermatitis bei sauren Mineralbädern. Z Angew Bäder Klimaheilkd 10: 598–611

Tauchert D (1972) Aspekte der Radon-Therapie in der Sowjetunion. Bericht über einen Studienaufenthalt in der UdSSR. Z Physiother 24: 73–79

Tauchert S (1982) Untersuchungen zur Adaptation der Cold-induced-Vasodilatation bei verschiedenen Reizintervallen. Med. Dissertation, Universität Marburg/Lahn

Taylor HL, Erickson L, Henschel A, Keys A (1945) The effect of bed rest on the blood volume of normal young man. Am J Physiol 144: 227–232

Taylor HL, Erickson L, Henschel A, Keys A (1949) Effects of bed rest on cardiovascular function and work performance. J Appl Physiol 2: 223–239

Teichmann W (1966) Unerwünschte Herz- und Kreislaufwirkungen in der Hydrotherapie. Z Angew Bäder Klimaheilkd 13: 583–596

Teichmann W (1968 a) Hydrotherapie im Alter. Heilbad Kurort 20: 8

Teichmann W (Hrsg) (1968 b) Kurverlaufs- und Kurerfolgsbeurteilung. Symposion II. Sanitas, Bad Wörishofen

Terhorst B (1986) Allgemeine Massnahmen zur Steinprophylaxe. In: Hautmann R, Lutzeyer W (Hrsg) Harnsteinfibel. Dtsch Ärzteverlag, Köln, S 183–188

Tevini M (1993) Molecular biological effects of ultraviolet radiation. In: Tevini M (ed) UV-B radiation and ozone depletion; effects on humans, animals, plants, microorganism, and materials. Lewis, Boca Raton/FL Ann Arbor London, pp 1–15

Thauer R (1958) Probleme der Thermoregulation. Klin Wochenschr 36: 989–998

Thauer R (1965) Circulatory adjustments to climatic requirements. In: Handbook of physiology, section 2: Circulation, vol III. American Physiological Society, Washington/CD, pp 1921–1966

Theves B (1968) Geometrische Gesetzmäßigkeiten des Warmblüterkörpers und ihre Bedeutung für den Wärmehaushalt. Arch Phys Ther (Leipzig) 20:33–56

Thies W (1936) Disskussionsbemerkung. Arch Gynäkol 161: 357–358

Thiess H (1973) Spirographische Untersuchungen zur Wirkung des einprozentigen Salzunger Mineralwassers von Solecharakter auf die obstruktive Ventilationsstörung. Z Physiother 25: 53–70

Thijs VC, Zwet AA van, Moolenaar W, Wolfhagen MJ, Ten Bockel J (1996) Triple therapy, study of efficacy and side effects. Am J Gastroenterol 1991: 93

Thron HL (1960) Die hydrostatische Bäderwirkung auf Herz und Kreislauf. Z Angew Bäder Klimaheilkd 7: 125–138

Thüringen G, Evers A (1960) Untersuchungen über das Verhalten des Properdinspiegels unter einer Bäderkur mit Schlamm- und Schwefelbädern. Z Rheumaforsch 19: 33–41

Tigges H (1988) Technische Aufbereitung von Torf für die Herstellung von Moorbädern. In: Flaig W, Goecke C, Kauffels W (Hrsg) Moortherapie. Grundlagen und Anwendungen. Ueberreuter, Wien Berlin, S 153–158

Touitou Y, Haus E (1992) Biologic rhythms in clinical and laboratory medicine. Springer, Berlin Heidelberg New York Tokio

Trageser K (1986) Untersuchungen zum periodischen Verlauf des Puls-Atem-Frequenz-Quotienten und der Körpertemperatur bei internistischen Klinikpatienten. Med. Dissertation, Universität Marburg/Lahn

Trageser K, Weckenmann M (1987) Periodic course of body temperature and pulse respiration frequency ratio during clinical treatment. In: Hildebrandt G, Moog R, Raschke F (eds) Chronobiology & Chronomedicine. Lang, Frankfurt am Main, pp 387–391

Trichtel F (1957) Ein neues Iontophoresegerät zur Anreicherung des Auges mit Jod. Graefes Arch Ophthalmol 159: 391–395

Tronnier H (1984) Balneo- und Balneophototherapie von Dermatosen. Z Phys Med Baln Med Klim 13: 70–85

Tronnier H (1987) Physikalische und balneologische Therapie der Hautkrankheiten. Dt Derm 35: 102–104

Tsarfis PG (1969) Vom Wesen und klinischer Bedeutung der Kurreaktion und der Exazerbation während der Kurbehandlung [in Russisch: Vopr Kurort Fisioter Ljec Fis Kult 43: 308; ref.: Z Angew Bäder Klimaheilkd 18: 453–454 (1971)]

Tsuji H (1981) Clinical significance of balneotherapy as an adaptation therapy. J Assoc Phys Med Baln 44: 85–91

Übelhör R (1957) Trinkkuren bei Nierensteinleiden. Wien Med Wochenschr 107: 669–704

Udluft H (1953) Über eine neue Darstellungsweise von Mineralwasseranalysen. Notizbl Hess L-Amt Bodenforsch 81: 308–313

Udluft H (1957) Zur graphischen Darstellung von Mineralwasseranalysen und von Wasseranalysen. Heilbad Kurort 9: 173–176

Uexküll T von, Köhle K (1990) Funktionelle Syndrome in der inneren Medizin. In: Uexküll T von (Hrsg) Psychosomatische Medizin, 4. Aufl. Urban & Schwarzenberg, München

Uexküll T von, Wesiack W (1988) Theorie der Humanmedizin. Urban & Schwarzenberg, München

Uexküll T von, Fuchs M, Müller-Braunschweig H, Johann H (1994) Subjektive Anatomie. Theorie, Praxis körperbezogener Psychotherapie. Schattauer, Stuttgart

Ulich E (1967a) Some experiments on the function of mental training in the acquisition of motor skills. Ergonomics 10: 411–419

Ulich E (1967b) Über verschiedene Methoden des Lernens sensomotorischer Fertigkeiten. Arbeitswiss 6/2

Umweltbundesamt (1995) Umweltdaten Deutschland 1995

Ungern-Sternberg A von, Illinger H, Leutiger H et al. (1986) Zur klinischen Rehabilitation von über 60jährigen Schlaganfallpatienten. In: Schütz R-M (Hrsg) Praktische Geriatrie 6, S 267–284

Ünlü C, Mesrogli M, Maass M, Ziechmann W (1988) Moorbadtherapie zur Verhinderung intraperitonealer Verwachsungen am Tiermodell Ratte (zit. nach Ziechmann 1988)

Urbach F (1987) Man and ultraviolet radiation. In: Passchier WF, Bosnjakovic BFM (eds) Human exposure to ultraviolet radiation risks and regulations. Proceedings of a seminar held in Amsterdam, 23-25 March. Excerpta Medica, Amsterdam, pp 3–17

Vahlensieck W (1984) Diät zur Prophylaxe von Harnsteinrezidiven. 36. Kongreß der Deutschen Gesellschaft für Urologie, Bremen

Vahlensieck W, Bach D, Hesse A (1982) Circadian rhythm of lithogenic substances in the urine. Urol Res 10: 195–203

Vahlensieck W, Hesse A, Bach D (1987) Laborunteruschungen. In: Vahlensieck W (Hrsg) Das Harnsteinleiden. Springer, Berlin Heidelberg New York Tokio, S 113–151

Vaternahm RH (1924) Emanationsgehalt der Exhalationsluft nach duodenaler Eingabe von emanationshaltigem Wasser und Öl. Z Diät Phys Ther 28:48

Vecchi A de, Halberg F, Sothern RB, Cantaluppi A, Ponticelli C (1978) Circaseptan rhythmic aspects of rejection in treated patients with kidney transplants. Int J Chronobiol 5: 432

Velikay L (1957) Über die östrogene Wirksamkeit der Moorbäder. Wien Med Wochenschr 107: 436–439

Velikay L (1967) Der biologische Östrogeneffekt während der Moorbehandlung der Ovarialinsuffizienz. Z Angew Bäder Klimaheilkd 14: 49–55

Verein Deutscher Ingenieure (1990) Umweltmeteorologie. Humanbiometeorologische Bewertung von Klima und Lufthygiene für die Stadt- und Regionalplanung. Vorentwurf VDI-Richtlinie 3787-2, Düsseldorf

Verein Deutscher Ingenieure (1991) Messen partikelförmiger Niederschläge; größendifferenzierende Bestimmung der Partikeldepositionsrate mittels der Haftfolienmethode, VDI 2119, Bl 4 (Entwurf)

Vergnes PH, Wurms S (1991) Balneologische Behandlung von Erkrankungen der Mund- und Zungenschleimhäute und der Parodontopathien in Frankreich. Am Beispiel von Ca-

stéra-Verduzan und seinen kalzium- und magnesiumhaltigen Schwefelquellen. In: Pratzel HG, Bühring M, Evers A (Hrsg) Schwefel in der Medizin. Demeter, Gräfelfing, S 123–130
Vinogradova IM, Frenkel ID (1968) Der Einfluß der CO_2-Bäder auf die Funktion der Nebennierenrinde. Vopr Kurort Fisiotjer Ljec Fis Cult 33: 418 [ref.: Z Angew Bäder Klimaheilkd 17: 500 (1970)]
Virchow R (1854) Allgemeine Formen der Störung und ihrer Ausgleichung. In: Handbuch der Pathologie und Therapie, Bd I. Enke, Stuttgart, S 25
Visscher MB (1944) Isotopic tracer studies on the movement of water and ions between intestinal lumen and blood. Am J Physiol 142: 550–575
Vocks E (1992) Die Behandlung durch den Hautarzt – die dermatologische Therapie. In: Borelli S, Rakoski J (Hrsg) Neurodermitis: Ursachen, Behandlung, Selbsthilfe. Falken, Niedernhausen/Ts, S 61–74
Vocks E (1993) Einfluß meterologischer Faktoren auf den Krankheitsverlauf bei Neurodermitis constitutionalis atopica. Habilitationsschrift, Technische Universität München
Vocks E, Borelli S, Rakoski J (1994a) Klimatherapie (bei Neurodermitis). Allergologie 17: 208–213
Vocks E, Drosner M, Steiger T, Borelli S (1991) Klimatherapeutische Maßnahmen bei der Psoriasis, Erfahrungen im Hochgebirgsreizklima. Praev-Rehab 3: 39–42
Vocks E, Engst R, Karl S (1994b) Dermatologische Klimatherapie – Definition, Indikationen und gesundheitspolitische Notwendigkeit. Rehabilitation 34: 148–153
Vocks E, Seifert B, Hahn H, Fröhlich C (1989) Quantitative Erfassung der Heliotherapie bei Psoriasis vulgaris im Hochgebirgsklima. Z Hautkr 64: 466–472
Vogelare P, Bekaert R, Leclerq R, Brasseur M, Quirion A (1984) Preliminary study about cold stress work adaptability and recuperation. Dtsch Z Sportmed 35: 23
Vogt H (1940) Sinn und Ziel von Kuren. In: Vogt H (Hrsg) Lehrbuch der Bäder- und Klimaheilkunde, II. Teil. J. Springer, Berlin, S 967–985
Vogt H, Amelung W (1952) Einführung in die Balneologie und medizinische Klimatologie (Bäder- und Klimaheilkunde), 2. Aufl. Springer, Berlin Göttingen Heidelberg
Vogtherr B (1994) Zur Wirkung temperaturansteigender Süßwasser- und Bad Nauheimer Sole-Bäder auf die funktionelle Mikrozirkulation der Haut von Patienten mit rheumatoider Arthritis. Med. Dissertation, Universität Gießen
Voigt E-D, Engel P (1969) Tagesrhythmische Schwankungen des Energieverbrauchs bei Arbeitsbelastung. Pflügers Arch 307: 89
Voigt E-D, Engel P, Klein H (1968) Über den Tagesgang der körperlichen Leistungsfähigkeit. Int Z Angew Physiol Einschl Arbeitsphysiol 25: 1–12
Volland H (1982) CRC handbook of atmospherics, vol I and II. CRC Press, Boca Raton/FL
Vondrasek P, Eberhardt G (1973) Über die Wirkung der Driburger Grafenquelle auf die cholekinetische Aktivität der Gallenblase. Z Angew Bäder Klimaheilkd 20: 39–53
Vouk V (1950) Grundriß zu einer Balneobiologie der Thermen. Birkhäuser, Basel
Wacholder K (1961) Das vegetative System. In: Lehmann G (Hrsg) Handbuch der gesamten Arbeitsmedizin, Bd I. Urban & Schwarzenberg, Berlin München, S 262–319
Wacholder K, Beckmann A (1952) Weißes Blutbild und vegetatives Nervensystem. Klin Wochenschr 30: 1030–1034
Wacholder K, Beckmann, A: (1953) Rhythmische, reziprok alternierende Schwankungen des weißen Blutbildes und ihre Bedeutung für die Erkenntnis der Funktionsweise des vegetativen Zentralnervensystems. Verh 3. Konferenz der Internationalen Gesellschaft für Biologie und Rhythmusforschung. Acta Medica Scand (Suppl 278): 79–82
Wagner B (1940) Technische Einrichtungen für Trinkkuren. In: Vogt H (Hrsg) Lehrbuch der Bäder- und Klimaheilkunde, 1. Teil. Springer, Berlin, S 219–226
Wagner H (1962) Veränderungen des systolischen Blutdrucks am Beginn und während eines Kuraufenthaltes in Bad Elster. Z Angew Bäder Klimaheilkd 9: 133–140
Wagner H, Jordan H (1955) Verlauf der Körpertemperatur bei Rheumatikern während eines Kuraufenthaltes. Ein Beitrag zum Wesen der Kurreaktion. Z Ges Inn Med 10: 94
Wagner H, Jordan H (1962) Untersuchungen am systolischen Blutdruck zur Beurteilung einer Kureintritts- und Kurerfolgsbeurteilung. Z Ges Inn Med 17: 193–197

Wagner HM (1991) Anthropogenes Ozon („Sommersmog") - Entstehung, Vorkommen und gesundheitliches Risiko. In: GSF-Forschungszentrum (Hrsg) Information Umwelt, S 13-24

Wagner R (1954) Probleme und Beispiele biologischer Regelung. Thieme, Stuttgart

Walter O (1980) Ausgewählte psychovegetative Syndrome und eigenständige Leitsymptome. In: Brüggemann W (Hrsg) Kneipptherapie, ein Lehrbuch. Springer, Berlin Heidelberg New York, S 308-323

Walther J (1976) Erfahrungen mit aktivierender Kurbehandlung. Kassenarzt 22

Wanitschke R (1985) Leitsymptom Diarrhoe. Dtsch Ärztebl 83: 563-569

Wannenwetsch A, Borelli S, Wannenwetsch E (1989) Rehabilitation von Hautkranken durch Klimabehandlung. Dtsch Ärztebl 86: 1096-1098

Wannenwetsch E (1965) Heilbehandlung durch Rentenversicherungsträger. Dtsch Rentenversicherung: 99-102

Wannenwetsch E (1966) Erfolgsbeurteilung von Heilmaßnahmen der Sozialversicherungsträger aus sozialmedizinischer Sicht. Arch Phys Ther (Leipzig) 18: 377-382

Wannenwetsch E (1968) Erhebungen über Kurerfolge bei der Landesversicherungsanstalt Schwaben. In: Teichmann W (Hrsg) Kurverlaufs- und Kurerfolgsbeurteilung Symposium II. Sanitas-Verlag, Bad Wörrishofen, S 237-243

Wannenwetsch E (1970) Erfolgsstatistik der Rehabilitationskuren unter besonderer Berücksichtigung der unspezifischen Lungenerkrankungen und der Krankheiten von Herz und Kreislauf. Arch Phys Ther (Leipzig) 22: 129-133

Wannenwetsch E (1971) Methodik der Kurerfolgsbeurteilung. Ärztl Prax 23: 2765-2768

Wannenwetsch E (1977) Sind Kuren heute noch sinnvoll? Therapiewoche 27: 897-903

Wannenwetsch E (1980) Zur Effizienz der Kur. Medizinische Welt 31: H 38

Wannenwetsch E (1984) Fehler von gestern als Versäumnisse von heute - Gedanken eines Sozialmediziners zum Kurerfolg. Heilbad und Kurort 36: 52-59

Wannenwetsch E (1987) Kurerfolgskontrolle. In: Deutscher Bäderverband (Hrsg) Grundlagen der Kurortmedizin und ihr Stellenwert im Gesundheitswesen der Bundesrepublik Deutschland. H. Meister, Kassel, S 144-160

Wannenwetsch E (1995) Die Meßbarkeit des Kurerfolgs aus sozialmedizinischer Sicht. In: Weintögel G, Hillebrand O (Hrsg) Handbuch für den Kurarzt. Verlag der Österreichischen Ärztekammer, Wien, S 437-447

Wanner H (1983) Das Projekt „Durchlüftungskarte der Schweiz", Methodik und erste Ergebnisse. Informationen und Beiträge zur Klimaforschung Nr. 18, Universität Bern

Webert H (1981) Untersuchungen über den Befindensverlauf in der ersten Kurwoche in Abhängigkeit von der vegetativen Reaktionslage. Med. Dissertation, Universität Marburg/Lahn

Weckbecker E von (1955) Veränderungen der dermographischen Reaktion und des vegetativen Hauttonus unter der Wirkung der Kneippkur. Exper Beitr Kneipptherapie, Bad Wörishofen, S 65

Weckenmann M (1975) Der Puls-Atem-Quotient der orthostatisch Stabilen und Labilen im Stehen. Basic Res Cardiol 70: 339-349

Weckenmann M (1982) Die rhythmische Ordnung von Puls und Atmung im Stehen bei orthostatisch Stabilen und Labilen. Basic Res Cardiol 77: 100-116

Weckenmann M, Schreiber K (1982) Die Beziehungen des Puls-Atem-Quotienten zu Alter, Geschlecht und Konstitution bei internistischen Patienten. Krankenhausarzt 55: 515-522

Weckenmann M, Stegmaier J, Rauch E (1993) On the spectrum of the reactive periods studied in patients treated with a circle design of pyrogenous drugs. In: Gutenbrunner C, Hildebrandt G, Moog R (eds) Chronobiology and Chronomedicine. Basic research and applications. Lang, Frankfurt am Main, S 469-472

Wegewitz H (1977) Gegenwärtiger Stand unserer Aerosoltherapie. Z Physiother 29: 245-257

Wehefritz E, Gierhake E (1933) Untersuchungen über das Pyrmonter Moor. (Ein Beitrag zur Frage der Moorbadwirkung). Arch Gynäkol 154: 384-389

Weh W (1973) Tageszeitliche Wirkungsunterschiede des Obergusses nach Kneipp. Ein Beitrag zur Tagesrhythmik der Thermoregulation. Med. Dissertation, Universität Marburg/Lahn

Wehner A (1969) Electro-aerosols. Air ions and physical medicine. Am J Phys Med 48:119-149

Wehner AP (1966) Die Entwicklung der Elektroaerosole in den USA. Zentralbl Biol Aerosol-Forsch 13: 1-40
Weibel ER (1963) Morphometry of the Human Lung. Springer, Berlin Göttingen Heidelberg
Weigmann R (1953) Experimentelle Untersuchungen zur CO_2- und H_2S-Wirkung auf die Hautsinnesorgane. Arch Phys Ther (Leipzig) 5: 144-146
Weigmann R (1954) Über den „Indifferenzpunkt" der Temperaturempfindung und seine Beeinflussung durch medizinische Bäder. Z Angew Bäder Klimaheilkd 1: 14-25
Weigmann R, Schindewolf G (1954) Zur Wirkung des Kohlendioxyds auf die Schmerz- und Druckempfindung der Haut. Pflügers Arch 258: 315-323
Weisbach K (1956) Das allgemeine Reaktionssyndrom des Vegetativums auf Patho-Reize. Wien Med Wochenschr 106: 937-940
Weiss D, Klinker L (1973) Jahres- und tageszeitliche regulative Variationen, indiziert durch die akrale Wiedererwärmungszeit. In: Ergebnisse der experimentellen Medizin, Bd 11: Physiologie und Pathophysiologie des Wärmehaushalts. VEB Volk und Gesundheit, Berlin, S 75-81
Weiss G (1968) Der Erfolg der Kurbehandlung aus der Sicht der Praxis. MMW 110: 644-648
Weiss LR (1935) Schwefelschlammanwendung als Reiztherapie. Z Ärztl Fortb 32: 587-589
Weiterbildungsordnung für Ärztinnen und Ärzte in Hessen (1995) Hess Ärztebl 1 (Beilage): 1-50
Wenderlein JM (1979) Nutzen von Kuren für gynäkologisch-onkologische Rehabilitionspatientinnen. Münch Med Wschr 121: 637-640
Wendt HW (1974) Early circannual rhythms and adult human behaviour. Components of a chronobehavioural theory, and critique of persistent artifacts. Int J Chronobiol 2: 57-86
Wendt HW (1977) Kreislaufumstellungen bei physikalischer Therapie in Abhängigkeit von Jahreszeit und Lebensalter. Z Phys Med 6: 24-25
Wendt HW (1978) Zum Problem jahreszeitlicher Adaptationseffekt in der Erwachsenen- und Frühökologie. Kolloquien des Sonderforschungsbereiches Adaptation und Rehabilitation (SFB 122) der Philipps-Universität Marburg/Lahn, Bd 7, S 39-51
Wense T (1954) Experimentelle Untersuchungen über Hormonwirkungen des Gasteiner Thermalwassers. Wien Med Wochenschr 104: 241-243
Wense T (1960) Die fermentative Spaltung der Hyaluronsäure und ihre Beeinflussung durch das radioaktive Thermalwasser von Badgastein. Fundamenta Balneobioclimatol 2: 369-377
Went FW (1967) Formation of aerosol particulates derived from naturally occuring hydrocarbons produces by plants. J Air Pollut Cont Assoc 17: 579
Werber (1862) (zit. n. Hartmann 1994)
Werner J (1980) The concept of regulation for human body temperature. J Therm Biol 5: 75-82
Weskott HRA (1957) Der praktische Wert von Reaktionstypen in der Balneo- und physikalischen Therapie. Arch Phys Ther (Leipzig) 9: 280-286
Weskott HRA (1960) Die Bedeutung der Typenlehre für die Balneotherapie. Z Angew Bäder Klimaheilkd 7: 367-375
Westendorp R, Fröhlich M, Meinders A (1993) What to tell steroid-substituted patients about the effects of high altitude? Lancet 342/8866: 310-311
Wevelmeyer W (1962) Bädertechnik. In: Amelung W, Evers A (Hrsg) Handbuch der Bäder- und Klimaheilkunde. Schattauer, Stuttgart, S 125-137
Wever RA (1979) The circadian system of man. Results of experiments under temporal isolation. Springer, New York Heidelberg Berlin
Wezler K (1939) Die individuelle Reaktionsweise des menschlichen Organismus. In: Otto R (Hrsg) Organismus und Umwelt. Steinkopff, Dresden Leipzig, S 106-133
Whitby KT, Sverdrup GM (1978) Zit. nach Airborne Particles. Univ Park Press, Baltimore
WHO (1984) Extremly low frequency fields. Environ Health Criteria 35, Geneva
WHO (1987) Magnetic fields. Environ Health Criteria 69, Geneva
WHO (1994) Ultraviolet radiation. Environ Health Criteria 160, Geneva
WHO (1995) Update and revision of the air quality guidelines for Europe for „ classical" air pollution. Bilthoven

WHO (1996) Climate change and human health. Prepared for WHO, WMO, and UNEP by a task group, composed by McMichael AJ, Haines A, Sloof R, Kovats S (eds). WHO, Geneva

Wichels P, Höfer J (1933) Blutbildungsstudien. 1. Mitt.: Arsen und Blutbildung. Klin Wochenschr 12: 591–593

Wichmann HE (1985) Luftverunreinigung und stenosierende Laryngitis („Pseudokrupp"). Staub 45: 580–586

Wichmann HE, Spix C, Micke G (1987) Kleinräumige Analyse der Smogperiode des Januar 1985 unter Berücksichtigung meteorologischer Einflüsse. Medizinisches Institut für Umwelthygiene, Universität Düsseldorf, im Auftrag des Ministeriums Arbeit, Gesundheit, Soziales NRW, Düsseldorf

Wiechowski L (1922) Mineralstoffwechsel der Heilquellen und Balneologie. Z Diät Phys Ther 26: 245

Wiechowski L (1925) Heilquellen als Arzneimittel. Med Klinik 21: 1448–1452

Wiedemann E (1959) Zur hormonalen Wirkung der physikalisch-balneologischen Behandlungen. Z Angew Bäder Klimaheilkd 6: 261–279

Wiemann HT (1981) Untersuchungen über die reaktive Periodik im Kurverlauf subjektiver Befindensstörungen unter Berücksichtigung von Geschlecht, Alter und Jahreszeit. Med. Dissertation, Universität Marburg/Lahn

Wiesner J (1962) Kochsalzwässer und Solen. In: Amelung W, Evers A (Hrsg) Handbuch der Bäder- und Klimaheilkunde. Schattauer, Stuttgart, S 340–354

Wilde W (1975) Aerosoltherapie mit Schleimlösern in der Lungenfachpraxis. Notabene medici 5: 26–33

Wilder J (1931) Zur Kritik des Ausgangswert-Gesetzes. Klin Wochenschr 36: 148–151

Wilder J (1967) Stimulus and response. The law of initial value. Wright, Bristol/UK

Will H (1984) Die Geburt der Psychosomatik. Urban und Schwarzenberg, München Wien Baltimore

Willeke K, Whitby KT (1975) Atmospheric aerosols: size – distribution – interpretation. J Air Pollut Contr Assoc 25: 529

Willert H (1969) Trinkkuren bei Leberkrankheiten. Arch Phys Ther (Leipzig) 21: 337–343

Winckler A (1926) Indikationen der Schwefelwässer. Fortschr Ther 2:175–178

Windfuhr D (1977) Anschlußheilbehandlung bei akuten und subakuten Nierenerkrankungen. Wildunger Hefte (Sonderheft)

Winkler G, Herrmann M (1967) The influence of ACTH and corticosteroids on the rhythm of adrenocortical function in the 10-day rebound phenomenon. Rass Neur Veg 21: 187–198

Winkler R (1988) Zur Frage eines Jodeffekts auf die Kollagenbiosynthese. Z Phys Med 17: 62–66 (1988)

Winkler R (1992) Jodwässer. In: Bühring M, Kemper F (Hrsg) Naturheilverfahren und unkonventionelle medizinische Richtungen. Heidelberg Sektion Bäder- und Klimaheilkunde. Springer, Berlin Heidelberg New York Tokio (Springer-Loseblatt-Systeme 02.07. 1–12)

Winkler R (1997) Über die mögliche Rolle balneotherapeutischer Maßnahmen gegen die Folgen von Sauerstoffstreß. VitaMinSpur (im Druck)

Winkler R, Klieber M (1986) Einfluß balneotherapeutischer Maßnahmen auf blutrheologische Parameter bei Atherosklerosepatienten. Wien Klin Wochenschr 98/15: 490

Winkler R, Moser M (1993) Biphasic effect of iodite on free radical-induced degradation of hyaluronate by stimulated human macrophages. In: Fehér I et al. (eds) Role of radicals in biological systems. Académiai Kiadò, Budapest, pp 167–172

Winkler R, Rieger G (1994) Balneotherapie mit jodhaltigen Heilwässern. Phys Rehab Kur Med 4: 91

Winne D (1960) Bemerkungen zum Wilderschen Ausgangswertgesetz. Klin Wochenschr 38: 1233–1235

Winterfeld HJ, Siewert H, Strangfeld D, Aurisch R (1991) Zum Einsatz ambulanter Schwefelbäder auf Blutdruck und Hämodynamik bei essentieller Hypertonie. In:. Pratzel HG, Bühring M, Evers A (Hrsg) Schwefel in der Medizin. Demeter, Gräfelfing, S 207–213

Wirz-Justice A (1987) Light and dark as a „drug". Progr Drug Res 31: 383–425 (Birkhäuser, Basel)

Wischnewski AS (1960) Die Mineralwassertrinkkur. Z Angew Bäder Klimaheilkd 7: 14–23
Wiskemann A (1992) Zum Hautkrebsrisiko durch UV-Strahlung. In: Bühring M, Jung EG (Hrsg) UV-Biologie und Heliotherapie. Hippokrates, Stuttgart, S 13–18
Witkowski K (1981) Über das Blutdruckverhalten bei Hypertonikern vor, während und nach einer 4-wöchigen Kurbehandlung. Med. Dissertation, Universität Marburg/Lahn
Witzleb E (1962 a) Physikalische Wirkung der Badekur. In: Amelung W, Evers A (Hrsg) Handbuch der Bäder- und Klimaheilkunde. Schattauer, Stuttgart, S 186–217
Witzleb E (1962 b) Kohlensäurewässer. In: Amelung W, Evers A (Hrsg) Handbuch der Bäder- und Klimaheilkunde. Schattauer, Stuttgart, S 413–428
Woitschach G (1977) Jahresrhythmische Einflüsse auf die Normalisierung von Blutdruck und Pulsfrequenz während CO_2-Bäderkuren in Bad Orb. Med. Dissertation, Universität Marburg/Lahn
Wolff B (1955) Der konstitutionsmedizinische Faktor in der Balneologie. Z Angew Bäder Klimaheilkd 2: 475–481
Wollheim E (1950) Klinik der Herzinsuffizienz. Verh Dtsch Ges Kreislaufforsch 16: 75–98
Wollmann E (1940) Technische Behandlung der Heilwässer von der Quelle bis zur Verwendungsstelle. In: Vogt H (Hrsg) Lehrbuch der Bäder- und Klimaheilkunde, 1. Teil. Springer, Berlin, S 101–165
Wollmann E (1942) Bäderland Japan. Balneologe 9: 33–80
Wood J (1904) (zit. n. Müller 1948)
Wylicil P, Beil M, Grote G (1975) Aktuelle Aspekte der broncholytischen Aerosotherapie im Krankenhaus. Notabene medici 5: 18–20
Yu CY (1969) Untersuchungen zur Dekontamination radioaktiv verseuchter Hautstellen an den Händen. Med. Dissertation, Universität München
Zeising M (1982) Autogenes Training und reaktiver Kurprozeß. Med Dissertation, Marburg
Zeising M, Hildebrandt G, Stornfels W (1979) Autogenes Training und reaktiver Kurprozeß. Z Phys Med 8: 40–41
Zideck R (1958) Über das Verhalten des Puls-Atem-Quotienten bei vegetativen Störungen im Verlaufe einer Klimakur an der Nordsee und seine Beeinflussung durch Proscalun. Die Medizinische 24: 985–988
Ziechmann W (1987) Chemie und Physik therapeutisch verwendbarer Torfe und die Möglichkeit ihrer physiologischen Wirkung. In: Goecke C, Lüttig G (Hrsg) Wirkungmechanismen der Moortherapie. Hippokrates, Stuttgart, S 201–210
Ziechmann W (1988) Torfinhaltstoffe, Aufbereitung des Badetorfes und biochemische Wirkungen. In: Schneider J, Goecke C, Zysno EA (Hrsg) Praxis der gynäkologischen Balneo- und Physiotherapie. Hippokrates, Stuttgart, S 48–60
Ziegler R (1995) Der Knochen und seine Erkrankungen. Teil I–III. Dtsch Med Wochenschr 120: 531–532, 571–572, 1091–1092, 1251–1252, 1367–1368, 1445–1446
Zielke A, Just L, Schubert M, Tautenhahn B (1973) Zur objektiven Bewertung einer komplexen Balneotherapie auf Radonbasis bei Spondylitis ankylosans und progressiv chronischer Polyarthritis. Z Physiother 25: 114–117
Ziment J (1978) Respiratory pharmacology and therapeutics, chapter 2: Pathophysiology and pharmacology of sputum. Saunders, Philadelphia
Zimmermann M (1976) Kybernetische Aspekte des Nervensystems und der Sinnesorgane. In: Schmidt RF, Thews G (Hrsg) Einführung in die Physiologie des Menschen, 18. Aufl. Springer, Berlin Heidelberg New York, S 303–317
Zipp C (1974) Tagesrhythmische Schwankungen der Ischämiereaktion im Belastungs-EKG und ihre Beziehung zur Herzdynamik. Med. Dissertation, Universität Marburg/Lahn
Zipp C (1981) Kureffekt und Kurerfolg bei Patienten mit und ohne Psychotherapie. Med. Dissertation, Universität Marburg/Lahn
Zipp C, Zipp H, Hildebrandt G (1980) Kureffekt und Kurerfolg bei Patienten mit und ohne Psychotherapie. Z Angew Bäder Klimaheilkd 27: 256–270
Zipp H (1956) Hochdruckbehandlung im Herzbad. Arch Phys Ther (Leipzig) 8: 229–233
Zörkendörfer W (1938) Die typischen Eigenschaften der Peloide und deren Bedeutung für die Badewirkungen. Springer, Berlin

Zörkendörfer W (1940 a) Moor- und Schlammbäder (Peloidbäder). In: Vogt H (Hrsg) Lehrbuch der Bäder- und Klimaheilkunde, 1. Teil. Springer, Berlin, S 596–608
Zörkendörfer W (1940 b) Chemie der Heilwässer, Moore und Schlamme. In: Vogt H (Hrsg) Lehrbuch der Bäder- und Klimaheilkunde, 1. Teil. Springer, Berlin, S 227–315
Zörkendörfer W (1940 c) Kochsalzquellen. In: Vogt H (Hrsg) Lehrbuch der Bäder- und Klimaheilkunde, 1. Teil. Springer, Berlin, S 394–412
Zörkendörfer W (1940 d) Glaubersalz- und Bitterwässer. In: Vogt H (Hrsg) Lehrbuch der Bäder- und Klimaheilkunde, 1. Teil. Springer, Berlin, S 430–444
Zörkendörfer W (1940 e) Erdige, Chlorcalcium- und Gipsquellen. In: Vogt H (Hrsg) Lehrbuch der Bäder- und Klimaheilkunde, 1. Teil. Springer, Berlin, S 445–456
Zörkendörfer W (1940 f) Eisenquellen. In: Vogt H (Hrsg) Lehrbuch der Bäder- und Klimaheilkunde, 1. Teil. Springer, Berlin, S 457–467
Zörkendörfer W (1940 g) Trinkkuren. In: Vogt H (Hrsg) Lehrbuch der Bäder- und Klimaheilkunde, 1. Teil. Springer, Berlin, S 356–380
Zörkendörfer W (1940 h) Arsenquellen. In: Vogt H (Hrsg) Lehrbuch der Bäder- und Klimaheilkunde, 1. Teil. Springer, Berlin, S 468–474
Zörkendörfer W (1956) Die Peloidbehandlung im Rahmen der Balneotherapie. Deutscher Bäderverband, Bonn
Zörkendörfer W (1959 a) Die Peloidbehandlung im Rahmen der Balneotherapie. Deutscher Bäderverband, Bonn
Zörkendörfer W (1959 b) Sind Calcium-Sulfat-Wässer Heilquellen? Arch Phys Ther (Leipzig) 11: 279–284
Zörkendörfer W (1960) Die Peloide in therapeutischer Sicht. Arch Phys Ther (Leipzig) 12: 439–448
Zörkendörfer W (1962 a) Trinkkuren. In: Amelung W, Evers A (Hrsg) Handbuch der Bäder- und Klimaheilkunde. Schattauer, Stuttgart, S 168–185
Zörkendörfer W (1962 b) Peloide. In: Amelung W, Evers A (Hrsg) Handbuch der Bäder- und Klimaheilkunde. Schattauer, Stuttgart, S 481–500
Zörkendörfer W (1962 c) Hydrogencarbonat-Wässer. In: Amelung W, Evers A (Hrsg) Handbuch der Bäder- und Klimaheilkunde. Schattauer, Stuttgart, S 355–364
Zörkendörfer W (1962 d) Eisen- und arsenhaltige Wässer. In: Amelung W, Evers A (Hrsg) Handbuch der Bäder- und Klimaheilkunde. Schattauer, Stuttgart, S 376–386
Zörkendörfer W (1962 e) Jodhaltige Wässer. In: Amelung W, Evers A (Hrsg) Handbuch der Bäder- und Klimaheilkunde. Schattauer, Stuttgart, S 387–393
Zulley J (1995) Der Tagesschlaf. Wien Med Wochenschr 145: 397–401
Zwiener U (1976) Pathophysiologie neurovegetativer Regelungen und Rhythmen: Systemstudien, biokybernetische Ansätze zu klinischen Funktionstests. Fischer, Jena
Zysno EA (1971) Übungstherapie bei Lähmungen. Therapiewoche 21: 2904–2912
Zysno EA (1972) Nervensystem. In: Bock HE (Hrsg) Pathophysiologie. Thieme, Stuttgart, S 32–377
Zysno EA (1973) Balneotherapeutische Möglichkeiten bei neurologischen Erkrankungen. Z Ges Bäderwiss 8: 175–179
Zysno EA (1983) Physikalische Medizin und Rehabilitation. In: Heberer G, Köle W, Tscherne H (Hrsg) Chirurgie, 4. Aufl, Springer, Berlin Heidelberg New York, S 725–732
Zysno EA (1984) Physikalische Nachbehandlung nach Bandscheibenvorfall-Operation. In: Weimann G, Willert H-G (Hrsg) Physikalische Therapie bei Erkrankungen der Lendenwirbelsäule. Hippokrates, Stuttgart, S 29–32
Zysno EA (1986) Neurologische Erkrankungen. In: Amelung W, Hildebrandt G (Hrsg) Balneologie und medizinische Klimatologie. Band 3. Springer, Berlin Heidelberg New York Tokyo, S 129–135

Sachverzeichnis

D

G

N

O

T

W

Springer und Umwelt

Als internationaler wissenschaftlicher Verlag sind wir uns unserer besonderen Verpflichtung der Umwelt gegenüber bewußt und beziehen umweltorientierte Grundsätze in Unternehmensentscheidungen mit ein. Von unseren Geschäftspartnern (Druckereien, Papierfabriken, Verpackungsherstellern usw.) verlangen wir, daß sie sowohl beim Herstellungsprozess selbst als auch beim Einsatz der zur Verwendung kommenden Materialien ökologische Gesichtspunkte berücksichtigen.
Das für dieses Buch verwendete Papier ist aus chlorfrei bzw. chlorarm hergestelltem Zellstoff gefertigt und im pH-Wert neutral.

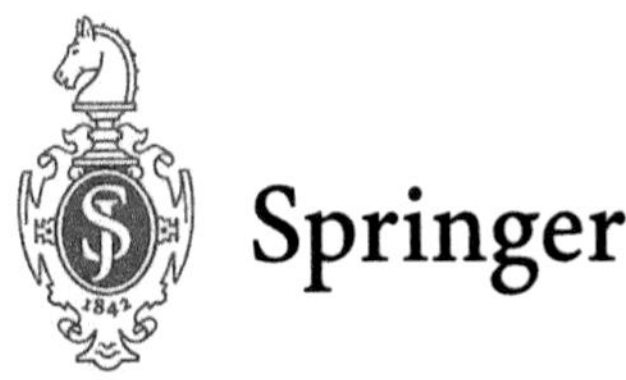